# 新生儿脑电图图谱

## Atlas of Neonatal Electroencephalography

主 编　毛　健　黄为民

副主编　方秀英　门丽娜

编　者（以姓氏笔画为序）

门丽娜（深圳市儿童医院）

王英杰（中国医科大学附属盛京医院）

毛　健（中国医科大学附属盛京医院）

方秀英（中国医科大学附属盛京医院）

石　权（中国医科大学附属盛京医院）

田艺丽（中国医科大学附属盛京医院）

张　勇（山西省儿童医院）

陈淑媛（中国医科大学附属盛京医院）

郑　铎（中国医科大学附属盛京医院）

黄为民（深圳市儿童医院）

人民卫生出版社

·北 京·

图书在版编目（CIP）数据

新生儿脑电图图谱 / 毛健，黄为民主编 . -- 北京 ：
人民卫生出版社，2025. 2. -- ISBN 978-7-117-37708-9

Ⅰ. R741. 044-64

中国国家版本馆 CIP 数据核字第 2025C170W3 号

人卫智网　www.ipmph.com　医学教育、学术、考试、健康, 购书智慧智能综合服务平台
人卫官网　www.pmph.com　人卫官方资讯发布平台

新生儿脑电图图谱
Xinsheng'er Naodiantu Tupu

主　　编：毛　健　黄为民

出版发行：人民卫生出版社（中继线 010-59780011）
地　　址：北京市朝阳区潘家园南里 19 号
邮　　编：100021
E - mail：pmph @ pmph. com
购书热线：010-59787592　010-59787584　010-65264830
印　　刷：人卫印务（北京）有限公司
打击盗版举报电话：010-59787491　E-mail：WQ @ pmph. com
质量问题联系电话：010-59787234　E-mail：zhiliang @ pmph. com
数字融合服务电话：4001118166　　E-mail：zengzhi @ pmph. com

经　　销：新华书店
开　　本：787 × 1092　1/16　印张：44
字　　数：1038 千字
版　　次：2025 年 2 月第 1 版
印　　次：2025 年 7 月第 1 次印刷
标准书号：ISBN 978-7-117-37708-9
定　　价：259.00 元

# 前 言

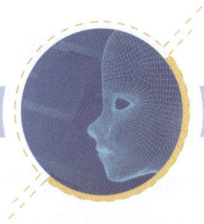

迄今为止,新生儿脑电图在临床应用已有近80年历史。从简单记录睡眠脑电活动,逐渐深入到不同脑发育阶段电活动特征的阐述,甚至多种生理参数的结合及神经网络活动的研究,这种发展变化是巨大的。然而,我们认为更重要的变化是,新生儿脑电活动的连续监测真正走进了临床,在指导新生儿惊厥精准管理、脑发育与损伤程度的监测诊断等各个方面都体现出不可或缺的作用。随着神经重症监护单元的建设与发展,脑电图诊断技术不仅是神经电生理医生的工作范围,也是神经重症专科医生必须熟悉并掌握的基本工具。但目前我们非常缺少专业的新生儿神经电生理的医生,更缺乏这方面的专业书籍。

2020年我们团队出版了《新生儿连续脑电监测图形快速判读》一书,对推动新生儿重症监护中连续脑电监测技术的标准化实施起到了积极作用,受到业界好评。五年的"新生儿连续脑电监测应用规范与诊断训练营"的培训工作不仅培养了500余名懂得新生儿脑电图的神经电生理与新生儿专科医生,更重要的是在不断进步发展中,我们积累了丰富的新生儿脑电活动诊断评价范例,为持续深入规范化推广新生儿连续脑电监测诊断技术奠定了雄厚基础。今天呈现给读者的我国第一部《新生儿脑电图图谱》就是这些工作的汇报总结。

本书内容包含了新生儿脑电图应用的基本技术规范、脑电图基本标准名词术语、图形定义、发育中的脑电活动特征,以及损伤与发作性疾病脑电活动的改变与诊断。全书共5章23节,每节内容中文字部分是图谱的精髓概括,这里既有脑电应用技术规范的总结,也有临床应用诊断指南的概述,还有数十段视频录像配合图形的呈现,充分体现了图谱的简洁、生动与直观的知识传播特征。更重要的是,本图谱精选55个经典临床病例,对不同的临床应用情景进行了实际展示,更加有利于脑电图诊断技术规范应用与判读。我们的主要读者——儿科新生儿专业的电生理医生和新生儿神经专业医生将会受益匪浅。

既往无论是神经电生理医生,还是儿童、新生儿神经专业医生对新生儿脑电图,特别是发育中脑电图变化特征的掌握总是觉得繁杂琐碎,临床应用主要集中在发作性疾病的诊断,而忽略了脑电图在脑发育与损伤评估中的作用,对连续脑电长程与动态监测缺少充分认识。实际上,任何一种脑损伤或发作性疾病的脑电活动在时空上的表现都是不断变化的,尽管我们给大家提供了经典实践范例,也要避免完全生搬硬套,或用静止的观点来判断某一异常问题。脑

3

电图对损伤与病因的诊断应密切与临床表现特征、其他辅助检查相结合。

　　本书的出版得益于神经电生理医生、新生儿神经专科医生、儿童神经科医生及新生儿神经重症专科护士等多专业的团队多年密切配合，共同学习，书中所有资料均源于团队单位多年的临床工作积累。在本书出版之际特别感谢参编单位所有临床医生、护士及专业技师，更感谢所有患儿的父母能够配合我们临床脑电监测检查。

尽管我们认为图谱已较全面反映了新生儿时期脑电图应用的全貌，但还是一家之言，难免有误，故恳切希望广大读者在阅读过程中不吝赐教，欢迎发送邮件至邮箱 renweifuer@pmph.com，或扫描下方二维码，关注"人卫儿科学"，对我们的工作予以批评指正，以期再版修订时进一步完善，更好地为大家服务。

毛　健　黄为民

2025 年 1 月

# 目 录

## 第一章 新生儿脑电监测的技术要求及伪差识别

# 第二章　新生儿脑电监测常用术语及图例

# 第三章　新生儿不同发育阶段正常脑电图

# 第四章　异常新生儿脑电图与新生儿惊厥

# 第五章　新生儿常见脑病、脑发育畸形与癫痫性疾病脑电图病例

# 第一章

# 新生儿脑电监测的技术要求及伪差识别

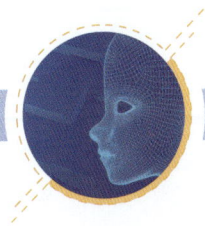

## 第一节　新生儿脑电监测的技术要求

新生儿的脑电监测推荐同步视频录像采集,用以观察临床事件。新生儿脑电监测可以在新生儿病房床旁进行,不推荐使用镇静剂诱导睡眠,尽量选择光线柔和、温暖、安静的环境进行记录。为了不干扰患儿的正常睡眠规律,监测中尽量减少对患儿的打扰,医疗护理操作及生活照顾可以集中安排在一个时间段内进行。脑电图记录时,脑电图放大器应尽量靠近新生儿头部并远离其他医疗电器设备以便减少干扰伪差。为了研究睡眠 - 觉醒周期、鉴别发作性事件,新生儿脑电监测图形判读可以结合其他生理记录综合分析。除脑电图外,新生儿最常用的生理监测包括心率和肌电,如有需要可增加呼吸、眼动和血氧饱和度的监测(图 1-1-1~ 图 1-1-11)。监测过程中,应尽量避免所有明显的干扰,不仅包括仪器和导线的故障,还有来自周围环境的影响,以及摄像头拍摄患儿的角度和光线的问题。这些因素若不及时加以纠正,将对后续脑电分析产生严重的影响(图 1-1-12~ 图 1-1-15)。

新生儿脑电图报告书写应包括脑电图波形的事实描述和对脑电图记录的临床解释(表 1-1-1,表 1-1-2)。脑电图波形的描述应尽量使用统一的标准脑电图术语。脑电监测的结论要高度概括,判断异常的严重程度,并根据临床实际给出恰当的建议或提示。

本书中除特殊标记外,脑电数据采用参数如下(如有调整在图中已另行标注):灵敏度 $7\mu V/mm$(或 $70\mu V/cm$);高频滤波 70Hz;低频滤波 0.5Hz 或 1.0Hz;走纸速度 30mm/s。

表 1-1-1　新生儿脑电图报告要点

| 基本信息 | | | | | |
|---|---|---|---|---|---|
| 基本信息 | 姓名 | 性别 | 胎龄 | 出生后月龄 | 经后龄 |
| 临床资料 | | | | | |
| 简要病史 | 病史资料、简要查体 | | | | |
| 特殊治疗 | 亚低温、呼吸机、换血、输血等 | | | | |
| 药物治疗 | 抗发作药物、镇静药物的种类、剂量,以及应用时间 | | | | |
| 辅助检查 | 相关影像学、超声、血尿生化、血气、代谢等检查 | | | | |
| 脑电图描述 | | | | | |
| 背景活动 | 睡眠 - 觉醒周期、电压 / 波幅,脑电活动数量,连续性,同步性和对称性,变化性和反应性 | | | | |
| 脑电发育成熟 | 是否符合相应纠正胎龄 | | | | |
| 异常电活动 | 是否存在异常电活动、波形特点、出现部位等 | | | | |
| 惊厥发作 | 临床可疑发作性事件是否为电 - 临床发作;是否存在电发作 / 电 - 临床发作;<br>发作类型、发作负荷,以及对治疗的反应 | | | | |
| 动态变化 | 监测中特殊治疗或处置后背景活动或发作是否发生变化 | | | | |
| 脑电图结论 | | | | | |
| 是否正常 | 是否为正常脑电活动,脑电发育成熟度是否符合相应纠正胎龄 | | | | |
| 判断严重程度 | 评估异常的轻重程度 | | | | |
| 解释和建议 | 结合临床合理解释脑电现象 | | | | |

# 一、新生儿脑电监测流程

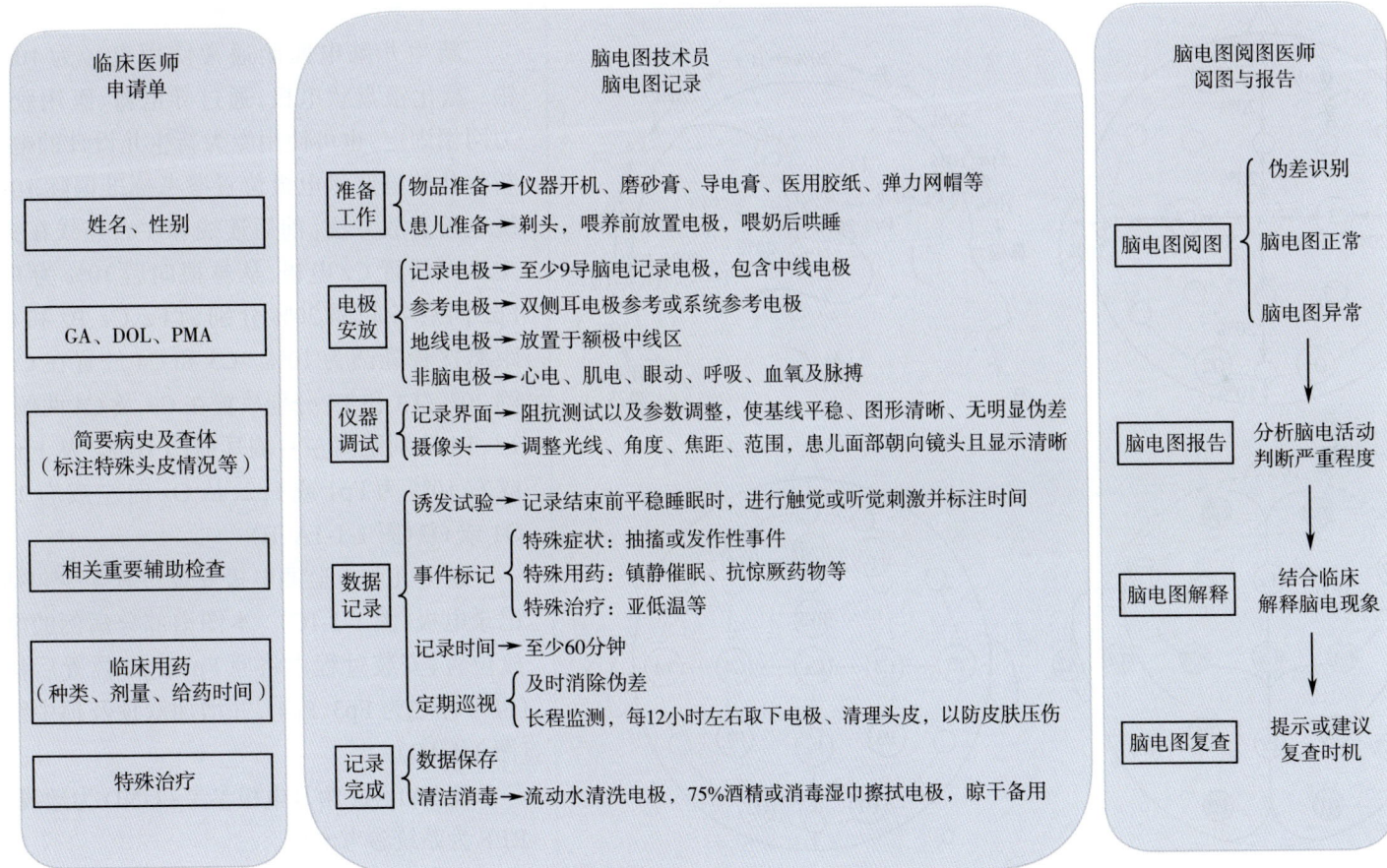

## 临床医师
### 申请单

姓名、性别

GA、DOL、PMA

简要病史及查体
（标注特殊头皮情况等）

相关重要辅助检查

临床用药
（种类、剂量、给药时间）

特殊治疗

## 脑电图技术员
### 脑电图记录

准备工作
- 物品准备 → 仪器开机、磨砂膏、导电膏、医用胶纸、弹力网帽等
- 患儿准备 → 剃头，喂养前放置电极，喂奶后哄睡

电极安放
- 记录电极 → 至少9导脑电记录电极，包含中线电极
- 参考电极 → 双侧耳电极参考或系统参考电极
- 地线电极 → 放置于额极中线区
- 非脑电极 → 心电、肌电、眼动、呼吸、血氧及脉搏

仪器调试
- 记录界面 → 阻抗测试以及参数调整，使基线平稳、图形清晰、无明显伪差
- 摄像头 → 调整光线、角度、焦距、范围，患儿面部朝向镜头且显示清晰

数据记录
- 诱发试验 → 记录结束前平稳睡眠时，进行触觉或听觉刺激并标注时间
- 事件标记
  - 特殊症状：抽搐或发作性事件
  - 特殊用药：镇静催眠、抗惊厥药物等
  - 特殊治疗：亚低温等
- 记录时间 → 至少60分钟
- 定期巡视
  - 及时消除伪差
  - 长程监测，每12小时左右取下电极、清理头皮，以防皮肤压伤

记录完成
- 数据保存
- 清洁消毒 → 流动水清洗电极，75%酒精或消毒湿巾擦拭电极，晾干备用

## 脑电图阅图医师
### 阅图与报告

脑电图阅图
- 伪差识别
- 脑电图正常
- 脑电图异常

↓

脑电图报告　分析脑电活动判断严重程度

↓

脑电图解释　结合临床解释脑电现象

↓

脑电图复查　提示或建议复查时机

## 二、脑电监测电极安放

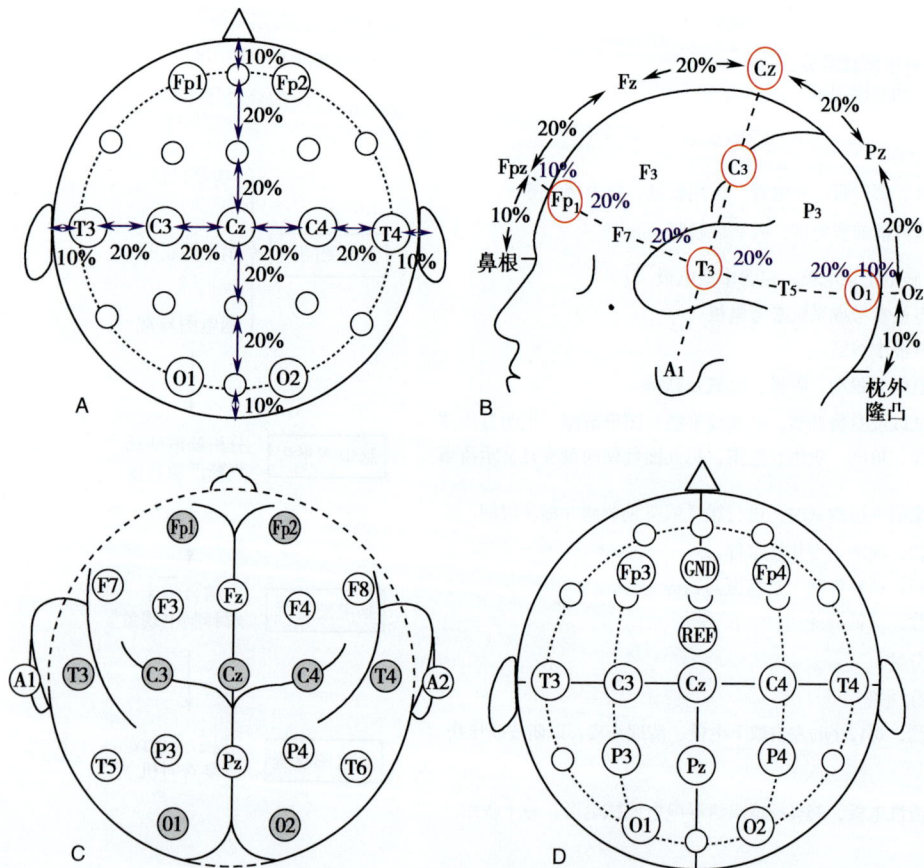

图 1-1-1　新生儿脑电图电极安放位置

新生儿脑电监测通常使用直径为 10mm 的银 - 氯化银盘状电极，通过导电膏、医用胶纸、弹力网帽固定，也可使用专为新生儿设计的电极帽。新生儿脑电监测电极位置参考标准国际 10-20 系统电极安放方法：前后连线和左右连线在头顶的交叉点放置 Cz 电极，从鼻根向后 10% 为 Fpz，从 Fpz 向后各间隔 20% 分别为 Fz、Cz、Pz 和 Oz，Oz 距离枕骨隆凸为 10%。C3 和 C4 放置在 Cz 的两侧 20%，T3 和 T4 分别放置在 C3 及 C4 两侧 20%，T3、T4 分别距离左右侧耳前凹 10%。从 Fpz 向左或右 10% 为 Fp1 或 Fp2，从 Oz 向左或右 10% 为 O1 或 O2（图 1-1-1A、B）。

新生儿脑电监测电极安放位置至少包括 9 个记录电极（图 1-1-1C）。本图谱部分病例的电极安放位置，安装过程中将原 Fp1、Fp2 位置后移 10%（也可称之为 Fp3、Fp4），并增加双顶及顶中线电极（图 1-1-1D）。

注：A1、A2 为耳电极参考；GND 为地线电极；REF 为系统参考电极。

## 三、常用记录参数

| | |
|---|---|
| 带通滤波 | 高频滤波（high-frequency filters，HF），对高频率波的过滤衰减相对明显，一般设定在70Hz（图1-1-2）<br>低频滤波（low-frequency filters，LF），对低频率波的过滤衰减相对明显，一般设定为0.5Hz（图1-1-3）<br>50Hz陷波滤波，滤除50Hz交流电干扰（图1-1-4） |
| 灵敏度 | EEG波幅高低的调节参数。调整灵敏度，相当于在纵轴上将脑电波放大或缩小（图1-1-5）<br>新生儿脑电监测一般推荐7μV/mm灵敏度，可根据需要调整 |
| 走纸速度 | EEG波形宽窄的调节参数。调整走纸速度，相当于在横轴上将脑电波放大或缩小（图1-1-6）<br>新生儿脑电监测一般推荐30mm/s走纸速度，可根据需要调整 |

## （一）高频滤波

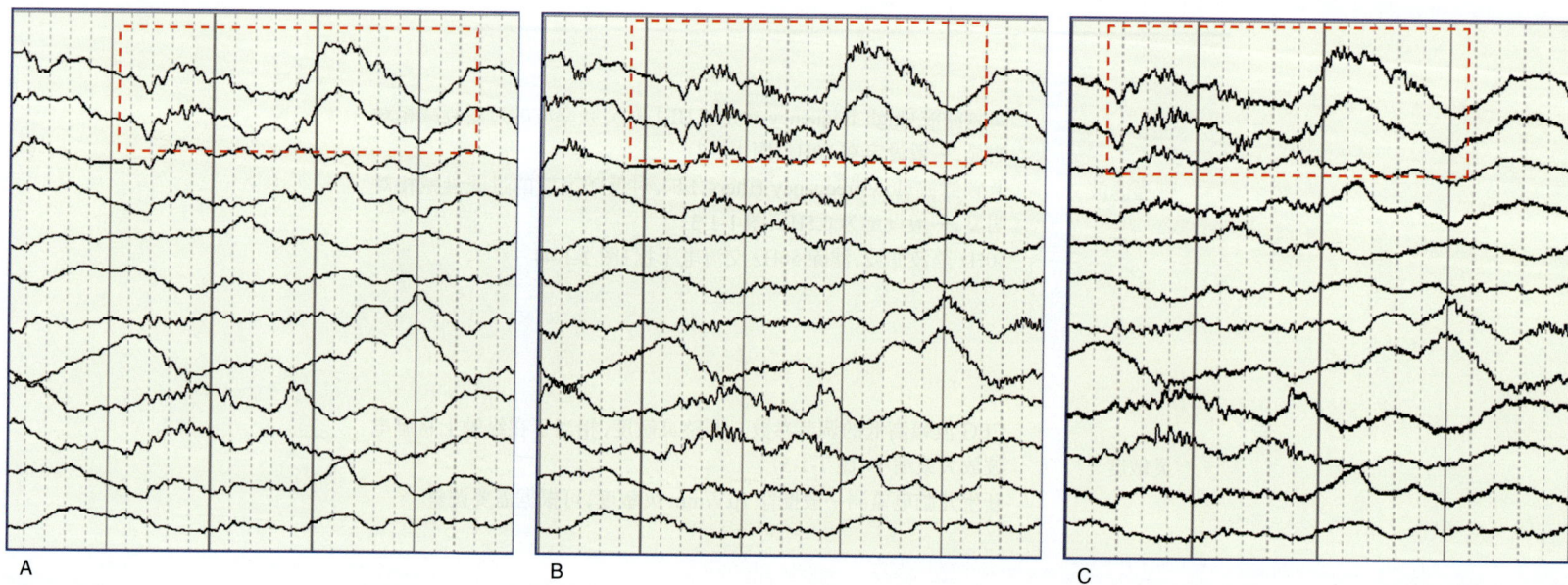

**图 1-1-2  高频滤波调整**

调整高频滤波,对高频率波的过滤衰减相对明显。A~C 为同一时段 EEG 波形,在其他记录参数不变的情况下,调整高频滤波后快波形态的对比。A.高频滤波为 15Hz;B.高频滤波为 70Hz;C.高频滤波为 300Hz。

## （二）低频滤波

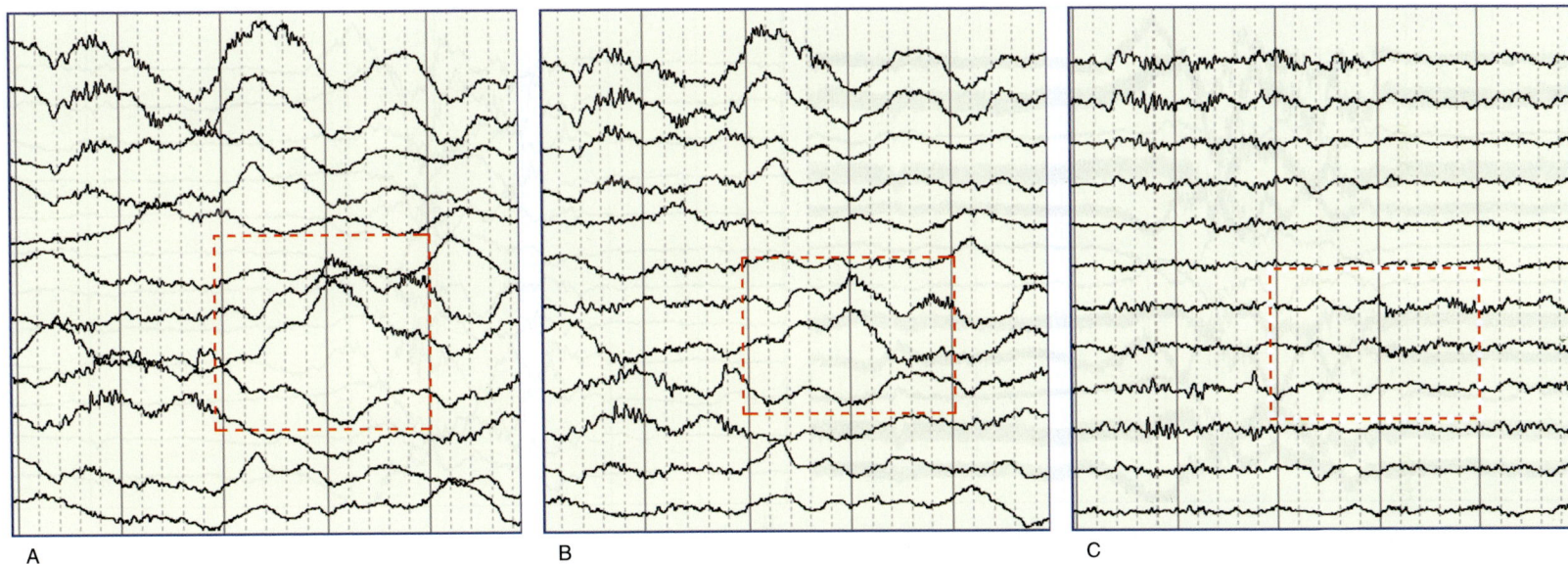

图 1-1-3　低频滤波调整

调整低频滤波，对低频率波的过滤衰减相对明显。A~C 为同一时段 EEG 波形，在其他记录参数不变的情况下，调整低频滤波后慢波形态的对比。A. 低频滤波为 0.016Hz；B. 低频滤波为 0.5Hz；C. 低频滤波为 2Hz。

## （三）陷波滤波

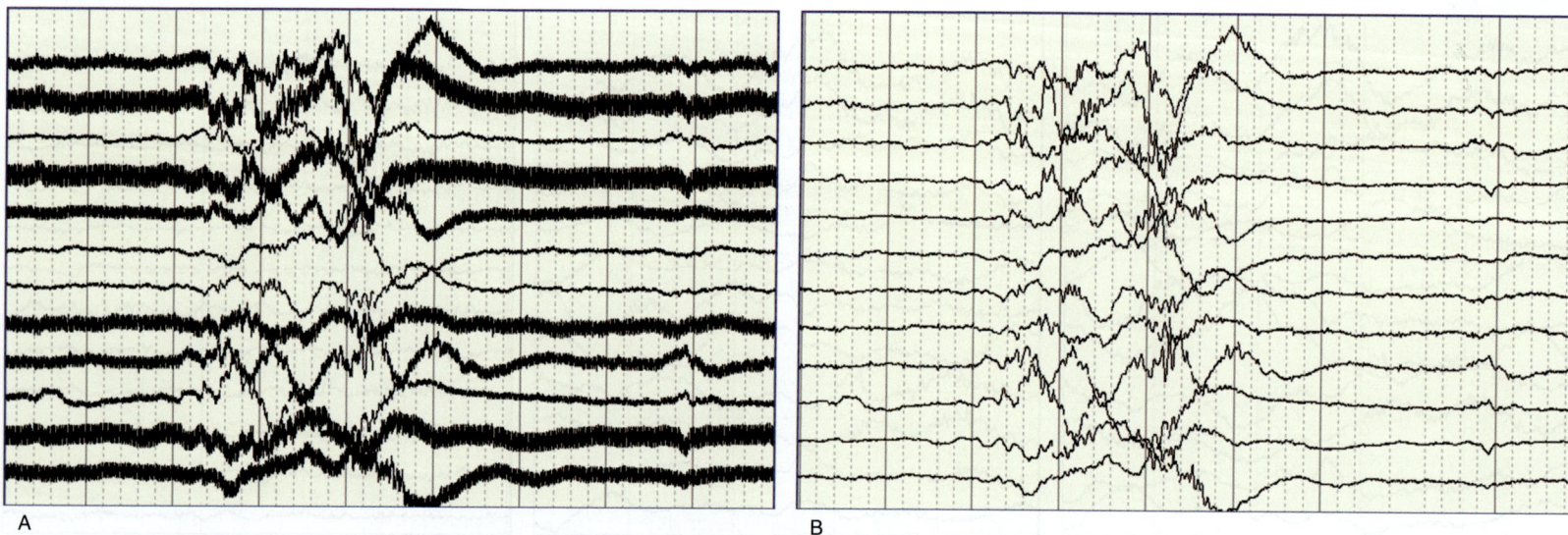

图 1-1-4    陷波滤波调整

在其他记录参数不变的情况下，开启 50Hz 陷波滤波，50Hz 交流电干扰可明显消除。A. 未开启陷波滤波，50Hz 交流电干扰呈黑色粗毛刺状；B. 开启陷波滤波，50Hz 交流电干扰被明显消除，脑电图波形清晰展现。

## （四）灵敏度

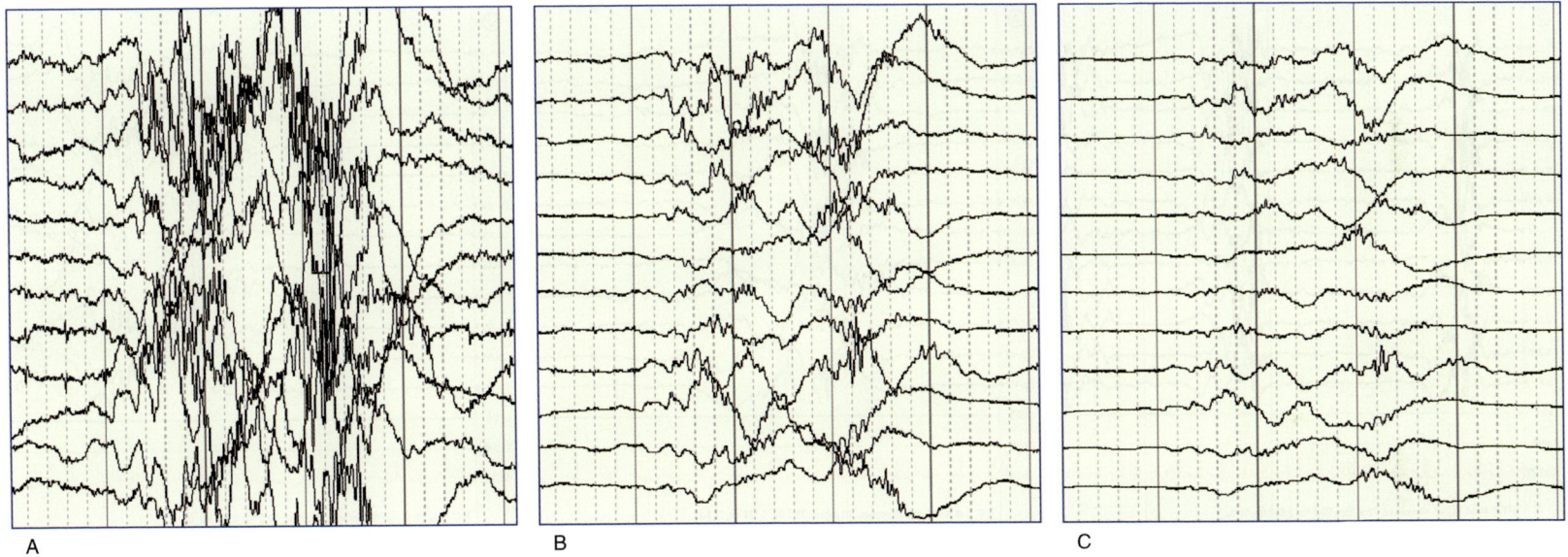

**图 1-1-5　灵敏度调整**

调整灵敏度,相当于在纵轴上将脑电波放大或缩小。A~C 为同一时段 EEG 波形,在其他记录参数不变的情况下,调整灵敏度后波形大小对比。A. 灵敏度为 2μV/mm (20μV/cm); B. 灵敏度为 7μV/mm(70μV/cm); C. 灵敏度为 15μV/mm(150μV/cm)。

## （五）走纸速度

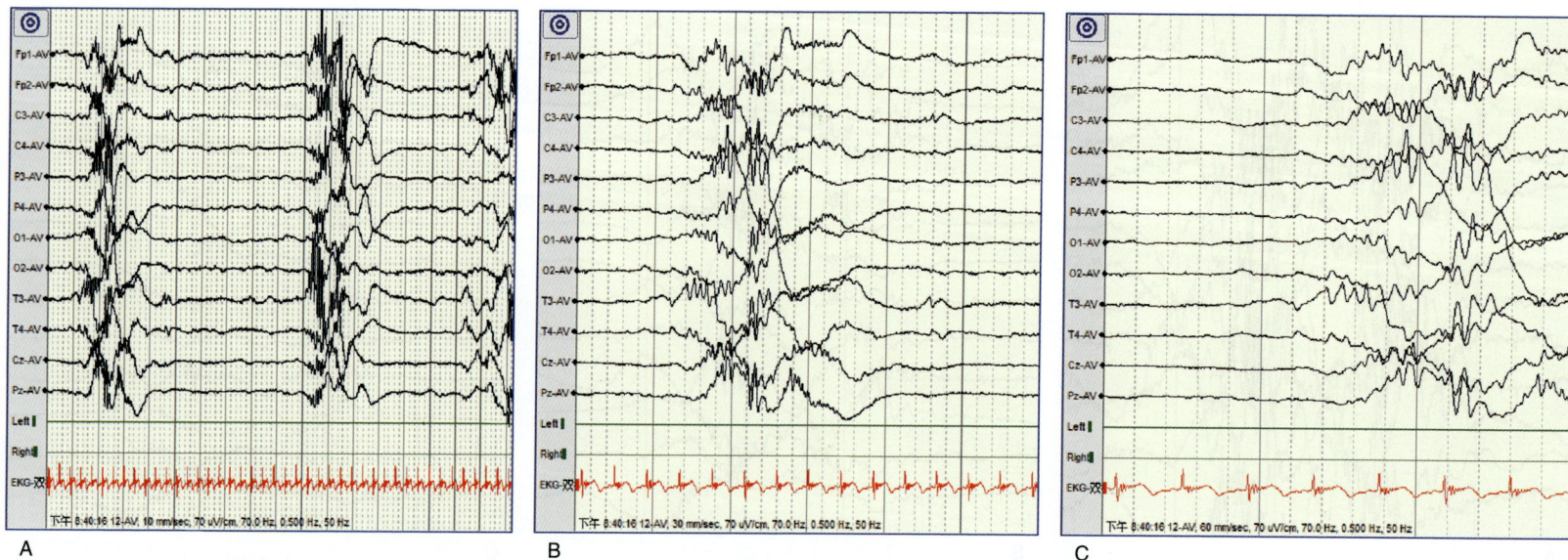

图 1-1-6　走纸速度调整

调整走纸速度,相当于在横轴上将脑电波放大或缩小。A~C 为同一时段 EEG 波形,在其他记录参数不变的情况下,调整走纸速度后波形大小对比。A. 走纸速度为 10mm/s; B. 走纸速度为 30mm/s; C. 走纸速度为 60mm/s。

## 四、EEG 导联组合方式(一)

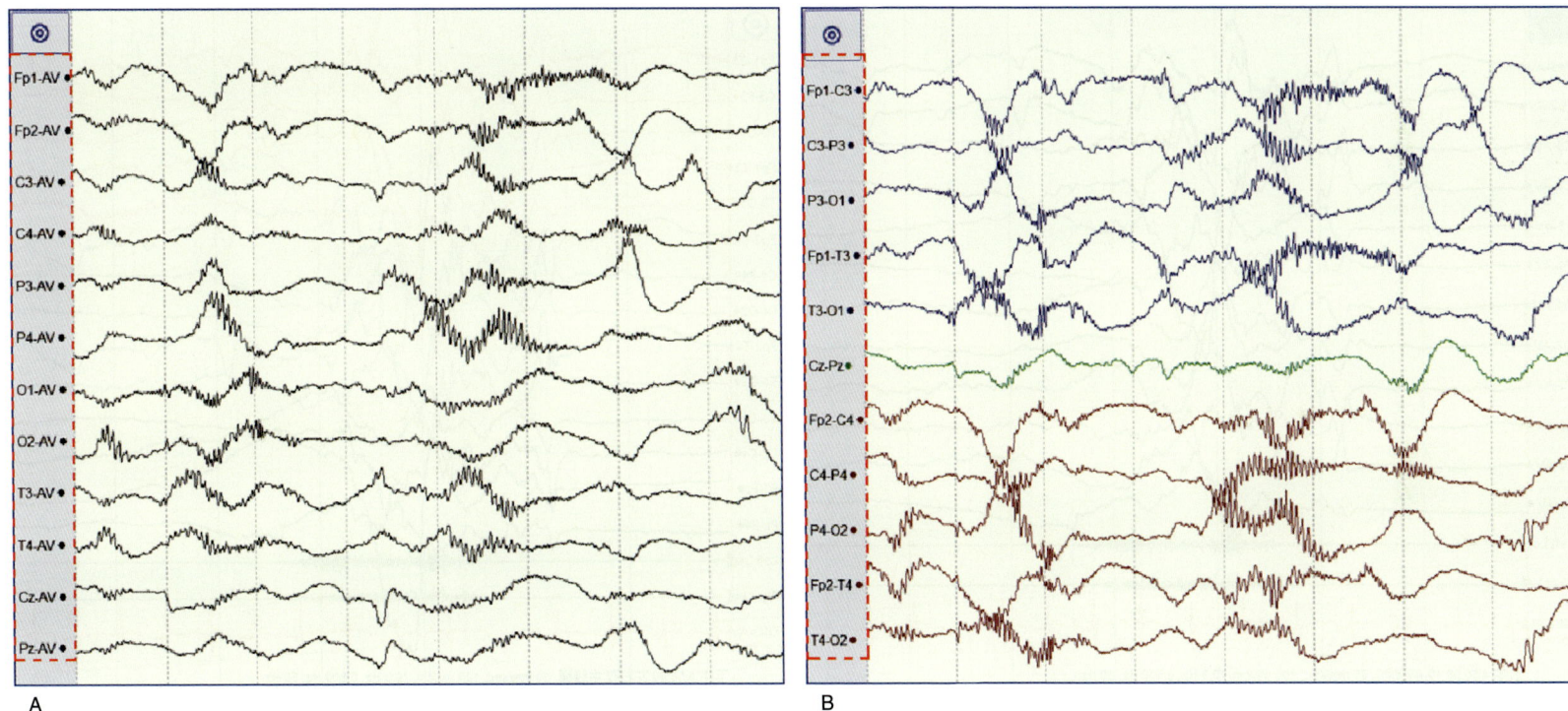

图 1-1-7　EEG 导联组合方式

导联组合方式通过两个电极点间脑电活动的电压差,反映波幅的高低。不同的导联组合方式展现的波幅高低即为不同的"减数"与"被减数"相减后的数值。AV 参考导联,是将每个记录电极分别串联一个 $1\sim2M\Omega$ 的电阻,再并联在一起处理后得出一个平均电压值。例如,Fp1 导联原始电压为 $50\mu V$,C3 导联的原始电压为 $-20\mu V$,AV 导联电压为 $0.5\mu V$。A. AV 参考导联,Fp1-AV 电位差即为 $50\mu V-0.5\mu V=49.5\mu V$,C3-AV 电位差即为 $(-20\mu V)-0.5\mu V=-20.5\mu V$;B. 双极导联,Fp1-C3 电位差即为 $50\mu V-(-20\mu V)=70\mu V$。

## 五、EEG 导联组合方式（二）

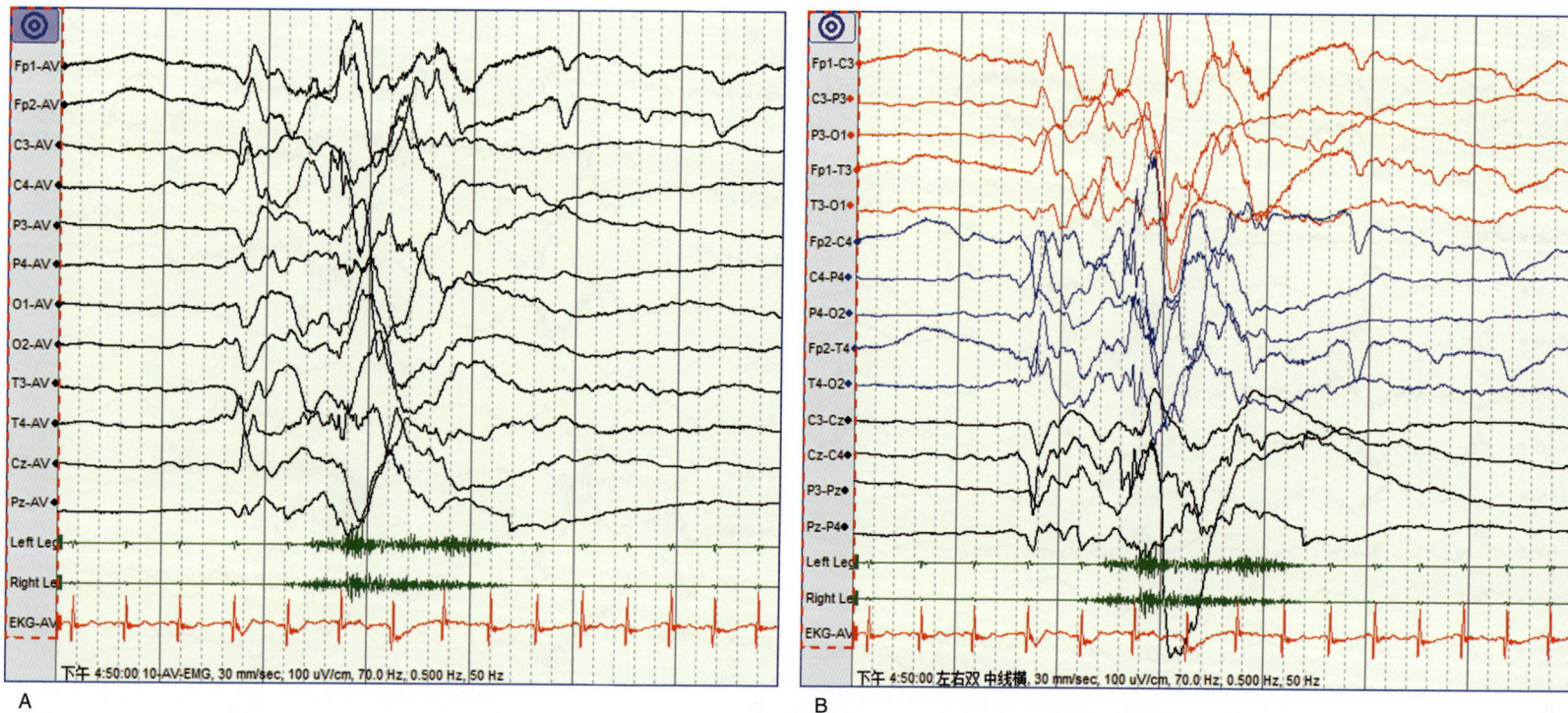

图 1-1-8　不同导联组合方式

采用不同的导联组合方式,脑电波形的位相、极性、波幅、波形都会发生变化。每种导联方式各有利弊,因此对于同一段 EEG 波形的分析,常联合使用,切换不同的导联组合方式综合判断。A、B 为同一时段 EEG 波形,在其他记录参数不变的情况下,调整导联组合方式后波形对比。A. AV 参考导联,呈现的脑电波幅略低,对于波幅高低和极性的判断简单明了;B. 双极纵联,呈现的脑电波幅较高,但也容易出现盐桥现象,对于单个导联的相对波幅高低和极性的判断需要综合分析,相对复杂。

## 六、多导生理监测（一）

表 1-1-2　多导生理监测电极安放及参数要求

| 监测信号 | 电极/传感器 | 位置 | 低频滤波（Hz） | 高频滤波（Hz） | 灵敏度（μV/mm） |
|---|---|---|---|---|---|
| 脑电 | 盘状电极 | 参照国际 10-20 系统，至少 9 个记录电极 | 0.3~0.5 | 70 | 7~10 可调 |
| 肌电 | 盘状电极 | 四肢肌肉上（图 1-1-9A、B） | 15 | 120 | 可调 |
| 眼动 | 盘状电极 | 左眼外眦上 0.5cm 及右眼外眦下 0.5cm（图 1-1-9C） | 0.5 | 35 | 可调 |
| 心电 | 盘状电极 | 左胸前（图 1-1-9D） | 0.5 | 70 | 可调 |
| 呼吸 | 呼吸传感器 | 胸部下方 2cm、肚脐上方，稍偏离中线（图 1-1-9E） | 0.1 | 15 | 可调 |
| 血氧 | 血氧传感器 | 固定于足底部（图 1-1-9F） | | | |

## 七、多导生理监测（二）

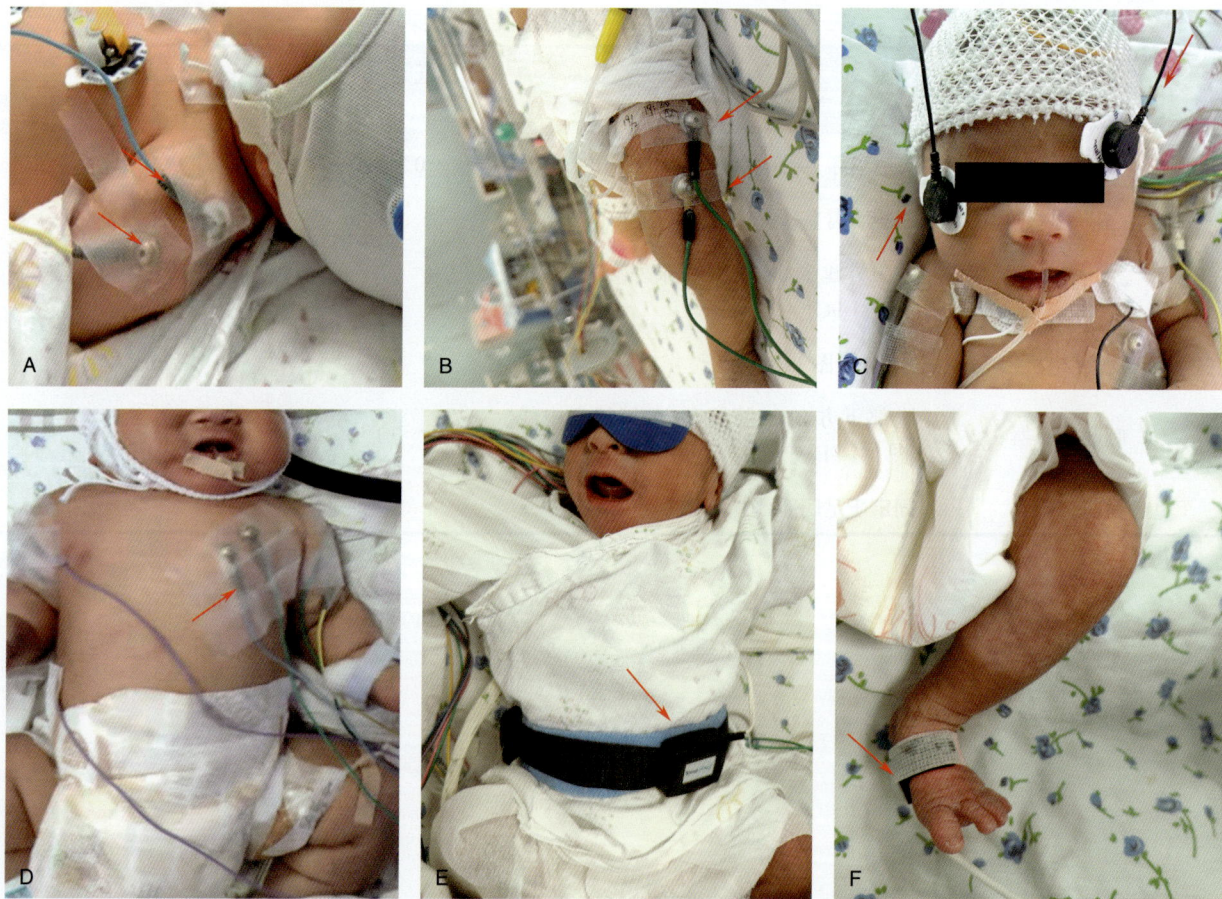

图 1-1-9　多导生理监测的电极或传感器安装部位
A.三角肌肌电；B.股四头肌肌电；C.眼动电极；D.心电；E.监测呼吸运动的腹带；F.血氧饱和度监测。

## 八、多导生理监测（三）

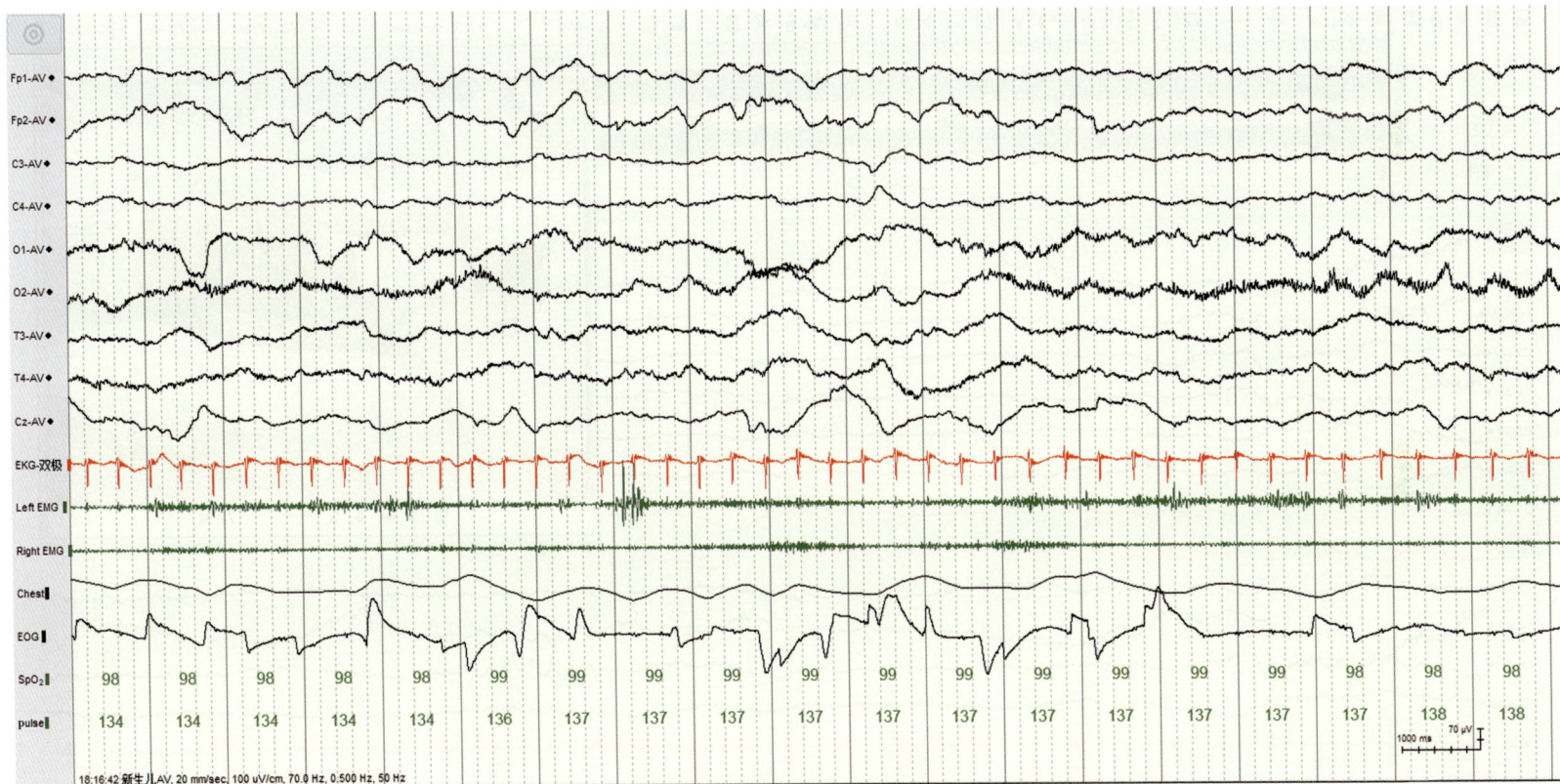

**图 1-1-10　多导生理监测图形**

新生儿脑电及其他多导生理记录图形（注：EKG 心电；EMG 肌电；chest 呼吸运动；EOG 眼动；$SpO_2$ 血氧饱和度；pulse 脉搏）。

## 九、标准床旁监测界面

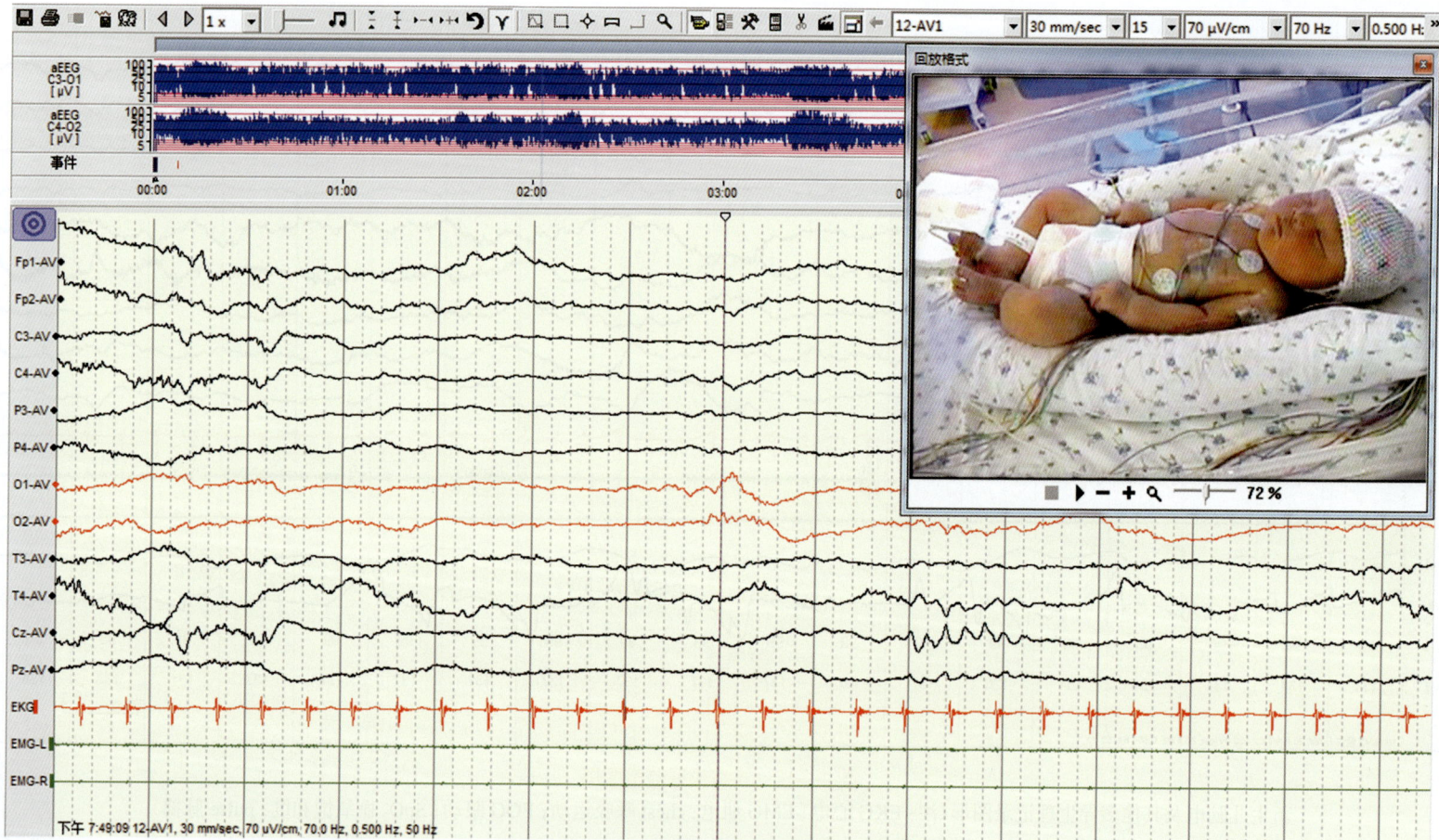

图 1-1-11  标准、正确的床旁监测界面及要求

包含 aEEG 及原始脑电图,其他生理监测至少包括心电及双侧肌电,脑电图各项参数调整适宜,图中基线平稳,无明显伪差图形。视频显示清晰,头面部及四肢充分显露无遮盖。

## 十、监测效果不佳(一)

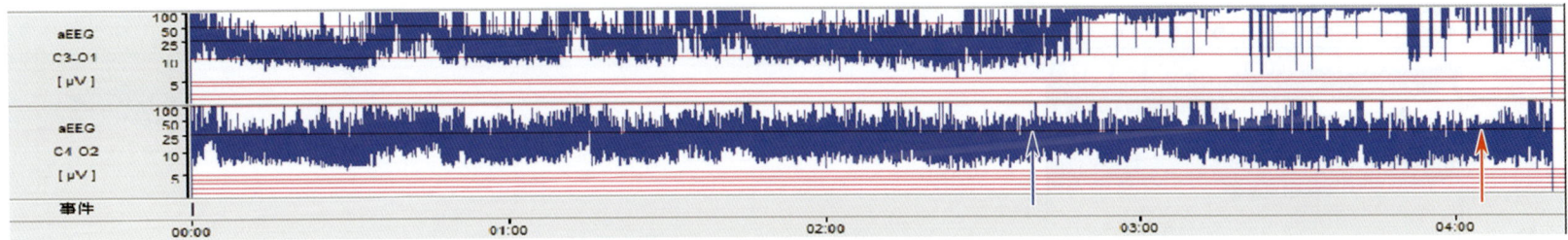

A

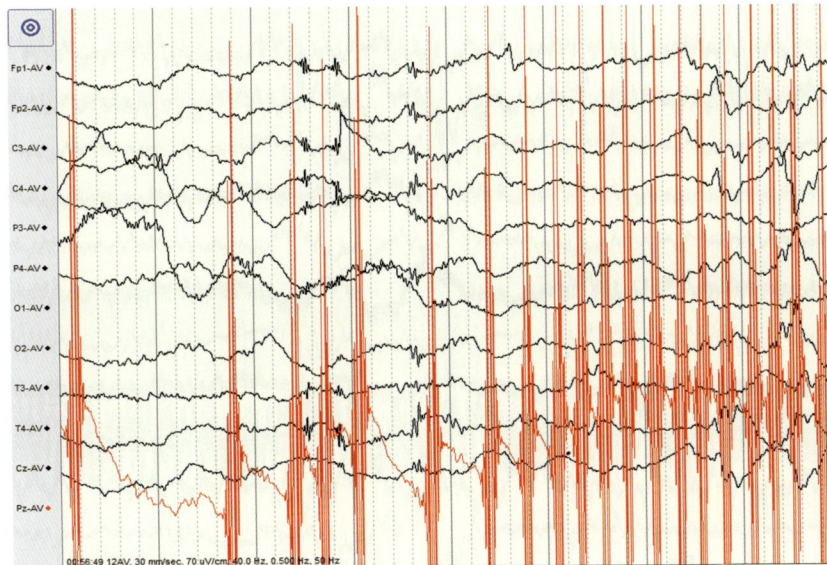

B

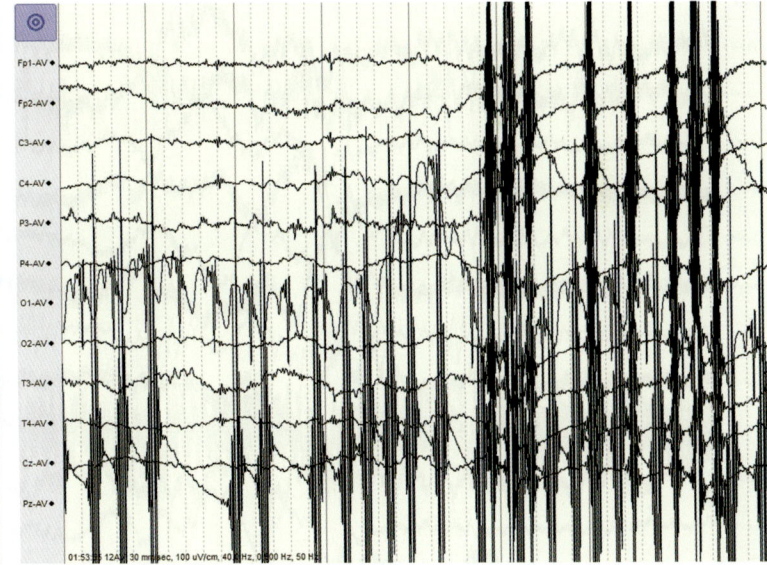

C

图 1-1-12　电极脱落,影响判读

A. aEEG 趋势图 C3-O1 导联后段出现明显的频带活动异常(蓝色箭头后); B. 为 aEEG 蓝色箭头处原始 EEG,Pz 导联电极脱落,导致极高波幅的伪差; C. 为 aEEG 红色箭头处原始 EEG,监测后期多个导联脱落,aEEG 和原始 EEG 均不能分析。

## 十一、监测效果不佳(二)

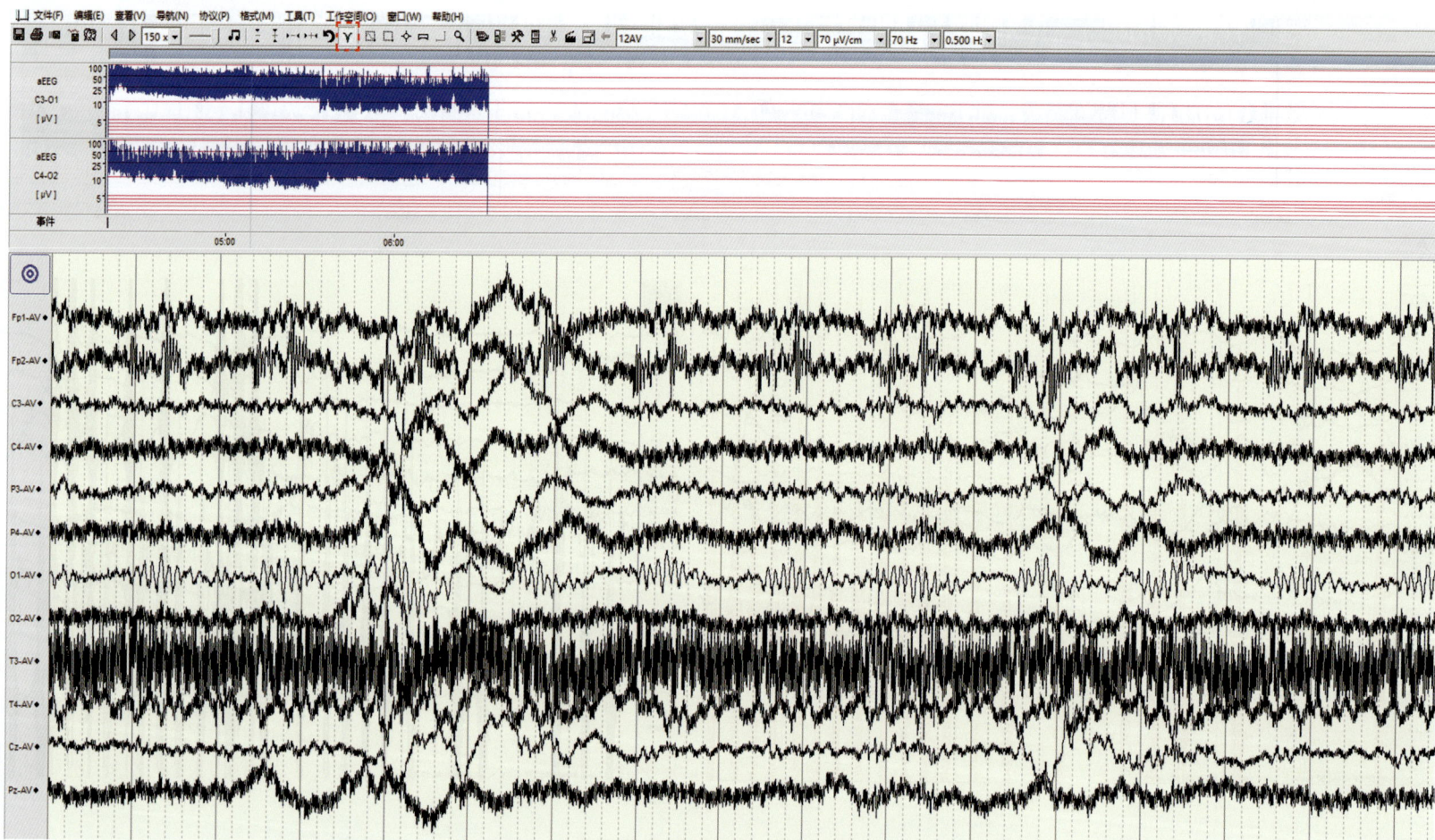

图 1-1-13　头皮阻抗过高影响判读

头皮处理不干净,阻抗过高,监测全程干扰严重,即使开启 50Hz 陷波滤波(红色虚框)仍不能消除,脑电波形不能分析。

## 十二、监测效果不佳（三）

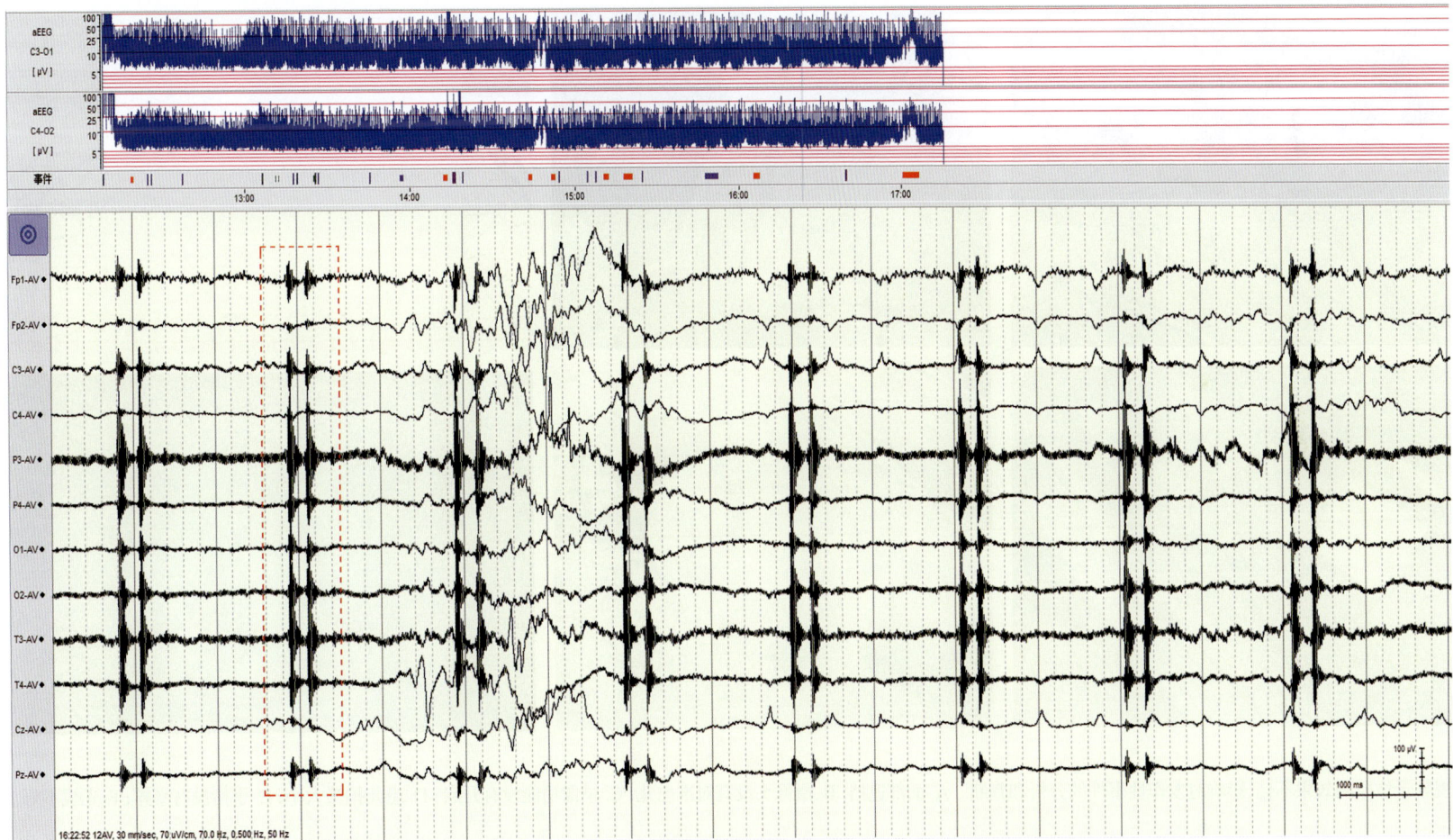

**图 1-1-14　全程电磁干扰影响判读**

监测全程规律出现电磁干扰（红色虚框），严重影响原始脑电图形的分析，aEEG 也受到明显影响，无法准确判断。

## 十三、监测效果不佳（四）

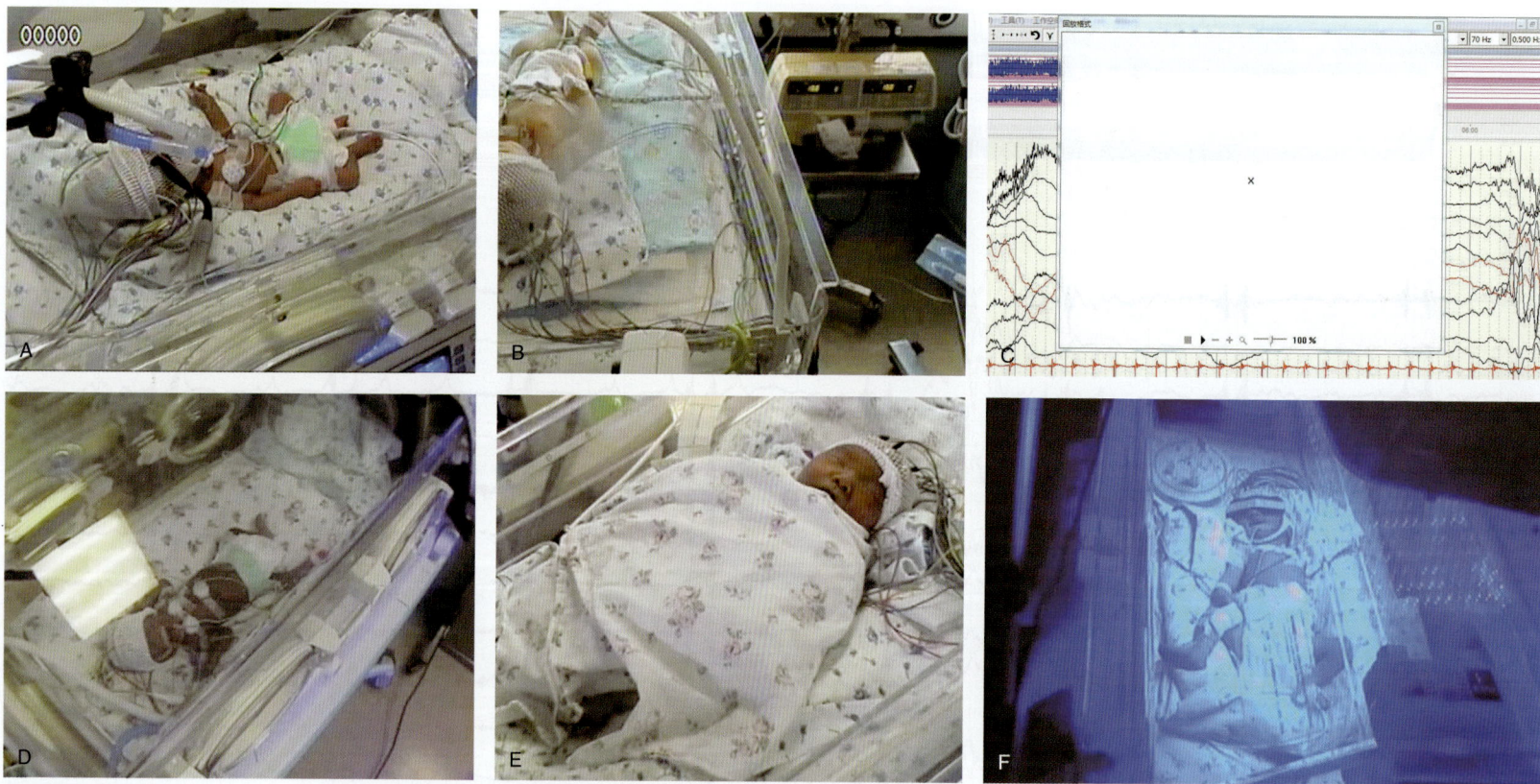

图 1-1-15　视频录像监测效果不佳

视频录像监测效果不佳，影响对发作性事件的分析和判断。A. 面部遮挡；B. 摄像头没有对准患儿；C. 录像功能没有开启；D. 患儿拍摄太小；E. 手指没有暴露；F. 光线不好。

（石　权）

# 第二节 新生儿脑电监测中的伪差识别

在脑电监测过程中,由于患儿周围的环境复杂,更易受到各种外界信号干扰从而影响结果判定。这些混入脑电信号中的非脑源性信号即称为伪差。各种伪差也会影响 aEEG 图形,在单独使用 aEEG 评估时容易导致缺乏经验的医务人员作出误判,对新生儿 aEEG 分析时应当结合原始脑电图进行判断。伪差根据其来源可分为生理性及非生理性伪差(图 1-2-1~ 图 1-2-20)。

| 生理性伪差 | 非生理性伪差 |
|---|---|
| 眼部运动伪差(眨眼、眼震等) | 脑电图描记设备(50Hz 交流电、静电、放大器) |
| 心电伪迹(心电、脉搏、心冲击伪迹) | 电极及导线伪差(电极安放错误、电线断裂、电极和头皮接触不良) |
| 肌电伪差(吮吸、吞咽、哭闹) | 周围环境及设备伪差(射频仪、静脉泵、监护仪、呼吸机、暖箱等) |
| 皮肤电反应(出汗、盐桥) | 数字化伪差(直流补偿、混叠) |
| 生理性运动(肌阵挛动作、呃逆、呼吸) | 其他原因造成的运动等(节律性轻拍等) |

## 一、交流电伪差

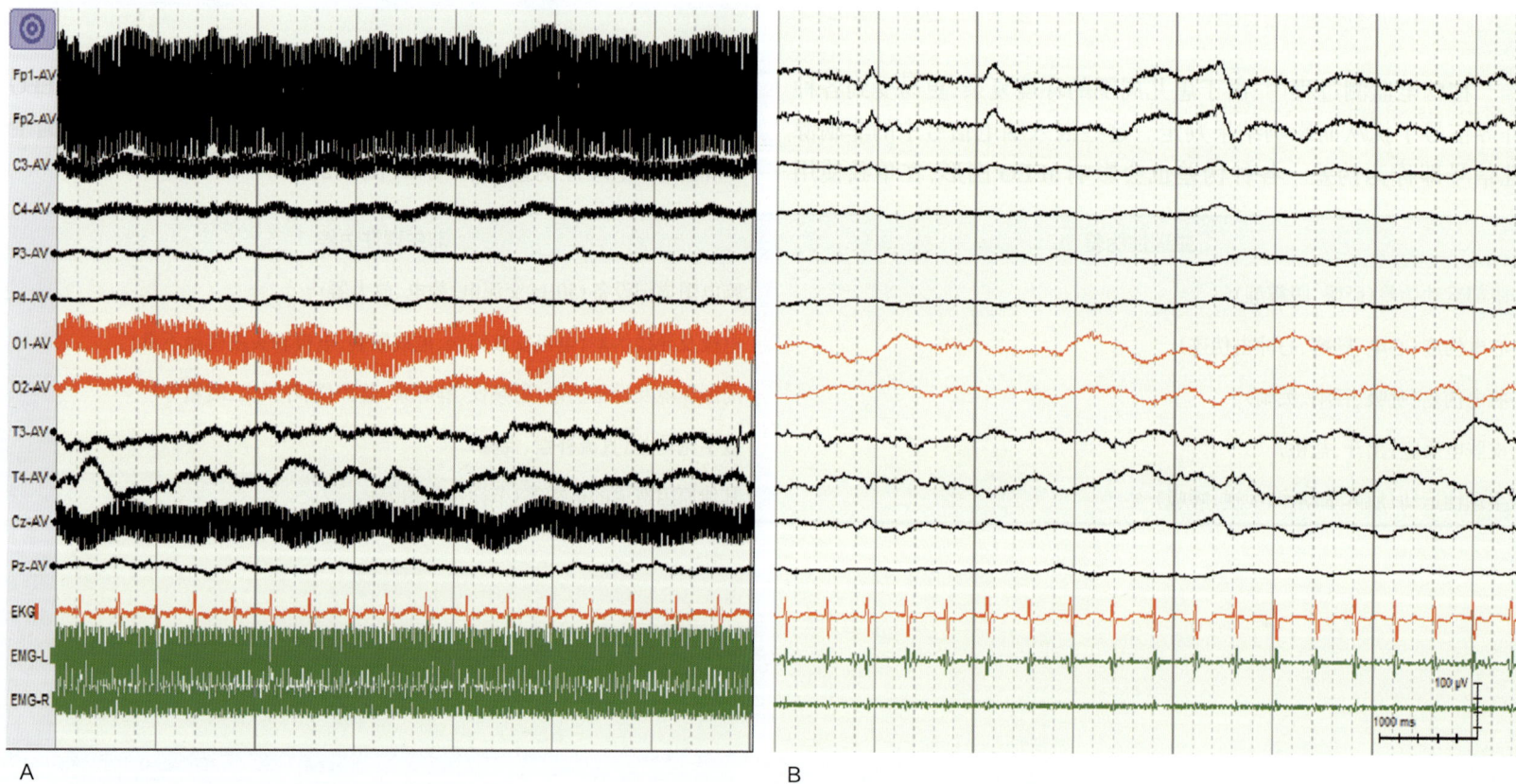

图 1-2-1    50Hz 交流电伪差

A. 粗毛刺状为 50Hz 交流电干扰；B. 开通陷波滤波消除干扰。

## 二、电气伪差

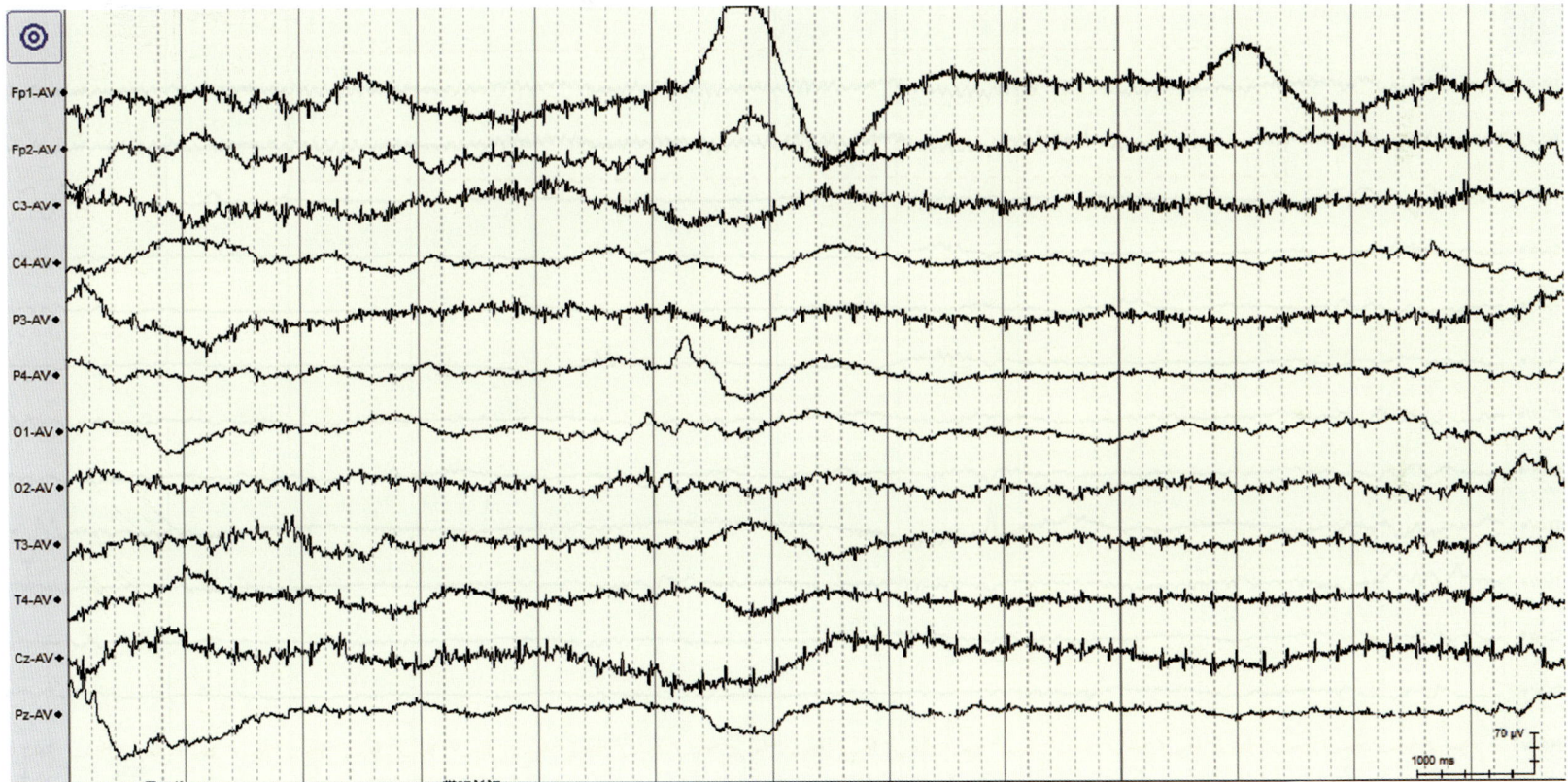

图 1-2-2 电气伪差

此图为呼吸机过于靠近脑电图放大器造成的电气干扰,将放大器远离呼吸机后可消除伪差。监测过程中应注意,脑电图放大器应尽量靠近患儿头部并远离其他电子设备(高频滤波 40Hz,低频滤波 0.5Hz)。

## 三、高频通气伪差

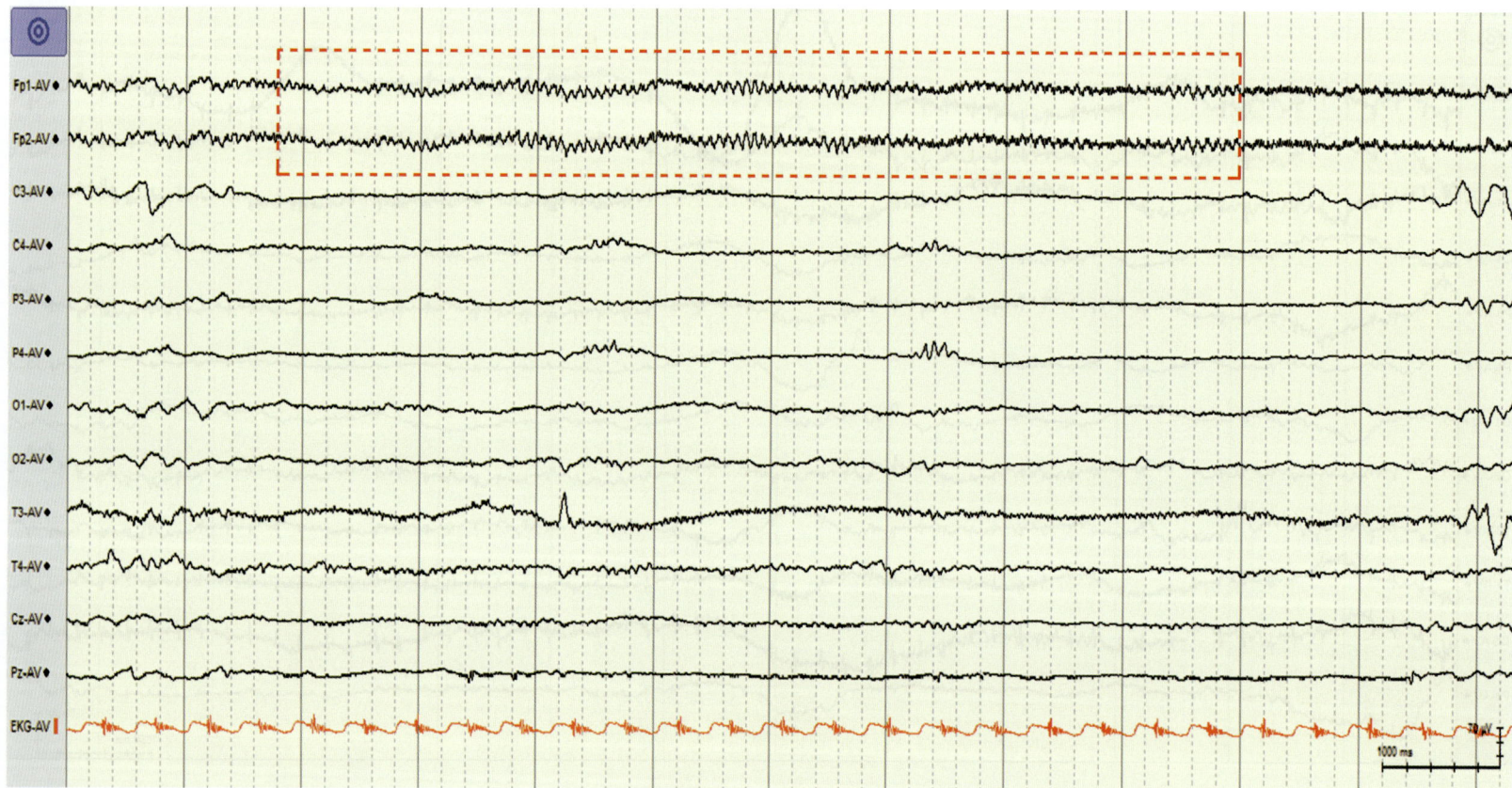

图 1-2-3　高频通气伪差

红色虚框示双额导联约 13Hz 低波幅节律性波,系高频通气产生的伪差,伪差频率与呼吸机频率相同。

## 四、电极或导线故障伪差

### (一) 电极接触不良

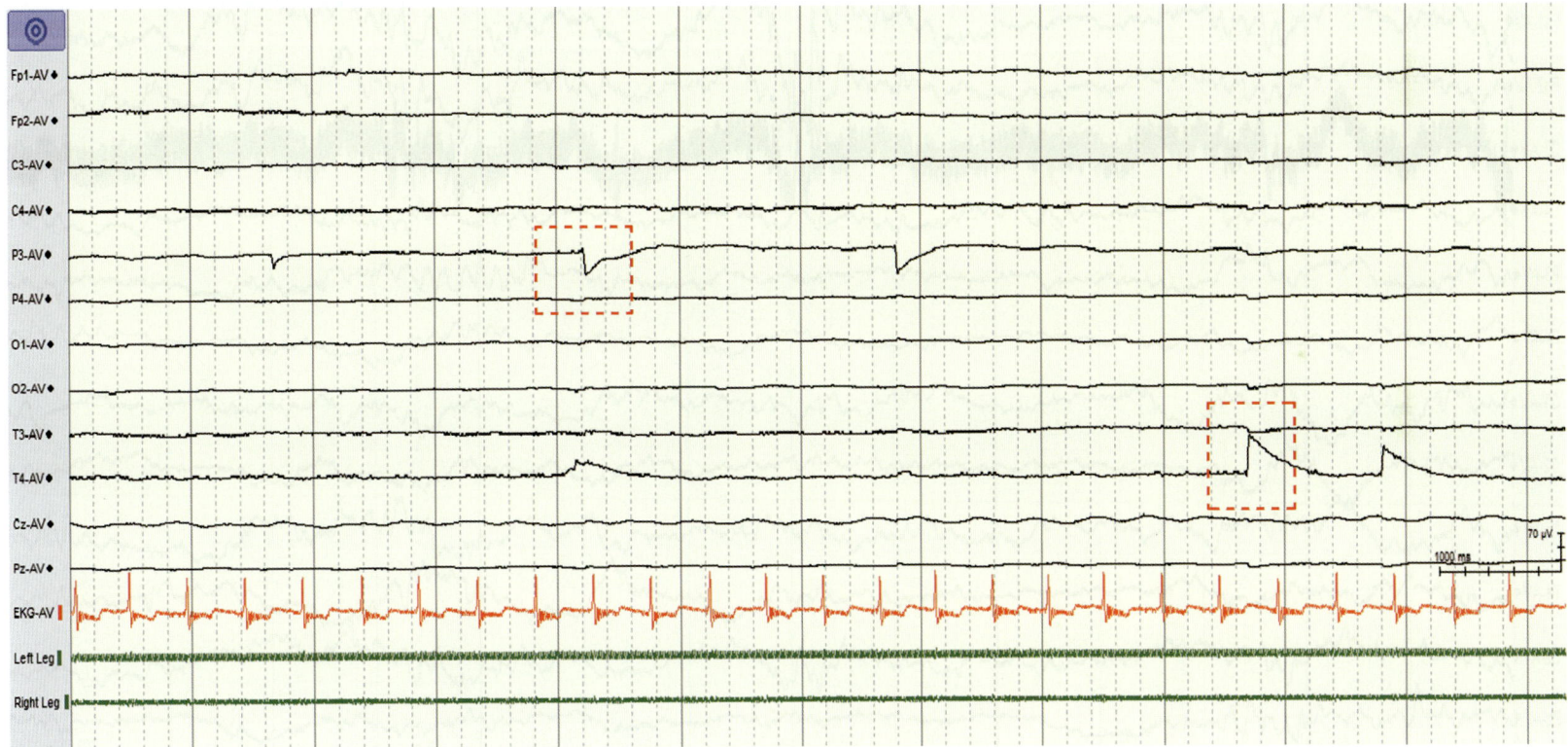

图 1-2-4　电极接触不良伪差

又称爆破 "pop" (红色虚框),是由于电极面与皮肤接触不充分或不稳定从而引起电位或阻抗的突然变化,在受累及的导联产生一个外源性电位,这种电位一般起始陡峭随后缓慢回到基线,在早产儿有时极容易与 Rolandic 区正相尖波相混淆。

## （二）导线故障 -1

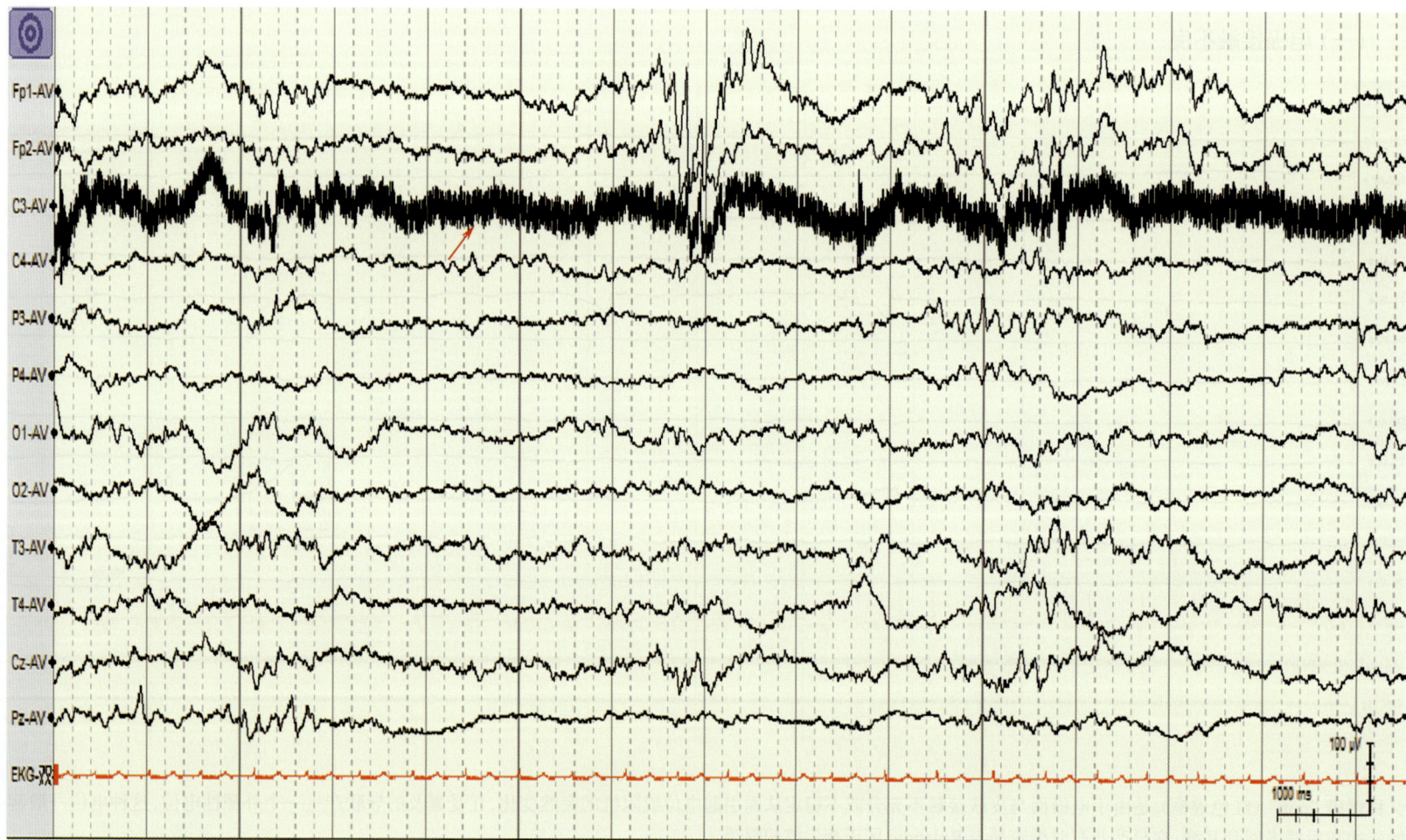

图 1-2-5    导线故障所致伪差

红色箭头示 C3 导线故障，导致 C3 呈毛刺状改变。

## （三）导线故障 -2

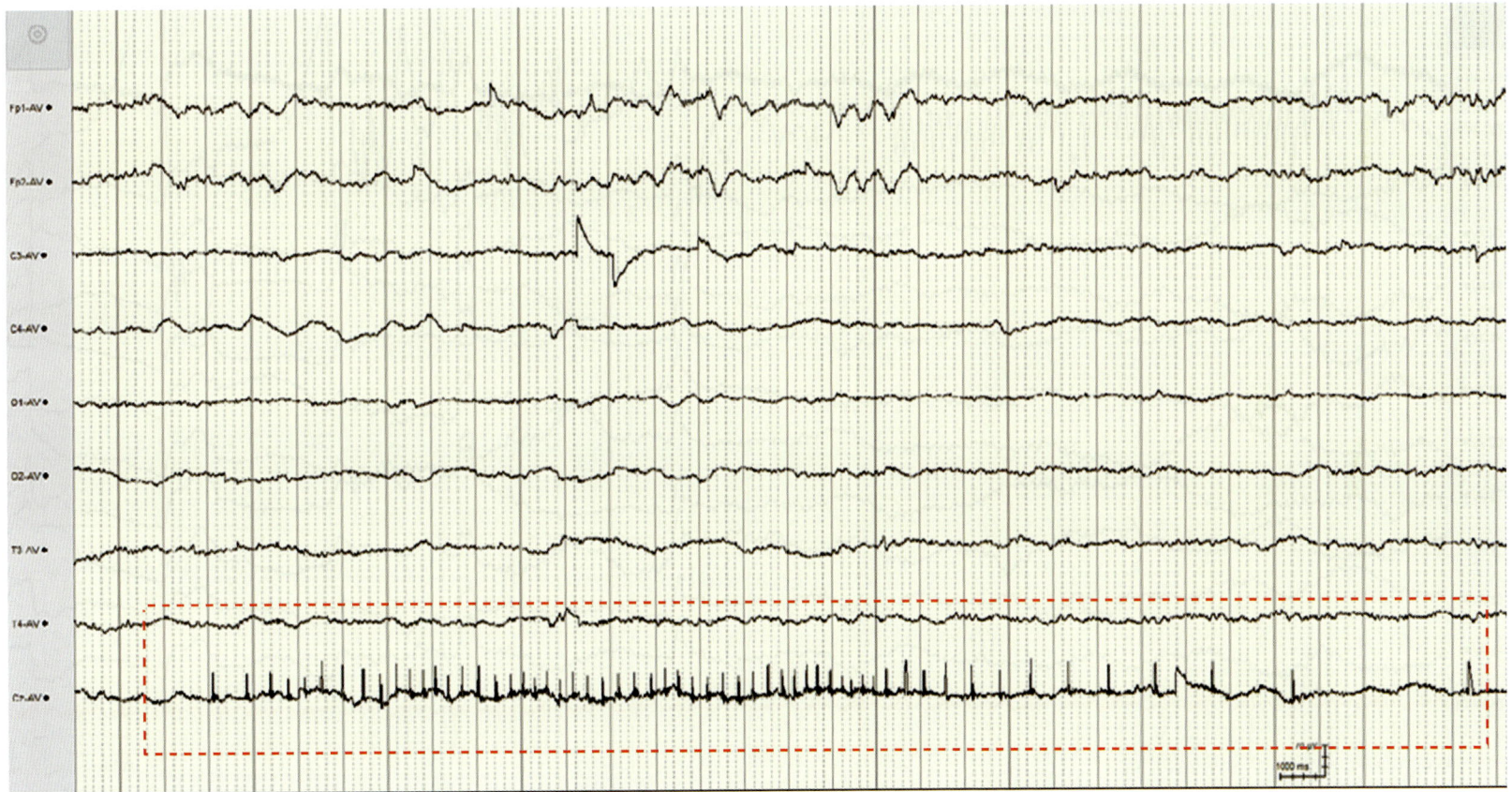

图 1-2-6　导线故障所致伪差

Cz 电极或 Cz 导线故障引起的伪差，呈尖形图形，且伴有演变，易被误认为电发作（红色虚框）（走纸速度 10mm/s）。

（四）导线故障 -3

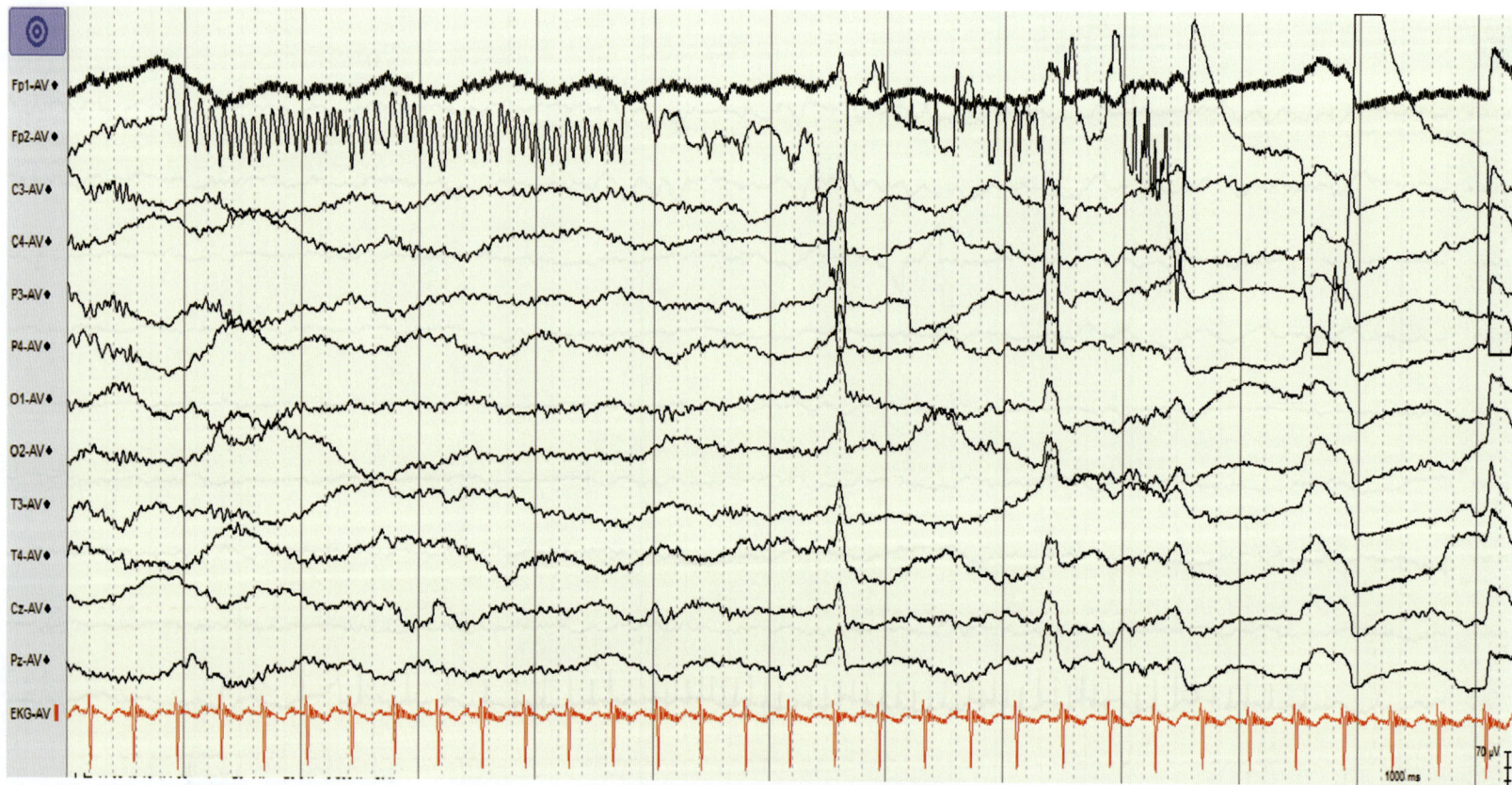

图 1-2-7　导线故障所致伪差

Fp2 导线故障造成持续或间断出现的不规则波形，可间断出现，也可持续监测全程。

## 五、盐桥效应

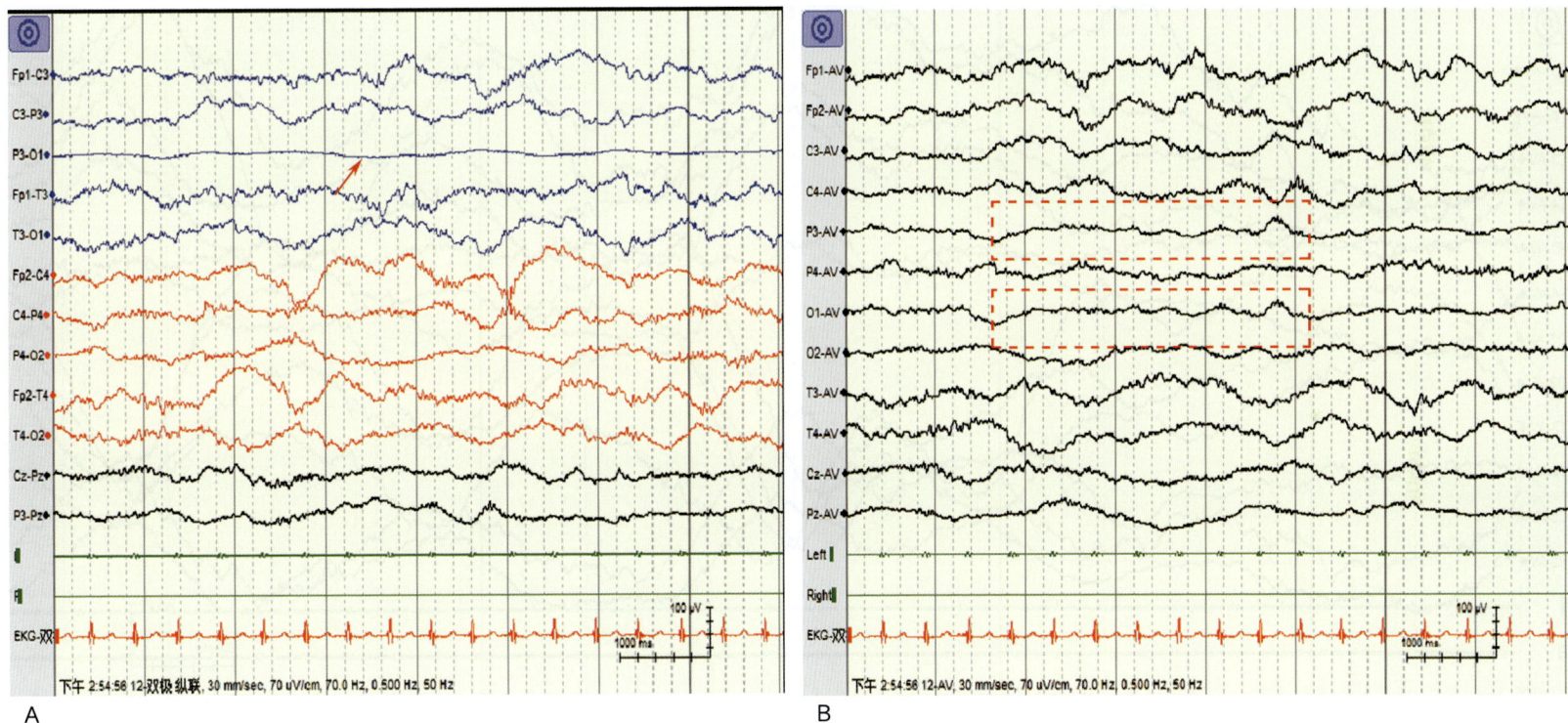

图 1-2-8　盐桥效应

由于 P3 与 O1 电极位置距离过近或由盐水、汗液等连接形成短路，导致两者间电压差过低，在双极导联时出现"直线样"图形。A. 双极纵联导联组合方式时，P3-O1 呈直线样图形（红色箭头）；B. P3 及 O1 导联之间短路，平均参考导联时，两者图形近乎一致（红色虚框）。

## 六、出汗伪差

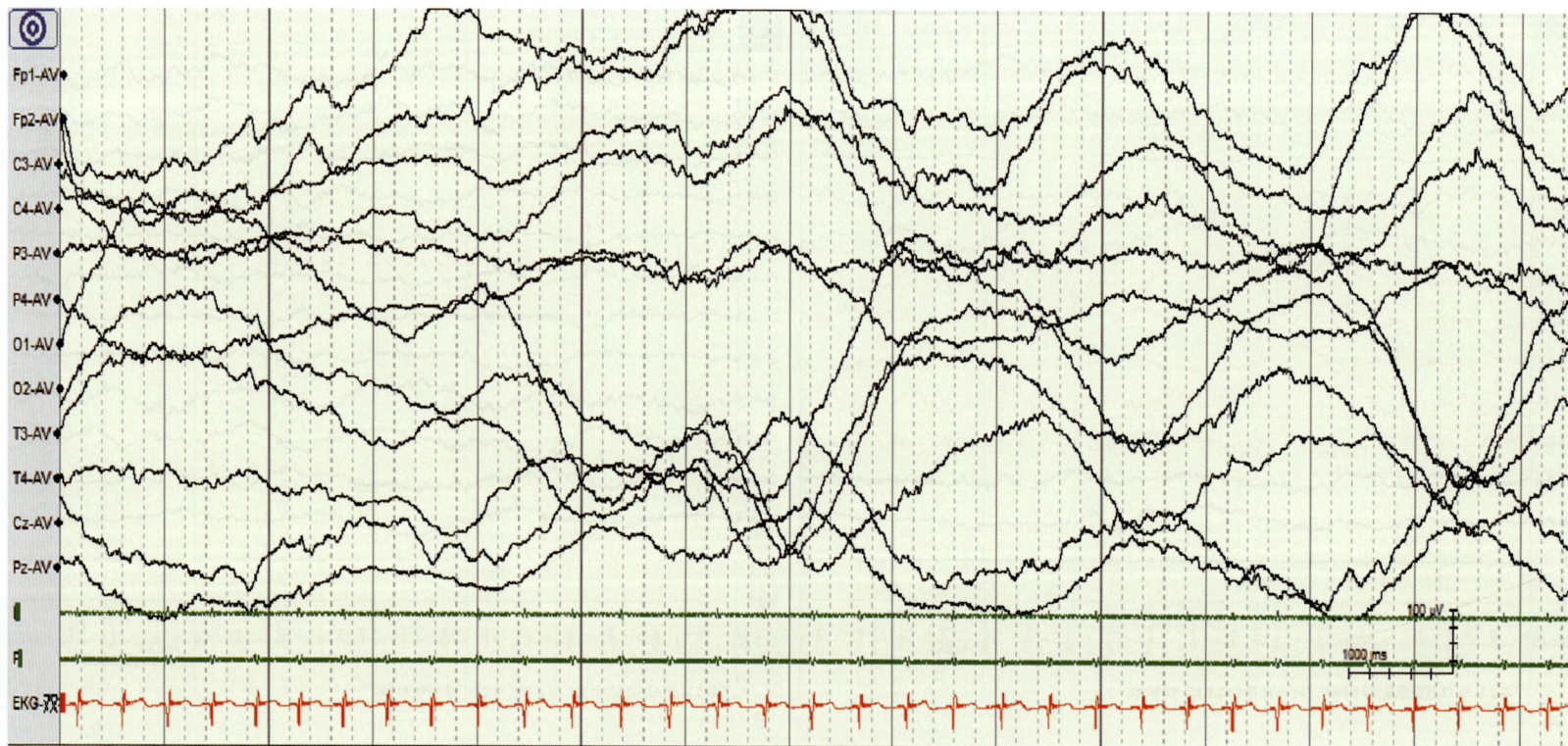

图 1-2-9　出汗所致伪差

整体基线缓慢漂移,这些伪差是由于头皮出汗潮湿,皮肤表面电解质成分改变造成的,其看起来像广泛性或局灶性慢波,有时可仅呈低于 0.5Hz 的基线缓慢漂移,其上可复合生理波形。

# 七、动作伪差

视频 1-2-1

## （一）节律性拍打

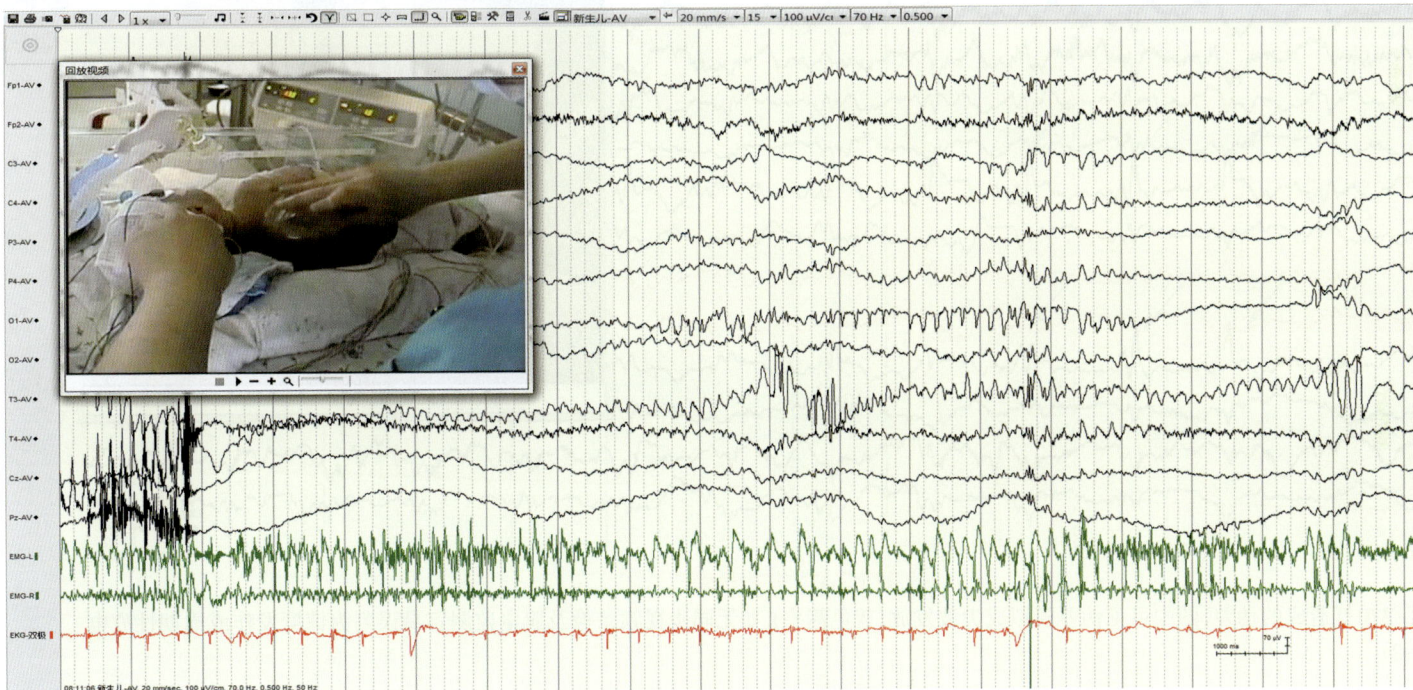

图 1-2-10　节律性拍打伪差

节律性叩背引起的伪差，由于患儿被动运动所致的导线摆动产生位移所致。有时邻近的非本人的动作通过空气振动也会干扰患儿脑电。如无同步视频录像及肌电监测容易误判为异常放电（走纸速度 20mm/s）（视频 1-2-1）。

## （二）周期性拍打

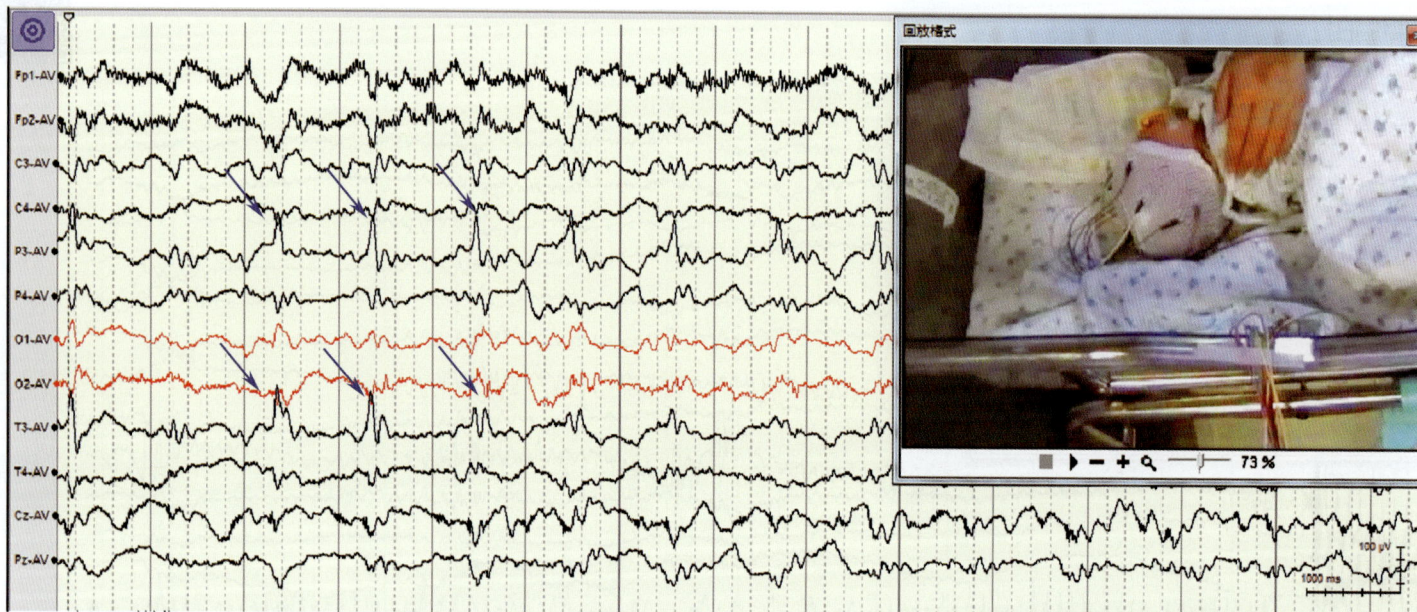

视频1-2-2

视频 1-2-2

图 1-2-11  拍打伪差

同样是规律拍打造成的伪差,图中可见伪差模拟成尖波发放(蓝色箭头),如无同步视频录像及肌电监测容易误判为惊厥发作或周期性放电(视频 1-2-2)。

（三）节律性抖动

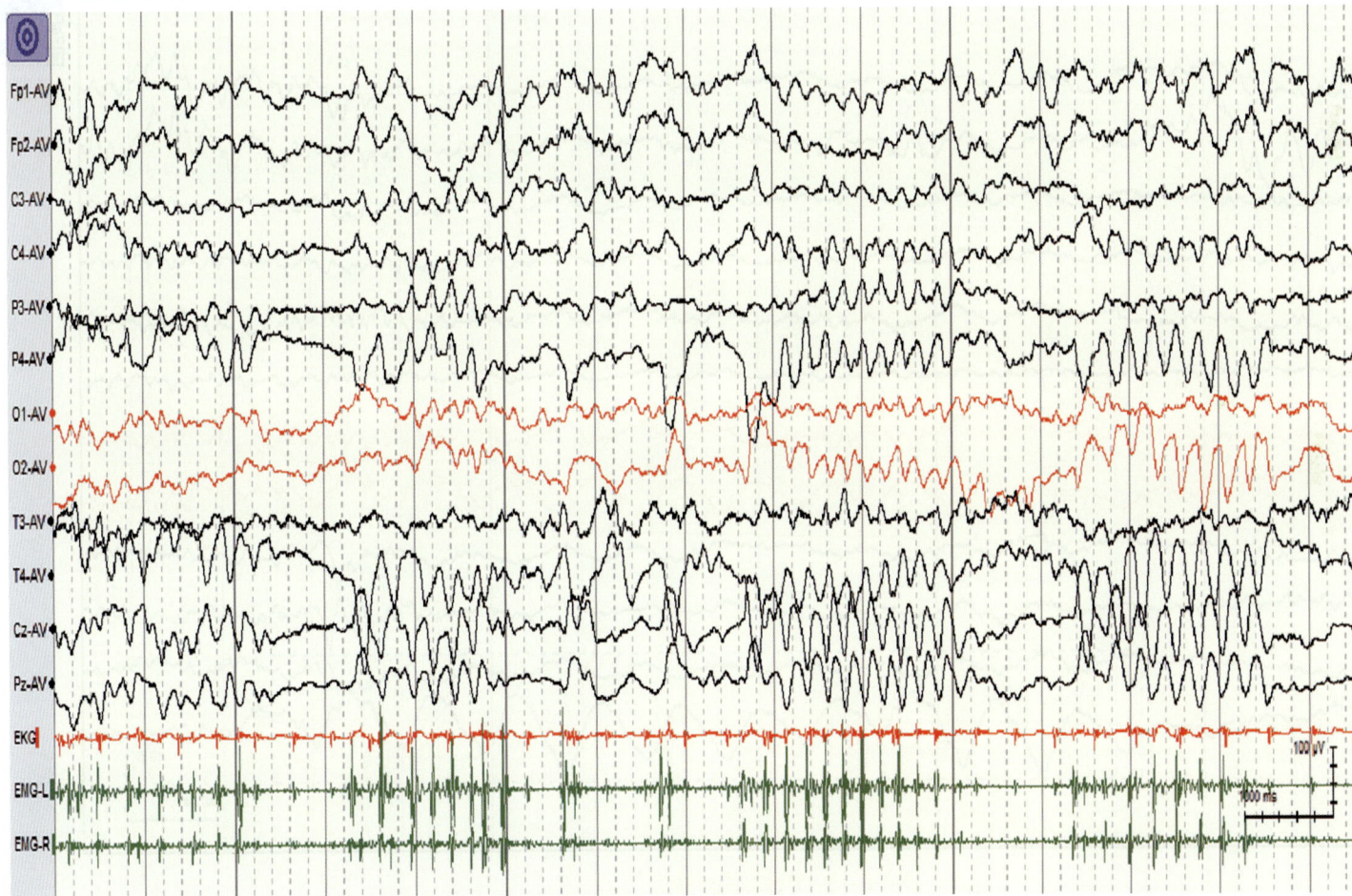

视频 1-2-3

图 1-2-12　节律性抖动伪差

双侧顶、颞、中线区类似 4~5Hz θ 节律为节律性抖腿所致伪差，与肢体抖动肌电同步。如无同步视频录像及肌电监测容易误判为异常放电（视频 1-2-3）。

## （四）节律性晃动

视频1-2-4

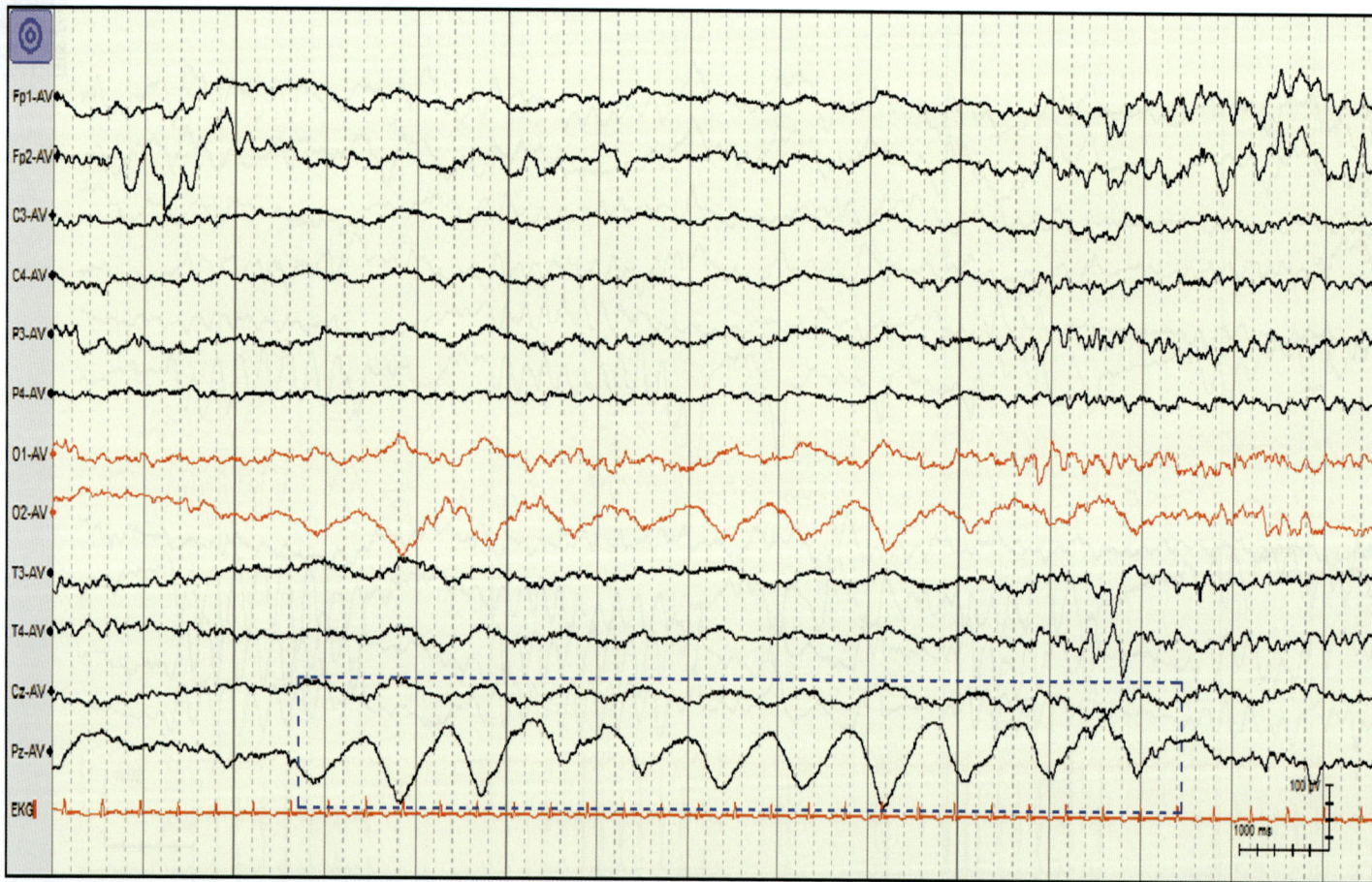

视频 1-2-4

图 1-2-13　节律性晃动伪差

Pz 显示的 1.5Hz 节律性 δ 波（蓝色虚框），为患儿吃奶时头部晃动所致伪差。如无同步视频录像容易误判为异常放电（视频 1-2-4）。

## （五）呃逆动作 -1

视频 1-2-5

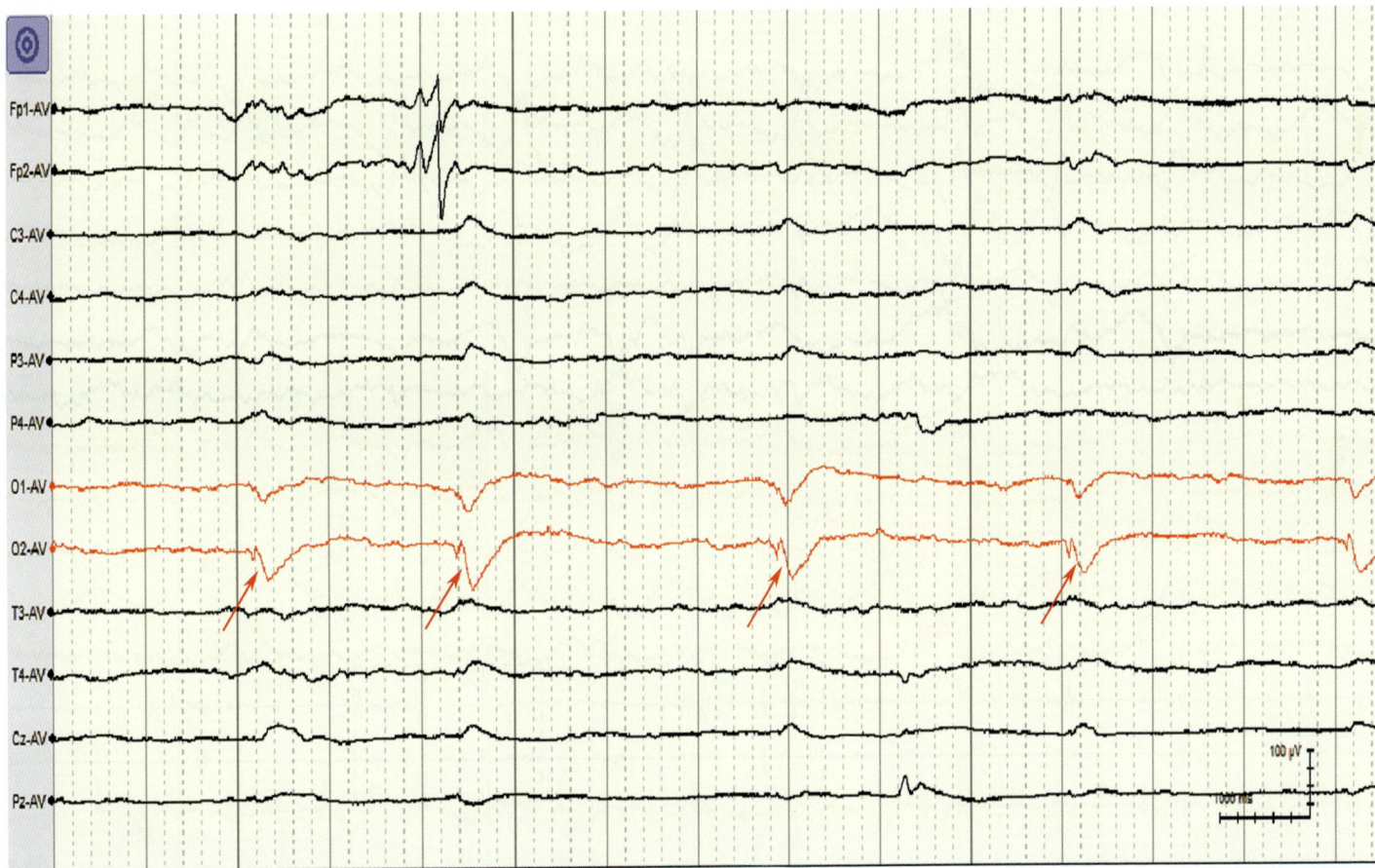

图 1-2-14 嗝逆动作伪差

箭头示呃逆样动作造成的类周期性伪差，同样也是由于身体运动带动部分导线摆动造成的，这种波形与呃逆动作同时终止（视频 1-2-5）。

（六）呃逆动作 -2

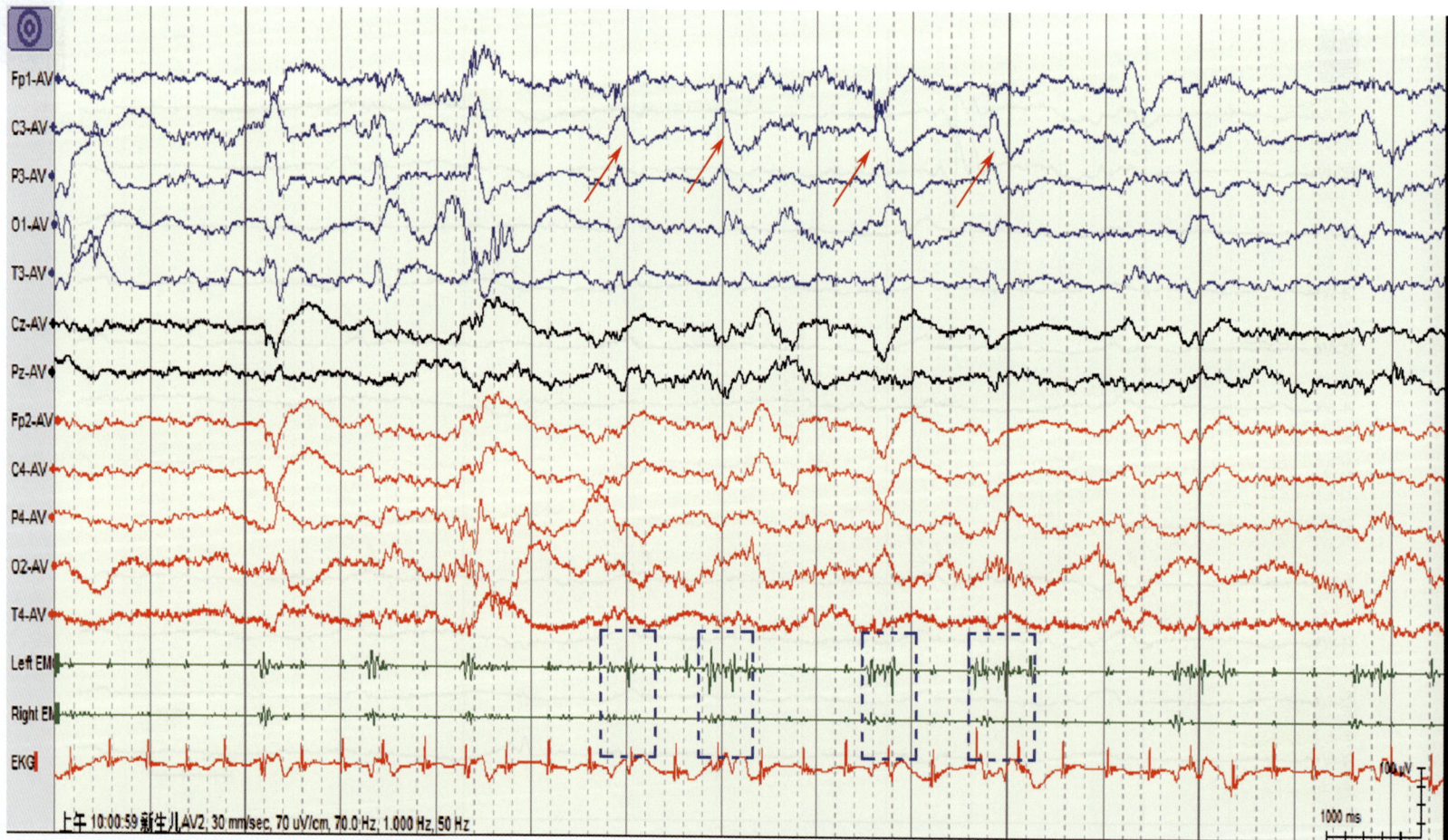

图 1-2-15　呃逆动作伪差

箭头示同样为呃逆样动作造成的 C3、P3 导联尖波周期性发放，与肌电活动（蓝色虚框）大多同步出现。如无同步视频录像及肌电监测容易误判为异常放电。

（七）瞬目动作伪差

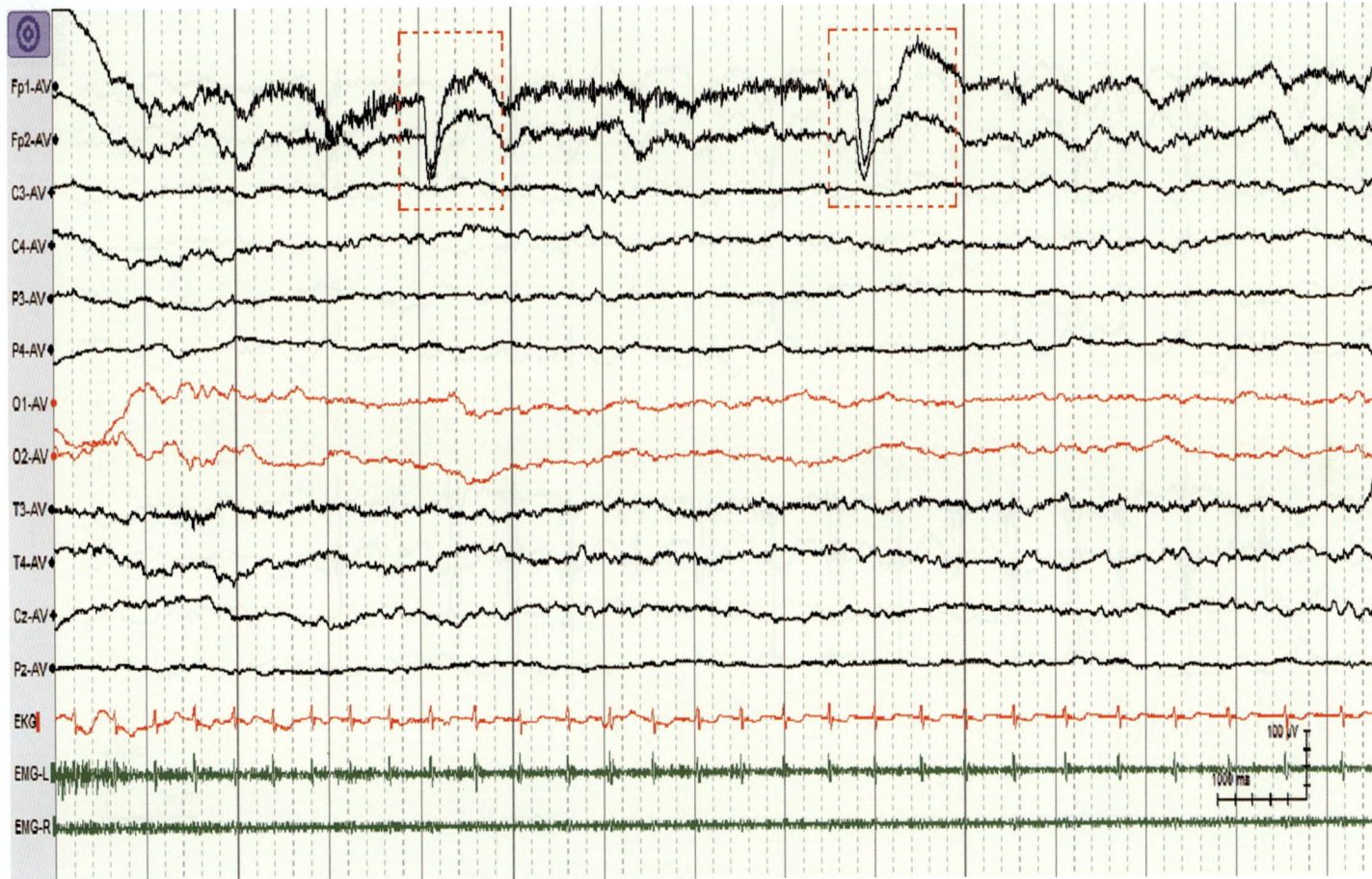

视频 1-2-6

图 1-2-16 瞬目动作伪差

双额区由于眨眼动作造成的瞬目伪差（红色虚框）。先为一个深的正相偏转，随后一个缓慢慢波成分（视频 1-2-6）。

（八）吸吮肌电伪差

视频1-2-7

视频 1-2-7

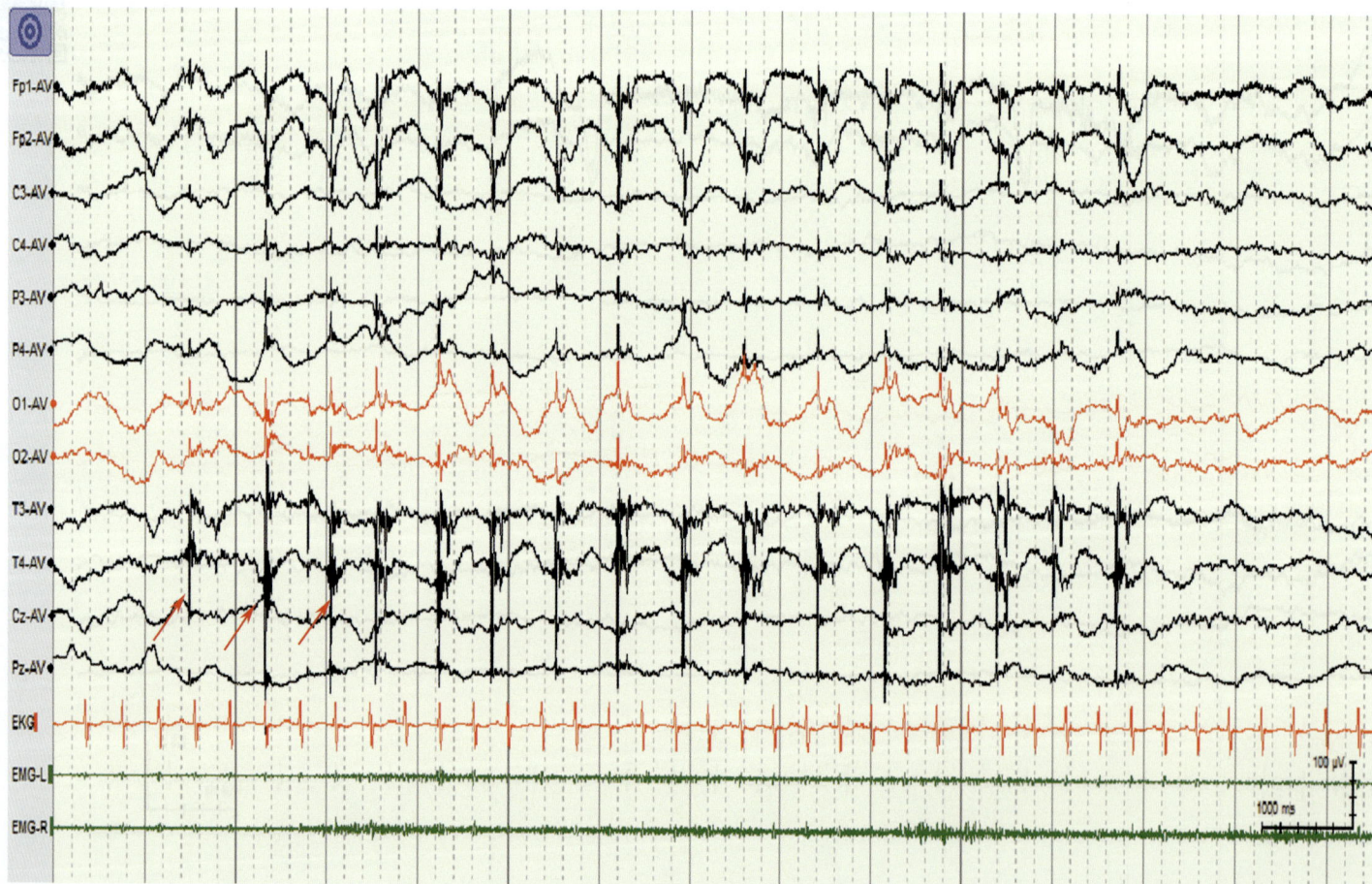

图 1-2-17　吸吮肌电伪差

连续节律性出现的吸吮和吞咽伪差（红色箭头）。包含两部分，快的肌电成分叠加在慢波之上。如无同步视频录像及肌电监测容易误判为异常放电（视频 1-2-7）。

## （九）肢体动作伪差

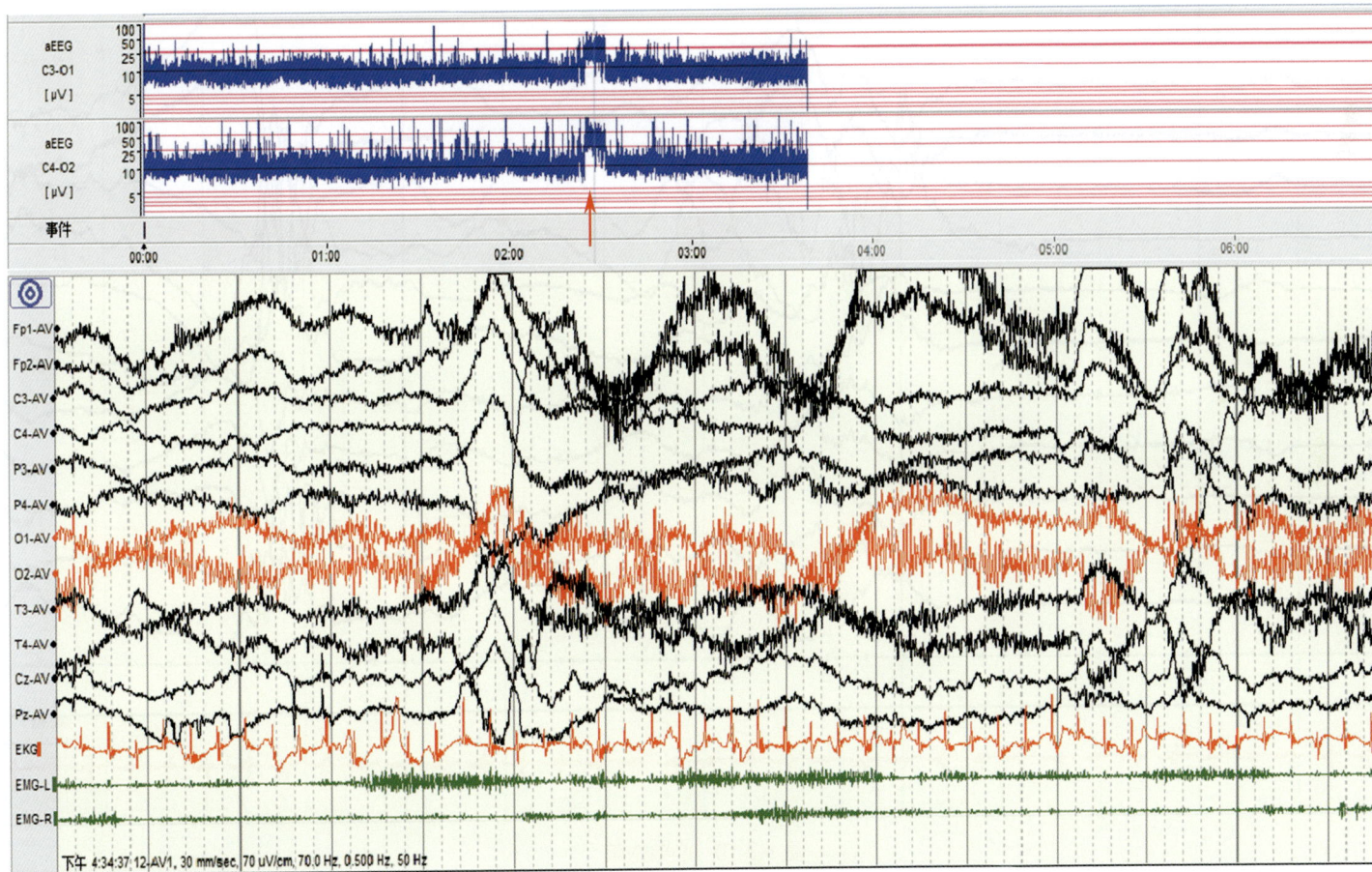

图 1-2-18 肢体动作伪差

患儿哭闹时，四肢活动，伴有大量肌电，造成 aEEG 缺口样改变（红色箭头）。肌电伪差多大于 50Hz，这种情况下不能通过高频滤波消除，如果降低高频滤波可能会改变伪差形态而被误认为是棘波发放（视频 1-2-8）。

## 八、心电伪差

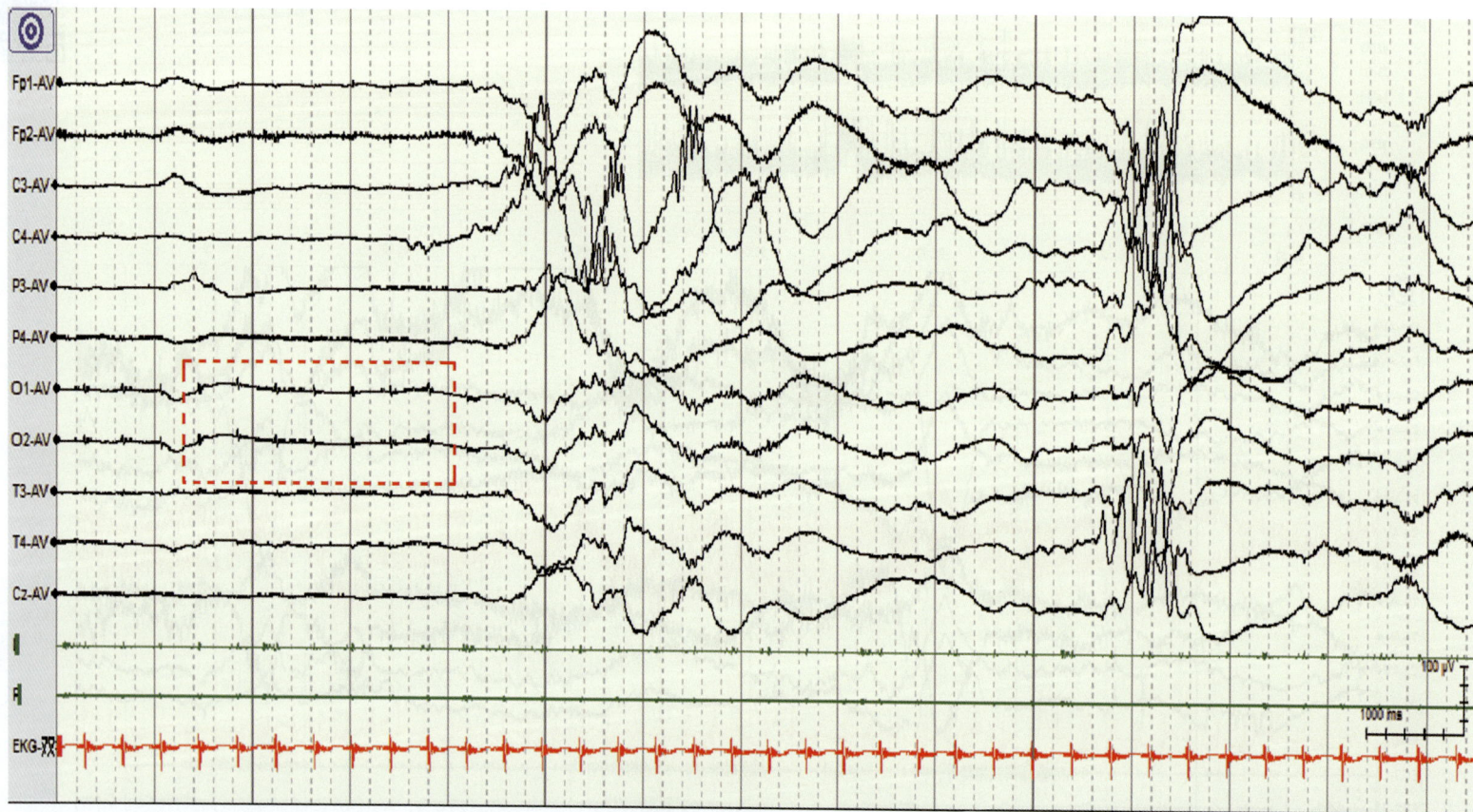

**图 1-2-19　心电伪差**

O1 和 O2 导联出现形态、波幅、位相一致的小棘波(红色虚框),间隔时间相对固定,与心电导联对照发现与心脏搏动的频率周期一致,此处规律出现的小棘波判断为心电伪差。心电伪差波幅通常不高,电信号可影响一个、数个或全部导联,可以是持续或者间断的。监测中改变体位或者稍微调整 O1 和 O2 的相对位置可能会消除此类伪差。另外,连接左右耳电极作为参考电极或更换双极导联也可能会消除伪差。

## 九、脉搏伪差

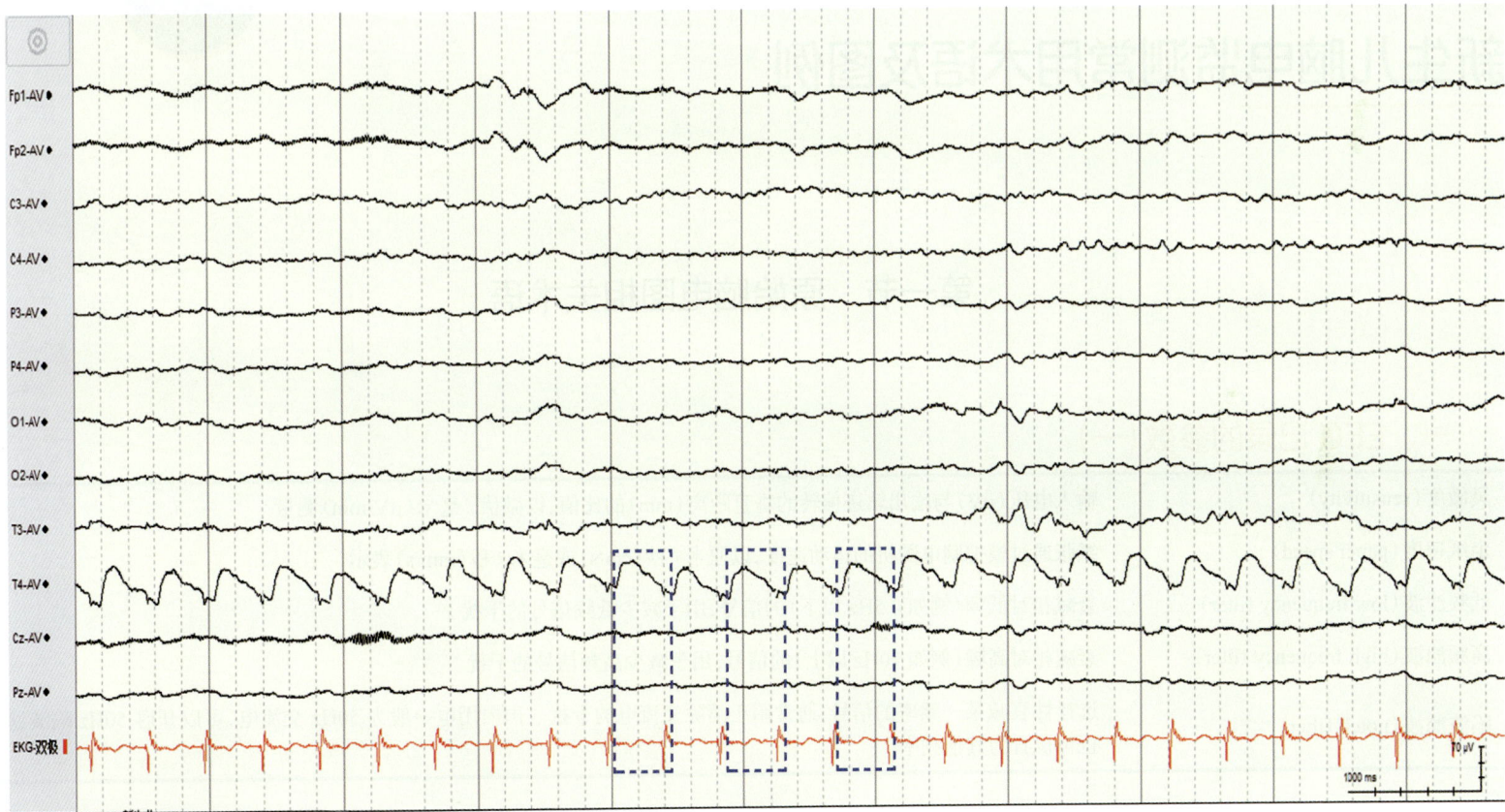

图 1-2-20　脉搏伪差

T4 导联出现波形大小一致规律的 2~2.5Hz 的 δ 节律性发放，与心脏搏动频率有明确对应关系（蓝色虚框），判断为脉搏伪差，原因可能为记录电极附近存在头皮小动脉。

（石　权）

# 第二章

# 新生儿脑电监测常用术语及图例

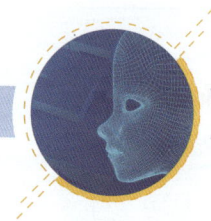

## 第一节　原始脑电图相关术语

### 一、EEG 记录的参数（一）

| 灵敏度（sensitivity） | 输入电压（µV）与输出轨迹偏转的垂直距离（mm）的比值，以微伏/毫米（µV/mm）测量 |
|---|---|
| 走纸速度（paper speed） | 纸张通过模拟脑电图机的运动速度，以厘米/秒（cm/s）或毫米/秒（mm/s）表示 |
| 低频滤波（low frequency filter） | 衰减相对低频（例如 0.5Hz 以下）的信号，用于减少低频信号的干扰 |
| 高频滤波（high frequency filter） | 衰减相对高频（例如 70Hz 以上）的信号，用于减少高频信号的干扰 |
| 陷波滤波（notch filter） | 选择性衰减某一频率的信号，通常用于消除交流电的干扰。国内用电一般为 50Hz 交流电，可以开启 50Hz 陷波滤波，也可设置为其他频率 |

## 二、EEG 记录的参数（二）

| | |
|---|---|
| 导联组合（Montage） | 导联的排列方式,分为参考导联组合和双极导联组合两类 |
| • 参考导联组合（referential montage） | 又称单极导联组合（monopolar montage）,所有记录电极均连接前置放大器的 G1 端,参考电极连接 G2 端。常用的参考导联组合为耳垂参考和平均参考 |
| • 平均参考（averaged reference） | 将每个记录电极串联一个 1~2MΩ 电阻,然后并联到一起,电位接近于零,以此作为参考电极 |
| • 耳垂参考（earlobe reference） | 耳垂电位相对较弱,是常用的参考电极位置,左右耳垂分别标记为 A1 和 A2 |
| • 双极导联组合（bipolar montage） | 两个记录电极分别连接前置放大器的 G1 端和 G2 端。<br>由于两个记录电极都有电活动,所以实际记录到的波形是两个电极间的电位差（G1-G2）。常用的双极导联组合为双极纵联和双极横联 |
| • 双极纵联（longitudinal bipolar montage） | 由纵向排列的连续电极对组成的导联组合 |
| • 双极横联（transverse bipolar montage） | 由横向排列的连续电极对组成的导联组合 |

| 参考导联组合 | | 双极导联组合 | |
|---|---|---|---|
| 平均参考 | 耳垂参考 | 双极纵联 | 双极横联 |
| Fp1-AV | Fp1-A1 | Fp1-C3 | Fp1-Fp2 |
| Fp2-AV | Fp2-A2 | C3-P3 | T3-C3 |
| C3-AV | C3-A1 | P3-O1 | C3-Cz |
| C4-AV | C4-A2 | Fp1-T3 | Cz-C4 |
| P3-AV | P3-A1 | T3-O1 | C4-T4 |
| P4-AV | P4-A2 | Cz-Pz | P3-Pz |
| O1-AV | O1-A1 | Fp2-C4 | Pz-P4 |
| O2-AV | O2-A2 | C4-P4 | O1-O2 |
| T3-AV | T3-A1 | P4-O2 | |
| T4-AV | T4-A2 | Fp2-T4 | |
| Cz-AV | Cz-A1 | T4-O2 | |
| Pz-AV | Pz-A2 | | |

## 三、EEG 基本图形相关术语

| | |
|---|---|
| 基线（baseline） | 相同的电压或"零电压值"（假定）进入脑电图前置放大器的 G1 端和 G2 端时得到的线（图 2-1-1） |
| 电压 / 波幅（voltage/amplitude） | 两点之间的电位差，单位为微伏（μV）。通常表示为最大负相电位和最大正相电位之间的差值（即峰 - 峰值）。测量方法为从一个脑波的波峰至波谷垂直高度，如果脑波的上升支和下降支不在一个水平线上，则在两个波谷之间作一连线，并从波峰作一与水平线垂直的线，该垂直线从波峰至两波谷连线的交点之间的距离即为波幅（图 2-1-1）。波幅分级：低波幅（<50μV）、中波幅（50~<150μV）、高波幅（150~300μV）、极高波幅（>300μV） |
| 峰值（peak） | 一个波波幅最高的点（图 2-1-1） |
| 持续时间（duration） | 单个波 / 复合波从开始到结束的时间间隔（图 2-1-1） |
| 周期（cycle） | 在规律重复的波 / 复合波序列中，单个波 / 复合波完成一次完整循环的持续时间 |
| 频率（frequency） | 1 秒内周期相同的波 / 复合波重复出现的次数。单位为周期 / 秒（c/s）或赫兹（Hz）。频率分类：δ 频带（0.3~3.5Hz）、θ 频带（4~7.5Hz）、α 频带（8~13Hz）、β 频带（14~30Hz）、γ 频带（>30Hz）（图 2-1-2） |
| 位相（phase） | 在参考导联时，以基线为标准，波峰向上时为负相波，波峰向下时为正相波（图 2-1-3）。位相数量 =1+ 脑波穿越基线的次数，起点和终点不计入（图 2-1-4） |

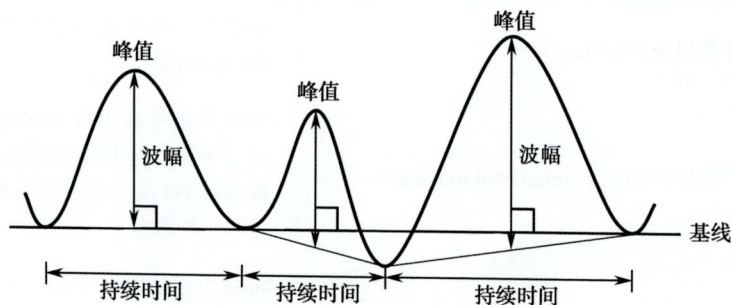

图 2-1-1 基线、波幅、峰值、持续时间

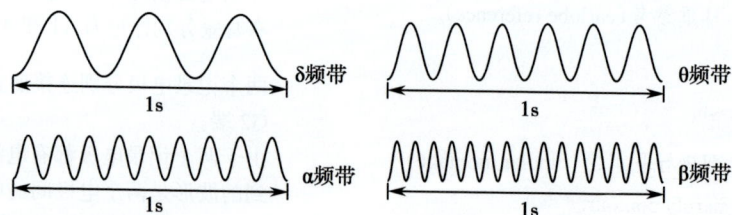

图 2-1-2 频率分类

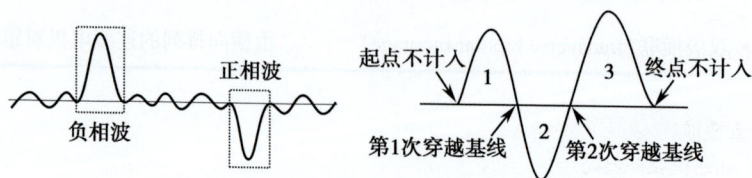

图 2-1-3 位相

图 2-1-4 位相数量

## 四、脑电活动的波形

| | |
|---|---|
| 正弦样波<br>(sinasoid wave) | 波峰和波谷都比较圆钝,负相和正相成分大致相当,类似正弦形。如正常的 δ、θ 波(图 2-1-5) |
| 双相波<br>(biphasic wave) | 脑波沿基线上下各有 1 次明显偏转,形成正 - 负或负 - 正双相的波(图 2-1-6) |
| 多相波<br>(polyphasic wave) | 脑波在基线两侧交替出现形成两相以上的波。如多棘波、多棘慢复合波(图 2-1-7) |
| 棘波<br>(spike wave) | 一种短暂的明显突出于背景活动的波,呈尖峰样,持续时间 20~100ms(在儿童及成人为 20~70ms)(图 2-1-8) |
| 尖波<br>(sharp wave) | 波形与棘波相似,持续时间 100~200ms(在儿童及成人为 70~200ms)(图 2-1-9) |
| 尖形慢波<br>(sharply contoured wave) | 波形尖锐,但持续时间太长,不能称为尖波的波(图 2-1-10) |
| 复合波<br>(complex wave) | 由两个或多个相关波形组成的具有特殊形态的波;当反复出现时,其波形基本一致,突出于背景活动。如棘慢复合波、尖慢复合波(图 2-1-11) |
| 重叠波<br>(superposed wave) | 在较慢的波上复合其他频段的波,又称复形慢波,如 δ 刷(delta brushes)(图 2-1-12) |
| 多形性波<br>(polymorphous wave) | 形态多样,波形不规则,上升支和下降支常有不规则的切迹,多为 δ 频带的慢波(图 2-1-13) |

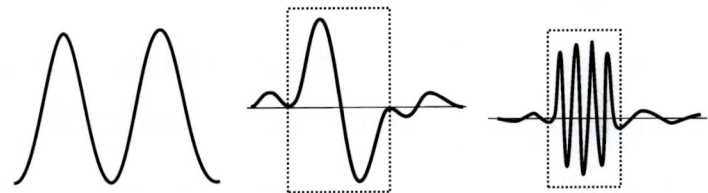

图 2-1-5　正弦样波　　图 2-1-6　双相波　　图 2-1-7　多相波

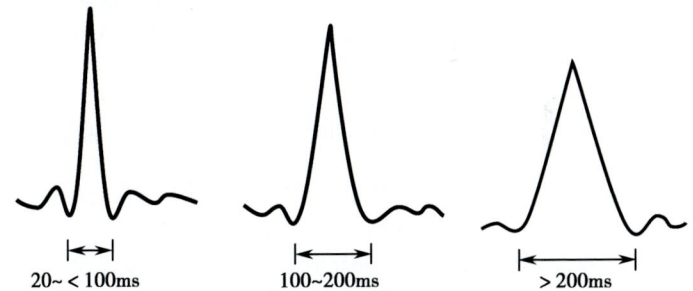

20~ < 100ms　　100~200ms　　> 200ms

图 2-1-8　棘波　　图 2-1-9　尖波　　图 2-1-10　尖形慢波

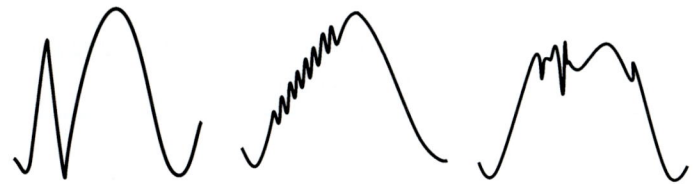

图 2-1-11　复合波　　图 2-1-12　重叠波　　图 2-1-13　多形性波

## 五、脑电活动的分布方式(一)

| | |
|---|---|
| 广泛性(generalized) | 双侧半球的脑电活动同步对称出现(图 2-1-14),可用于描述背景活动及阵发性活动 |
| 弥漫性(diffused) | 与广泛性相似,但双侧半球的脑电活动不完全同步及对称(图 2-1-15),通常用于描述背景活动 |
| 局灶性(localized or focal) | 仅累及一个电极记录的部位(图 2-1-16) |
| 局部性(regional) | 同时累及相邻的数个电极记录的部位(图 2-1-17),局部性累及的范围比局灶性更大 |
| 多灶性(multifocal) | ①散发性脑电活动(棘波、尖波、棘慢波、尖慢波等):不同时间独立出现于非相邻的三个或三个以上电极记录的部位,每侧半球至少一个部位(图 2-1-18);<br>②连续性脑电活动(节律性/周期性放电等):双侧半球同时(时间上重叠)出现三种或三种以上独立的(不同步)连续性脑电活动,每侧半球至少有一种(图 2-1-19) |
| 一侧性(unilateral) | ①局限于一侧半球内(图 2-1-20);<br>②或者出现于双侧半球,但以一侧半球为主,如一侧半球持续波幅明显更高(图 2-1-21),或一侧半球持续率先出现(图 2-1-22) |
| 一侧独立性<br>(unilateral independent,UI) | 一侧半球内同时出现两种独立的(不同步)连续性脑电活动。这两种独立的连续性脑电活动位于同一半球的不同脑区,且同时出现(时间上重叠)(图 2-1-23)<br>注:局灶中线区的连续性脑电活动可视为左侧半球或右侧半球的独立模式,例如,左侧半球 1Hz 的周期性放电与局灶中线区独立的 0.5Hz 周期性放电同时出现,仍然可以认为是一侧独立性周期性放电 |
| 双侧独立性<br>(bilateral independent,BI) | 双侧半球同时出现两种独立的(不同步)连续性脑电活动。这两种独立的连续性脑电活动分别位于一侧半球,且同时出现(时间上重叠)(图 2-1-24),如果序贯出现(一个停止后另一个开始),则为一侧性模式 |
| 游走性(shift) | 连续性脑电活动在一个部位逐渐减弱的同时,在另一个部位逐渐出现,两个部位之间常有一定的衔接过程,呈此消彼长的演变过程(图 2-1-25) |

## 六、脑电活动的分布方式（二）

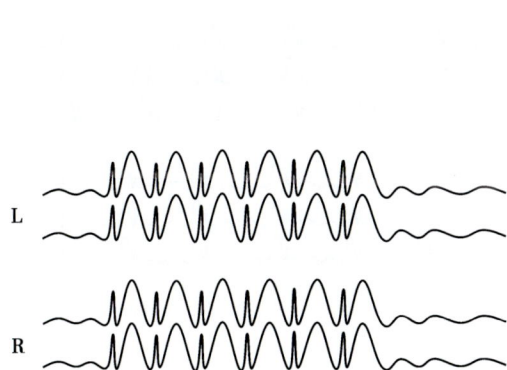

图 2-1-14　广泛性

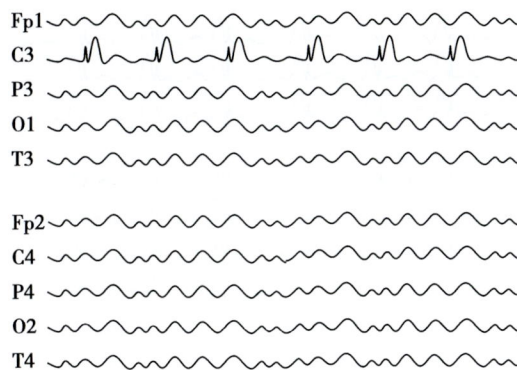

图 2-1-15　弥漫性

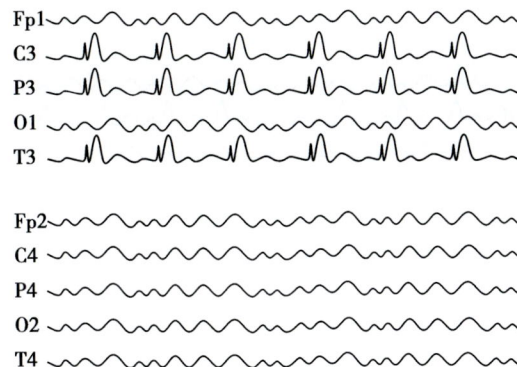

图 2-1-16　局灶性

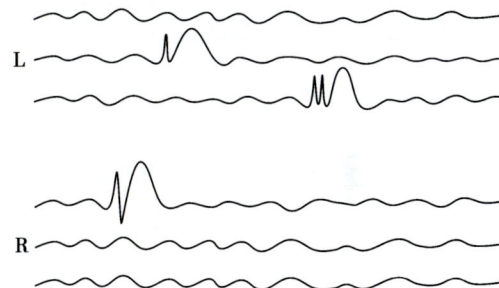

图 2-1-17　局部性

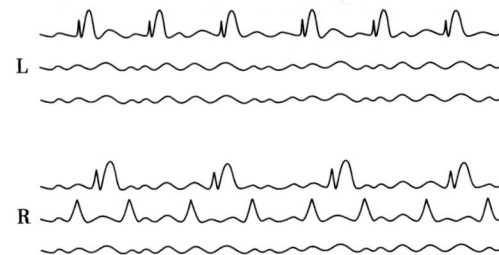

图 2-1-18　多灶性（散发性脑电活动）

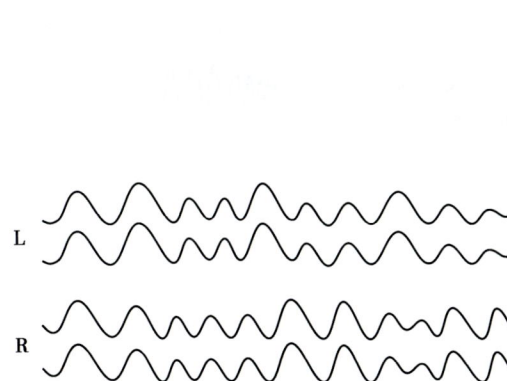

图 2-1-19　多灶性（连续性脑电活动）

## 七、脑电活动的分布方式（三）

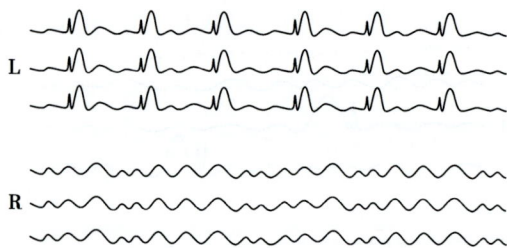

图 2-1-20　一侧性

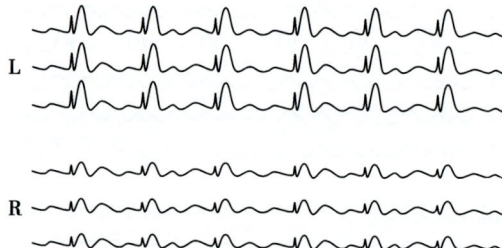

图 2-1-21　一侧性（双侧不对称）

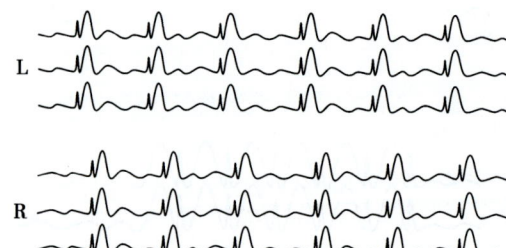

图 2-1-22　一侧性（双侧不同步）

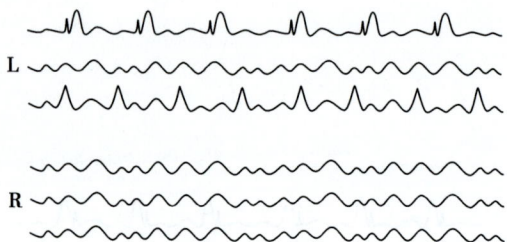

图 2-1-23　一侧独立性

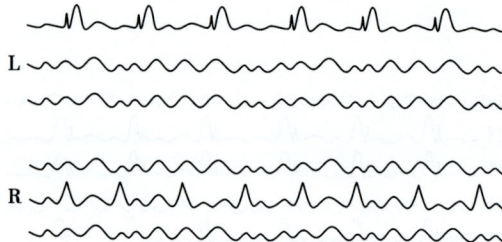

图 2-1-24　双侧独立性

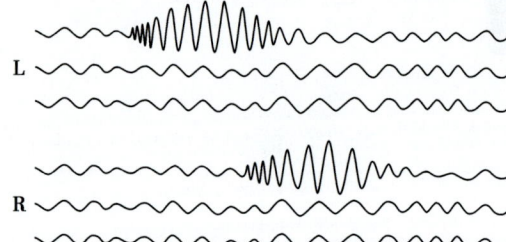

图 2-1-25　游走性

# 八、脑电活动的出现方式

| | |
|---|---|
| 活动（activity） | 泛指任何一种连续出现的占优势或突出于背景活动的脑波，如慢波活动（图 2-1-26） |
| 节律/节律性（rhythm/rhythmic） | 形态和持续时间相对一致的波形连续重复出现（至少 6 个周期），在连续波形之间没有时间间隔。在大多数（>50%）周期对中，下一个周期较前一个周期的周期长度变化<50%（图 2-1-27） |
| 周期性（periodic） | 形态和持续时间相对一致的波形以大致规律的时间间隔重复出现（至少 6 个周期），在连续波形之间有清晰可辨的时间间隔。"大致规律的时间间隔"定义为在大多数（>50%）周期对中，下一个周期较前一个周期的周期长度变化<50%（图 2-1-28） |
| 暴发（burst） | 至少 4 个位相且持续时间 ≥0.5 秒的波，突发突止，明显突出于背景活动（图 2-1-29） |
| 阵发（paroxysm） | 明显突出于背景活动且持续一段时间的波，出现和终止相对和缓（图 2-1-30） |
| 散发（random） | 随机出现在相同或不同的部位 |
| 偶发（episodic） | 在长程脑电监测中出现频率为 1~2 次/小时，甚至更少 |
| 一过性（transient） | 少量而无规律出现的，突出于背景活动的波/复合波，存在时间短暂 |
| 孤立性（isolated） | 单独出现 |

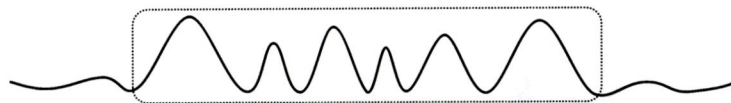

图 2-1-26　活动

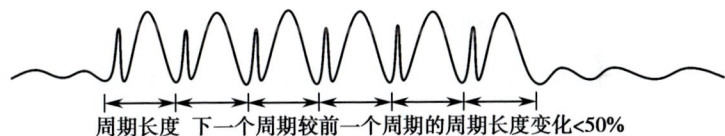

周期长度　下一个周期较前一个周期的周期长度变化<50%

图 2-1-27　节律/节律性

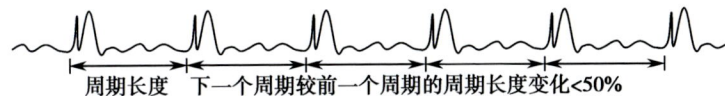

周期长度　下一个周期较前一个周期的周期长度变化<50%

图 2-1-28　周期性

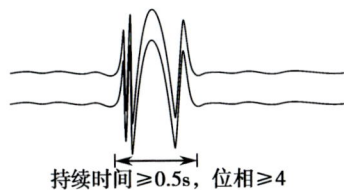

持续时间 ≥0.5s，位相≥4

图 2-1-29　暴发

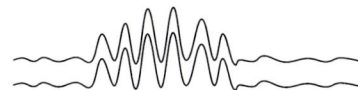

图 2-1-30　阵发

（陈淑媛）

# 第二节　新生儿脑电图相关术语定义

## 一、新生儿年龄计算方式

| | | | |
|---|---|---|---|
| 胎龄（gestational age，GA） | 末次月经第一天至胎儿出生的时间（图 2-2-1） | 早产（preterm） | GA<37 周 |
| 出生后日龄（day of life，DOL） | 出生之日至生后某日的时间（图 2-2-1） | 近足月（near term） | GA 34~<37 周 |
| 经后龄（postmenstrual age，PMA） | 末次月经第一天至生后某日的时间（图 2-2-1） | 足月（term） | GA 37~44 周 |
| 受孕龄（conceptional age，CA） | 受孕之日至生后某日的时间（图 2-2-1） | 新生儿期（neonatal period） | 出生至 PMA 44 周 |

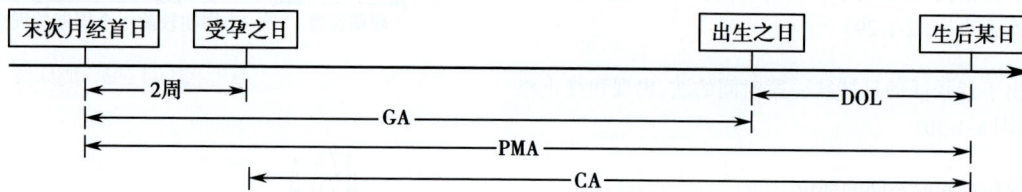

图 2-2-1　胎龄、出生后日龄、经后龄、受孕龄

## 二、新生儿行为状态

| 行为状态 | 临床特征 | EEG 特征 |
|---|---|---|
| • 睡眠状态 | | |
| • 安静睡眠（quiet sleep，QS） | 闭眼，无眼球快速运动，呼吸规则，下颏肌张力高，无肢体活动 | 在足月和近足月儿为交替图形，在早产儿为非连续图形；IBI 取决于 PMA |
| • 活动睡眠（active sleep，AS） | 闭眼，间歇性眼球运动、吸吮等动作，呼吸不规则，下颏肌张力低，有肢体活动 | 在足月和近足月儿为连续图形，在早产儿为交替图形；IBI 取决于 PMA |
| • 不确定睡眠（indeterminate sleep，IS） | 具有 AS 和 QS 特征，不完全符合其中任何一种的时期 | 脑电活动无特征性 |
| • 清醒状态 | | |
| • 安静清醒（quiet wakefulness，QW） | 睁眼，伴或不伴探索性眼球运动，无肢体活动，心率稳定，呼吸规则，下颏肌张力高 | 连续的低波幅慢波及混合波活动为主 |
| • 活动清醒（active wakefulness，AW） | 反复睁闭眼，伴眼球运动，有肢体活动，呼吸不规则，心率增快 | 连续的低波幅慢波及混合波活动为主，有时因哭闹或肢体活动导致伪差，难以识别 |

## 三、新生儿睡眠 - 觉醒周期

| 睡眠 - 觉醒周期（sleep-wake cycling，SWC） | 指清醒状态和睡眠状态之间的交替模式（图 2-2-2） |
|---|---|
| 睡眠周期（sleep cycles） | 连续的睡眠状态（AS-QS-IS），其间没有觉醒（图 2-2-2） |

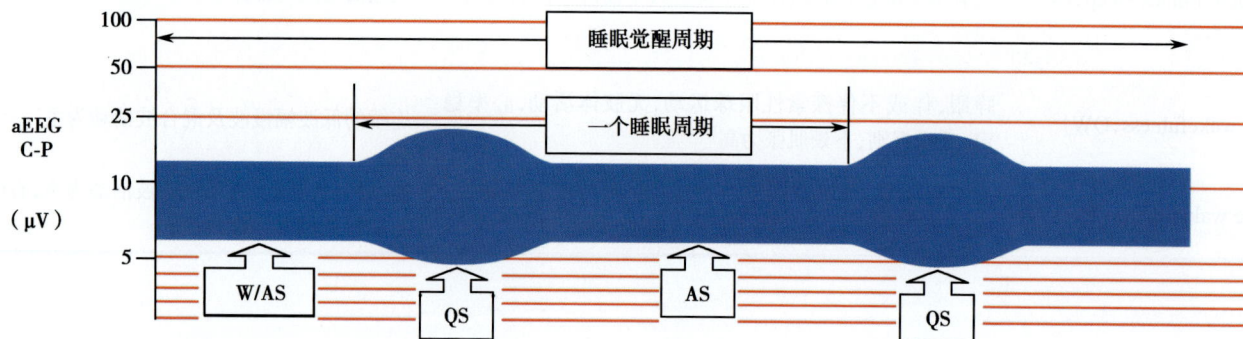

图 2-2-2　睡眠觉醒周期和睡眠周期

近足月儿和足月儿呈现规律的睡眠 - 觉醒变化，aEEG 呈明确的正弦曲线样变化（主要指下边界），宽带区代表 QS 期的脑电活动，窄带区代表清醒期和 AS 期的脑电活动。睡眠周期是睡眠 - 觉醒周期中的一个组成部分。

## 四、新生儿脑电图背景活动评价要素

### （一）背景活动评价要素

| 背景活动（background activity） | 是指在脑电图记录中普遍而连续出现的数量占优势的脑电活动。同一个体不同行为状态（清醒或睡眠）的背景活动明显不同。脑电图的背景活动反映的是基础状态的脑功能状态，也是判断某种电活动是否为异常的基础的脑电图对照模式 |
|---|---|
| 新生儿脑电图背景活动评价要素 | 新生儿因其特殊的生理发育特点，不同行为状态的脑电图背景活动的特点与其他年龄段完全不同，因此新生儿脑电图结果的判定需要有独立的评价方法和判断标准。新生儿脑电图背景活动评价要素包括：连续性（continuity）、电压 / 波幅（voltage/amplitude）、优势频率（dominant frequency）、对称性（symmetry）、同步性（synchrony）、变化性（variability）、反应性（reactivity）、成熟度（maturity） |

## （二）连续性

| | |
|---|---|
| 连续性（continuity） | 脑电活动是否始终保持一定波幅并围绕基线上下波动（图 2-2-3） |
| • 连续脑电模式 | 脑电活动连续不间断，无明确暴发段与抑制／衰减段之分（图 2-2-4） |
| • 不连续脑电模式 | 高波幅的暴发段被低波幅的抑制／衰减段间隔开。高波幅的暴发段也称活动期（active period，AP），由胎龄特异性 EEG 图形及 50～100μV 混合频率波构成，波幅>50μV，持续时间 ≥ 2 秒，至少存在于 2 个导联；低波幅的抑制／衰减段定义为暴发间隔（interburst interval，IBI）或静止期（quiescent period，QP），指脑电活动电压衰减至<25～50μV，持续时间 ≥ 2 秒（图 2-2-5） |

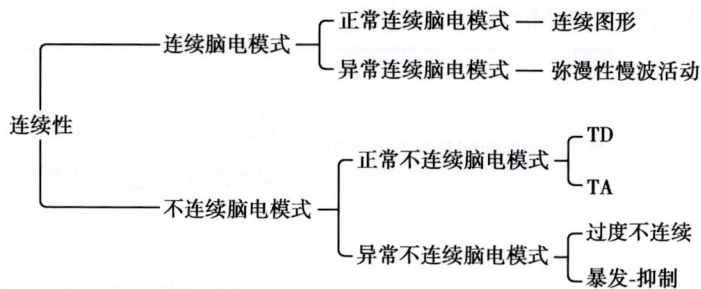

图 2-2-3　连续性

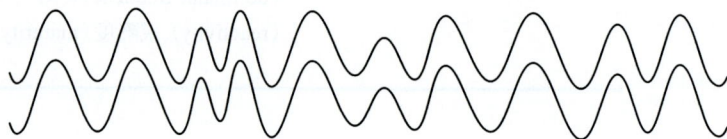

图 2-2-4　连续脑电模式

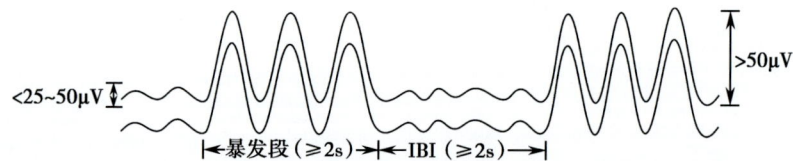

图 2-2-5　不连续脑电模式

### （三）连续脑电模式

| 正常连续脑电模式 | 脑电活动连续不间断，电压衰减至<25μV 的持续时间<2 秒 |
|---|---|
| • 连续图形（tráce continu） | 连续的背景活动，以 θ、δ 混合慢波为主（波幅 ≥ 25μV），复合 β 活动，主要见于清醒期及 AS 期，取代了早产儿脑电发育过程中的不连续脑电模式（图 2-2-6） |
| 异常连续脑电模式 | |
| • 弥漫性慢波活动 | 持续 20~100μV 的弥漫性 δ 波活动，生理波明显减少或消失，对刺激无反应（图 2-2-7） |

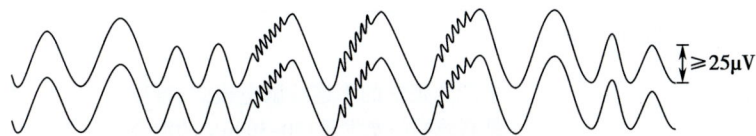

≥25μV

图 2-2-6　连续图形

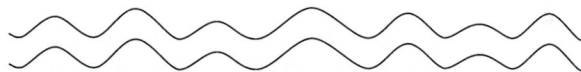

图 2-2-7　弥漫性慢波活动

## （四）不连续脑电模式

| | |
|---|---|
| • 正常不连续脑电模式 | |
| • 非连续图形（tráce discontinuous，TD） | 早产儿正常的不连续脑电模式，特征是高波幅的暴发段（50~300μV 的混合波活动），被低波幅（<25μV）的间隔段规律隔开。IBI 持续时间取决于 PMA（图 2-2-8） |
| • 交替图形（tráce alternant，TA） | 早产儿正常的不连续脑电模式，其特征是波幅较高的暴发段（50~150μV 的 δ 波活动为主）与波幅较低（25~50μV）的 δ、θ 混合慢波活动交替出现；IBI 持续时间取决于 PMA（图 2-2-9） |
| • 异常不连续脑电模式 | |
| • 过度不连续（excessive background discontinuity） | 暴发段包含部分正常的生理波形，持续时间<3 秒，相对 PMA 来说，IBI 持续时间明显延长，或者电压明显减低。EEG 有一定的变化性和反应性（图 2-2-10） |
| • 暴发 - 抑制（burst-suppression，BS） | 暴发段由恒定的异常波形构成，无正常生理特征，IBI 持续时间正常或延长，电压<5μV（允许某一单个导联散在一过性电压 5~15μV 但持续时间<2 秒的电活动）。在任何情况下，EEG 均缺乏变化性及反应性。应描述暴发段电压的高低（>100μV 或<100μV）及 IBI 的持续时间（图 2-2-11） |

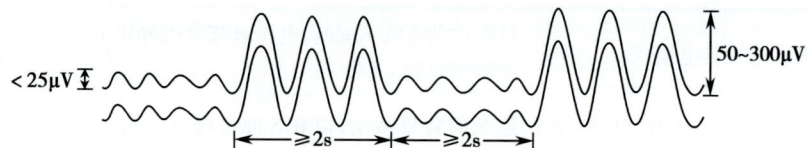

图 2-2-8　TD

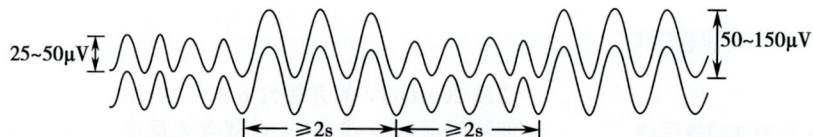

图 2-2-9　TA

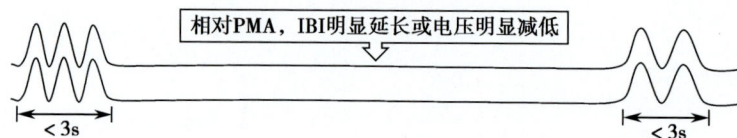

图 2-2-10　过度不连续

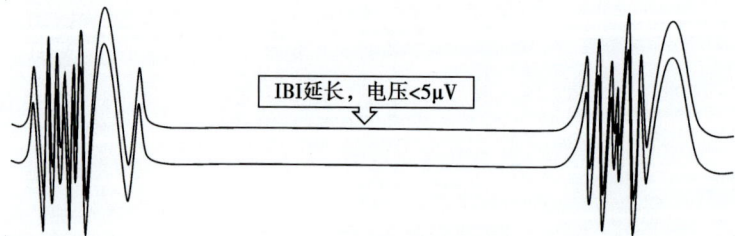

图 2-2-11　暴发 - 抑制

（五）电压

| | |
|---|---|
| 正常电压（normal voltage） | 健康足月儿在所有行为状态下大部分脑电活动的电压≥25μV（图2-2-12） |
| 界线性低电压（borderline low voltage） | 背景活动包含正常的生理波形,电压持续波动于10~25μV。界线性低电压临床意义不确定（图2-2-12） |
| 异常低电压（abnormal voltage） | |
| • 抑制性低电压（low voltage suppressed） | 无正常背景特征的持续低电压（<10μV）脑电活动（可散在≥10μV但持续时间<2秒的电活动）,EEG无变化性及反应性（图2-2-12） |
| • 无脑电活动（electrocerebral inactivity） | 在灵敏度为2μV/mm的条件下,缺乏可识别的电压≥2μV的脑电活动（图2-2-12） |

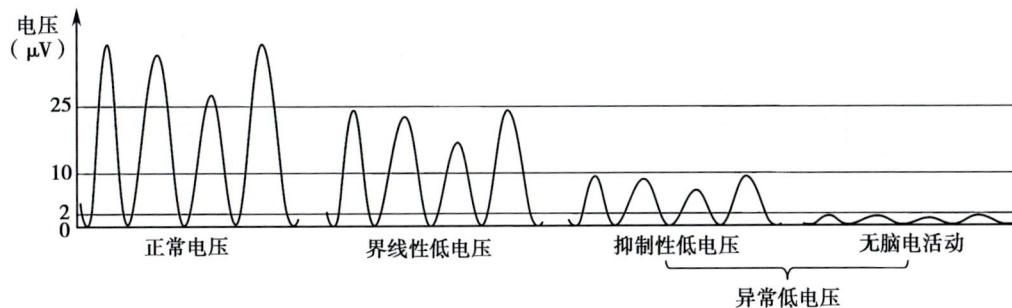

图2-2-12 电压

## （六）对称性

| | |
|---|---|
| 对称性正常<br>（normal symmetry） | 脑电活动的电压、频率、连续性及特异性EEG图形的波形和分布在双侧半球同源区域大致相同（图2-2-13） |
| 对称性异常<br>（abnormal asymmetry） | 双侧半球同源区域的电压差>50%，或双侧半球的背景特征（频率、连续性及特异性EEG图形的波形、分布等）明确不一致（图2-2-14） |

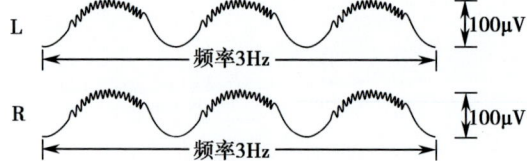

图 2-2-13  对称性正常

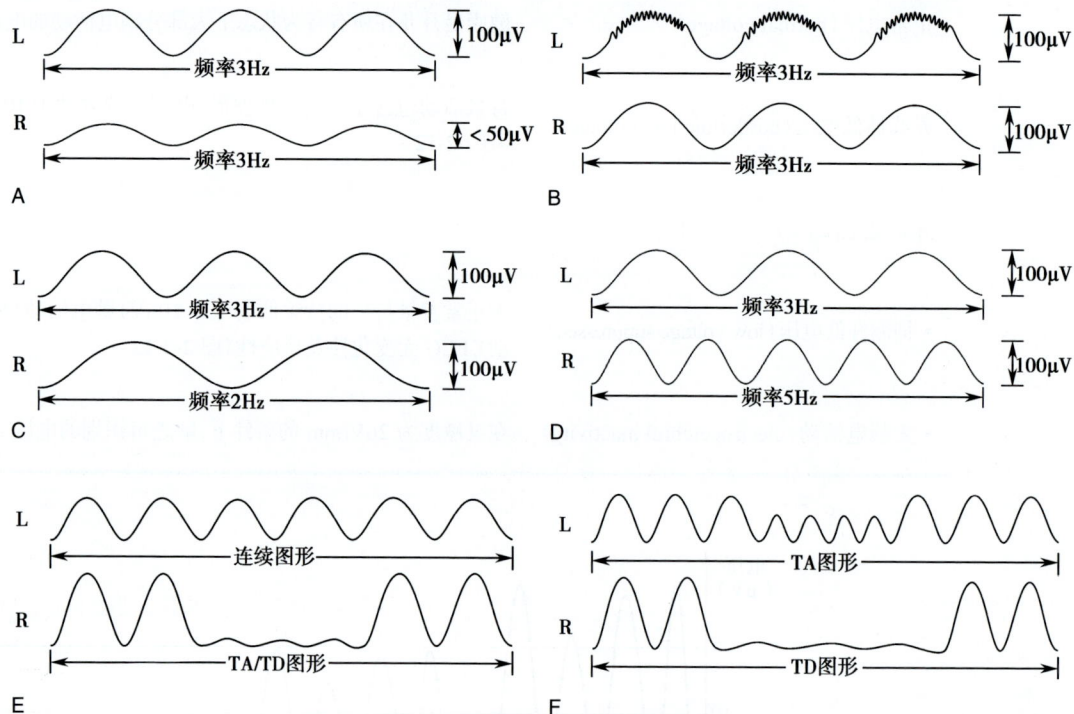

图 2-2-14  双侧不对称改变（左侧正常）

A. 右侧波幅降低；B. 右侧快波活动消失；C. 右侧频率减慢；D. 右侧频率增快；E、F. 右侧连续性下降。

## (七) 同步性

| | |
|---|---|
| 同步<br>（synchrony） | ①在 EEG 的非连续部分，双侧半球的暴发段基本同时出现，暴发段出现的时间差≤1.5 秒（图 2-2-15）；<br><br>②双侧半球同源区域的孤立性特异性 EEG 图形同时出现 |
| 不同步<br>（asynchrony） | 在 EEG 的非连续部分，双侧半球暴发段出现的时间差>1.5 秒（图 2-2-16） |
| 同步性正常<br>（normal synchrony/asynchrony） | 不同胎龄，双侧半球暴发段同步和不同步的比例大致正常，与 PMA 不符 |
| 同步性异常<br>（abnormal asynchrony） | 不同胎龄，双侧半球暴发段同步和不同步的比例明显异常，与 PMA 不符 |

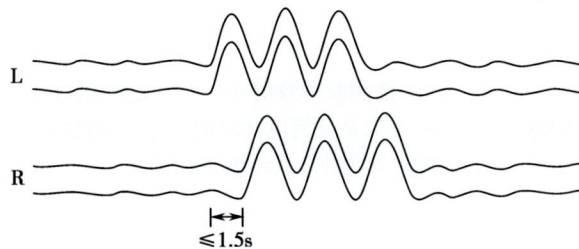

图 2-2-15 同步

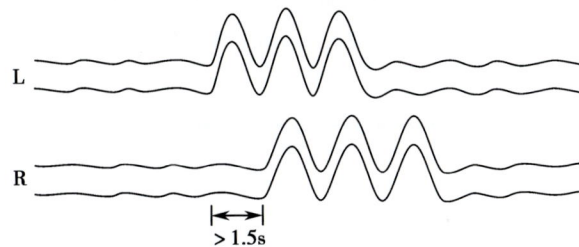

图 2-2-16 不同步

## （八）变化性及反应性

| | |
|---|---|
| 变化性（variability） | 内源性刺激所致的明显的自发性 EEG 反应，可以是任何电活动的变化，包括波形、频率、连续性、电压（图 2-2-17） |
| 反应性（reactivity） | 外源性刺激引起脑电活动出现频率、连续性、电压的明确改变，包括刺激后脑电活动的衰减，这种改变是可重复的（图 2-2-18） |

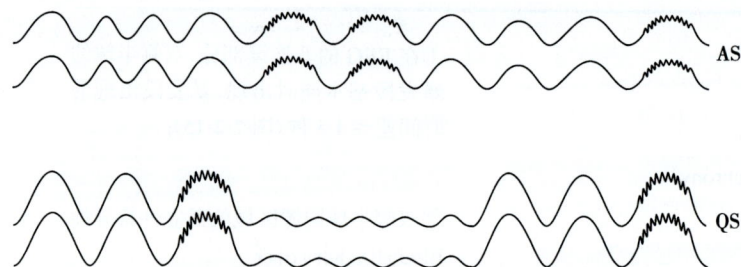

图 2-2-17　内源性刺激，如清醒、AS 期、QS 期不同状态的转换时，脑电背景活动特征发生明显改变

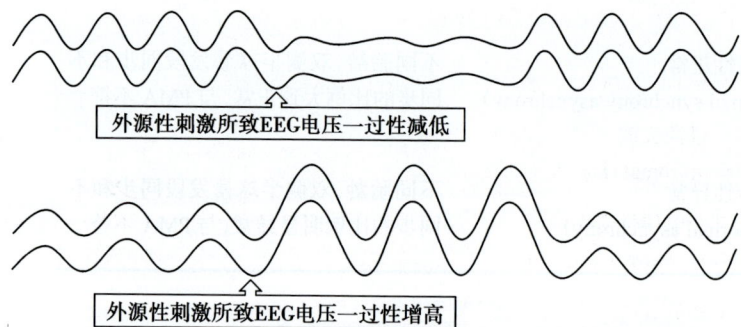

外源性刺激所致EEG电压一过性减低

外源性刺激所致EEG电压一过性增高

图 2-2-18　外源性刺激，如声音、光线、抚触、疼痛等刺激时，脑电背景活动特征发作明显改变

## 五、胎龄相关特异性 EEG 图形（一）

| 术语 | 发育规律 | 波形特点 |
| --- | --- | --- |
| 额区 θ 活动联合慢波<br>(theta frontal activity in coalescence with slow waves, TFA-SW) | PMA 24 周出现<br>PMA 28 周消失 | 额区 4~7Hz 尖形 θ 节律与 δ 波联合出现，波幅 100~500μV，双侧同步或非同步，常与 TTA-SW 同步出现（图 2-2-19） |
| 枕区 θ 活动联合慢波<br>(theta occipital activity in coalescence with slow waves, TOA-SW) | PMA 24 周出现<br>PMA 28~30 周消失 | 枕区 4~7Hz 尖形 θ 节律与 δ 波联合出现，波幅 100~400μV，通常孤立出现，双侧同步或非同步。也称"枕区 θ 暴发""枕区锯齿波"（图 2-2-20） |
| 颞区 θ 活动联合慢波<br>(theta temporal activity in coalescence with slow waves, TTA-SW) | PMA 24~26 周出现<br>PMA 27~30 周达峰<br>PMA 32~36 周消失 | 颞区 4~7Hz 尖形 θ 节律与双相 δ 波联合出现，波幅 100~600μV，有时可高达 800μV，双侧同步或非同步。也称"颞区锯齿波""节律性颞区 θ 活动""颞区 θ 暴发"（图 2-2-21） |
| 额区尖形 δ 活动<br>(sharp frontal delta activity) | PMA 24~26 周出现<br>PMA 28~30 周消失 | 额区高波幅双相或三相慢波，波幅 100~600μV，有时可高达 800μV，持续 0.5~1 秒，通常双侧非同步出现（图 2-2-22） |
| 额区一过性尖波<br>(transient frontal sharp wave) | 见于 PMA 34~44 周 | 宽大的双相尖波（50~200μV，0.5~0.75 秒），初始的负相波成分较小，而后的正相波成分更为突出。独立出现，或与前头部非节律性慢波常混合出现（图 2-2-23） |
| 前头部非节律性慢波<br>(anterior slow dysrhythmia) | 见于 PMA 36~44 周 | 双侧额区单相和 / 或多相 δ 波（1~3Hz；50~100μV），孤立或短暂出现（1~3 秒），通常双侧同步、对称出现（图 2-2-24） |
| 单一节律性 δ 活动<br>(monorhythmic delta activity) | 见于 PMA 24~34 周 | 为中 - 高波幅形态相对刻板的 δ 活动，以枕区为主，或以颞区和 / 或中央区为主，通常双侧同步、对称出现（图 2-2-25） |
| 慢 δ 波<br>(slow delta waves) | PMA 24 周出现<br>PMA 28~30 周达峰 | 0.3~2Hz 单相或双相慢波，出现的优势脑区随 PMA 而变化（图 2-2-26） |
| δ 刷<br>(delta brushes) | PMA 26~28 周出现<br>PMA 32~35 周达峰<br>PMA 38~42 周消失 | δ 波上逐渐复合快波节律，出现的优势脑区随 PMA 而变化（图 2-2-27） |

## 六、胎龄相关特异性 EEG 图形（二）

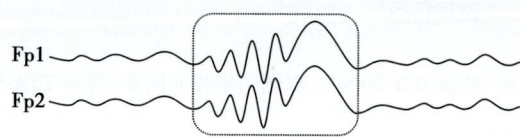

图 2-2-19　额区 θ 活动联合慢波

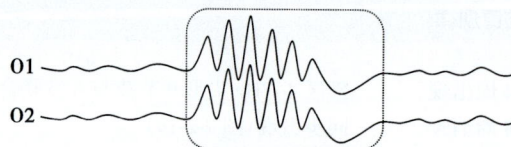

图 2-2-20　枕区 θ 活动联合慢波

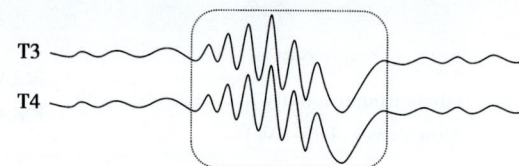

图 2-2-21　颞区 θ 活动联合慢波

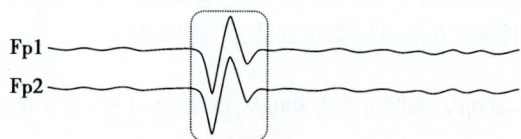

图 2-2-22　额区尖形 δ 活动

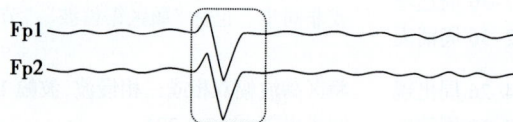

图 2-2-23　额区一过性尖波

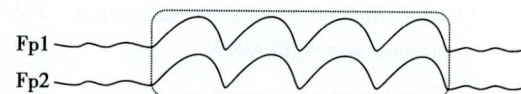

图 2-2-24　前头部非节律性慢波

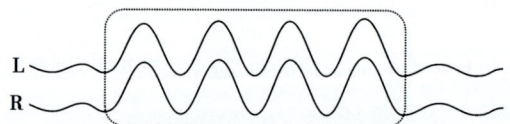

图 2-2-25　单一节律性 δ 活动

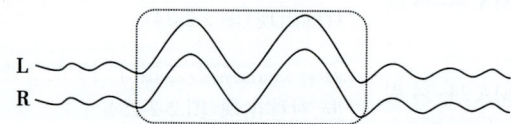

图 2-2-26　慢 δ 波

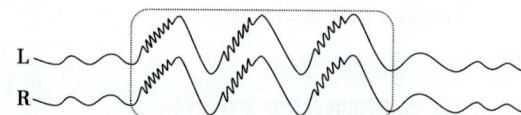

图 2-2-27　δ 刷

# 七、新生儿期常见异常 EEG 图形（一）

| | |
|---|---|
| 负相尖波 | 极性向上的尖波，波幅及时限有很大差异（图 2-2-28） |
| 正相尖波 | 极性向下的尖波，波幅及时限有很大差异（图 2-2-28） |
| 畸形尖波 | 尖波波形不规则，常有切迹，或复合较多快波（图 2-2-29） |
| 畸形 δ 波 | δ 波形态异常，缺乏平滑性，基底较宽，电压相对增高（图 2-2-30） |
| 畸形 δ 刷 | 与正常 δ 刷相比，快波波幅增高，波形尖锐，呈纺锤样（图 2-2-31） |
| 紊乱波 | 波形不规则，缺乏平滑性，可由多个不同形态的波组合在一起（图 2-2-32，图 2-2-33） |

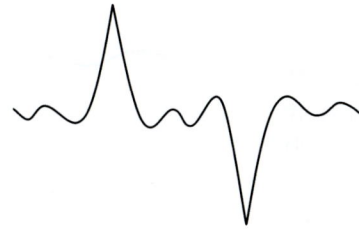

图 2-2-28　负相 / 正相尖波

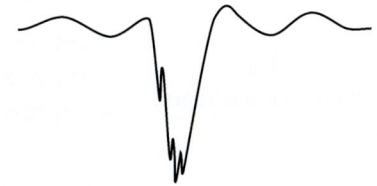

图 2-2-29　畸形尖波

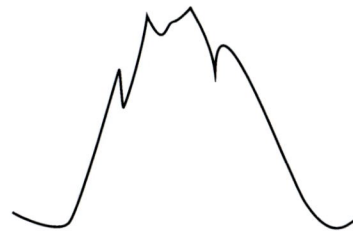

图 2-2-30　畸形 δ 波

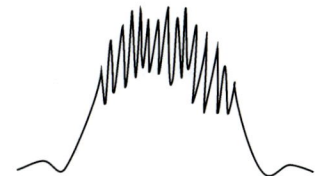

图 2-2-31　畸形 δ 刷

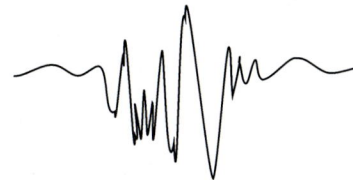

图 2-2-32　高波幅紊乱波

图 2-2-33　低波幅紊乱波

## 八、新生儿期常见异常 EEG 图形（二）

| | |
|---|---|
| 短暂节律性放电（brief rhythmic discharges，BRDs） | 指持续时间≥0.5秒至<10秒的局灶性或广泛性（尖形）节律性电活动，伴或不伴演变，与临床无明确相关性。在成人，要求放电频率>4Hz（图2-2-34） |
| 周期性放电（periodic discharges，PDs） | 形态和持续时间相对一致的波形以大致相同的时间间隔重复出现，重复波形之间具有清晰可辨的放电间隔。每段周期性放电持续时间长短不一，放电部位分布可呈广泛性、一侧性、一侧独立性、双侧独立性、多灶性（图2-2-35） |
| 节律性δ活动（rhythmic delta activities，RDAs） | 形态和持续时间相对一致的δ活动连续重复出现，重复波形之间没有时间间隔，波形、波幅可有一定程度的变化，部位固定，无扩散及游走（图2-2-36） |

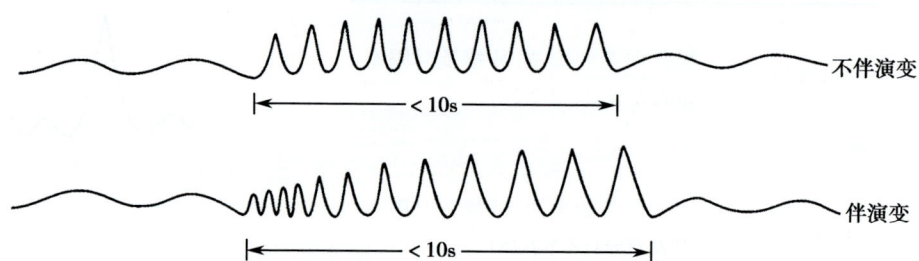

图 2-2-34　短暂节律性放电

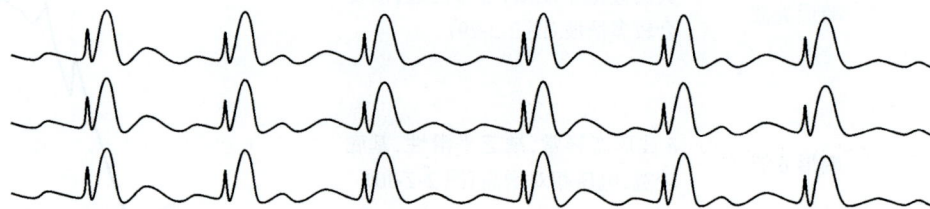

图 2-2-35　周期性放电

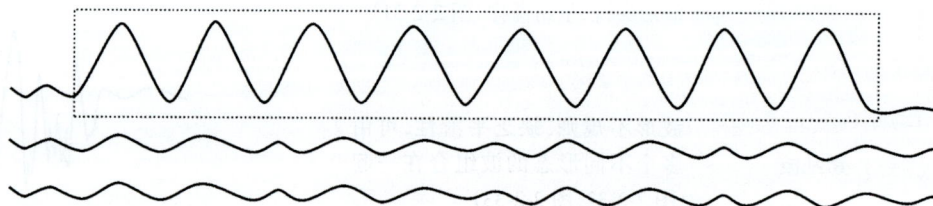

图 2-2-36　节律性 δ 活动

# 九、新生儿发作期 EEG 图形（一）

| | |
|---|---|
| 演变（evolving） | 频率、形态或部位存在至少连续两次明确的、有序的变化 |
| ● 频率演变 | 至少连续两次同向的频率变化 ≥ 0.5Hz，例如，从 2 → 2.5 → 3Hz（连续 2 次变化均为频率由慢到快，每次变化 ≥ 0.5Hz），或从 3 → 2 → 1.5Hz（连续 2 次变化均为频率由快到慢，每次变化 ≥ 0.5Hz）（图 2-2-37） |
| ● 形态演变 | 至少连续两次形态变化（图 2-2-38） |
| ● 部位演变 | 依次扩散至少两个不同部位，如左中央区异常电活动 → 左侧中央、顶区异常电活动（第一次扩散）→ 左侧中央、顶、颞区异常电活动（第二次扩散）（图 2-2-39） |
| 电发作<br>（electrographic seizure，ESz） | EEG 表现为突然出现重复的、有演变的刻板波形，有明确的起止点，电压 ≥ 2μV，持续时间 ≥ 10 秒，但不伴有明显的相关临床症状（图 2-2-40） |
| 电 - 临床发作<br>（electroclinical seizure，ECSz） | ● 电演变同时伴有明显临床动作或症状<br>● 或应用抗发作药物后 EEG 及临床症状均有所改善<br>● 电 - 临床发作无持续时间限制，如果有明确的临床相关性，持续时间可以 < 10 秒 |
| 发作负荷（seizure burden） | 给定时间段内发作的总持续时间（单位为秒） |
| 发作频率（seizure frequency） | 给定时间段内发作的次数（不考虑持续时间） |
| 癫痫持续状态<br>（status epilepticus，SE） | 在任意 1 小时内发作总持续时间占比 > 50% |

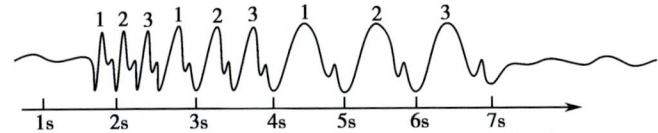

图 2-2-37　频率演变

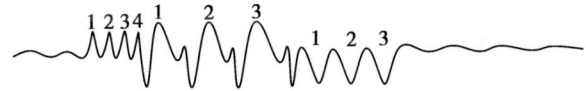

图 2-2-38　形态演变

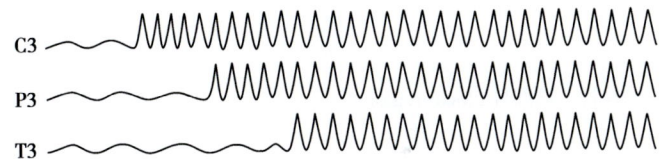

图 2-2-39　部位演变

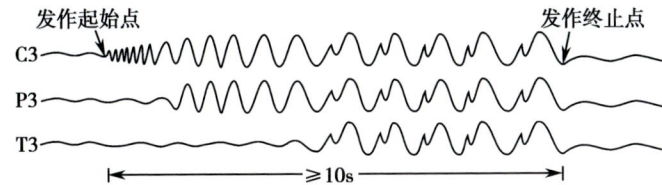

图 2-2-40　电发作 EEG 图形

## 十、新生儿发作期 EEG 图形（二）

| | |
|---|---|
| 新生儿发作的分布（seizure spread）方式 | |
| • 弥漫性（diffuse） | 广泛分布的局灶性发作，所有电极非同步参与 |
| • 双侧独立性（bilateral independent） | 同时发生在双侧半球不同脑区的发作，它们的起始、演变模式彼此独立 |
| • 游走性（migrating） | 发作有序地从一个脑区游走至另一个脑区，可以是半球内，也可以是半球间 |
| • 一侧性（lateralized） | 所有发作仅在一侧半球内传导（左侧或右侧半球） |
| • 局灶性 / 局部性（focal/regional） | 发作局限于一个特定的区域（一个脑区或数个相邻的脑区） |
| • 单一病灶性（unifocal） | 多种发作起源于单一脑区 |
| • 多灶性（multifocal） | 发作起源于至少三个独立的部位，每侧半球至少一个部位 |

（陈淑媛）

# 第三节　振幅整合脑电图相关术语

## 一、基本术语

| 振幅整合脑电图（amplitude-integrated electroencephalogram，aEEG） | 将原始脑电数据进行非对称带通滤波（保留 2~15Hz 的脑波）、半对数振幅整合、校正、平滑处理和时间压缩后，得到的一种基于电压的趋势图（图 2-3-1） |
|---|---|
| aEEG 的参数 | |
| • 上边界 | 代表该段记录数据中最高振幅的电压值（图 2-3-1） |
| • 下边界 | 代表该段记录数据中最低振幅的电压值（图 2-3-1） |
| • 带宽 | 上、下边界之间的宽度，代表振幅的变化范围（而非振幅的绝对值）（图 2-3-1） |
| • 宽带区 | aEEG 趋势图中带宽相对较宽的部分（图 2-3-1） |
| • 窄带区 | aEEG 趋势图中带宽相对较窄的部分（图 2-3-1） |

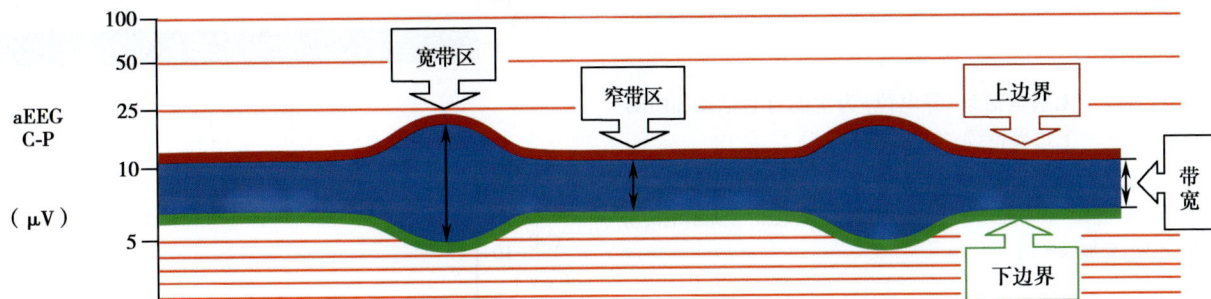

图 2-3-1　aEEG 及相关参数

## 二、背景模式分类

| | |
|---|---|
| 连续（continuous，C） | 连续性背景活动，aEEG 下边界（5）7~10μV，上边界 10~25（50）μV（图 2-3-2） |
| 不连续（discontinuous，DC） | 不连续性背景活动，aEEG 下边界<5μV，上边界>10μV，最低波幅可变（图 2-3-2） |
| 暴发 - 抑制<br>（burst-suppression，BS） | 不连续性背景活动，aEEG 下边界 0~1（2）μV，上边界>25μV，最低波幅恒定（图 2-3-3）<br>暴发密度≥100 次 / 小时为 BS+，暴发密度<100 次 / 小时为 BS- |
| 低电压（low voltage，LV） | 持续极低波幅的背景活动，aEEG 上边界<10μV，下边界在 5μV 左右或 5μV 以下（图 2-3-4） |
| 无脑电活动，平坦波<br>（inactive，flat trace，FT） | 无脑电活动（等电位）为主的背景活动，aEEG 上边界持续<5μV（图 2-3-5） |

注：EEG 与 aEEG 中均出现"连续""不连续""暴发 - 抑制""低电压""无脑电活动"术语，但概念所指具体内容不同，要加以区别。

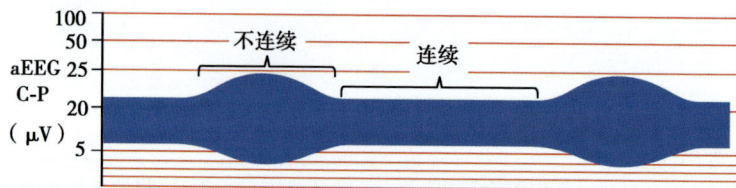

图 2-3-2　连续与不连续

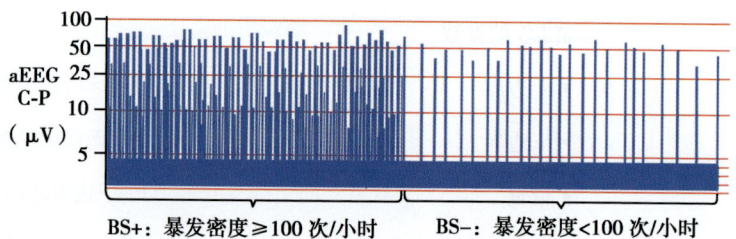

图 2-3-3　暴发 - 抑制

图 2-3-4　低电压

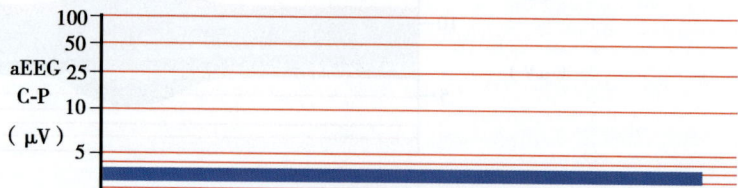

图 2-3-5　无脑电活动 / 平坦波

## 三、睡眠 - 觉醒周期分类

| | |
|---|---|
| 成熟 SWC | aEEG 背景活动呈明确的正弦曲线样变化,每个睡眠周期持续时间 ≥ 20 分钟(图 2-3-6) |
| 不成熟 SWC | aEEG 下边界有些周期性变化,但与患儿 PMA 相比不成熟(图 2-3-7) |
| 无 SWC | aEEG 背景活动无周期性变化(图 2-3-8) |

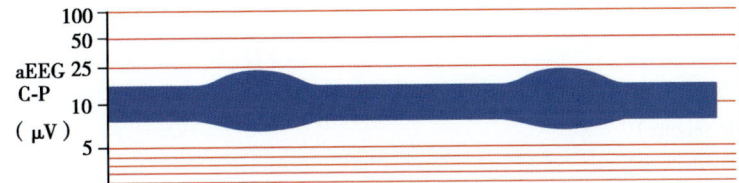

图 2-3-6　成熟 SWC

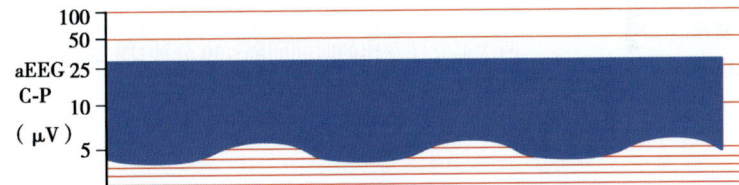

图 2-3-7　不成熟 SWC

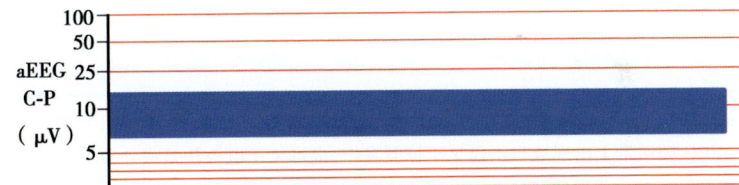

图 2-3-8　无 SWC

## 四、惊厥发作分类

| | |
|---|---|
| 单次发作<br>（single seizure） | 一次孤立性的发作（图 2-3-9） |
| 反复发作<br>（repetitive seizures） | 两次孤立性发作的时间间隔＜30 分钟（图 2-3-10） |
| 癫痫持续状态<br>（status epilepticus） | 发作持续时间＞30 分钟（图 2-3-11） |

注：① EEG 与 aEEG 中均出现"癫痫持续状态"，但概念所指具体内容不同，要加以区别。
② aEEG 频谱带上出现缺口不仅见于惊厥发作，也可见于电极伪差或外界干扰导致，因此应谨慎判断。频谱带上的缺口必须通过原始 EEG 和同步视频录像证实是否存在惊厥发作期的脑电演变过程，以及发作类型的判断。

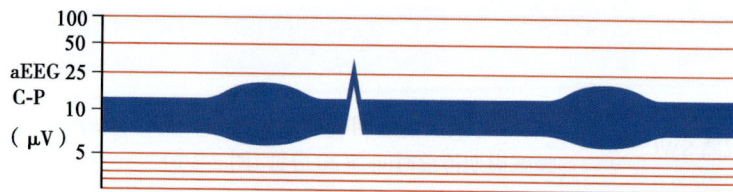

图 2-3-9　单次发作

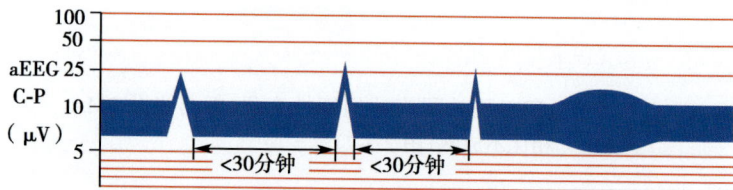

图 2-3-10　反复发作

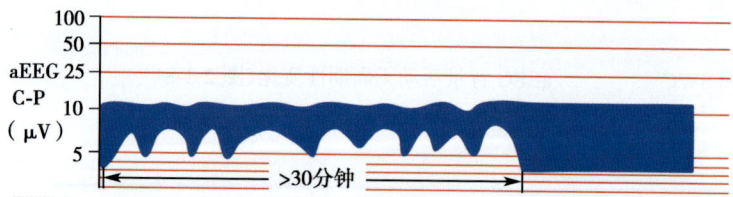

图 2-3-11　癫痫持续状态

（陈淑媛）

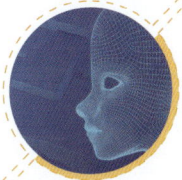

近年来,NICU 救治技术的不断发展极大地提高了早产儿的存活率,越来越多的 GA 24~27 周的早产儿得到成功的救治,存活后,决定这些早产儿生存质量的关键因素在于远期器官功能均能正常工作。其中,对中枢神经系统的保护和减少损伤后功能障碍已成为当今 NICU 目标管理的核心任务。连续脑电监测技术在评价早产儿脑功能状态、发育成熟度、脑损伤程度及预测远期预后方面具有独特的优势。

随着对早产儿大脑电生理研究越来越深入,发现脑电活动的变化与新生儿神经元细胞的发育和神经网络结构的逐渐成熟有密切的关系。不同胎龄的新生儿的脑电活动特征明显不同,包括:连续性、电压/波幅、主要频率特征、行为状态/醒睡周期、发育相关的标志性生理波形等。近年来,新生儿学家及神经电生理学家对超早早产儿至足月儿的脑电发育规律特征进行了归纳总结(图 3-3-1,表 3-3-1):随着神经元之间网络功能的逐步建立,由超早早产儿的不连续图形逐渐过渡到近足月的交替图形,直至足月后的连续图形。与此同时,脑电活动的电压/波幅逐渐降低。构成脑电活动的主体波均由相对慢频带波向相对快频带波过渡,主要频段从 0.3Hz 增至 4Hz。无论多大胎龄,双半球间的同步比例高达 80%,在超早产儿即可见这种超同步现象,在行为状态的转换期可见一过性生理性不同步现象,多见于 PMA 32~36 周。此外,新生儿各种行为状态的区分、睡眠-觉醒周期的建立至成熟也是大脑发育成熟的重要特征(图 3-1-1~ 图 3-1-16)。

本章主要介绍新生儿不同发育阶段的正常的脑电活动,包括新生儿不同行为状态下特征性脑电背景活动,不同胎龄睡眠-觉醒周期的区别、多种与发育相关的标志性生理波形等(表 3-2-1)。通过十例相对正常的新生儿案例了解 PMA 26~44 周不同胎龄新生儿在不同行为状态下脑电活动的特点(图 3-3-2~ 图 3-3-22)。

# 第一节　新生儿脑电活动特征

## 一、背景活动连续性

### （一）非连续图形

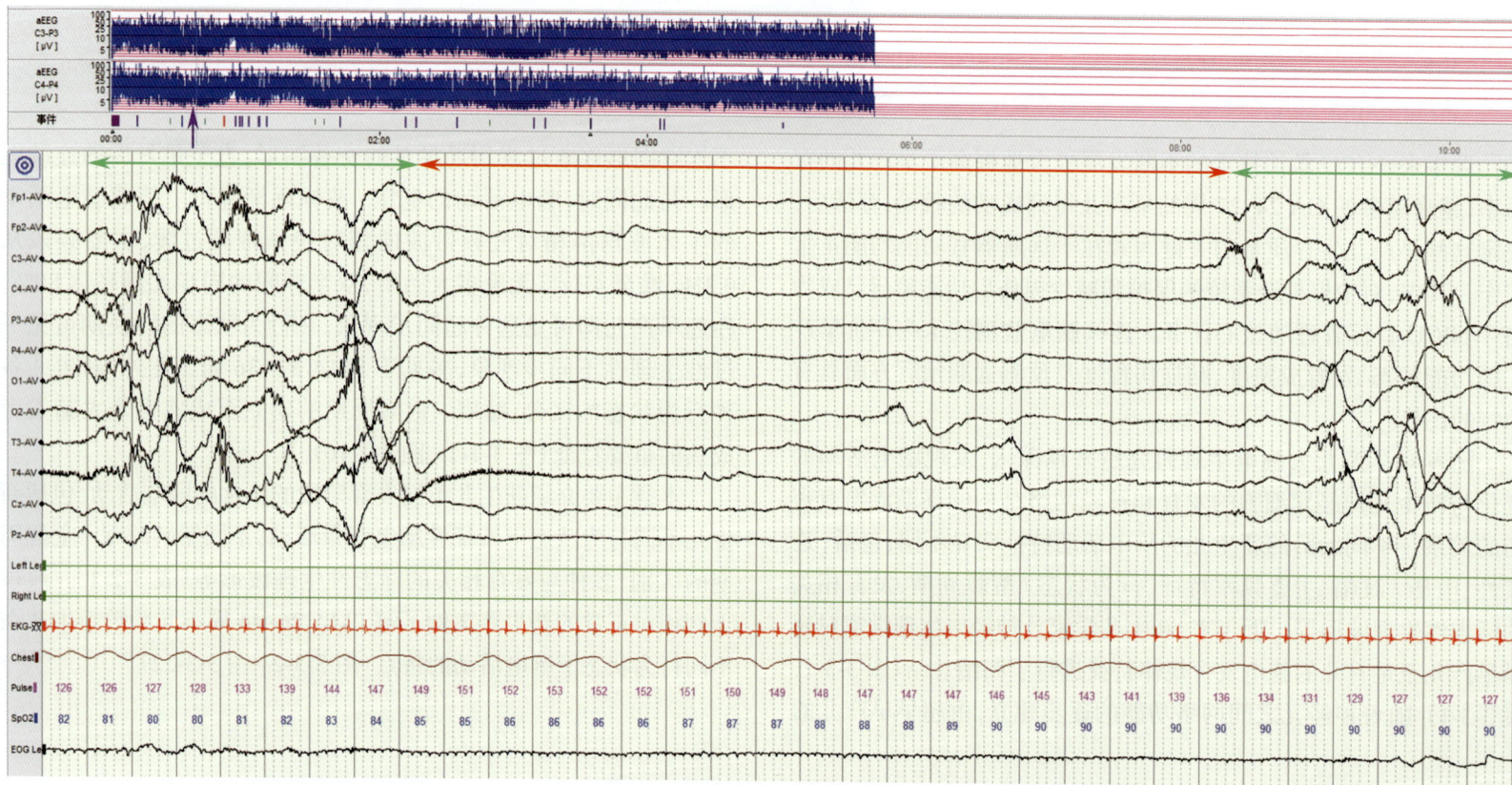

图 3-1-1　PMA 29 周 $^{+6}$,非连续图形（TD 图形）

aEEG 紫色箭头处所对应的原始脑电图,绿色箭头为暴发段图形,红色箭头为暴发间隔（IBI）17 秒（走纸速度 20mm/s,平均导联＋多导图显示）。

## （二）交替图形

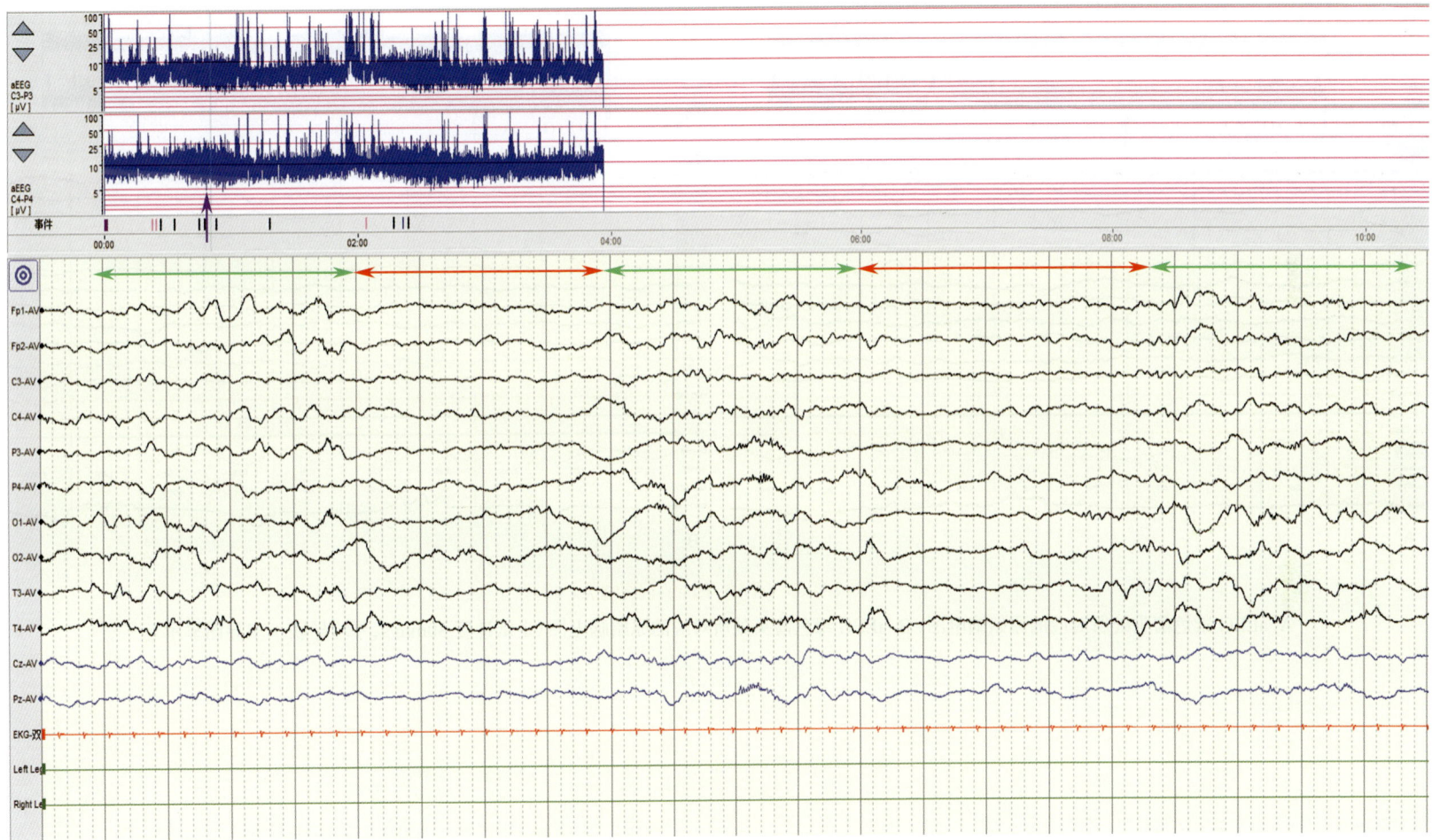

图 3-1-2　PMA 40 周,交替图形(TA 图形)

aEEG 紫色箭头处所对应的原始脑电图,绿色箭头为暴发段图形,红色箭头为 IBI 4 秒(走纸速度 30mm/s,平均导联显示)。

## （三）连续图形

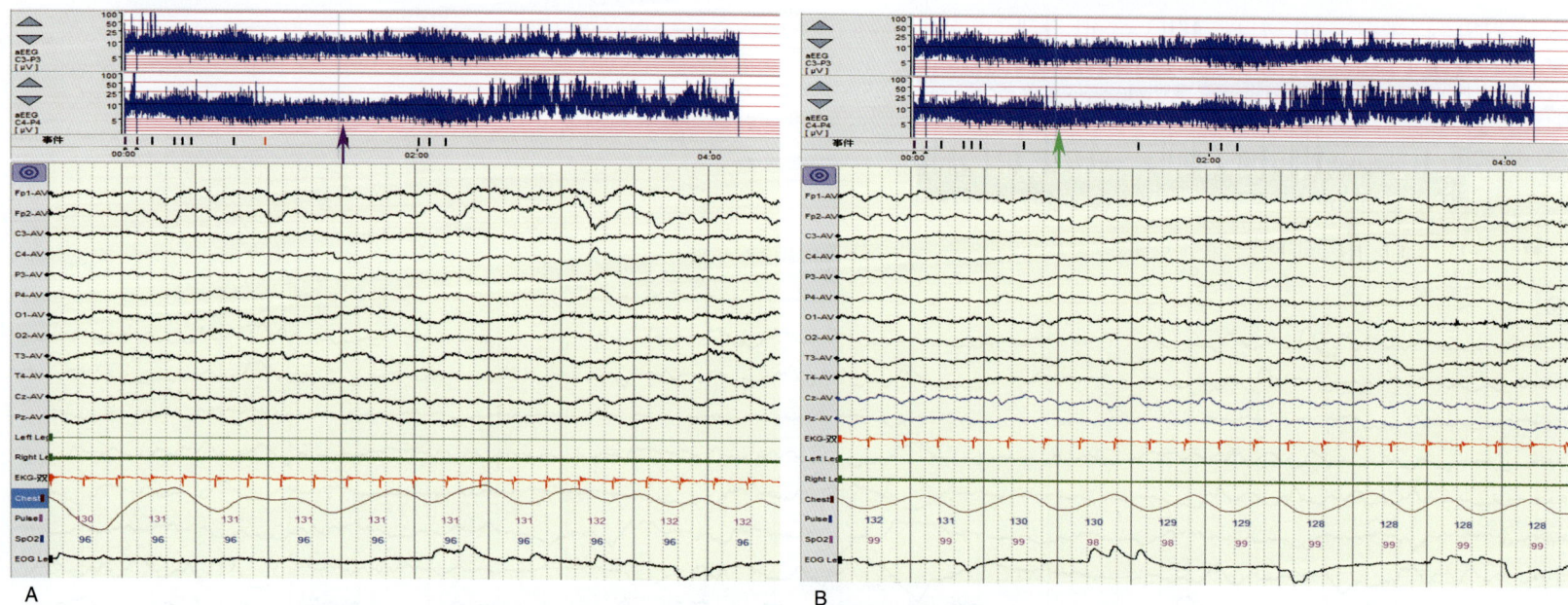

图 3-1-3　PMA 40 周,连续图形

A. aEEG 紫色箭头处所对应的原始脑电图；B. aEEG 绿色箭头处所对应的原始脑电图（走纸速度 30mm/s,平均导联 + 多导图显示）。

# 二、不同行为状态的背景活动

## （一）安静清醒期

**视频 3-1-1**

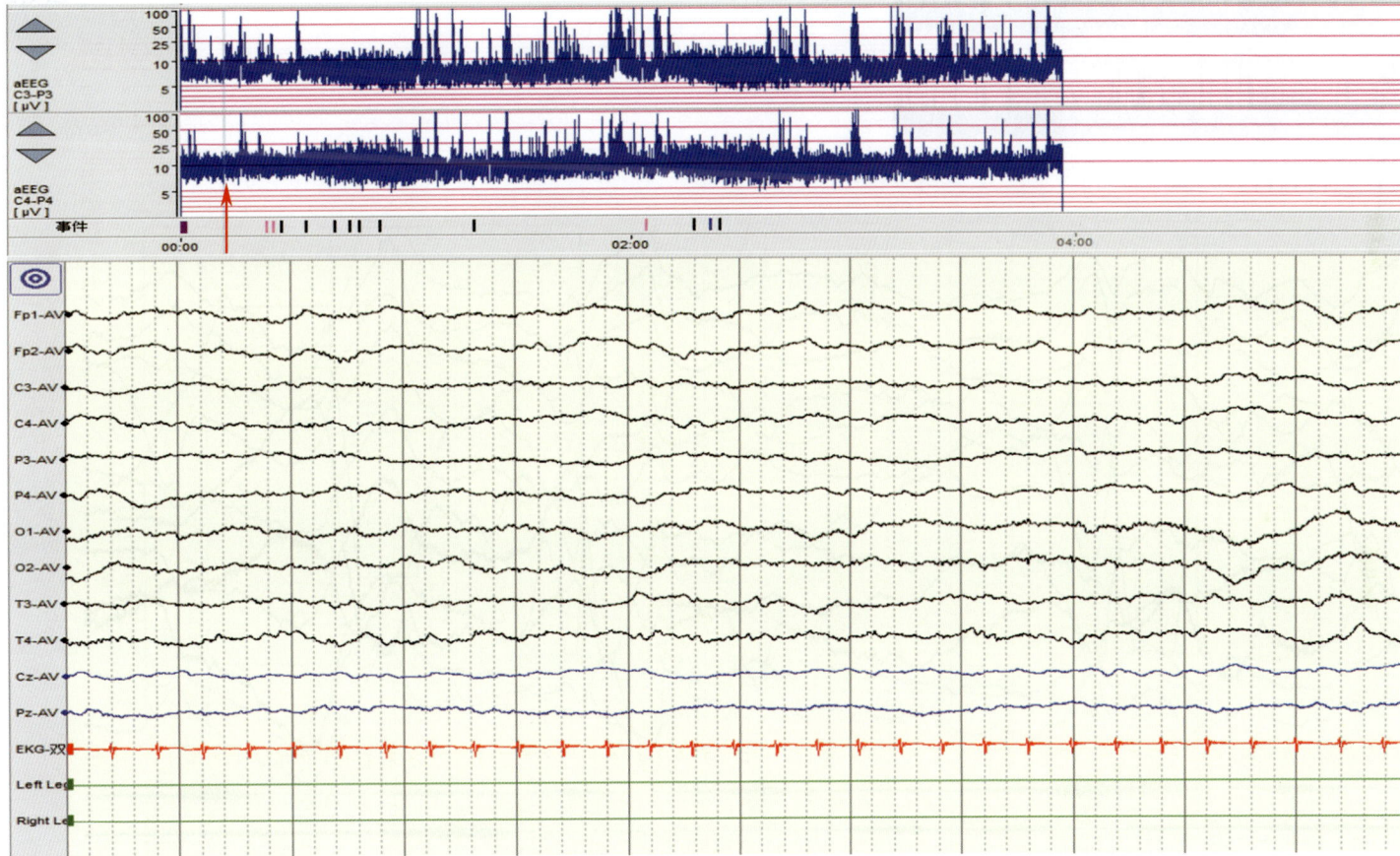

图 3-1-4　PMA 40 周 <sup>+5</sup>，安静清醒期（queit wakefulness，QW）

aEEG 红色箭头处所对应的原始脑电图，连续图形，多频段波混合活动，患儿处于清醒安静睁眼状态（视频 3-1-1）。

## （二）活动清醒期

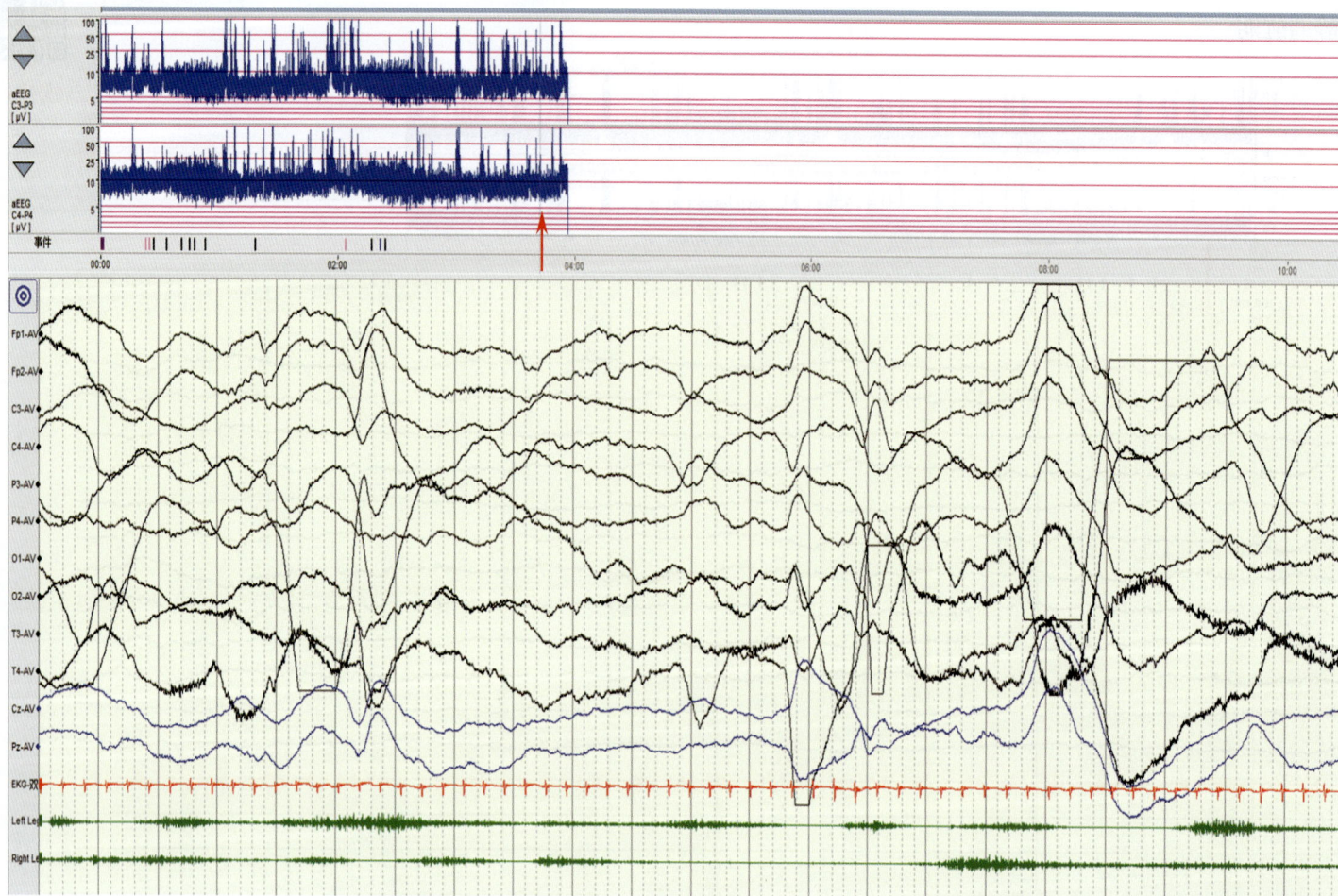

图 3-1-5　PMA 40 周 $^{+5}$,活动清醒期（active wakefulness,AW）

aEEG 红色箭头处所对应的原始脑电图,背景脑电活动被动作伪差所干扰,肌电导联可见间断不规则肌电暴发,患儿清醒状态下,四肢活动(视频3-1-2)。

## (三) 活动睡眠 1 期

视频 3-1-3

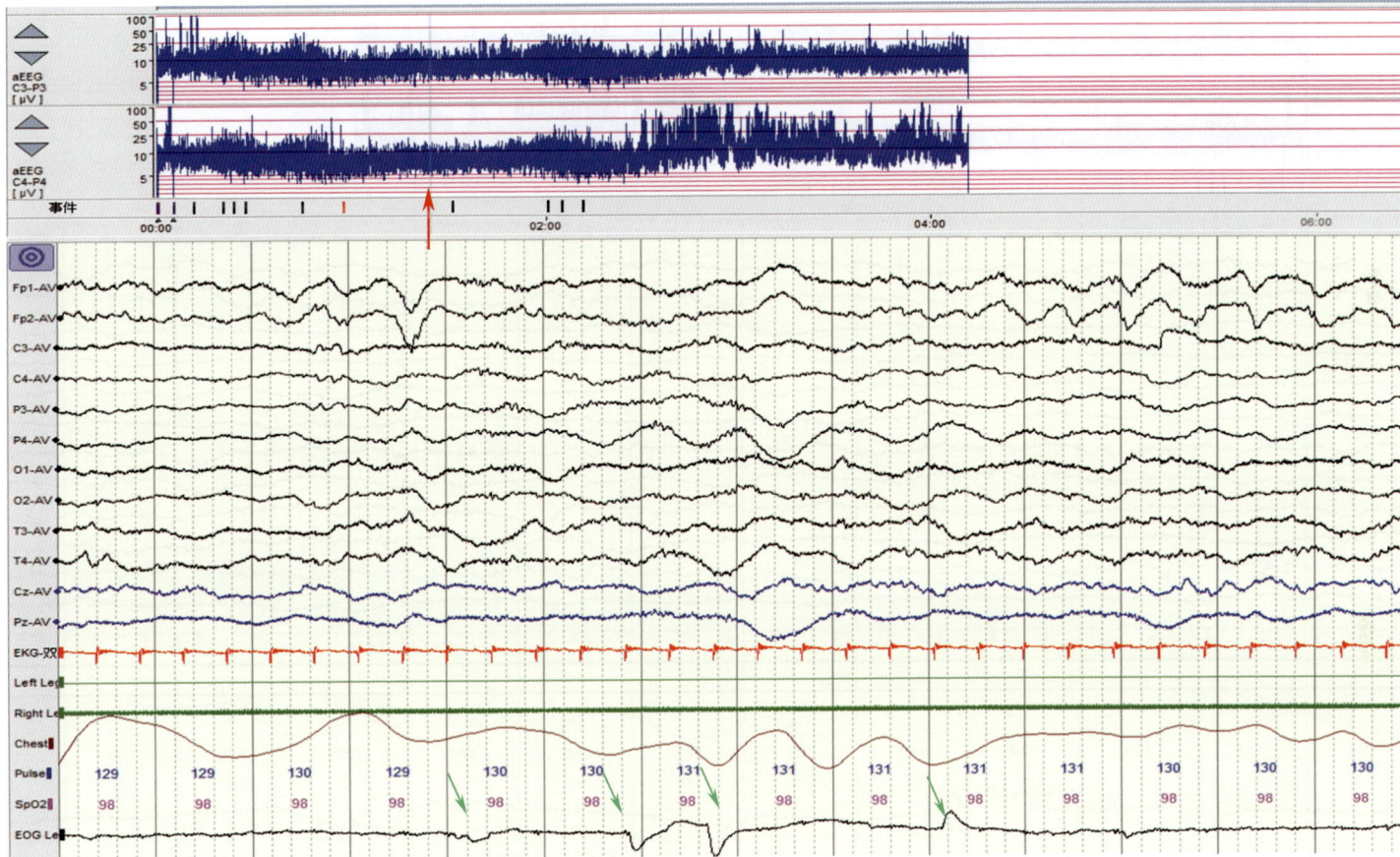

图 3-1-6　PMA 40 周,活动睡眠期(active sleep,AS)1 期

aEEG 红色箭头处所对应的原始脑电图,AS 1 期的脑电背景活动为弥漫性连续中 - 高波幅混合频带波活动,同期心率(EKG)和呼吸(Chest)导联的频率及幅度不规律,眼动图(EOG)可见快速眼动(绿色箭头所示),有时伴肌电(EMG)导联的肌电暴发现象。患儿处于睡眠状态,间断出现短暂睁眼、眼球转动、吸吮、肢体活动等动作(平均导联 + 多导图显示)(视频 3-1-3)。

## （四）活动睡眠 2 期

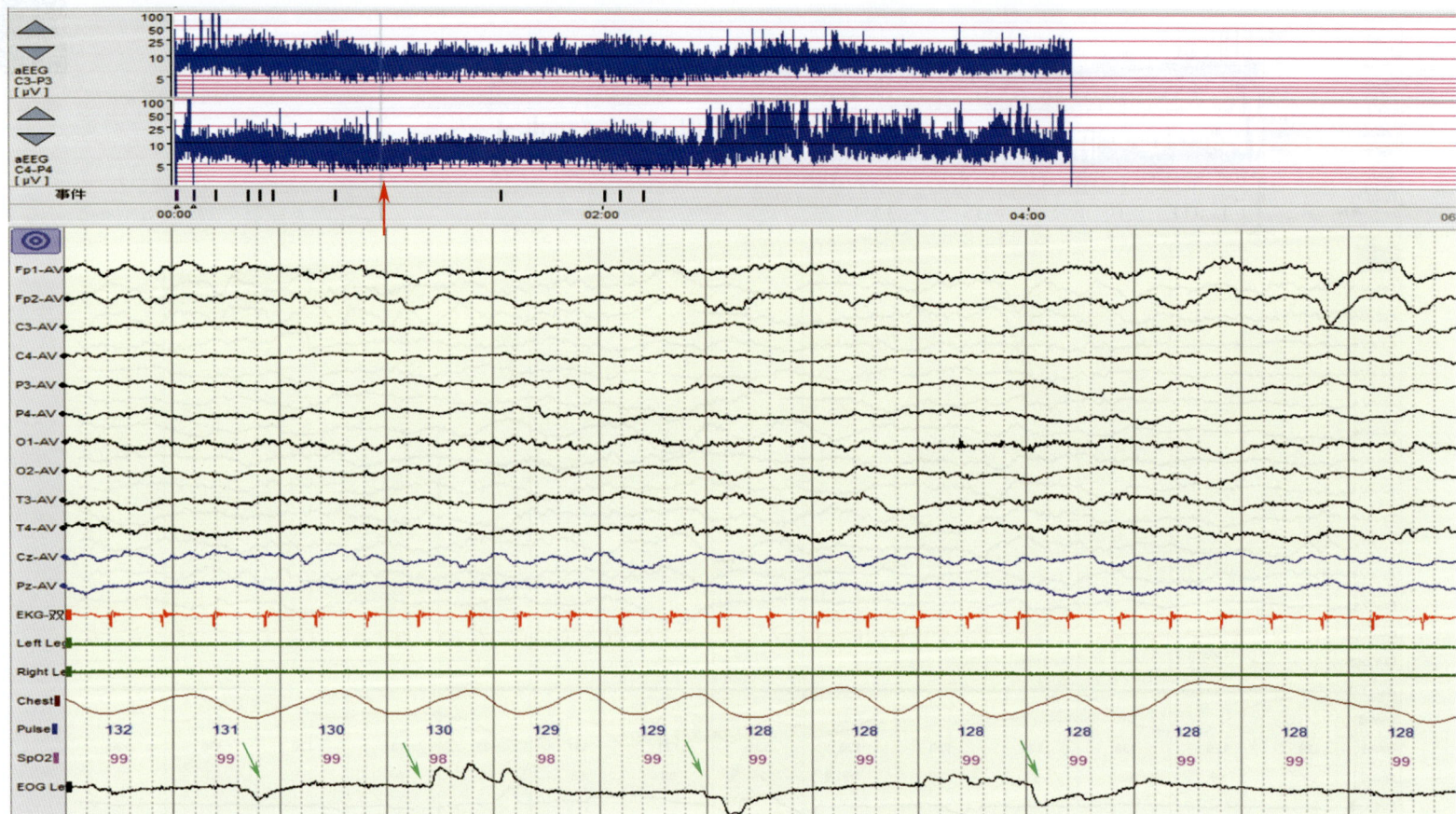

图 3-1-7　PMA 40 周,活动睡眠期(active sleep,AS)2 期

aEEG 红色箭头处所对应的原始脑电图,AS 2 期的脑电背景活动为弥漫性低波幅不规则混合频率波活动,同期心率(EKG)、呼吸(Chest)导联频率及幅度不规律,眼动图(EOG)可见快速眼动(绿色箭头所示),有时伴肌电(EMG)导联的肌电暴发现象。患儿处于睡眠状态,间断出现短暂睁眼、眼球转动、吸吮、肢体活动等动作(平均导联＋多导图显示)。

## （五）不确定睡眠期

视频 3-1-4

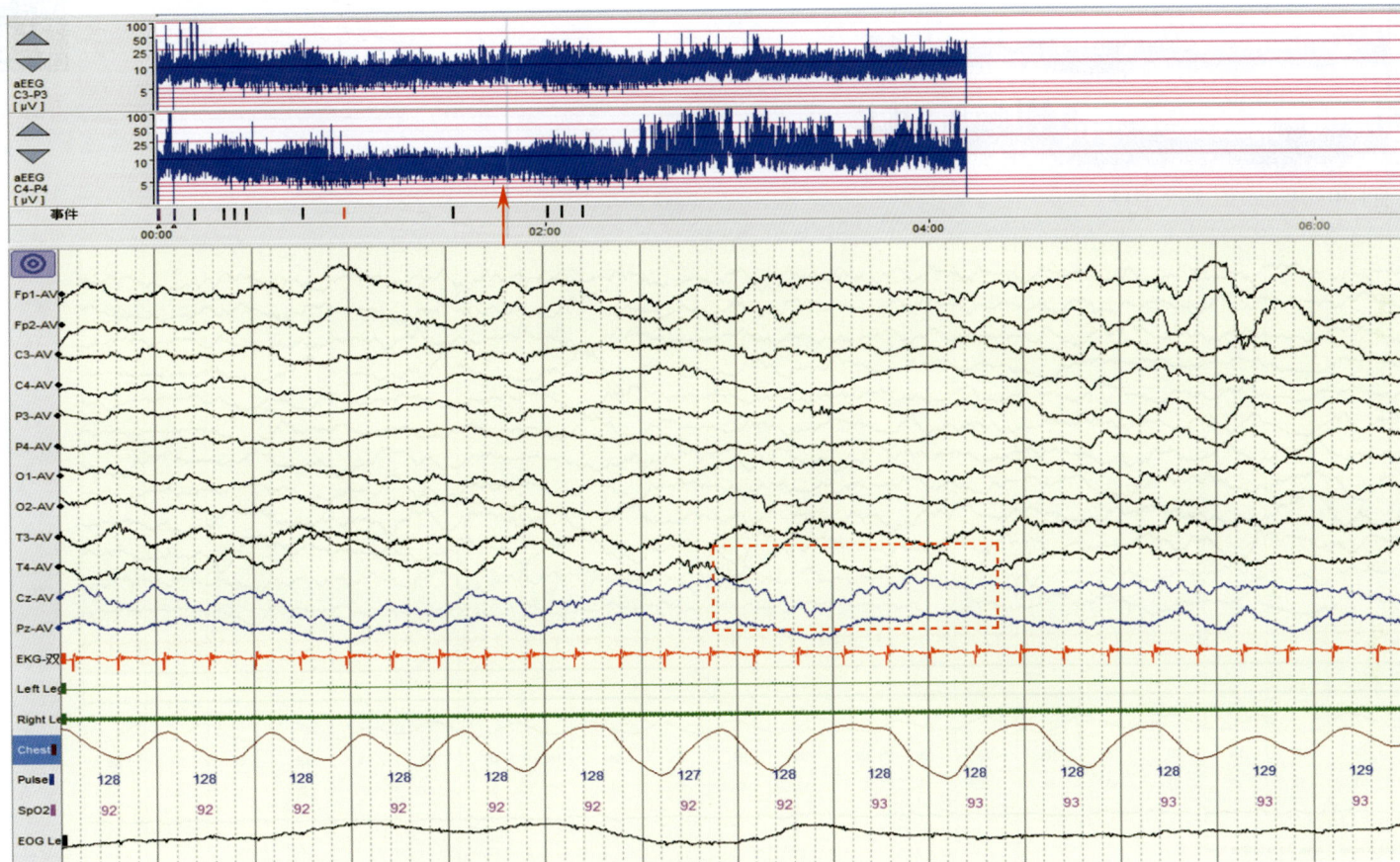

图 3-1-8　PMA 40 周，不确定睡眠（indeterminate sleep，IS）期

aEEG 红色箭头处所对应的原始脑电图，IS 期多导图示心率（EKG）、呼吸（Chest）导联频率及幅度不规律，眼动图（EOG）无快速眼动，肌电（EMG）导联无肌电暴发现象，不符合 AS 期或 QS 期的诊断标准，因此纳入 IS 期。中央中线区（Rolandic 区）5~7Hz θ 节律（红色虚框），此为正常足月儿生理波形。患儿处于睡眠状态，偶尔出现短暂睁眼、眼球转动、吸吮、肢体活动等动作（平均导联＋多导图显示）（视频 3-1-4）。

## （六）安静睡眠 1 期

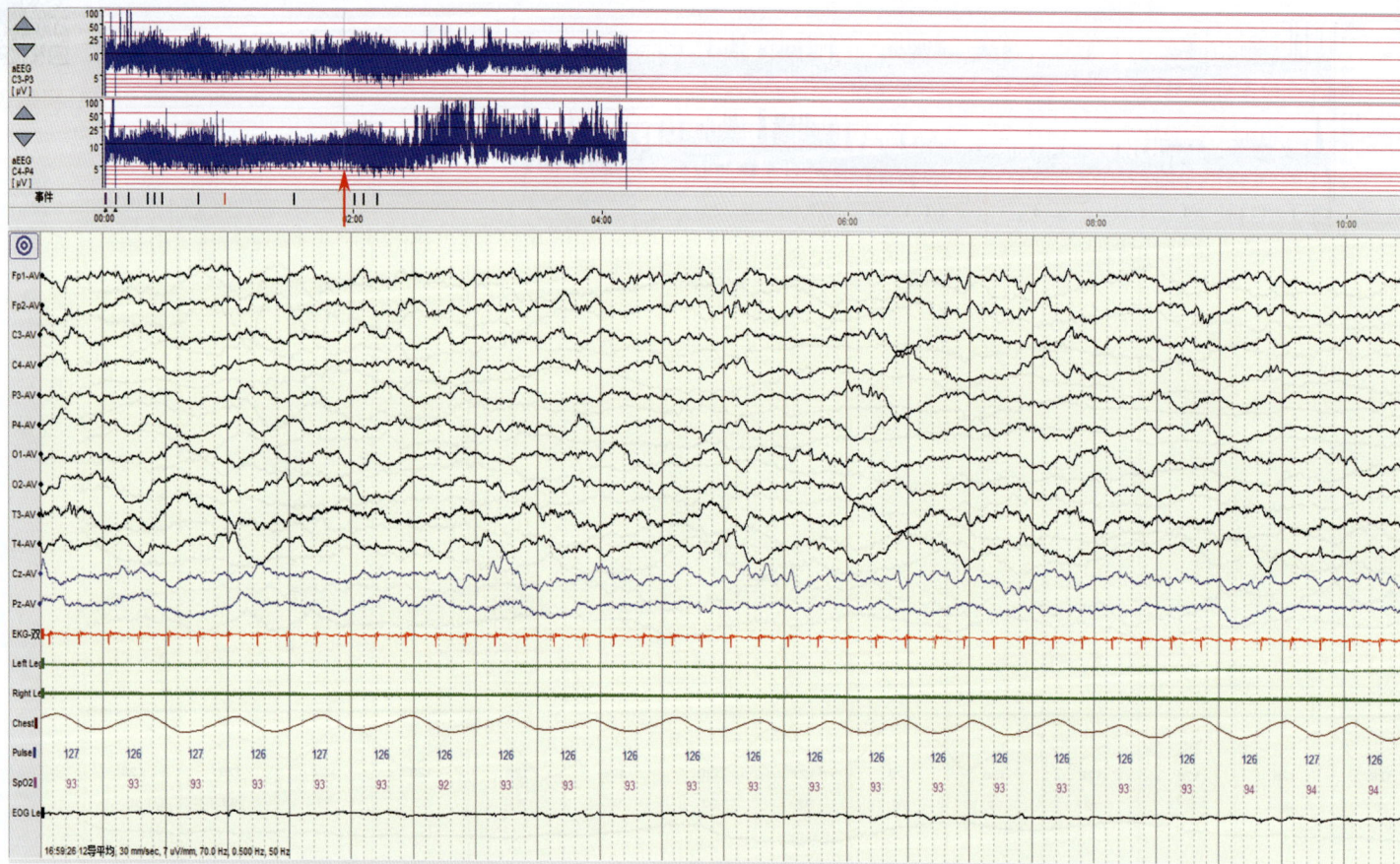

视频 3-1-5

图 3-1-9  PMA 40 周,安静睡眠期(queit sleep,QS)1 期

aEEG 红色箭头处所对应的原始脑电图,QS 1 期脑电背景活动为弥漫性中 - 高波幅混合慢波活动,同期心率(EKG)、呼吸(Chest)导联节律及波幅规律,眼动(EOG)导联无快速眼动,肌电(EMG)导联无肌电暴发现象。患儿处于睡眠状态,睁眼、眼球转动、吸吮、肢体活动等动作很少,呼吸平稳(平均导联 + 多导图显示)(视频 3-1-5)。

## （七）安静睡眠 2 期

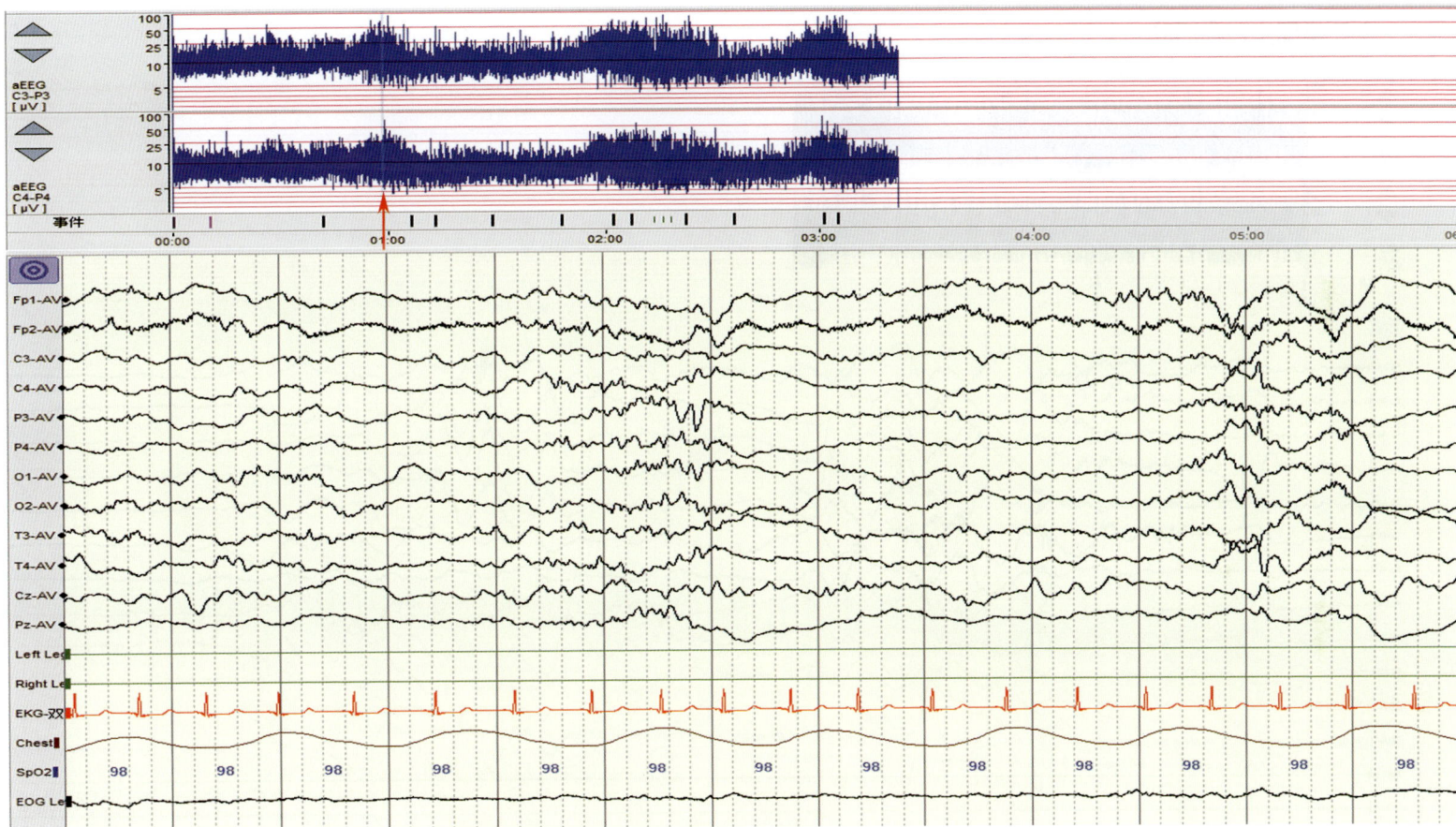

图 3-1-10　PMA 40 周,安静睡眠期(queit sleep,QS)2 期

aEEG 红色箭头处所对应的原始脑电图,QS 2 期脑电背景活动为交替图形(TA),相对暴发段为弥漫性中 - 高波幅混合慢波活动,相对抑制段电压>25μV,IBI<6 秒;同期心率(EKG)、呼吸(Chest)导联节律及波幅规律,眼动(EOG)导联无快速眼动,肌电(EMG)导联无肌电暴发现象。患儿处于睡眠状态,睁眼、眼球转动、吸吮、肢体活动等动作很少,呼吸平稳(平均导联 + 多导图显示)。

## 三、同步性和对称性

### （一）正常同步对称活动

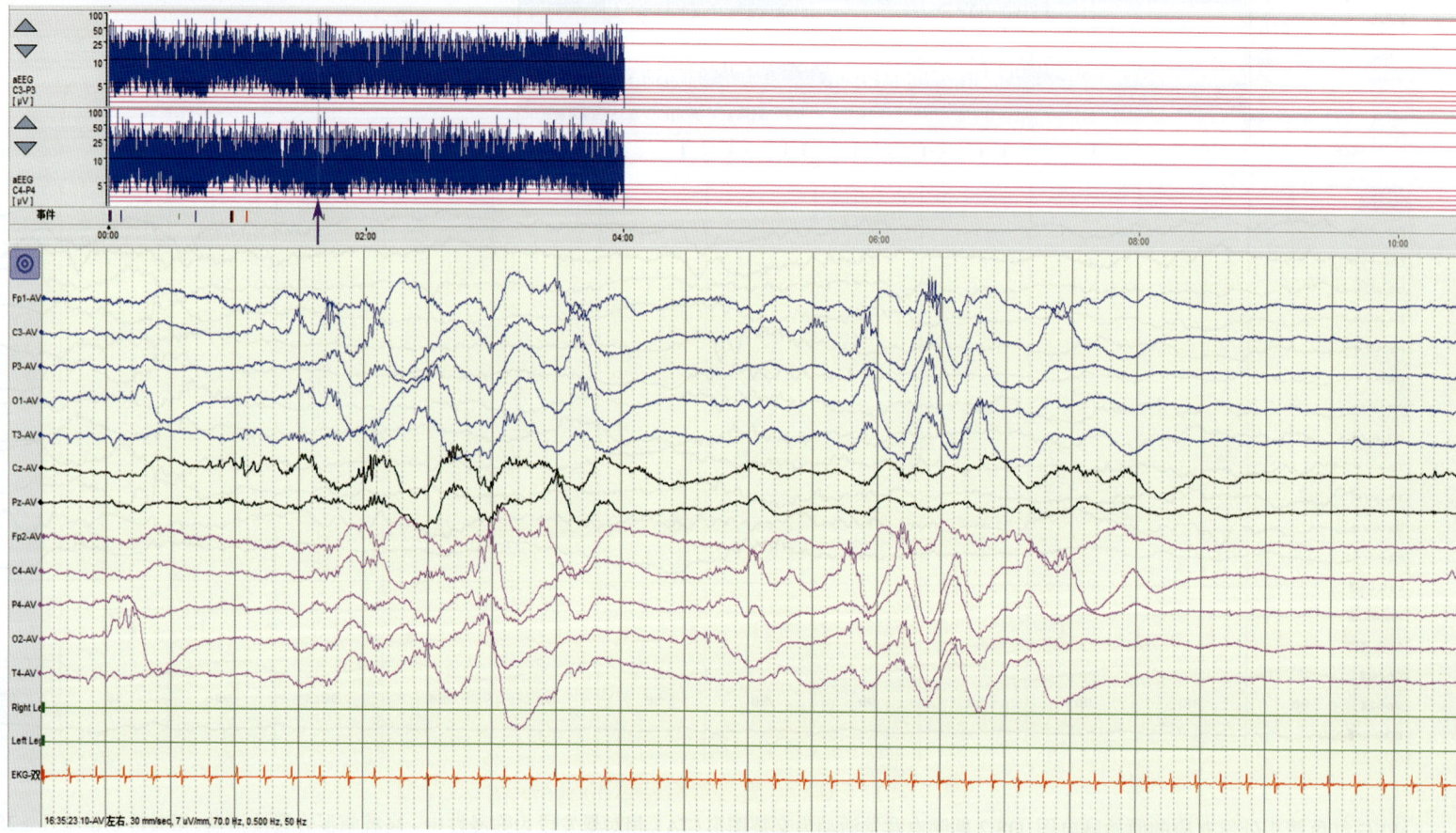

图 3-1-11　同步性和对称性

PMA 32 周 $^{+5}$ QS 期，aEEG 紫色箭头处所对应的原始脑电图，左右半球暴发段波形大致同步对称出现（左右平均导联显示）。

## （二）一过性不对称

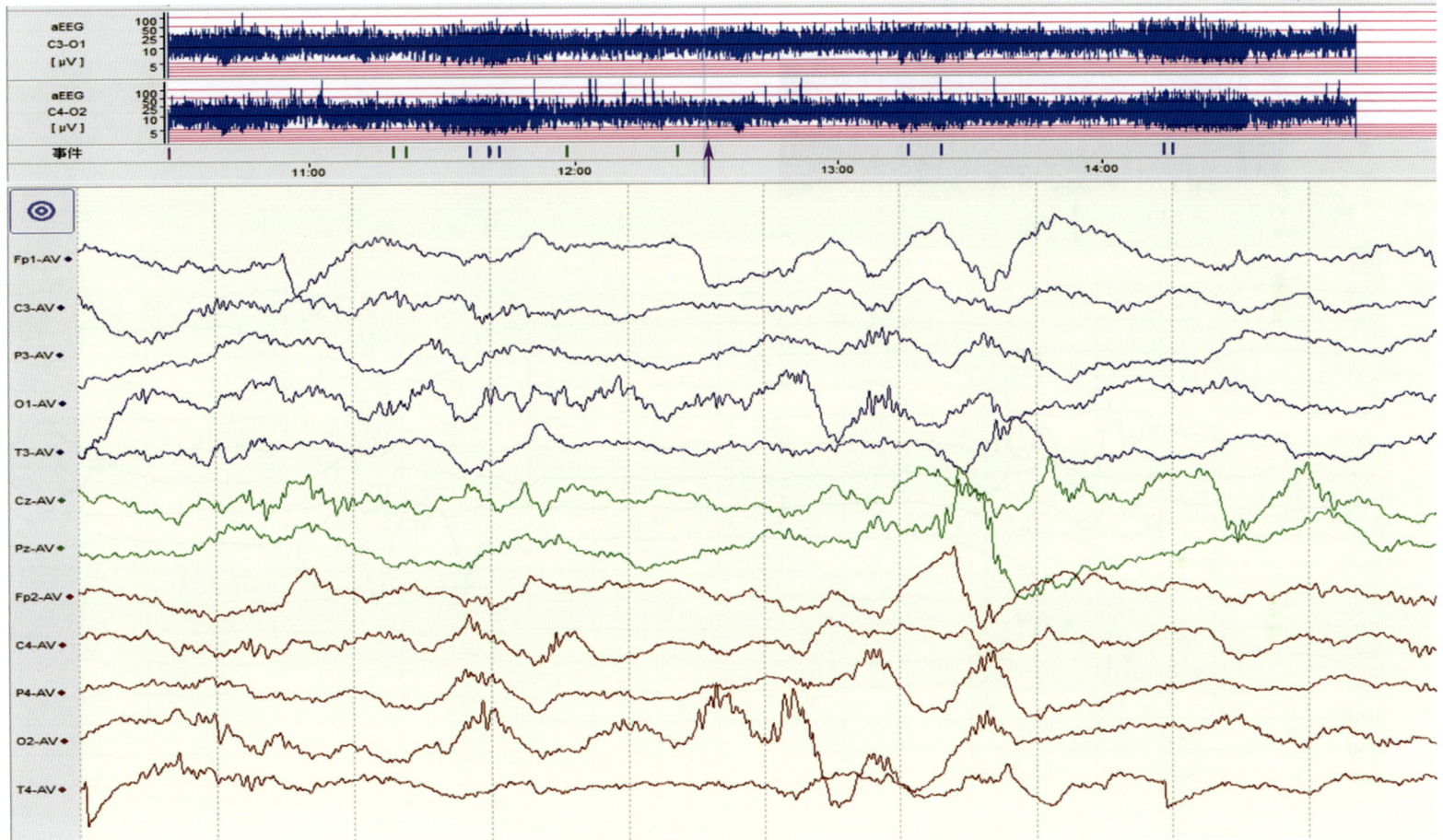

图 3-1-12　一过性不对称

PMA 33 周 +4,aEEG 紫色箭头处所对应的原始脑电图,左右半球波形及波幅并不完全对称,在早产儿和新生儿期此类不对称现象可经常出现,但纵观全程双半球间波形和波幅大部分仍为对称的(左右平均导联显示)。

## （三）一过性不同步

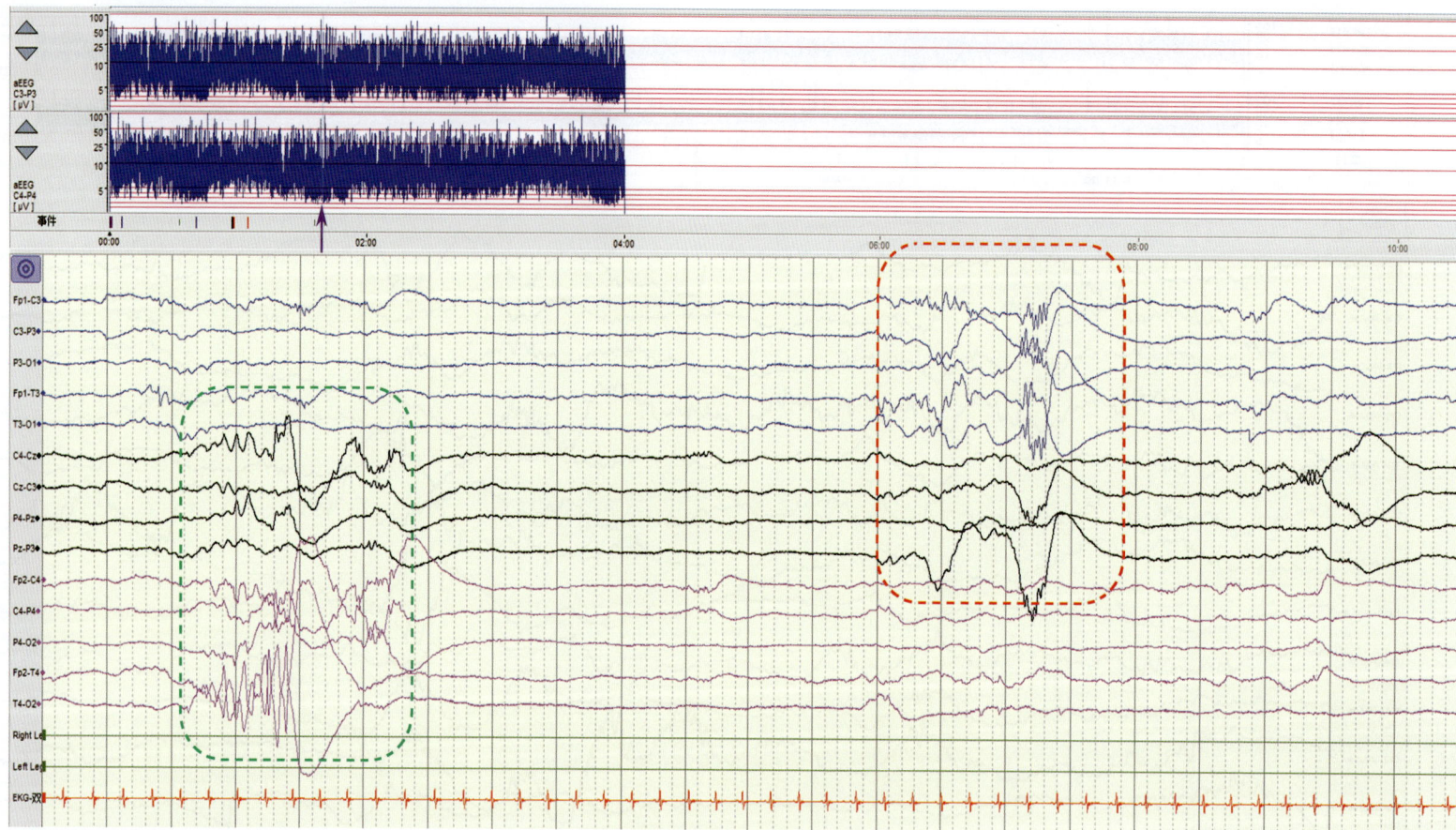

图 3-1-13　一过性不同步

PMA 32 周 $^{+5}$ ,aEEG 紫色箭头处所对应的原始脑电图。红框所示为左半球暴发段,绿框所示为右半球暴发段,左右半球生理性非同步现象,早产儿可有少量非同步现象,但纵观全程双半球间大部分仍为同步的(左右双极纵联显示)。

## 四、反应性

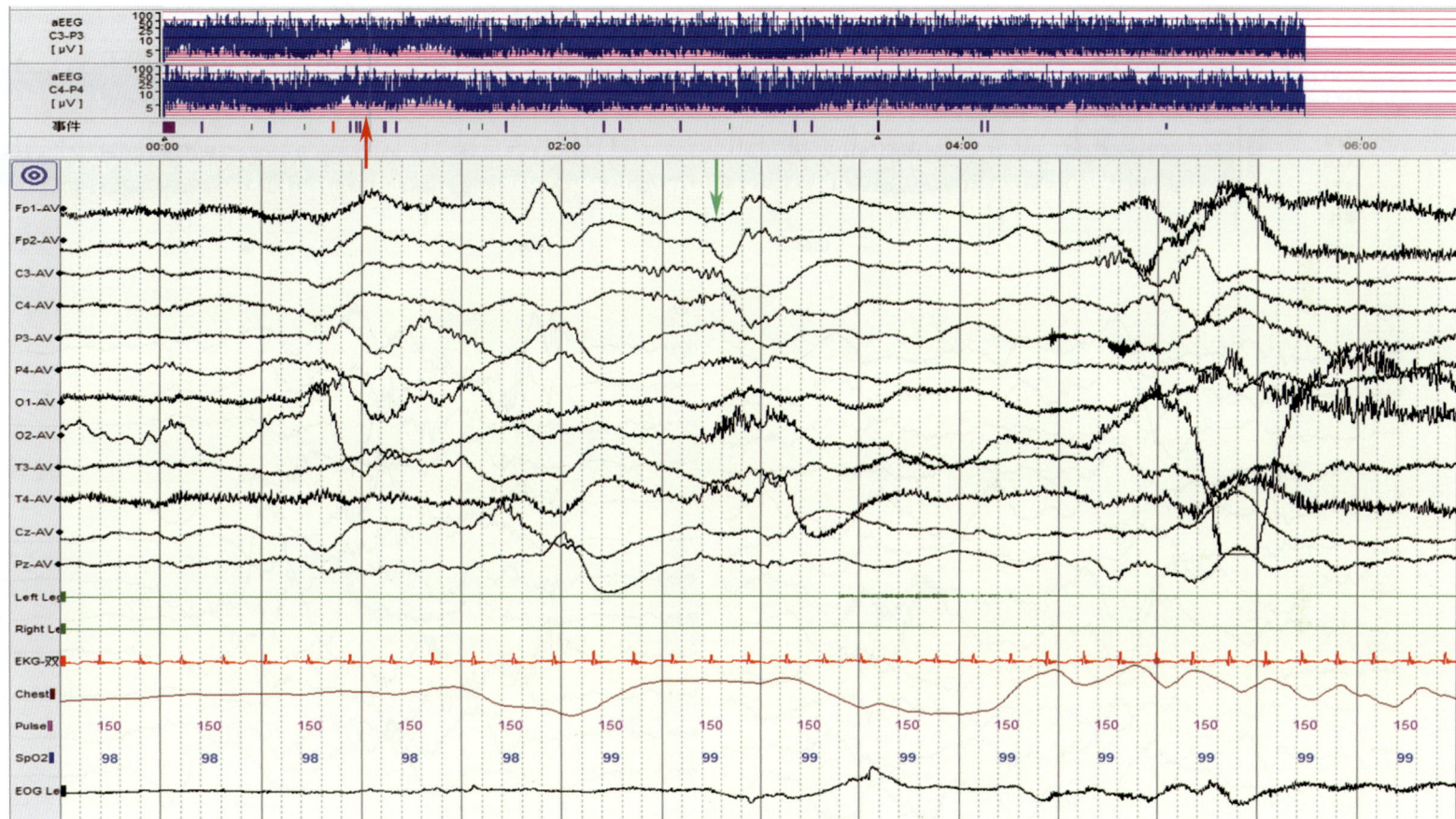

图 3-1-14　脑电活动的反应性

PMA 29 周 $^{+6}$，aEEG 红色箭头处所对应的原始脑电图，脑电活动的反应性：AS 期绿色箭头所示为给予疼痛刺激的时间，脑电背景活动出现一过性的电压衰减 3 秒，之后伴肌电及动作伪迹，通常很快恢复基础背景活动。

# 五、变化性

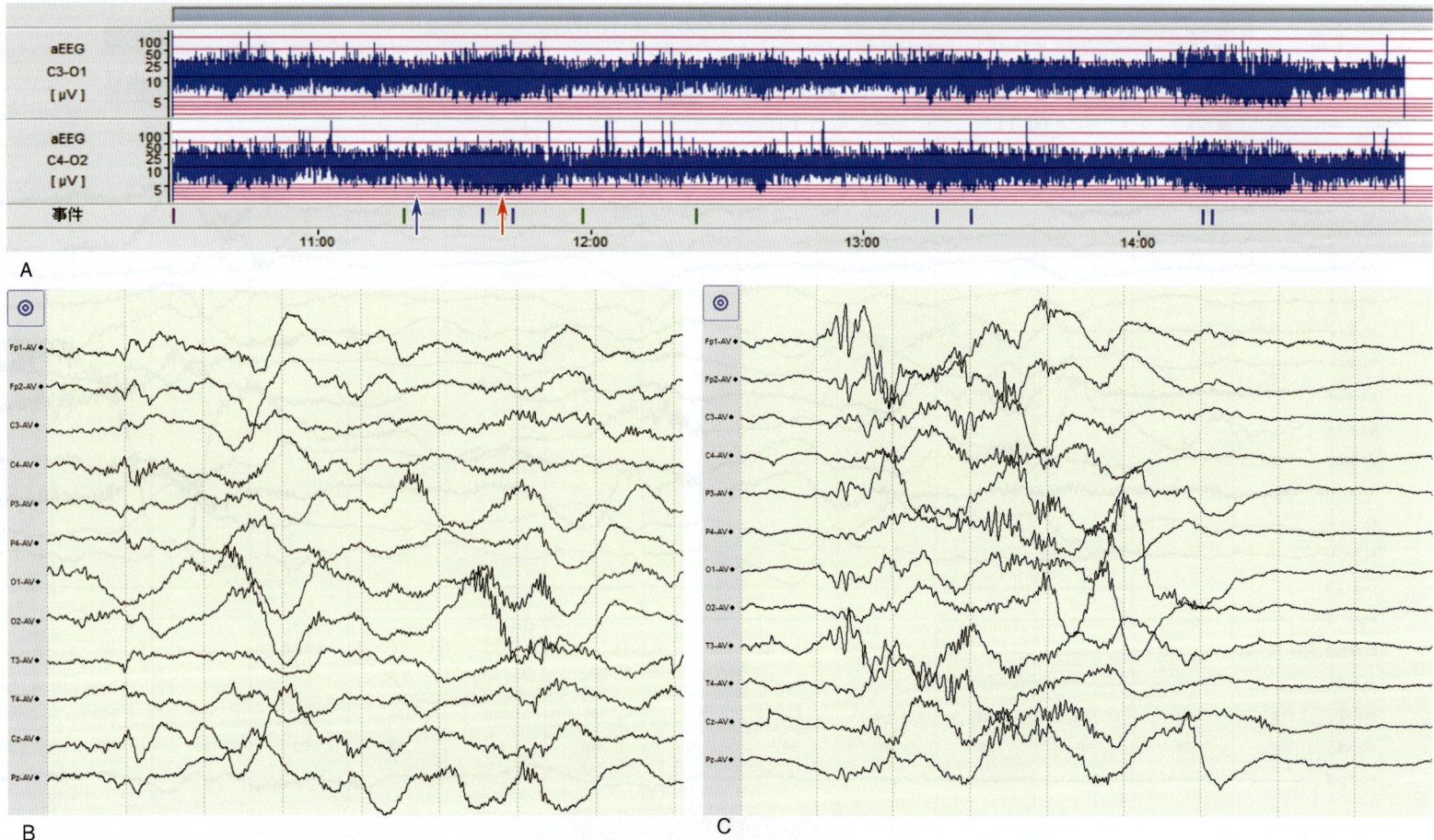

图 3-1-15　脑电活动的变化性

PMA 33 周 [+4]，不同的生理状态下，背景活动发生改变。A. aEEG 显示宽带和窄带的周期性变化，睡眠 - 觉醒周期符合胎龄；B. aEEG 蓝色箭头处所对应的原始脑电图，AS 期背景活动；C. aEEG 红色箭头处所对应的原始脑电图，QS 期背景活动。

## 六、优势频率和波幅

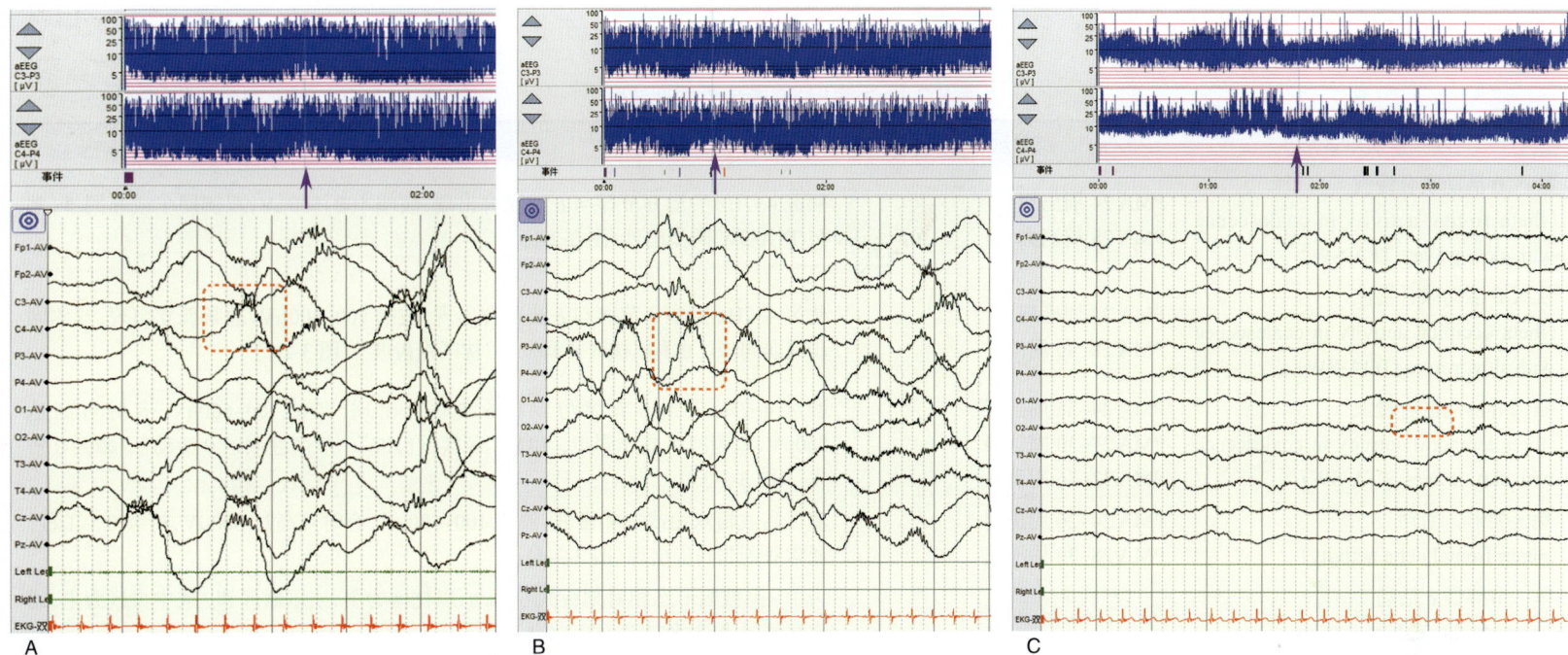

图 3-1-16 脑电优势频率及波幅的变化特征

aEEG 紫色箭头处所对应的原始脑电图,随 PMA 的增长,背景活动的基本构成 δ 波频率逐渐增快,波幅逐渐降低。A. PMA 28 周优势频率:弥漫性 δ 波、δ 刷活动,红色虚框所示 δ 波频率 0.8Hz,波幅 348μV,灵敏度 10μV/mm; B. PMA 32 周优势频率:弥漫性 δ 波、δ 刷活动,红色虚框所示 δ 波频率 1.1Hz,波幅 215μV,灵敏度 7μV/mm; C. PMA 37 周优势频率:弥漫性混合慢波活动为主,双枕区可见少量 δ 刷,红色框所示 δ 波频率 1.2Hz,波幅 75μV,灵敏度 7μV/mm。

（田艺丽）

# 第二节　新生儿发育相关的标志性生理波形

## 一、发育相关标志性生理波形

表 3-2-1　发育相关的标志性生理波形

| 标志性生理波形 | 发育规律 | 波形特点 |
| --- | --- | --- |
| 额区 θ 活动联合慢波<br>(theta frontal activity in coalescence with slow waves, TFA-SW) | PMA 24 周出现<br>PMA 28 周消失 | 额区 4~7Hz 尖形 θ 节律与 δ 波联合出现，波幅 100~500μV，双侧同步或非同步，常与 TTA-SW 同步出现(图 3-2-1) |
| 枕区 θ 活动联合慢波<br>(theta occipital activity in coalescence with slow waves, TOA-SW) | PMA 24 周出现<br>PMA 28~30 周消失 | 枕区 4~7Hz 尖形 θ 节律与 δ 波联合出现，波幅 100~400μV，通常孤立出现，双侧同步或非同步。也称"枕区 θ 暴发""枕区锯齿波"(图 3-2-2) |
| 颞区 θ 活动联合慢波<br>(theta temporal activity in coalescence with slow waves, TTA-SW) | PMA 24~26 周出现<br>PMA 27~30 周达峰<br>PMA 32~36 周消失 | 颞区 4~7Hz 尖形 θ 节律与双相 δ 波联合出现，波幅 100~600μV，有时可高达 800μV，双侧同步或非同步。也称"颞区锯齿波""节律性颞区 θ 活动""颞区 θ 暴发"(图 3-2-3) |
| 额区尖形 δ 活动<br>(sharp frontal delta activity) | PMA 24~26 周出现<br>PMA 28~30 周消失 | 额区高波幅双相或三相慢波，波幅 100~600μV，有时可高达 800μV，持续 0.5~1 秒，通常双侧非同步出现(图 3-2-4) |
| 单一节律性 δ 活动<br>(monorhythmic delta activity) | 见于 PMA 24~34 周 | 为中 - 高波幅形态相对刻板的 δ 活动，以枕区为主，或以颞区和 / 或中央区为主，通常双侧同步、对称出现(图 3-2-5) |
| 慢 δ 波<br>(slow delta waves) | PMA 24 周出现<br>PMA 28~30 周达峰 | 0.3~2Hz 单相或双相慢波，出现的优势脑区随 PMA 而变化(图 3-2-6) |
| δ 刷<br>(delta brushes) | PMA 26~28 周出现<br>PMA 32~35 周达峰<br>PMA 38~42 周消失 | δ 波上逐渐复合快波节律，出现的优势脑区随 PMA 而变化(图 3-2-5~ 图 3-2-7) |
| 额区一过性尖波<br>(transient frontal sharp wave) | 见于 PMA 34~44 周 | 宽大的双相尖波(50~200μV，0.5~0.75 秒)，初始的负相波成分较小，而后的正相波成分更为突出。独立出现，或与前头部非节律性慢波常混合出现(图 3-2-8) |
| 前头部非节律性慢波<br>(anterior slow dysrhythmia) | 见于 PMA 36~44 周 | 双侧额区单相和 / 或多相 δ 波(1~3Hz；50~100μV)，孤立或短暂出现(1~3 秒)，通常双侧同步、对称出现(图 3-2-9) |

## 二、额区θ暴发或额区θ活动联合慢波

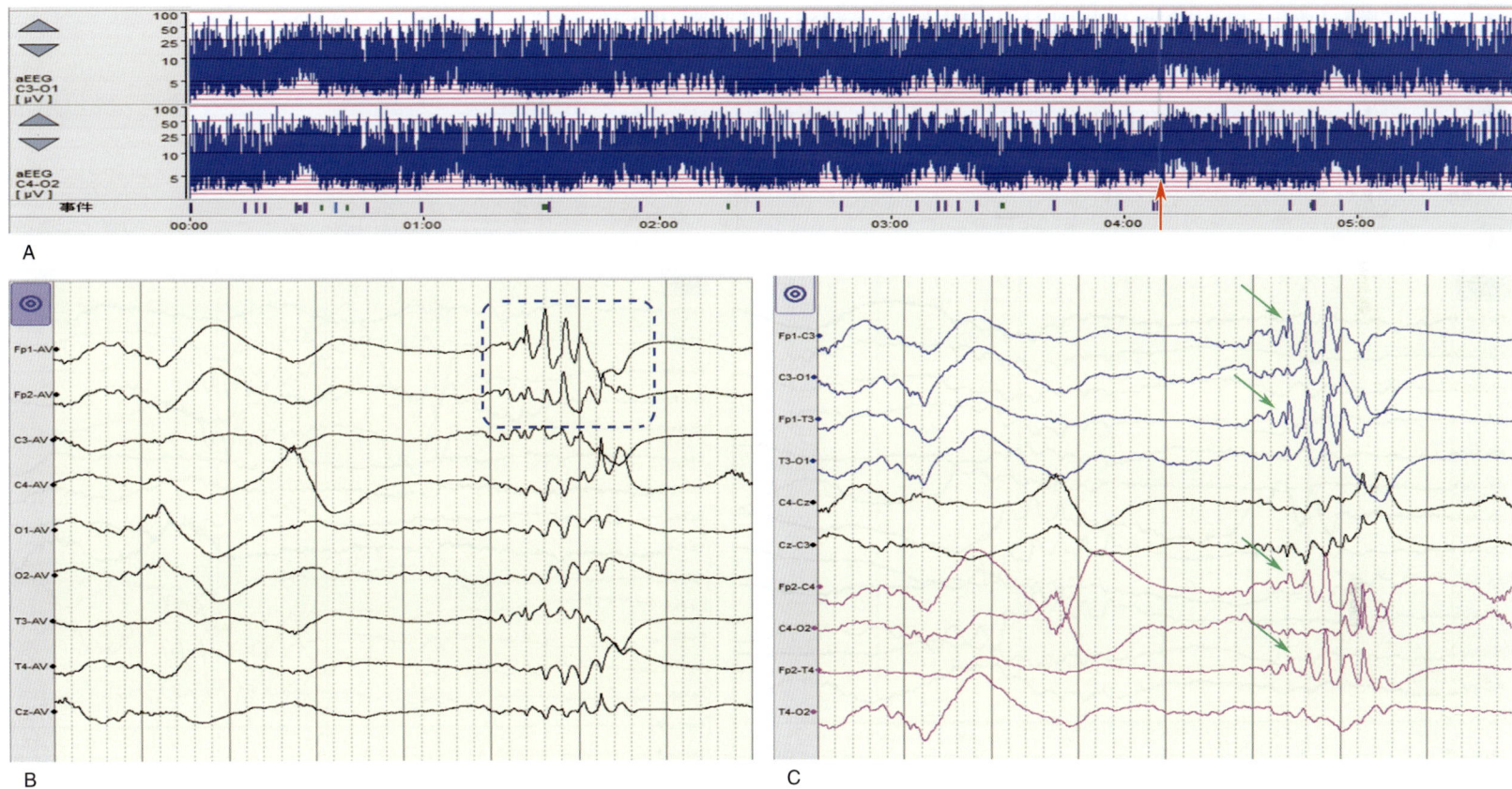

图 3-2-1　额区θ暴发或额区θ活动联合慢波（TFA-SW）

PMA 26 周 $^{+2}$，aEEG 红色箭头处所对应的原始脑电图。A. aEEG；B. 蓝色虚线框所示，平均导联显示；C. 绿色箭头所示，左右双极纵联显示。

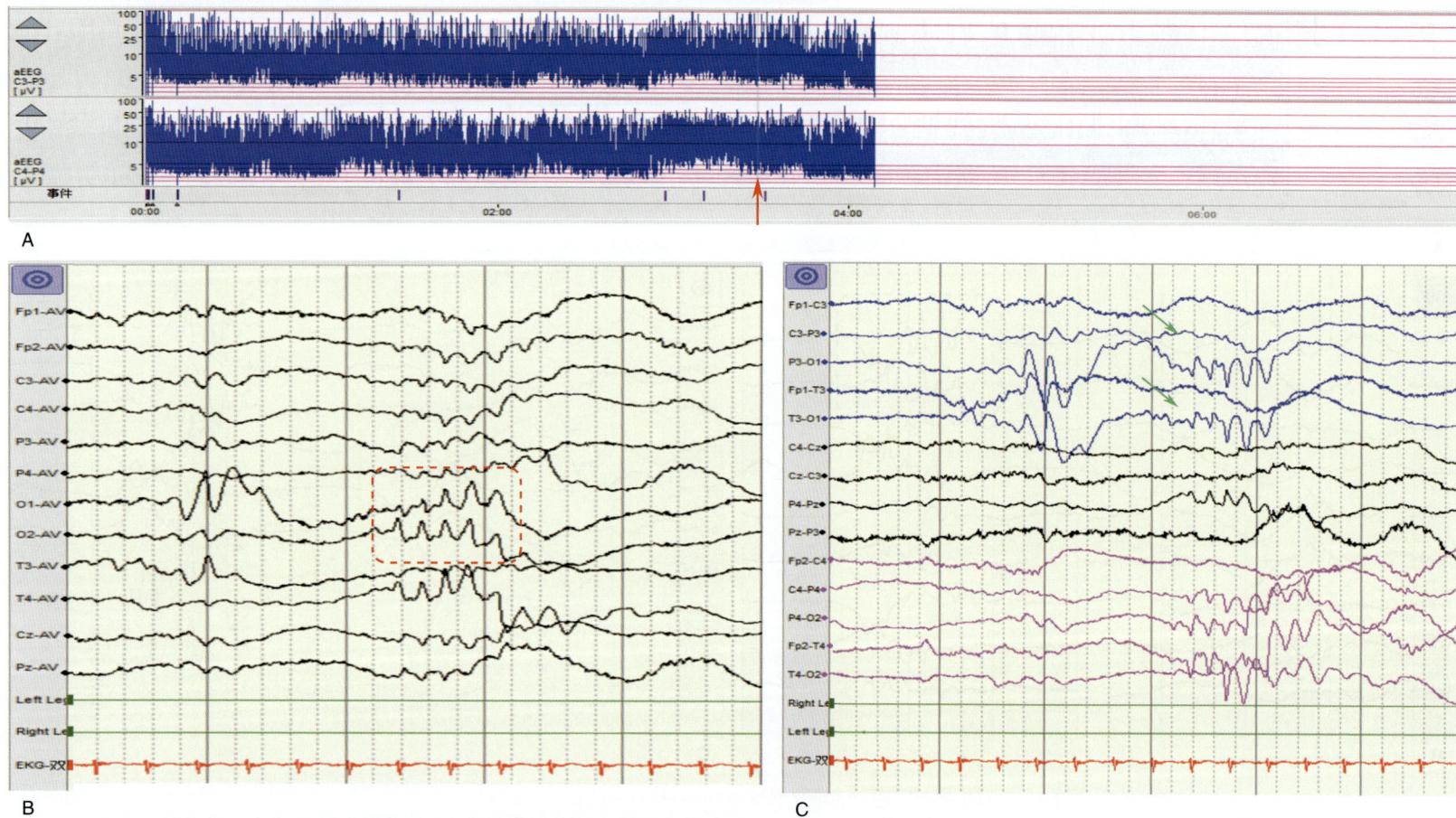

## 三、枕区θ暴发或枕区θ活动联合慢波

A

B

C

**图 3-2-2　枕区θ暴发或枕区θ活动联合慢波（TOA-SW）**

PMA 29 周 $^{+2}$，aEEG 红色箭头处所对应的原始脑电图。A. aEEG；B. 红色虚线框所示，平均导联显示；C. 绿色箭头所示，左右双极纵联显示。

# 四、颞区θ暴发或颞区θ活动联合慢波

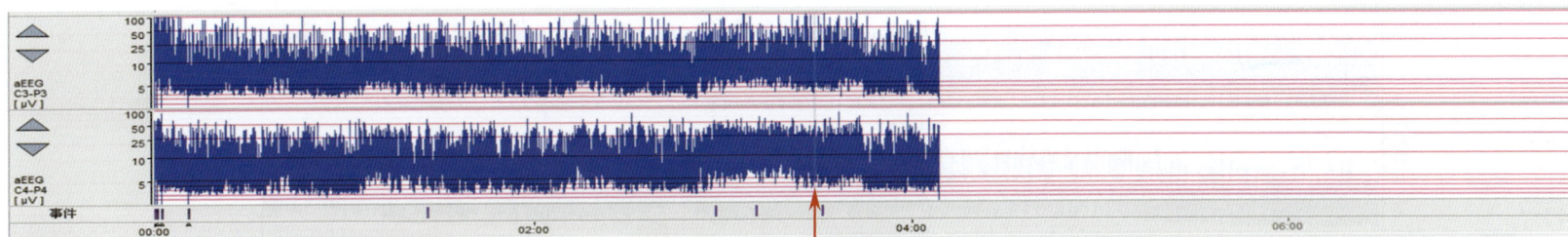

A

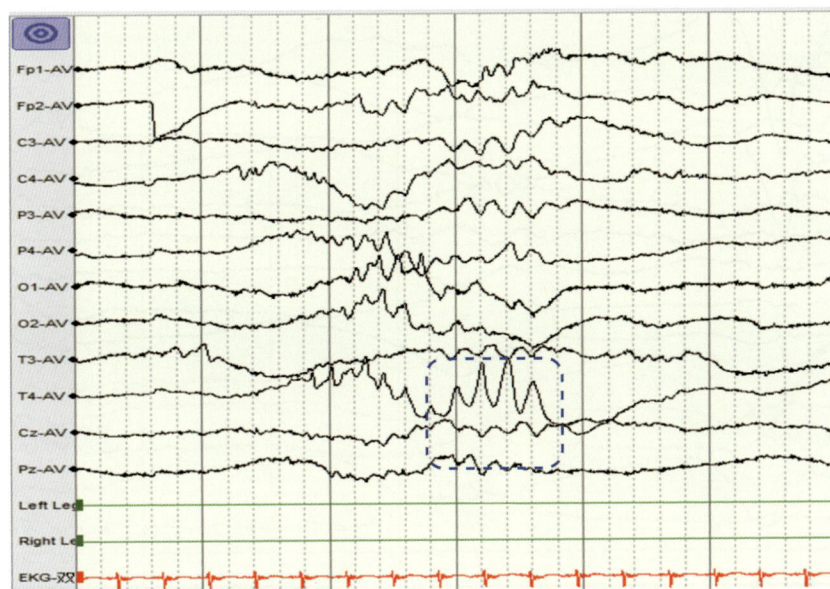

B

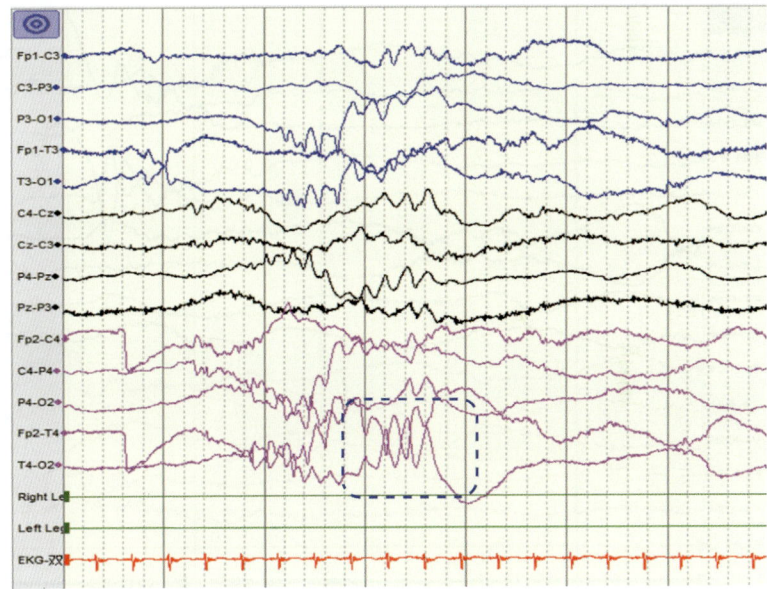

C

**图 3-2-3　颞区θ暴发或颞区θ活动联合慢波（TTA-SW）**

PMA 29 周 [+2]，aEEG 红色箭头处所对应的原始脑电图，蓝色虚线框所示为颞区 θ 暴发或 TTA-SW。A. aEEG；B. 平均导联显示；C. 左右双极纵联显示。

## 五、额区尖形δ活动

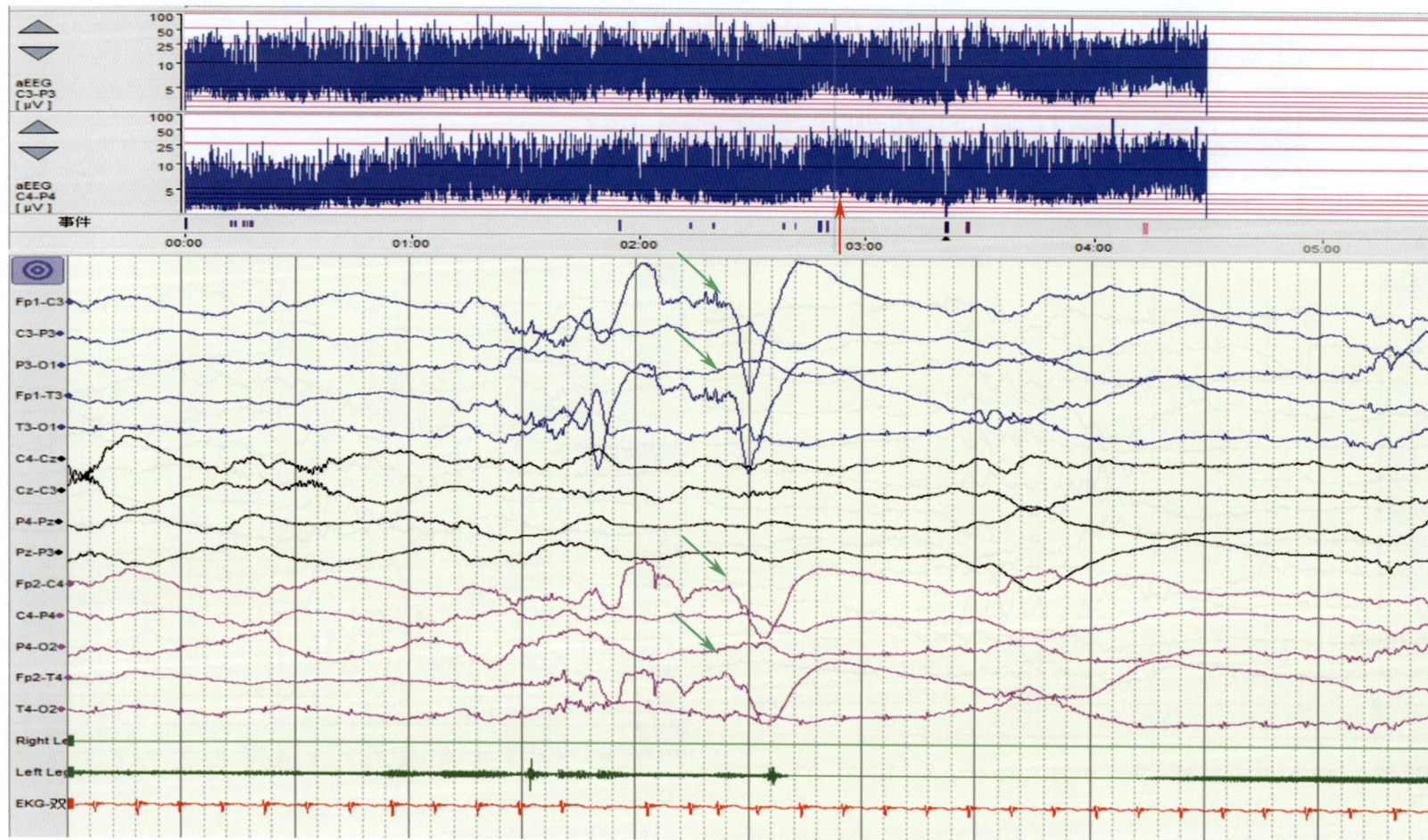

图 3-2-4　额区尖形δ活动

PMA 28 周，aEEG 红色箭头处所对应的原始脑电图，如图绿色箭头所示，双极导联显示。

## 六、中央区δ刷和单一枕区δ节律

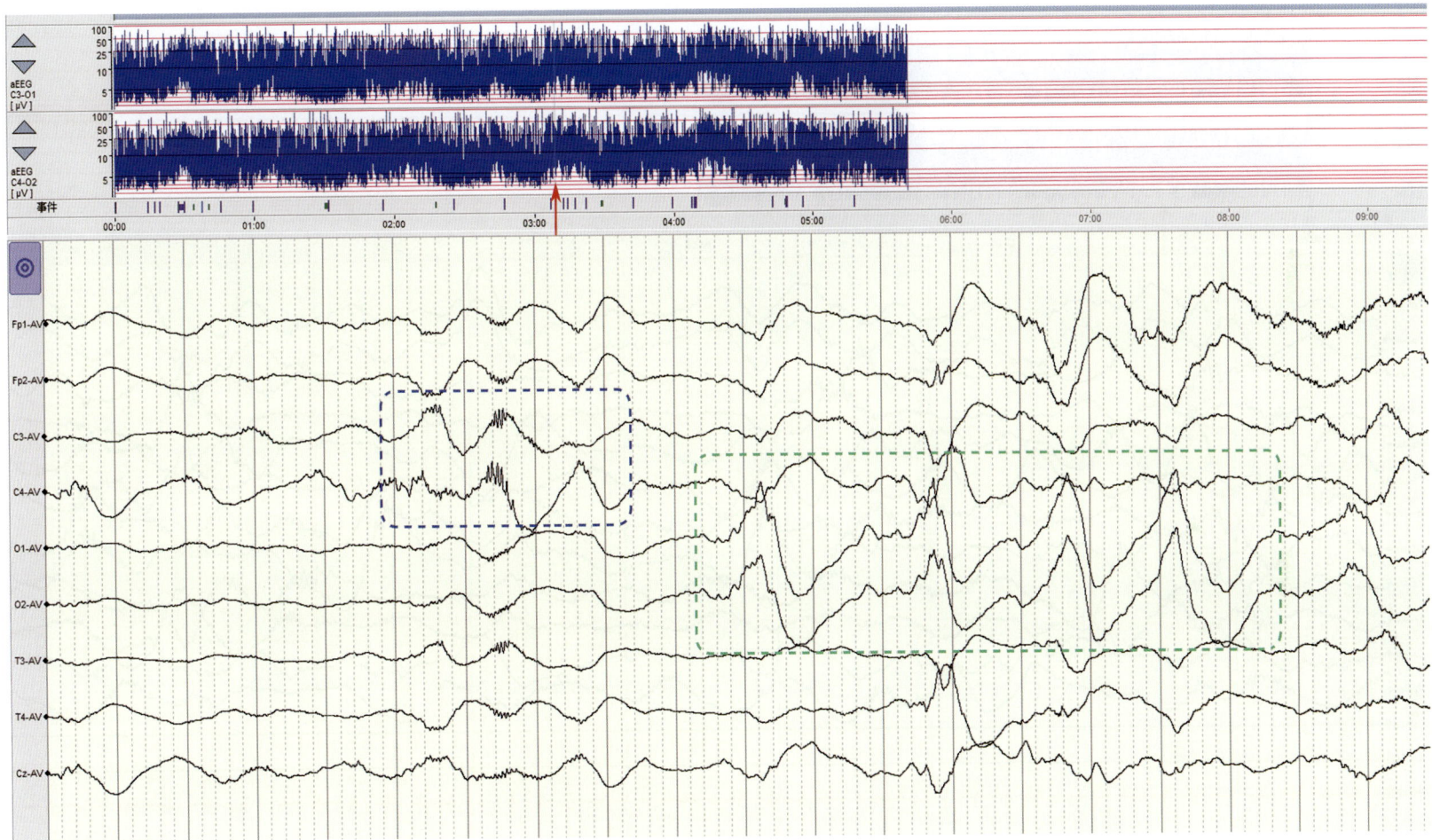

图 3-2-5　中央区δ刷和单一枕区δ节律

PMA 26 周 [+2]，aEEG 红色箭头处所对应的原始脑电图，中央区 δ 刷（蓝色虚线框所示）和单一枕区 δ 节律（绿色虚线框所示），平均导联显示。

## 七、弥漫性δ波、δ刷活动

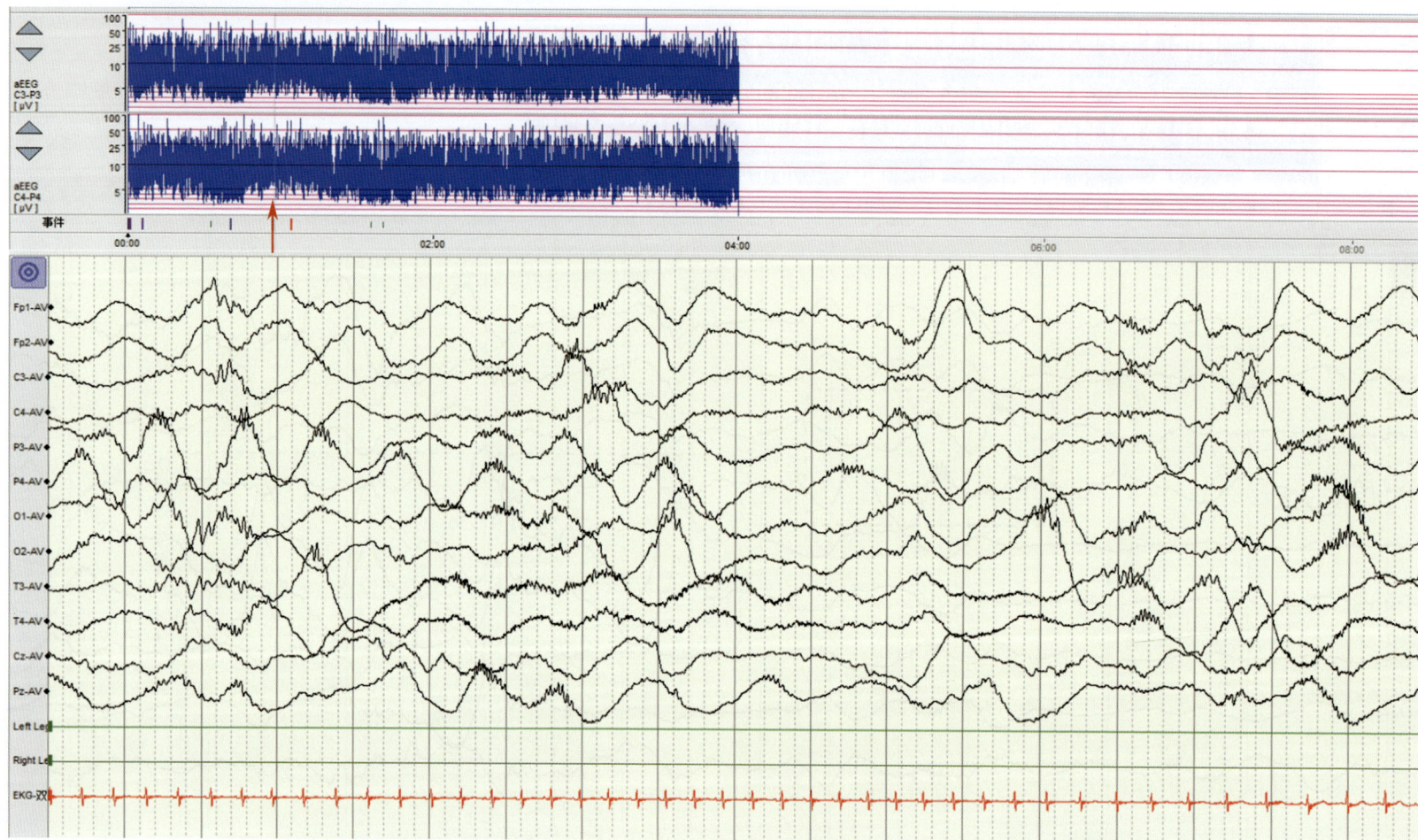

图 3-2-6　弥漫性δ波、δ刷活动

PMA 32 周 [+5]，aEEG 红色箭头处所对应的原始脑电图，双半球弥漫性 δ 波、δ 刷活动，平均导联显示。

## 八、后头部δ刷活动

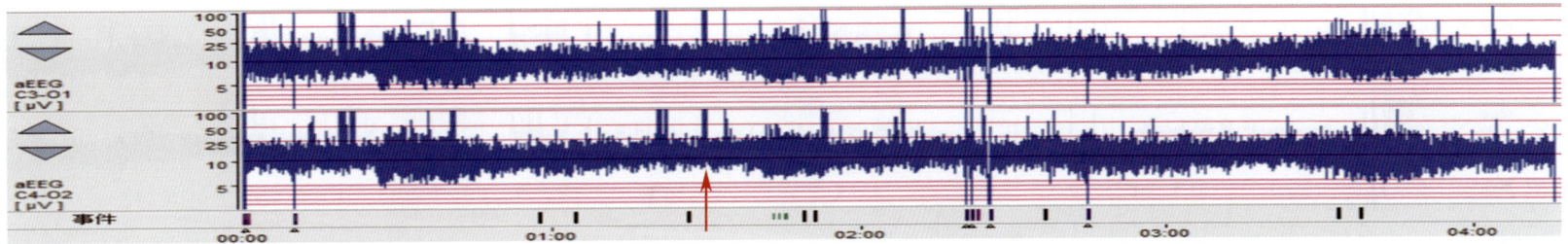

A

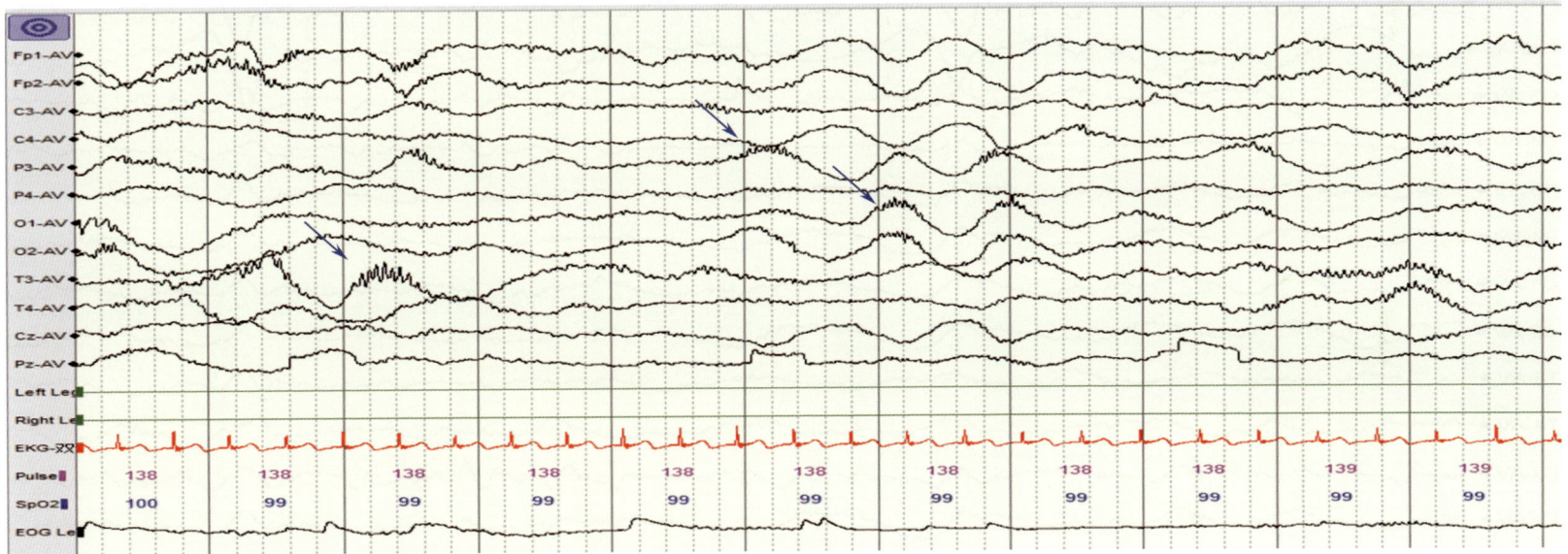

B

图 3-2-7　后头部（顶枕颞区）为主的δ刷活动

PMA 35 周 $^{+2}$，aEEG 红色箭头处所对应的原始脑电图。A. aEEG；B. AS 期，蓝色箭头处，双侧顶、枕、颞区 δ 刷，平均导联 + 多导图显示。随着 PMA 增长，δ 刷的空间分布迁移变化的特征：中央区→弥漫或多灶→顶枕颞区→枕区。

## 九、额区一过性尖波

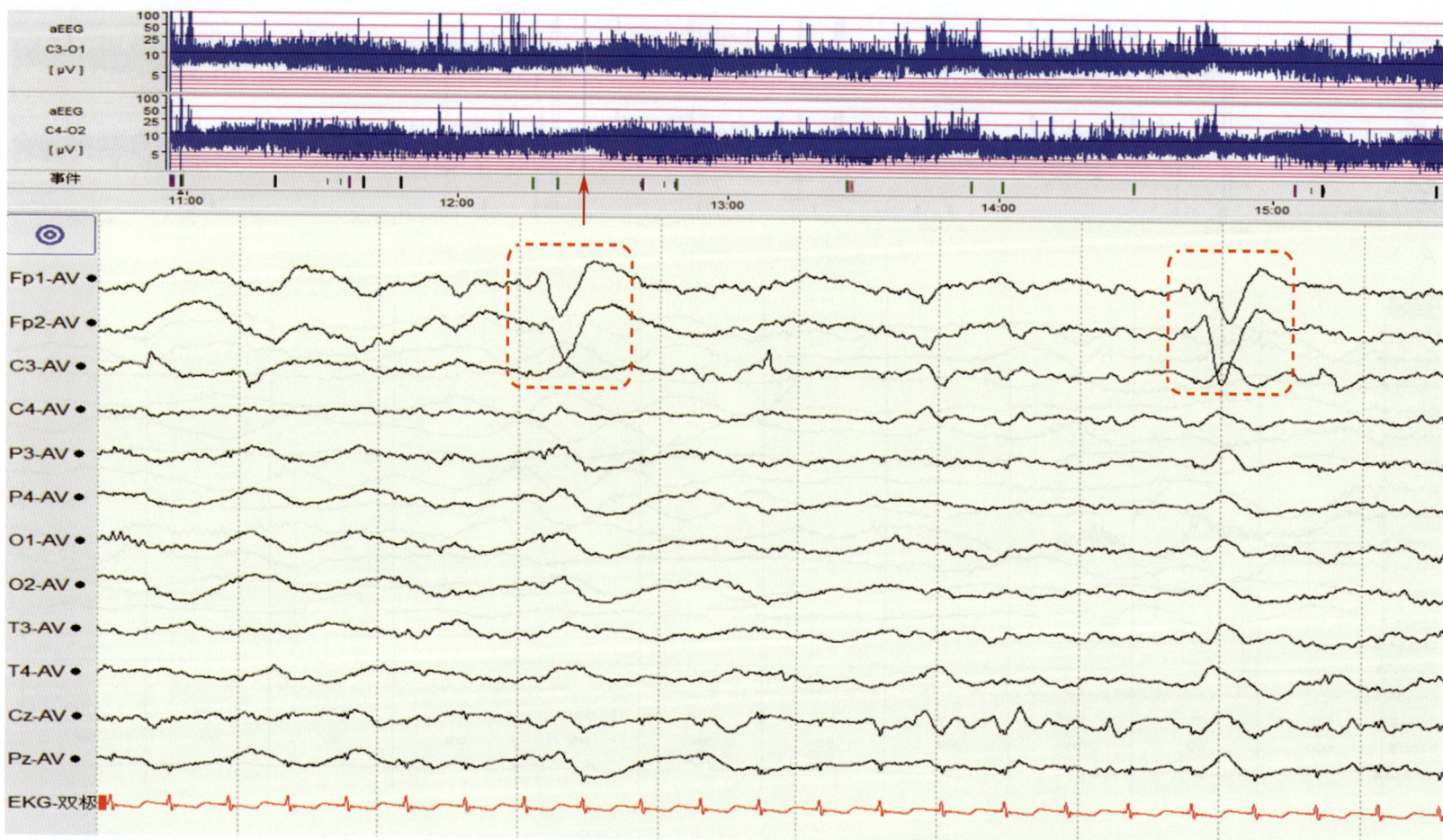

图 3-2-8　额区一过性尖波
PMA 37 周 [+1]，aEEG 红色箭头处所对应的原始脑电图，额区一过性尖波（红色虚线框所示）。

## 十、前头部非节律性慢波

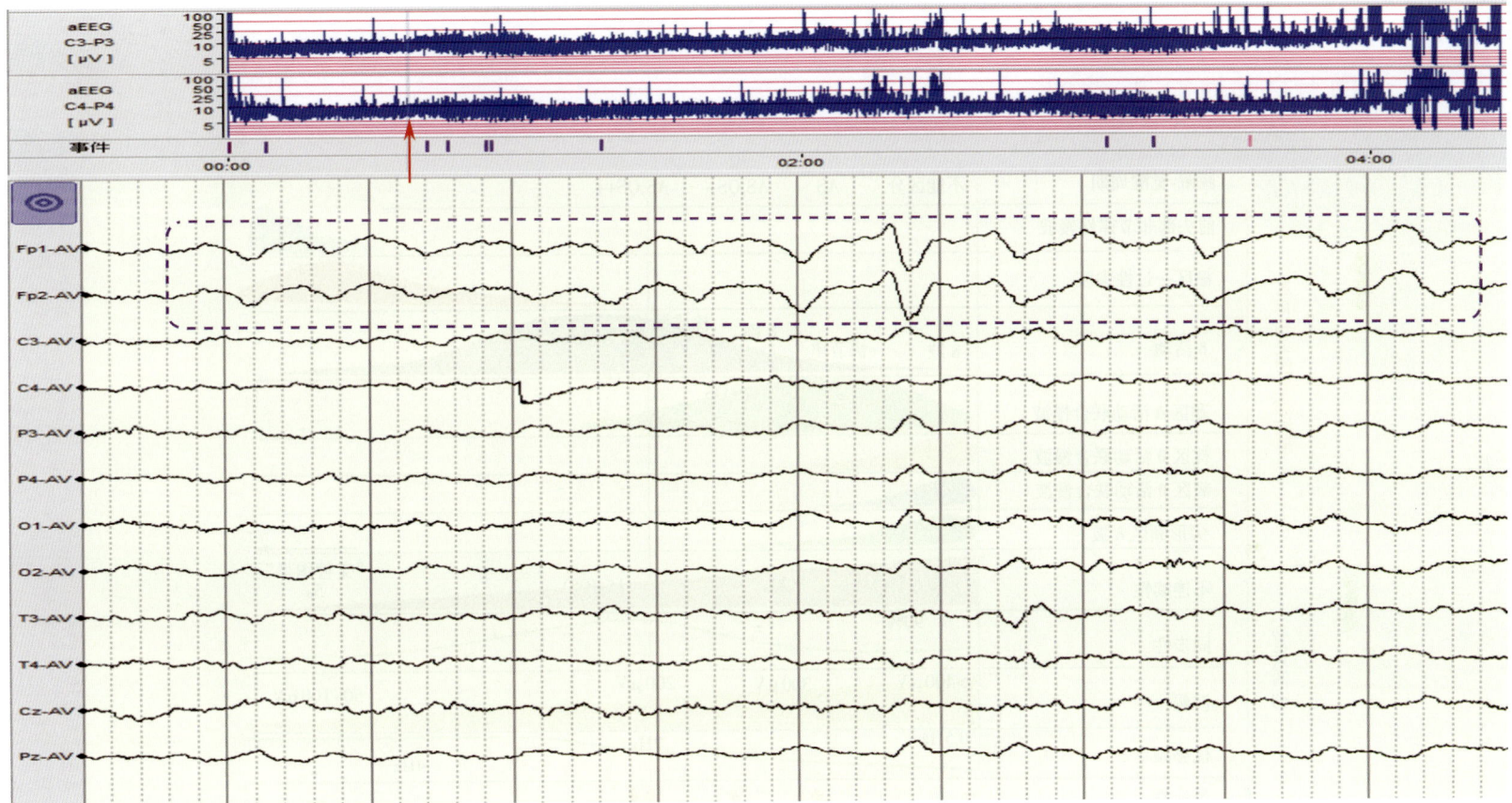

图 3-2-9　前头部非节律性慢波

PMA 40 周,aEEG 红色箭头处所对应的原始脑电图,前头部非节律性慢波,有时与额区一过性尖波混合存在(紫色虚框所示),多见于 AS1 期向 QS 期转换的时期。

(田艺丽)

# 第三节　不同发育阶段脑电活动特征

## 一、脑电发育成熟规律

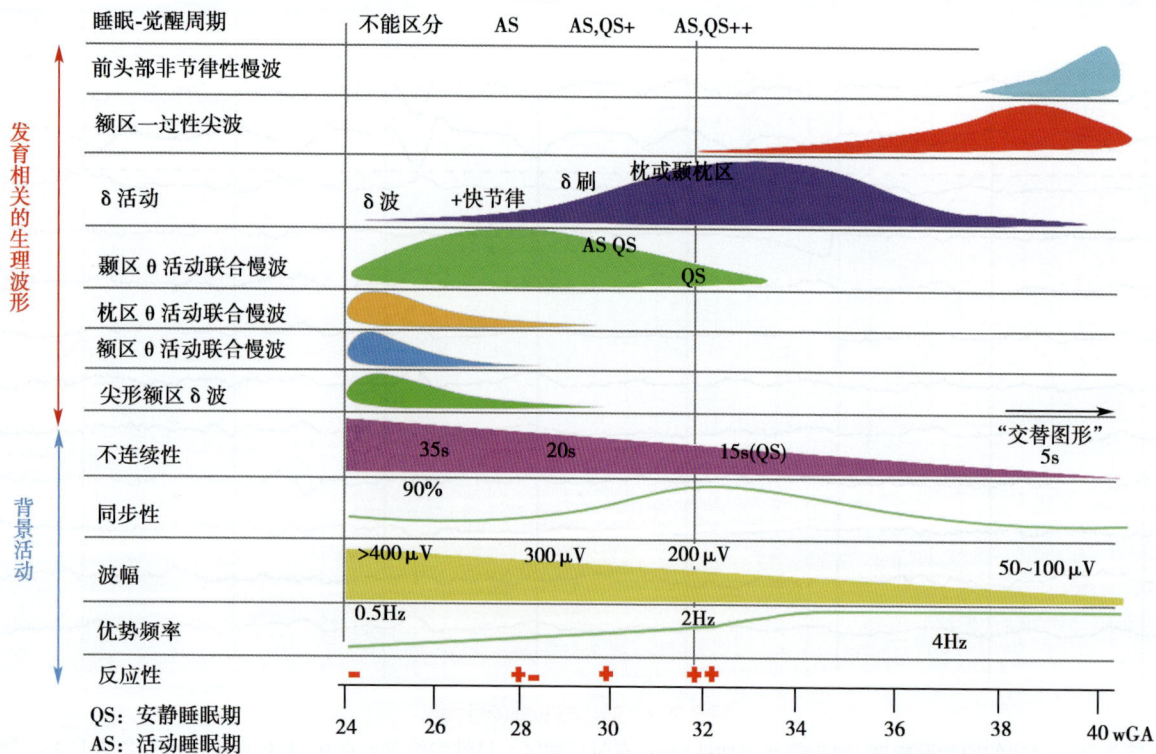

图 3-3-1　新生儿不同发育时期脑电发育成熟规律

## 二、不同胎龄脑电背景活动特征

表 3-3-1　不同胎龄脑电背景活动特征

| PMA（周） | 优势频率（Hz） | 暴发活动最长持续时间 | 连续图形所占比例（%） | 最长 IBI（秒） | 波幅（μV） | 胎龄相适的标志性生理波形 |
|---|---|---|---|---|---|---|
| 24~26 | 0.3~1.0 | 多<60 秒 | 大约 10 | <60 | 多>400 | 1. 额、枕、颞区和 / 或弥漫性 θ 暴发<br>2. 慢 δ 活动（枕区>颞区>额、中央区）<br>3. δ 刷（中央、颞区） |
| 27~28 | 0.3~1.0 | 80 秒左右 | 大约 20 | 多<30,偶尔达 40 | 多>300 | 1. 额、枕、颞区和 / 或弥漫性 θ 暴发<br>2. 慢 δ 活动（枕区>颞区>额、中央区）<br>3. δ 刷（中央、颞区） |
| 29~30 | 0.3~1.5 | 160 秒左右 | 大约 40~50 | 多<30,偶尔达 40 | 多<300 | 1. 颞、枕区 θ 暴发<br>2. 慢 δ 活动（枕区 = 颞区>额、中央区）<br>3. δ 刷（弥漫性或多灶分布） |
| 31~32 | 0.5~1.5 | 5~10 分钟 | 大约 40~50 | ≤20 | 100~300 | 1. 颞区 θ 暴发（32 周 AS 期消失）<br>2. 慢 δ 活动（颞区或颞枕区）<br>3. δ 刷（弥漫性或多灶分布） |
| 33~34 | 1.0~2.0 | >10 分钟 | 大约 60~70 | ≤10~15 | 100~200 | 1. 颞区 θ/α 暴发（多见于 QS 期）<br>2. 慢 δ 活动（颞区或颞枕区）<br>3. δ 刷（枕颞区）<br>4. 不成熟的额区一过性尖波 |
| 35~36 | 1.0~2.0 | >10 分钟 | 大约 60~70 | <10 | 100~200 | 1. 慢 δ 活动（枕区）<br>2. δ 刷（枕区）<br>3. 额区一过性尖波<br>4. 前头部非节律性慢波 |
| 37~40 | 1.5~4.0 | >10 分钟 | 大约 90 | <6 | 50~100 | 1. δ 刷（枕区）<br>2. 额区一过性尖波<br>3. 前头部非节律性慢波 |

## 三、不同胎龄 aEEG 趋势图

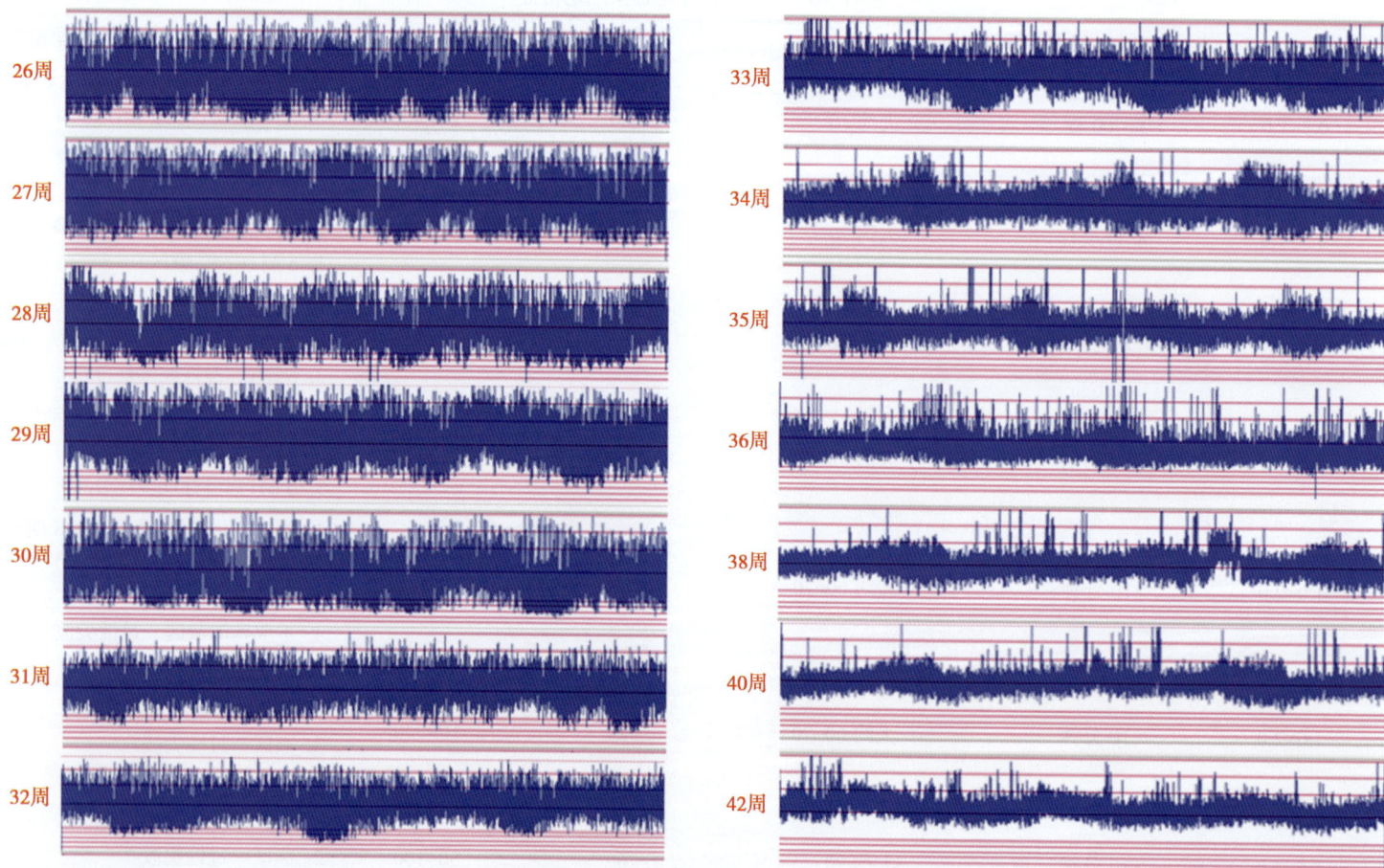

图 3-3-2　不同发育时期正常 aEEG 趋势图汇总（导联方式：中央 - 枕区）

# 四、不同胎龄脑电背景活动

## （一）PMA26 周背景活动 -1

视频 3-3-1

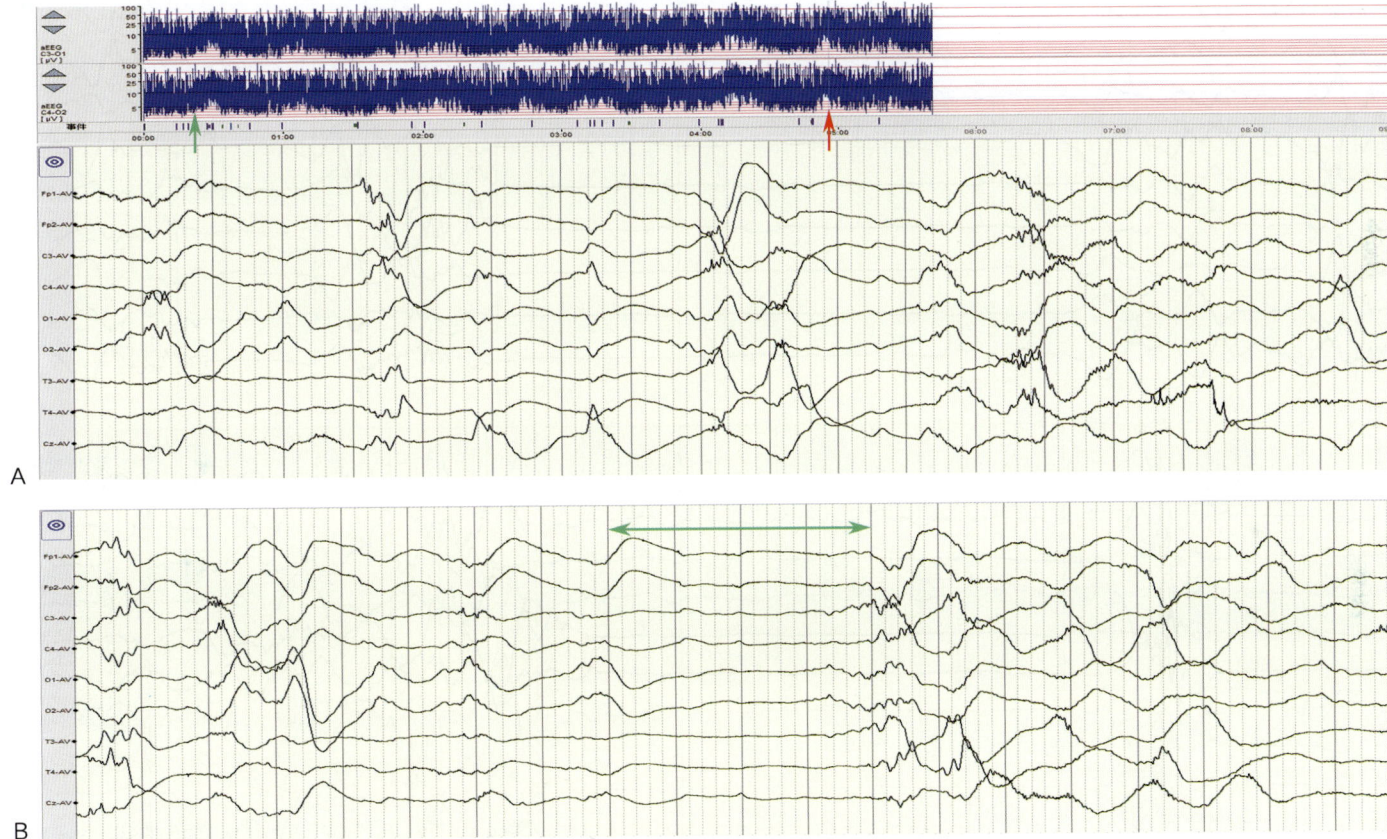

图 3-3-3　PMA 26 周短暂连续和交替图形（视频 3-3-1）

A. 相对连续图形：aEEG 红色箭头处所对应的原始脑电图，弥漫性高波幅 δ 波活动，中央颞区可见少量 δ 刷，连续图形持续时间短；

B. TA 图形：aEEG 绿色箭头处所对应的原始脑电图，IBI 3 秒（绿色箭头所示）。

## （二）PMA 26 周背景活动 -2

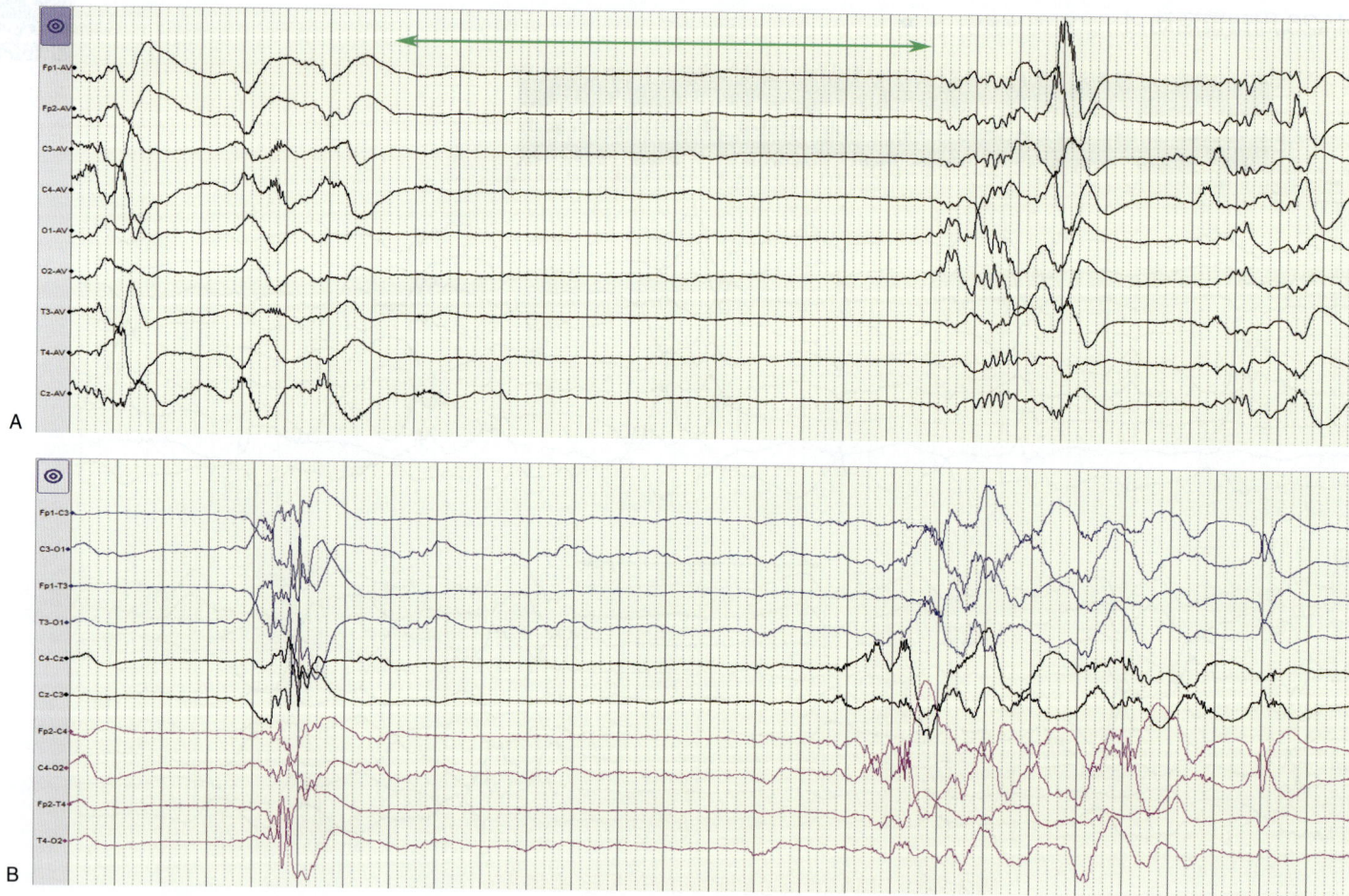

**图 3-3-4　PMA 26 周非连续图形（视频 3-3-2）**

A. 非连续图形（TD 图形）：IBI 13 秒（绿色箭头所示）（平均导联显示）；B. 双半球生理波形同步暴发（走纸速度 20mm/s，左右双极导联显示）。

## （三）PMA 28 周背景活动 -1

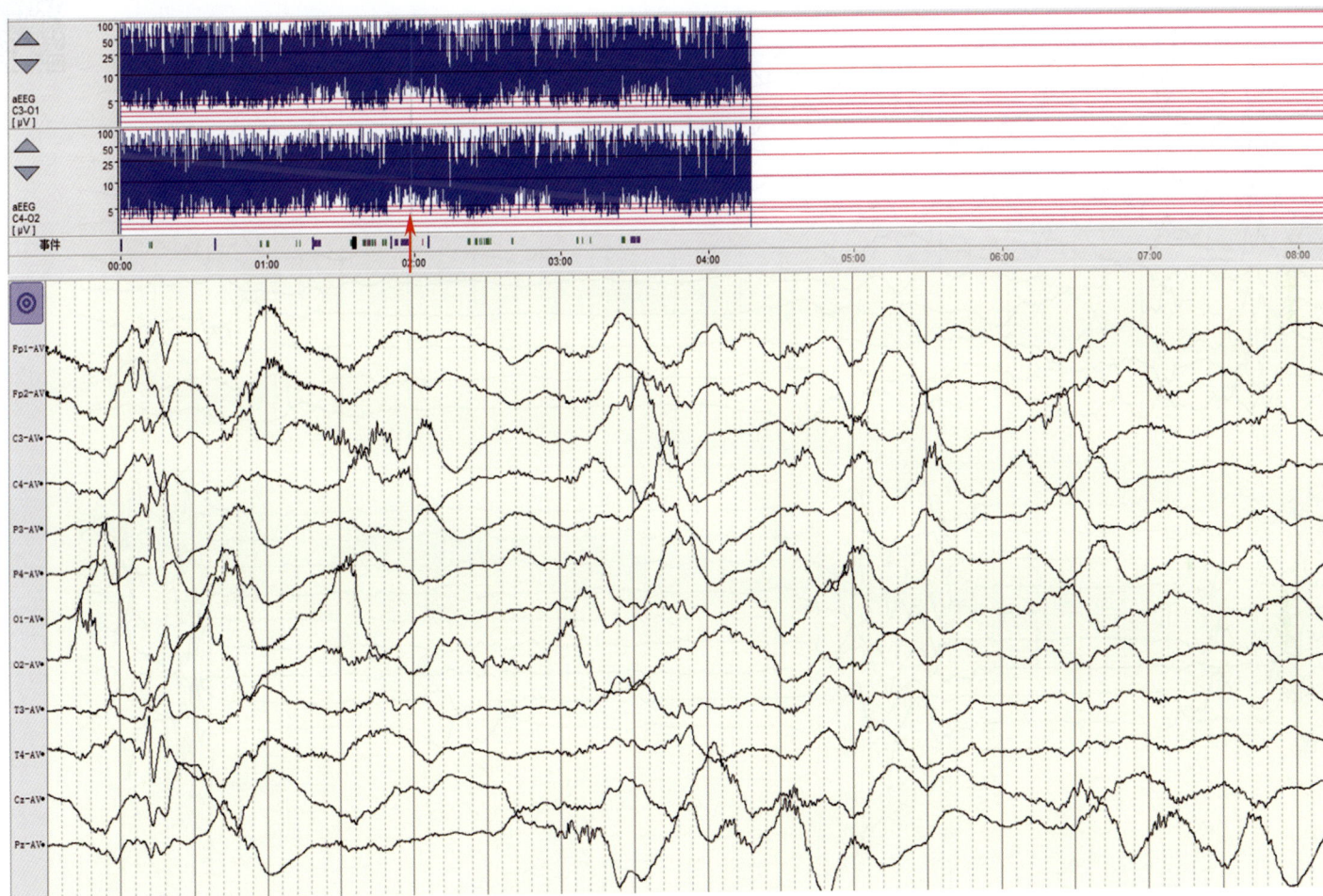

图 3-3-5　PMA 28 周连续图形（视频 3-3-3）

连续图形：aEEG 红色箭头处所对应的原始脑电图，弥漫性 δ 波、δ 刷活动（灵敏度 10μV/mm，平均导联显示）。

（四）PMA 28 周背景活动 -2

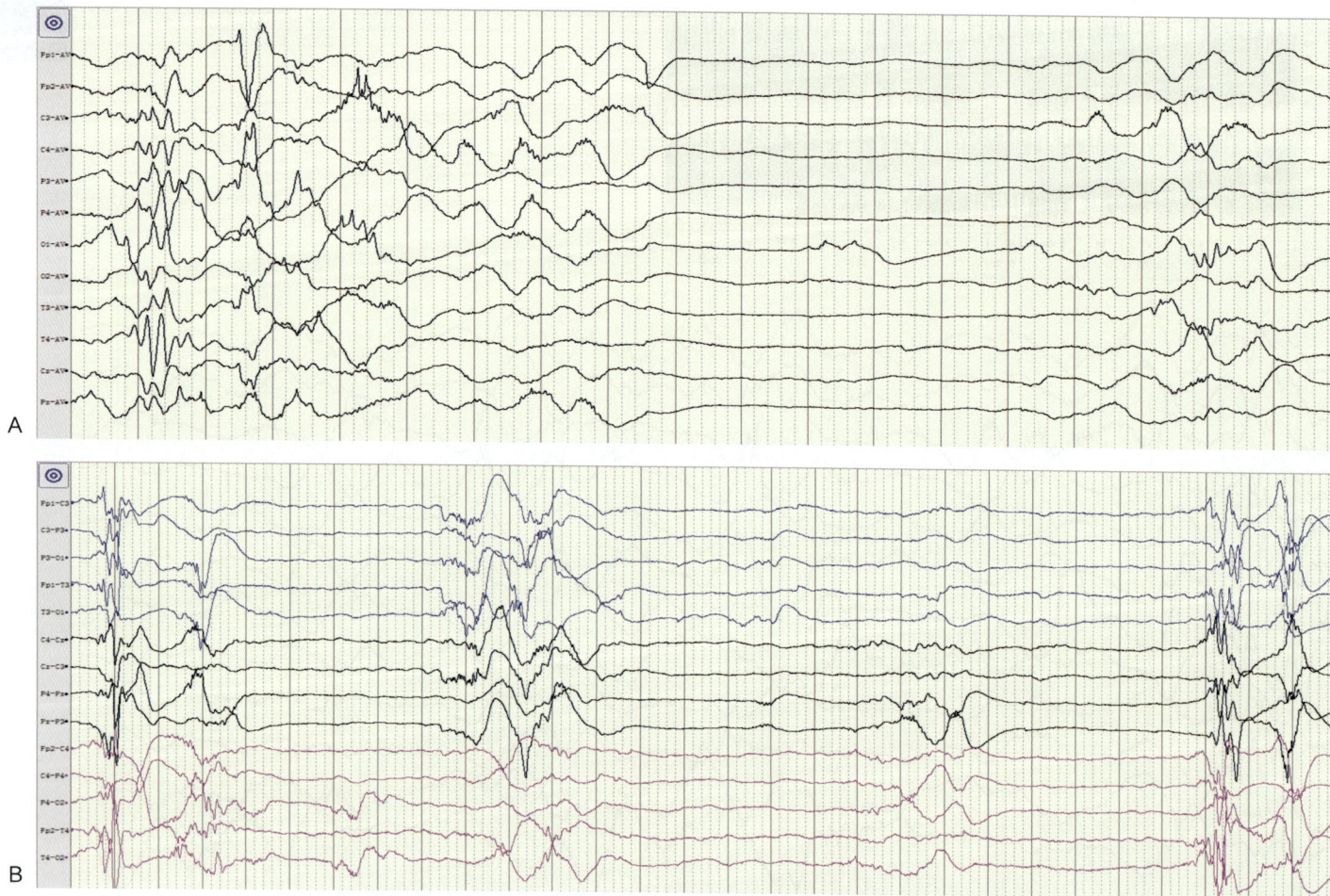

视频 3-3-4

图 3-3-6    PMA 28 周非连续图形(视频 3-3-4)

A. QS 期,非连续图形(灵敏度 10μV/mm,平均导联显示); B. QS 期,非连续图形,双半球脑电活动同步暴发(灵敏度 10μV/mm,走纸速度 20mm/s,双极导联显示)。

## （五）PMA 30 周背景活动 -1

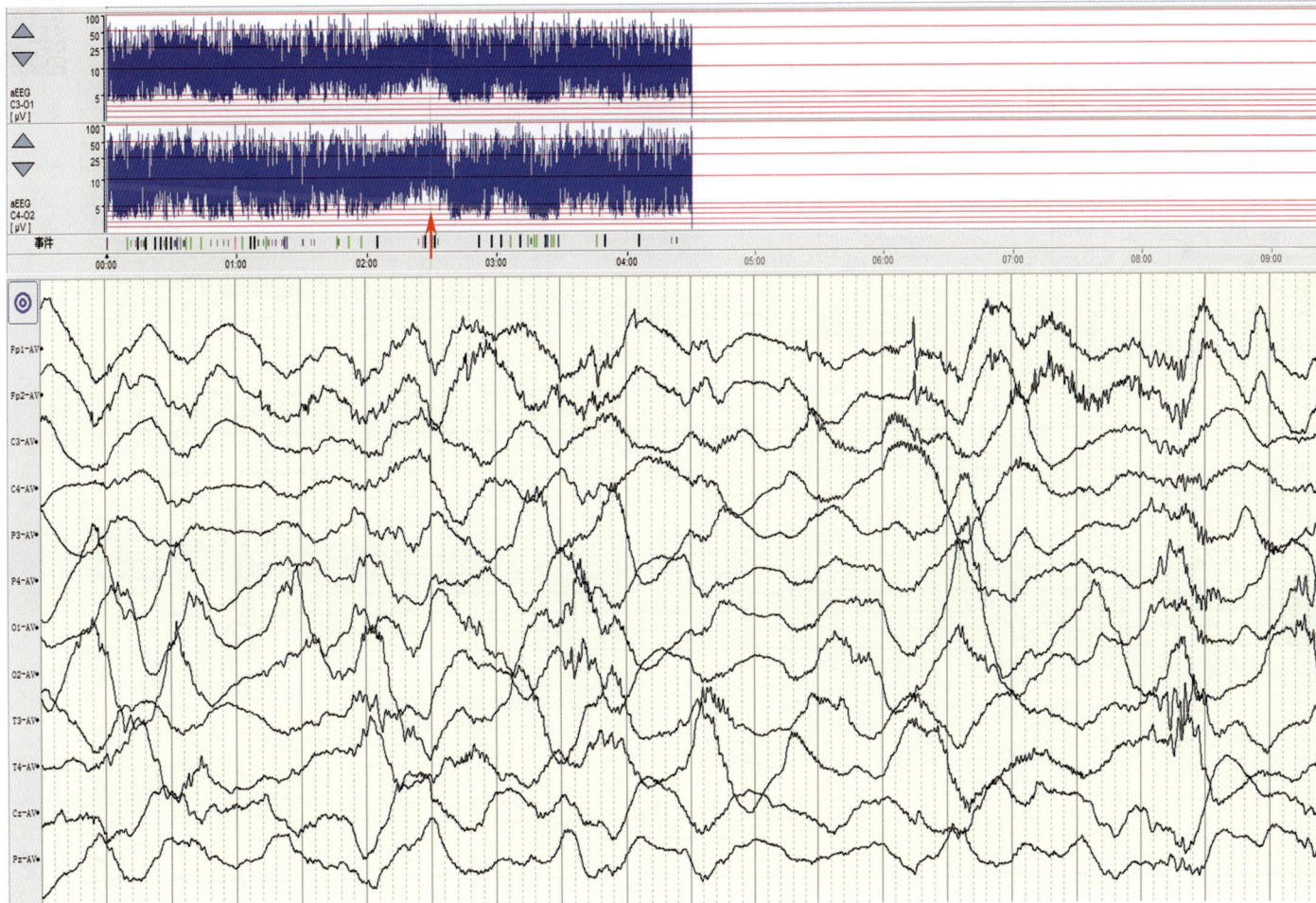

图 3-3-7　PMA 30 周连续图形（视频 3-3-5）

连续图形：aEEG 红色箭头处所对应的原始脑电图，弥漫性 δ 波、δ 刷波活动。

## （六）PMA 30 周背景活动 -2

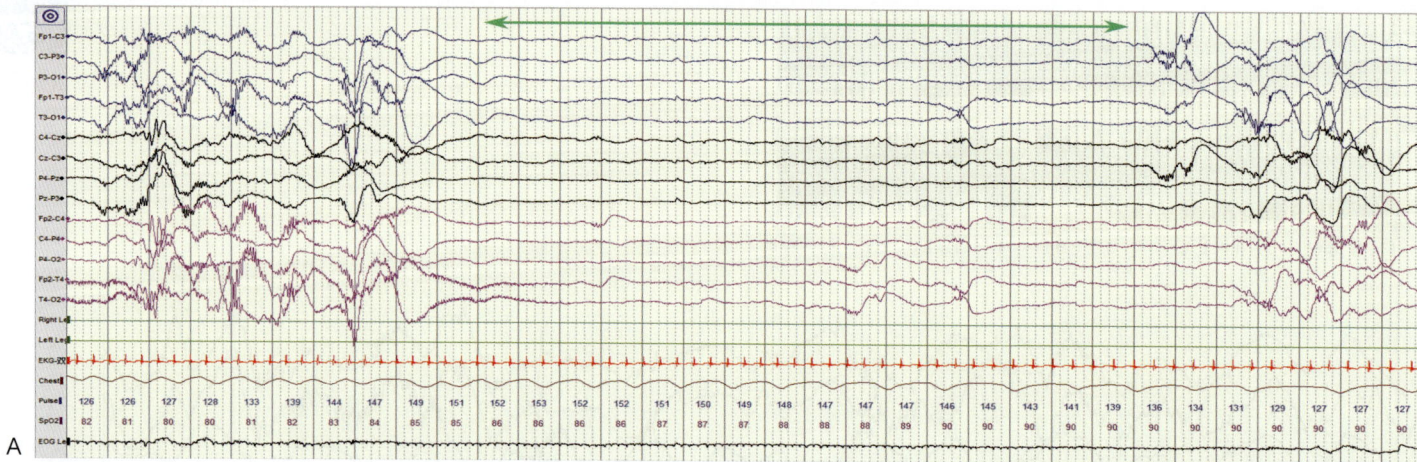

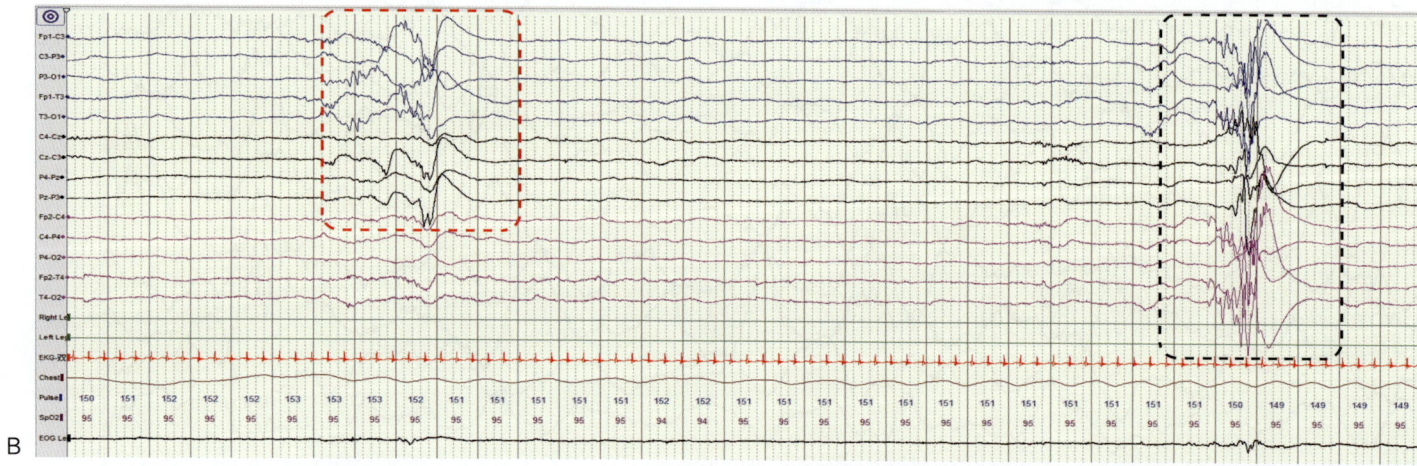

图 3-3-8　PMA 30 周非连续图形（视频 3-3-6）

A. IBI 17 秒（绿色箭头所示）；B. 双半球脑电活动非同步（红色虚线框所示）与同步暴发（黑色虚线框所示）（左右双极纵联 + 多导图显示，走纸速度 20mm/s）。

（七）PMA 32 周背景活动 -1

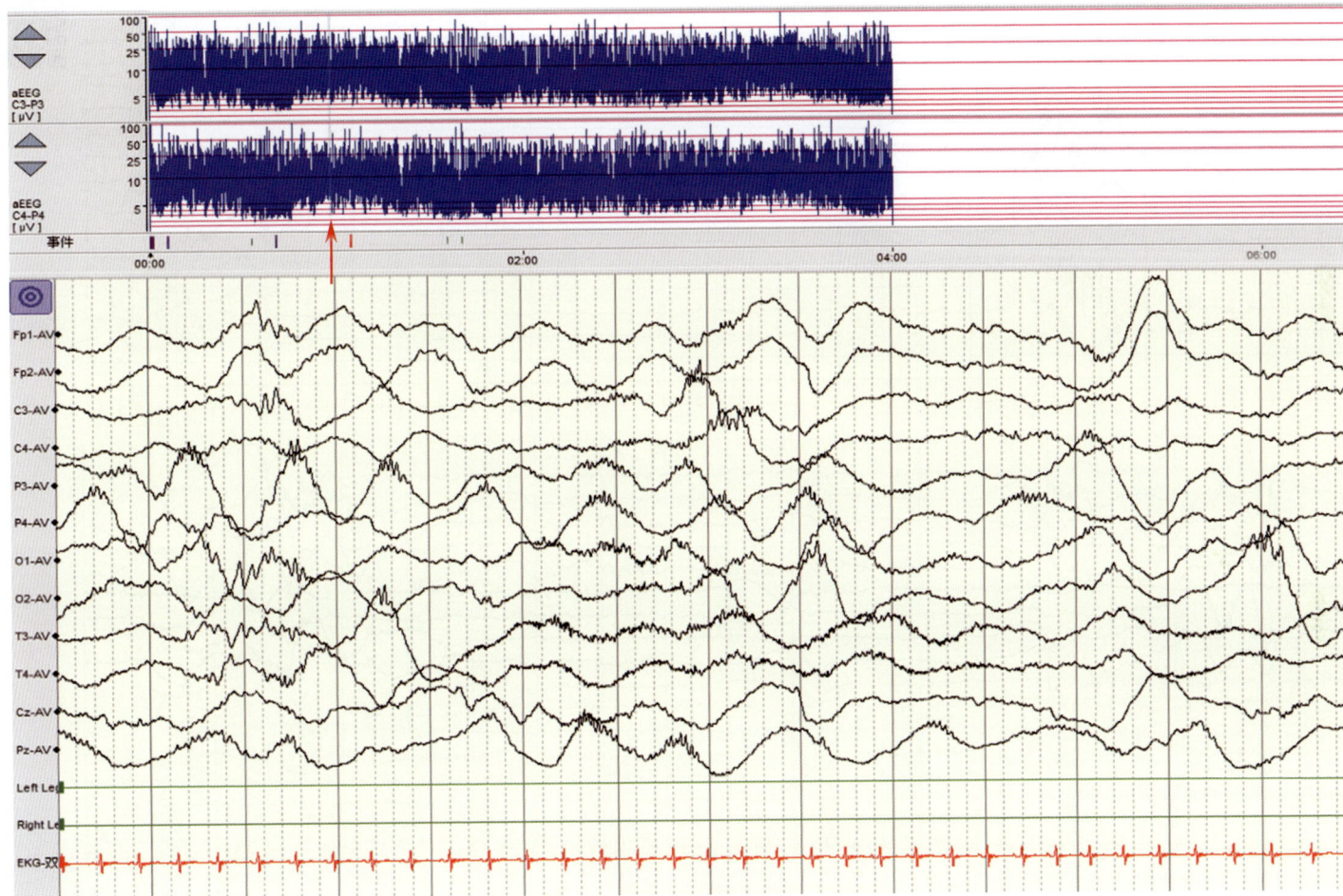

图 3-3-9　PMA 32 周连续图形（视频 3-3-7）

AS 期，连续图形：aEEG 红色箭头处所对应的原始脑电图，弥漫性 δ 波、δ 刷活动，后头部相对显著（平均导联显示）。

## （八）PMA 32 周背景活动 -2

视频 3-3-8

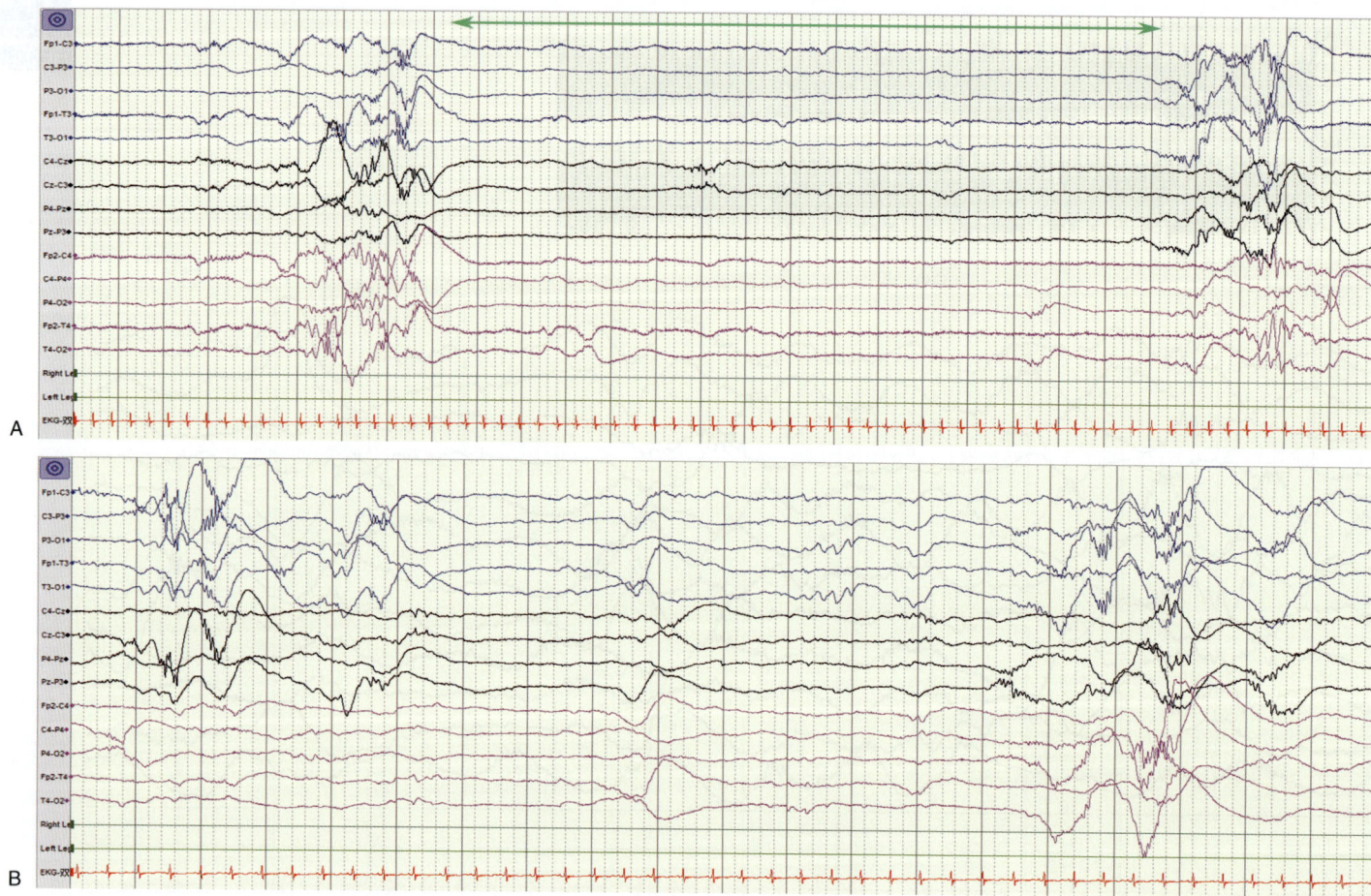

图 3-3-10　PMA 32 周非连续图形（视频 3-3-8）

A. QS 期，TD 图形：IBI 最长 15 秒（绿色箭头所示）（左右双极纵联显示，走纸速度 20mm/s）；B. QS 期，TD 图形：左右半球脑电活动非同步与同步暴发（左右双极纵联显示）。

## (九) PMA 34 周背景活动 -1

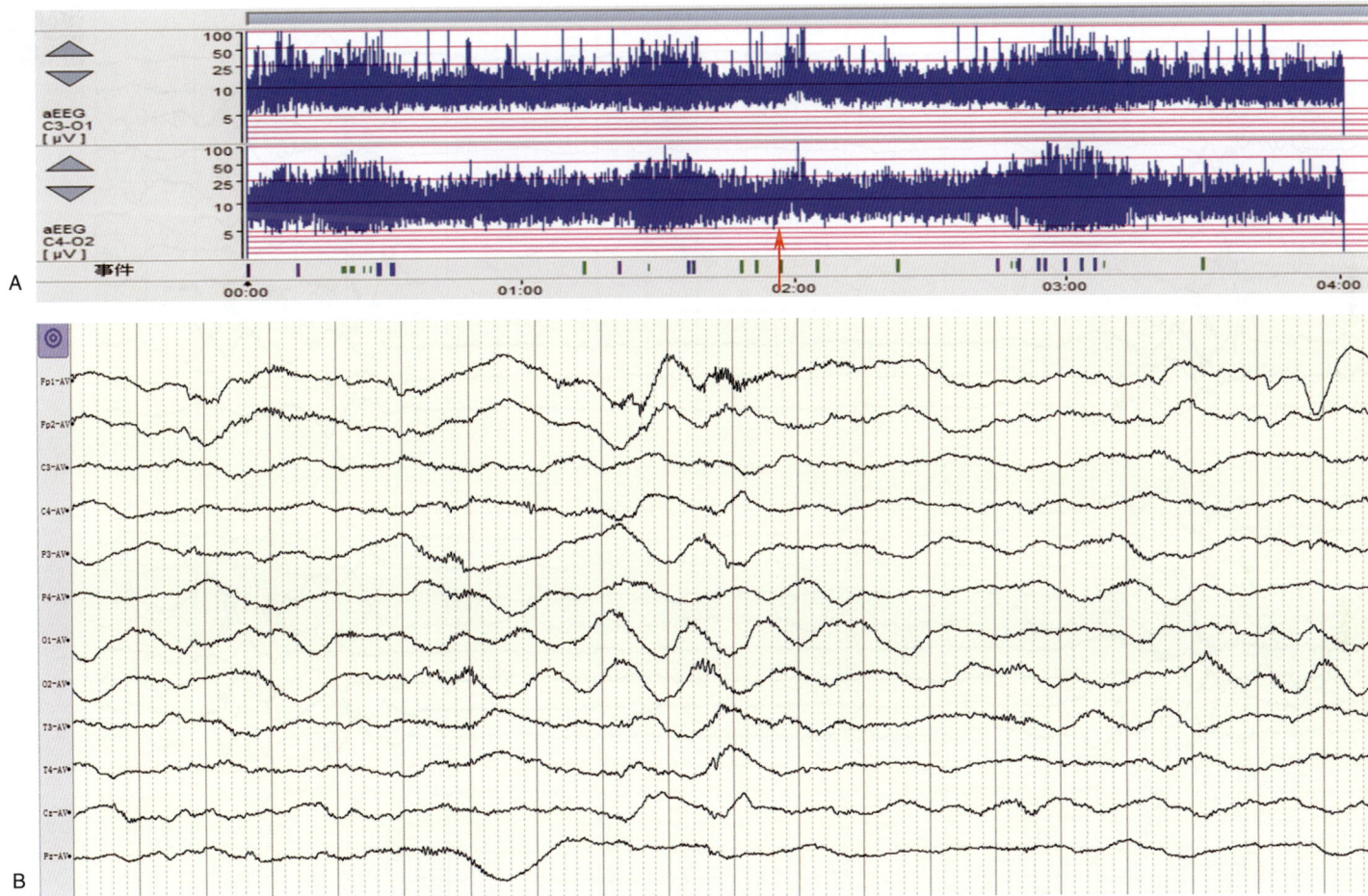

图 3-3-11 PMA 34 周连续图形(视频 3-3-9)

A. aEEG;B. AS 期,aEEG 红色箭头处所对应的原始脑电图,连续图形,双半球弥漫性 δ 波、顶枕区为主的 δ 刷活动(平均导联显示)。

## （十）PMA 34 周背景活动 -2

视频3-3-10

视频 3-3-10

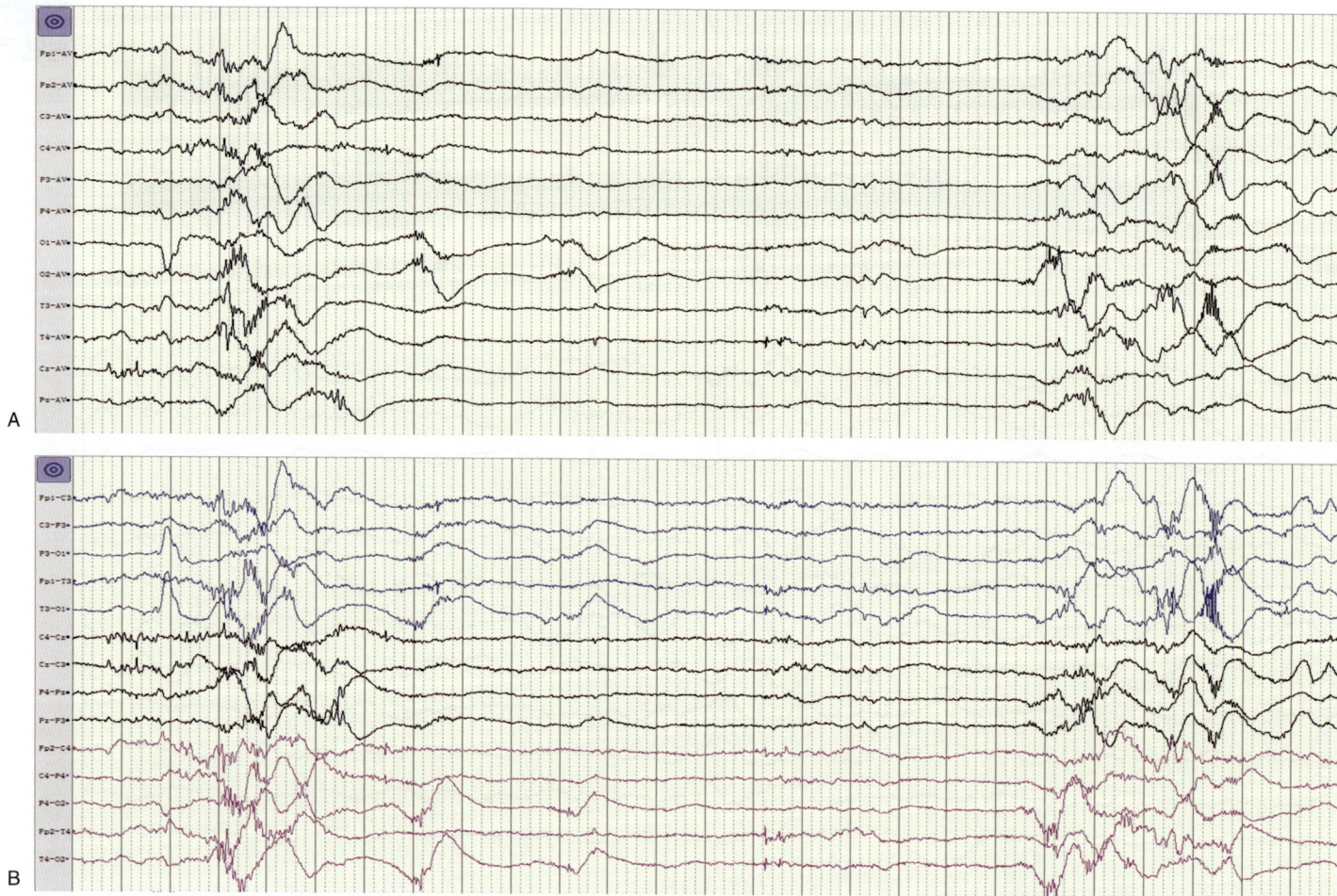

**图 3-3-12　PMA 34 周非连续图形（视频 3-3-10）**

A~B. QS 期，TD 图形，暴发段为双半球弥漫性 δ 波及 δ 刷活动，IBI 3~12 秒，左右半球脑电活动同步暴发。A. 平均导联显示；B. 双极导联显示（走纸速度 20mm/s）。

## （十一）PMA 36 周背景活动 -1

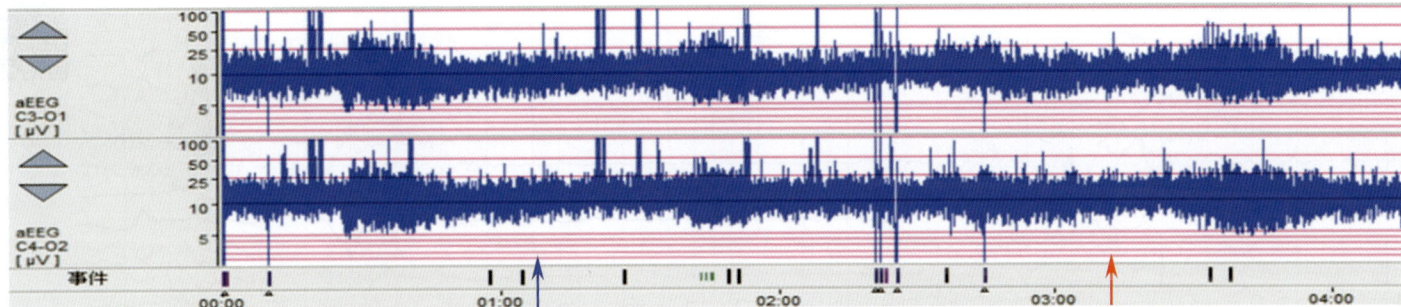

视频 3-3-11

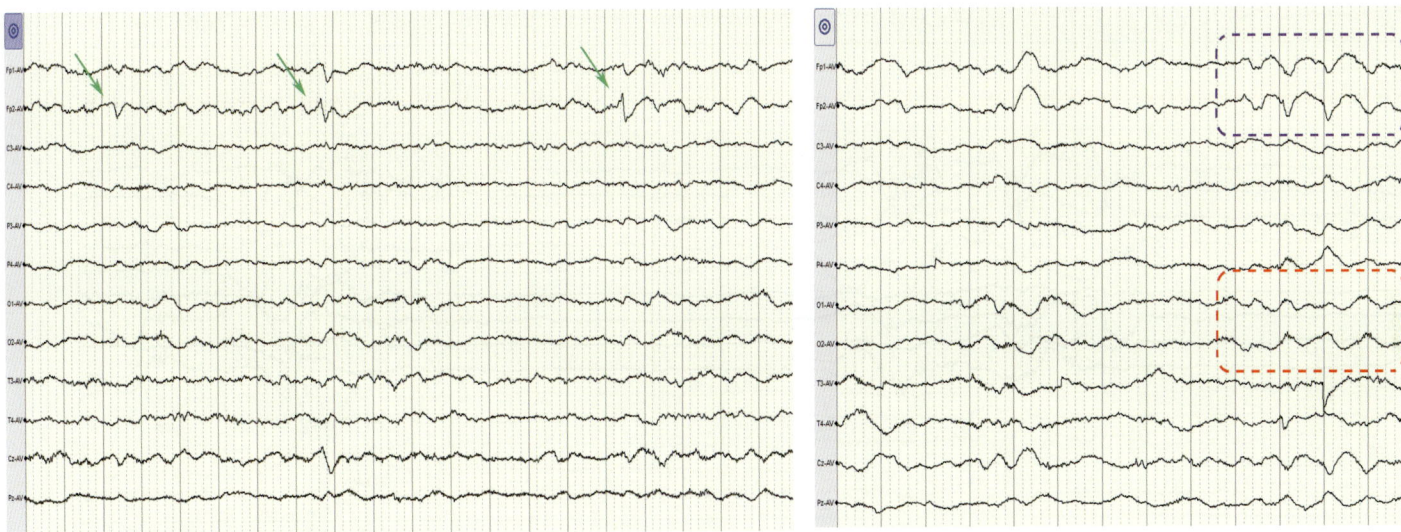

**图 3-3-13　PMA 36 周连续图形（视频 3-3-11）**

A. aEEG；B、C. AS 期，aEEG 红色和蓝色箭头处所对应的原始脑电图，连续图形，可见枕区为主的 δ 刷（红色虚框所示），额区一过性尖波（绿色箭头所示）和前头部非节律性慢波（紫色虚框所示）（平均导联显示）。

## （十二）PMA 36 周背景活动 -2

视频 3-3-12

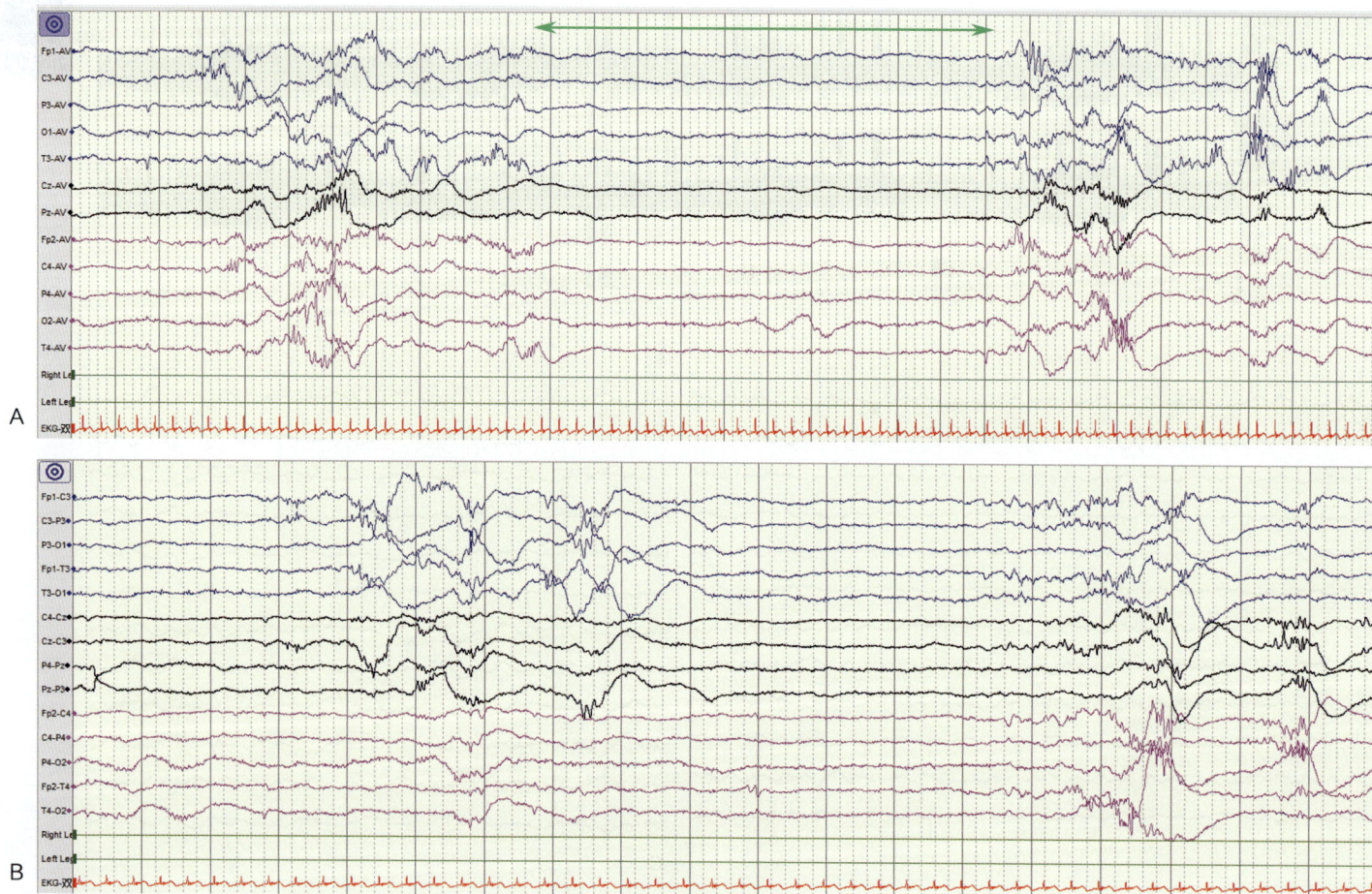

图 3-3-14　PMA 36 周非连续图形（视频 3-3-12）

A. QS 期，TD 图形，IBI 10 秒（绿色箭头所示）（左右平均导联显示，走纸速度 20mm/s）；B. QS 期，TD 图形，双半球脑电活动非同步与同步暴发（左右双极纵联显示，走纸速度 20mm/s）。

## (十三) PMA 38 周背景活动 -1

视频3-3-13

视频 3-3-13

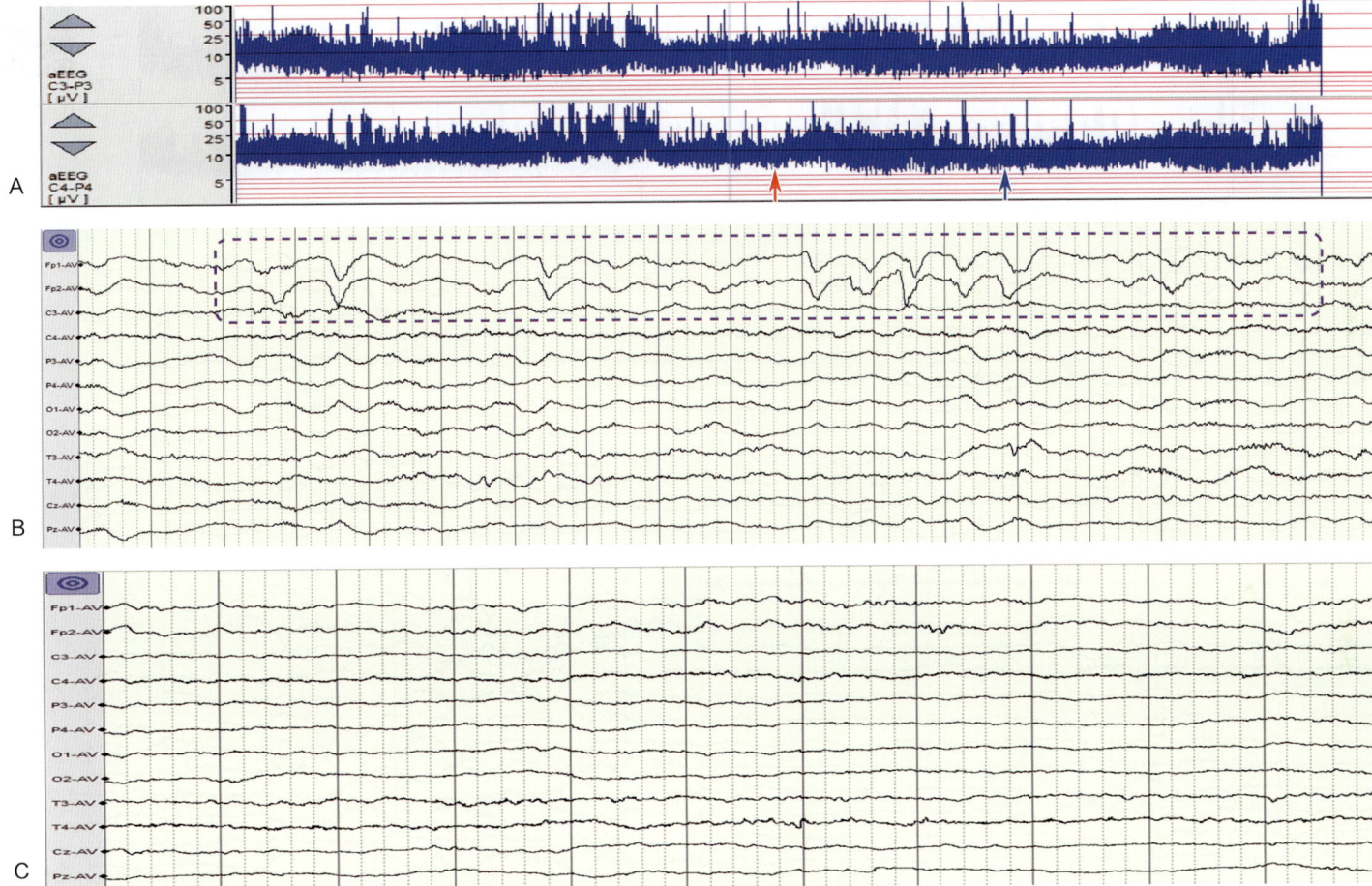

图 3-3-15 PMA 38 周连续图形(视频 3-3-13)

A. aEEG; B. AS 1 期: aEEG 红色箭头处所对应的原始脑电图,额区一过性尖波、前头部非节律性慢波混合存在(紫色虚框); C. AS 2 期: aEEG 蓝色箭头处所对应的原始脑电图,弥漫性低波幅不规律混合频率波活动。

（十四）PMA 38 周背景活动 -2

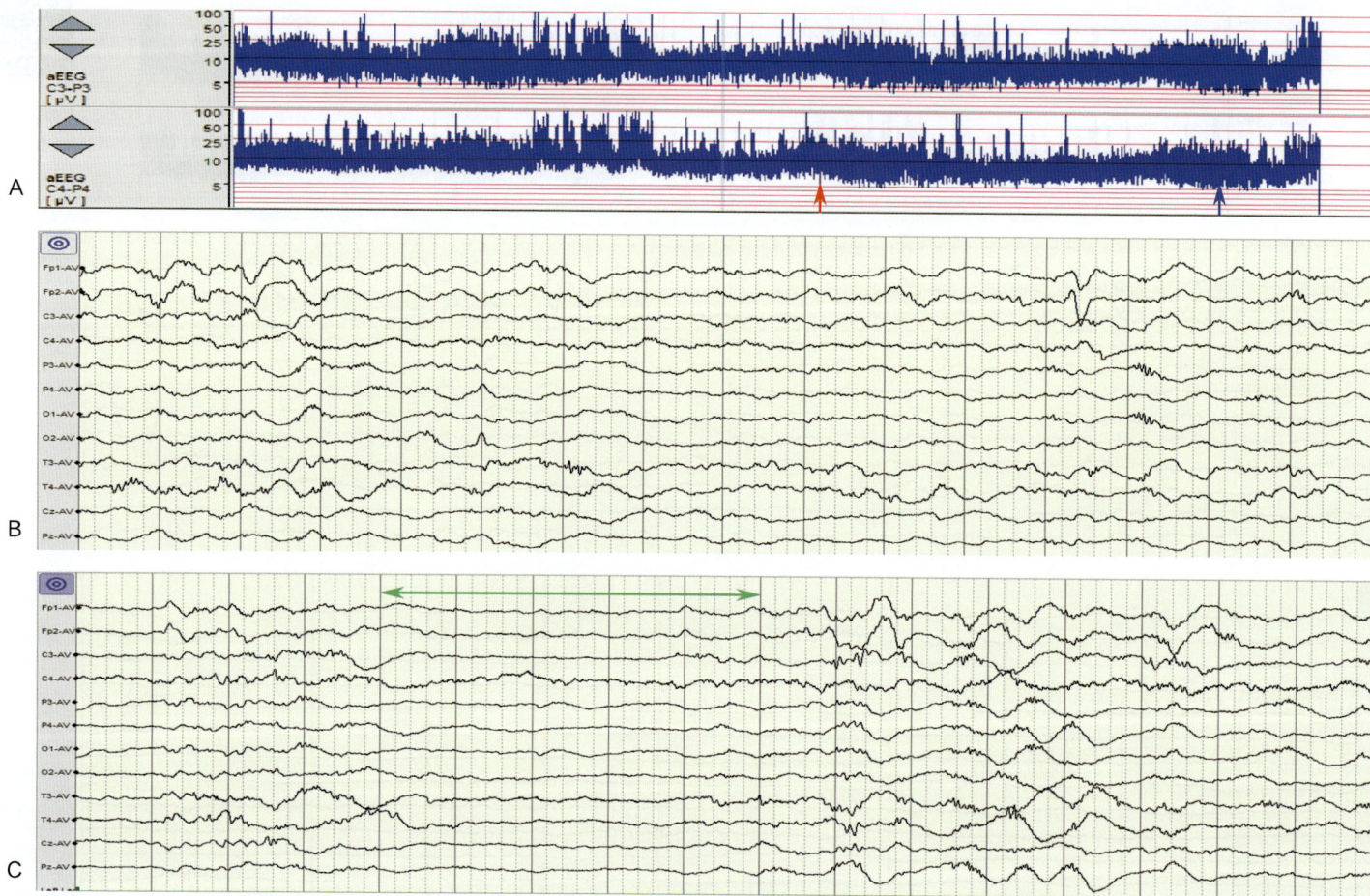

图 3-3-16　PMA 38 周连续图形和交替图形（视频 3-3-14）

A. aEEG；B. QS 1 期：aEEG 红色箭头处所对应的原始脑电图，连续图形，弥漫性中等波幅混合慢波活动为主，后头部少量 δ 刷；C. QS 2 期，aEEG 蓝色箭头处所对应的原始脑电图，TA 图形，IBI 5 秒（绿色箭头所示）（平均导联显示）。

（十五）PMA 40 周背景活动 -1

视频3-3-15

视频 3-3-15

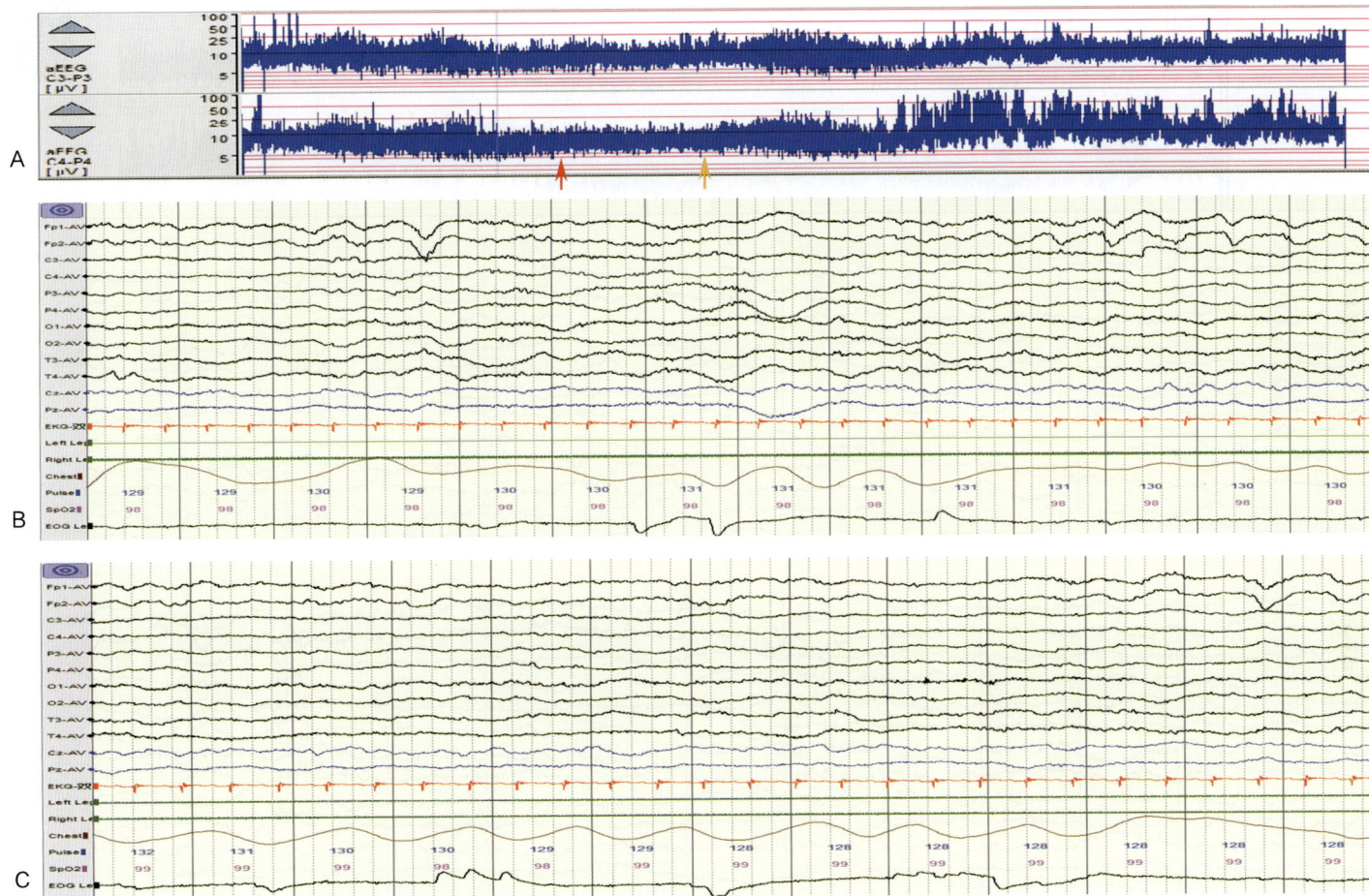

图 3-3-17　PMA 40 周连续图形（视频 3-3-15）

A. aEEG；B. AS 1 期：aEEG 黄色箭头处所对应的原始脑电图，额区一过性尖波、前头部非节律性慢波混合存在；C. AS 2 期：aEEG 红色箭头处所对应的原始脑电图，弥漫性低波幅不规律混合频率波活动。

## （十六）PMA 40 周背景活动 -2

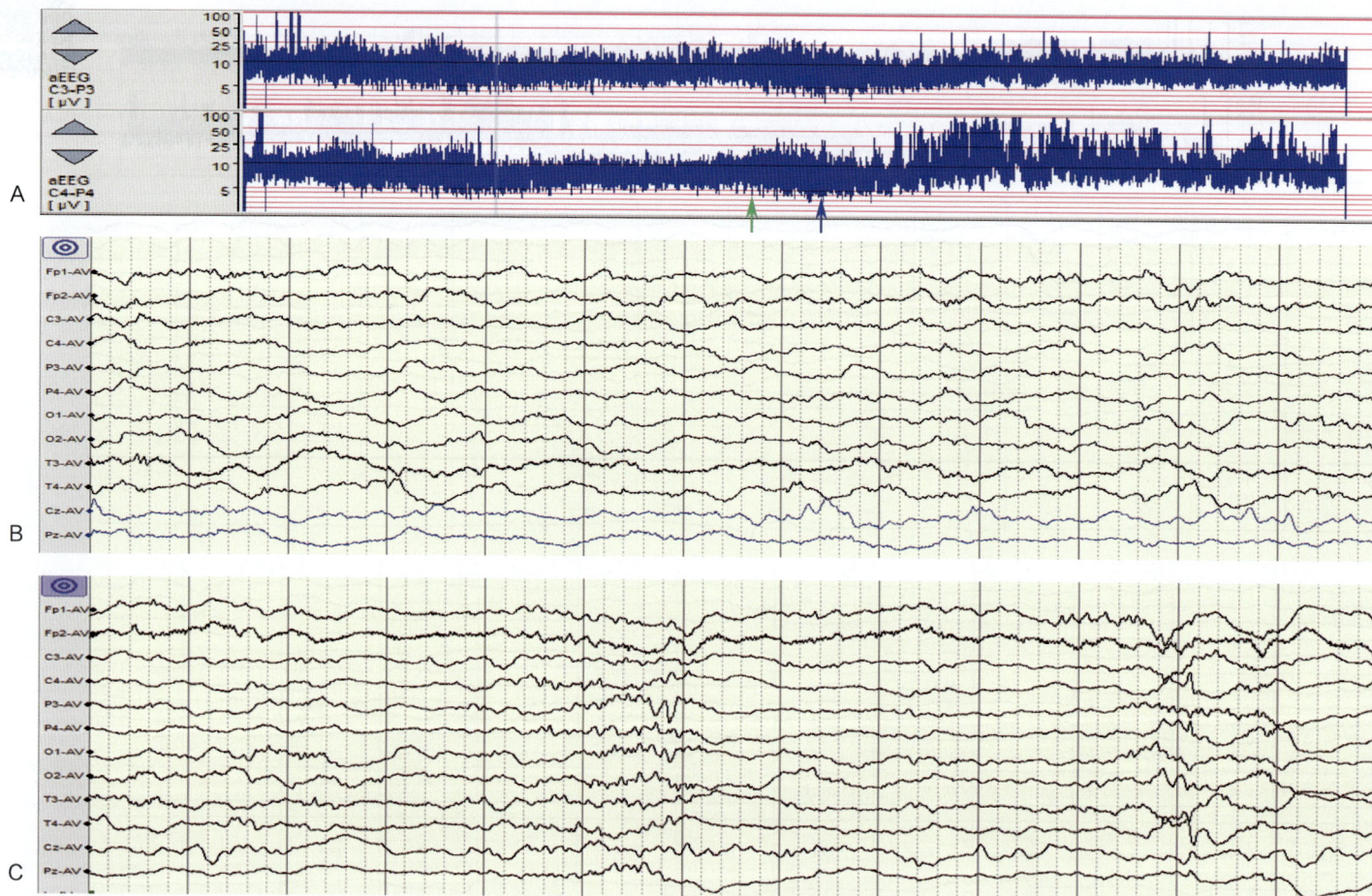

视频 3-3-16

图 3-3-18　PMA 40 周连续图形和交替图形（视频 3-3-16）

A. aEEG；B. QS 1 期，aEEG 绿色箭头处所对应的原始脑电图，连续图形：弥漫性中等波幅混合慢波活动；C. QS 2 期，aEEG 蓝色箭头处所对应的原始脑电图，交替图形，IBI 多在 4 秒内。

## （十七）PMA 42 周背景活动 -1

视频 3-3-17

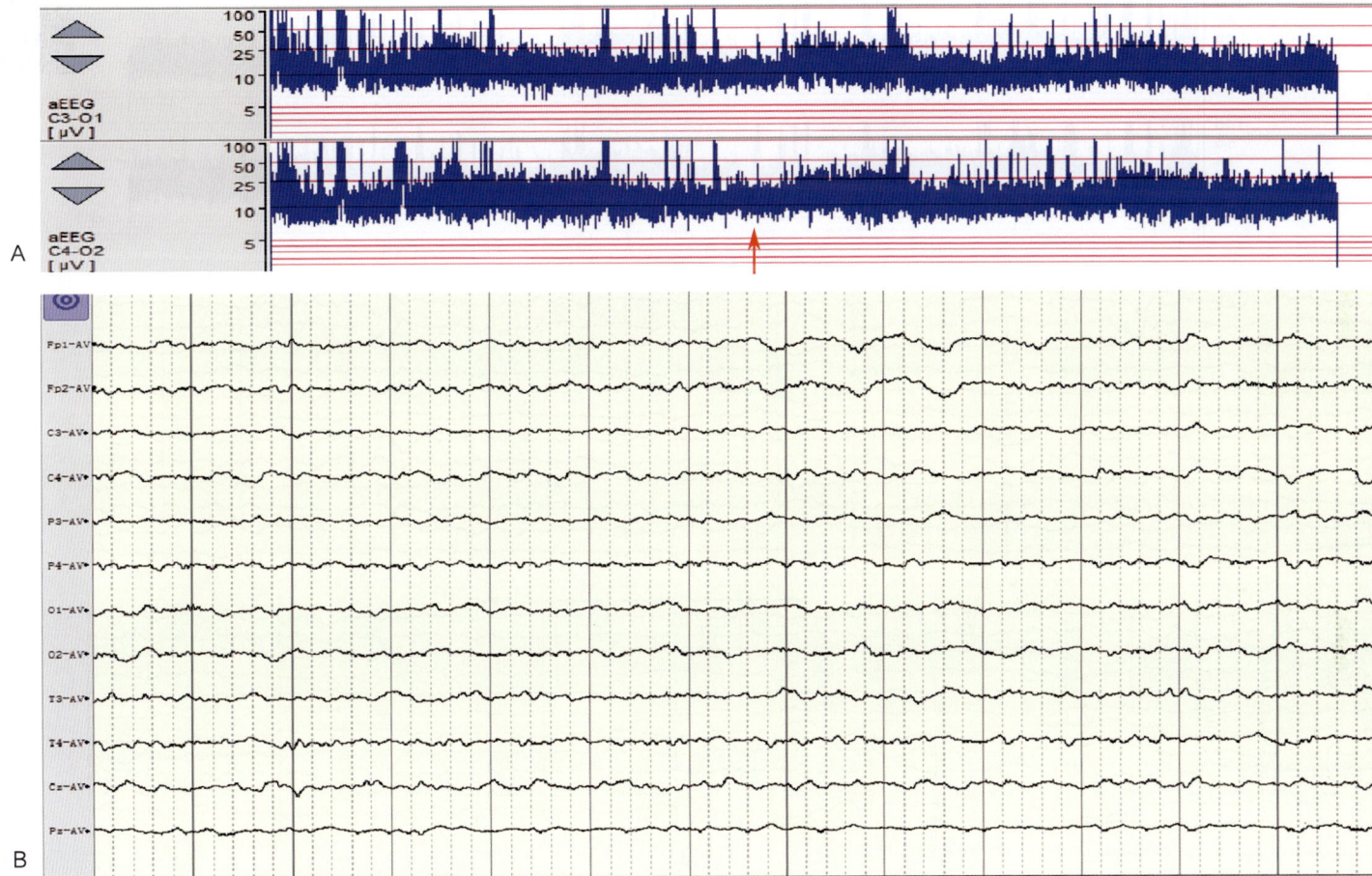

**图 3-3-19　PMA 42 周 AS 期（视频 3-3-17）**

A. aEEG；B. AS 期，aEEG 红色箭头处所对应的原始脑电图；清醒期及 AS 期均为连续图形，弥漫性低 - 中波幅混合慢波活动为主，可见前头部非节律性慢波和额区一过性尖波，多见于睡眠转换期。

## （十八）PMA 42 周背景活动 -2

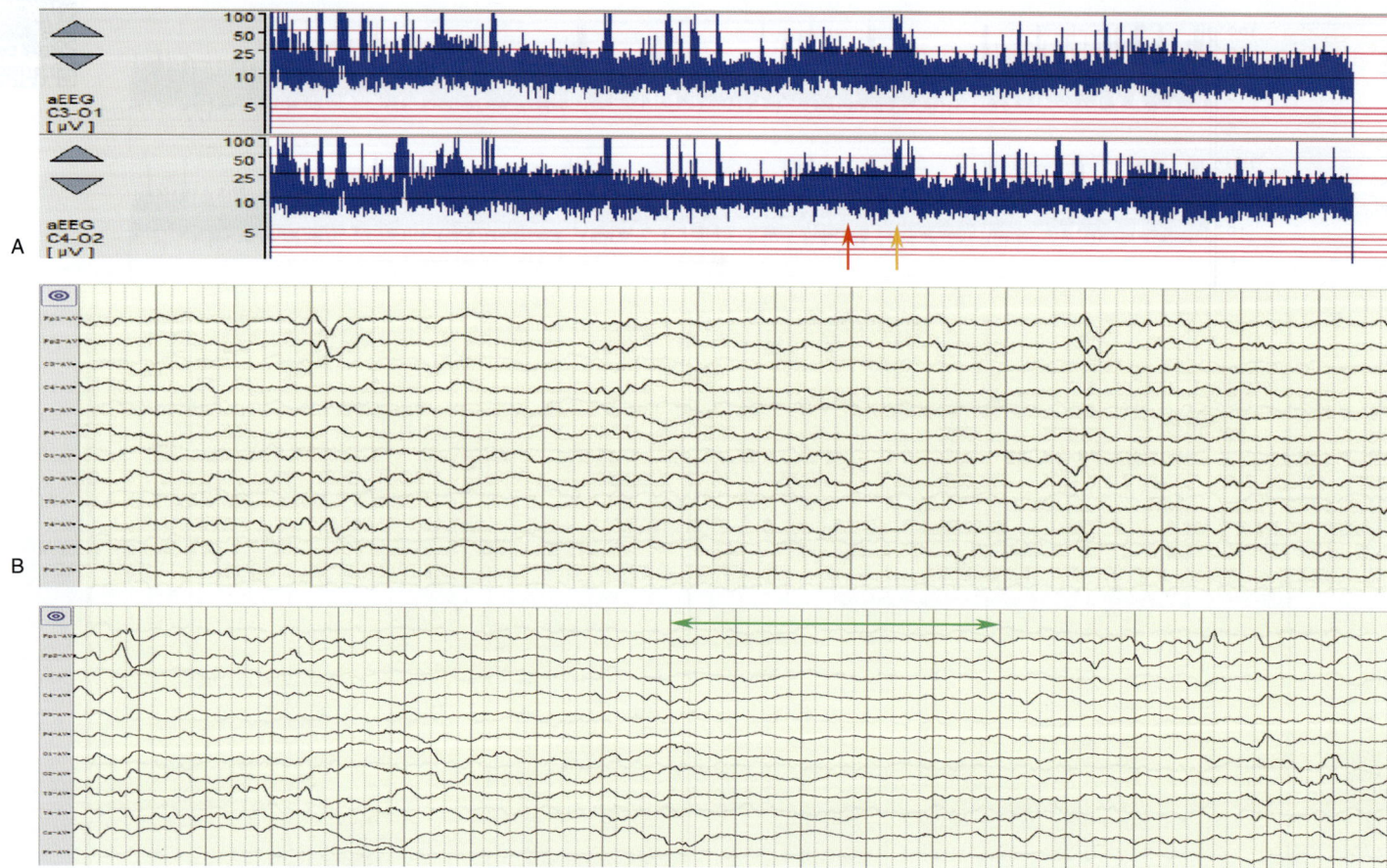

视频 3-3-18

图 3-3-20　PMA 42 周 QS 期（视频 3-3-18）

A. aEEG；B. QS 1 期，aEEG 红色箭头处所对应的原始脑电图，连续图形；C. QS 2 期，aEEG 黄色箭头处所对应的原始脑电图，交替图形，IBI 4 秒（如图绿色箭头所示）。

（十九）PMA 44 周背景活动 -1

视频 3-3-19

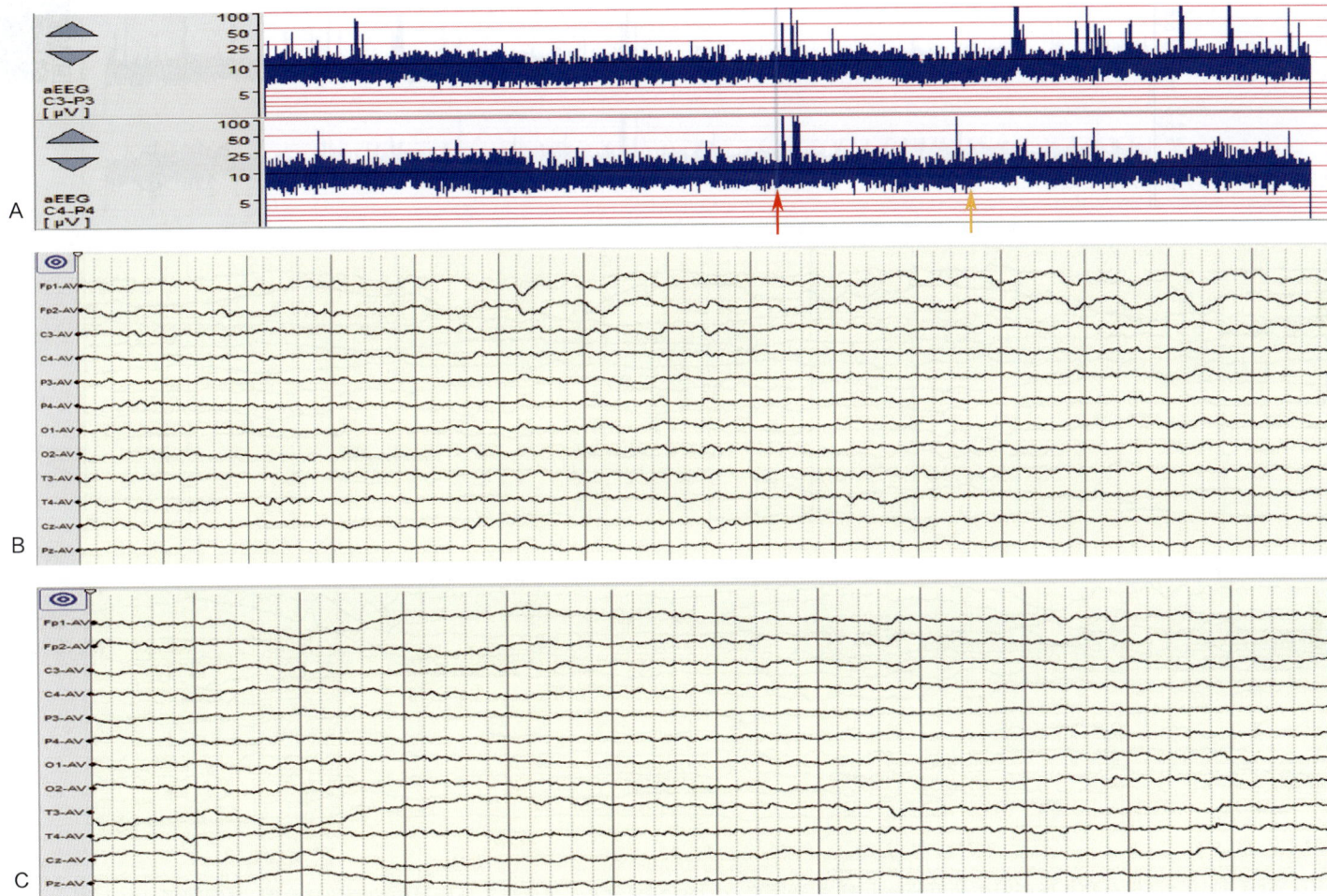

图 3-3-21　PMA 44 周 AS 期（视频 3-3-19）

A. aEEG；B. AS 1 期，aEEG 红色箭头处所对应的原始脑电图；C. AS 2 期，aEEG 黄色箭头处所对应的原始脑电图；B、C 均为连续图形。

## （二十）PMA 44 周背景活动 -2

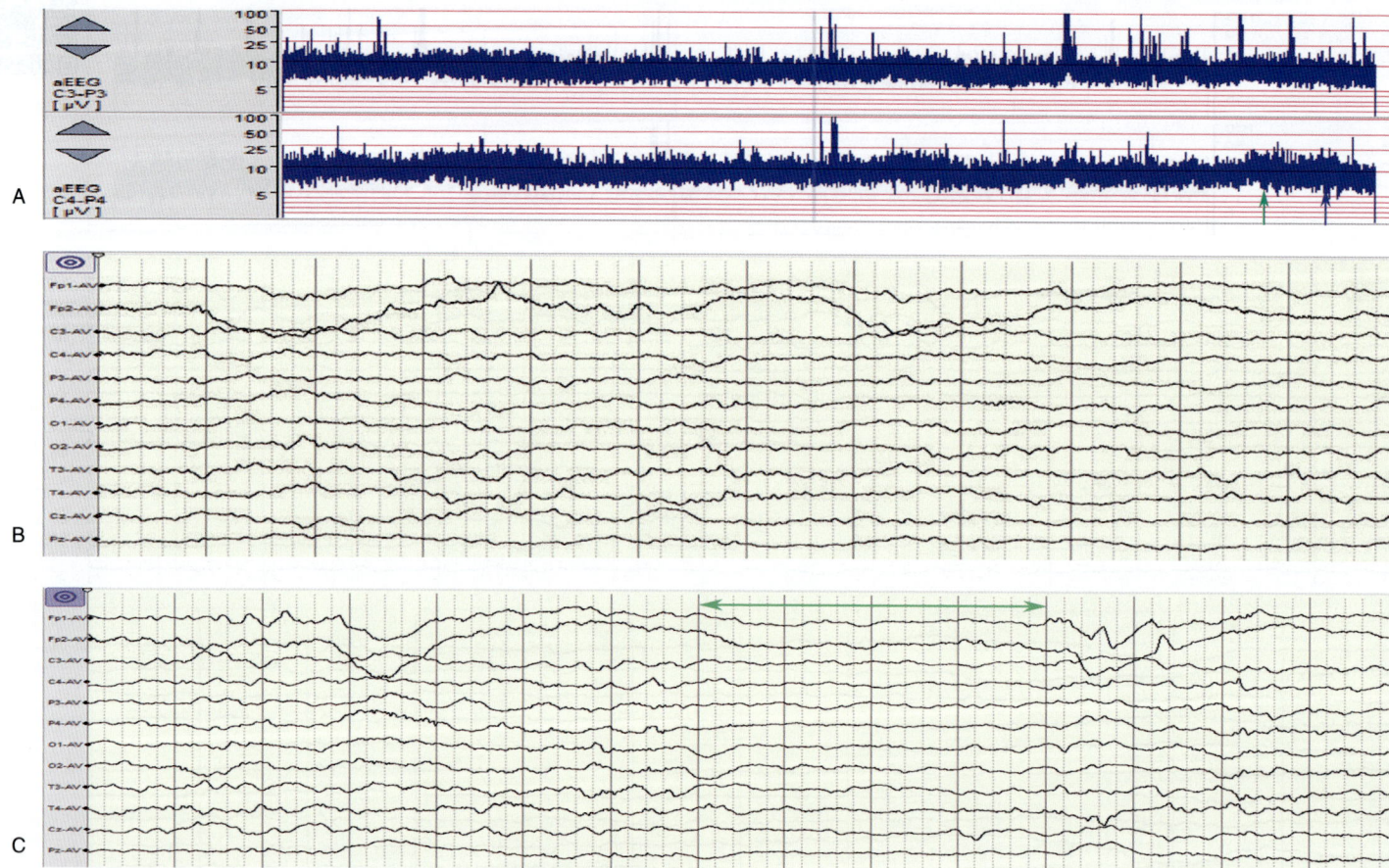

视频 3-3-20

**图 3-3-22　PMA 44 周 QS 期（视频 3-3-20）**

A. aEEG；B. QS 1 期，aEEG 绿色箭头处所对应的原始脑电图，连续图形；C. QS 2 期，aEEG 蓝色箭头处所对应的原始脑电图，交替图形，IBI 4 秒。

（田艺丽）

# 第四章

# 异常新生儿脑电图与新生儿惊厥

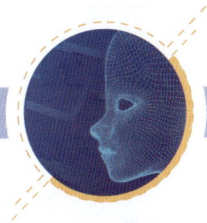

## 第一节　异常新生儿脑电图

在新生儿期各种原因导致脑功能异常或脑结构性损伤时,大脑神经元正常电活动都会发生改变,甚至对发育中的大脑产生不可逆转的伤害。在过去的十年中,除了临床观察外,利用神经功能监测和先进的神经影像学技术,新生儿脑损伤的检测和病因分类方面取得了巨大的进展。特别是连续脑电图(cEEG)监测作为一种敏感的监测手段,可以反映脑损伤的严重程度及恢复情况,提高了脑损伤的发现率,是新生儿神经重症监护病房必备的脑功能监护工具之一。

大量的研究发现,在损伤的不同时期,因炎症因子的释放、血流动力学改变、各种治疗手段等多种因素,细胞的死亡及修复、神经递质的释放、神经元电活动等方面都发生着持续的动态变化。因此,在损伤的急性期、亚急性期、慢性恢复期,不同阶段脑电活动会有明显不同的表现。虽然有些脑电活动的改变与脑损伤发生机制有一些规律可循,但每个患儿本身发育成熟度、脑损伤严重程度、治疗过程等多种因素都有差异,因此,每一位患儿的整个病程的脑电活动变化也是各有不同。

评估患儿脑功能损伤严重程度,必须综合考虑患儿的病史、发育情况及其他辅助检查,并准确解读每一次的脑电图结果。单次早期的 EEG 监测是无法推测患儿的预后的。比如,首次脑电图活动严重异常的患儿通过积极有效治疗,短期内脑电活动恢复较好,大多数预后相对好;但即使首次脑电图活动为轻度或中度异常,若多次复查无明显改善,甚至持续恶化的患儿,以后可能会出现不同程度神经精神发育障碍。因此,在临床实践中,我们需要用联系的、发展的、全面的视角来解释患儿每一次的脑电图结果。多次 EEG 监测的价值通常超过单次监测所能提供的信息(图 4-1-1~图 4-1-5)。

## 一、脑损伤后脑电活动改变规律

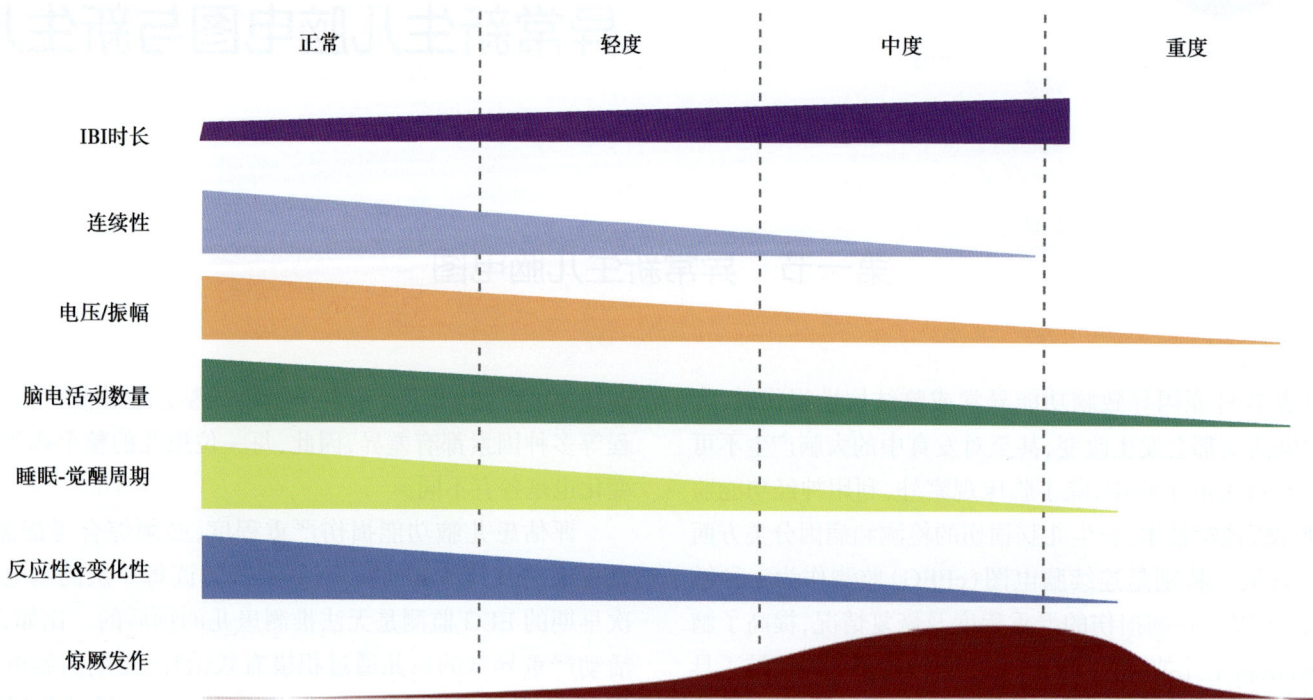

图 4-1-1　不同程度脑损伤,不同维度脑电活动改变

脑损伤发生后,脑电活动从多维度表现出不同程度的异常改变。每个维度的轻重改变有时并不一定完全平行和对等。同时还要结合当时的患儿状态,以及药物和各种治疗手段对脑电的影响。因此,判断 EEG 的严重程度必须辩证综合分析。其中 EEG 背景呈重度异常时,因脑电活动明显减少,电压 / 振幅的严重降低,暴发段图形消失,故 IBI 时长、连续性均无法判断。而睡眠 - 觉醒周期,反应性及变化性则完全消失。

## 二、急性期和慢性期脑电背景活动特点

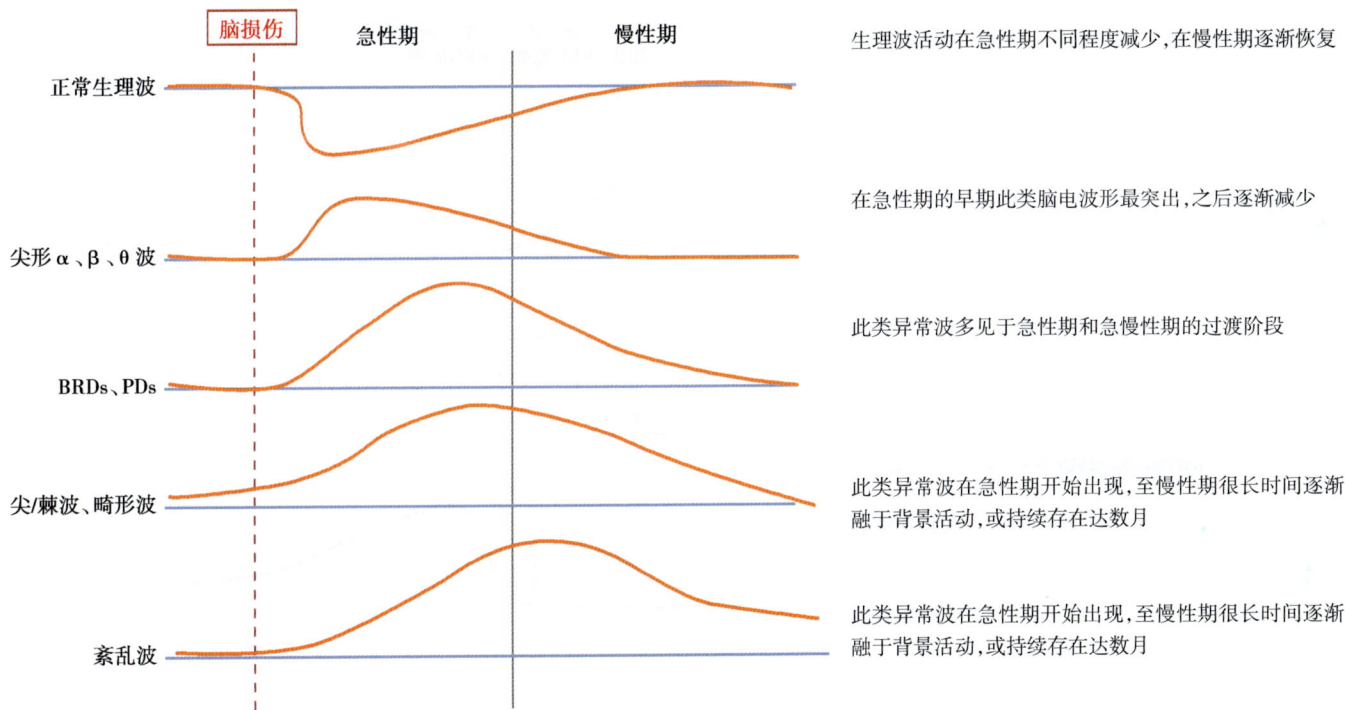

图 4-1-2  急性期和慢性期脑电背景活动特点

脑损伤发生后,随着损伤的结束和神经元修复的开始,急性期和慢性恢复期正常生理性脑电活动及异常脑电活动均发生动态变化。

## 三、通过脑电活动变化推测新生儿脑损伤时间

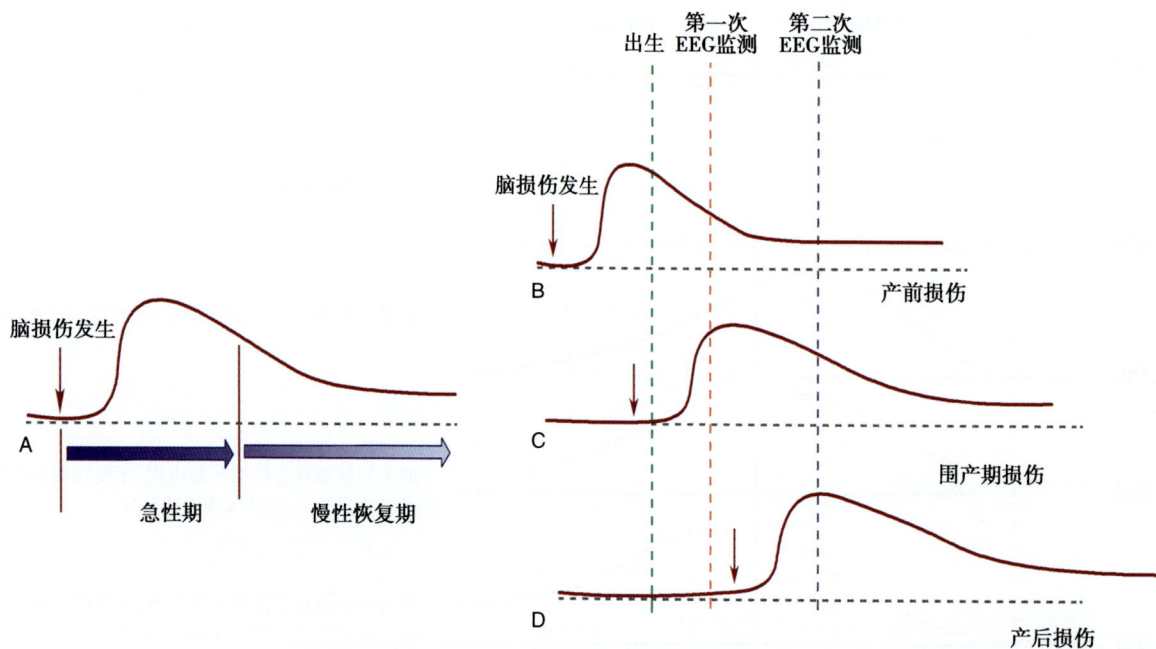

图 4-1-3　通过脑电活动变化推测新生儿脑损伤时间

A.脑损伤后急性期和慢性恢复期脑电活动发生动态变化；B.第一次及第二次EEG监测均呈慢性期改变，推测损伤发生于产前，如宫内持续乏氧等；C.第一次EEG监测为急性期改变，第二次监测呈慢性期改变，推测损伤发生于围产期，如出生窒息等；D.出生后第一次监测为正常，数天后第二次监测出现急性期脑损伤脑电改变，则推测损伤发生于产后。

## 四、不同程度脑损伤后远期脑电活动的恢复

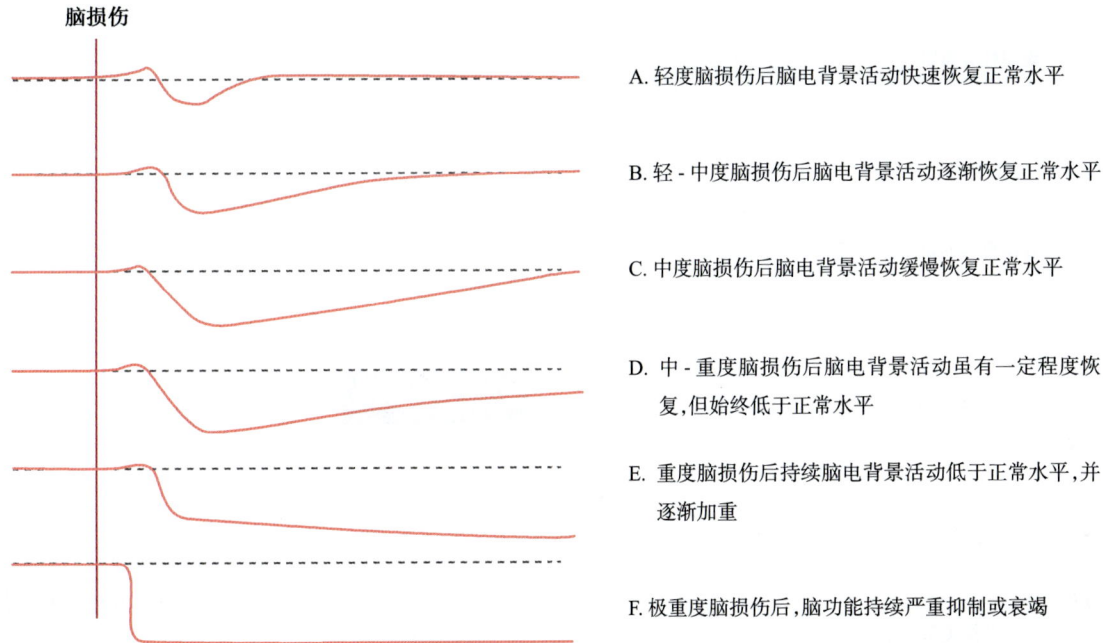

A. 轻度脑损伤后脑电背景活动快速恢复正常水平

B. 轻 - 中度脑损伤后脑电背景活动逐渐恢复正常水平

C. 中度脑损伤后脑电背景活动缓慢恢复正常水平

D. 中 - 重度脑损伤后脑电背景活动虽有一定程度恢复，但始终低于正常水平

E. 重度脑损伤后持续脑电背景活动低于正常水平，并逐渐加重

F. 极重度脑损伤后，脑功能持续严重抑制或衰竭

图 4-1-4　不同程度脑损伤后脑电背景活动恢复不同

如果脑损伤轻微且持续时间短，脑功能可完全恢复；但如果损伤严重或损伤因素持续时间长，则脑电活动就不能完全恢复，甚至持续加重；如果一种损伤是轻微的，但持续的时间很长，可能也会造成不可逆转的脑损伤。

## 五、新生儿异常脑电背景活动分析要素

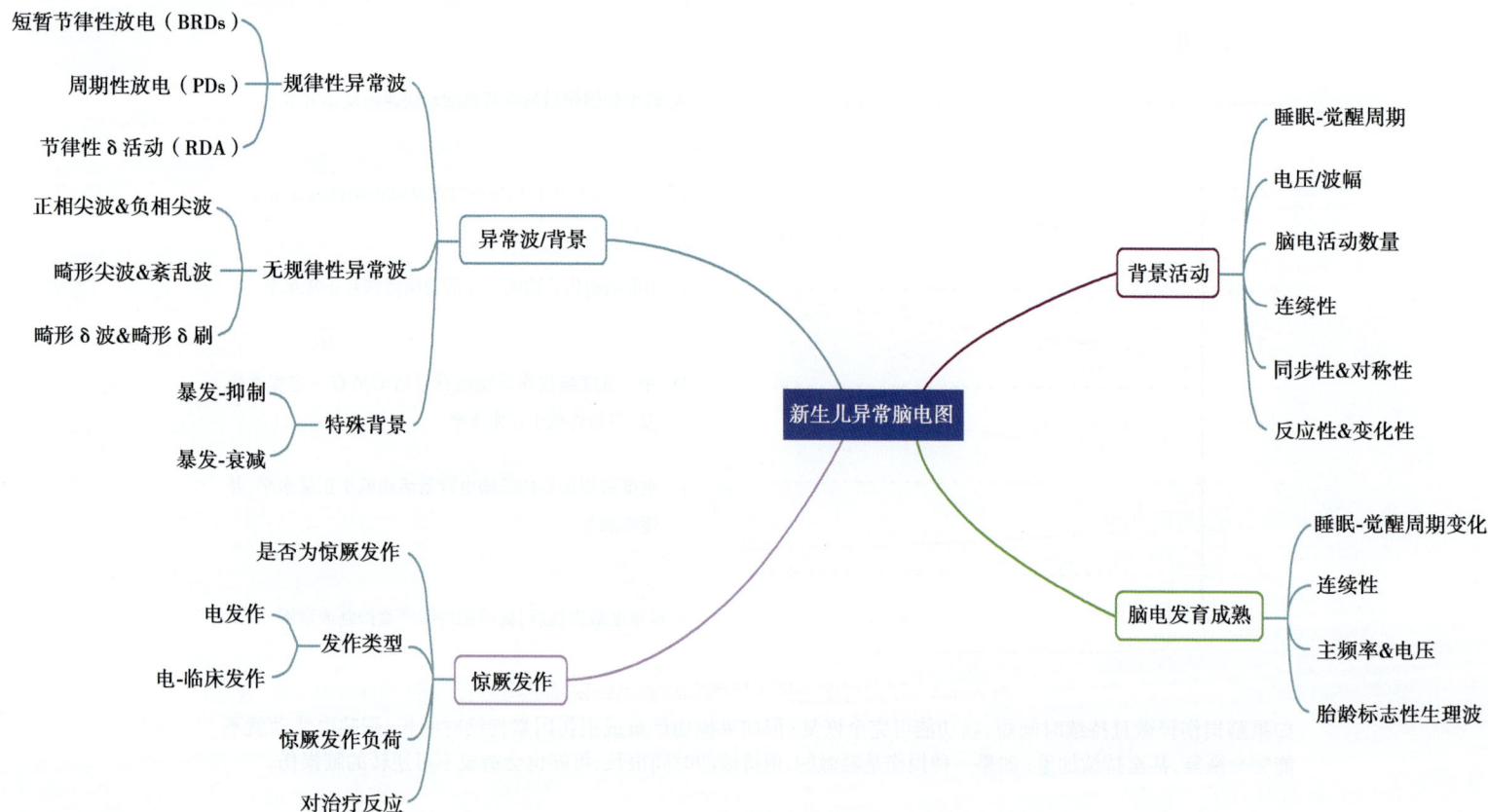

图 4-1-5　新生儿异常脑电背景活动分析要素

（方秀英）

# 第二节　新生儿异常脑电背景活动分析

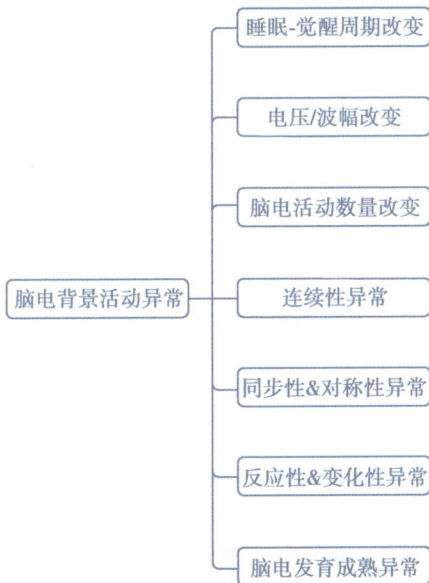

```
                          ┌── 睡眠-觉醒周期改变
                          │
                          ├── 电压/波幅改变
                          │
                          ├── 脑电活动数量改变
                          │
   脑电背景活动异常 ───────┼── 连续性异常
                          │
                          ├── 同步性&对称性异常
                          │
                          ├── 反应性&变化性异常
                          │
                          └── 脑电发育成熟异常
```

图 4-2-1　新生儿异常脑电背景活动分析

　　新生儿脑电背景活动异常可以表现在多个维度,判断脑电背景异常的严重程度是对脑电活动各方面的综合判断的结果,切忌以偏概全。有些严重的背景活动异常,应引起临床医生的高度重视,早期有效干预治疗,可能会改变患儿的预后。连续多次脑电监测可以帮助临床医生判断脑功能损伤程度及恢复情况。

　　新生儿因各种病因造成脑功能损伤后,尽管有时临床及影像学无明显异常,但脑电活动发育成熟仍会受到一定影响。通过睡眠 - 觉醒周期的变化规律、连续性、脑电活动的主频率波及电压、不同胎龄标志性生理波等综合判断,可以评估脑电活动发育成熟是否符合相应的纠正胎龄。对于脑电发育程度的判断更需要动态发展的观念,有些患儿的成熟异常可能是一过性的,随着发育及有效治疗,脑电发育成熟可能会逐渐达到同龄儿水平;而有些患儿存在宫内发育迟缓,即使是无明显脑结构损伤,但脑电发育成熟度可能会持续落后于同龄儿水平(图 4-2-1~ 图 4-2-16)。

# 一、睡眠 - 觉醒周期改变

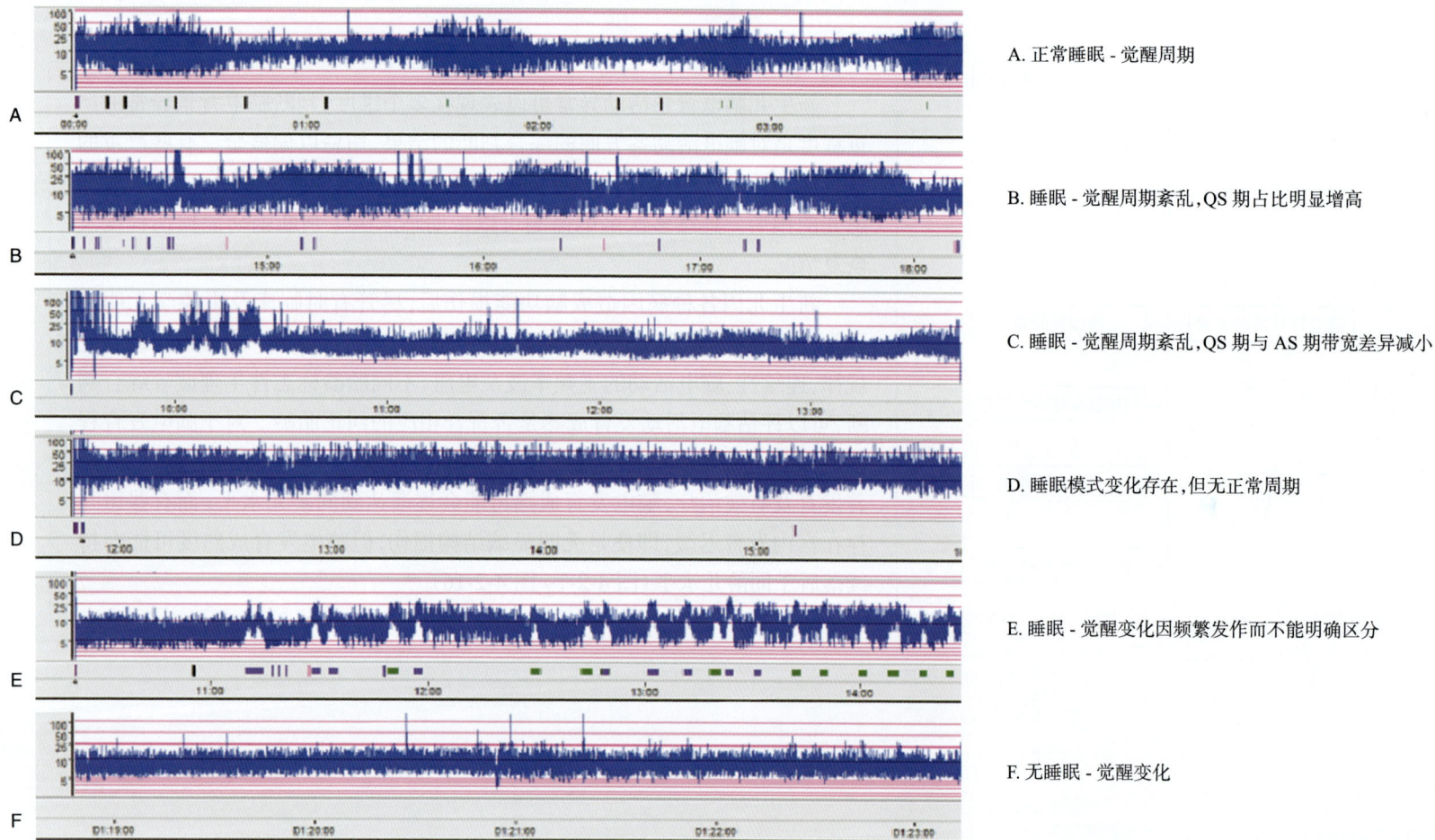

A. 正常睡眠 - 觉醒周期

B. 睡眠 - 觉醒周期紊乱, QS 期占比明显增高

C. 睡眠 - 觉醒周期紊乱, QS 期与 AS 期带宽差异减小

D. 睡眠模式变化存在, 但无正常周期

E. 睡眠 - 觉醒变化因频繁发作而不能明确区分

F. 无睡眠 - 觉醒变化

图 4-2-2　睡眠 - 觉醒周期改变

正常足月儿, 睡眠 - 觉醒周期规律, 宽带期所占比例大致为 30%~50%。A~F. 足月儿不同形式的睡眠 - 觉醒周期改变。

## 二、电压／波幅改变

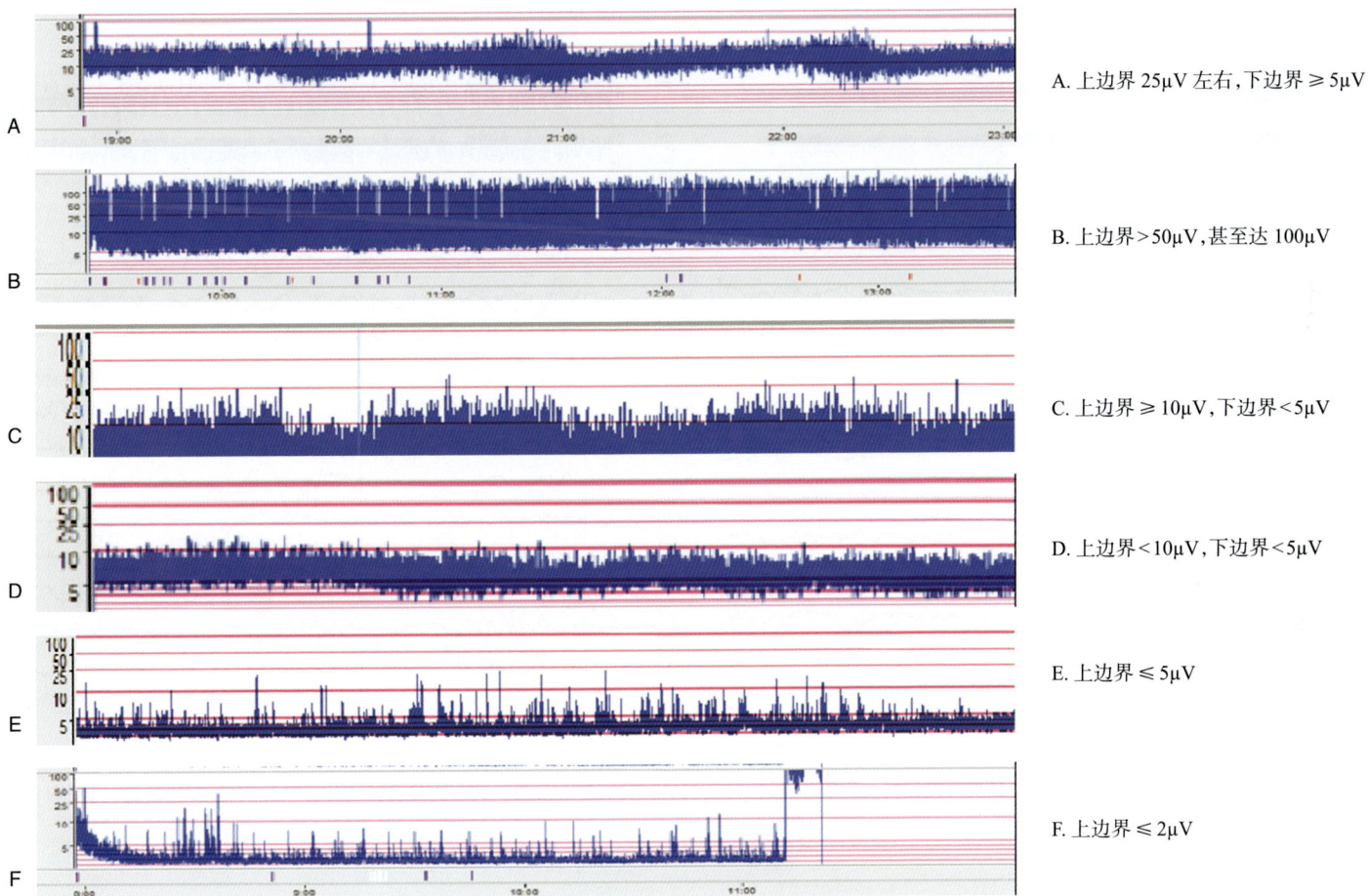

A. 上边界 25μV 左右，下边界 ≥ 5μV

B. 上边界 > 50μV，甚至达 100μV

C. 上边界 ≥ 10μV，下边界 < 5μV

D. 上边界 < 10μV，下边界 < 5μV

E. 上边界 ≤ 5μV

F. 上边界 ≤ 2μV

图 4-2-3 足月儿不同程度电压改变

A. 正常电压；B. 异常高电压；C. 界线性低电压；D. 低电压；E. 抑制性低电压；F. 电压平坦。

# 三、脑电活动数量变化

## （一）β 波增多

A

B

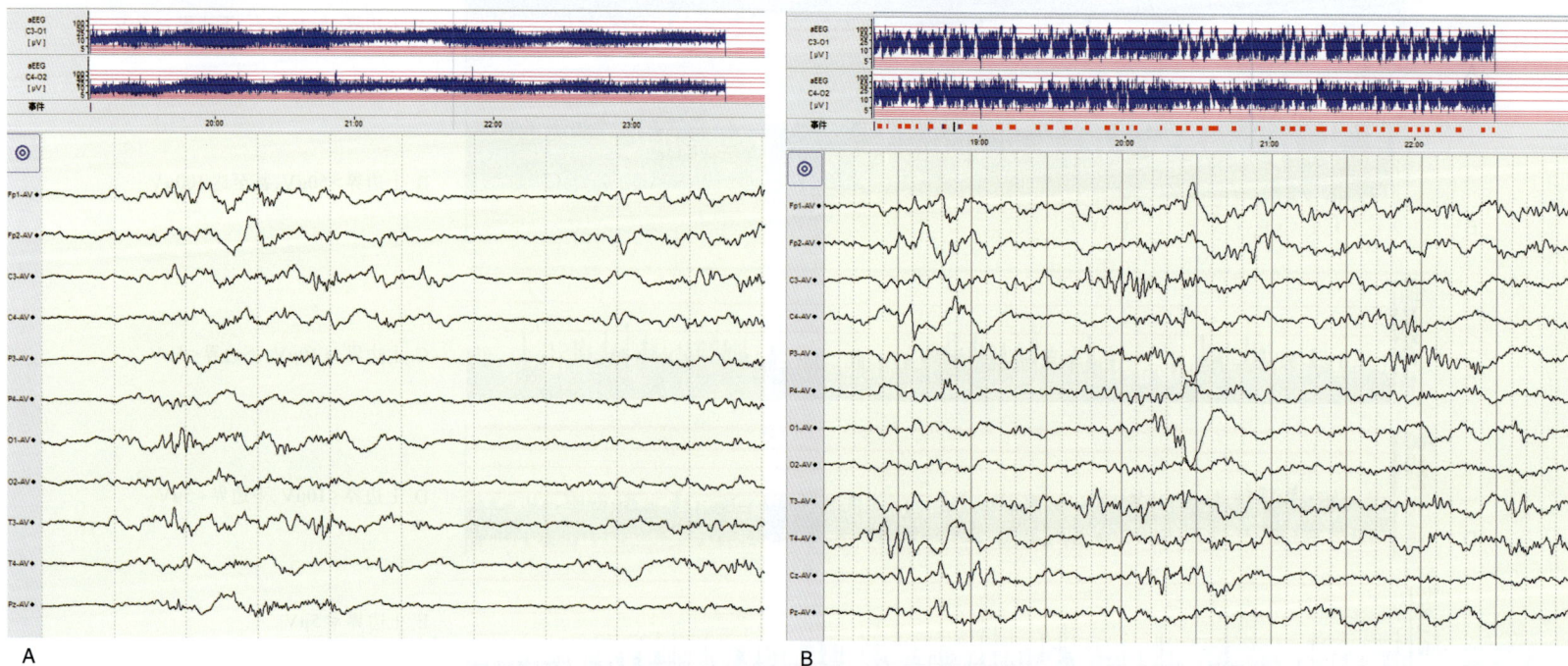

图 4-2-4　β 波活动数量相对增多，脑电活动异常活跃

A. 相对正常的脑电活动，各频段波混合活动；B. 各频段波混合活动，波幅相对增高，β 波活动明显增多，波形尖锐。aEEG 中有大量缺口改变，相对时段 vEEG 证实为电 - 临床发作。

## （二）α、θ 波数量增多

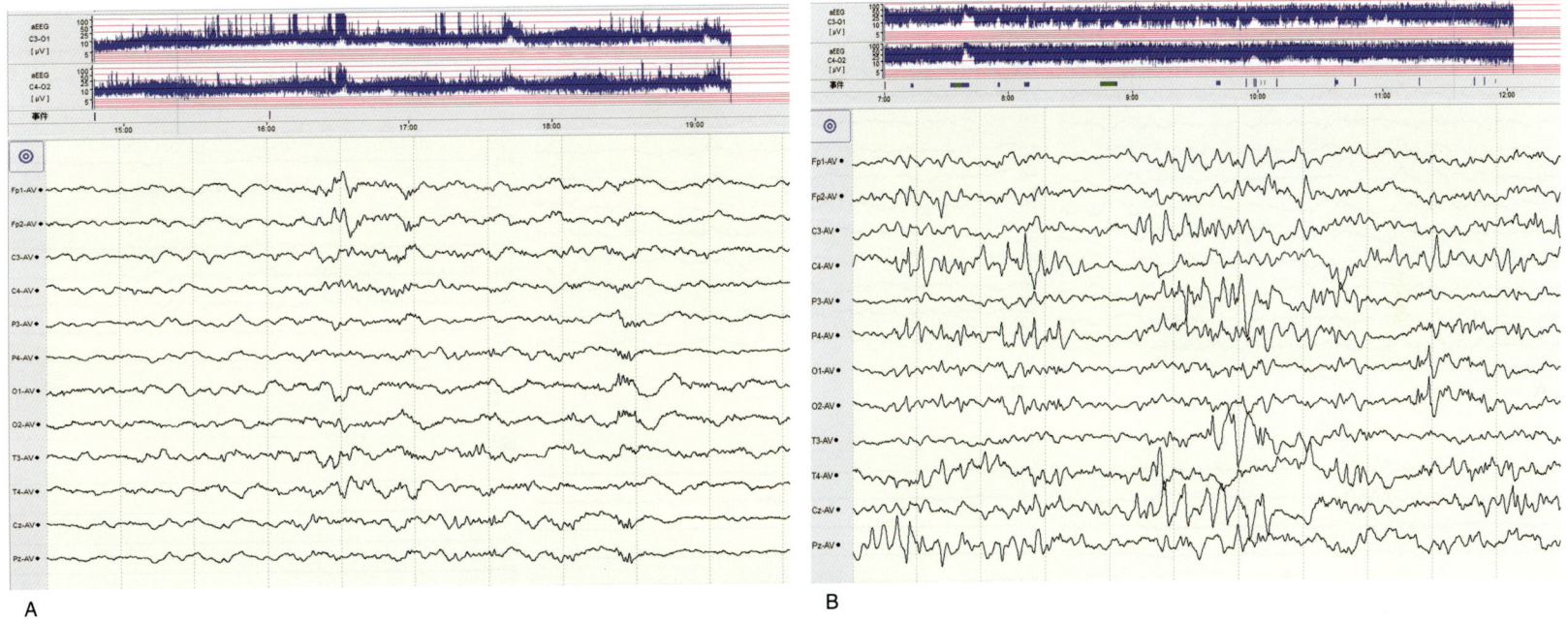

A

B

图 4-2-5　α、θ 波活动数量相对增多,脑电活动异常活跃

A. 相对正常的脑电活动,各频段波混合活动; B. 各频段波混合活动,α、θ 波活动相对突出,波形高尖,同时 β 波活动也增多。aEEG 中有多个缺口改变,相对时段 vEEG 证实为电 - 临床发作。

## （三）数量减少

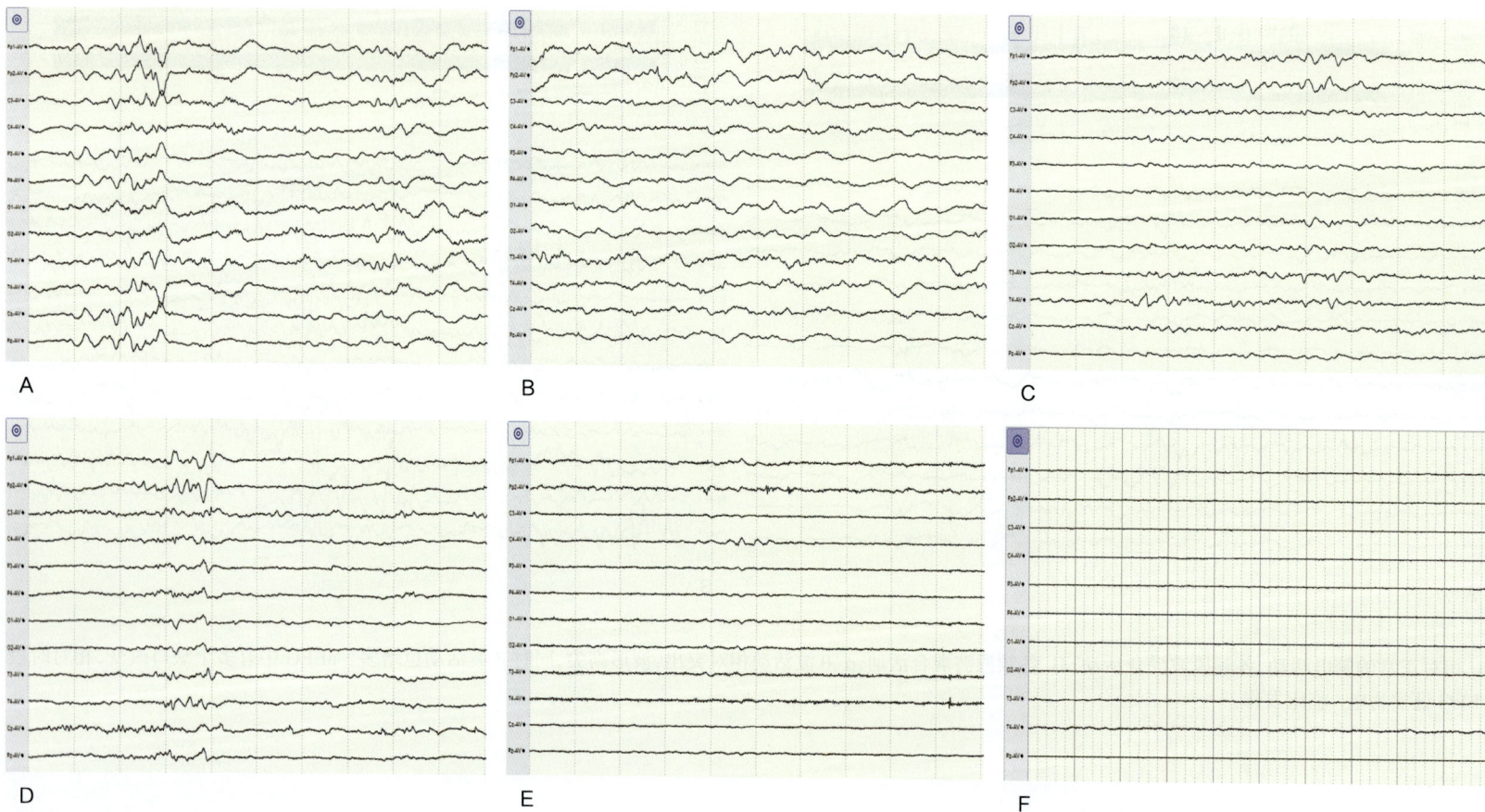

图 4-2-6　不同程度脑电活动减少

A. 正常各频段波混合活动；B. α、β 频段波明显减少；C. 各频段波均减少，δ 频段波减少相对明显；D. 各频段波活动均明显减少，短暂低波幅 θ 波活动；E. 各频段波活动明显减少，仅个别导联低波幅 θ 波偶尔出现；F. 各频段脑电活动均消失，无明显脑电活动。

## （四）局部数量减少

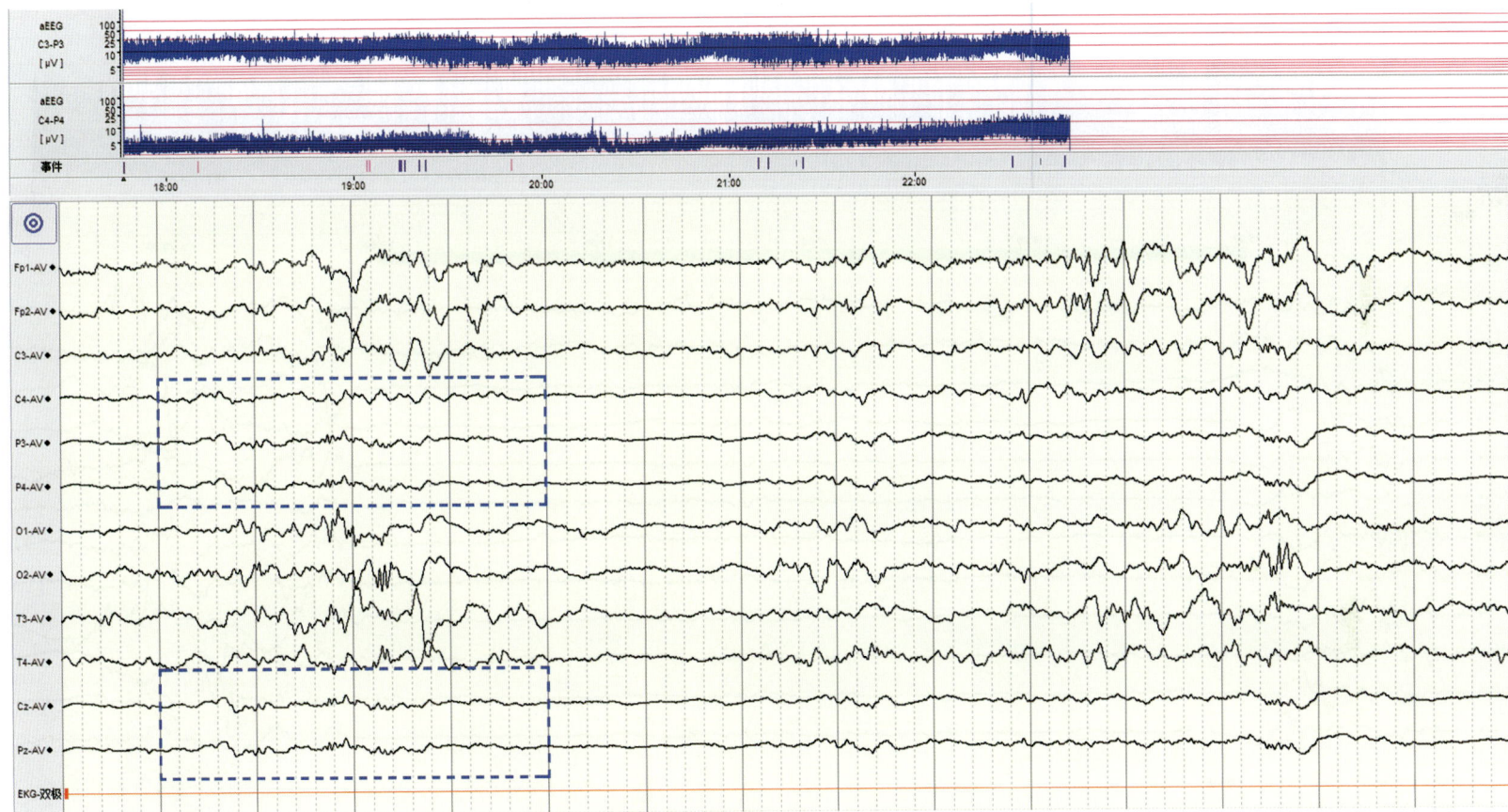

图 4-2-7　局部脑电活动数量减少

暴发段双侧中央、顶及中线区脑电活动明显减少，电压低平（蓝色虚框）。脑电活动减少或抑制有时局限于一个导联或相邻数个导联时，首先，要排除电极安放位置是否准确，以及该导联电极线是否存在机械故障；其次，要注意患儿相应局部头皮是否存在巨大的头皮血肿或硬膜下血肿等情况。对于局部脑电活动抑制的电生理解释必须结合病史、查体及影像学检查。

## 四、连续性异常

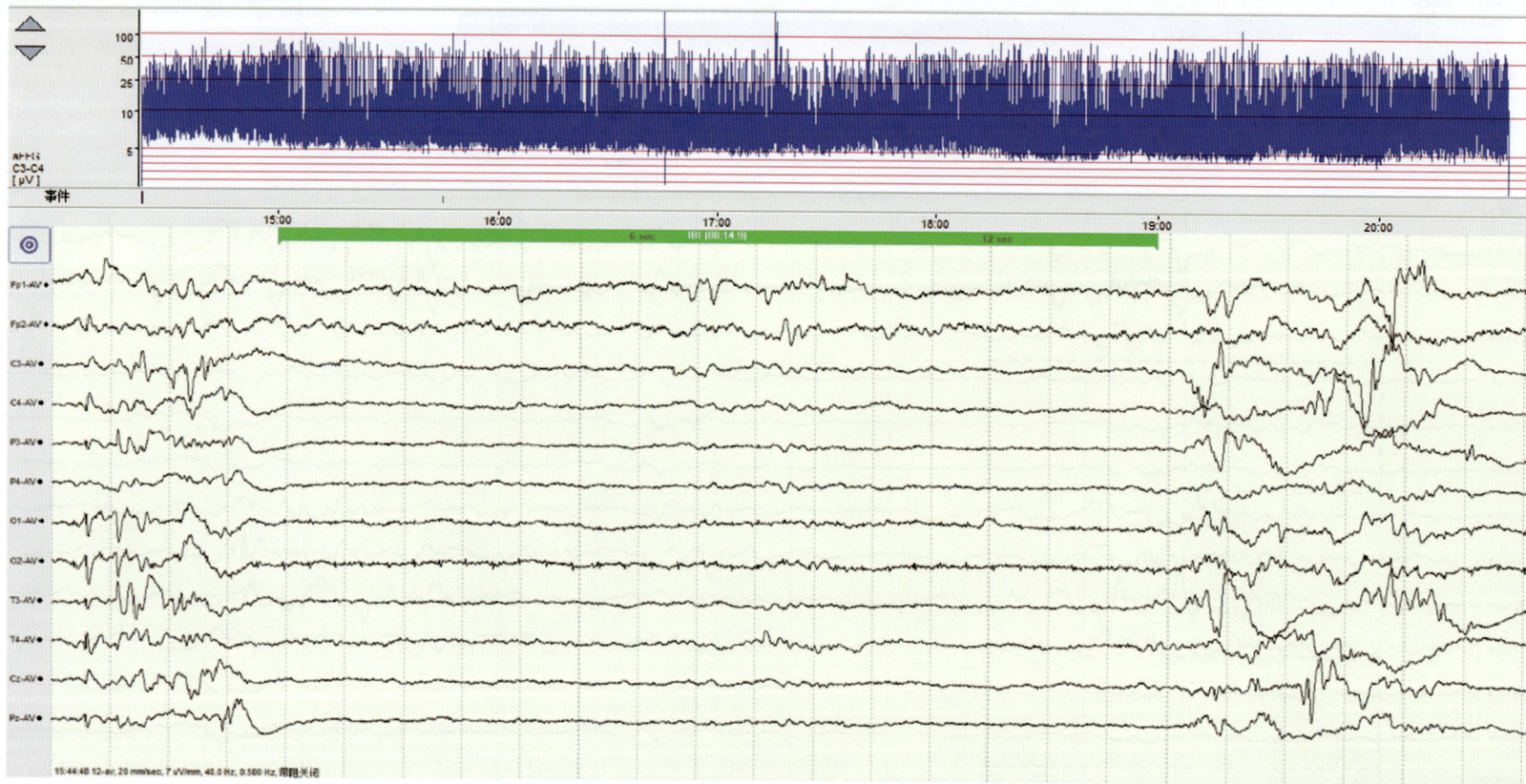

图 4-2-8　连续性下降

随着发育成熟,新生儿脑电活动连续性逐渐增高,即连续图形比例增高,IBI 时长缩短。当出现脑功能异常,符合以下其中一条或多条,则判断为连续性下降:①大部分连续图形持续时间缩短;②连续图形比例明显降低;③平均 IBI 时长或大多数 IBI 时长明显延长,不符合相应胎龄;④ IBI 波幅降低,以 TD 图形为主。该患儿 PMA 37 周,aEEG 显示连续图形比例明显降低,大部分为不连续图形,原始 EEG 也主要以 TD 图形或 TA 图形为主,大部分 IBI 为 8~15 秒,因此,判断为连续性下降。

## 五、同步性异常

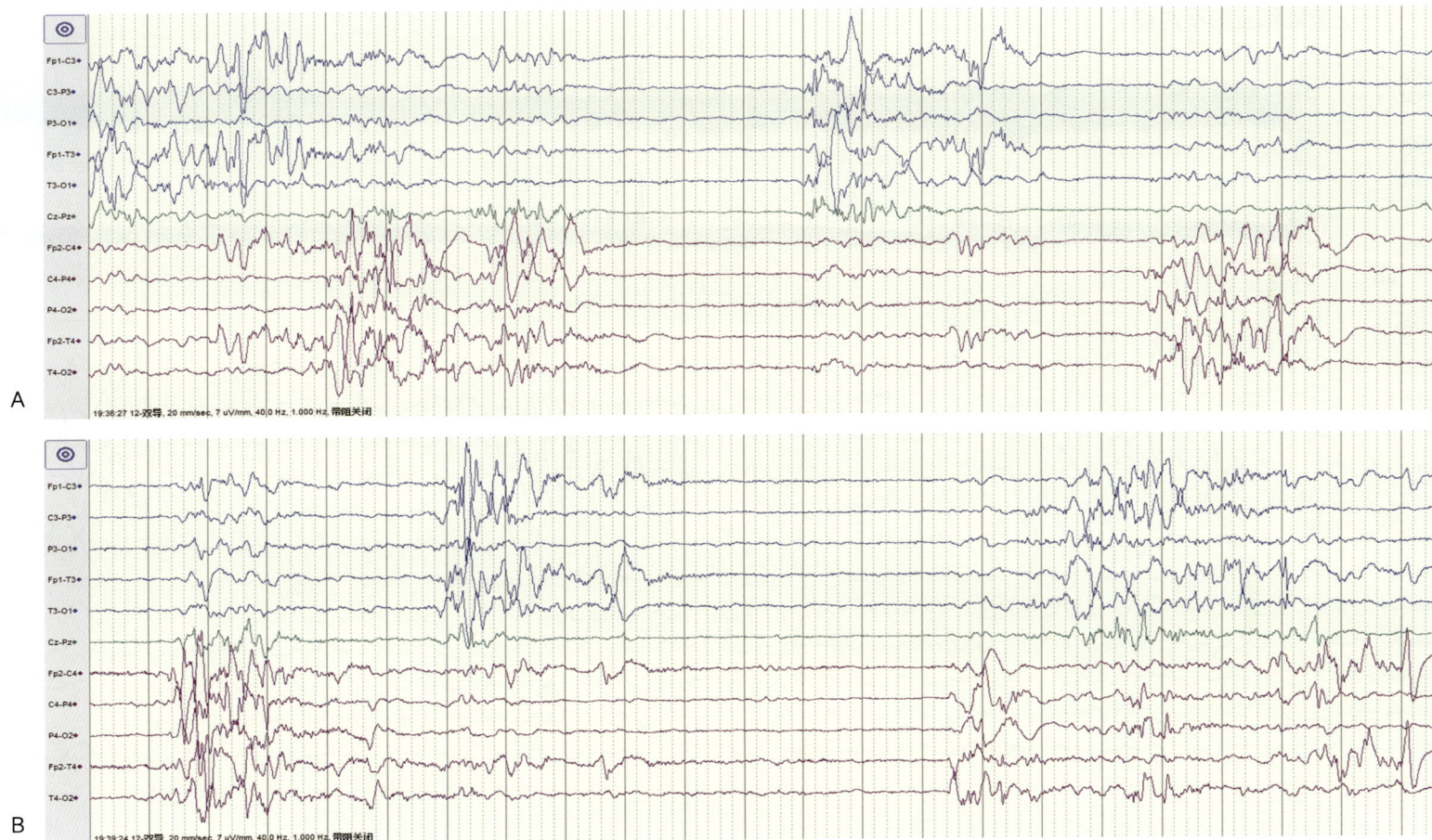

图 4-2-9 左右半球间同步性下降

左右半球间同步性是否正常,可主要观察暴发段,暴发段出现时间相差>1.5秒,即为不同步。当脑损伤不对称或严重脑损伤后,监测全程双半球暴发段不同步比率≥50%时,即可判断为异常。A、B. 左侧半球和右侧半球暴发段大部分非同步暴发,而且不同步暴发的比率≥50%。

# 六、对称性异常

## （一）波幅和波形不对称

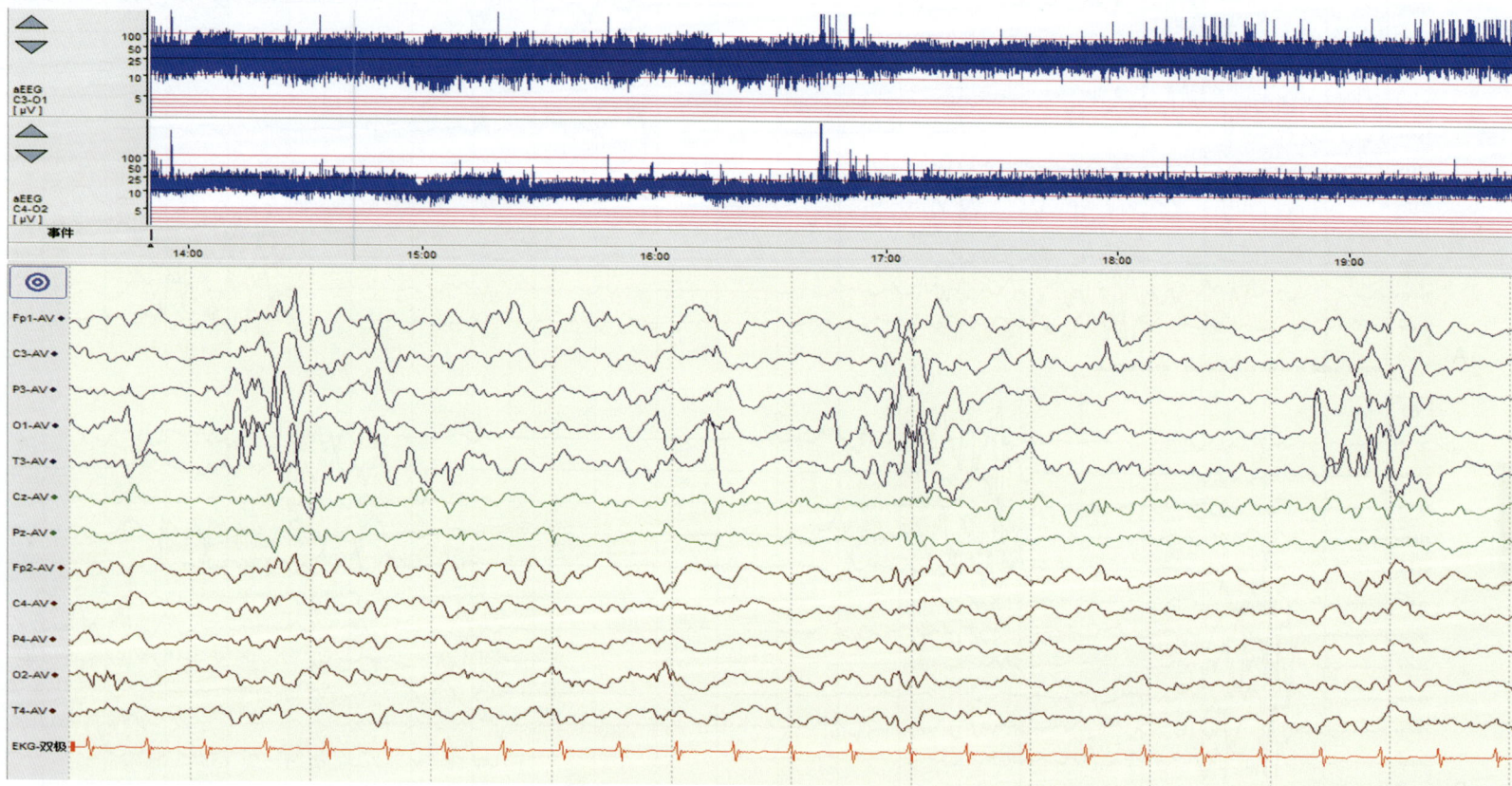

图 4-2-10　左右半球波幅和波形不对称

当脑损伤局限于一侧半球，或双半球损伤程度轻重不同时，左右半球间脑电活动特征常显示不对称。通过 aEEG 发现，左右半球间振幅及带宽不等，相差 ≥50% 以上；原始 EEG 显示左右半球波形构成及波幅明显不对称，左侧半球波幅高于右侧，高波幅尖形 θ 波活动较右侧突出。

# （二）不同频带波比例不对称

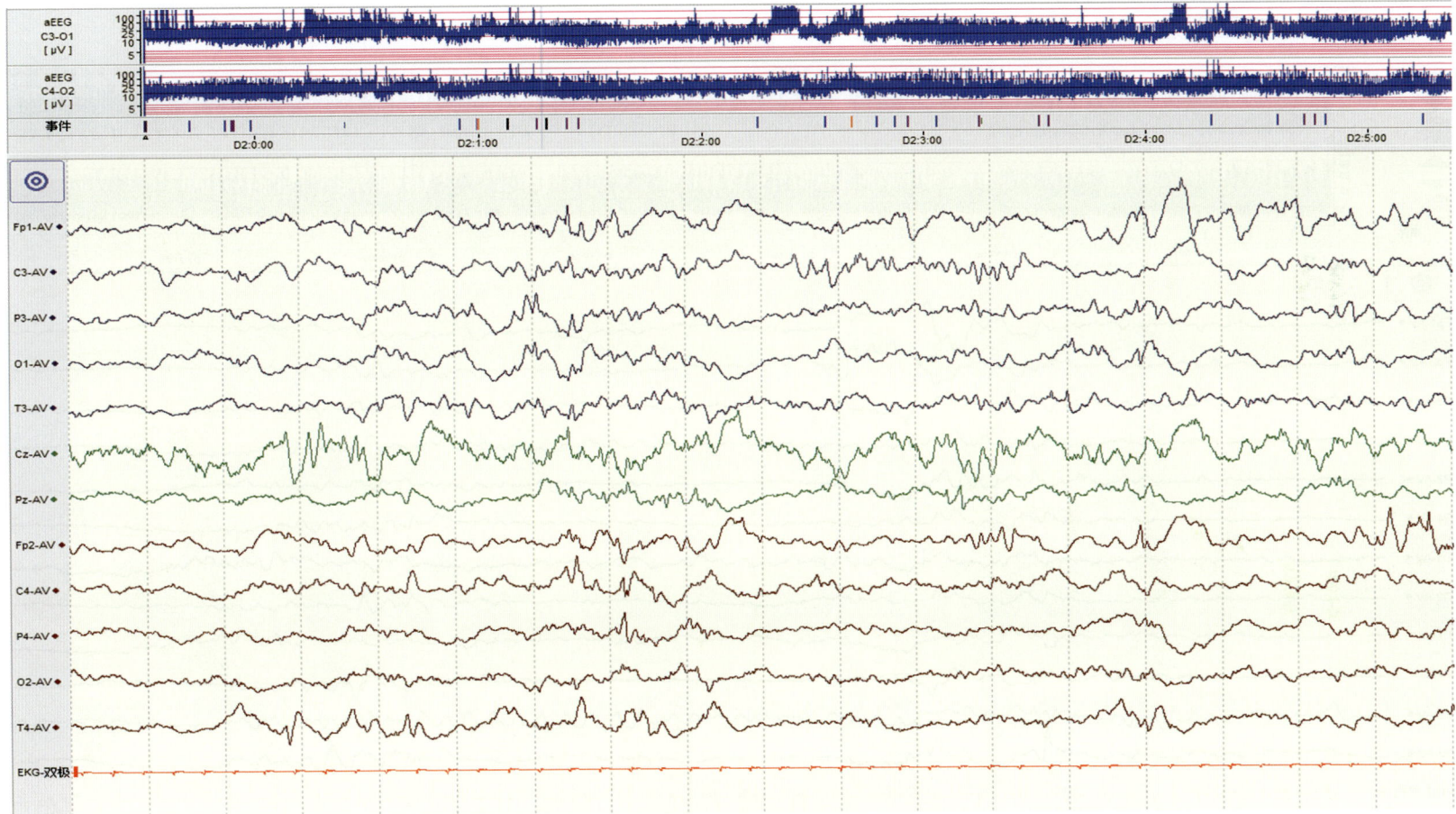

图 4-2-11 左右半球不同频带波比例不对称

虽然 aEEG 显示左右半球带宽相差<50%，但观察原始 EEG，左、右半球波形构成中各频带波比例不对称，左侧半球 β 和 α 频带波活动较对侧明显增多。

# 七、变化性和反应性异常

## (一) 变化性和反应性差

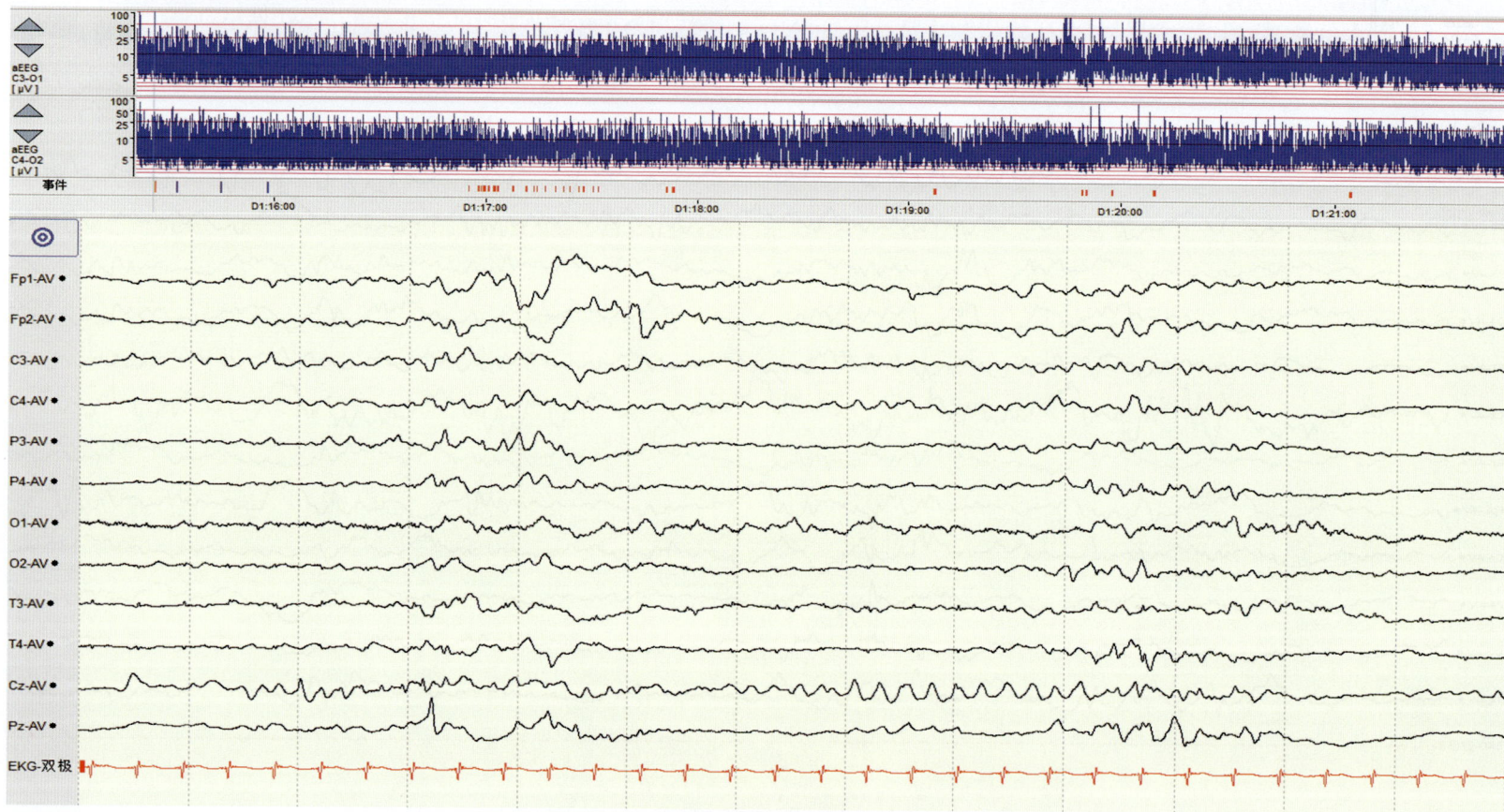

图 4-2-12　变化性和反应性差

当脑损伤严重或应用大量镇静药或抗发作药物后,变化性及反应性均会不同程度减弱或消失。aEEG 显示无睡眠 - 觉醒的变化,上下边界略有起伏变化。外界刺激时,无相应的 EEG 变化或变化不明显。有时外界刺激后,出现明显的长时间电压降低或抑制,恢复基线水平缓慢。

## （二）变化性和反应性无

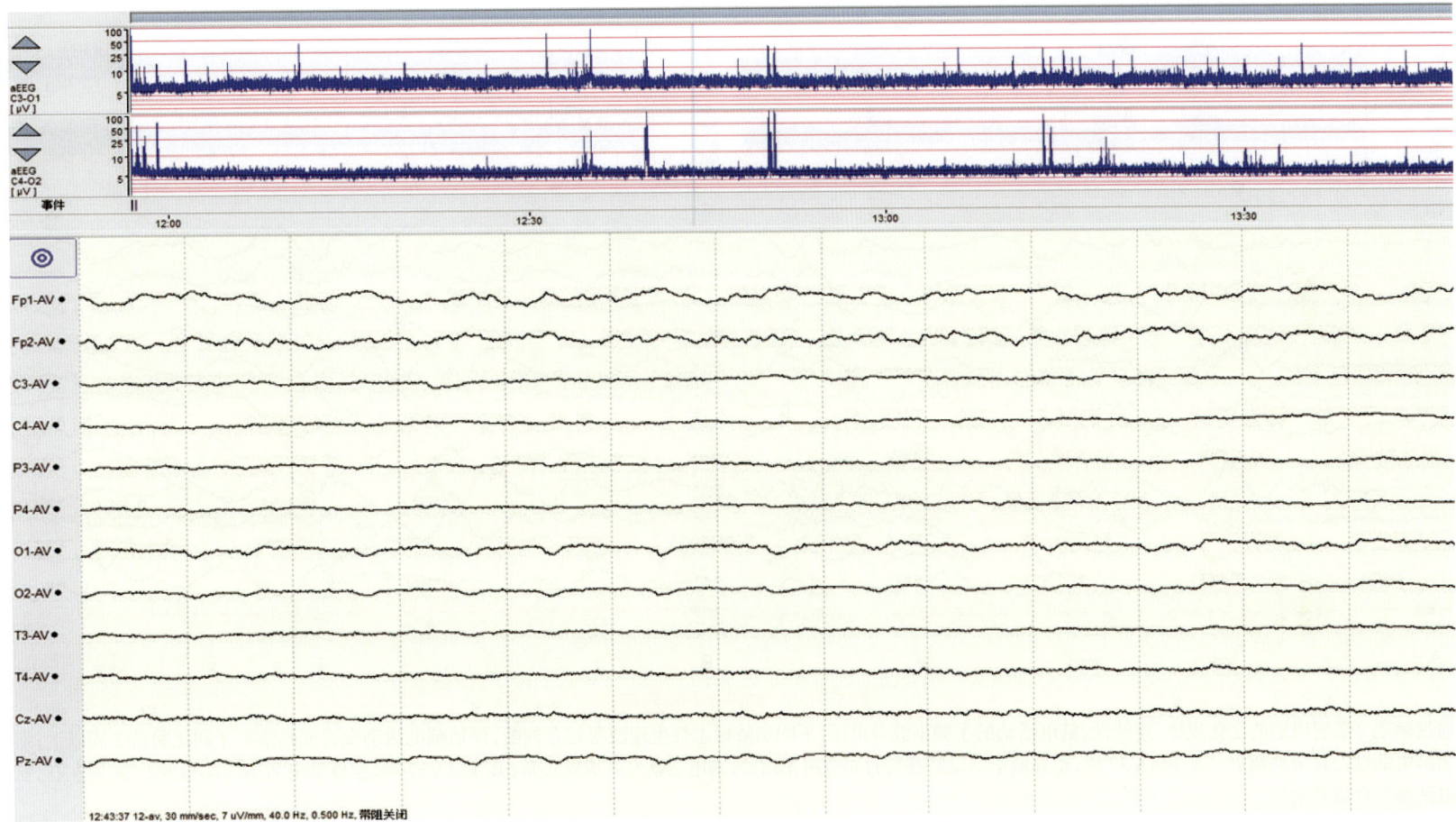

图 4-2-13　变化性和反应性无

当脑损伤非常严重或应用大量镇静药或抗发作药物后,变化性及反应性完全消失。aEEG 显示无睡眠及觉醒的变化,无明显上下边界的波动变化,外界刺激时,亦无相应的 EEG 变化。

## 八、脑电发育成熟障碍

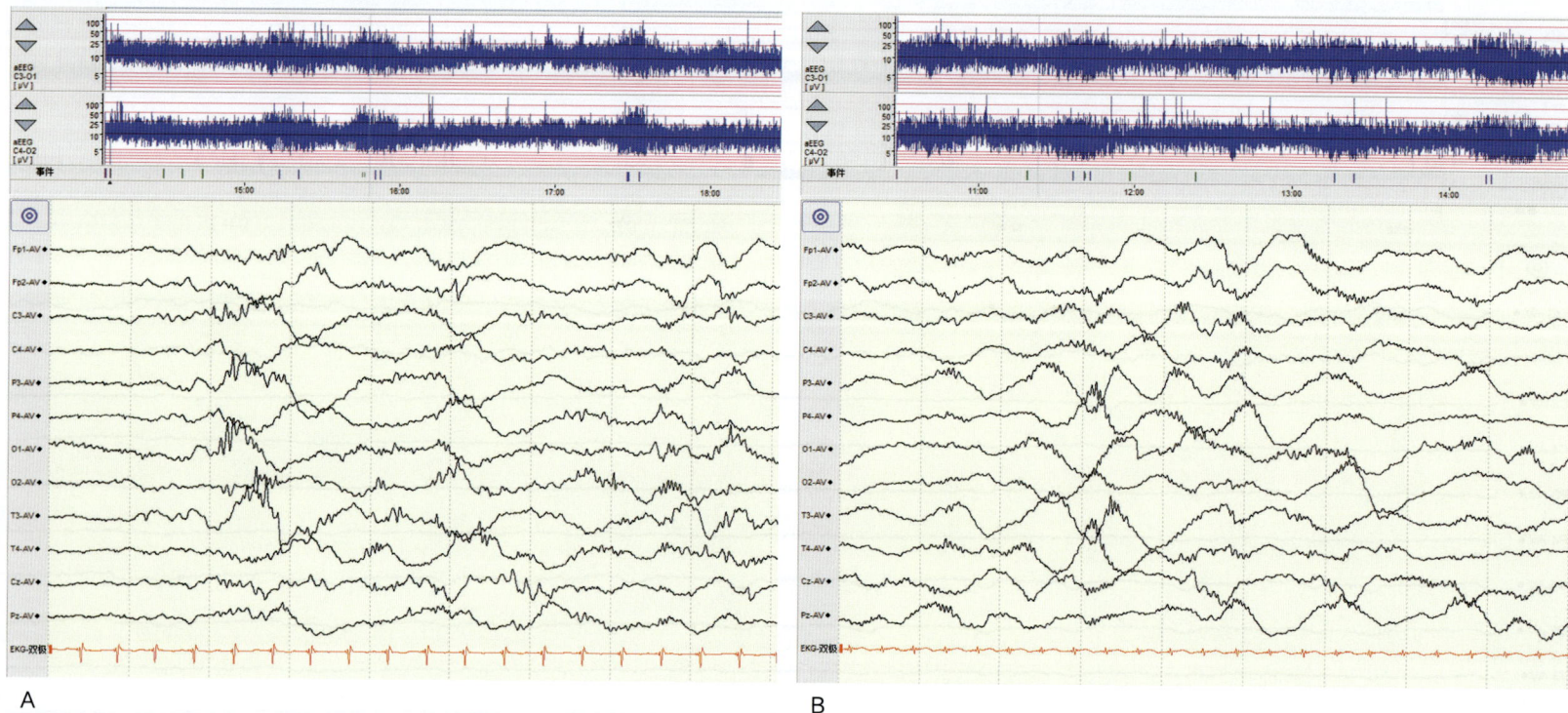

A

B

图 4-2-14　脑电发育成熟障碍

通过睡眠-觉醒周期的变化规律、连续性、脑电活动的主频率波及电压、不同胎龄标志性生理波等综合判断,评估脑电活动发育成熟落后于纠正胎龄 2 周以上,则为脑电活动发育成熟落后。A. PMA 37 周,整体脑电活动特征符合相应纠正胎龄,脑电活动发育成熟正常;B. PMA 37 周,整体脑电活动特征相当于 34 周左右,脑电活动发育成熟落后。

## 九、不能判断（一）

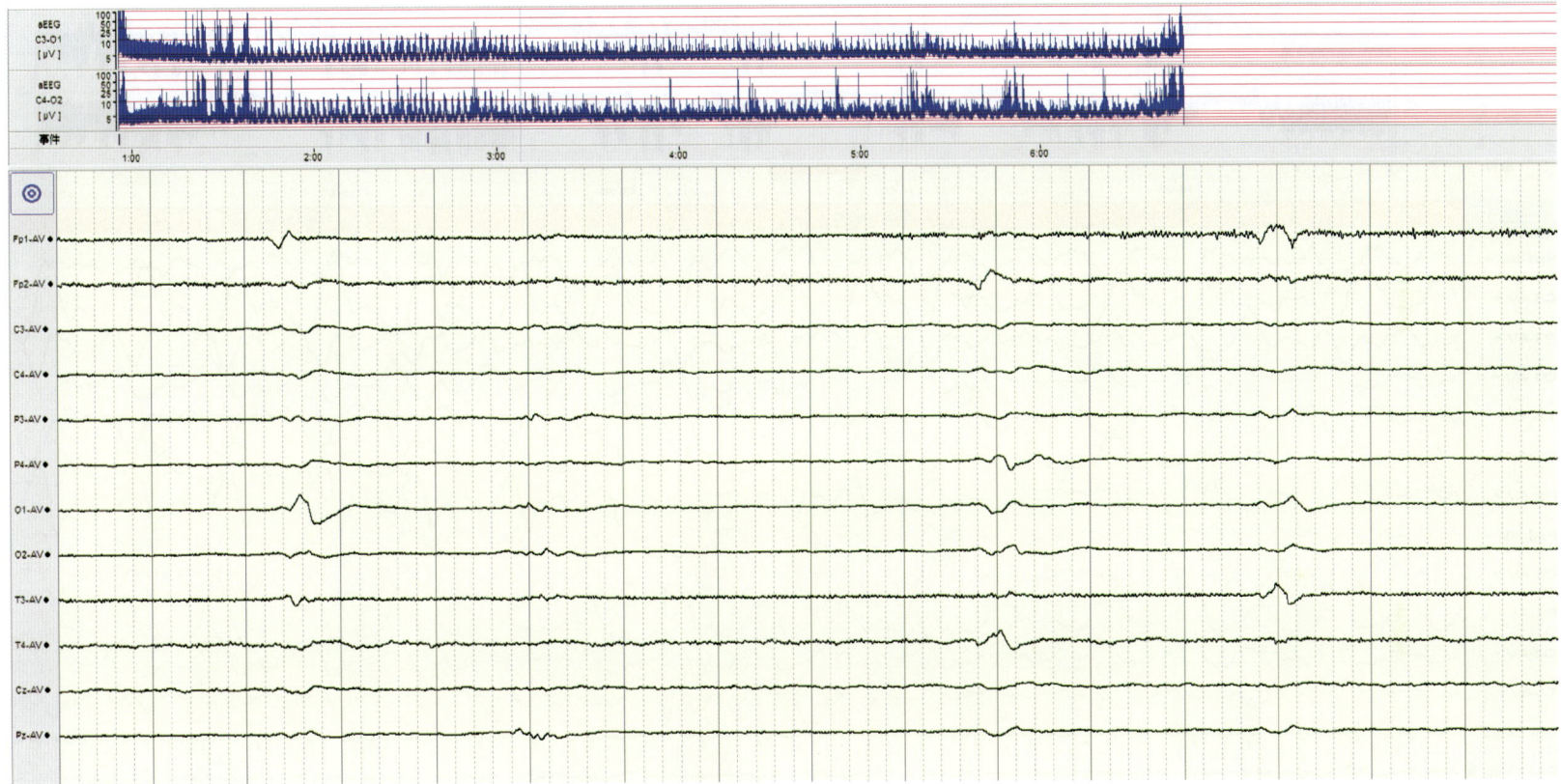

图 4-2-15　不能判断

当双半球电压明显降低，脑电活动明显减少，不能区分暴发段和抑制段，或仅少数导联出现少量脑电活动甚至无脑电活动时，连续性、同步性、对称性及脑电发育成熟度均无法判断。

# 十、不能判断（二）

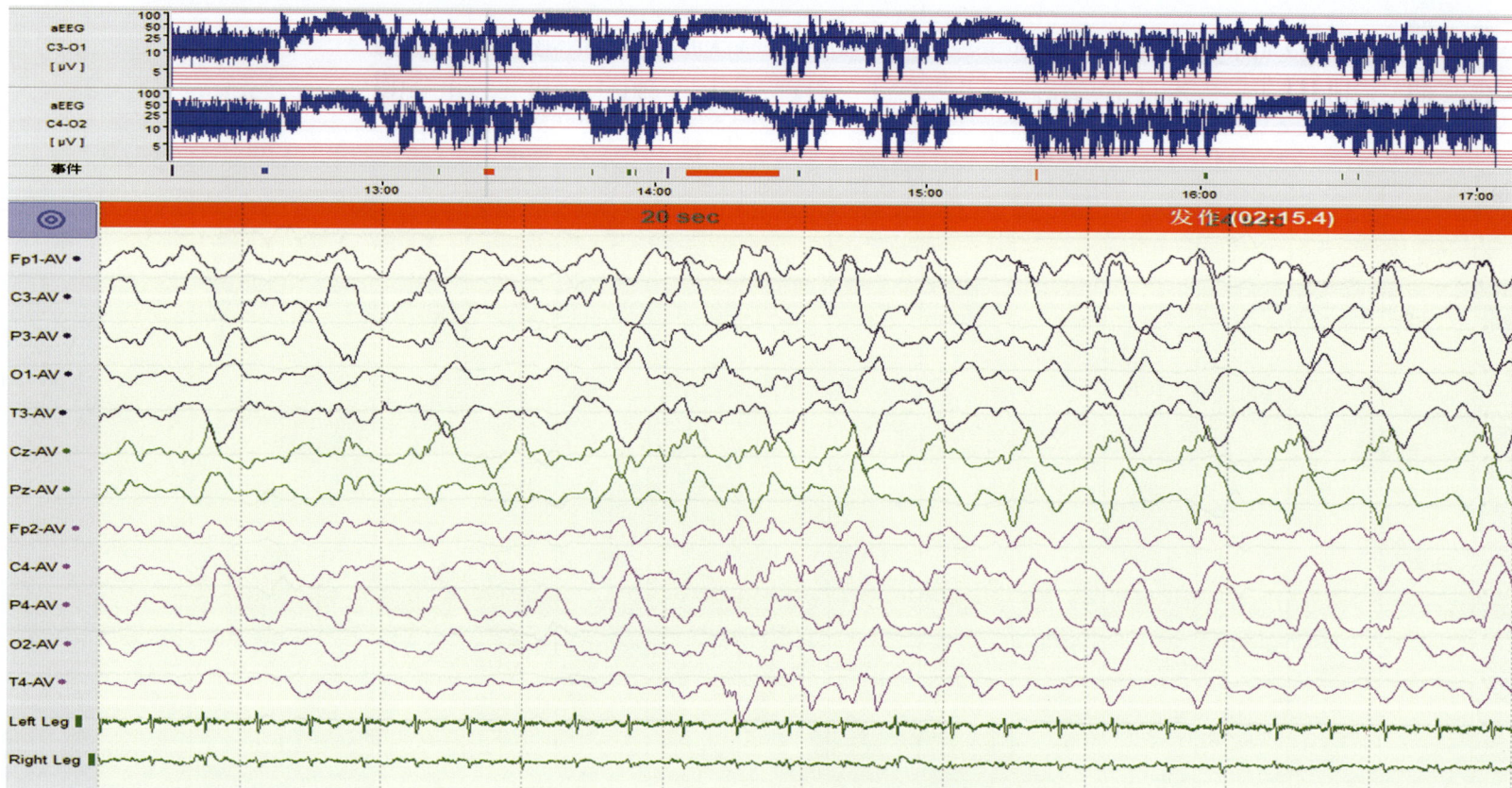

图 4-2-16    不能判断

当监测中频繁惊厥发作,甚至达到惊厥持续状态,aEEG 呈锯齿样或波浪样改变,此时通过 aEEG 是无法判断是否存在睡眠 - 觉醒周期变化的。因患儿频繁惊厥发作,发作间期脑电活动相对短暂,原始 EEG 背景活动中连续性、同步性、对称性及脑电发育成熟度均无法判断。

（方秀英）

# 第三节 新生儿常见异常波活动

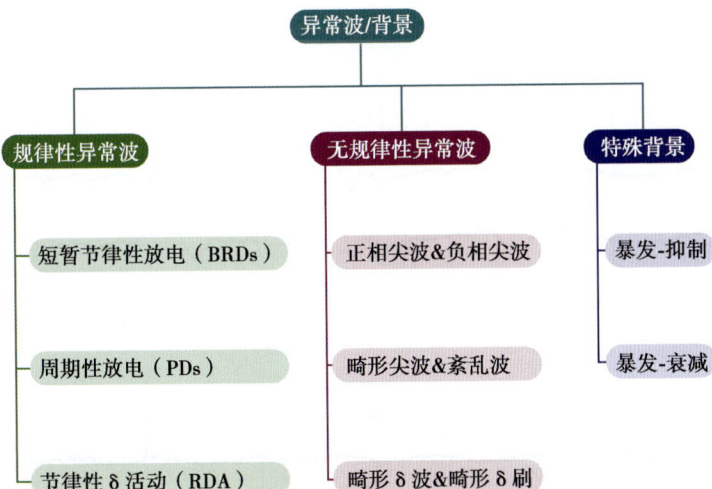

图 4-3-1 新生儿常见异常波

在临床实践中,脑电活动中异常波形的准确判断和正确解读,对于临床诊断、治疗方案的决策,甚至对预后的判断尤为重要。通常情况下,在一段 EEG 监测中可能出现一种或多种形式的异常波活动,波形、波幅及出现频率也会有很大的差异。异常波的形态和出现率也会随着病程发生动态的改变。

各种异常波活动有时也可互相演化,比如短暂节律性放电→周期性放电,或周期性放电→节律性 δ 活动等,也可与发作期脑电演变相互接续。虽然各种异常波对于病因学的判断无明确提示作用,但通过影像学检查可发现,异常波出现的部位多与结构损伤的位置相关。而特殊的背景活动改变,如暴发-抑制或暴发-衰减可以为某些癫痫性脑病或先天性脑结构发育异常提供诊断线索。

在新生儿时期,有些生理波形与异常波波形相似,或者异常波的出现非常少,此时对这类波形的临床意义解读必须与病史和其他相关检查密切联系,避免过度诊断。目前,脑电图波形仍主要依靠人工视觉分析,因此对于只有当某一导联或脑区恒定出现多种形式的异常波,且出现频率相对高时,才可谨慎判断为异常脑电活动(图 4-3-1～图 4-3-30)。

## 一、规律性异常波

| | | |
|---|---|---|
| 短暂节律性放电（brief rhythmic discharges，BRDs） | 指持续时间≥0.5秒至<10秒的局灶性或广泛性（尖形）节律性电活动，伴或不伴演变，与临床无明确相关性。在成人，要求放电频率>4Hz（图4-3-2，图4-3-5~图4-3-7） | 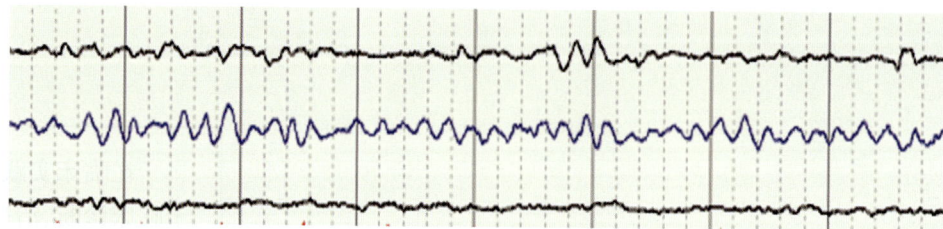<br>图4-3-2　短暂节律性放电 |
| 周期性放电（periodic discharges，PDs） | 形态和持续时间相对一致的波形以大致相同的时间间隔重复出现，重复波形之间具有清晰可辨的放电间隔。每段周期性放电持续时间长短不一，放电部位分布可呈广泛性、一侧性、一侧独立性、双侧独立性、多灶性（图4-3-3，图4-3-8~图4-3-10） | 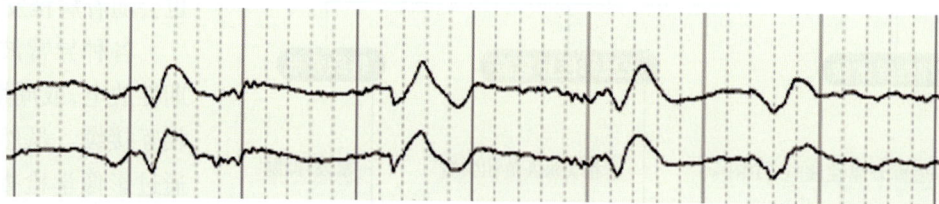<br>图4-3-3　周期性放电 |
| 节律性δ活动（rhythmic delta activities，RDAs） | 形态和持续时间相对一致的δ活动连续重复出现，重复波形之间没有时间间隔，波形、波幅可有一定程度的变化，部位固定，无扩散及游走（图4-3-4，图4-3-11~图4-3-13） | 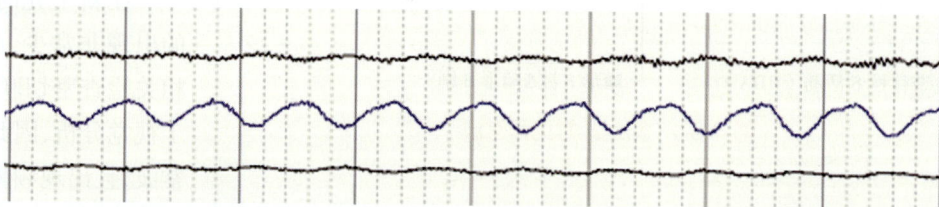<br>图4-3-4　节律性 δ 活动 |

## （一）短暂节律性放电 -1

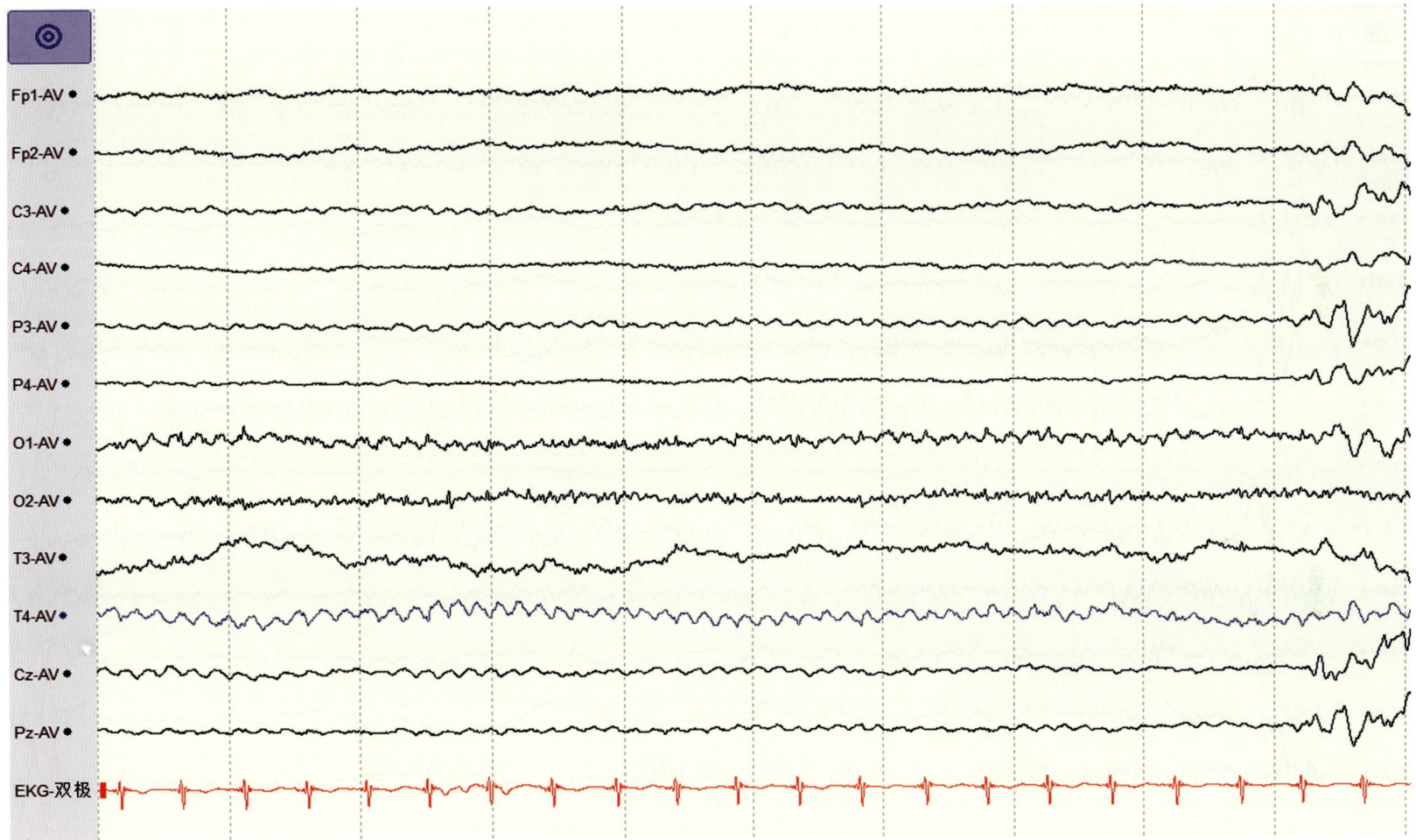

图 4-3-5 局灶性短暂节律性放电
T4 导联 6~7Hz 中波幅 θ 节律，持续<10 秒。

## （二）短暂节律性放电 -2

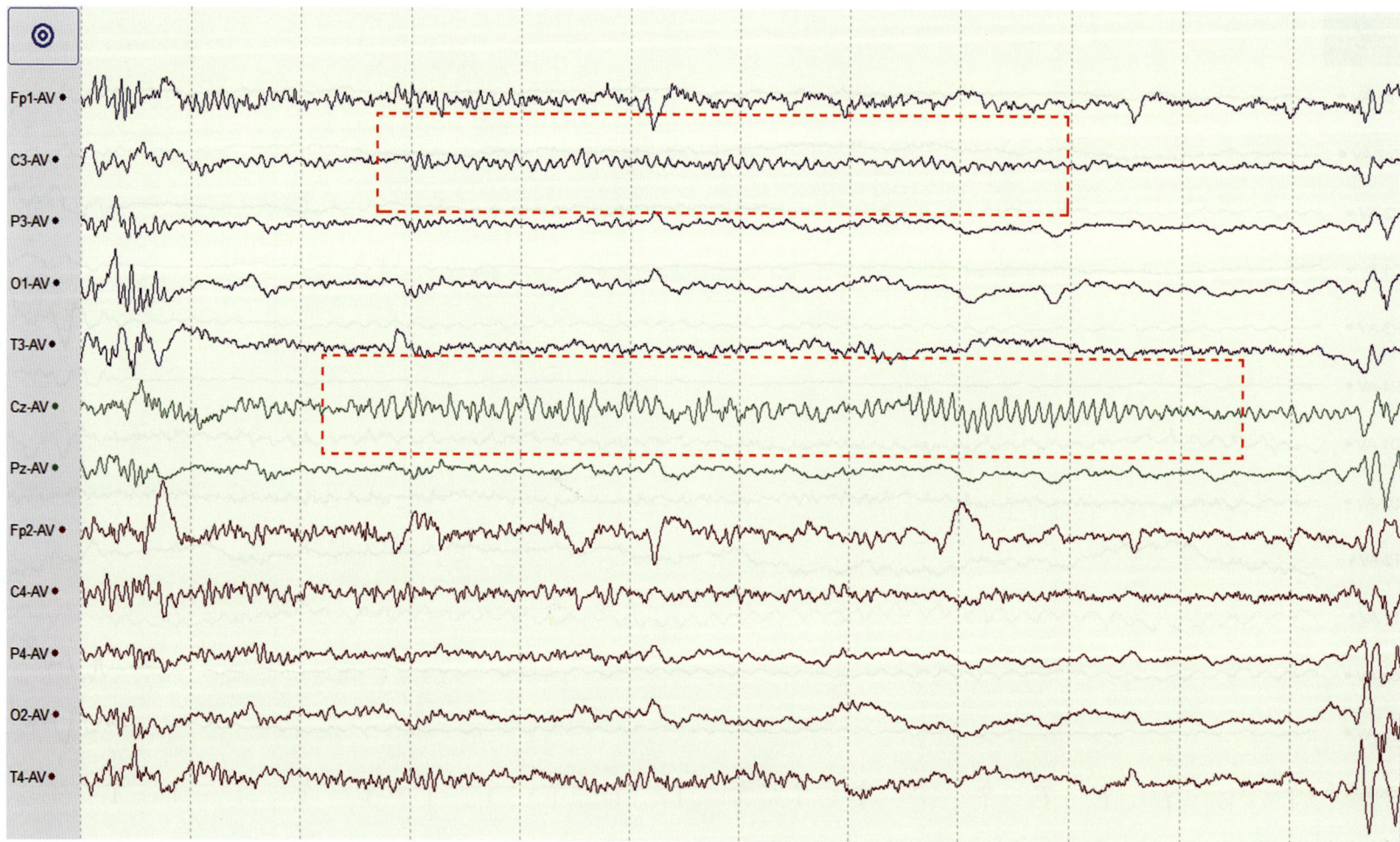

图 4-3-6　局灶性短暂节律性放电

C3、Cz 导联 10~12Hz 低波幅 α 节律性发放数秒，波形和频率略有变化，持续<10 秒(红色虚框)。

## （三）短暂节律性放电 -3

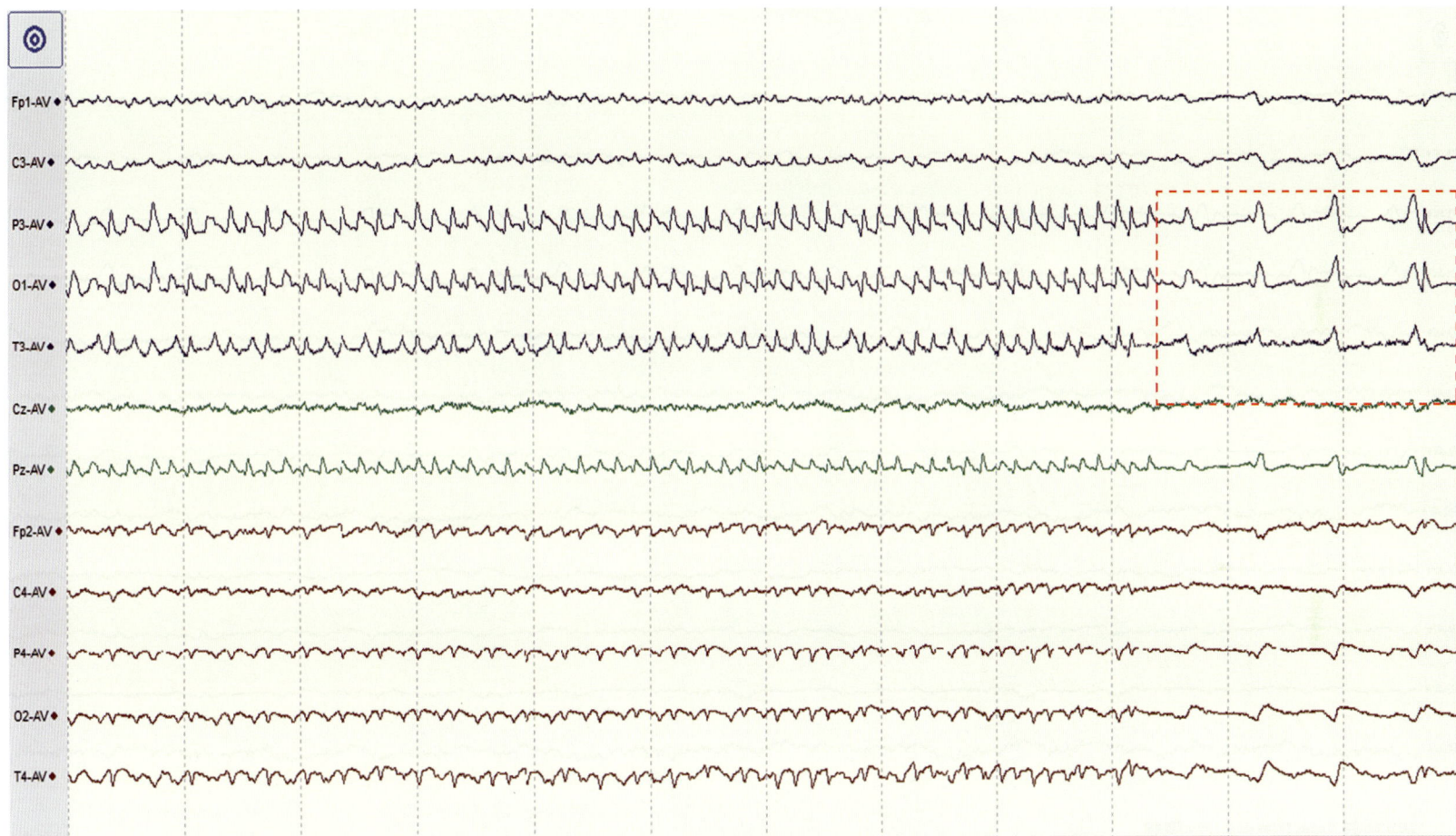

图 4-3-7　一侧局部性短暂节律性放电

左顶、枕、颞区 5~7Hz 尖形 θ 节律性发放 9 秒，波形相对一致，无明显演变，BRDs 快速转变为周期性放电（红色虚框）。BRDs 可早于电发作 / 电 - 临床发作出现，常于电发作 / 电 - 临床发作停止后再逐渐消失。

## （四）周期性放电 -1

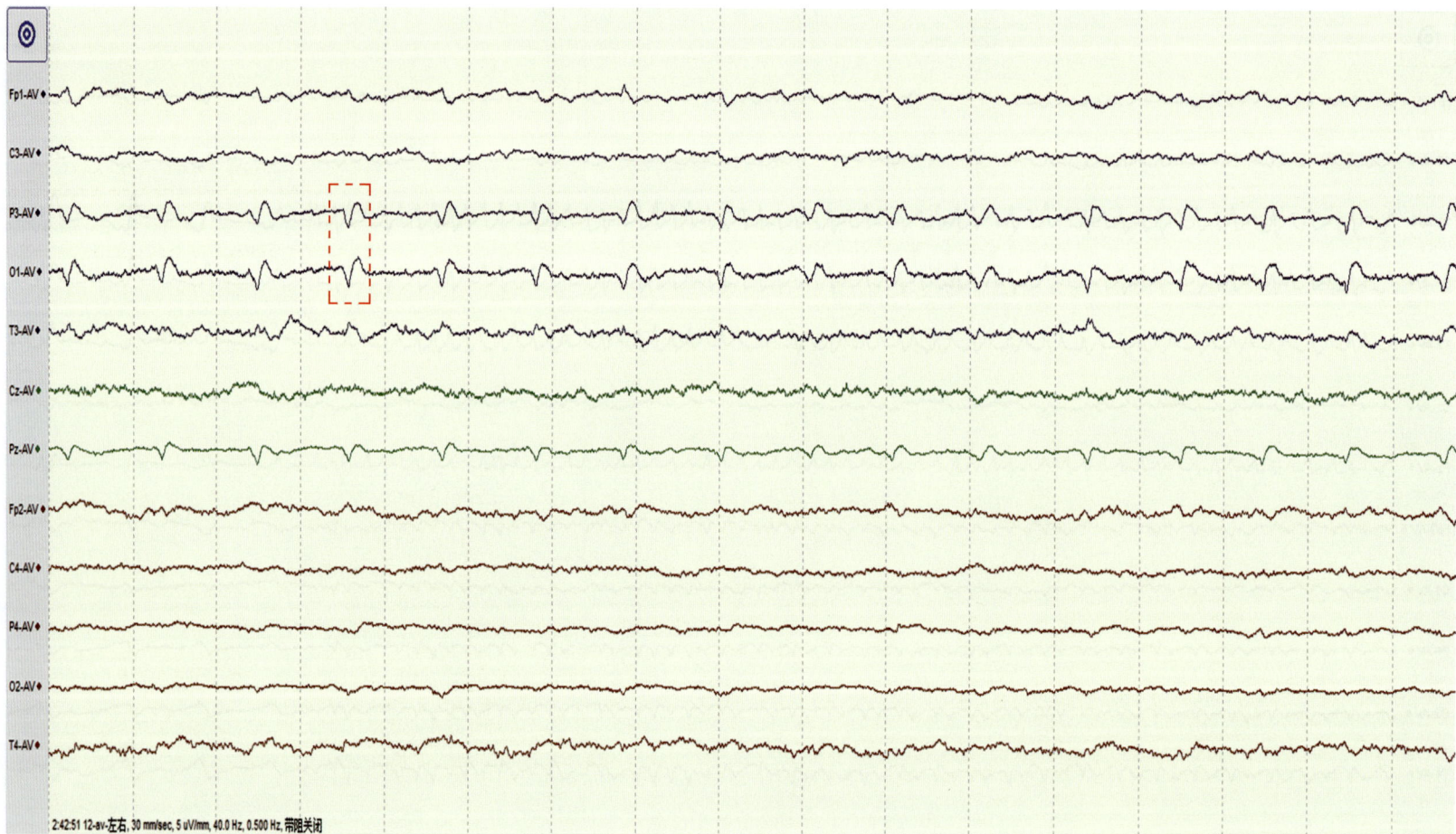

图 4-3-8  周期性放电

左顶、枕区低波幅正相尖波间隔 1~1.2 秒周期性出现，波形及波幅一致，持续数十秒。PDs 可早于电发作 / 电 - 临床发作出现，常于电发作 / 电 - 临床发作停止后再逐渐消失。

## （五）周期性放电 -2

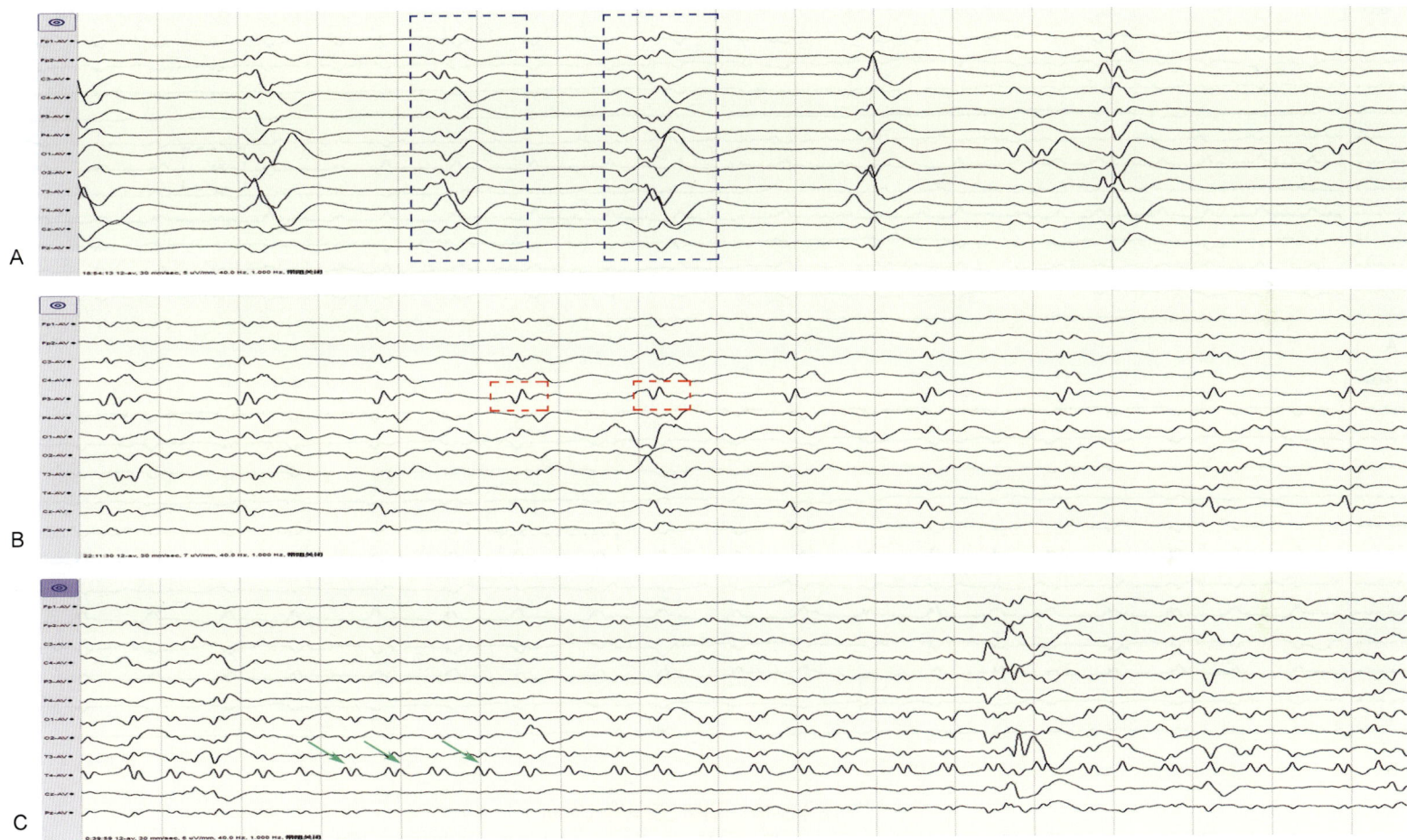

图 4-3-9　周期性放电

PDs 可以表现为不同的波形和不同的间隔周期。A. 宽大 δ 波,间隔 2~3 秒(蓝色虚框); B. 低波幅正负双相尖波,间隔 1.5~2 秒(红色虚框); C. 三相波,间隔 0.5~0.7 秒(绿色箭头)。

## （六）周期性放电 -3

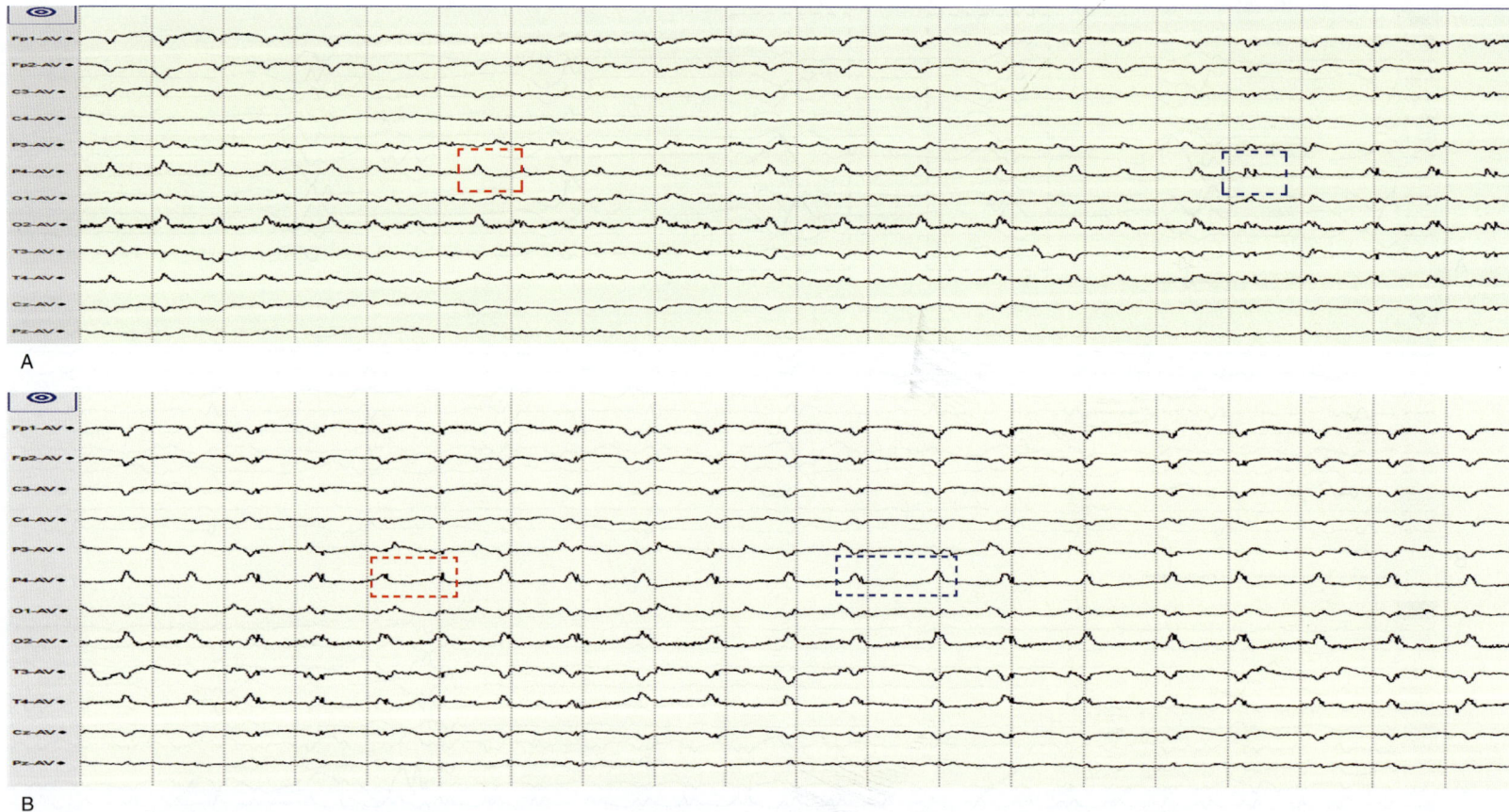

图 4-3-10　周期性放电持续时间

PDs 放电时长可达数十秒至数分钟,在长时程的放电过程中,PDs 的波形和间隔会略有变化,但并不像电发作或电 - 临床发作那样快速和剧烈。有时与发作之间可以互相接续或演变。A. 双半球同步正相尖波或负相尖波周期性发放,在同一导联,波形和波幅略有差异(红色虚框和蓝色虚框); B. 两个尖波间的间隔也稍有不同,但间隔时长差异 <50%(红色虚框和蓝色虚框)。

## （七）节律性 δ 活动 -1

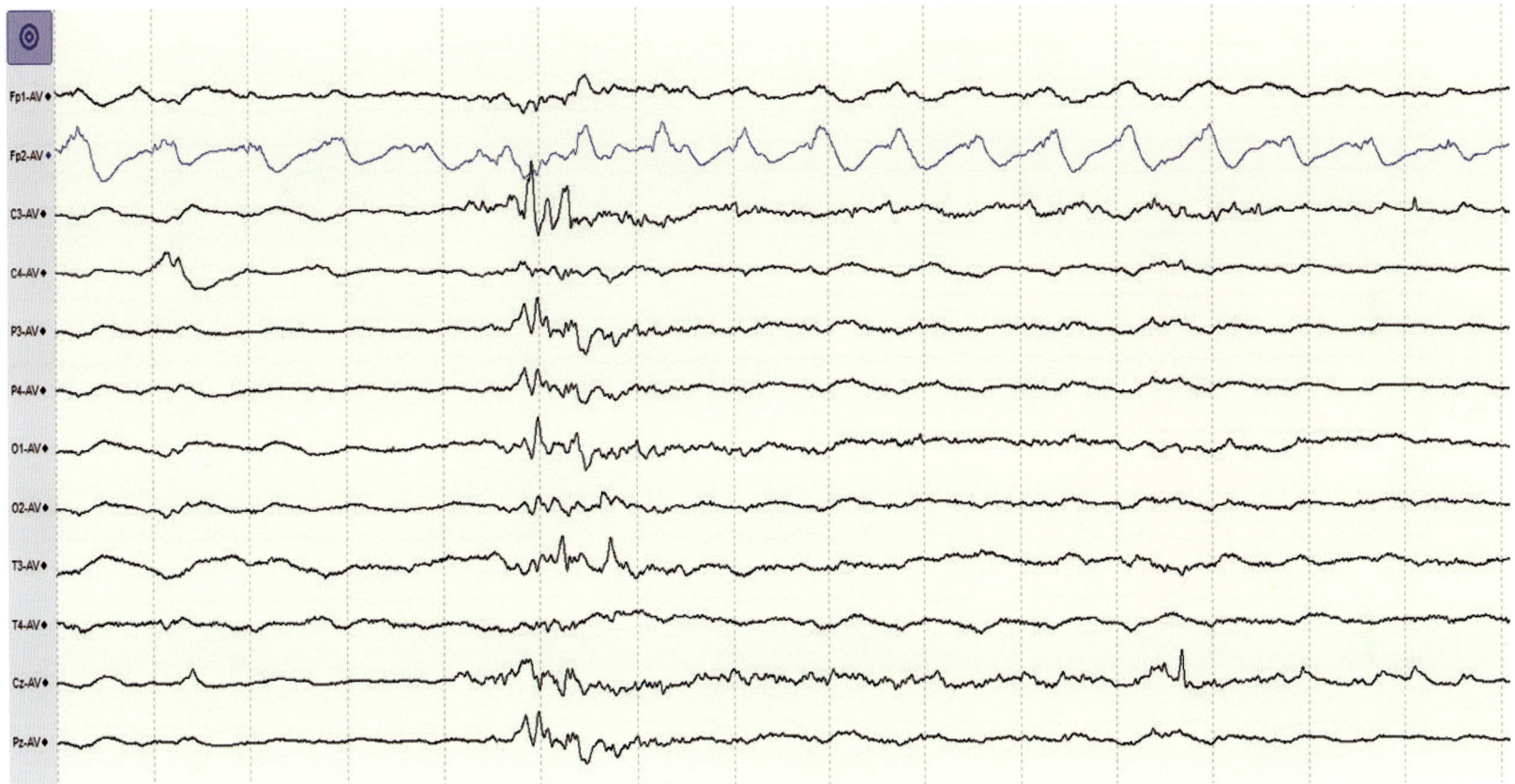

图 4-3-11　局灶性节律性 δ 活动

Fp2 导联形态和持续时间相对一致的 δ 活动连续重复出现,波形、波幅有一定程度的变化,部位固定,无扩散及游走。

## （八）节律性 δ 活动 -2

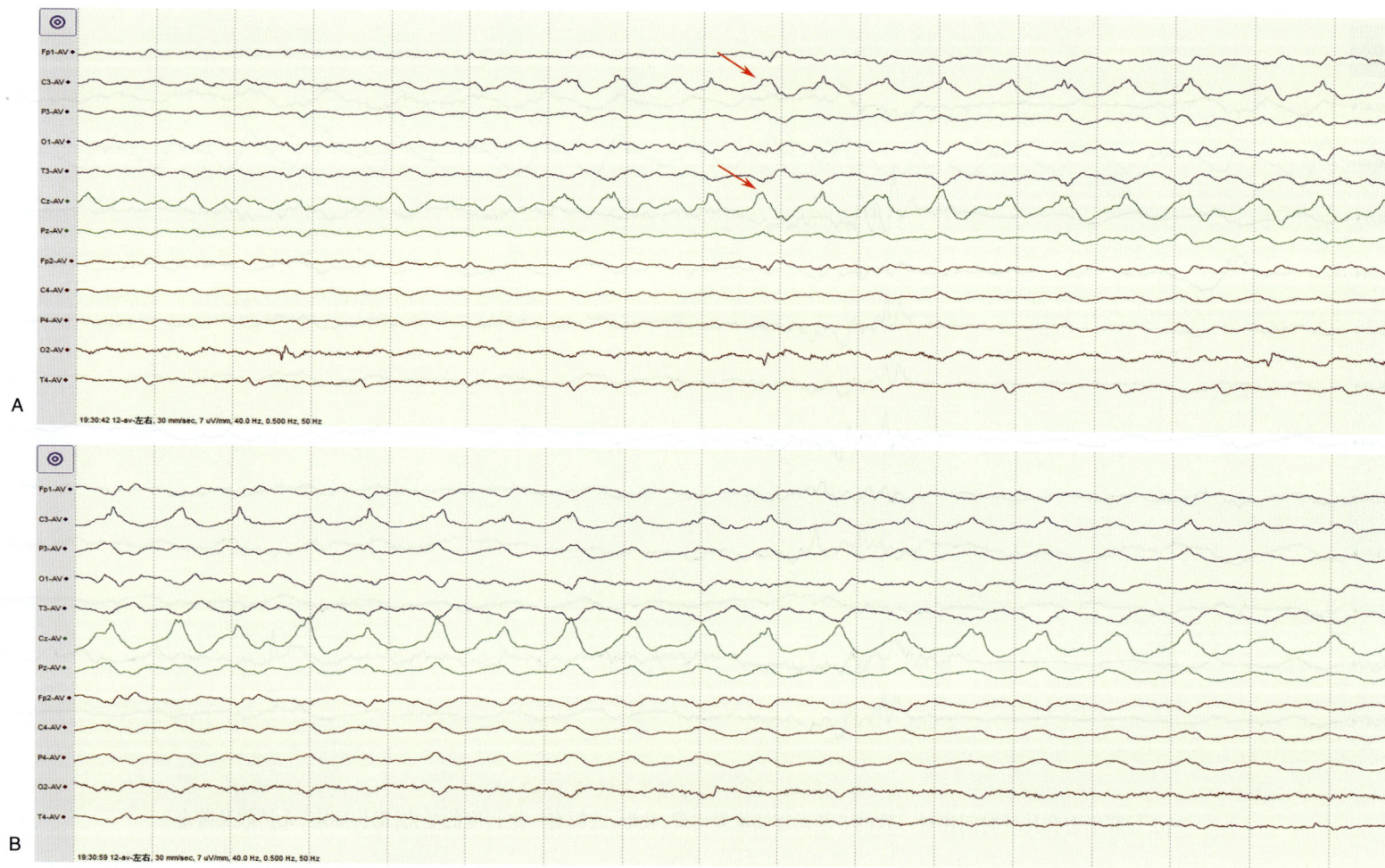

图 4-3-12　局灶性节律性 δ 活动

C3 和 Cz 导联尖形 δ 波连续活动（红色箭头），波形、波幅可有一定程度的变化，部位固定，无扩散及游走。

## （九）节律性 δ 活动 -3

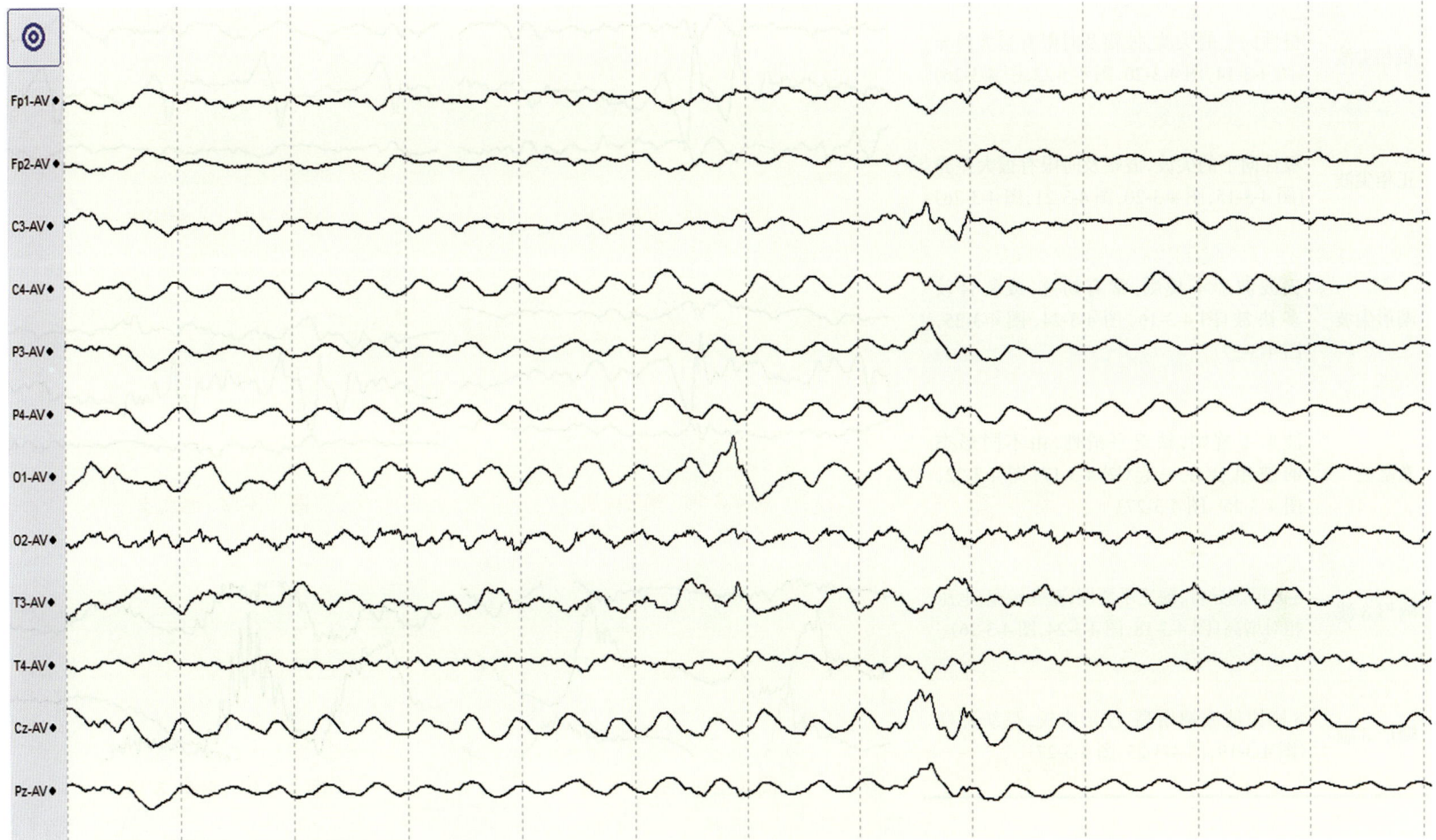

**图 4-3-13　弥漫性节律性 δ 活动**

双半球弥漫性 2~3Hz 中波幅 δ 活动连续出现,波形、波幅大致相同,部位固定,无扩散及游走。

## 二、无规律性异常波

| | |
|---|---|
| 负相尖波 | 极性向上的尖波,波幅及时限有很大差异(图4-3-14,图4-3-20,图4-3-22,图4-3-26) |
| 正相尖波 | 极性向下的尖波,波幅及时限有很大差异(图4-3-15,图4-3-20,图4-3-21,图4-3-26) |
| 畸形尖波 | 尖波波形不规则,常有切迹,或复合较多快波(图4-3-16,图4-3-24,图4-3-25,图4-3-27) |
| 紊乱波 | 波形不规则,缺乏平滑性,由不同形态的波组合在一起(图4-3-17,图4-3-22,图4-3-25~图4-3-27) |
| 畸形δ波 | δ波形态异常,缺乏平滑性,基底较宽,电压相对增高(图4-3-18,图4-3-24,图4-3-26) |
| 畸形δ刷 | δ刷快波波幅增高,波形尖锐,呈纺锤样(图4-3-19,图4-3-23,图4-3-27) |

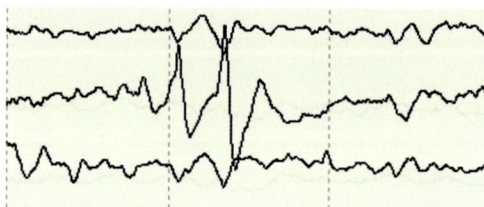

图4-3-14　负相尖波

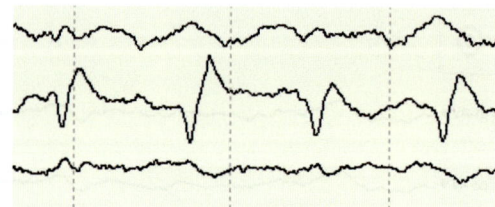

图4-3-15　正相尖波

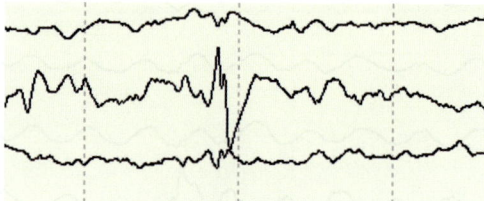

图4-3-16　畸形尖波

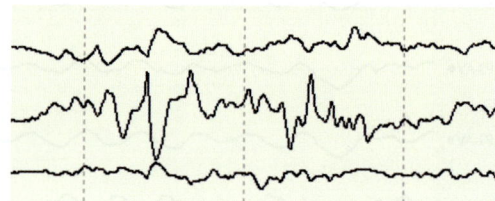

图4-3-17　紊乱波

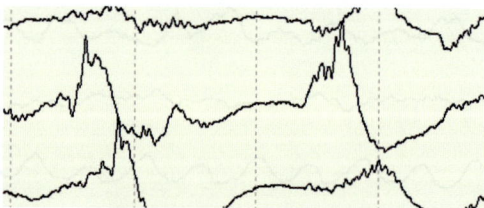

图4-3-18　畸形δ波

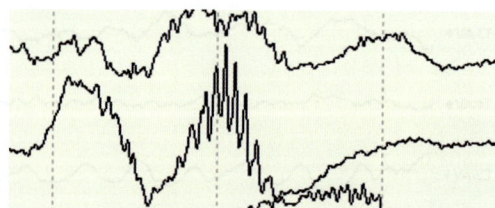

图4-3-19　畸形δ刷

## (一) 正相尖波 / 负相尖波

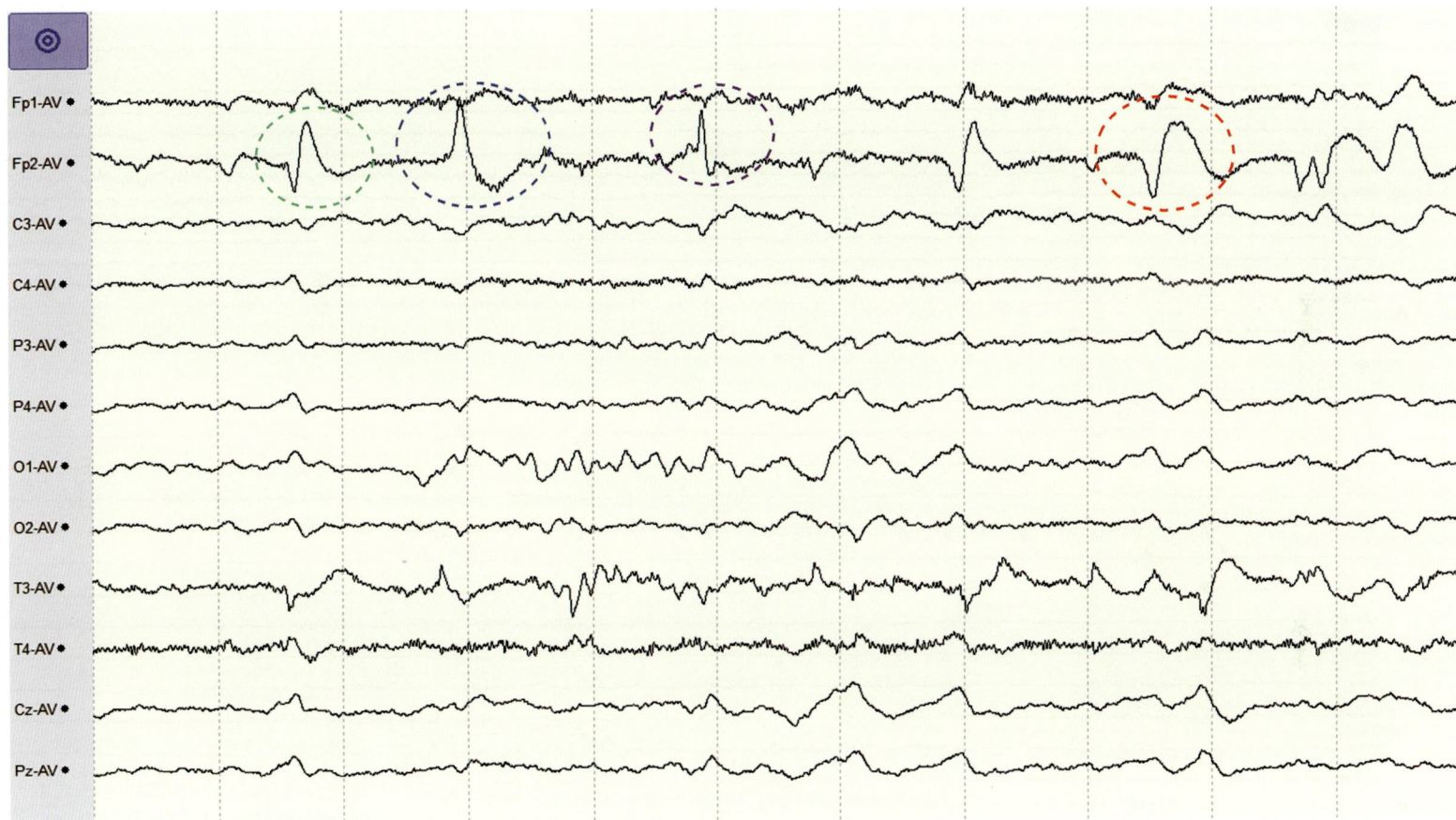

图 4-3-20 多种形态、多种位相尖波

正相或负相尖波可出现于任何脑区,在同一损伤部位,两种波形均可见,临床意义相同。在脑损伤的急性期和慢性恢复期均可见到正相或负相尖波活动,后期随着脑损伤的逐渐修复和神经系统发育,尖波波幅会降低,数量减少,逐渐消失,也可转变为其他形式的紊乱波活动。双相尖波(绿色圆框),负相尖波(蓝色圆框),负相棘波(紫色圆框),正相尖波(红色圆框)。

## （二）正相尖波

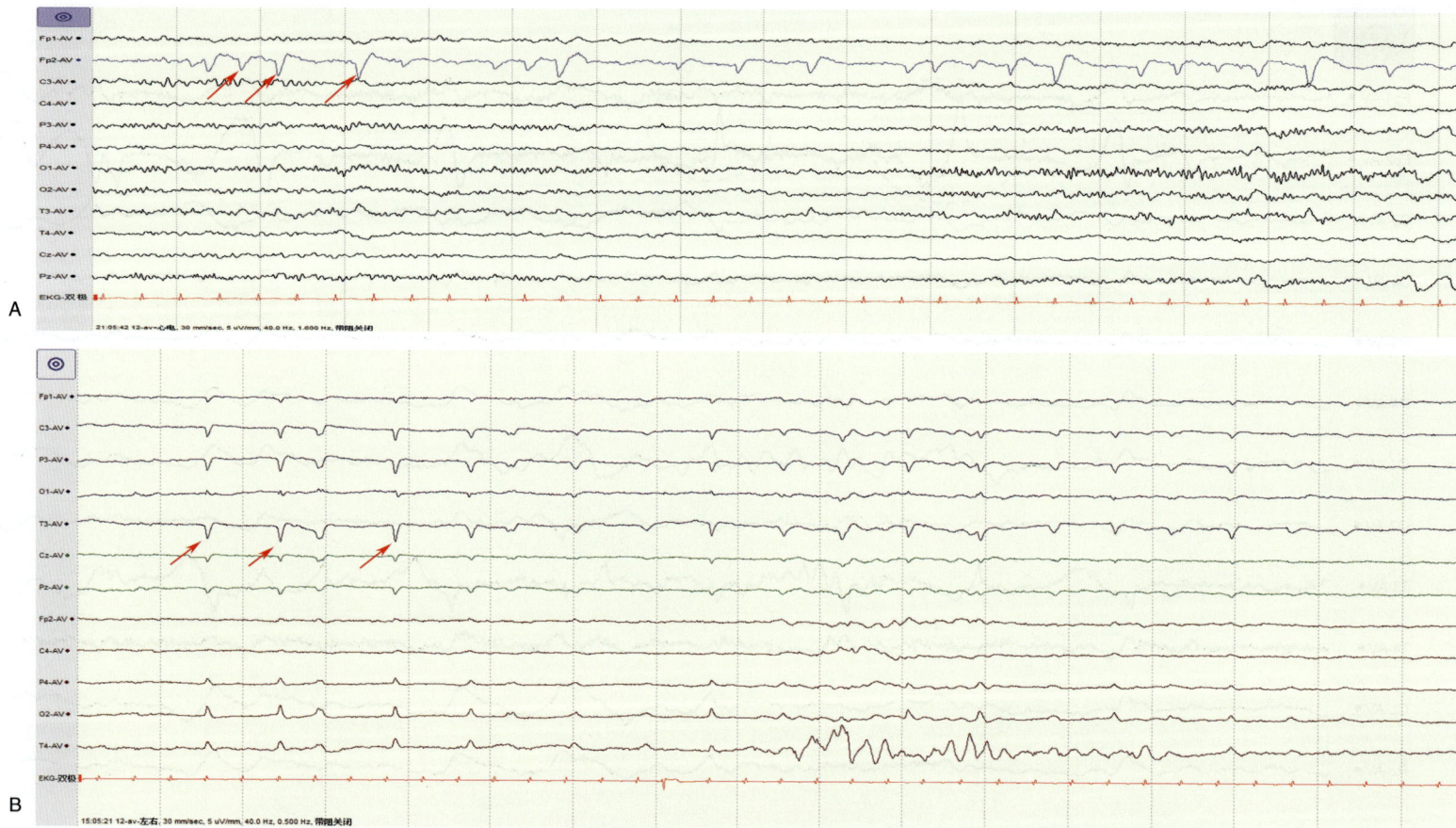

图 4-3-21　正相尖波连续发放

A. Fp2 导联正相尖波非节律性、非周期性发放；B. 左侧半球正相尖波类周期性发放。

## （三）棘波和尖波

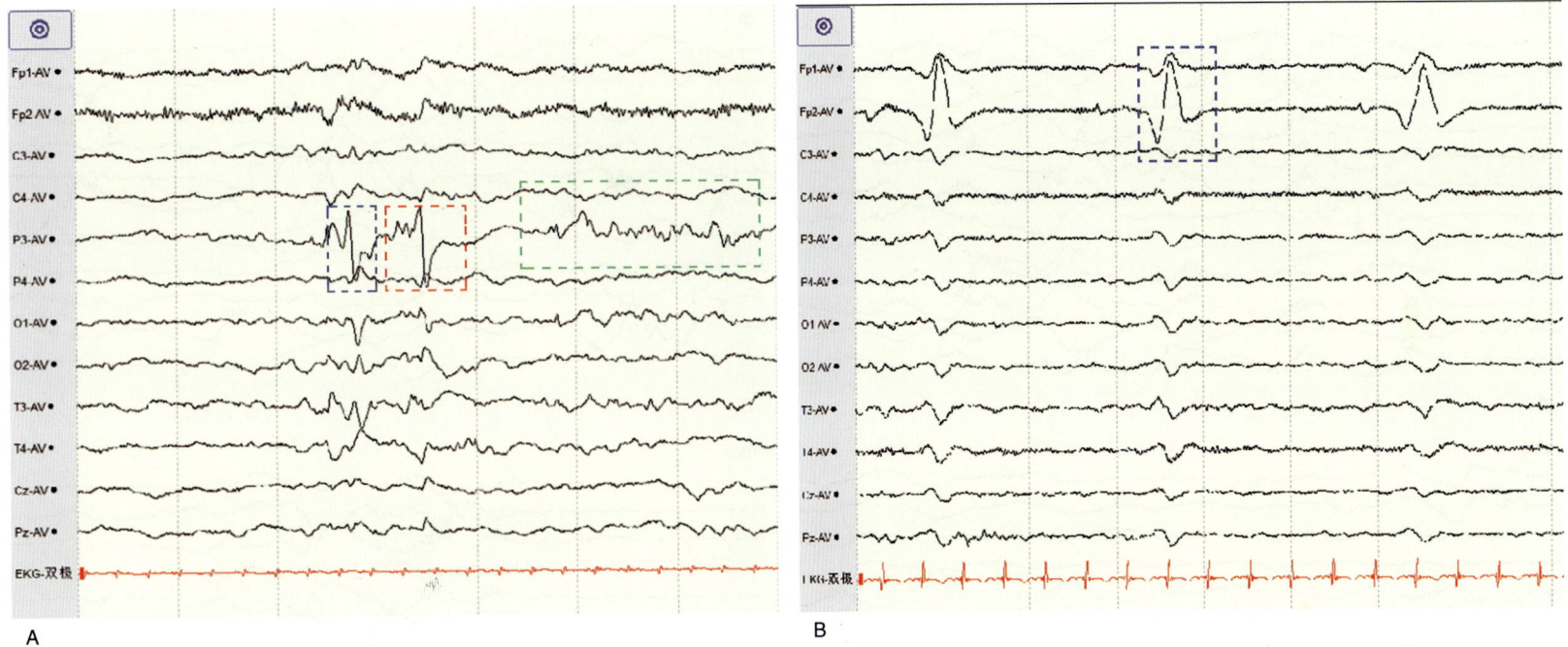

图 4-3-22 负相棘波 / 尖波

A. P3 导联高波幅负正双相尖波（蓝色虚框及红色虚框）阵发，低波幅紊乱波活动（绿色虚框）；B. Fp2 导联高波幅正负双相尖波（蓝色虚框）。

## （四）畸形 δ 波、畸形 δ 刷 -1

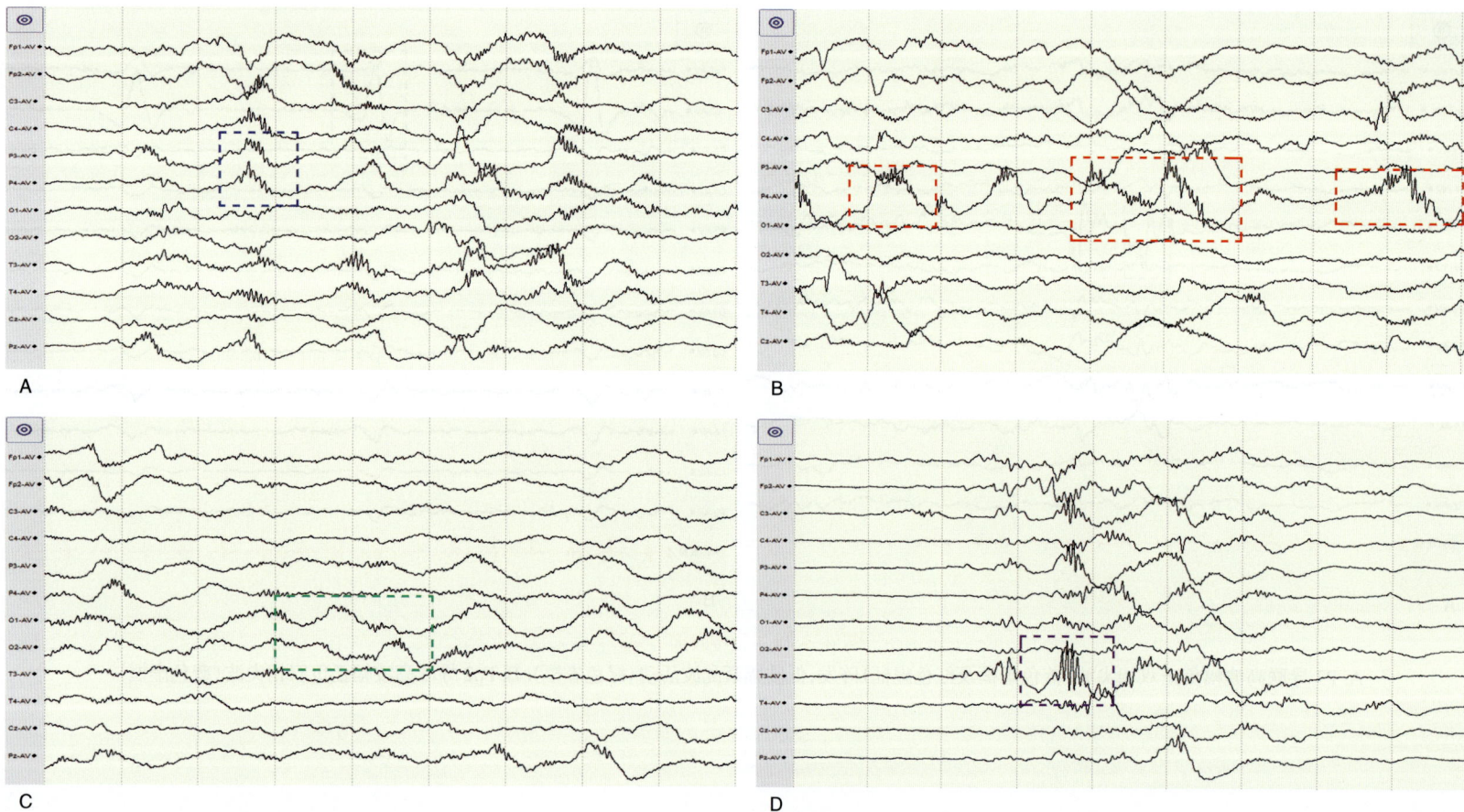

**图 4-3-23　正常 δ 刷与畸形 δ 刷的对比**

与正常 δ 刷相比，畸形 δ 刷的快波波幅增高，波形尖锐，呈纺锤样。A. PMA 32 周，正常 δ 刷（蓝色虚框）；B. PMA 32 周，畸形 δ 刷（红色虚框）；C. PMA 35 周，正常 δ 刷（绿色虚框）；D. PMA 35 周，畸形 δ 刷（紫色虚框）。

## (五) 畸形 δ 波、畸形 δ 刷 -2

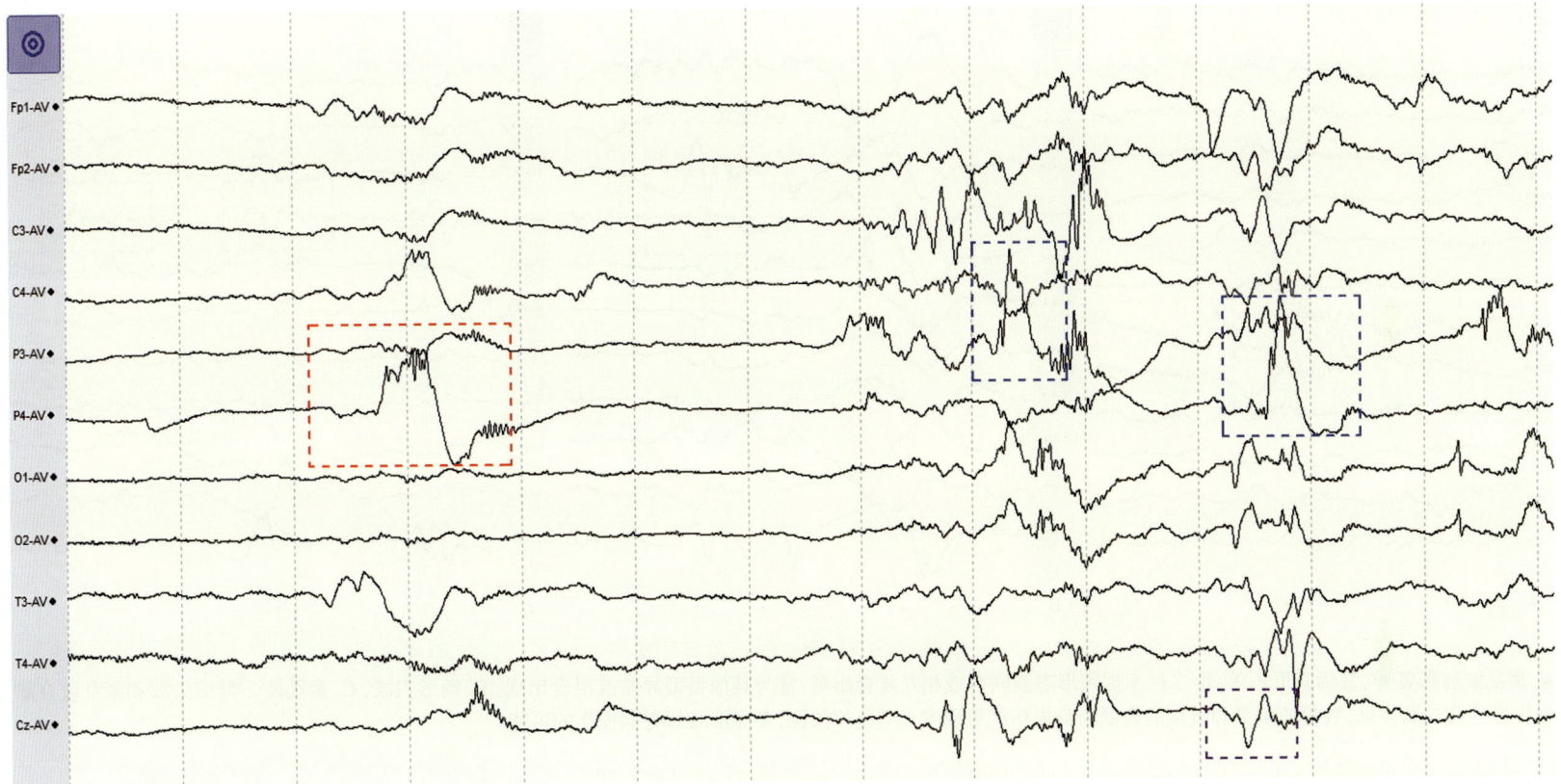

图 4-3-24 畸形 δ 波

畸形 δ 波形态不规则,无光滑圆润形态,基底较宽,电压相对增高,波形高大。畸形 δ 波(红色虚框)可独立出现,也可与其他异常波同时混合出现,如畸形尖波(蓝色虚框)、正相尖波(紫色虚框)。为脑损伤后常见异常波形,急性期及慢性期均可见。慢性期波幅逐渐降低,数量减少,波形也会发生变化。

（六）畸形尖波 & 紊乱波

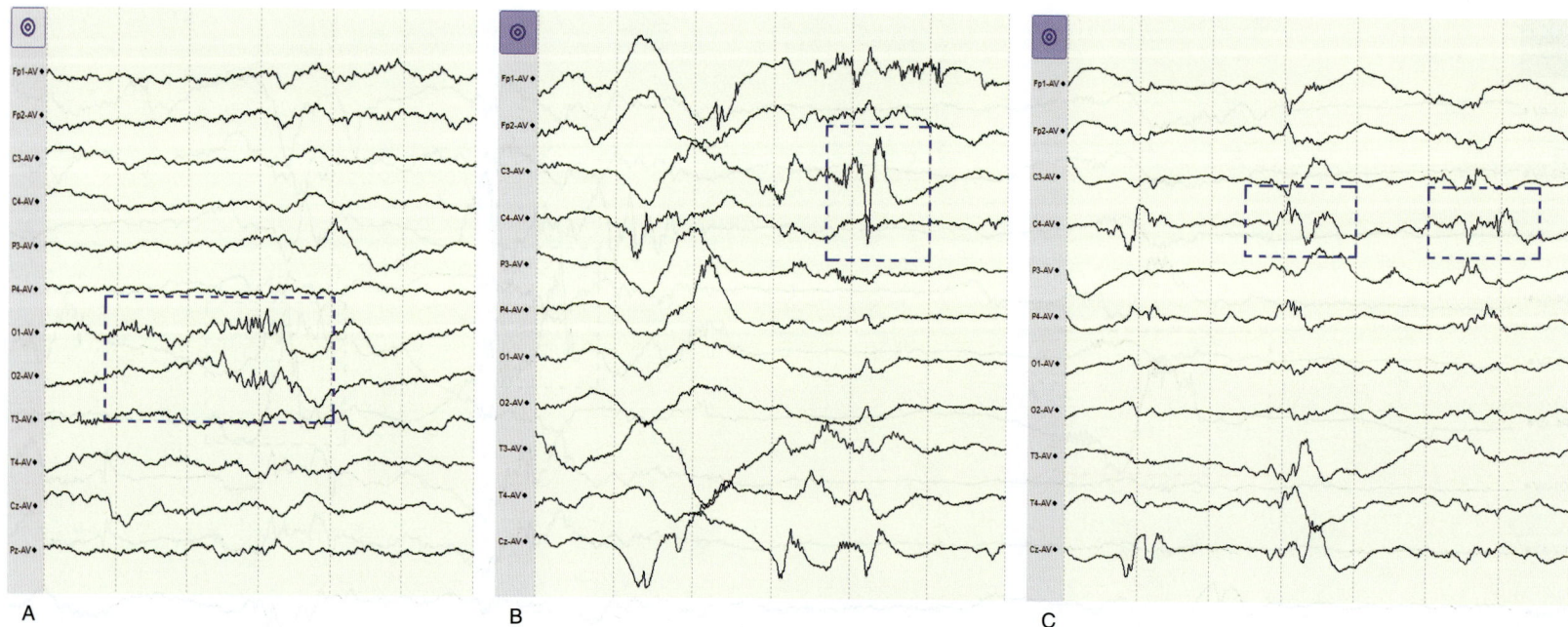

图 4-3-25   畸形尖波 & 紊乱波

A. 紊乱波波形各异，波幅高低不等，由多种不规则形态波联合或相互复合出现，常与其他类型异常波混合出现；B. 畸形尖波；C. 紊乱波。畸形尖波和紊乱波在脑损伤慢性恢复期多见，数量的多少和波幅的高低与脑损伤严重程度无明显相关性，多提示局部有脑损伤的可能。

（七）各种异常波混合活动

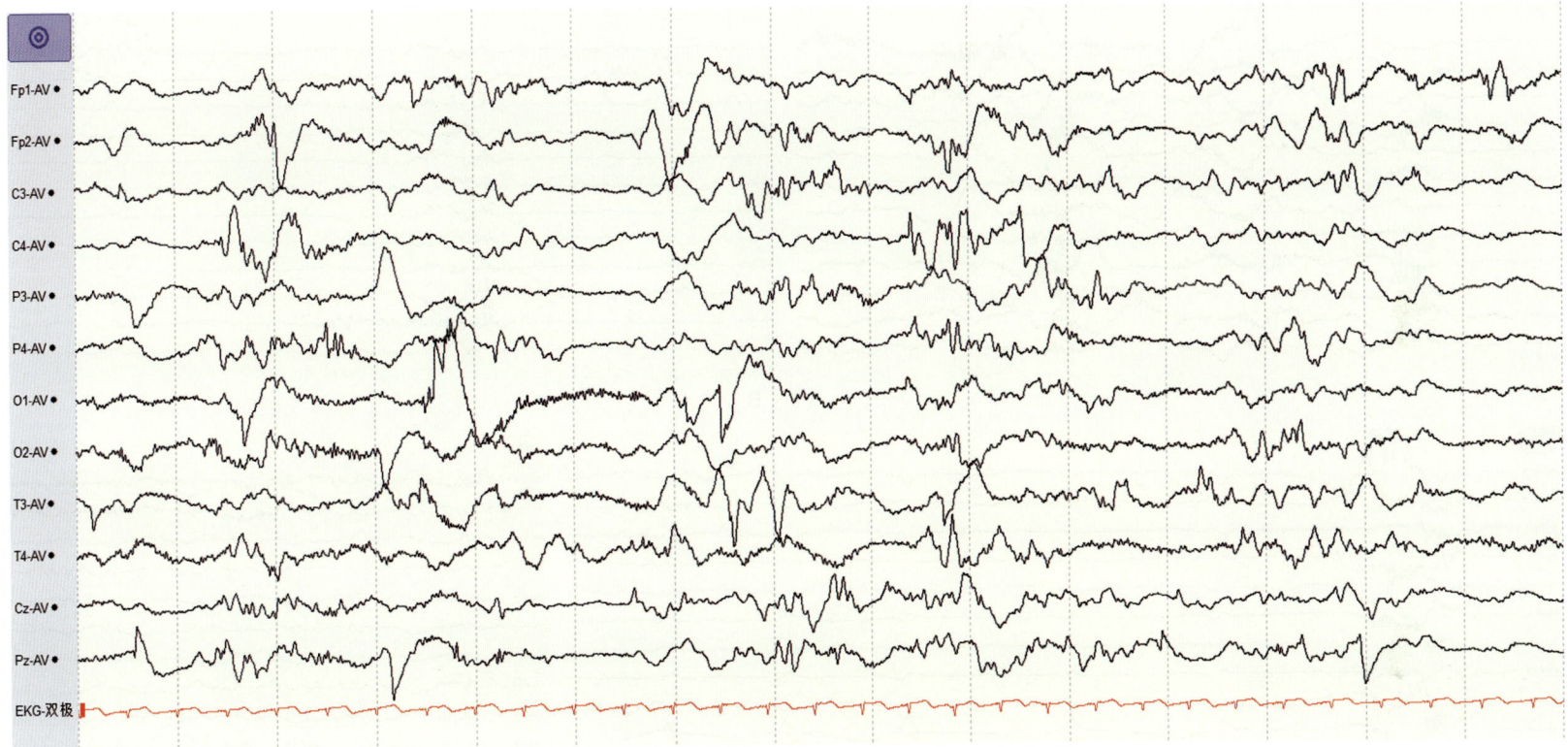

图 4-3-26　各种异常波混合活动

脑损伤后,各种异常波常混合活动,波形欠规整,异常波恒定出现的脑区多数伴结构性损伤。随着病情的稳定,异常波活动数量逐渐减少,波幅降低,范围缩小。

## （八）急性期和慢性恢复期各种异常波活动

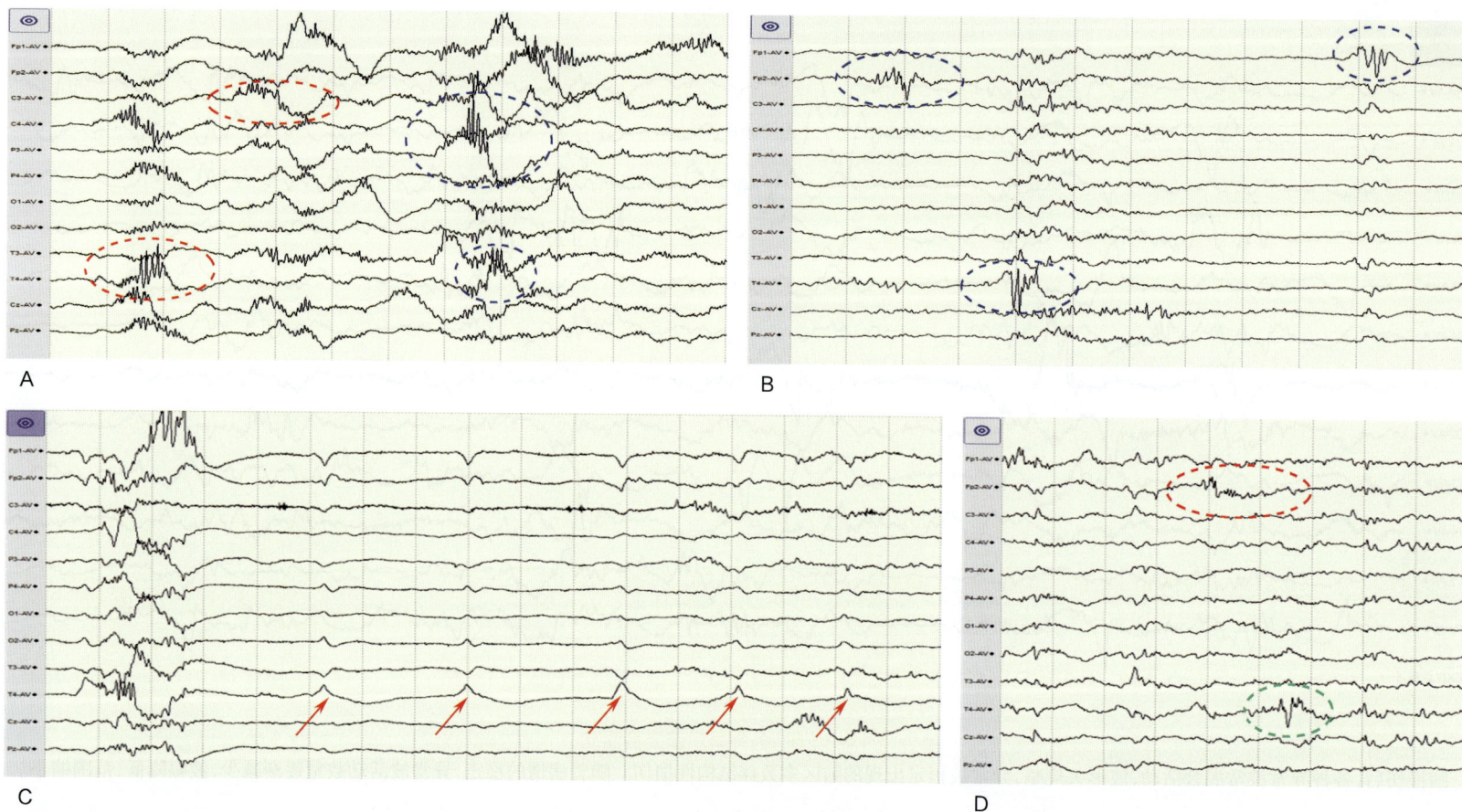

图 4-3-27　急性期和慢性恢复期不同的异常波

GA 39 周,HIE,出生后 6~72 小时持续动态 EEG 监测。A. 出生后 6~12 小时,双半球大量尖形 β 波(红色圆框)和畸形 δ 刷(蓝色圆框); B. 生后 24~36 小时,亚低温治疗中,多灶畸形尖波、紊乱波(蓝色圆框); C. 出生后 48 小时,短暂周期性放电(红色箭头所示); D. 出生后 72 小时,低波幅紊乱波(红色圆框),不规则正相尖波(绿色圆框)。

## 三、异常背景

### (一)暴发 - 抑制背景

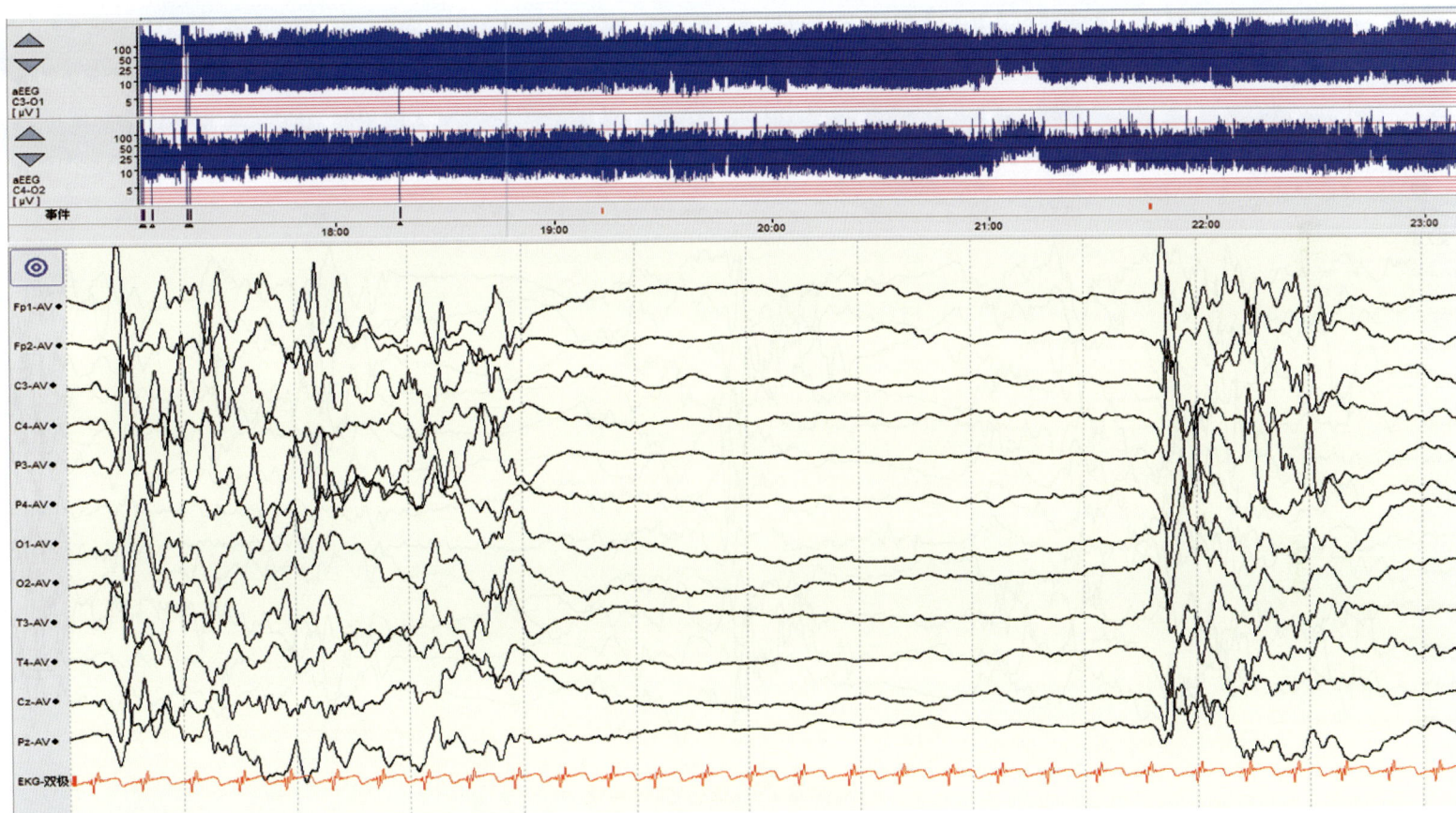

图 4-3-28　暴发 - 抑制背景

原始 EEG 暴发段为 300~500μV 不规则尖波和慢波组成,无正常生理波形,抑制段波幅<5μV,持续 2~5 秒不等,EEG 缺乏变化性及反应性。aEEG 上无明显 SWC 变化,异常高电压,上边界达 100μV,出现多个小缺口,同步 VEEG 为多次电 - 临床发作(灵敏度 10μV/mm)。该患儿头 MRI 提示为双侧多小脑回畸形。

## （二）暴发 - 抑制背景

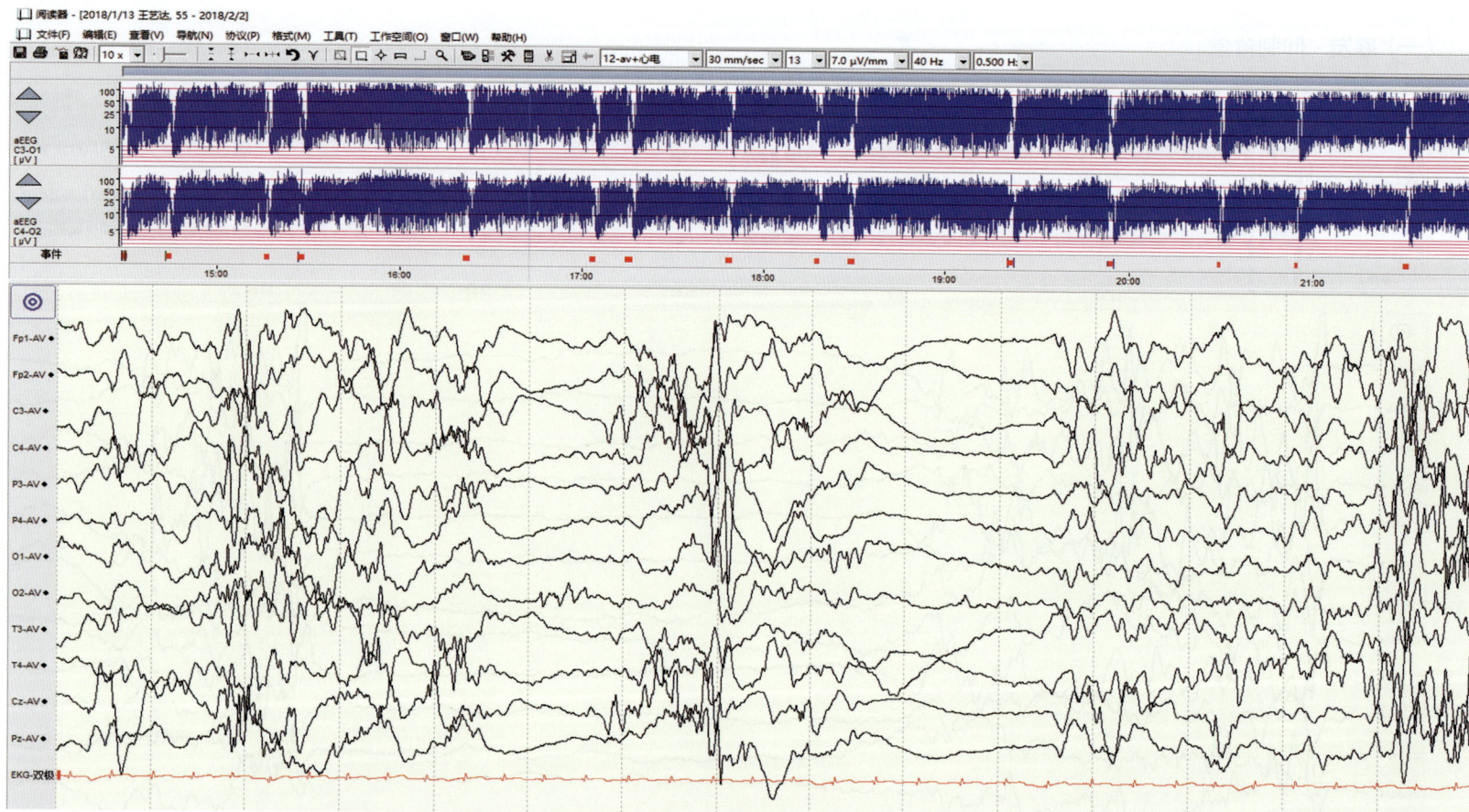

图 4-3-29　暴发 - 抑制背景

原始 EEG 暴发段为 150~300μV 不规则尖波和 θ 波组成，无正常生理波形，暴发段持续 2~12 秒，抑制段波幅<5μV，持续 2~5 秒不等，EEG 缺乏变化性及反应性。aEEG 上无明显睡眠 - 觉醒周期变化，异常高电压，上边界达 100μV，出现多个下凹样缺口，同步 VEEG 为多次不对称强直发作（灵敏度 10μV/mm）。该患儿为 *KCNQ2* 基因突变所致发育性癫痫性脑病。

## （三）暴发 - 衰减背景

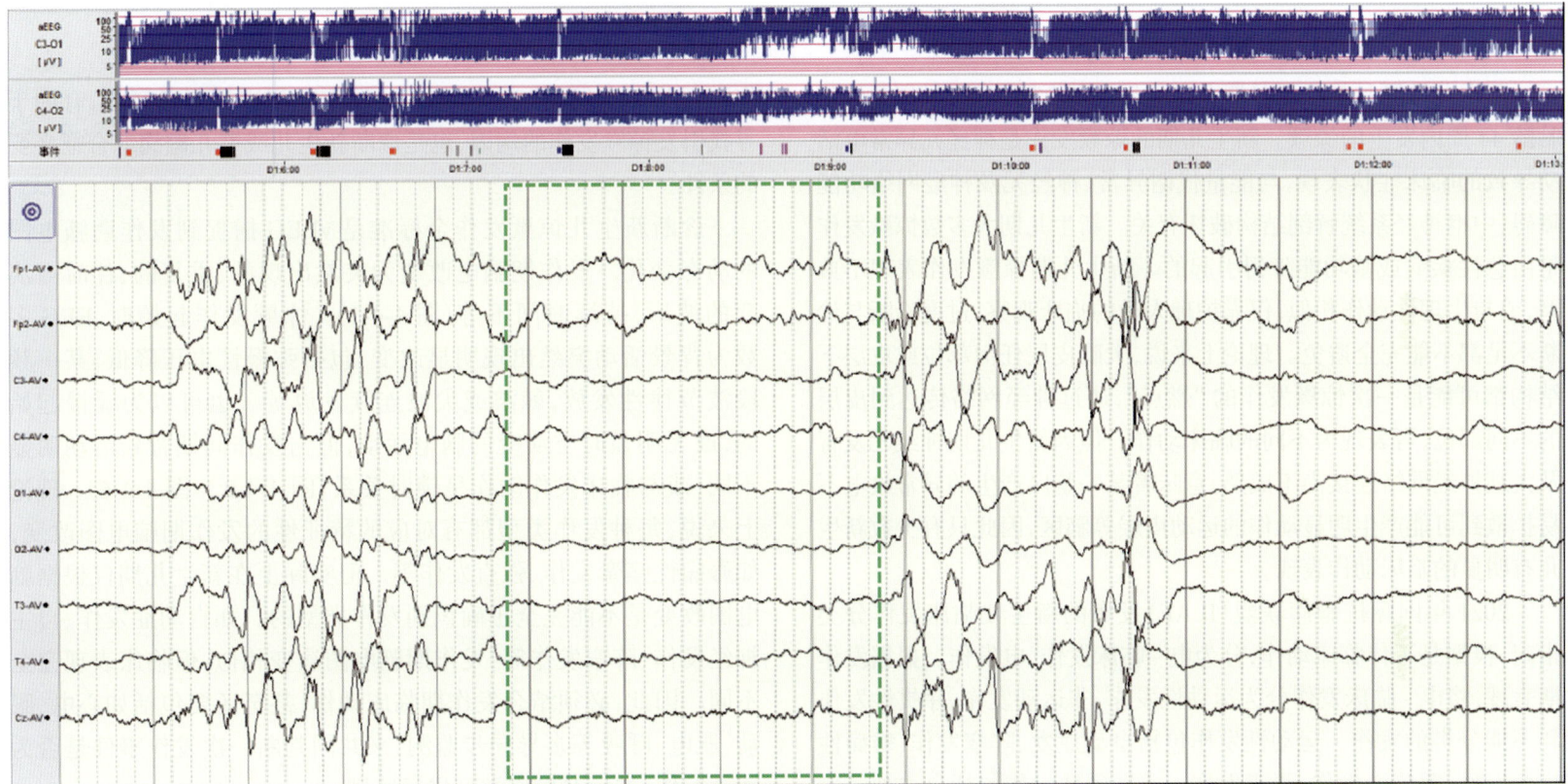

图 4-3-30　暴发 - 衰减背景

暴发段为高波幅不规则尖波和畸形 δ 波组成，无正常生理波形，抑制段波幅多数为 5~25μV（绿色虚框处）。aEEG 上无明显 SWC 变化，异常高电压，多个小缺口，同步 VEEG 为多次阵挛发作（灵敏度 10μV/mm）。暴发 - 衰减与暴发 - 抑制的区别之处主要为抑制段的电压略高（>5μV）。多数情况下，暴发 - 抑制与暴发 - 衰减同时出现于同一段监测中，两种背景活动模式的暴发段与抑制段的电压都会发生一定的变化。

（方秀英）

# 第四节　新生儿惊厥发作脑电图

新生儿惊厥是指在足月婴儿出生后的前 28 天内或早产儿纠正胎龄 44 周内发生的惊厥。新生儿期的惊厥发作是神经元异常电活动导致的临床症状表现,与能量代谢异常、神经元及神经网络功能障碍、中枢神经系统解剖结构破坏有关。新生儿期大多数惊厥发作是由急性疾病或脑功能障碍引起的。新生儿期惊厥发作表现不典型,或与生理性动作相似,仅靠护理人员的临床观察,过度诊断与诊断不足都不能完全避免。理论上来说,大脑皮层任何部位或皮层下结构都可能是一次惊厥发作的"燃点",通过神经网络传达到皮层的不同部位,可表现为不同的临床动作。但因新生儿期神经元发育及大脑神经网络连接尚不成熟,意味着某一脑区产生的异常放电不易扩散到可能产生明显动作的运动皮层等脑区,因此只有少数新生儿有明显的临床动作表现。

2021 年国际抗癫痫联盟(ILAE)发布的新生儿临床发作分类指南,根据是否伴临床动作,分为电 - 临床发作、电发作。根据发作期表现,将电 - 临床发作分为运动性发作、非运动发作、序贯性发作和不能分类的发作。运动性发作包括自动症发、阵挛发作、癫痫性痉挛发作、肌阵挛发作、强直发作。非运动性发作包括自主神经发作和行为停止发作(表 4-4-1)。对发作类型进行明确区分,有助于寻找引发惊厥发作的病因,也是诊断新生儿或婴儿癫痫综合征必要的条件。

诊断新生儿惊厥发作金标准是 vEEG 捕捉到发作期脑电图的动态变化。发作期脑电改变为突然出现的、重复的、伴时空演变的波形,持续时间不等(图 4-4-1)。惊厥发作起始时,EEG 多数为背景活动突然出现明显改变,包括弥漫性电压降低,某一频段波节律性发放,棘波或尖波连续发放等。也可以为缓慢起始的,或无明显时空演变的脑电活动,但与发作间期背景活动明显不同,或与临床发作动作呈锁时关系(图 4-4-2 ~ 图 4-4-6)。理论上来说,每种发作类型都有对应的特征性的发作期脑电图改变,如癫痫性痉挛发作、强直发作等。但实际上在新生儿期仅根据脑电图改变是不能完全正确识别发作类型的。如自动症发作、自主神经发作、阵挛发作等,发作期脑电图演变相似,但临床表现完全不同。因此,必须结合发作期临床动作,甚至还要包括如心电、眼动、肌电、呼吸等多导同步监测,来共同判断一次发作事件是否为惊厥发作,进而对发作类型进行鉴别。

表 4-4-1　新生儿期惊厥发作类型

| 发作类型 | 症状表现 |
| --- | --- |
| 电发作 | 有发作期脑电图演变,无明显临床表现,必须经 vEEG 证实才可诊断(图 4-4-7) |
| 电 - 临床发作 | 有发作期脑电图演变,伴相应特征性临床表现,必须经 vEEG 证实才可诊断 |
| 　运动性发作 | |
| 　　自动症发作 | 新生儿多表现为咂嘴、吸吮、眨眼、踩踏或身体扭动等。新生儿的吸吮、踩踏等生理性动作行为类似自动症发作,必须经 vEEG 证实才可诊断(图 4-4-8) |
| 　　阵挛发作 | 肌肉节律性收缩引起肢体抖动,并持续数秒至数分钟,可涉及面部、四肢近端或远端不同肌群。临床症状典型,容易识别,经 vEEG 可确诊(图 4-4-9) |
| 　　癫痫性痉挛发作 | 肢体或躯干的突然屈曲、伸展或混合运动,主要累及近端肢体和躯干肌肉,局部症状可表现为做鬼脸、缩脖子或轻微眼球运动。通常成串出现,也可孤立单次发作,同步 EMG 监测有助于鉴别(图 4-4-10) |
| 　　肌阵挛发作 | 突然短暂的、不自主的肌肉群收缩,单次或多次连续出现,类似惊跳样动作。与非癫痫性肌阵挛不易区分,vEEG 同步 EMG 监测有助于鉴别(图 4-4-11) |
| 　　强直发作 | 双侧肢体或躯干肌肉强烈收缩,姿势固定可持续数秒。也可表现为一个肢体或一侧肢体肌肉收缩,或双侧肢体肌肉收缩不均等,呈不对称强直姿势,同步 EMG 监测有助于鉴别(图 4-4-12) |
| 　非运动性发作 | |
| 　　行为停止发作 | 自主神经系统功能的明显改变,如呼吸频率或深度突然改变、心率发生明显改变等。新生儿最常表现为呼吸节律异常(呼吸暂停或呼吸急促),同步呼吸及血氧监测有助于判定(图 4-4-13) |
| 　　自主神经发作 | 正在发生的动作或行为突然停止,肌张力可下降,甚至呼吸暂停,同步 EMG 监测有助于鉴别(图 4-4-14) |
| 　序贯性发作 | 在一次发作事件中两种或两种以上不同发作表现依次出现,无法确定主要发作类型(图 4-4-15) |
| 　不能分类的发作 | 发作期临床表现不典型,无法归入某一发作分类中,必须经 vEEG 证实才可诊断(图 4-4-16) |

# 一、发作期脑电图演变（一）

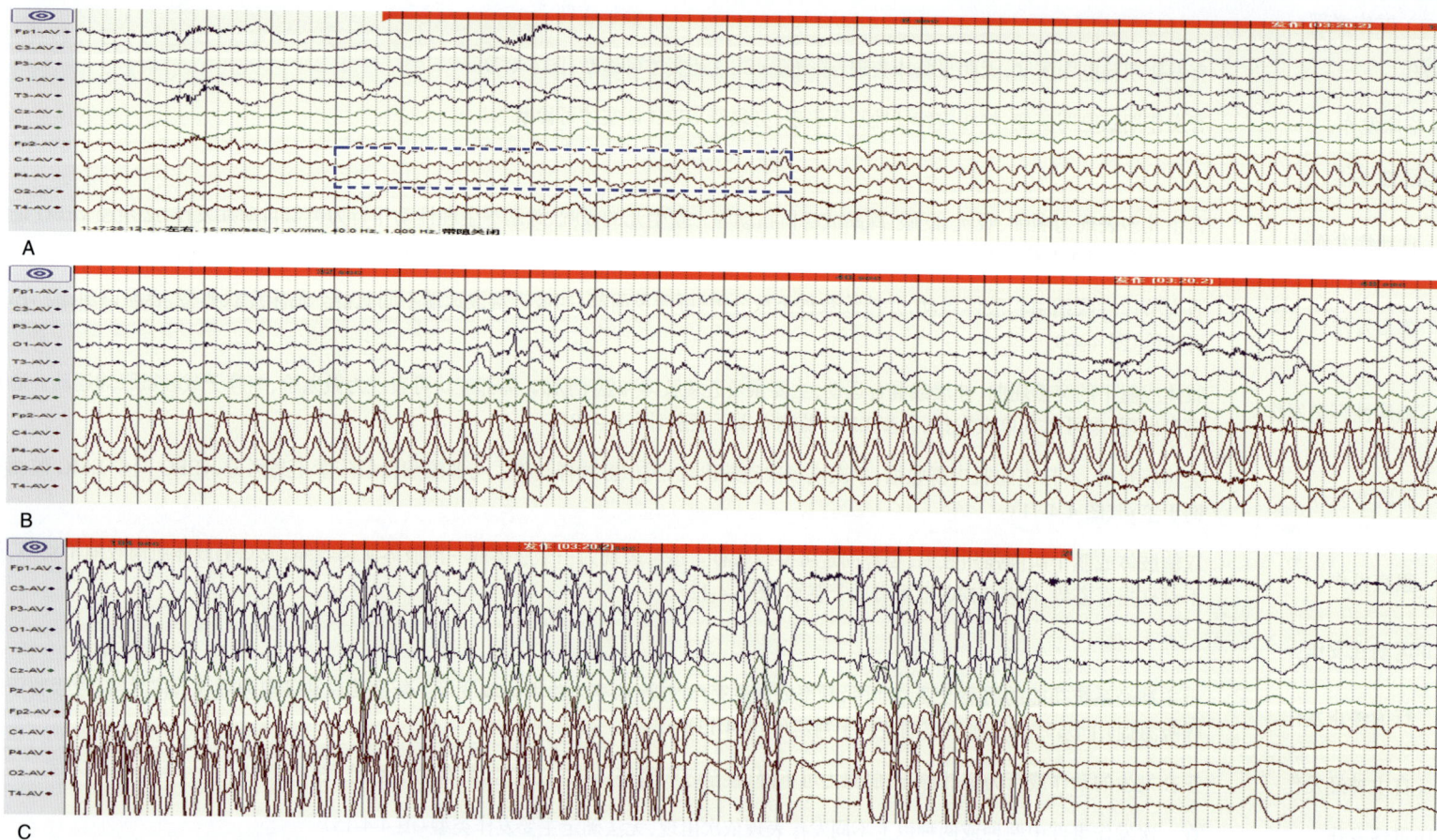

图 4-4-1　惊厥发作期典型脑电图变化

A. 某一个或数个邻近导联出现完全有别于背景活动或其他导联的电活动，多为节律性的波，也有以棘波或尖波起始的（蓝色虚框处）；B. 之后波形和频率快速发生变化，并可向周围其他导联扩散，中间脑电演变过程快速而剧烈，持续数秒至数分钟不等；C. 发作结束时，波幅逐渐降低，逐渐过渡恢复基础脑电背景活动，有时发作结束突然，脑电变化戛然而止，无明显过渡（走纸速度 15mm/s）。

## 二、发作期脑电图演变（二）

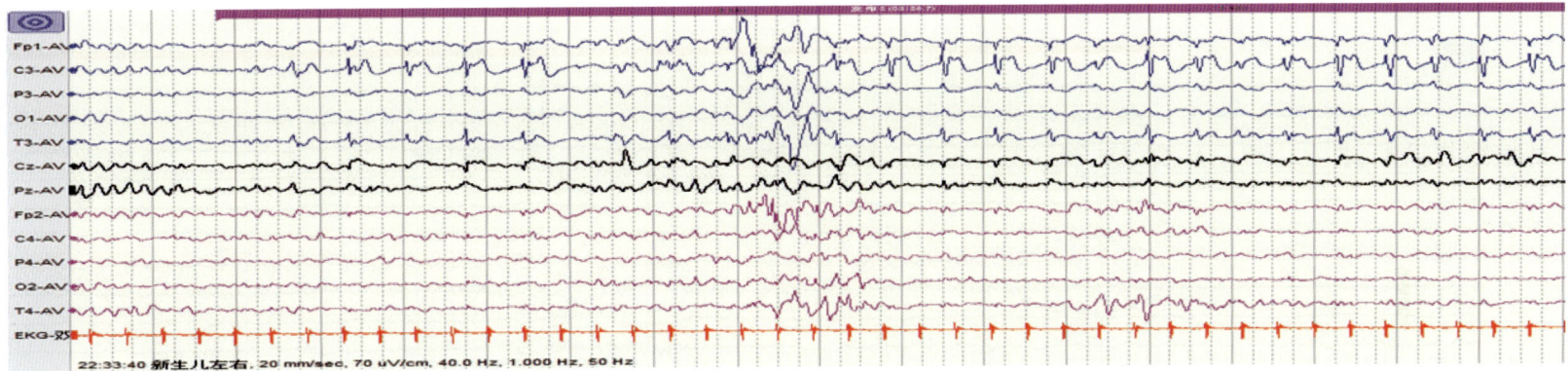

A

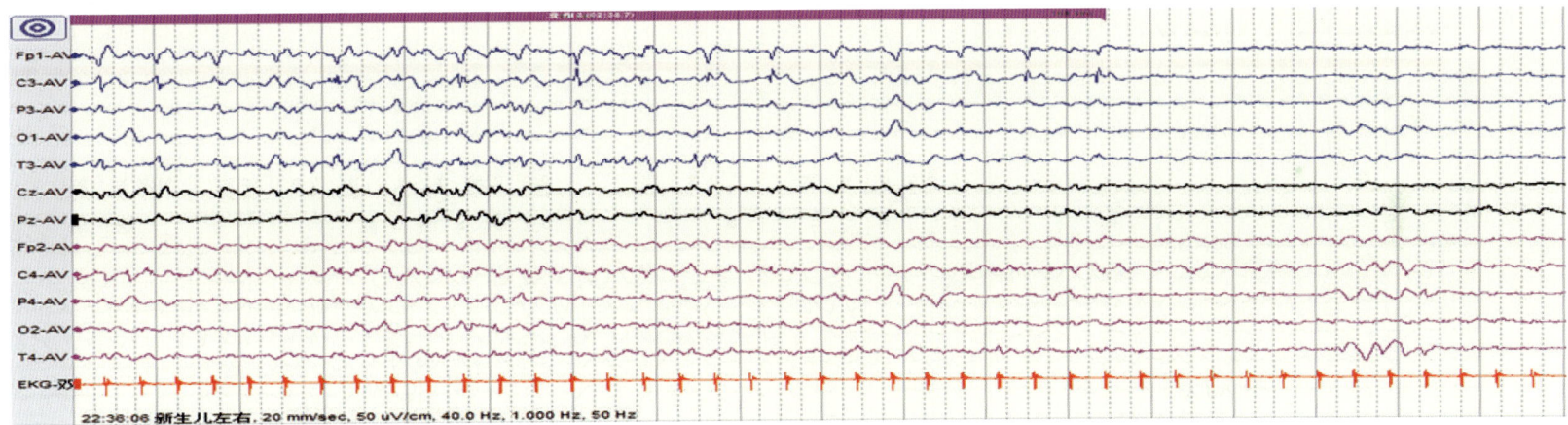

B

图 4-4-2 类周期性放电样的发作

A、B. 双相或三相尖波呈类周期性放电,脑电波形、频率及空间分布的演变不明显,但患儿在此期间出现右侧肢体远端节律性抖动,与放电呈锁时关系,因此判断这一段脑电变化为电-临床发作(走纸速度 20mm/s)。

# 三、发作开始脑电图演变

## （一）棘波连续发放

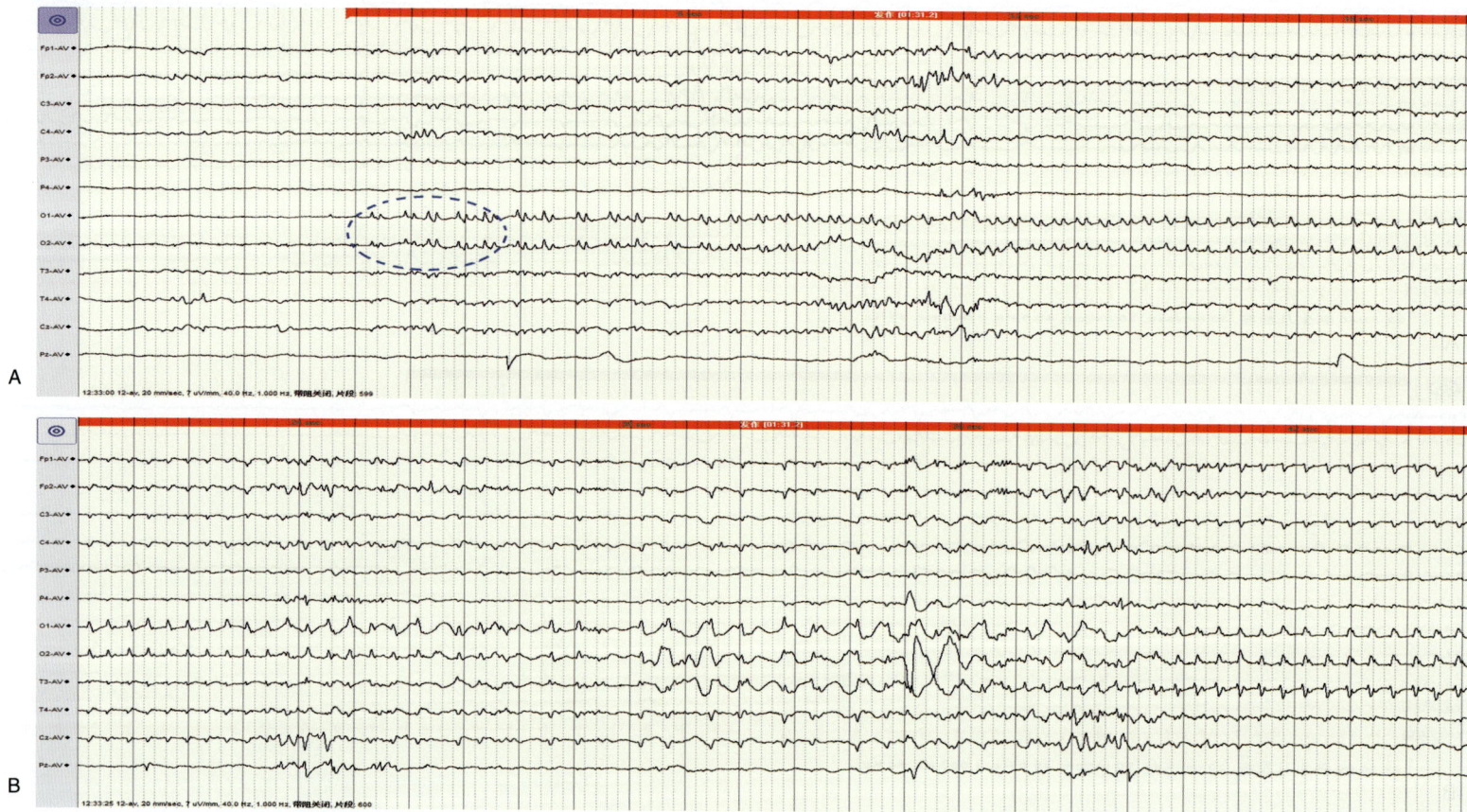

图 4-4-3　由低波幅棘波连续发放开始

A. 低波幅棘波成对连续发放（蓝色圆框），棘波波幅开始增高，周期性或类周期性发放；B. 棘波波形略有改变，波幅增高，后续发作持续 1.5 分钟，此处仅展示发作初期脑电图变化（走纸速度 20mm/s）。

## （二）α和β波节律发放

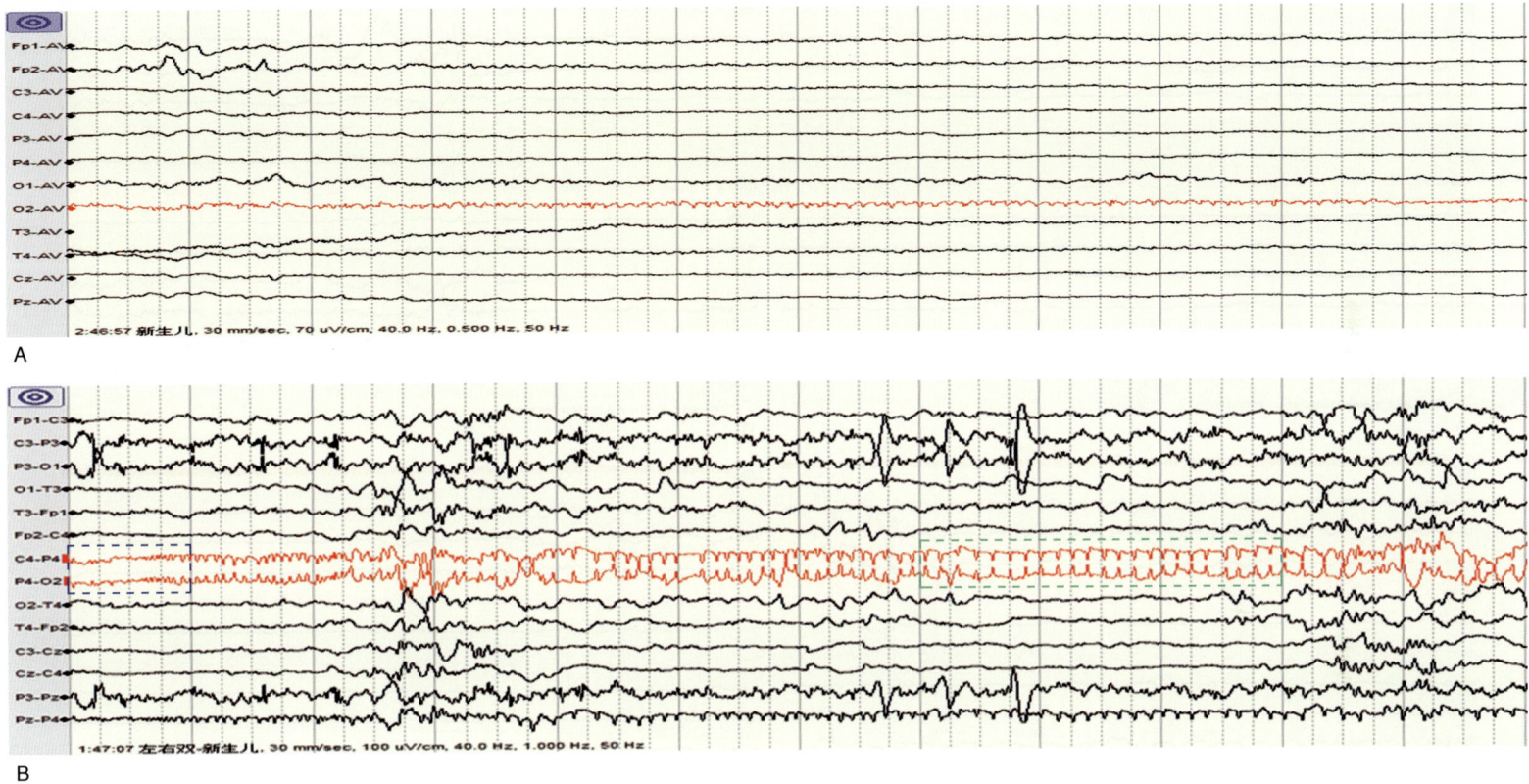

图4-4-4 以α和β波节律性发放起始的发作

A. O2起始低波幅α节律；B. P4导联为主低波幅β节律起始（蓝色虚框），波幅渐高，频率渐慢，波形高尖。用双极导联显示呈"拉链"样改变（绿色虚框）（后续发作期图形此处未展示）。

## (三)δ波活动起始

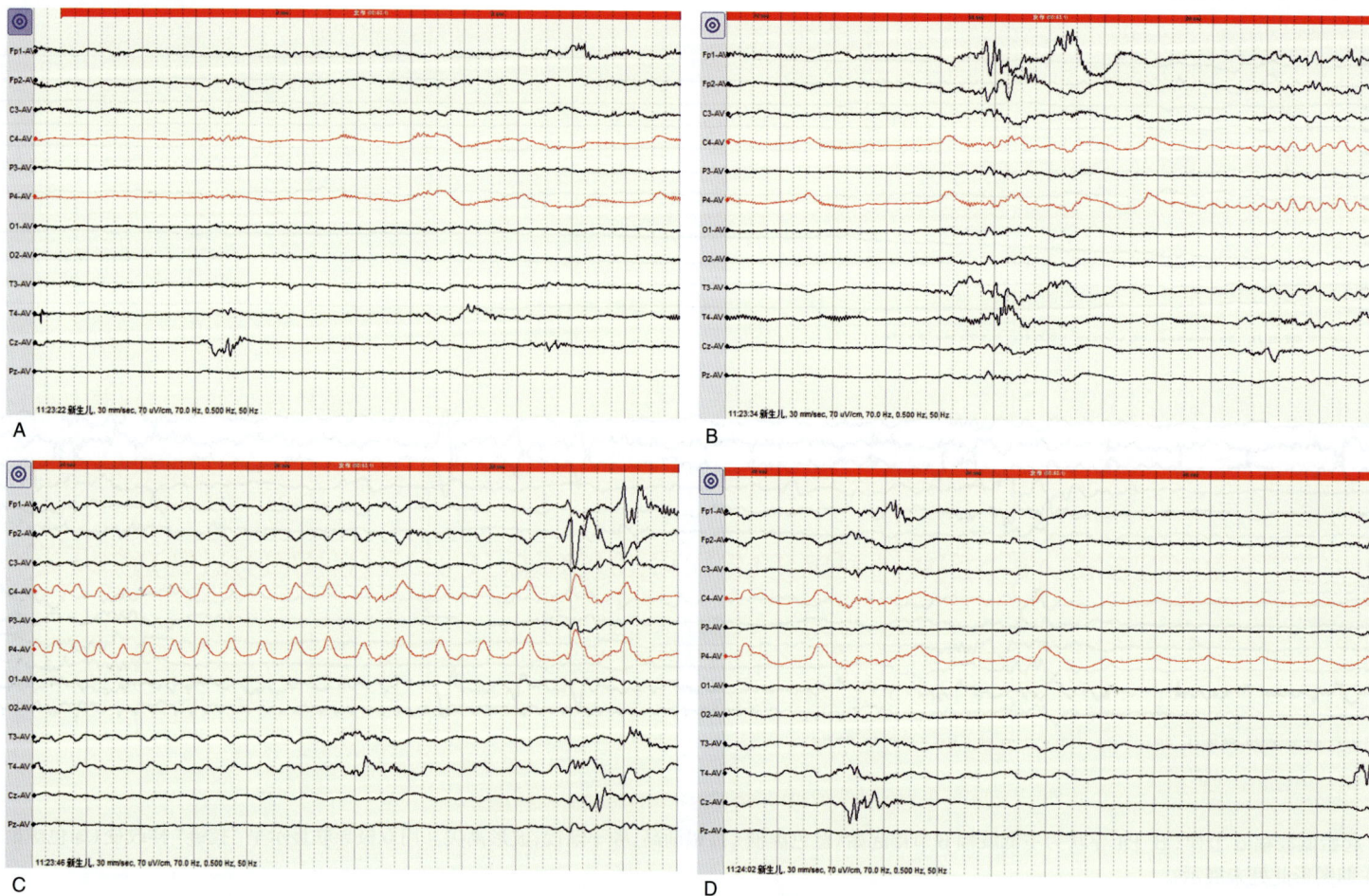

图 4-4-5  以缓慢低波幅 δ 波起始的发作

A. C4 和 P4 导联 0.5~1Hz 低波幅 δ 波活动逐渐突出,并复合少量 β 波;B、C. 2~3Hz 低波幅尖形 δ 波节律性发放,波幅渐高,频率渐慢;D. 0.5~1Hz 低波幅 δ 波活动,波幅逐渐降低,发作结束。

## （四）脑电活动突然消失

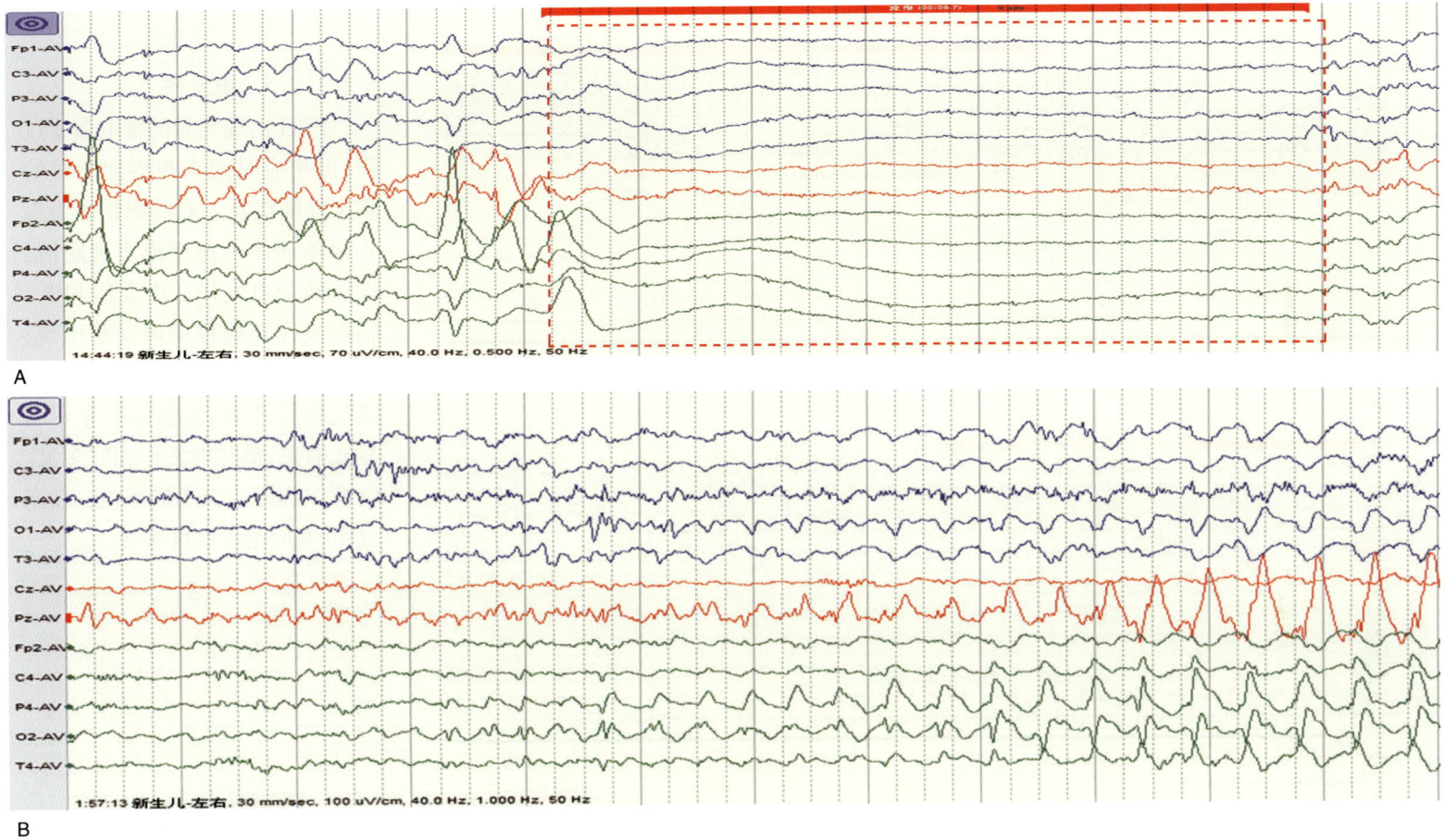

图 4-4-6 以电压突然降低为发作起始

A. 发作前双半球弥漫性中 - 高波幅慢波活动→双半球电压突然明显降低抑制数秒(红色虚框)；B. Pz 起始低波幅不规则慢波复合快波迅速发生变化,并波及右侧顶枕区(后续发作期图形此处未展示)。

## 四、电发作

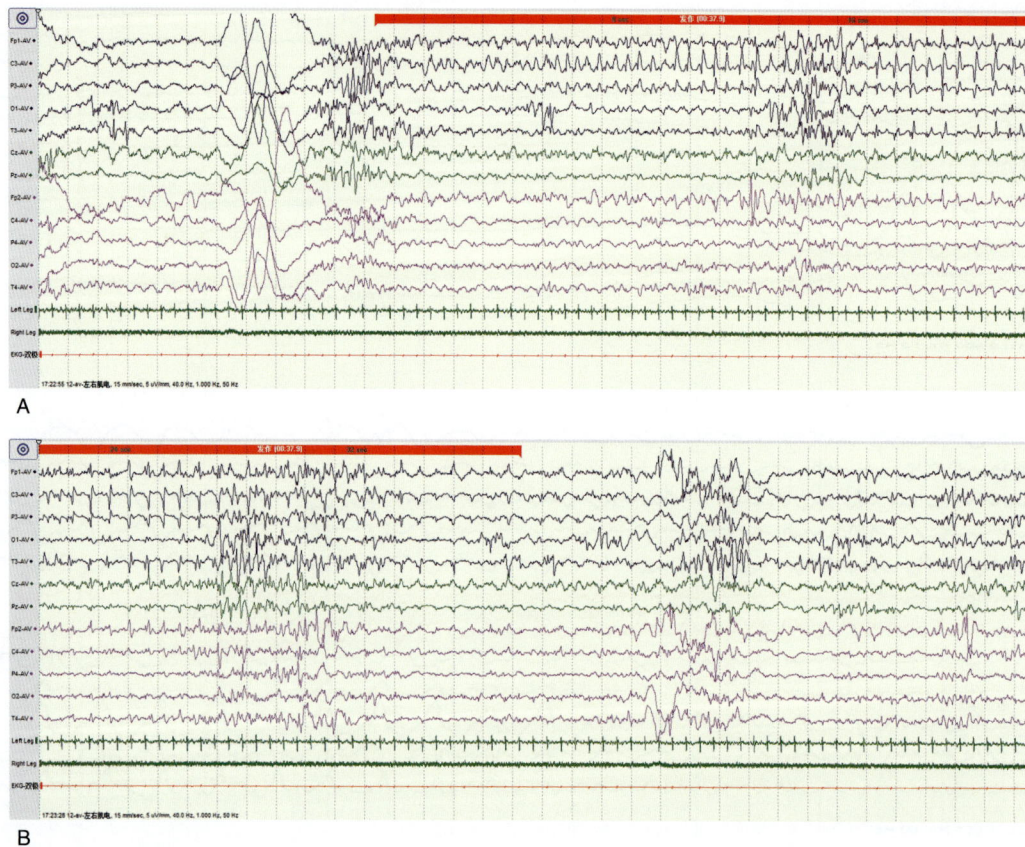

A

B

图 4-4-7　电发作

GA 38 周 $^{+6}$,DOL 1 天,PMA 39 周,新生儿低血糖,呼吸机辅助通气中,咪达唑仑持续镇静中。A、B. 左侧半球为主的快速明显的电演变,持续约 38 秒,同期未见明显动作表现,判断为电发作(走纸速度 15mm/s)(视频 4-4-1)。

**电发作**

　　EEG 出现明显的脑电演变过程,但相应时间未观察到明显的临床伴随症状。有些则是因为患儿伴随动作不典型或表现隐匿,误诊断为电发作。电发作和电 - 临床发作在病程中可交替出现,也可以单独出现。在应用镇静药或抗惊厥药物后,临床动作不明显或消失,单纯电发作相对多见。电发作临床意义等同于电 - 临床发作,都应给予高度重视。

视频 4-4-1

## 五、电 - 临床发作

### (一) 自动症发作

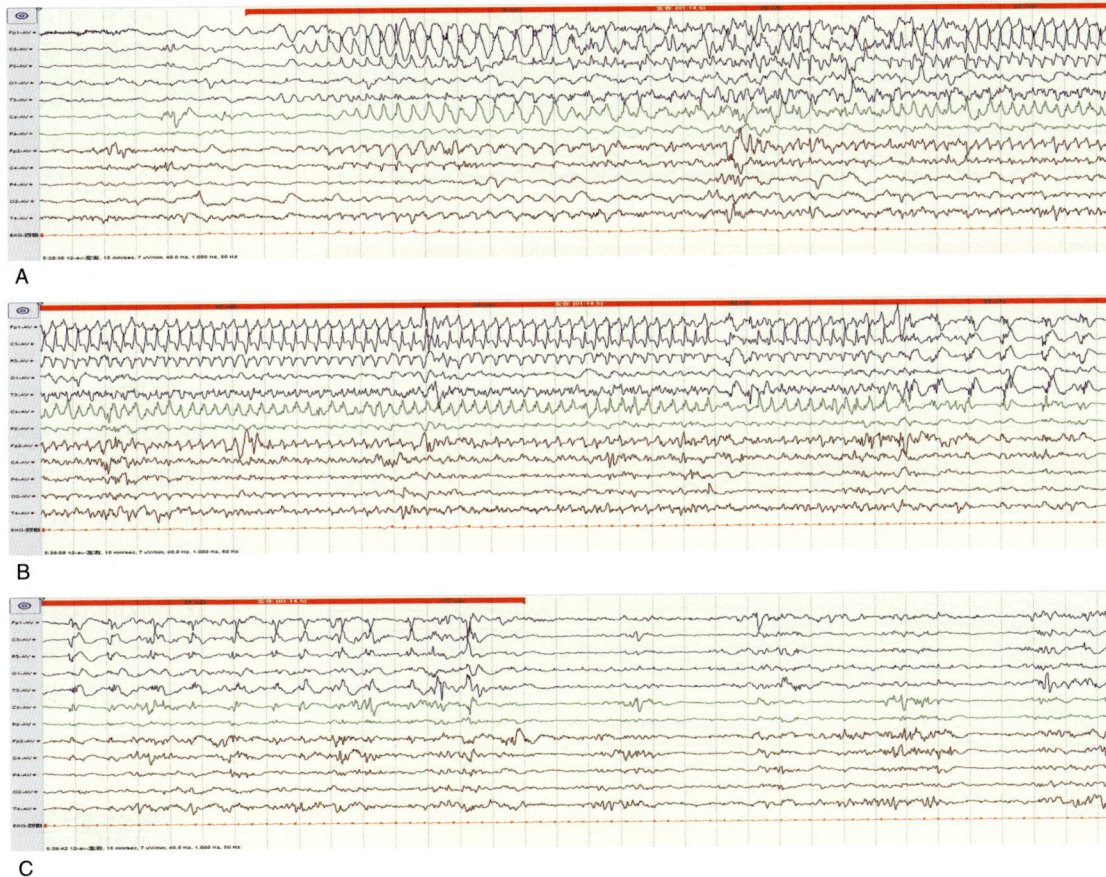

A

B

C

**自动症发作**

　　是一种或多或少协调的、无目的性的、重复的运动。新生儿期动作相对简单,多表现为吸吮、吐舌头或张嘴等,有时为快速频繁眨眼,或上肢挥动,双下肢踩踏或骑自行车样动作。新生儿期自动症发作时的动作与一些生理性动作有时仅通过临床观察无法正确区分,必须行vEEG才能鉴别。

**图 4-4-8　自动症发作**

GA 39 周 [+2],DOL 2 天,PMA 39 周 [+4],新生儿低血糖,巨大儿,频繁电 - 临床发作或电发作。A. 左侧中央区及中线区起始高波幅尖波节律;B、C. 左半球为主的电演变,持续约 75 秒。同期患儿肢体略僵硬,出现吮吸或咂嘴样动作(走纸速度 15mm/s)(视频 4-4-2)。

视频 4-4-2

## （二）阵挛发作

A

B

C

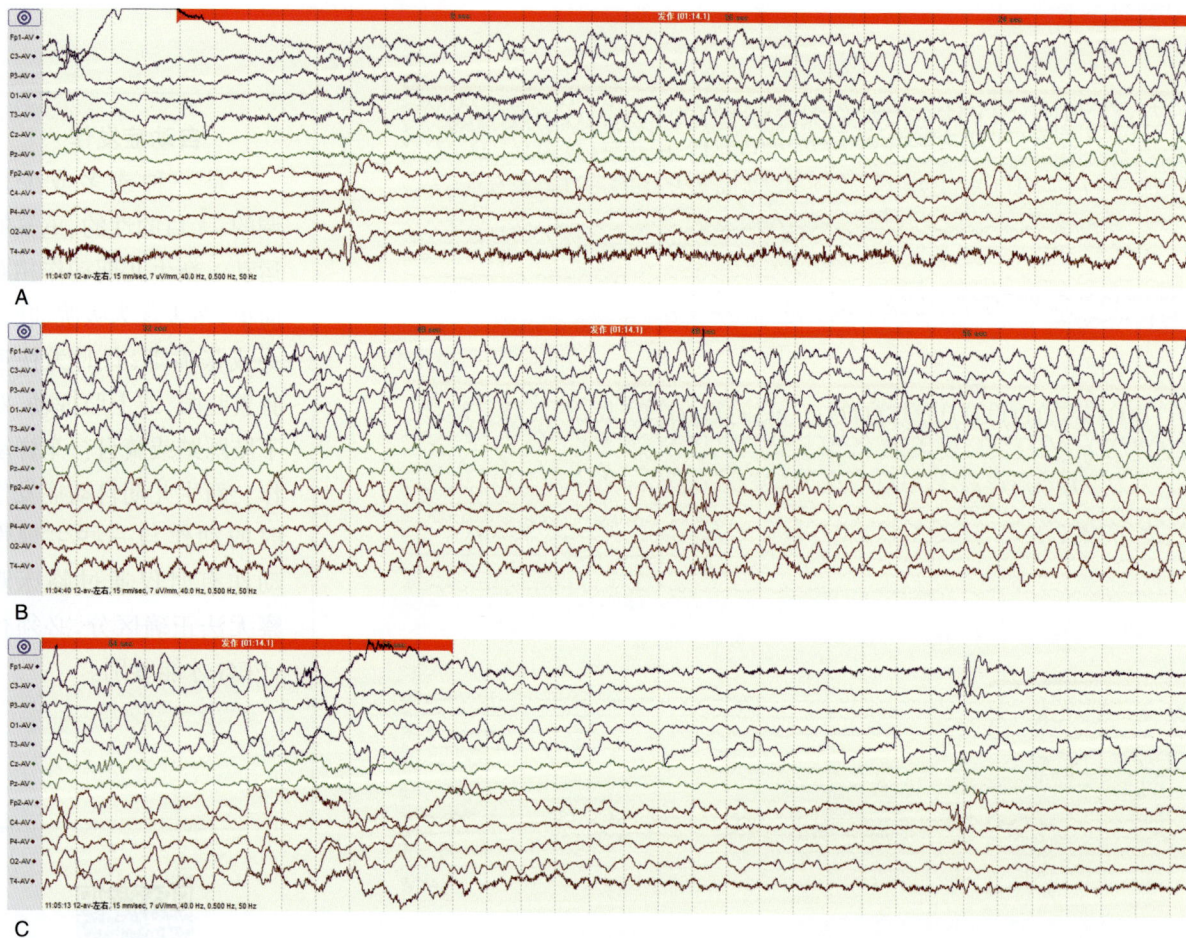

图 4-4-9　阵挛发作

GA 38 周 $^{+2}$，DOL 1 天，PMA 38 周 $^{+3}$，重度 HIE。A. 左侧半球及中线区低波幅快波节律起始→波幅迅速增高；B、C. 高波幅不规则尖波或尖形慢波节律为主的电演变，持续 75 秒，同期患儿右侧手腕轻微节律性勾动（走纸速度 15mm/s）（视频 4-4-3）。

**阵挛发作**

　　阵挛发作是新生儿期最常见及最容易被正确识别的发作类型，表现为颜面部或肢体一组或多组肌肉群的节律的、刻板的不自主肌肉收缩。新生儿期阵挛多出现于一侧肢体，表现为勾手指、手腕旋转、勾脚趾或足背屈等细微动作，有时逐渐进展为一侧上肢或下肢的节律性抖动。新生儿期很少出现双侧同步对称阵挛动作。

视频 4-4-3

## （三）癫痫性痉挛发作

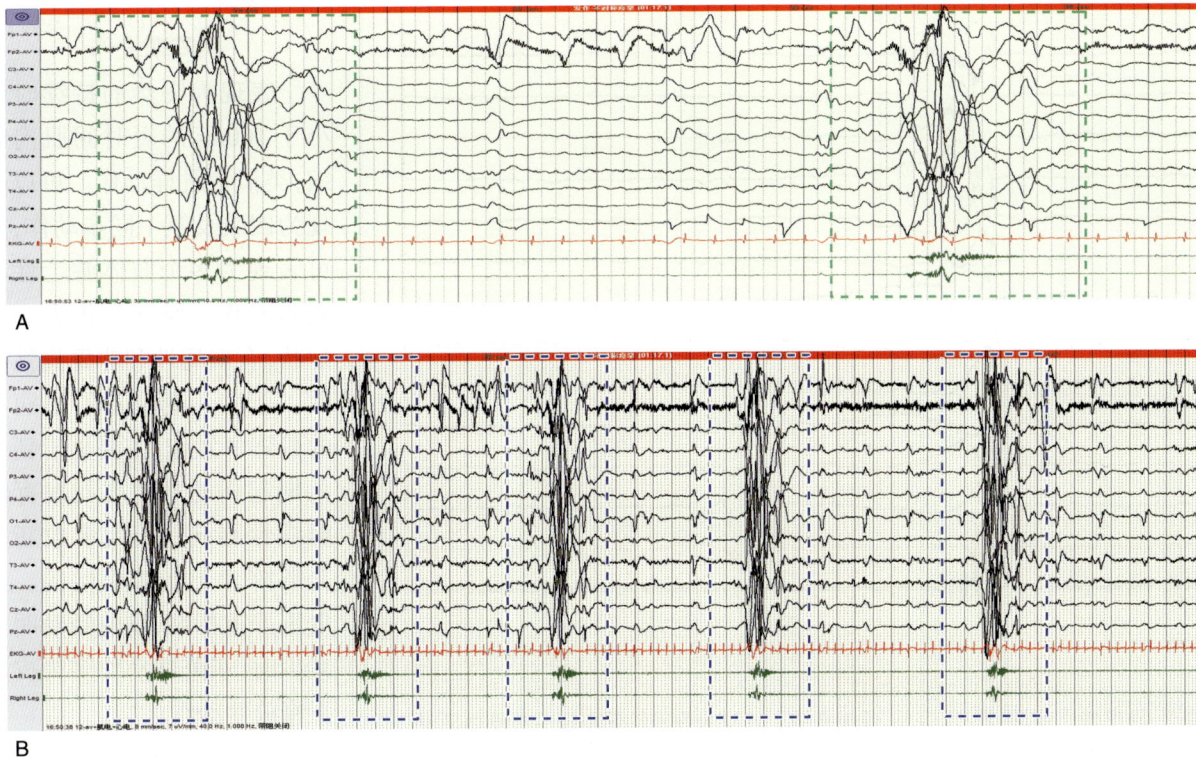

A

B

图 4-4-10　癫痫性痉挛发作

GA 38 周 [+5]，DOL 3 天，PMA 39 周 [+1]，多小脑回畸形，癫痫性痉挛发作，双半球广泛性不规则高波幅慢波暴发，同时伴肌电暴发。临床表现为肢体出现快速内收呈拥抱样，间隔数秒成串发作。A. 绿色虚框所示为两次痉挛发作（走纸速度 30mm/s）；B. 蓝色虚框显示成串发作（走纸速度 8mm/s）（视频 4-4-4）。

视频 4-4-4

## （四）肌阵挛发作

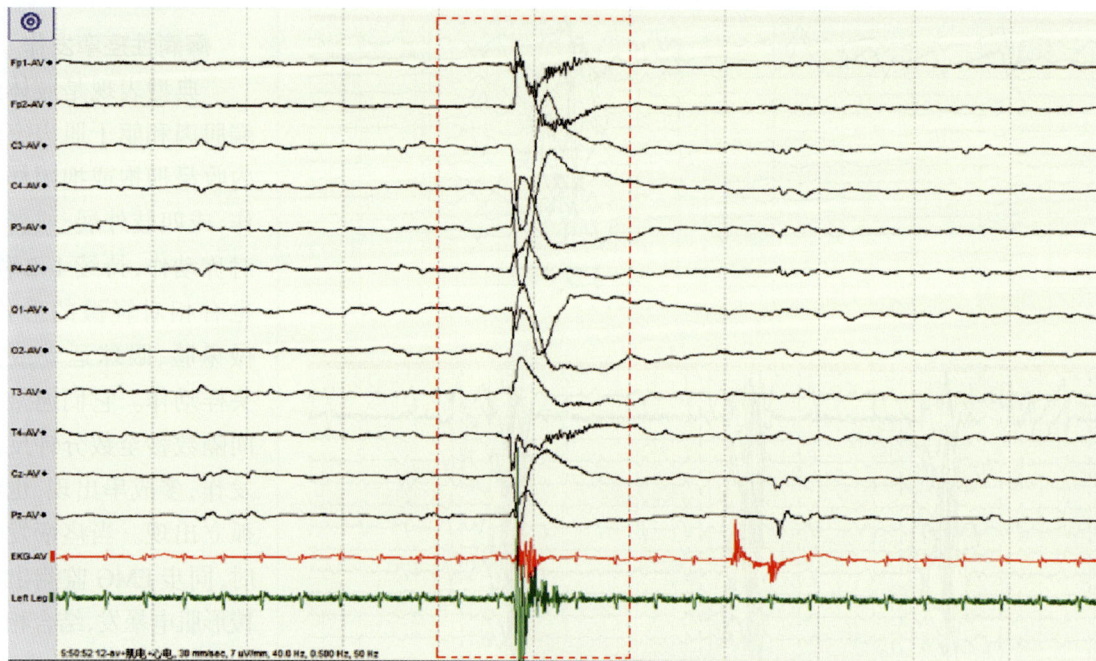

图 4-4-11  肌阵挛发作

GA 41 周，DOL 9 天，PMA 42 周$^{+2}$，异戊酸血症，拒乳，反应差，呼吸费力。背景为弥漫性低电压少量脑电活动，无胎龄相适生理波活动，无反应性及变化性。患儿表现为肢体快速抖动一下，伴打嗝样动作，间隔数秒至十余秒可反复出现（红色虚框）。结合背景脑电图改变，判断为非癫痫性肌阵挛发作（视频 4-4-5）。

**肌阵挛发作**

　　表现为突然的持续时间小于 100ms 的短时间肌肉收缩，类似惊跳样动作。可以表现为四肢及躯干同步动作，也可表现为多个肢体游走性非同步发作。肌阵挛作为一种症状，有癫痫性和非癫痫性病因。新生儿期真正的癫痫性的肌阵挛发作，主要见于新生儿期起病的早期婴儿发育性癫痫性脑病。而大多数新生儿肌阵挛不是癫痫性的。当电压严重抑制，脑电活动明显减少时，肌阵挛动作多为皮层下释放性动作。

视频 4-4-5

## （五）强直发作

**强直发作**

是一种持续的肌肉收缩导致的异常姿势，特征是躯干轴肌和/或肢体突然呈屈曲或伸展性"僵硬"姿势，有时还伴有四肢轻微震颤。有时在一次发作事件中，强直姿势可发生变化，也可从一侧逐渐转换至另一侧。新生儿期强直发作有时后续其他发作表现，是序贯性发作中的一个环节。同步 EMG 监测有助于鉴别此类发作形式。

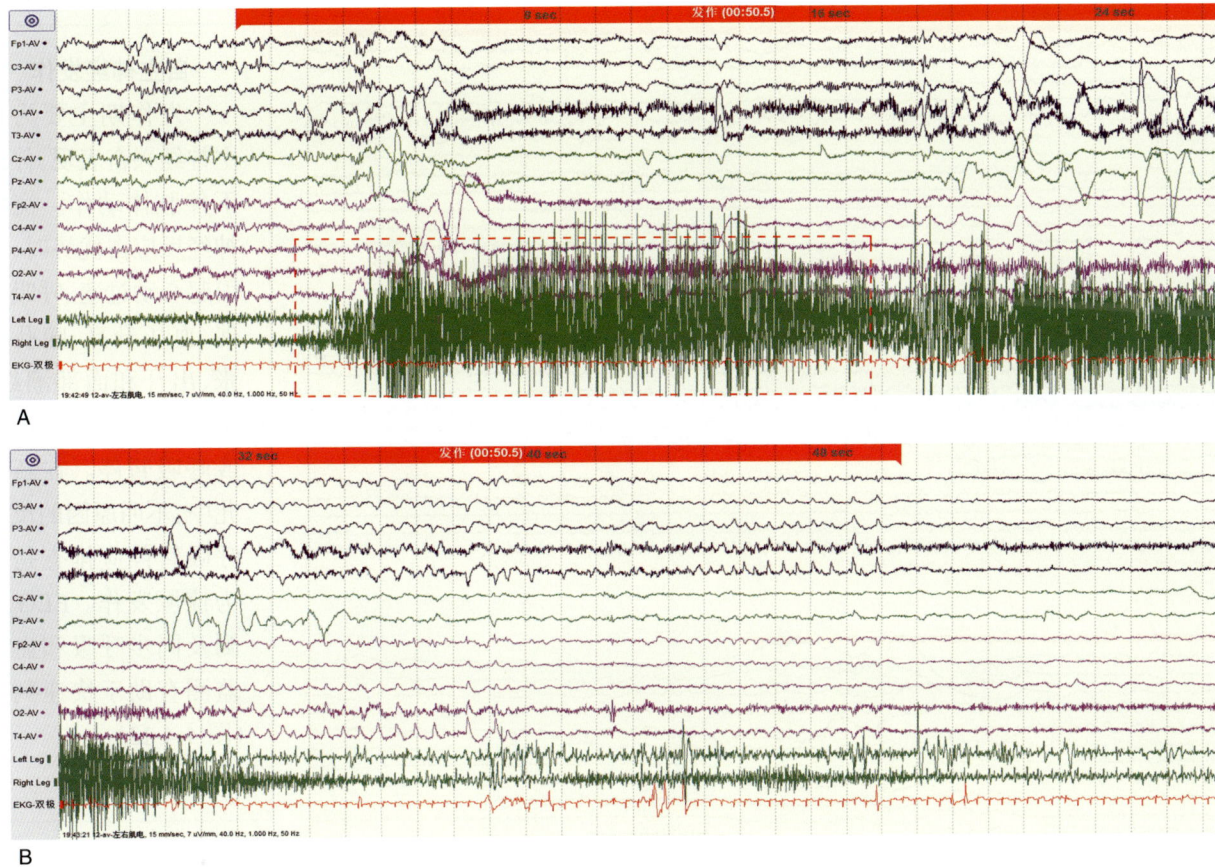

图 4-4-12　不对称强直发作

GA 38 周 ⁺²，DOL 3 天，PMA 38 周 ⁺⁵，该患儿为 *KCNQ2* 基因突变，主要以四肢不对称强直姿势为主，有时伴面部涨红、呼吸暂停、咂嘴、吐舌等动作。在一次发作事件中，强直样姿势可从一侧逐渐转换至对侧。A. 发作起始期双半球突然弥漫性电压抑制，同步 EMG 出现强烈肌电暴发（红色虚框）；B. 低波幅尖形逐渐出现→尖形节律性发放数秒→放电突然停止，发作结束（走纸速度 15mm/s）（视频 4-4-6）。

视频 4-4-6

## （六）自主神经发作

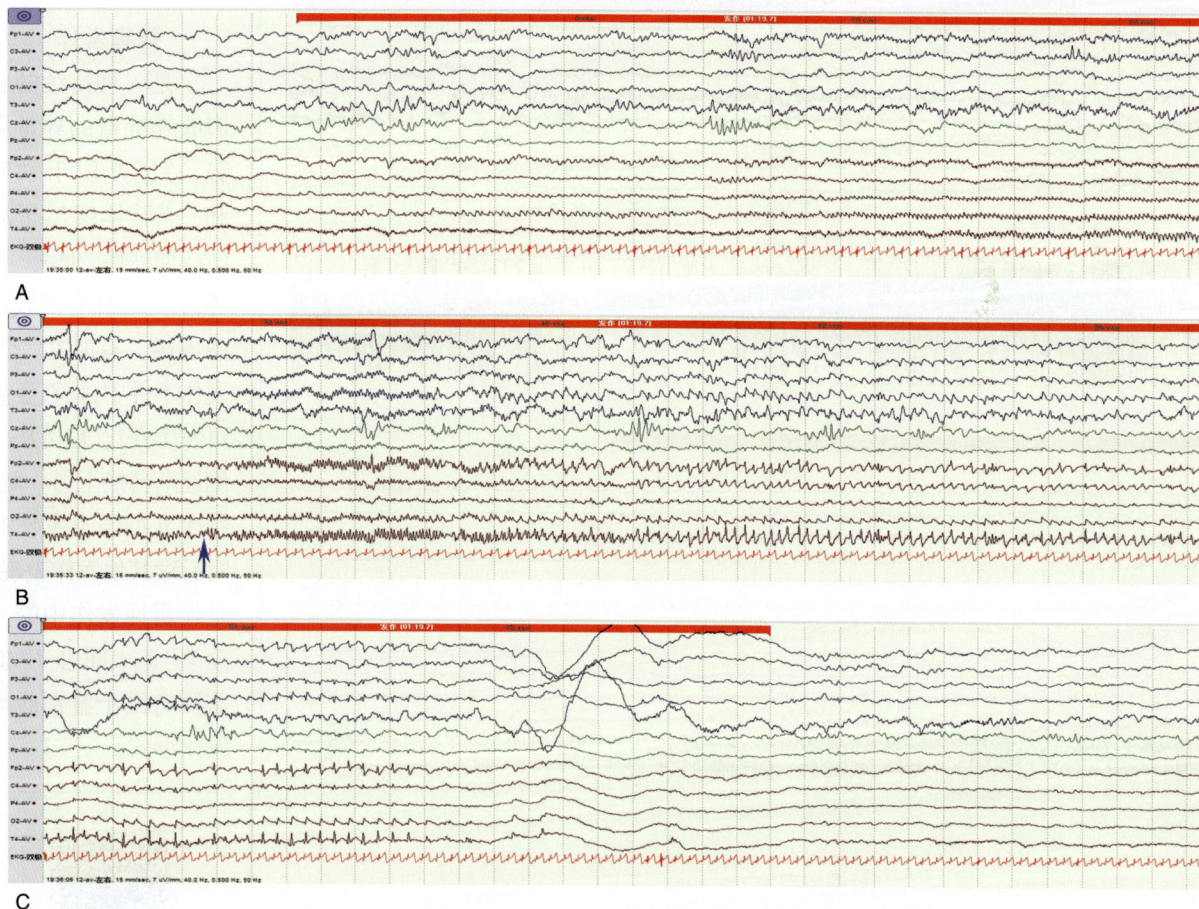

A

B

C

图 4-4-13 自主神经发作

GA 38 周$^{+2}$，DOL 3 天，PMA 38 周$^{+5}$，颅内感染。A~C. 双半球弥漫性低波幅快波节律性发放，电演变开始约 30 秒后，患儿出现呼吸暂停（蓝色箭头处），持续约 40 秒，至电演变结束为止，呼吸节律恢复（走纸速度 15mm/s）（视频 4-4-7）。

**自主神经发作**

发作期主要为自主神经兴奋表现，伴或不伴肢体动作。交感神经反应占优势时，可引起心动过速、呼吸急促、血压升高、瞳孔扩张、出汗和面部潮红，也可表现为心动过缓或呼吸暂停。在新生儿中，不明原因的反复呼吸暂停应排查是否为惊厥发作。EEG 监测及同步呼吸和血氧监测有助于快速判断（图 4-4-13）。

视频 4-4-7

## (七) 行为停止发作

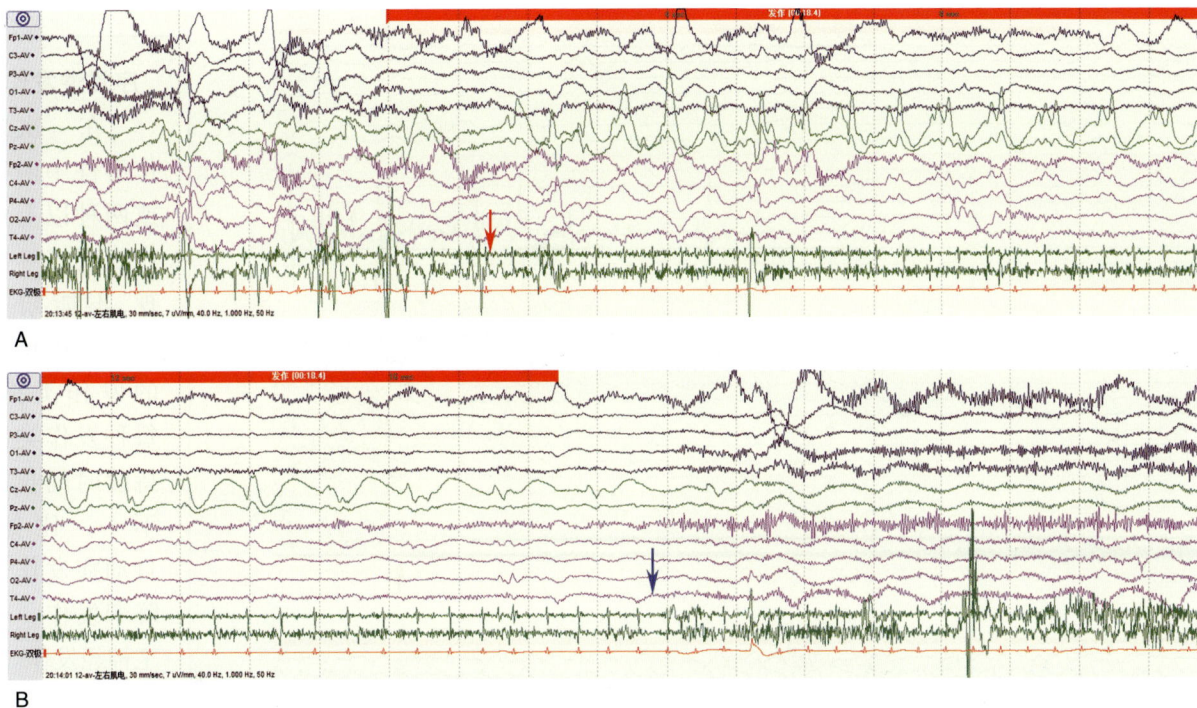

**图 4-4-14　行为停止发作**

GA 39 周,DOL 12 天,PMA 40 周$^{+5}$,HIE。A. 中线区高波幅不规则尖波节律性发放,持续 18 秒。尖波出现时,患儿哭闹动作突然停止,肌张力降低,同步 EMG 显示肌电活动减少(红色箭头); B. 电演变结束时,四肢马上恢复活动,继续哭闹动作,同步 EMG 显示肌电活动马上增多(蓝色箭头)(视频 4-4-8)。

**行为停止发作**

　　包括运动停顿和无反应,在新生儿期此类发作不易辨认。如恰好于哭闹时发作,则表现为哭声停止,肢体活动减少或停顿,肌张力低下,有时伴凝视,眼球固定。此期间给予声音、触摸或弹足等外界刺激时,患儿无明显动作反应,待发作结束后,哭声继续,肢体活动恢复。同步 EMG 监测有助于发现此类发作。

视频 4-4-8

# 六、序贯性发作

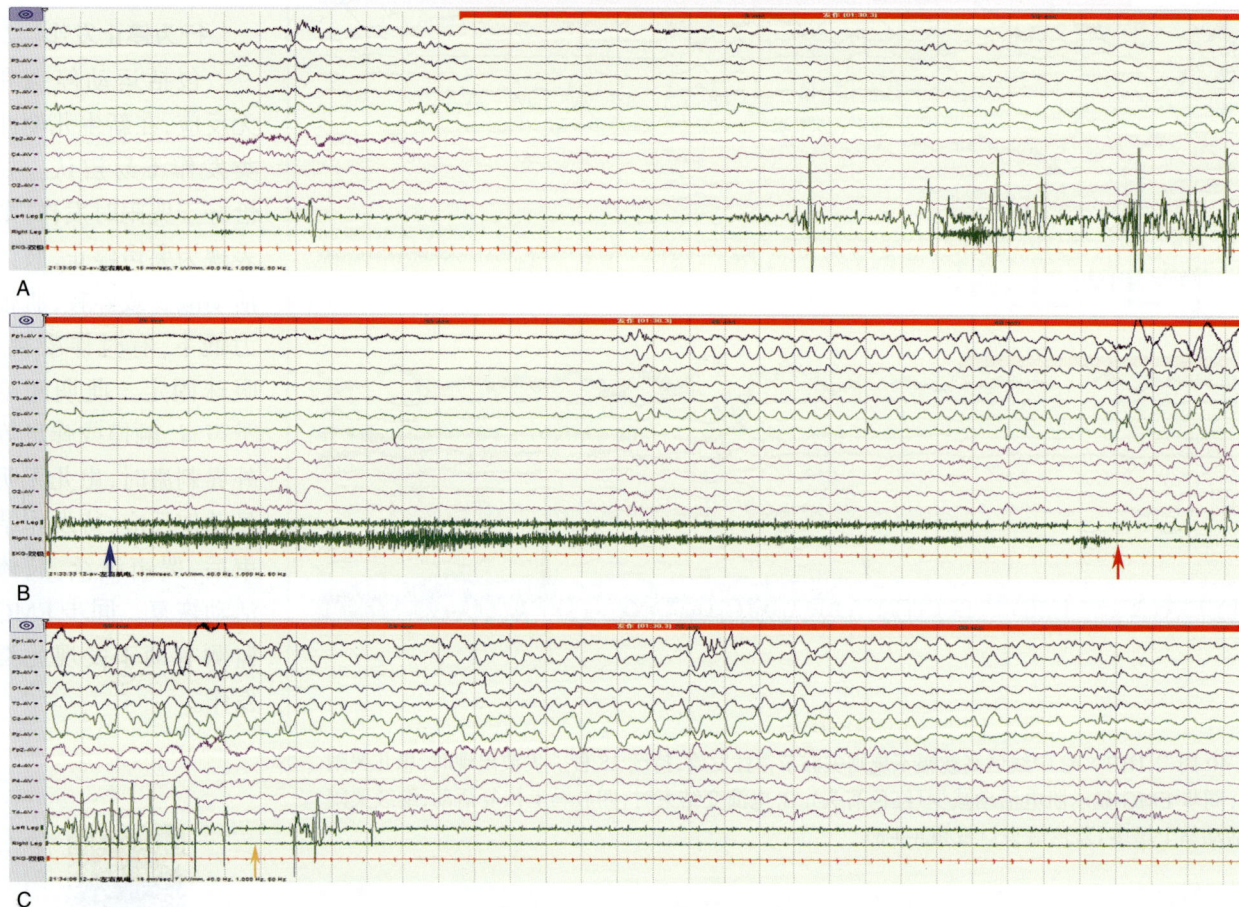

**序贯性发作**

在一次发作事件中两种或两种以上症状表现接续出现，不能归类为某一种单纯的发作类型，每种发作类型持续时间长短不一。比如，自动症发作→阵挛发作→自主神经发作。

**图 4-4-15  序贯性发作**

GA 39 周 [+2]，DOL 2 天，PMA 39 周 [+4]，左侧半球大面积脑梗死。A. 发作初期双半球电压明显抑制；B、C. 25 秒后患儿出现不对称肢体强直样姿势（蓝色箭头处）→右下肢出现阵挛动作（红色箭头处）→口颊舌自动症（黄色箭头处），走纸速度 15mm/s（视频 4-4-9）。

视频 4-4-9

## 七、不能分类的发作

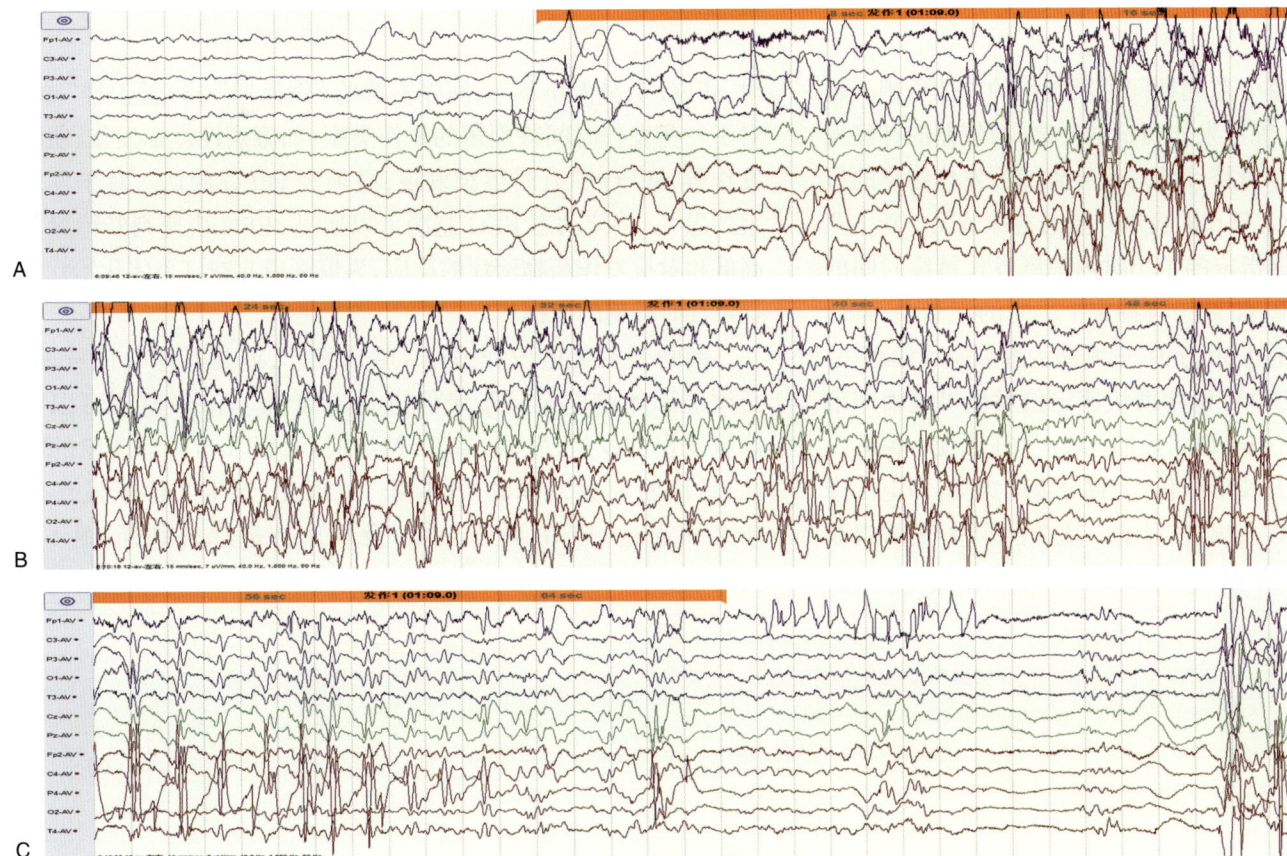

图 4-4-16　不能分类的发作

GA 38 周，DOL 6 天，PMA 38 周 $^{+6}$，新生儿高胆红素血症。A～C. 中线区高波幅不规则尖形慢波活动，同时伴大量动作伪迹。同期患儿表现为身体扭动，哭闹，一侧肢体及颜面部轻微非节律性非同步性抖动，下肢蹬踏样动作（视频 4-4-10）。

**不能分类的发作**

发作期临床表现形式多样，如哭闹、身体扭动、肢体非节律性抖动、咂嘴、眨眼、一侧或双上肢划动样动作、下肢蹬踏样动作等。每种动作持续时间不等，且以多种组合方式混合出现，不符合任一种典型的电 - 临床发作的发作类型。

视频 4-4-10

**（方秀英）**

# 第五节　通过 aEEG 快速评估惊厥发作

惊厥发作负荷反映了整个监测期间惊厥发作的总体负担。越来越多的证据表明,新生儿惊厥发作负荷的增高,与较差的神经发育结局存在明显相关性。惊厥持续状态是导致惊厥发作终止的机制失败,或导致惊厥发作异常延长的机制开始的特殊情况。新生儿惊厥持续状态定义为"任意指定的 1 小时内惊厥发作持续时间的总和大于 50%"。换句话说,如果任何特定 1 小时的记录中,累计所有的惊厥发作持续时间超过 30 分钟,则判断为惊厥持续状态。

振幅整合脑电图(aEEG)可以帮助快速定位发生可疑临床事件的时间点,表现为趋势图中出现明显的"缺口"样改变。惊厥发作根据发作期脑电图波幅及波形变化,大致分为两大类,即电压降低和电压增高。因此,aEEG 会出现"上凸"或"下凹"样的缺口改变,缺口大小取决于发作持续时间长短。频繁发作或惊厥持续状态

时,aEEG 上呈大小不一、间隔不等的"锯齿样"或"波浪样"缺口。对于一些发作时间特别短的发作类型,如癫痫性痉挛发作、肌阵挛发作等,aEEG 中有时很难发现,必须经 vEEG 确认。对于发作频繁的患儿,持续动态 EEG 监测可以通过 aEEG 快速判断惊厥负荷高低和对抗发作药物治疗的反应,为惊厥患儿制订个体化治疗方案提供及时准确的依据。

判断是否为电发作或电 - 临床发作,或是其他非惊厥事件,必须经原始脑电及同步录像进一步确认。vEEG 监测可以明确惊厥发作的发生、发展、演变、持续时间,以及与运动现象的相关性,是诊断惊厥发作的"金标准"。因此,新生儿惊厥发作的诊断必须通过 vEEG,联合 aEEG 及临床体征综合判断(图 4-5-1~图 4-5-3)。

# 一、通过 aEEG 快速判断惊厥发作

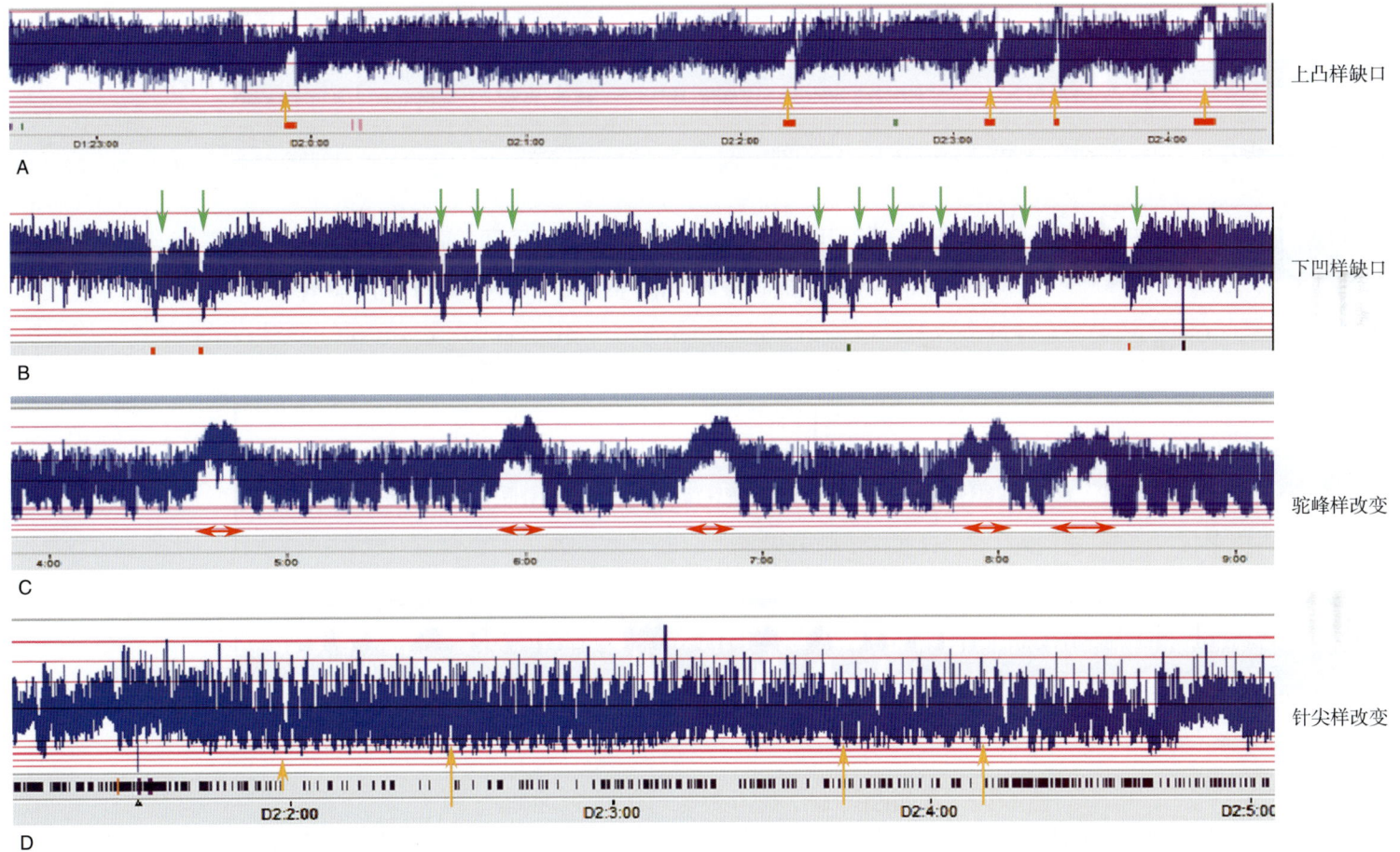

图 4-5-1　通过 aEEG 快速判断惊厥发作

电发作或电 - 临床发作时根据电演变波幅变化的程度和持续时间的长短,在 aEEG 中可以表现为不同形式的缺口样改变。缺口越大,原始 EEG 中电演变时间越长;缺口波幅改变越明显,原始 EEG 中电演变波幅变化越大。通过 aEEG 可以粗略评估发作的频次和时长,判断惊厥负荷的高低。

## 二、通过 aEEG 快速判断惊厥负荷

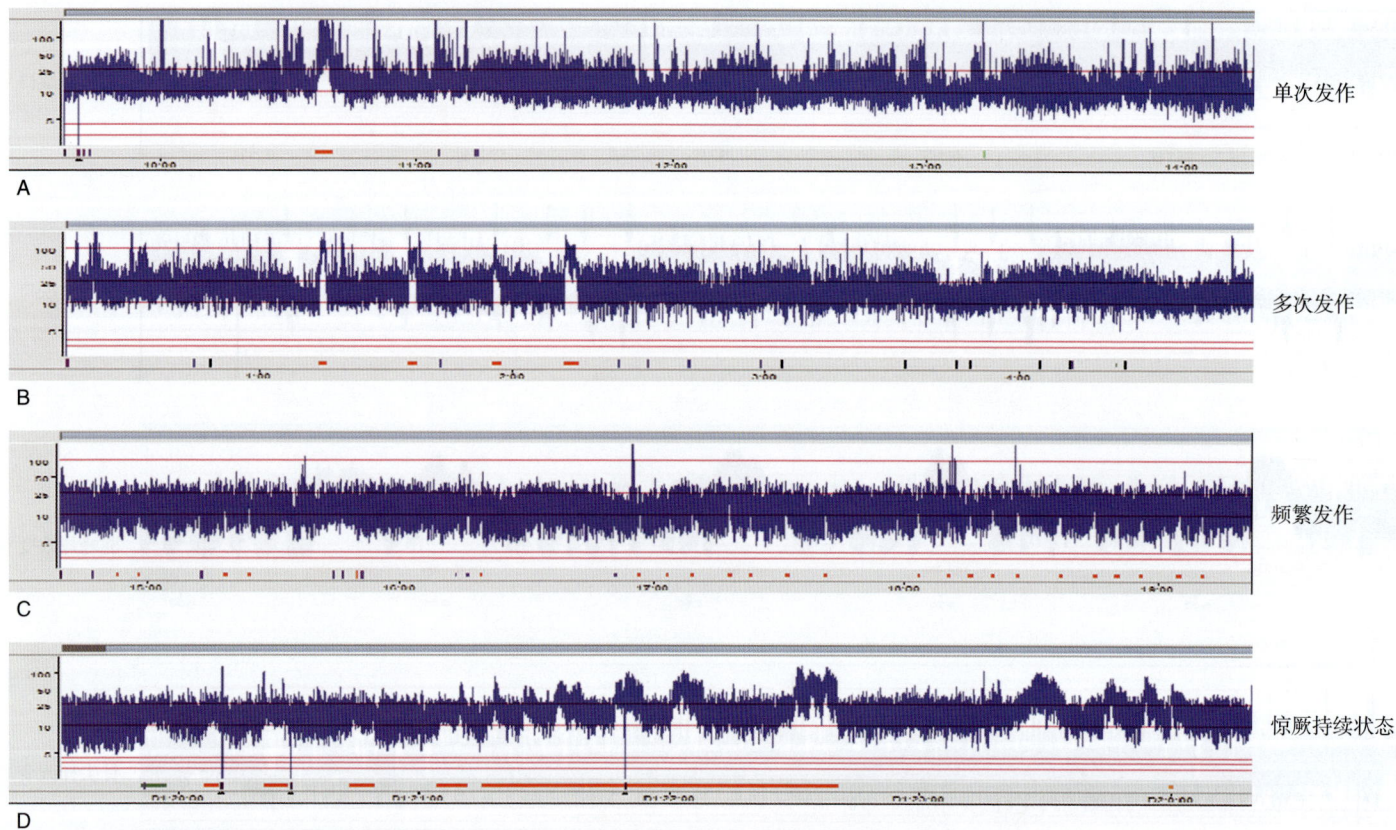

图 4-5-2   通过 aEEG 缺口多少的改变,可以大致评估惊厥负荷

以连续 4 小时监测为一个监测单元,根据发作次数多少及发作时长粗略估计惊厥负荷。每个监测单元发作次数 ≤ 2 次,为单次发作;发作次数 3~7 次,为多次发作;发作次数 >7 次,为频繁发作。如在一个监测单元内,任意 1 小时内发作总时长累计超过 30 分钟,无论发作次数多少,都可判断为达到惊厥持续状态。

# 三、通过 aEEG 快速判断抗发作药物治疗效果

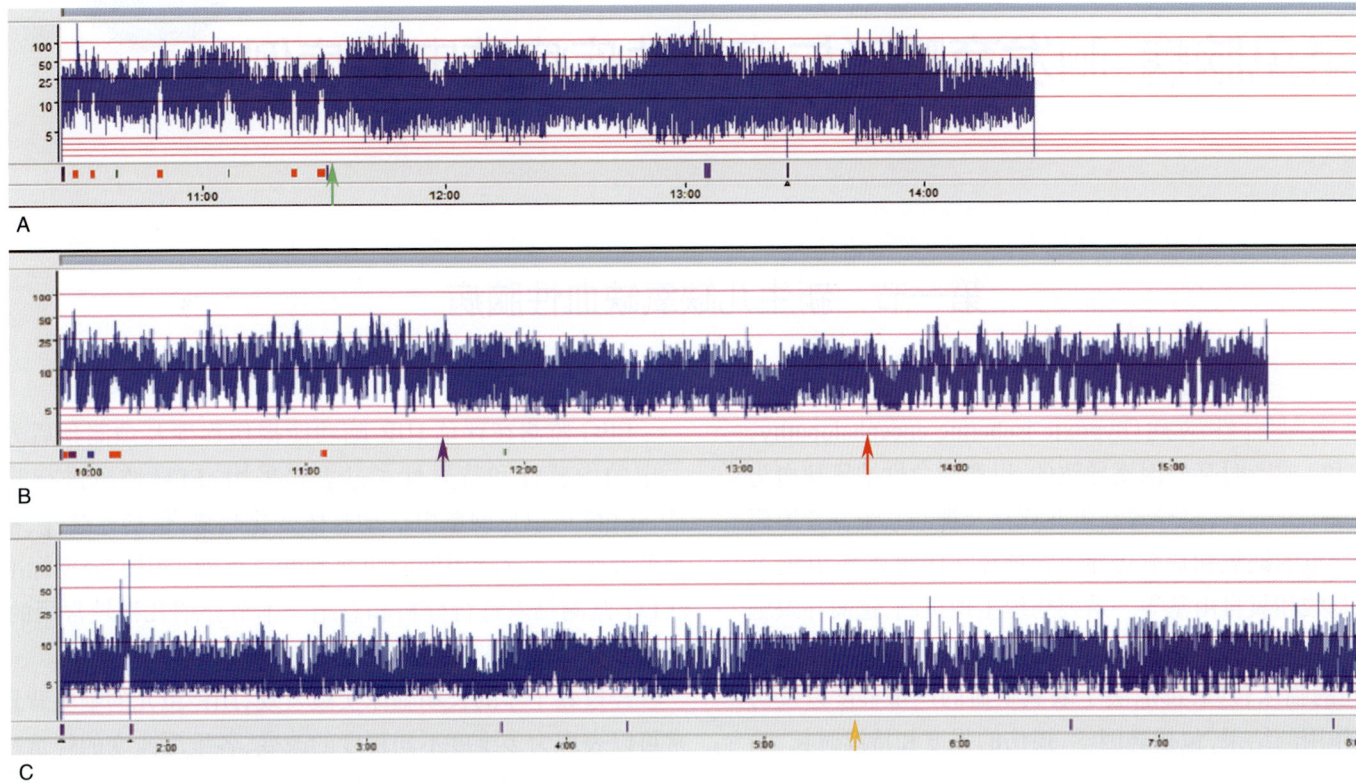

图 4-5-3　通过 aEEG 观察增加或减停抗发作药物后 EEG 反应

A. 监测初第 1 个小时内出现 5 次缺口改变，vEEG 证实为电 - 临床发作，苯巴比妥一次负荷量后（绿色箭头处），aEEG 上无明显缺口改变，睡眠 - 觉醒变化出现，惊厥发作完全控制；B. 监测初 1.5 小时内连续多个缺口，vEEG 证实为电发作，苯巴比妥一次负荷量后（紫色箭头处），aEEG 电压降低，无缺口改变，惊厥发作暂时得到控制。约 2 小时后，缺口再次出现（红色箭头处），并逐渐增多，vEEG 证实为电发作再次出现；C. 监测初 4 小时持续咪达唑仑泵入中，aEEG 电压偏低，无明显缺口改变。减量后（黄色箭头处），aEEG 电压上升，小缺口逐渐增多，vEEG 证实为电发作。

（方秀英）

# 第五章

# 新生儿常见脑病、脑发育畸形与癫痫性疾病脑电图病例

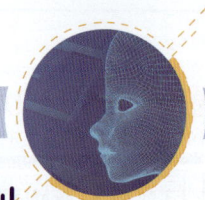

## 第一节　新生儿缺氧缺血性脑病

新生儿缺氧缺血性脑病(hypoxic-ischemic encephalopathy, HIE)是由产前和/或产时某些因素导致的,以产时急性缺氧缺血为特征性表现的新生儿脑病,是导致新生儿死亡及神经系统发育障碍的重要原因。严重的缺氧和缺血将导致脑神经元代谢衰竭,并通过激活兴奋性氨基酸和氧自由基等一系列病理生理机制,进而导致脑损伤。缺氧缺血导致的脑损伤的不同病理类型、临床表现的个体间差异,以及不同的临床转归,都取决于缺氧缺血的严重程度以及与机体之间相互作用的结果,包括病因学、损伤的强度和持续时长、脑发育成熟度等,是一个动态变化的过程。

目前对于 HIE 患儿的临床分度主要依据 Sarnat 分期标准,改良式 Sarnat 方法根据患儿临床表现进行分度赋分,包括意识状态、自发活动、姿势、肌肉张力、原始反射、自主神经功能(表 5-1-1)。对于影像学分度,本文主要介绍改良 Barkovich 评分法,主要应用 DWI 与常规 $T_1WI$、$T_2WI$ 评价损伤类型和程度(表 5-1-2)。

EEG 监测在评估 HIE 脑功能损伤程度及预测预后方面具有一定的敏感性和特异性。过去多采用 aEEG 监测进行脑功能评估,aEEG 可以反映脑电活动整体变化趋势,包括连续性、整体电压高低及睡眠-觉醒周期的快速判断。目前采用的分度标准中多以 aEEG 监测结果进行分析和总结。本节介绍几种较常用的 HIE 脑电图分类标准(表 5-1-3,表 5-1-4)。

经过数十年的长期临床实践发现,HIE 患儿的脑电背景活动异常可以表现为多维度不同程度的改变,各维度改变的轻重程度也有差异。但由于 aEEG 本身的技术,对于脑电活动的时空变化的分辨能力差,限制了对原始 EEG 的分析判断。而多通道 vEEG 监测对脑电活动的时空分辨能力更高,用以观察具体脑电活动特征,发现各种正常或异常脑电活动变化。通过 vEEG 监测观察 HIE 患儿脑电活动,主要包括背景活动(生理波活动的空间分布和数量、波幅、连续性、对称性、同步性、变化性、反应性)、异常波活动(棘波、尖波、

畸形δ波或δ刷、PDs等)、是否存在惊厥发作及惊厥发作负荷、对治疗的反应等。研究发现,vEEG和aEEG联合评估背景活动的方法明显优于以往单独aEEG分度法。

通过aEEG联合vEEG脑电监测判断HIE患儿脑功能损伤的严重程度,到目前为止尚无统一标准。不同医生对原始脑电活动模式的判断和临床解读差异性很大。本节分析HIE患儿脑电背景活动均以aEEG联合vEEG综合评价,根据vEEG与aEEG脑电背景活动分度研究,以EEG总分体现脑电背景活动概况,判断脑损伤的严重程度(表5-1-5)。界定EEG总分≤6分为轻度,7~13分为中度,≥14分为重度,EEG总分越高,反映脑电背景异常程度越高,神经影像学损伤程度越严重,临床症状表现越重(图5-1-3~图5-1-14)。

HIE患儿在不同的临床基础状态及治疗干预措施下,治疗反应也不尽相同,脑功能的转归也是一个动态变化的过程。因此在病程的不同时期,单次EEG记录结果其临床价值相对有限。如条件允许,建议多次动态监测并进行前后对比。为了最大程度地使HIE患儿获得早期低温脑保护,推荐对有围产期窒息病史的患儿在生后<6小时内即可开始脑电监测。推荐24小时内脑电背景正常或轻度异常,且无惊厥发作的轻度HIE患儿,可减少监测次数,延长监测间隔。对于背景为中度或重度异常的患儿,条件允许下应进行72~80小时的连续脑电监测。尤其是对中度和重度异常,进行亚低温治疗的患儿,建议一直持续至复温后24小时未见惊厥发作后再停止监测。

越来越多的研究证明,EEG监测可以作为评价脑损伤严重程度和预后的可靠指标。HIE慢性期,特别是生后6个月内进行动态EEG系列监测非常重要。生后1年内是继发性癫痫的高峰期,损伤程度越重,发生继发性癫痫风险越高。通过动态系列EEG监测发现,出生后3~4个月时即可见明显背景活动异常,即高度失律EEG表现,有时伴癫痫性痉挛发作。深部灰质核团受累和重度分水岭损伤HIE患儿发生婴儿痉挛症风险更高。因此,对于这些多次EEG监测均呈中度或重度异常的患儿应密切关注,早期正规序贯治疗,改善预后。

表 5-1-1    改良 Sarnat 评分 -HIE 临床分度(分期)

| 项目 | 正常 | Ⅰ期(轻度) | Ⅱ期(中度) | Ⅲ期(重度) |
|---|---|---|---|---|
| | 0分 | 1分 | 2分 | 3分 |
| 意识状态 | 警觉(外部刺激) | 激惹(轻微刺激) | 嗜睡 | 反应迟钝 / 昏迷 |
| 自发活动 | 正常 | 正常或减少 | 减少 | 没有 |
| 姿势 | 安静以屈曲为主 | 远端关节轻度屈曲 | 远端屈曲消失 | 去大脑僵直状态 |
| 肌肉张力 | 四肢屈肌主导 | 正常或轻度增高 | a 张力减低(局部 / 整体)<br>b 张力显著增强 | a 松软<br>b 强直 |
| 原始反射 | | | | |
| 吸吮 | 强,易引出 | 弱,不完全 | 不完全,只有咬合 | 没有 |
| 拥抱 | 完全 | 不完全,活跃 | 不完全 | 没有 |
| 自主神经功能 | | | | |
| 瞳孔 | 反应正常 | 扩大 | 缩小 | 光反射不定或消失 |
| 心率 | 100~160 次 /min | 增快 | 减慢 | 快慢不定 |
| 呼吸 | 规则 | 过度通气 | 周期性呼吸 | 暂停或需辅助通气 |

表 5-1-2　改良 Barkovich HIE-MRI 诊断评分

| 部位 | 分度 | 评分标准 | 分值(分) |
|---|---|---|---|
| 分水岭区 | 正常 | —— | 0 |
| | 轻度 | 单个或局灶性白质损伤 | 1 |
| | | 前或后部白质损伤(包括脑室周围白质损伤) | 2 |
| | 中度 | 前或后部分水岭区皮质及白质损伤 | 3 |
| | 重度 | 前后分水岭区信号异常(包括灰白质分界不清) | 4 |
| | | 更广泛异常(包括灰白质不能分辨) | 5 |
| 基底节 / 丘脑 | 正常 | —— | 0 |
| | 轻度 | 局灶、轻度信号异常,通常在丘脑腹外侧核和 / 或壳核后部 | 1 |
| | 中度 | 丘脑、豆状核信号异常 | 2 |
| | | 丘脑、豆状核、罗兰氏区信号异常 | 3 |
| | 重度 | 更广泛受累 | 4 |
| 内囊后肢 | 正常 | —— | 0 |
| | 模糊的 | 信号强度减弱或不对称 | 1 |
| | 异常 | $T_1WI$ 和 / 或 $T_2WI$ 上信号缺失,反转或异常 | 2 |
| 脑干 / 间脑 | 正常 | —— | 0 |
| | 中度 | 失去解剖细节,前后脑桥区分明显,局部信号异常,轻度不对称 | 1 |
| | 重度 | 广泛信号异常,非正常髓鞘化,信号显著不对称,萎缩 | 2 |

表 5-1-3    aEEG 背景活动的分度（Naqeeb NA,1999）

| 分度 | 脑电图表现 |
|------|-----------|
| 正常 | 振幅波谱带上边界>10μV,下边界>5μV（图 5-1-1-A） |
| 中度异常 | 振幅波谱带上边界>10μV,下边界≤5μV（图 5-1-1-B）；或振幅正常合并惊厥发作（图 5-1-1-C） |
| 重度异常 | 振幅波谱带上边界< 10μV,下边界<5μV（图 5-1-1-D）；或振幅异常伴惊厥发作（图 5-1-1-E） |

表 5-1-4    EEG 背景活动的分度（Nash KB,2011）

| 分度 | 脑电图表现 |
|------|-----------|
| 基本正常 | 背景活动与胎龄相符,暂时的不连续,表现为不连续活动比例不超过 50%,有明显睡眠 - 觉醒周期变化（图 5-1-2-A） |
| 过度不连续 | 不连续活动比例超过 50%,IBI>6 秒且电压 5~25μV,睡眠 - 觉醒周期变化不明显（图 5-1-2-B） |
| 抑制图形 | 持续性低电压（5~15μV）,缺少正常电活动特征（图 5-1-2-C） |
| 暴发抑制 | 一致无反应性的阵发性混合暴发电活动,持续<10 秒,抑制期电压≤5μV（图 5-1-2-D） |
| 极度低电压 | 持续一致无反应性电抑制,电压振幅小于 5μV,或不能分辨有电活动（图 5-1-2-E） |

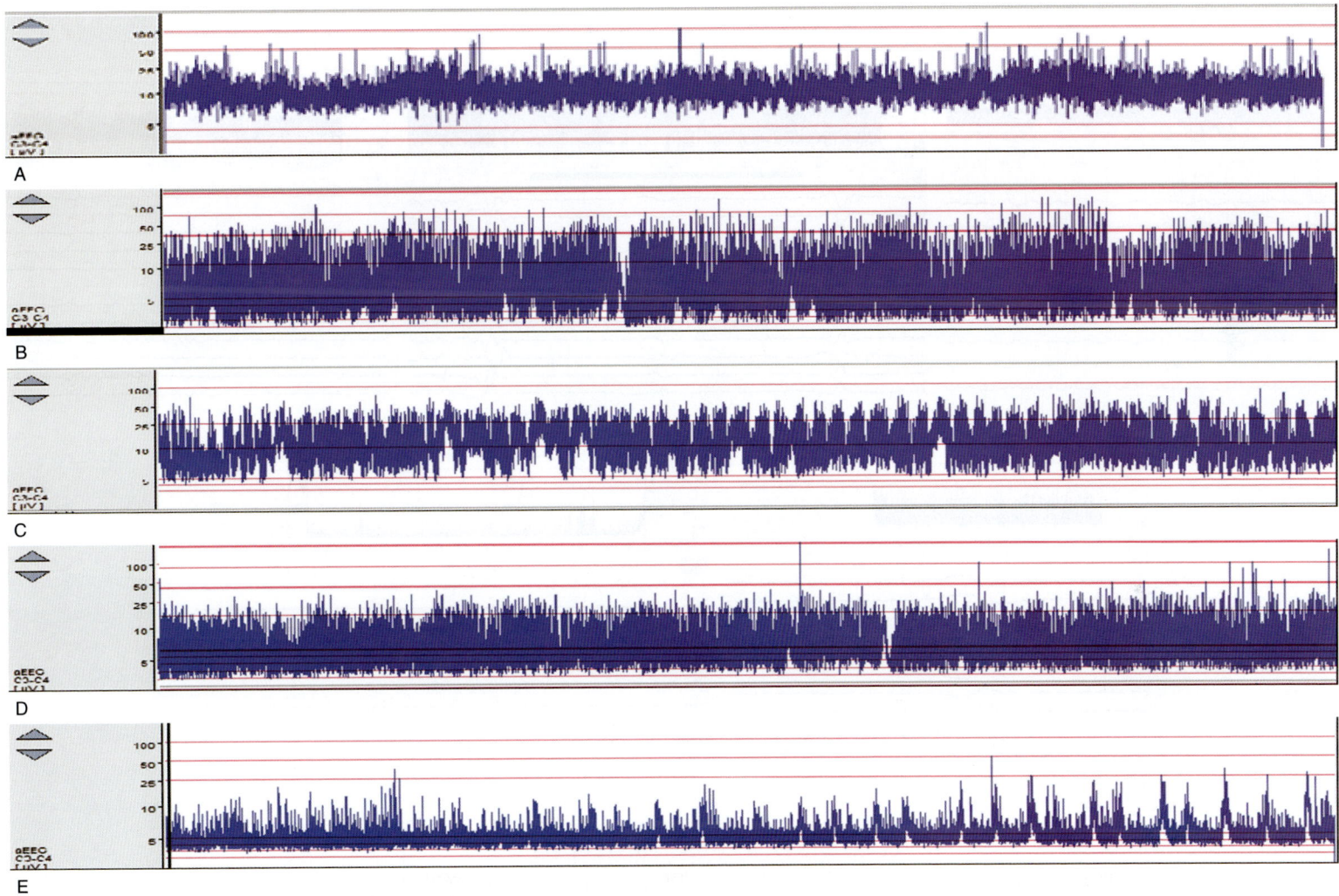

图 5-1-1　aEEG 背景活动的分度
A. 正常；B、C. 中度异常；D、E. 重度异常。

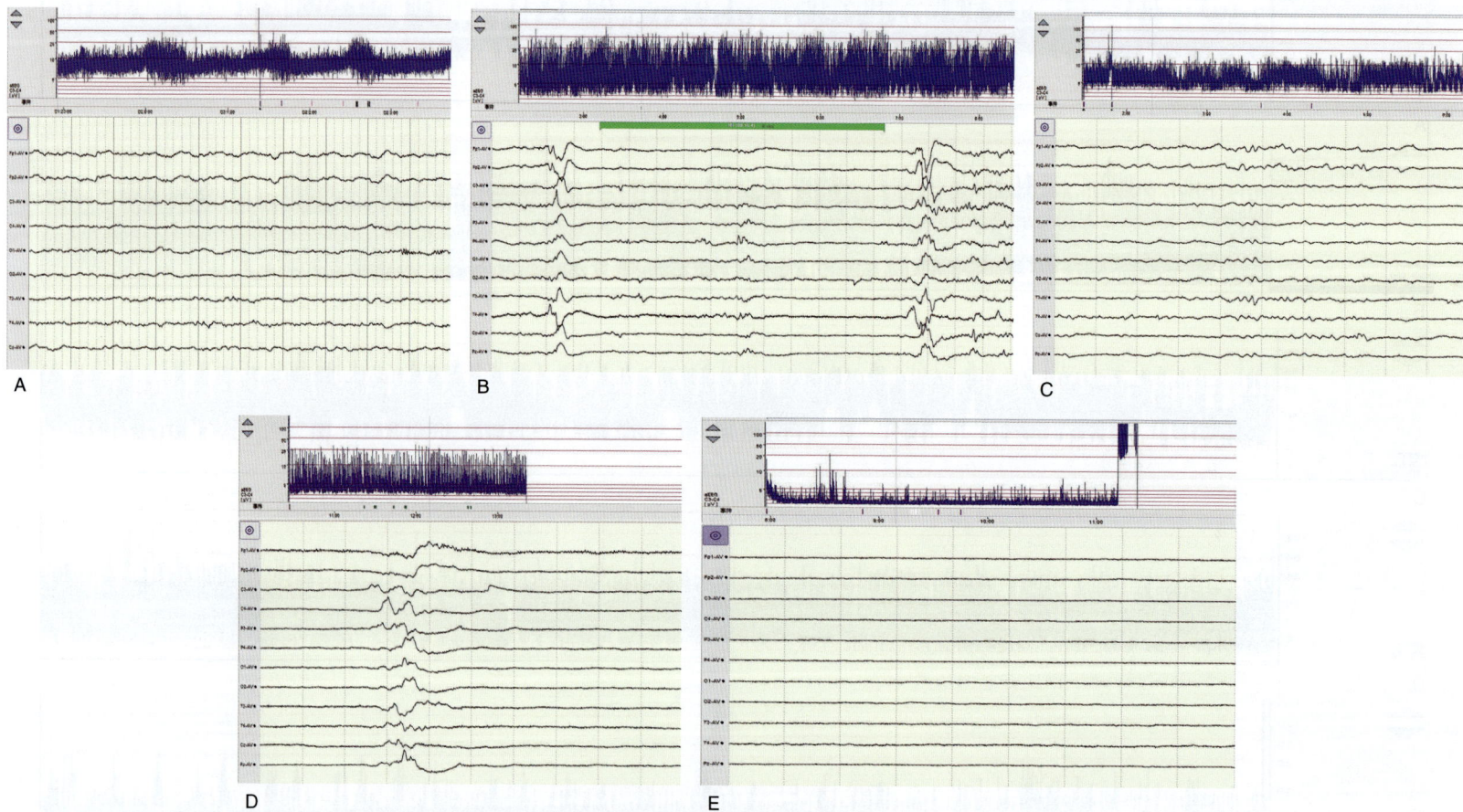

**图 5-1-2　EEG 背景活动的分度**

A. 基本正常；B. 过度不连续（走纸速度 15mm/s）；C. 抑制图形；D. 暴发抑制；E. 极度低电压。

表 5-1-5　HIE 脑电背景项目评分及细则

| 项目 | 得分 | EEG 评分细则 | 项目 | 得分 | EEG 评分细则 |
|---|---|---|---|---|---|
| A 睡眠 - 觉醒变化（图 5-1-3） | 0 | 睡眠 - 觉醒周期建立，且符合相应胎龄 | E IBI 时长 | 0 | ≤6 秒 |
| | 1 | 睡眠 - 觉醒周期存在，宽带及窄带分化异常，符合以下两种情况之一：①宽带总时长占监测时长比例 ≥50% 或 ≤15%；②宽带和窄带带宽差异 <50% | | 1 | 7~10 秒 |
| | | | | 2 | 11~30 秒 |
| | | | | 3 | >30 秒 |
| | 2 | 睡眠 - 觉醒周期不存在，无明显的宽窄带之分，下边界或上边界略有变化，且持续时间 ≥10 分钟 | | 4 | 当脑电活动明显减少，不能区分暴发段与抑制段时，或无明确脑电活动时 |
| | 3 | 因发作频繁 aEEG 上无法区分宽窄带或上下边界的变化 | F 同步性 & 对称性 | 0 | 同步性及对称性 ≥50% |
| | 4 | aEEG 上无明确宽窄带或上下边界的变化 | | 1 | 同步性或非对称性 <50% |
| B 电压（图 5-1-4） | 0 | 上边界 ≥10μV，下边界 ≥5μV，同时满足两条 | | 2 | 当脑电活动明显减少，不能区分暴发段与抑制段时，或无明确脑电活动时 |
| | 1 | 上边界 <10μV，下边界 <5μV，满足其中一条或两条 | G 变化性 & 反应性 | 0 | 反应性及变化性存在 |
| | 2 | 上边界 ≥50μV，下边界 ≥2μV，同时满足两条 | | 1 | 反应性及变化性不存在 |
| | 3 | 上边界 ≤5μV，下边界 ≥0μV，同时满足两条 | H 异常波活动 | 0 | 无异常波活动 |
| | 4 | 上边界 ≤2μV | | 1 | 有异常波活动，以下每项各得 1 分：短暂节律性放电（BRDs）、周期性放电（PDs）、节律性 δ 波活动（RDA）、正相或负相尖波、畸形尖波、畸形 δ 波或畸形 δ 刷及各种形态紊乱波 |
| C 连续模式比例（图 5-1-5） | 0 | 连续模式脑电活动 ≥50% | | | |
| | 1 | 连续模式脑电活动 <50% | | | |
| | 2 | 当脑电活动明显减少或无明确脑电活动时，不能区分暴发段与抑制段 | I 发作负荷 | 0 | 无电发作或电 - 临床发作，发作性事件经脑电图监测证实为非惊厥发作 |
| D 脑电活动数量（图 5-1-6~图 5-1-14） | 0 | 脑电活动数量及分布正常，符合相应胎龄 | | 1 | 出现电发作或电 - 临床发作，发作次数 ≤2 次，且未达到 SE |
| | 1 | 脑电活动数量增多，尤以 β 波或 α 波增多，并且波形相对高尖，尖形 θ 波活动增多 | | 2 | 出现电发作或电 - 临床发作，发作次数 ≤7 次，且未达到 SE |
| | | | | 3 | 出现电发作或电 - 临床发作，发作次数 >7 次，且未达到 SE |
| | 2 | 脑电活动数量减少，各频带波均有不同程度减少，减少比例不一致 | | 4 | 出现电发作或电 - 临床发作，无论发作次数多少，任意 1 小时内达到 SE |
| | 3 | 脑电活动明显减少，只有个别导联偶有短暂脑电活动 | J 镇静药或抗惊厥药物 | 1 | H 和 I 项，无论原始得分多少，分别加 1 分 |
| | | | | 0 | A~G 项，各项原始评分为 0 分时，不加分或减分 |
| | 4 | 监测全程持续低电压，无明确脑电活动 | | -1 | A~G 项，各项原始评分 ≥1 分时，则每项各减 1 分 |

注：EEG 总分 ≤6 分为轻度，7~13 分为中度，≥14 分为重度。

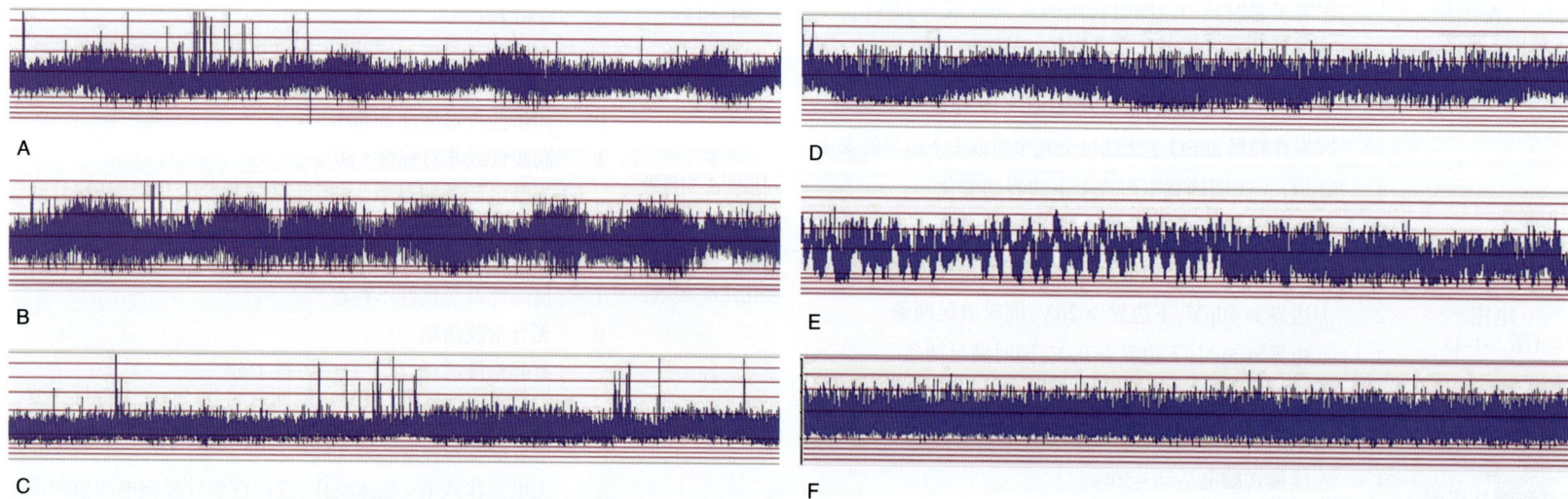

图 5-1-3   睡眠 - 觉醒变化评分

A. 睡眠 - 觉醒周期符合胎龄,0 分;B. 睡眠 - 觉醒周期存在,宽带总时长占监测时长>50%,1 分;C. 睡眠 - 觉醒周期存在,宽带和窄带带宽差异小于 50%,1 分;D. 睡眠 - 觉醒周期不存在,上边界或下边界变化存在,2 分;E. 发作频繁,无法区分宽窄带或上下边界的变化,3 分;F. 无明确宽窄带或上下边界的变化,4 分。

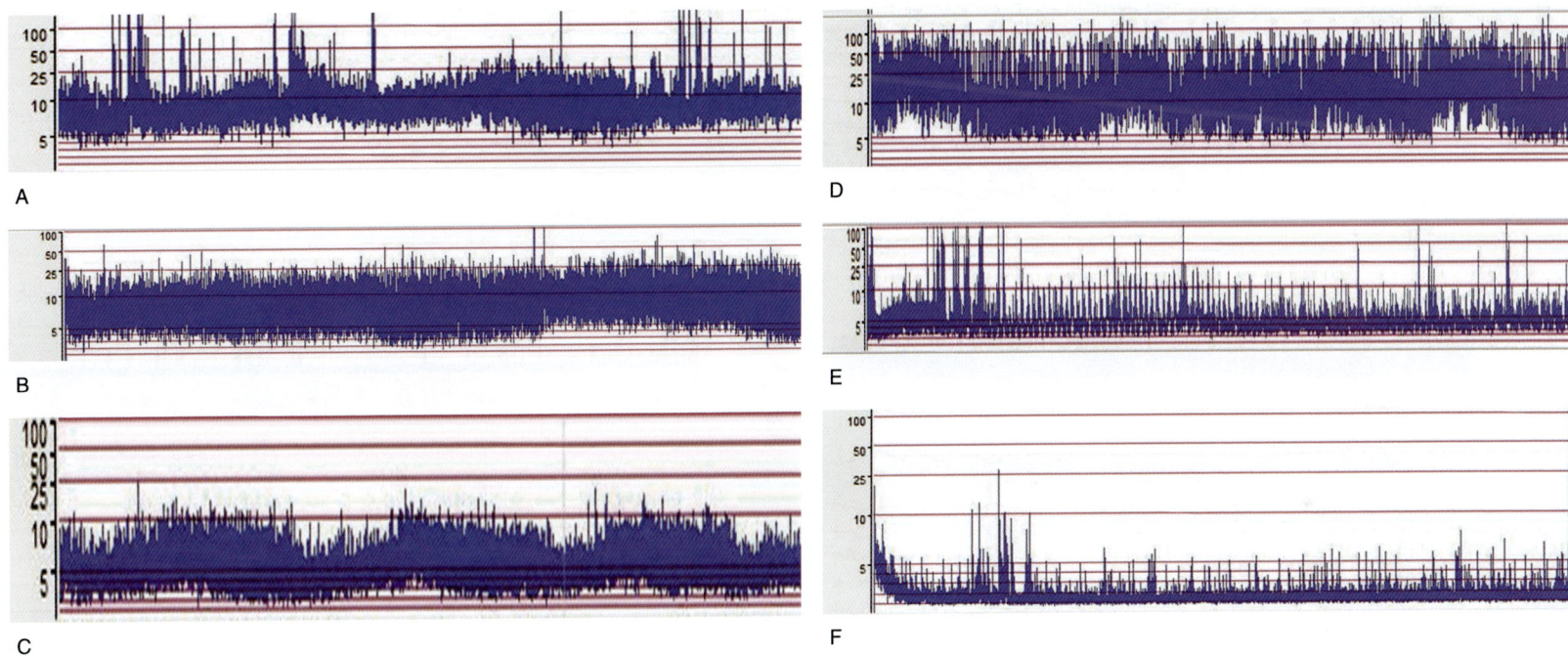

图 5-1-4 电压评分

A. 上边界 ≥10μV,下边界 ≥5μV,0 分;B. 上边界>10μV,下边界<5μV,1 分;C. 上边界<10μV,下边界<5μV,1 分;D. 上边界 ≥50μV,下边界 ≥2μV,2 分;
E. 上边界 ≤5μV,下边界 ≥0μV,3 分;F. 上边界 ≤2μV,4 分。

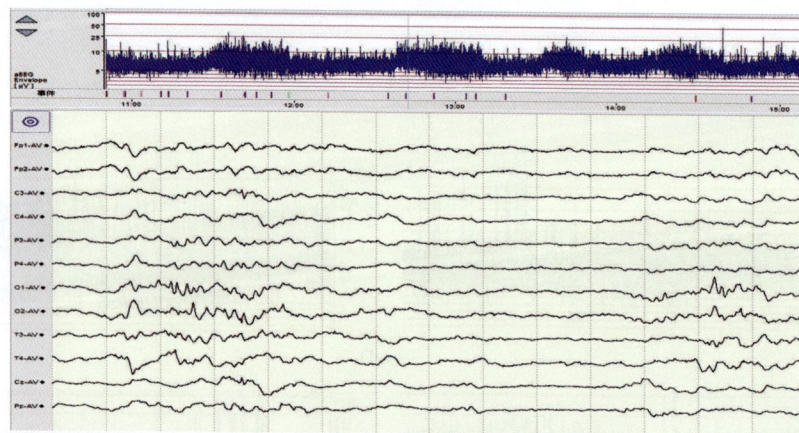

A

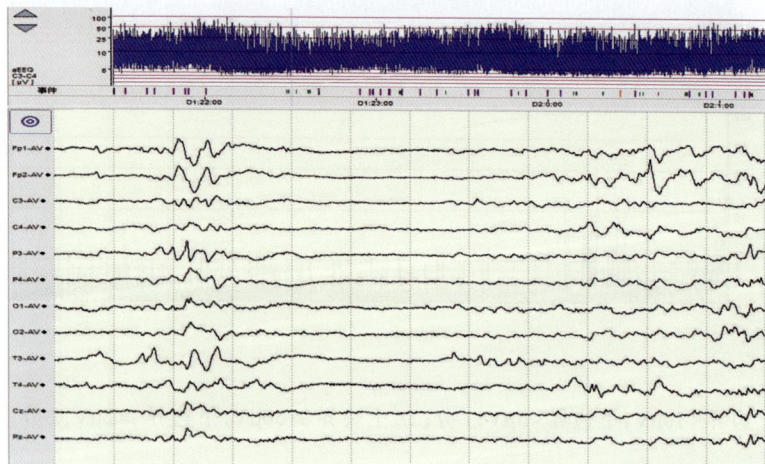

B

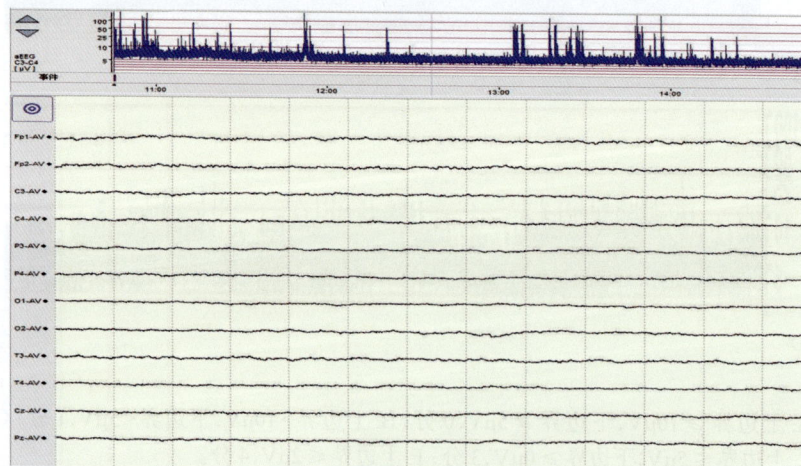

C

图 5-1-5　连续模式比例评分

A. 评估监测全程连续模式脑电活动 ≥50%,0 分;B. 评估监测全程连续模式脑电活动<50%,1 分;C. 当脑电活动明显减少或无明确脑电活动,不能区分暴发段与抑制段时,不能评估连续模式比例,2 分。

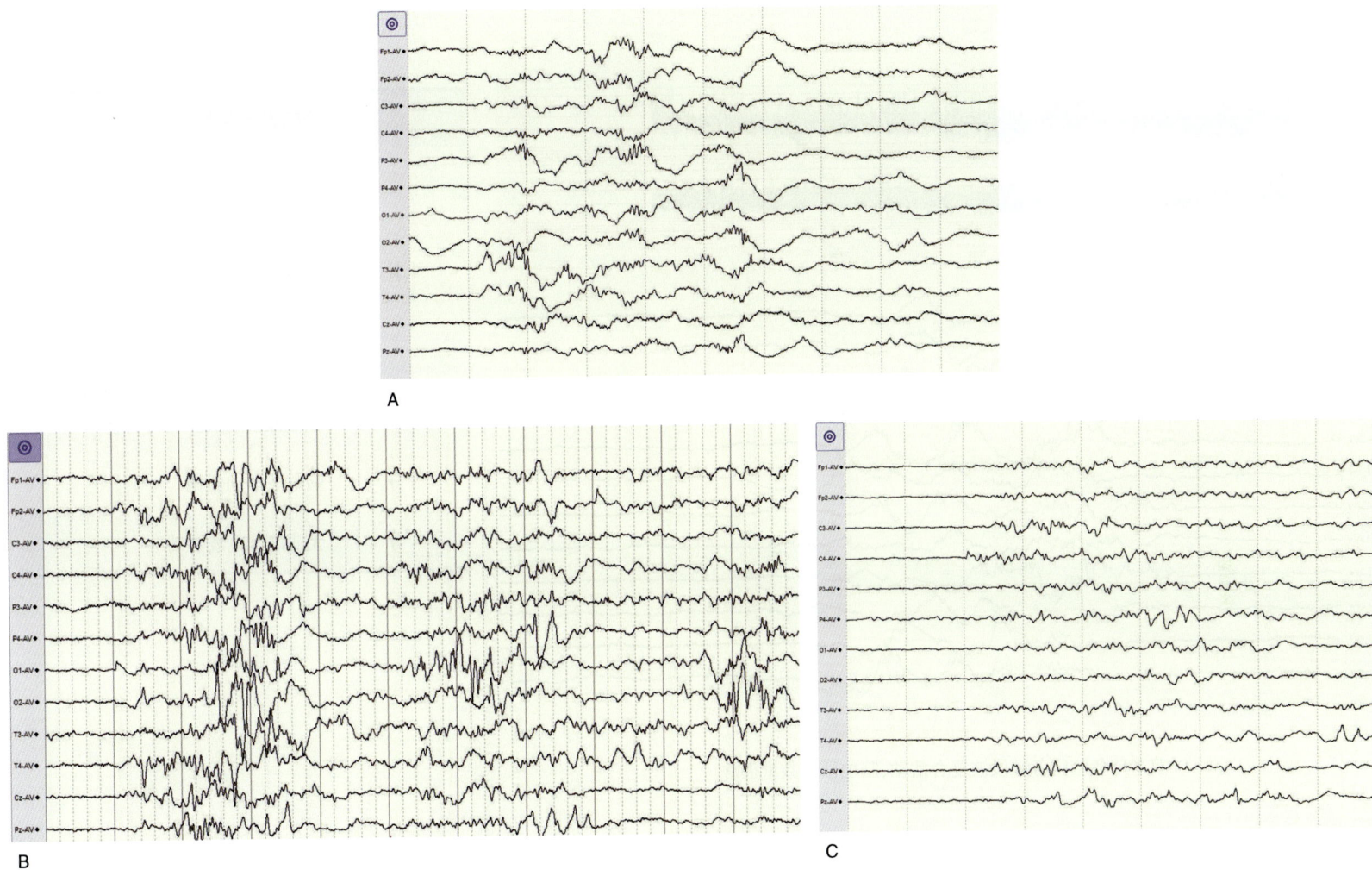

图 5-1-6　脑电活动数量比较

A.脑电活动数量及分布正常；B.脑电活动数量明显增多；C.脑电活动数量减少。

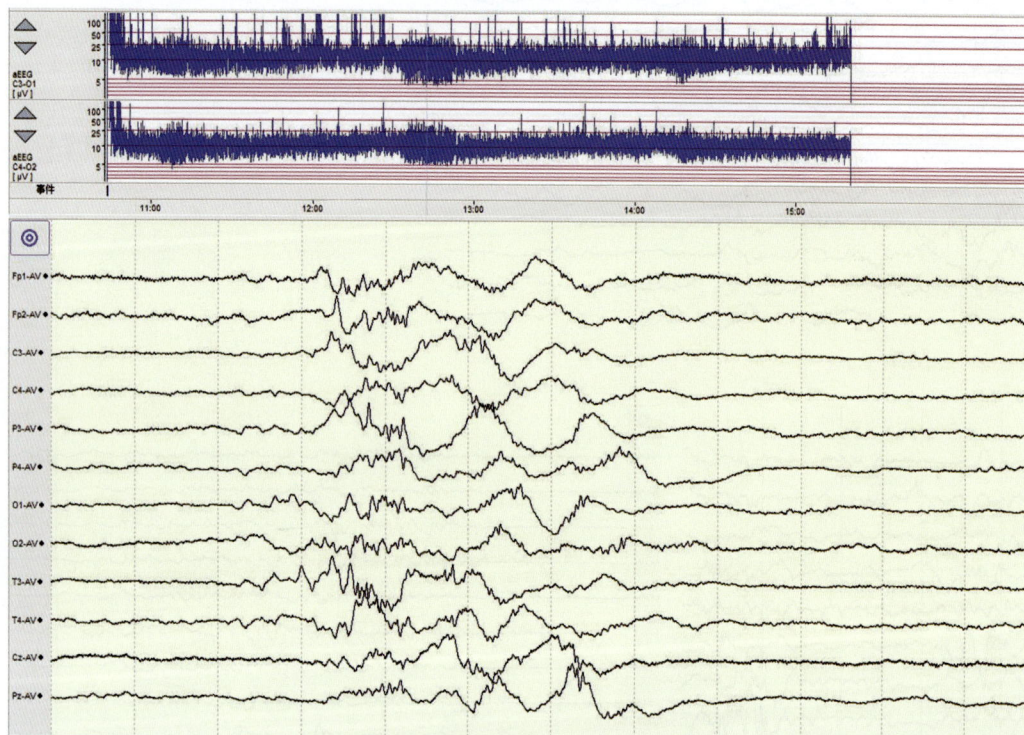

| 脑电活动数量评判 | |
| --- | --- |
| 0分 | 脑电活动数量及分布正常 |
| 1分 | 脑电活动异常活跃<br>(1)β及α波增多,波形高尖<br>(2)θ波增多,波形高尖 |
| 2分 | 各频段脑电活动数量不同程度减少<br>(1)α、β、θ波活动减少相对明显<br>(2)δ波活动减少相对明显 |
| 3分 | 脑电波活动偶见 |
| 4分 | 无明确脑电波活动 |

图5-1-7　脑电活动数量评判,0分

双半球各脑区各频段波复合活动,脑电活动数量正常。

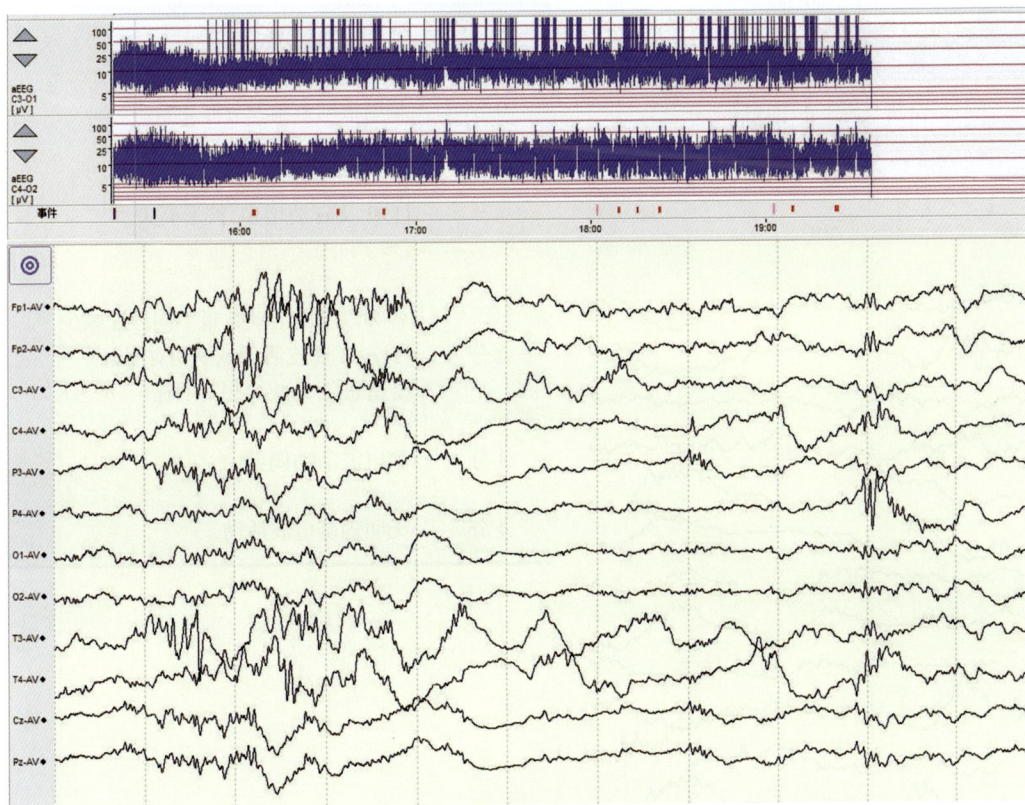

| 脑电活动数量评判 | |
|---|---|
| 0 分 | 脑电活动数量及分布正常 |
| 1 分 | 脑电活动异常活跃<br>(1) β 及 α 波增多,波形高尖<br>(2) θ 波增多,波形高尖 |
| 2 分 | 各频段脑电活动数量不同程度减少<br>(1) α、β、θ 波活动减少相对明显<br>(2) δ 波活动减少相对明显 |
| 3 分 | 脑电波活动偶见 |
| 4 分 | 无明确脑电波活动 |

图 5-1-8　脑电活动数量评判,1 分

双半球各脑区 α 及 β 频段波活动明显增多,且波形高尖,以双侧额、颞区突出。

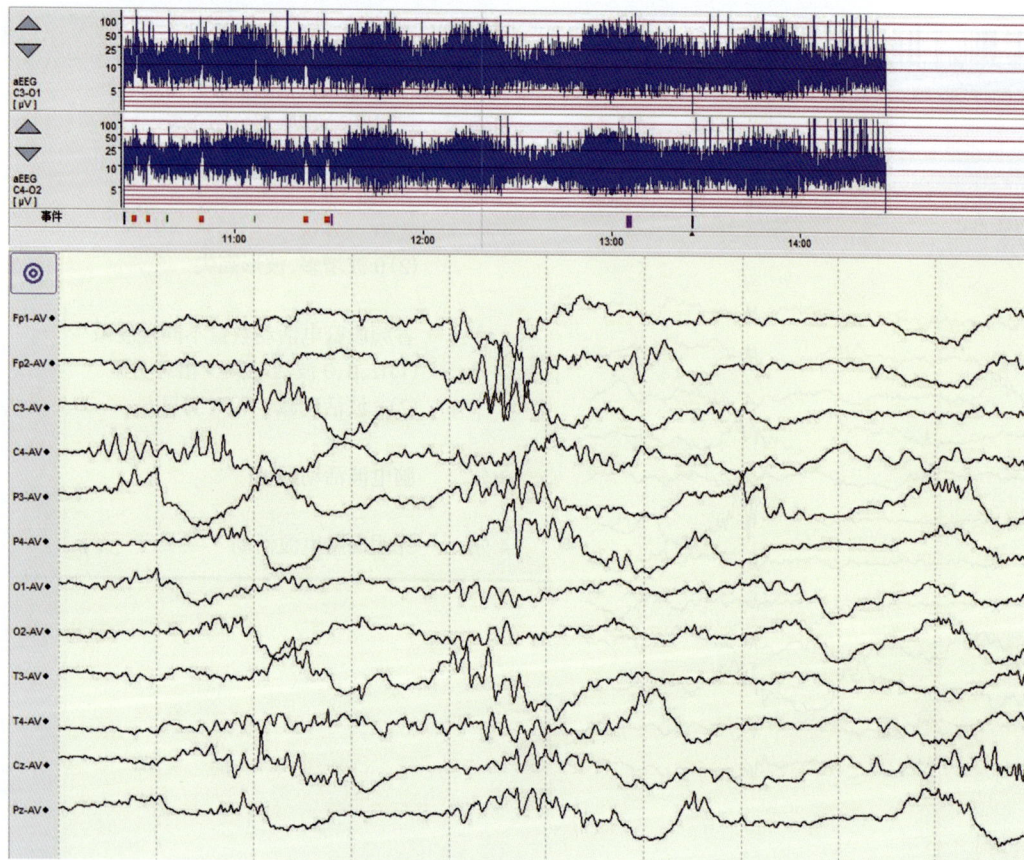

| 脑电活动数量评判 | |
| --- | --- |
| 0 分 | 脑电活动数量及分布正常 |
| 1 分 | 脑电活动数量增多,异常活跃<br>(1)β 及 α 波增多,波形高尖<br>(2)θ 波增多,波形高尖 |
| 2 分 | 各频段脑电活动数量不同程度减少<br>(1)α、β、θ 波活动减少相对明显<br>(2)δ 波活动减少相对明显 |
| 3 分 | 脑电波活动偶见 |
| 4 分 | 无明确脑电波活动 |

图 5-1-9　脑电活动数量评判,1 分

双半球各脑区 θ 频段波活动明显增多,有时波形高尖。

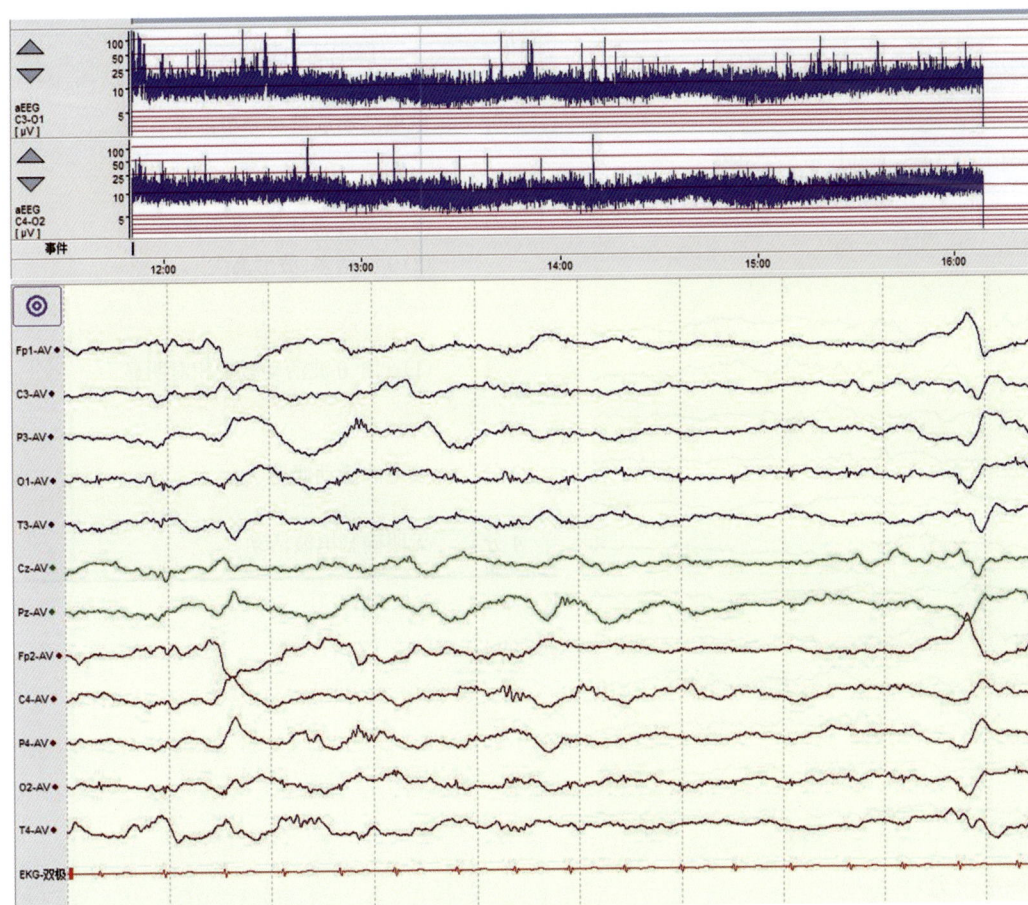

| 脑电活动数量评判 | |
| --- | --- |
| 0 分 | 脑电活动数量及分布正常 |
| 1 分 | 脑电活动异常活跃<br>(1)β 及 α 波增多,波形高尖<br>(2)θ 波增多,波形高尖 |
| 2 分 | 各频段脑电活动数量不同程度减少<br>(1)α、β、θ 波活动减少相对明显<br>(2)δ 波活动减少相对明显 |
| 3 分 | 脑电波活动偶见 |
| 4 分 | 无明确脑电波活动 |

图 5-1-10　脑电活动数量评判,2 分

双半球各脑区主要为低 - 中波幅 δ 波活动为主,α、β 及 θ 频段波活动明显减少。

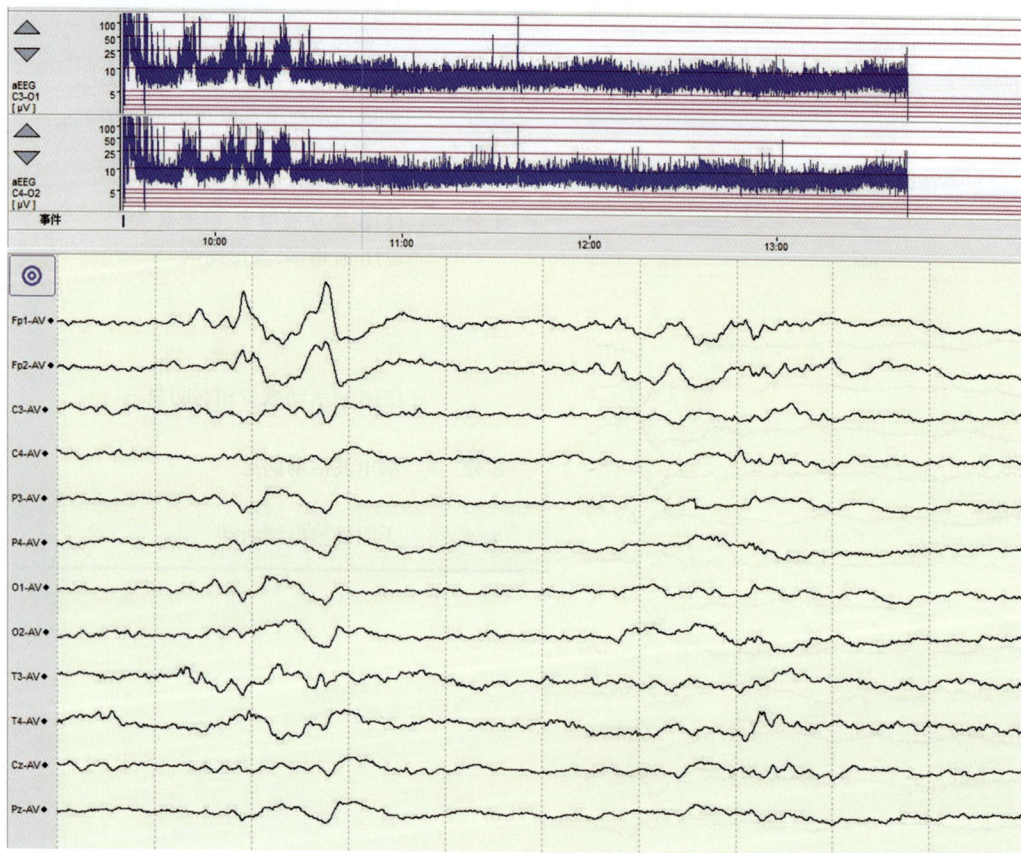

| 脑电活动数量评判 | |
| --- | --- |
| 0 分 | 脑电活动数量及分布正常 |
| 1 分 | 脑电活动异常活跃<br>(1) β 及 α 波增多,波形高尖<br>(2) θ 波增多,波形高尖 |
| 2 分 | 各频段脑电活动数量不同程度减少<br>(1) α、β、θ 波活动减少相对明显<br>(2) δ 波活动减少相对明显 |
| 3 分 | 脑电波活动偶见 |
| 4 分 | 无明确脑电波活动 |

图 5-1-11　脑电活动数量评判,2 分

双半球 δ 波活动明显减少,各脑区主要以 α 及 θ 频段波活动为主。

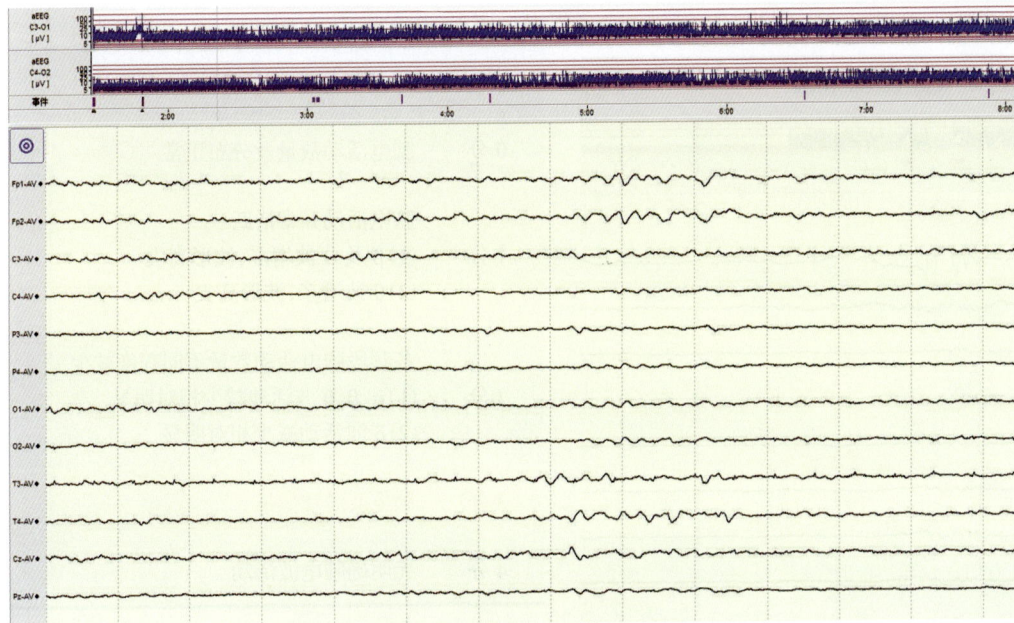

| 脑电活动数量评判 | |
|---|---|
| 0分 | 脑电活动数量及分布正常 |
| 1分 | 脑电活动异常活跃<br>(1)β 及 α 波增多,波形高尖<br>(2)θ 波增多,波形高尖 |
| 2分 | 各频段脑电活动数量不同程度减少<br>(1)α、β、θ 波活动减少相对明显<br>(2)δ 波活动减少相对明显 |
| 3分 | 脑电波活动偶见 |
| 4分 | 无明确脑电波活动 |

图 5-1-12　脑电活动数量评判,2 分

双半球各频段波活动均明显减少,少量低波幅 α 和 θ 波活动。

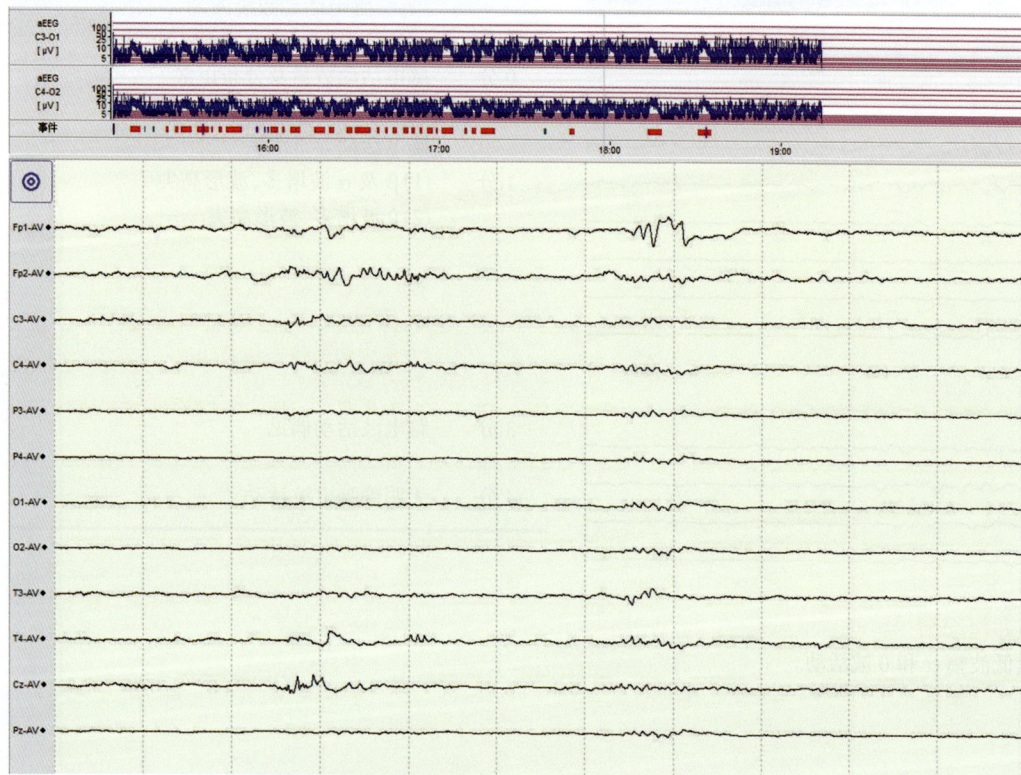

| 脑电活动数量评判 | | |
|---|---|---|
| 0 分 | 脑电活动数量及分布正常 | |
| 1 分 | 脑电活动异常活跃<br>(1)β 及 α 波增多,波形高尖<br>(2)θ 波增多,波形高尖 | |
| 2 分 | 各频段脑电活动数量不同程度减少<br>(1)α、β、θ 波活动减少相对明显<br>(2)δ 波活动减少相对明显 | |
| 3 分 | 脑电波活动偶见 | |
| 4 分 | 无明确脑电波活动 | |

图 5-1-13  脑电活动数量评判,3 分

双半球各频段波均明显减少,仅于个别导联偶有低波幅脑电活动。

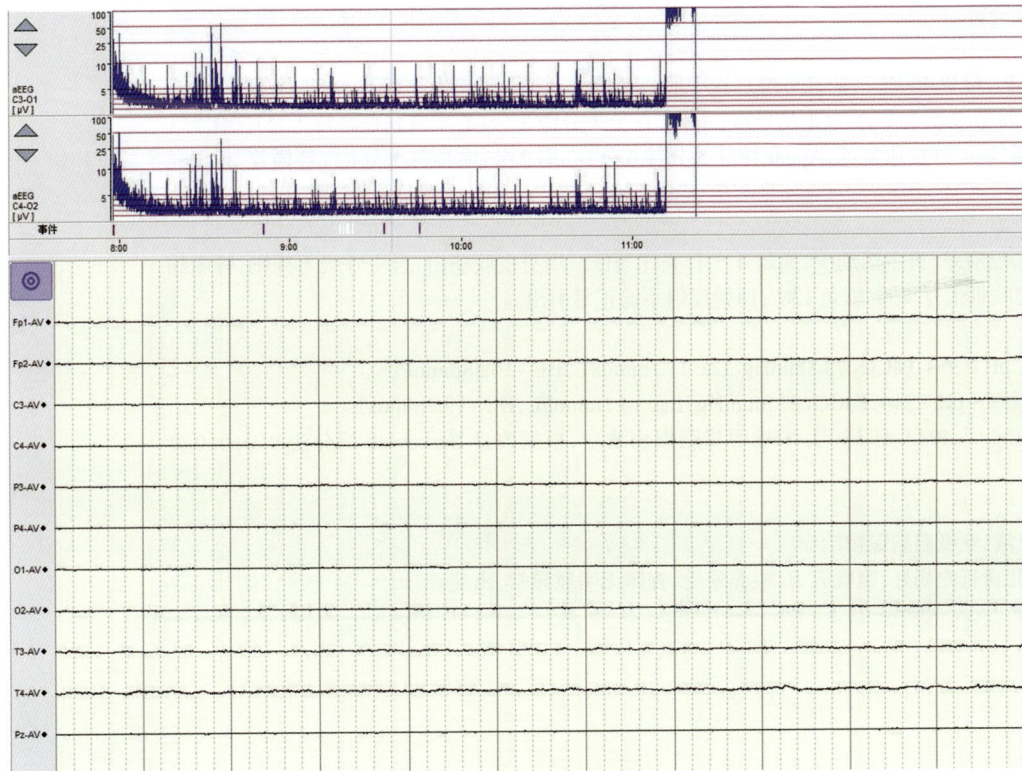

| 脑电活动数量评判 | |
|---|---|
| 0 分 | 脑电活动数量及分布正常 |
| 1 分 | 脑电活动异常活跃<br>(1)β 及 α 波增多,波形高尖<br>(2)θ 波增多,波形高尖 |
| 2 分 | 各频段脑电活动数量不同程度减少<br>(1)α、β、θ 波活动减少相对明显<br>(2)δ 波活动减少相对明显 |
| 3 分 | 脑电波活动偶见 |
| 4 分 | 无明确脑电波活动 |

图 5-1-14　脑电活动数量评判,4 分
双半球各频段波均消失,无明确脑电活动。

## 病例 1　无损伤,轻度异常脑电图

| 主诉 | 窒息复苏后 20 分钟。 |
| --- | --- |
| 现病史 | 男,20 分钟,$G_2P_1$,母孕 40 周 $^{+3}$,阴式分娩过程中胎心减慢于产科急诊剖宫产娩出,出生体重 3 270g,羊水 Ⅲ° 混浊,脐带绕颈 2 周,胎盘未见异常,Apgar 评分 1 分钟 2 分(心率及肤色各得 1 分)。给予气管插管,正压通气,心外按压复苏,Apgar 评分 5 分钟 6 分(心率 2 分,余项各 1 分),气管插管、正压通气下转入病房。 |
| 查体 | 入院时神志清,反应差,自主活动少,弹足 4 次有哭样动作。周身皮肤苍白,自主呼吸不规则,呼吸约 30 次 /min。四肢肌张力减低,腘角 130°,原始反射不能正常引出。 |
| 辅助检查 | • 脐带血血气:pH 6.954,$PaCO_2$ 78.8mmHg,Lac 11.1mmol/L,BE –16.58mmol/L。<br>• 生后 1 小时血气:pH 7.214,$PaCO_2$ 22.3mmHg,Lac 14.1mmol/L,BE –19.3mmol/L。<br>• 头 MRI(DOL 5 天,PMA 41 周 $^{+1}$):未见明显脑损伤改变,根据改良 Barkovich 评分法 0+0+0+0 分(图 5-1-15)。 |
| 治疗及转归 | • 给予纠酸、限液、亚低温脑保护治疗。<br>• 生后 6 天患儿自行吃奶好,吸吮有力,喂养耐受,查体无明显异常,出院。 |

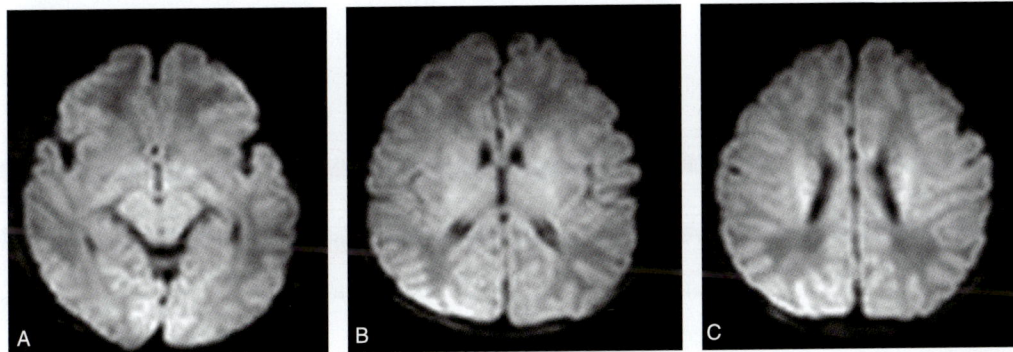

图 5-1-15　头 MRI(DOL 5 天,PMA 41 周 $^{+1}$)

A~C. DWI 未见明显脑损伤改变

**病例特点:**

- 连续数天动态 EEG 监测始终为轻度异常脑电图,且 EEG 分值逐渐降低(表 5-1-6)。
- 生后 12 小时内背景活动主要以睡眠 - 觉醒周期(SWC)消失为主的异常改变;亚低温治疗下,生后 48 小时 SWC 开始出现,生后 72 小时 SWC 基本正常。
- 背景活动中整体脑电活动数量略减少,无明显异常波发放,无惊厥发作。
- 脑电背景持续为轻度改变,DOL 4 天接近正常,与影像学检查结果相符(图 5-1-16~ 图 5-1-21)。

表 5-1-6　不同时段 EEG 各项指标评分,总分均低于 6 分,EEG 分度为轻度异常脑电图

| EEG 项目 ＼ 出生后时间 | SWC | 电压 | 连续模式 | 脑电活动数量 | IBI 时长 | 同步性 & 对称性 | 变化性 & 反应性 | 异常波活动 | 发作负荷 | 镇静药 & 抗发作药物 | EEG 总分 |
|---|---|---|---|---|---|---|---|---|---|---|---|
| 4~12 小时 | 4 | 0 | 0 | 1 | 0 | 0 | 0 | 0 | 0 | 0 | 5 |
| 24~36 小时 | 4 | 0 | 0 | 1 | 0 | 0 | 0 | 0 | 0 | 0 | 5 |
| 48~72 小时 | 2 | 0 | 0 | 1 | 0 | 0 | 0 | 0 | 0 | 0 | 3 |
| 72~84 小时 | 0 | 0 | 0 | 1 | 0 | 0 | 0 | 0 | 0 | 0 | 1 |
| 第 4 天 | 0 | 0 | 0 | 1 | 0 | 0 | 0 | 0 | 0 | 0 | 1 |

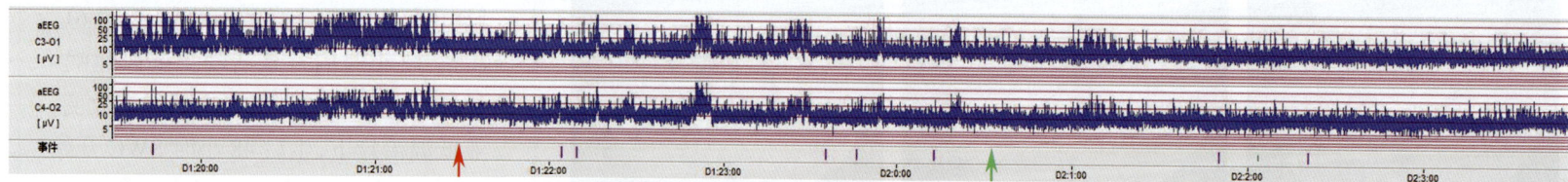

A

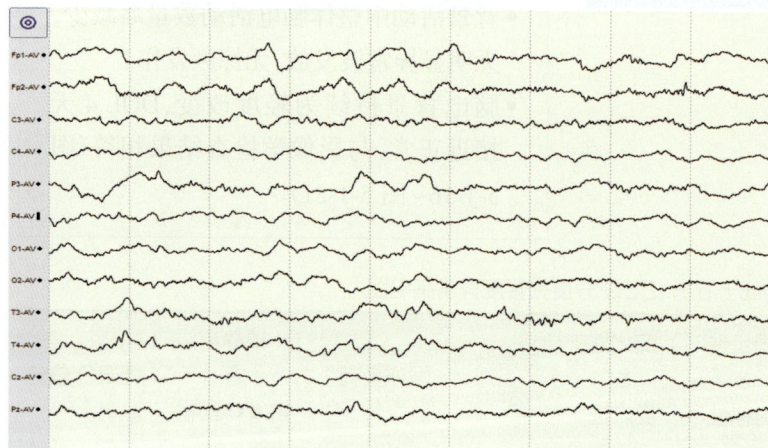

B

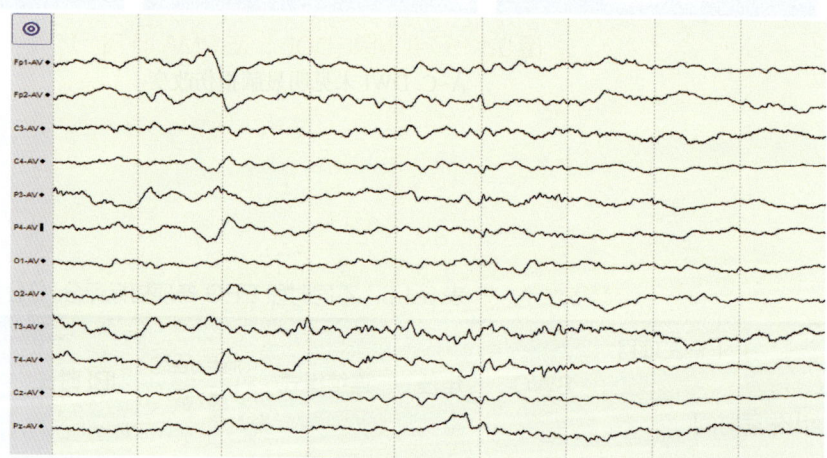

C

图 5-1-16　DOL 4~12 小时,PMA 40 周$^{+3}$,连续监测,亚低温治疗中,EEG 总分 5 分

A. aEEG 上下边界正常,双侧电压及带宽大致对称,无清晰的睡眠 - 觉醒周期。有少量缺口样改变,经 vEEG 证实非电发作或电 - 临床发作; B. aEEG 红色箭头所指处原始 EEG; C. aEEG 绿色箭头所指处原始 EEG 背景活动为连续图形,弥漫性中波幅慢波复合少量低波幅快波活动,标志性生理波活动存在,双侧额区非节律性慢波活动,原始 EEG 变化性及反应性存在。

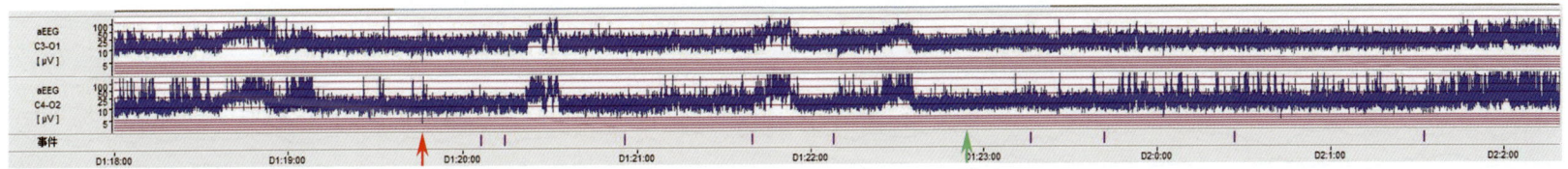

A

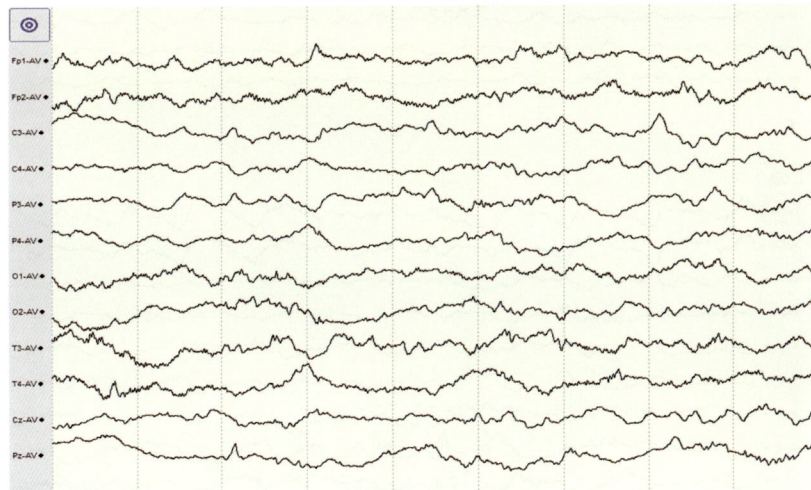

B

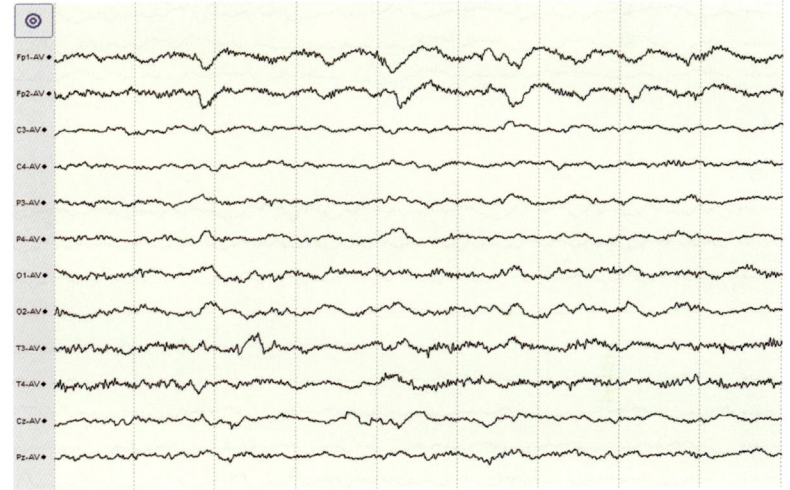

C

图 5-1-17　DOL 24~36 小时，PMA 40 周 +4，亚低温治疗中，EEG 总分 5 分

A. aEEG 上下边界正常，双侧电压及带宽大致对称，无清晰的睡眠 - 觉醒周期，缺口样改变经 vEEG 证实非电发作或电 - 临床发作；B. aEEG 红色箭头所指处原始 EEG；C. aEEG 绿色箭头所指处原始 EEG，背景活动为连续图形，弥漫性中波幅慢波复合低波幅快波活动，快波活动开始增多。标志性生理波活动存在，双侧额区非节律性慢波活动，原始 EEG 变化性及反应性存在。

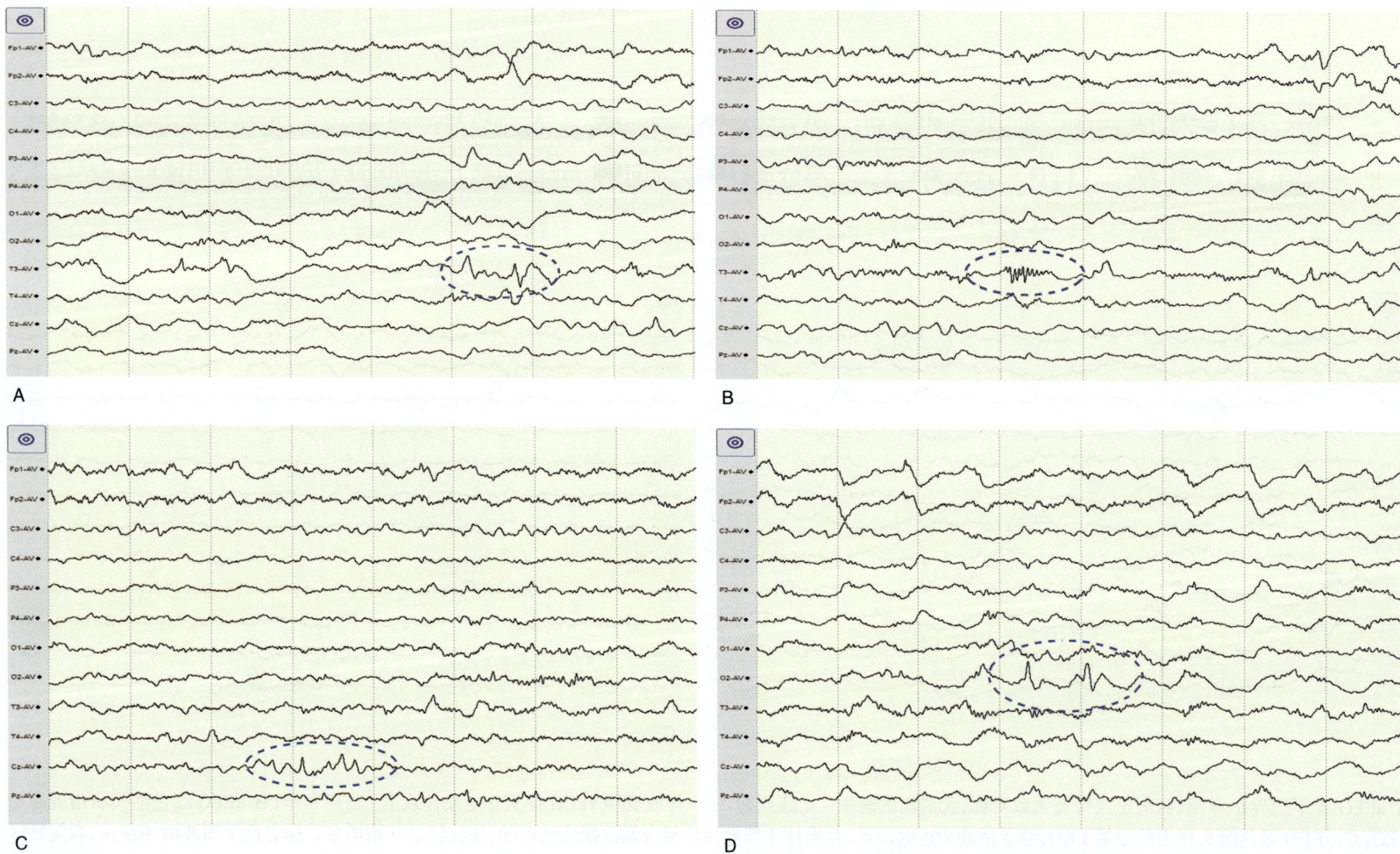

图 5-1-18　DOL 24~36 小时,PMA 40 周 $^{+4}$,少量低波幅不同形态棘波或快波活动

A~D. 此类非特异性略突出于背景活动的低波幅棘波或尖波在新生儿及早产儿期相对多见,注意不能过度解读,谨慎判断为异常波活动。应与胎龄、病史及脑损伤部位相结合,综合判断是否与脑损伤有密切关系。

A

B

C

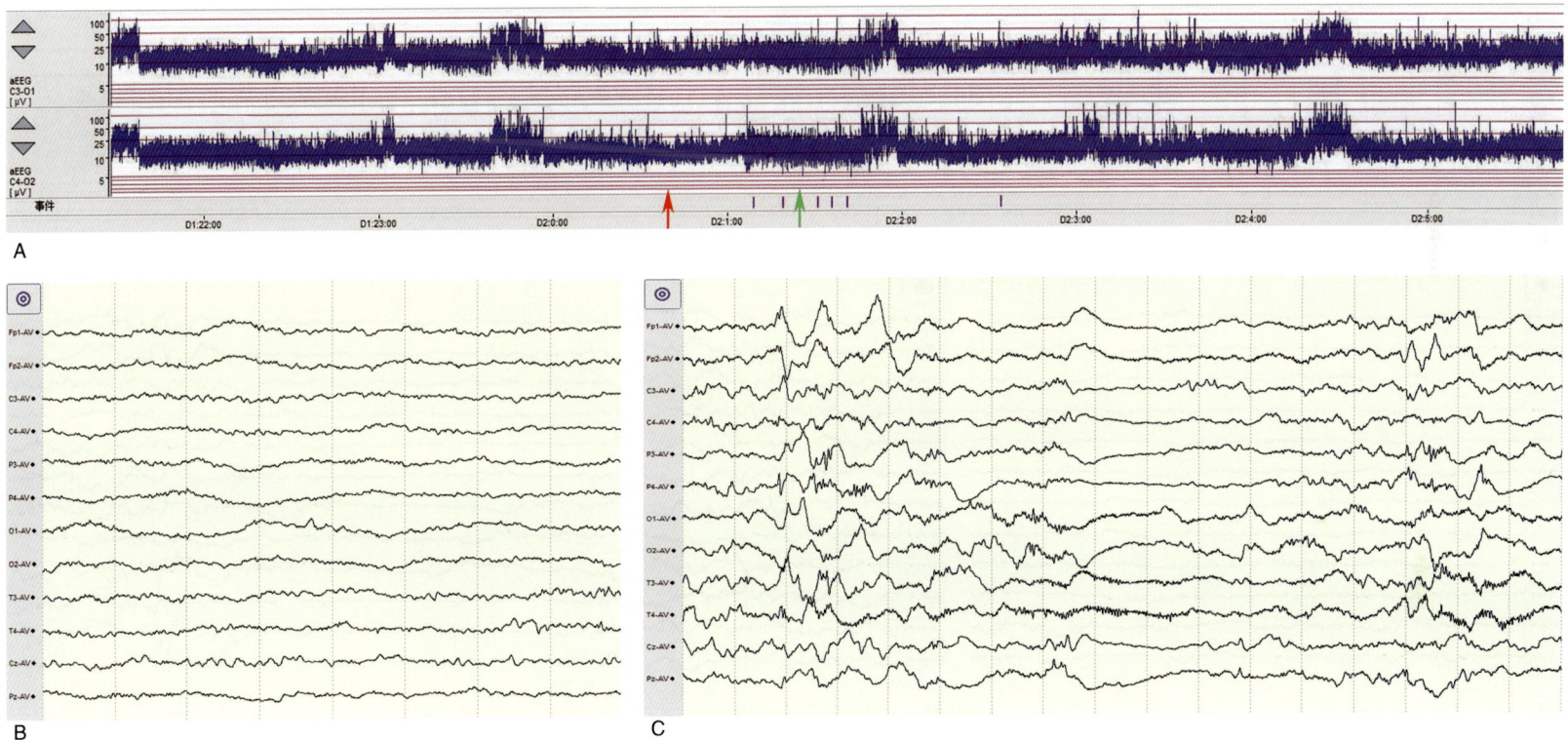

图 5-1-19 DOL 48~72 小时,PMA 40 周 $^{+5}$,亚低温治疗中,EEG 总分 3 分

A. aEEG 电压及带宽大致对称,无清晰的 SWC,上下边界出现变化;B. aEEG 红色箭头所指处原始 EEG,背景活动为连续图形;C. aEEG 绿色箭头所指处原始 EEG,TA 图形,暴发段高波幅尖形快波或不规则波形略多,IBI 持续 2~5 秒左右(走纸速度 20mm/s)。

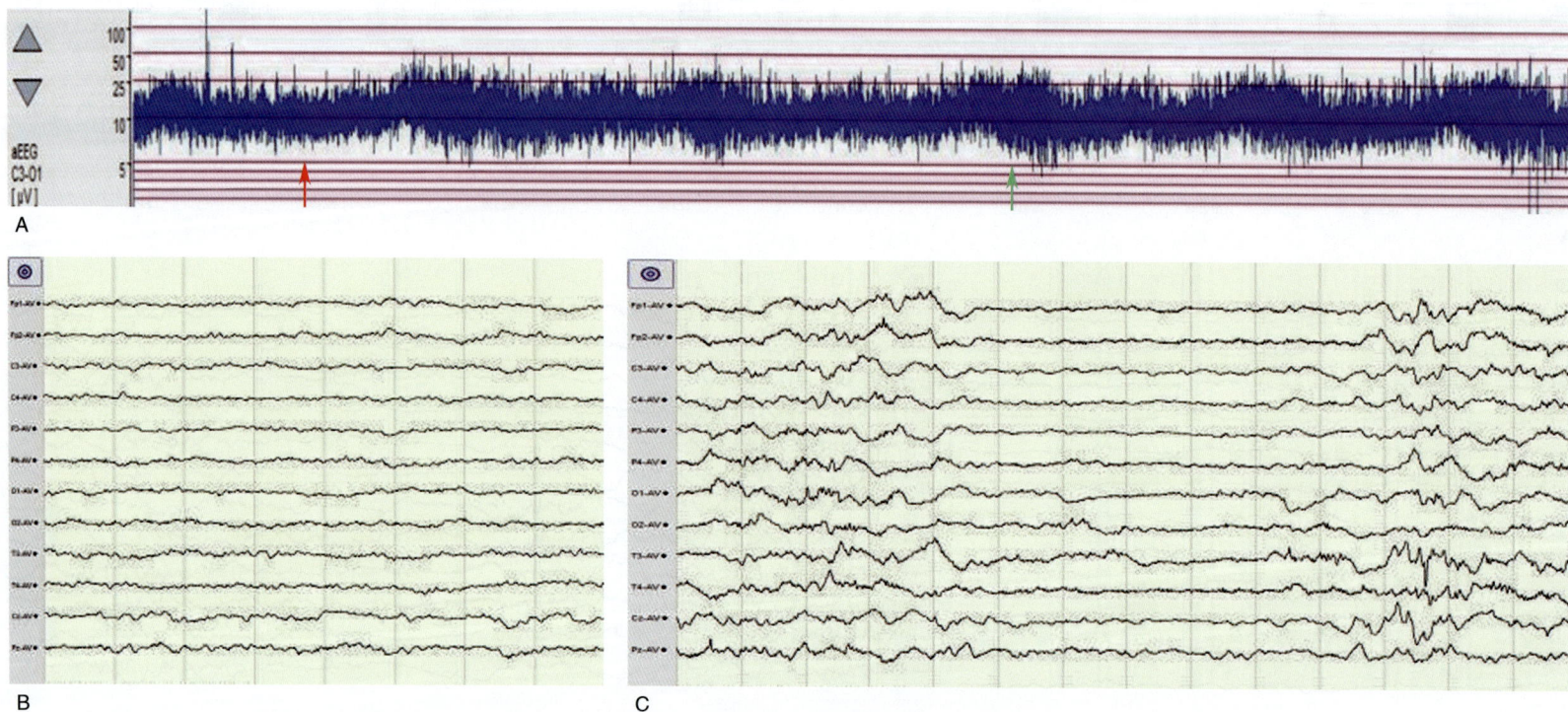

图 5-1-20　DOL 72~84 小时,PMA 40 周 $^{+6}$,亚低温治疗后期及复温过程,EEG 总分 1 分

A. aEEG 电压正常,SWC 大致正常(aEEG C4-O2 导联干扰大,此处隐去); B. aEEG 红色箭头所指处原始 EEG,连续图形,背景脑电活动连续、平稳; C. aEEG 绿色箭头所指处原始 EEG,呈 TA 图形,暴发段脑电活动数量偏少,尖形快波或不规则波形较之前减少,波幅降低,IBI 持续 2~5 秒左右(走纸速度 20mm/s)。

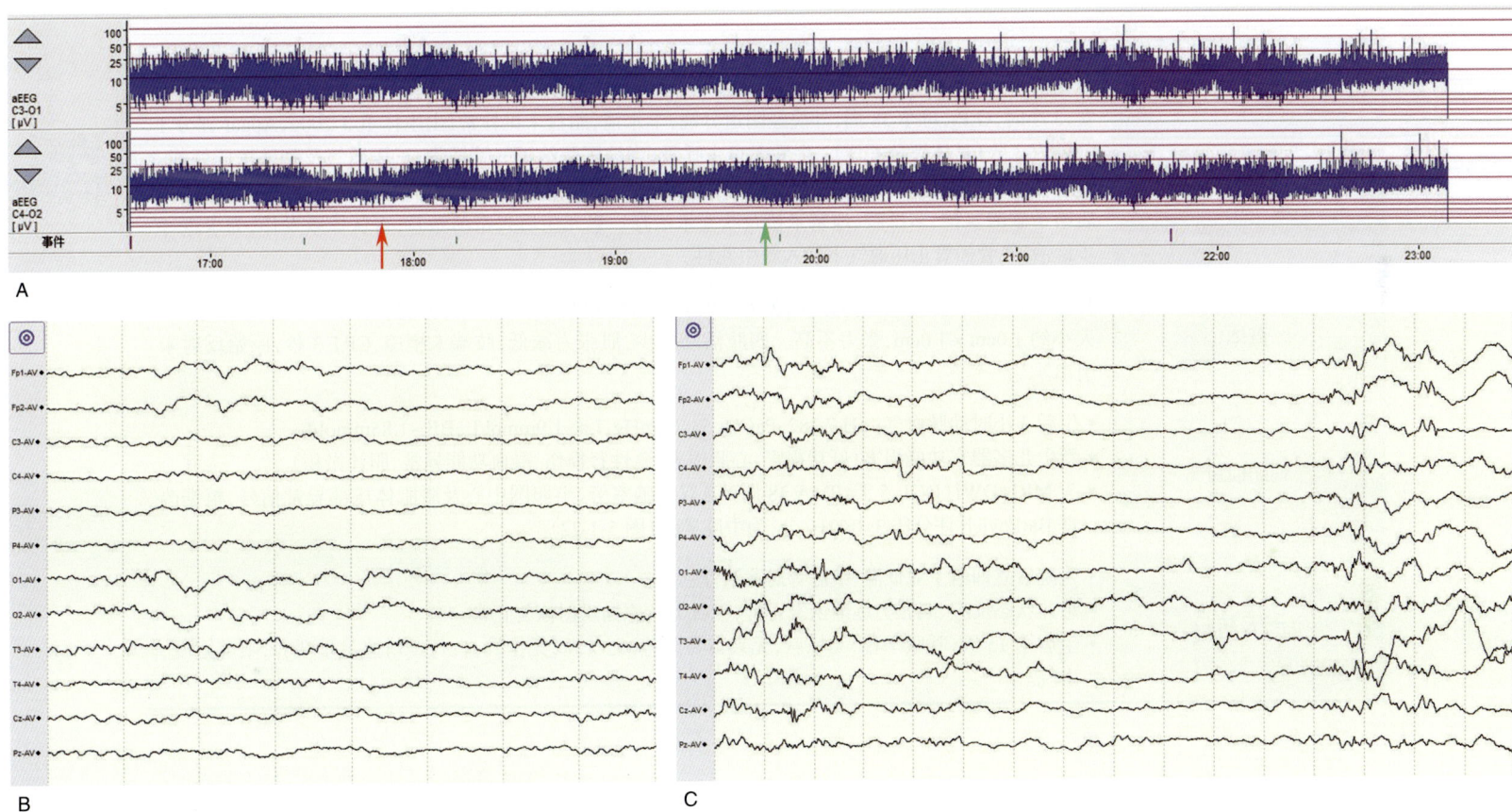

**图 5-1-21　DOL 4 天,PMA 41 周,复温结束后,EEG 总分 1 分**

A. aEEG 电压正常,SWC 大致正常,左右对称; B. aEEG 红色箭头所指处原始 EEG,连续图形,背景脑电活动平稳; C. aEEG 绿色箭头所指处原始 EEG,呈 TA 图形,暴发段脑电活动数量偏少,尖形快波或不规则波形较之前进一步减少,IBI 持续 2~5 秒左右(走纸速度 20mm/s)。

# 病例 2　分水岭区损伤，中度异常脑电图

| 主诉 | 窒息复苏后 3 小时。 |
|---|---|
| 现病史 | 女，3 小时，G₂P₂，母孕 38 周，外院经阴道分娩，羊水清，胎盘未见异常，出生体重 3 200g，Apgar 评分 1 分钟为 3 分（具体评分不详）。生后无自主呼吸，当地医院给予气管插管、正压通气及胸外按压复苏，患儿心率升至 100 次 /min 以上，逐渐恢复自主呼吸，5 分钟和 10 分钟评分不详。当地新生儿科住院后给予碳酸氢钠、多巴胺、地塞米松及呋塞米治疗。患儿生后兴奋易激惹，否认惊厥发作，为求进一步诊治，气管插管正压通气下转入新生儿科。 |
| 查体 | 兴奋易激惹，状态反应差，周身肤色欠红润，头顶部可触及约 4cm×5cm 包块，无波动感，前囟平坦，大小约 1.0cm×1.0cm，张力不高。四肢活动减少，肌张力减低，肢端末梢凉，CRT 3 秒，原始反射未引出。 |
| 辅助检查 | • 生后 3 小时动脉血气：pH 7.282，PaCO₂ 53.7mmHg，Lac 1.9mmol/L，BE –1.85mmol/L。<br>• 新生儿多器官功能损害（肝功损害、心肌损害、急性肾损伤、凝血功能异常、胆汁淤积）。<br>• 头 MRI+DWI（DOL 5 天，PMA 38 周 ⁺⁵）：双侧脑室旁、半卵圆中心及胼胝体压部异常信号，根据改良 Barkovich 评分法 3+0+0+0 分，为中度异常（图 5-1-22）。 |
| 治疗及转归 | • 入院后立即给予亚低温、镇静等对症治疗。<br>• 患儿状态反应、肌张力逐渐恢复正常，吸吮力及原始反射恢复正常。<br>• 生后第 15 天，呼吸平稳，无惊厥，无兴奋易激惹，无嗜睡，无拒乳，自行经口达足量喂养，喂养耐受，出院。 |

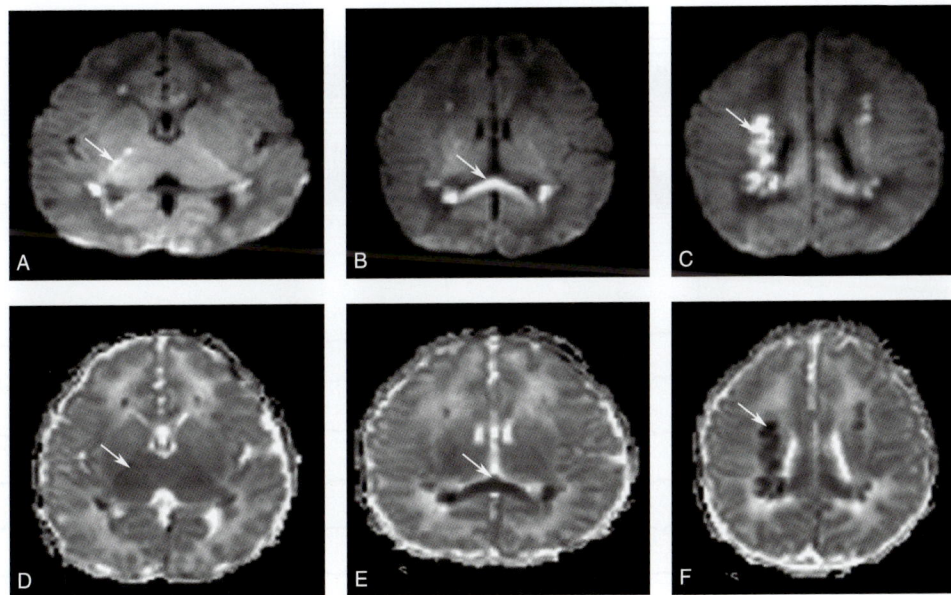

图 5-1-22　头 MRI(DOL 5 天,PMA 38 周 $^{+5}$)

A~C. DWI 双侧脑室旁、半卵圆中心及胼胝体压部弥散受限高信号; D~F. 相应 ADC 图呈低信号(白色箭头所示)。

**病例特点:**

- 该患儿出生时发生严重的窒息,达到中度新生儿缺血缺氧性脑病,连续 EEG 监测在病程初期 1~4 天均呈中度异常,与临床相符(表 5-1-7)。
- 出生第 2 天和第 3 天,出现频繁的电发作,第 4 天时发作消失,发作起始部位累及多个脑区,说明脑损伤范围相对广,右侧半球多见,与影像学检查显示损伤范围相符。
- EEG 监测中多以电发作为主,因临床未观察到明显发作期动作,未及时进行抗惊厥治疗(图 5-1-23~图 5-1-34)。

表 5-1-7　不同时段 EEG 各项指标评分,EEG 分度为中度异常→轻度异常

| EEG 项目<br><br>出生后时间 | SWC | 电压 | 连续模式 | 脑电活动数量 | IBI 时长 | 同步性 &<br>对称性 | 变化性 &<br>反应性 | 异常波活动 | 发作负荷 | 镇静药 &<br>抗发作药物 | EEG 总分 |
|---|---|---|---|---|---|---|---|---|---|---|---|
| 1 天 | 4 | 1 | 1 | 2 | 1 | 0 | 0 | 0 | 0 | 0 | 10 |
| 2 天 | 4 | 0 | 1 | 2 | 1 | 0 | 1 | 2 | 2 | 0 | 13 |
| 3 天 | 1 | 0 | 0 | 1 | 0 | 1 | 0 | 3 | 3 | 0 | 9 |
| 4 天 | 1 | 0 | 0 | 1 | 0 | 1 | 0 | 3 | 0 | 0 | 7 |
| 13 天 | 1 | 0 | 0 | 0 | 0 | 0 | 0 | 3 | 0 | 0 | 4 |

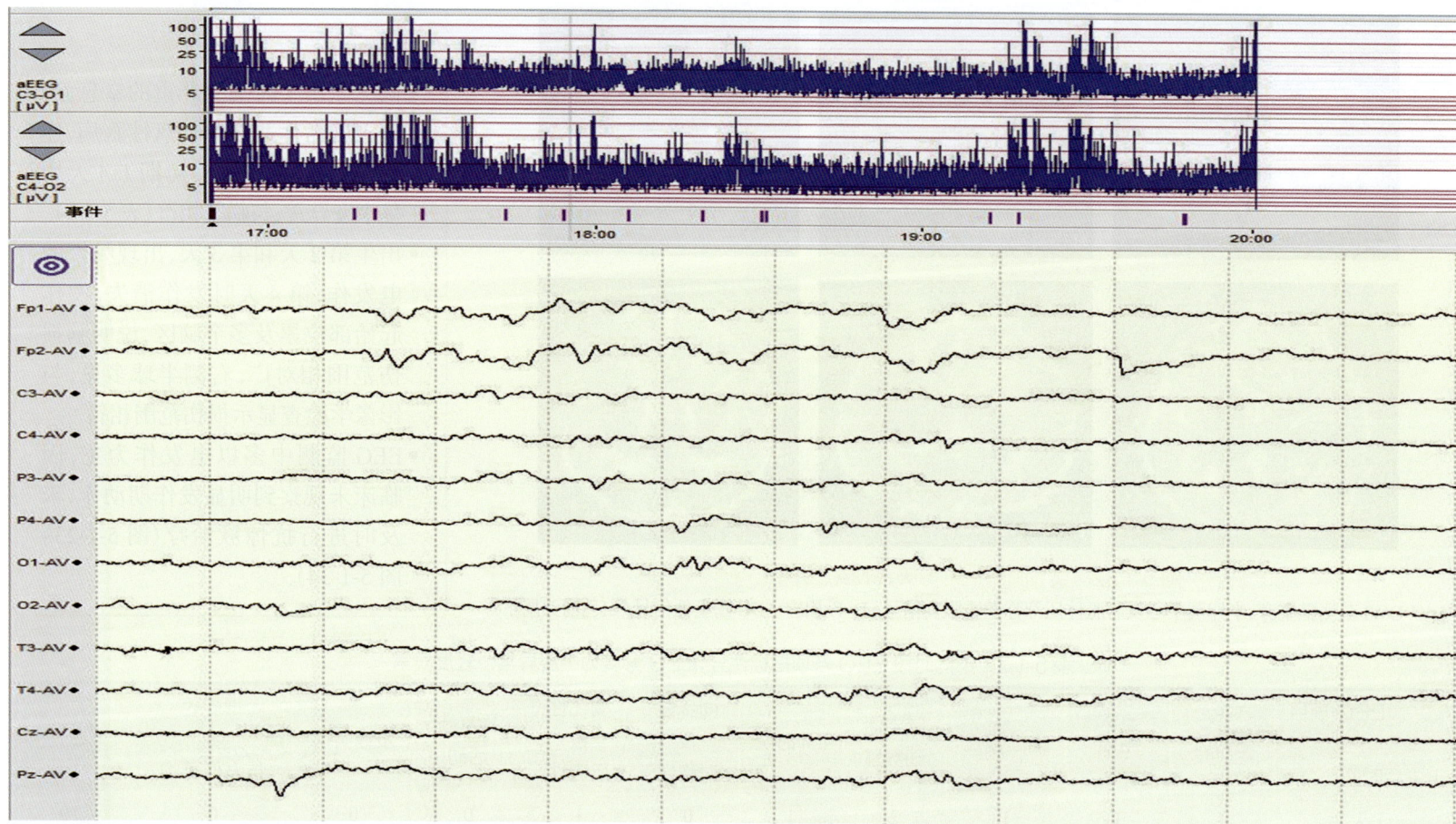

图 5-1-23　DOL 1 天,PMA 38 周 [+1],亚低温治疗中,EEG 总分 10 分

aEEG 整体电压偏低,上边界 10μV 左右,下边界<5μV,双侧带宽及上下边界大致对称。无明显宽窄带变化,无正常睡眠 - 觉醒周期。有数个小缺口,经原始 EEG 证实为电发作或电 - 临床发作。原始 EEG 整体不连续脑电活动模式为主,IBI 略延长,多数<10 秒。脑电活动数量明显减少,各频段脑电活动均不同程度减少。变化性及反应性消失。

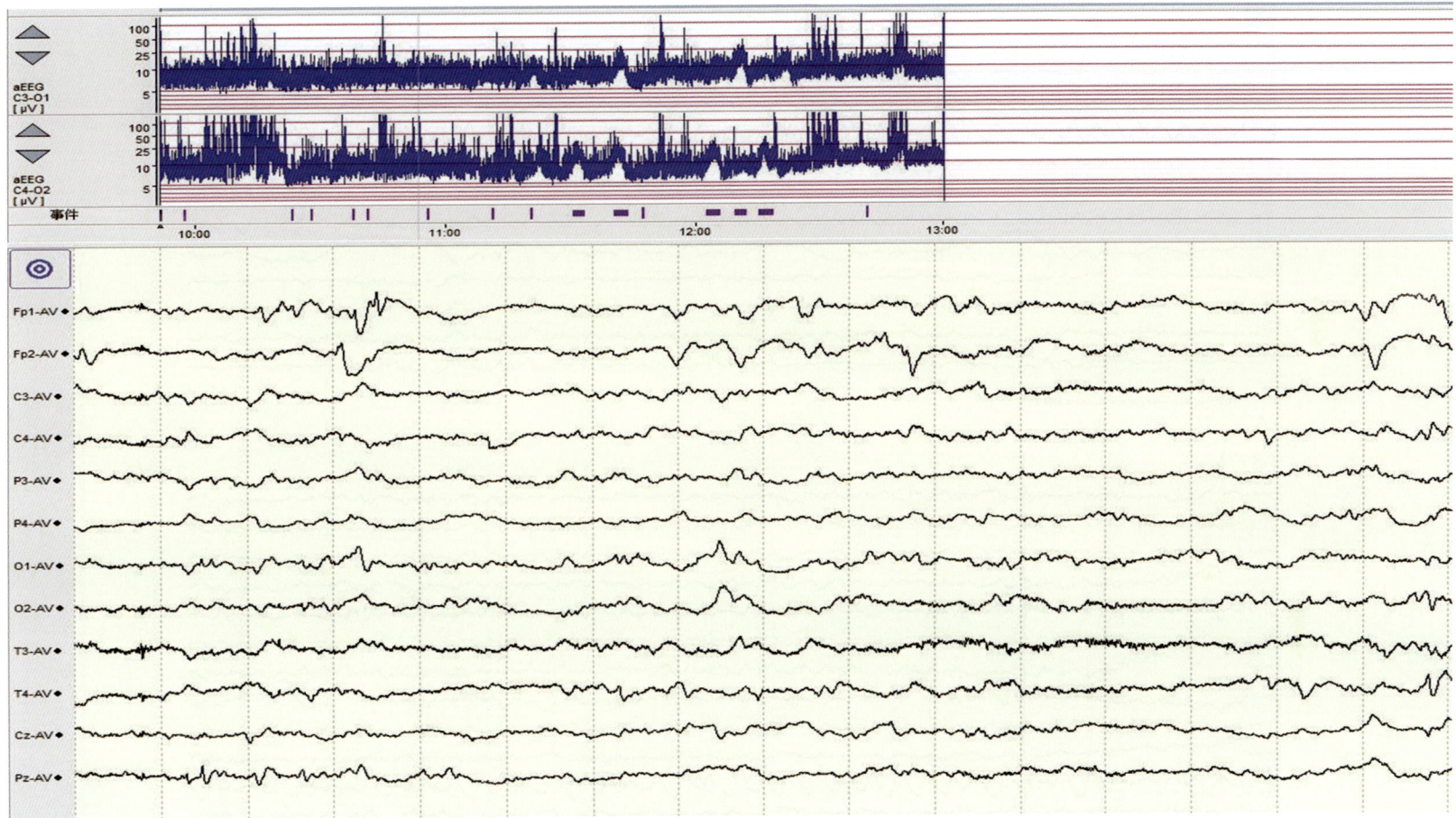

图 5-1-24 DOL 2 天,PMA 38 周 [+2],亚低温治疗中,EEG 总分 13 分

aEEG 上边界>10μV,下边界 5μV 左右,双侧带宽及上下边界大致对称。无明显宽窄带变化,无正常睡眠 - 觉醒周期。有数个小缺口,经原始 EEG 证实为电发作。原始 EEG 整体以不连续脑电活动模式为主,IBI 略延长,多数<10 秒。各频段脑电活动数量均不同程度减少。发作间期多种形态异常波活动,如双侧枕区分别交替出现节律性或非节律性 δ 活动。

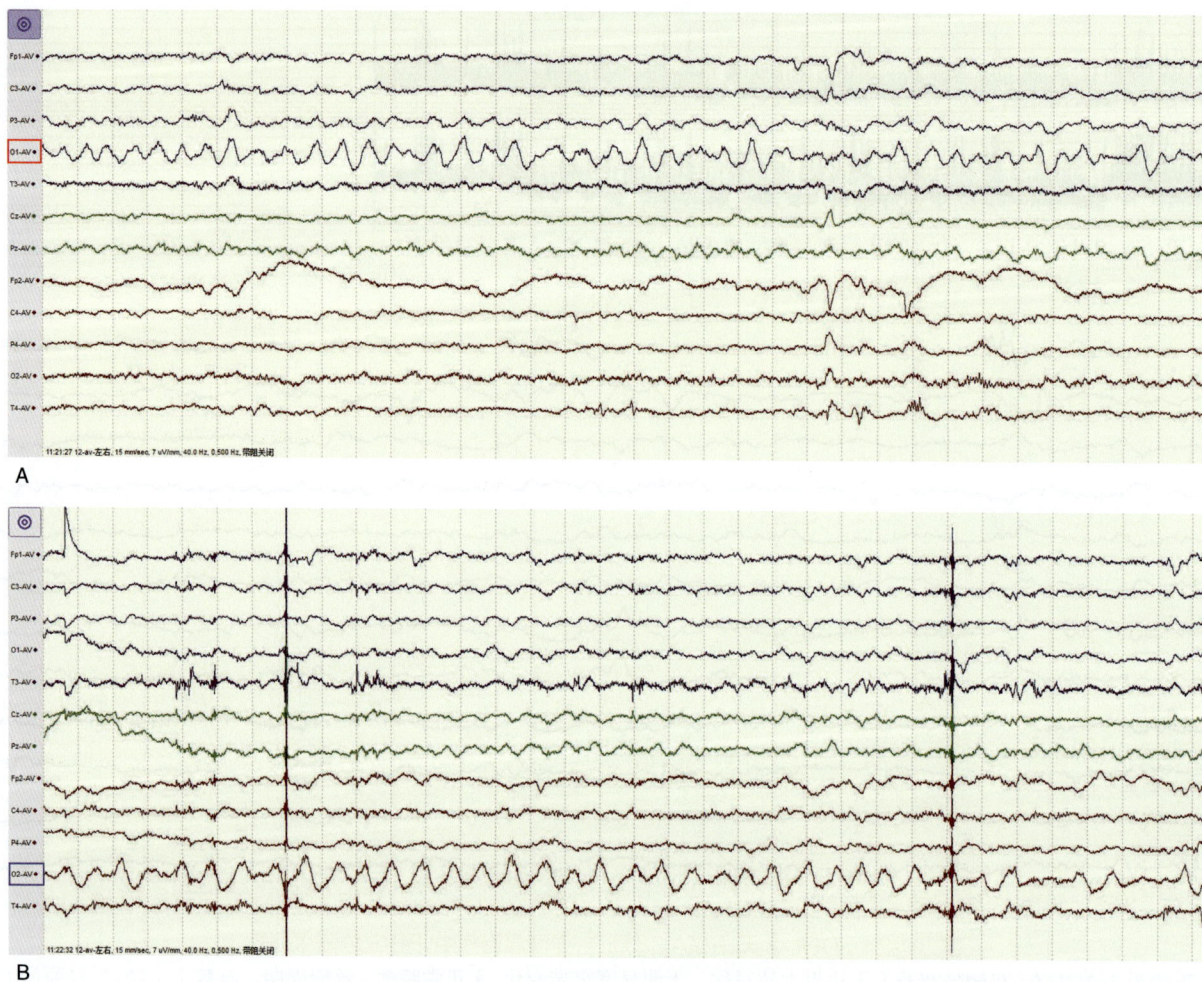

**图 5-1-25    DOL 2 天,PMA 38 周$^{+2}$,双侧枕区节律性或非节律性 δ 波非同步交替发放**

双侧枕区 δ 活动,波形及频率稍有变化,持续时间数秒至数十秒。δ 波活动持续局限于一侧枕区,未扩散至相邻其他导联,未见频率及波形发生快速剧烈演变。A. 左枕区非节律性慢波活动(红框所示导联); B. 右枕区节律性慢波活动(蓝框所示导联)(走纸速度 15mm/s)。

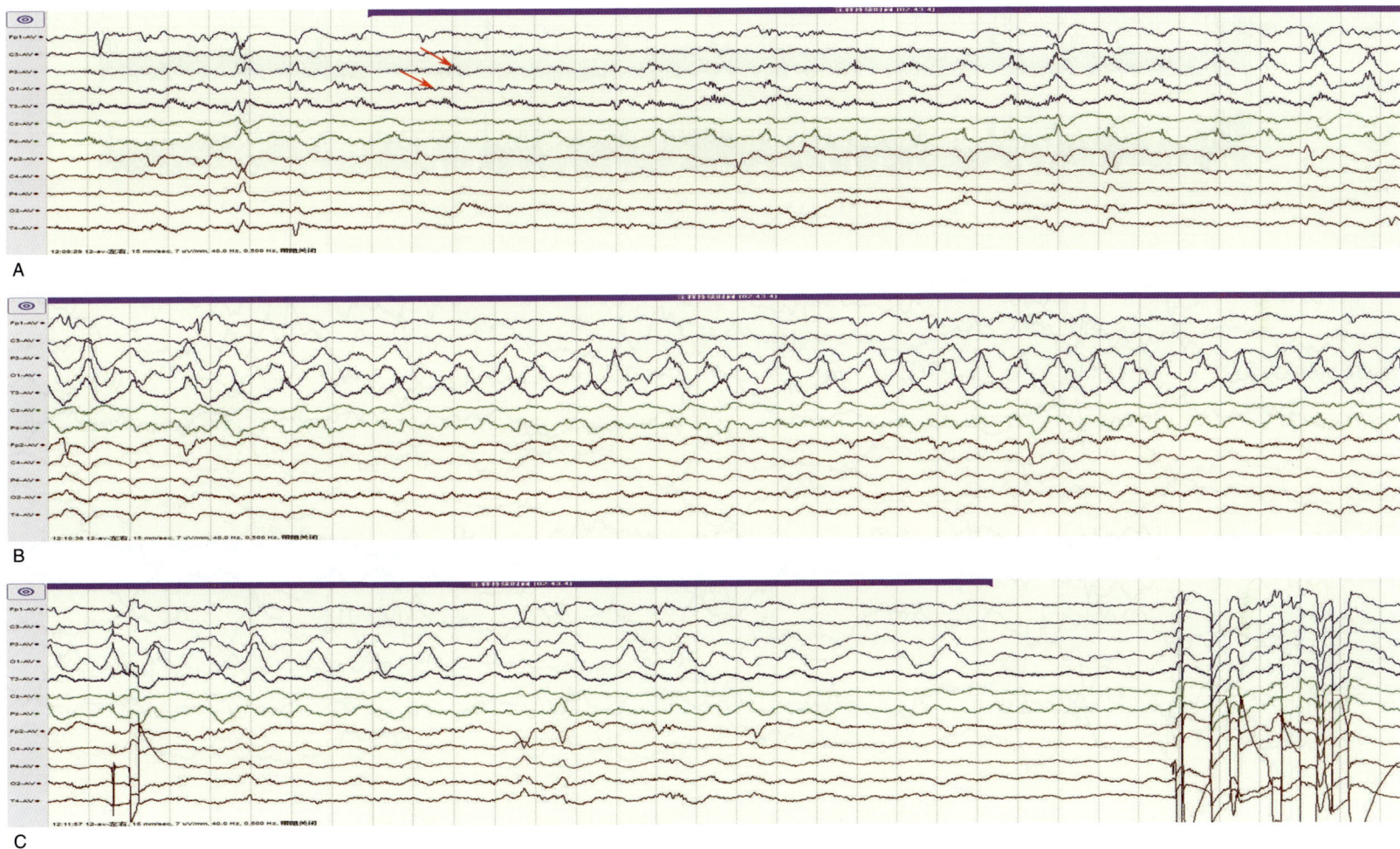

图 5-1-26　DOL 2 天,PMA 38 周$^{+2}$,一次电发作

监测中多次电发作,发作分别由双侧顶、枕区起始,持续时间 1.5~3 分钟,右侧顶、枕区起始的电发作次数相对多。A. 左顶、枕区起始低波幅 δ 波节律性发放(红色箭头处),波幅逐渐增高;B. 左顶、枕、颞区不规则尖形 δ 波活动,波幅及波形发生演变;C. 不规则 δ 波频率减慢,波幅渐低,至发作结束(走纸速度 15mm/s)。

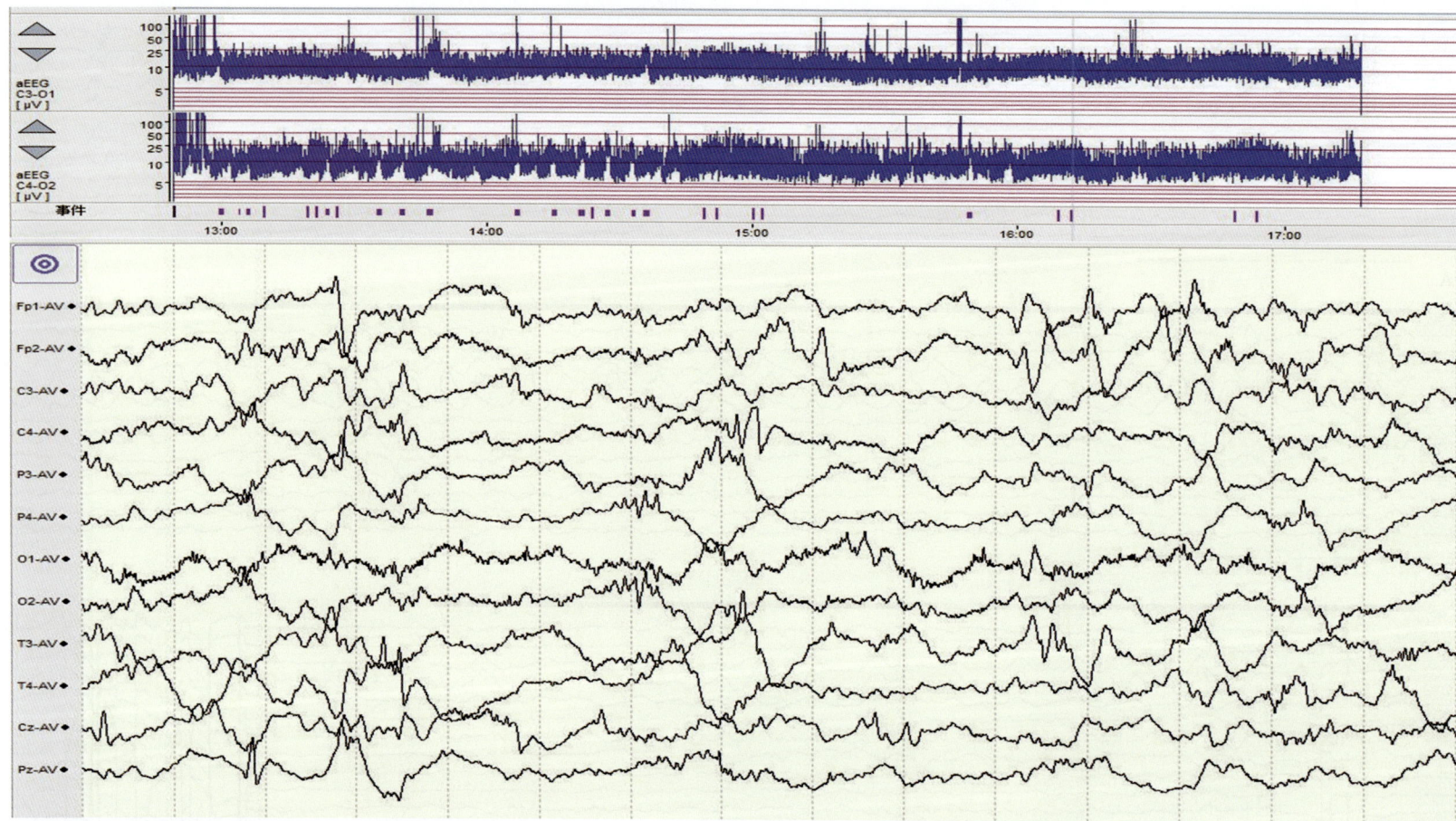

图 5-1-27　DOL 3 天，PMA 38 周 [+3]，亚低温治疗结束，复温中，EEG 总分 9 分

双侧 aEEG 上下边界及带宽不对称，出现宽窄带区分变化，睡眠 - 觉醒周期略可分辨。监测中频繁缺口改变，经原始 EEG 证实为多灶起始的电发作。原始 EEG 显示双半球大量高尖快波及尖形 θ 波活动，及多种形式异常波活动。左右半球脑电活动同步性及对称性差。监测期间电发作频繁，但未达惊厥持续状态，其中右侧半球为电发作起始部位十余次，左侧半球起始的电发作两次。

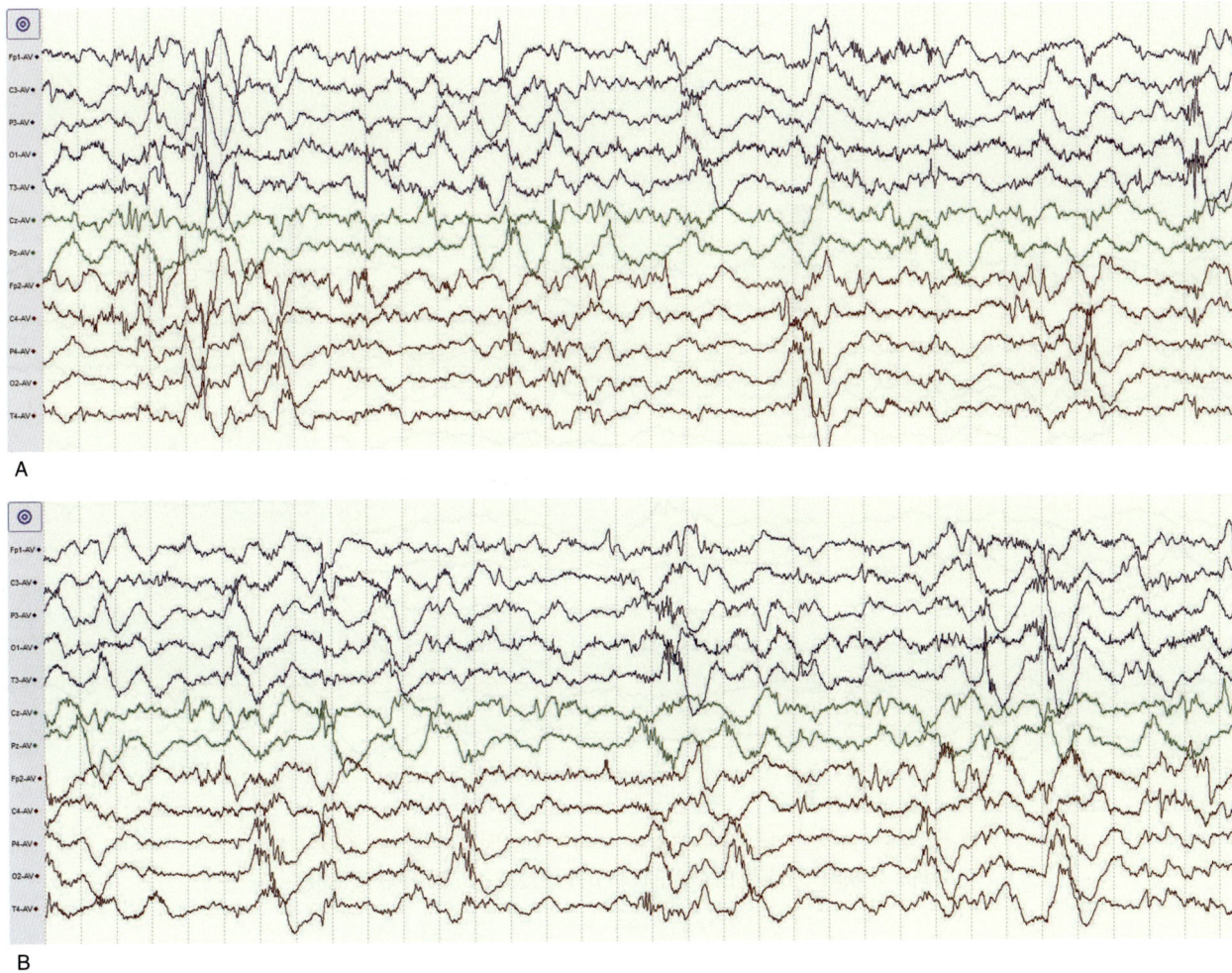

图 5-1-28　DOL 3 天，PMA 38 周 [+3]，亚低温治疗结束，复温中，双半球脑电活动对称性及同步性差

A. 双半球脑电活动特征不对称，右侧半球较左侧半球脑电活动数量及波幅均降低；B. 双半球连续性不一致，右侧半球连续性差。左侧半球多为连续图形，右侧半球 TA 图形比例明显增多。

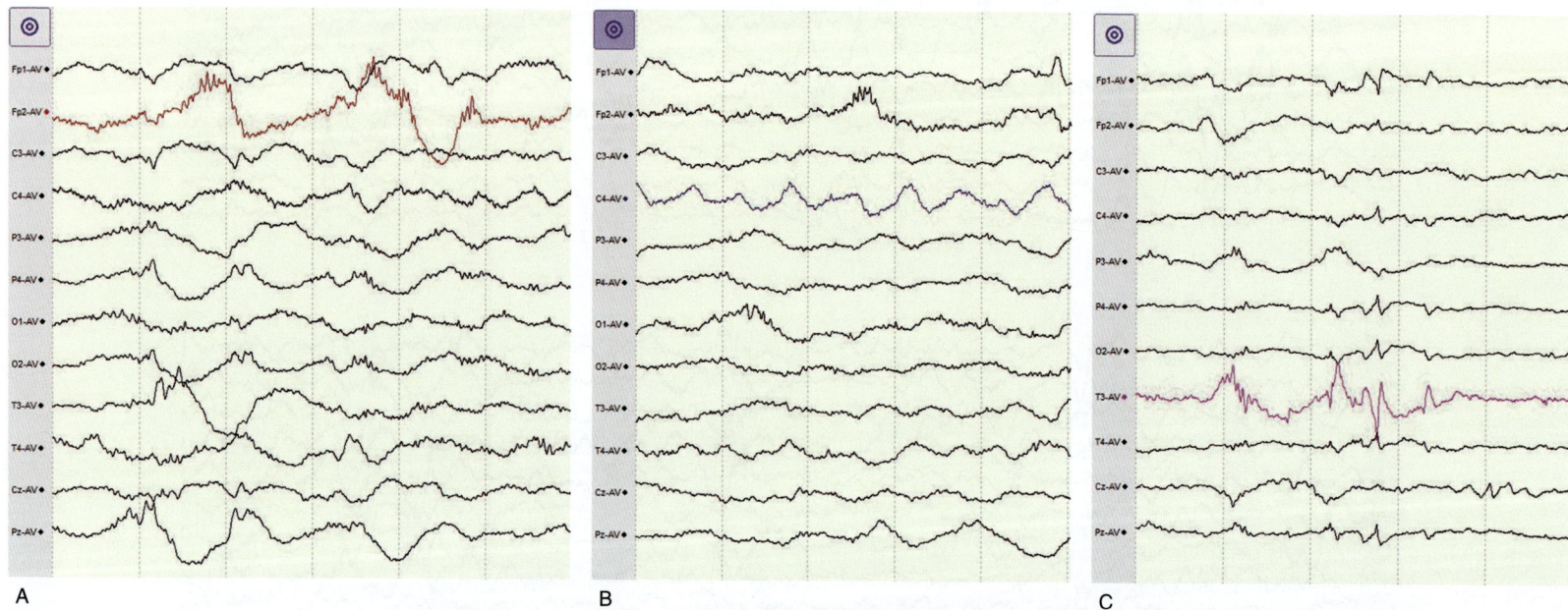

图 5-1-29　DOL 3 天，PMA 38 周 $^{+3}$，背景中出现多种形态异常波活动
A. Fp2 导联畸形 δ 刷；B. C4 导联非节律性慢波；C. T3 导联紊乱波。

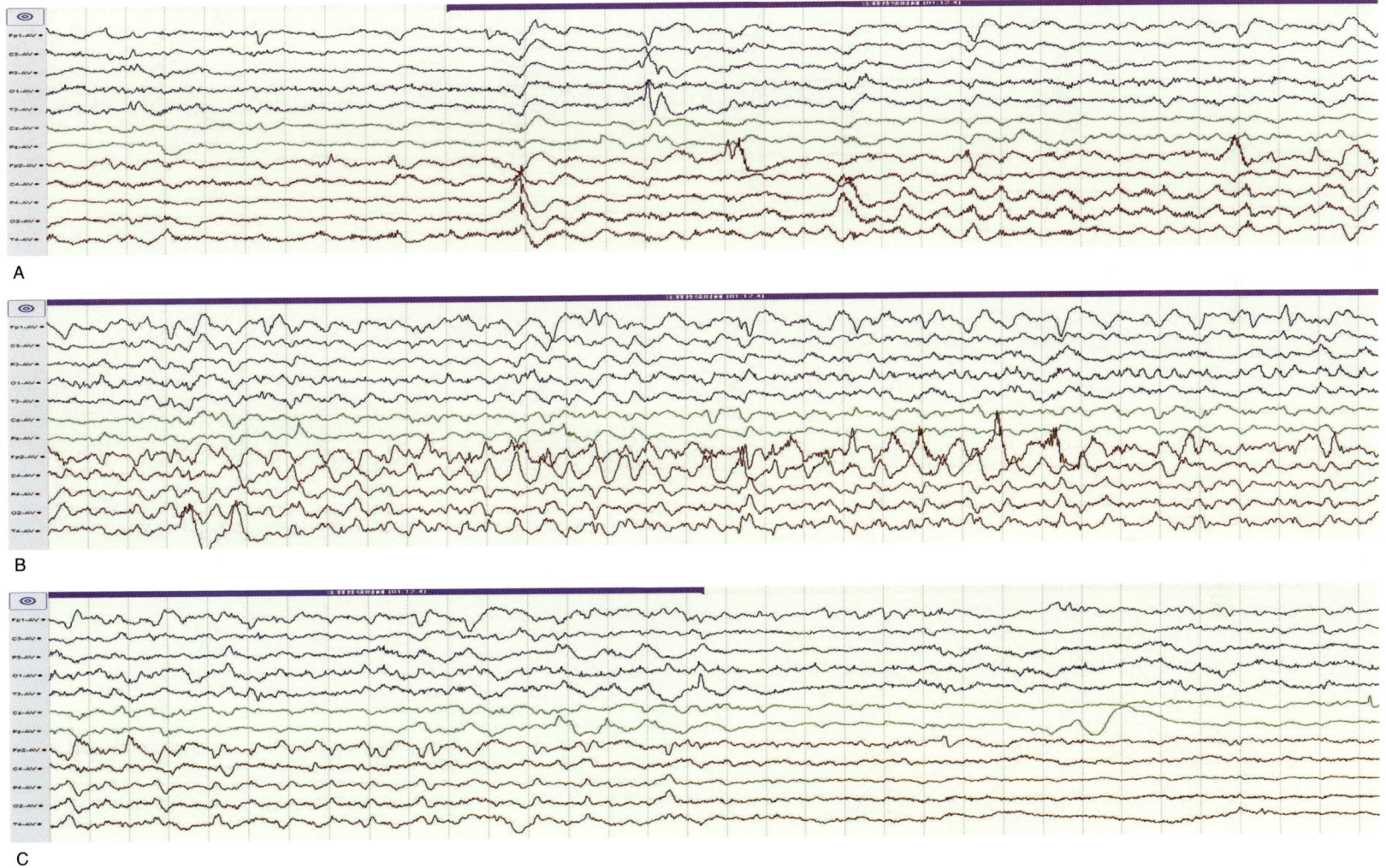

图 5-1-30　DOL 3 天，PMA 38 周$^{+3}$，频繁的电发作，多数出现于右侧半球

A~C. 为其中一次右顶枕区起始，累及右侧半球的电发作（走纸速度 15mm/s）。

A

B

C

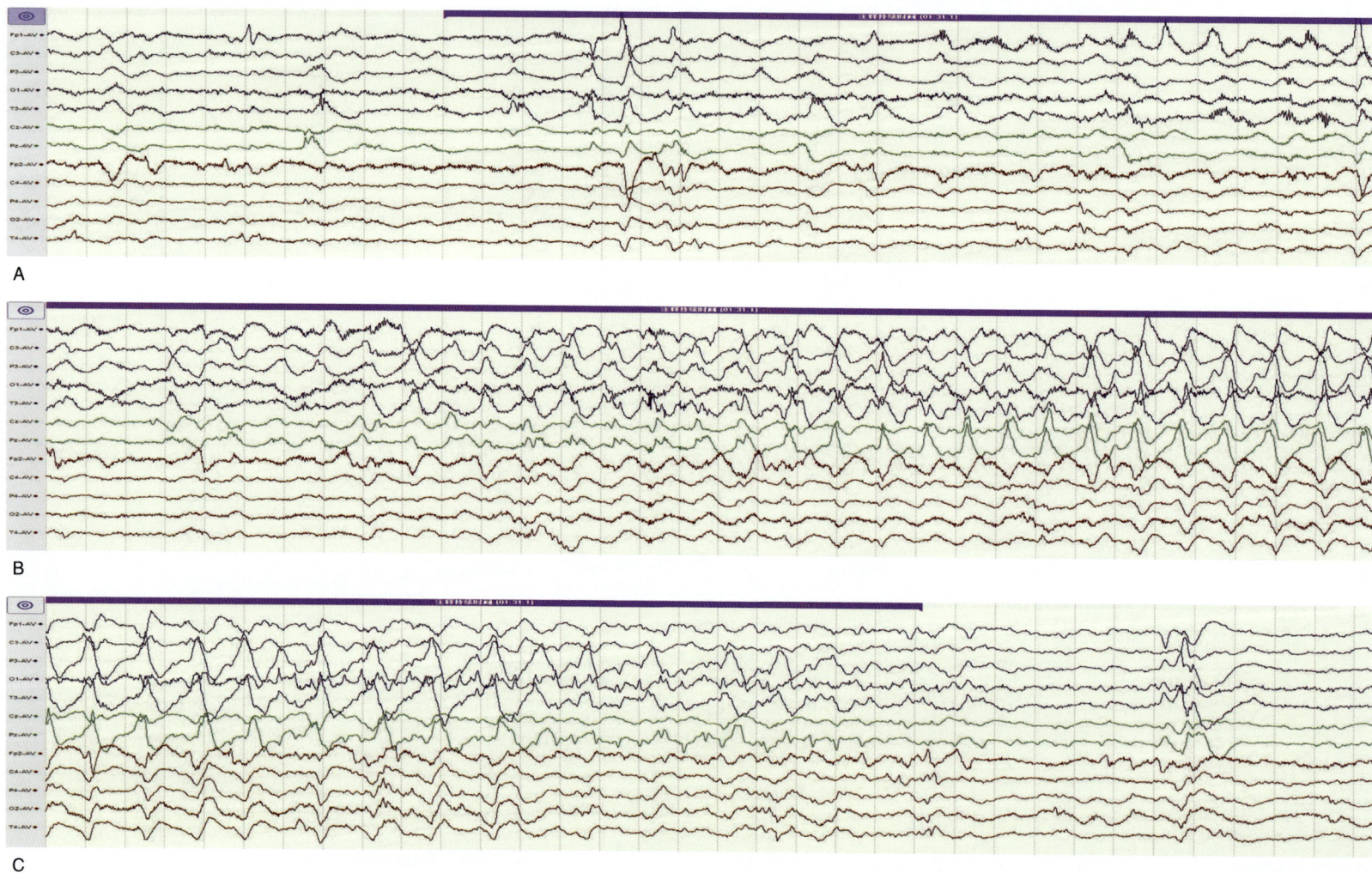

图 5-1-31　DOL 3 天,PMA 38 周$^{+3}$,频繁的电发作,少数出现于左侧半球

A~C. 为一次左顶颞区起始,涉及左侧半球的电发作(走纸速度 15mm/s)。

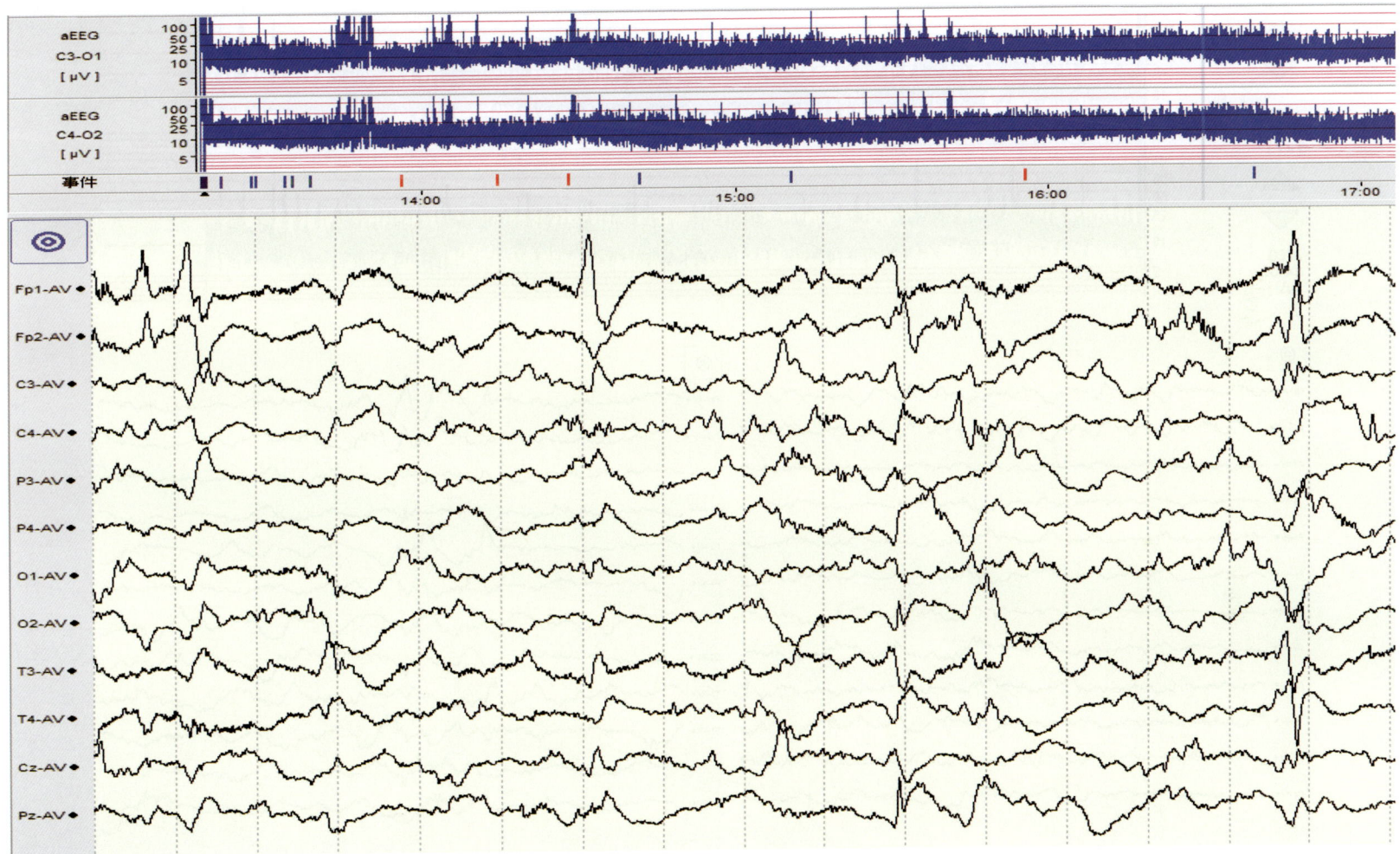

图 5-1-32　DOL 4 天,PMA 38 周 [+4],亚低温治疗结束复温后,EEG 总分 7 分

aEEG 上下边界在正常范围,双侧带宽对称,未见缺口改变,睡眠 - 觉醒周期可区分,宽带和窄带带宽差异<50%。原始 EEG 背景活动双半球多灶高波幅尖波、棘波及各种形态紊乱波活动。暴发段电压偏低,生理波活动减少,IBI 多<6 秒。同步性及对称性差。

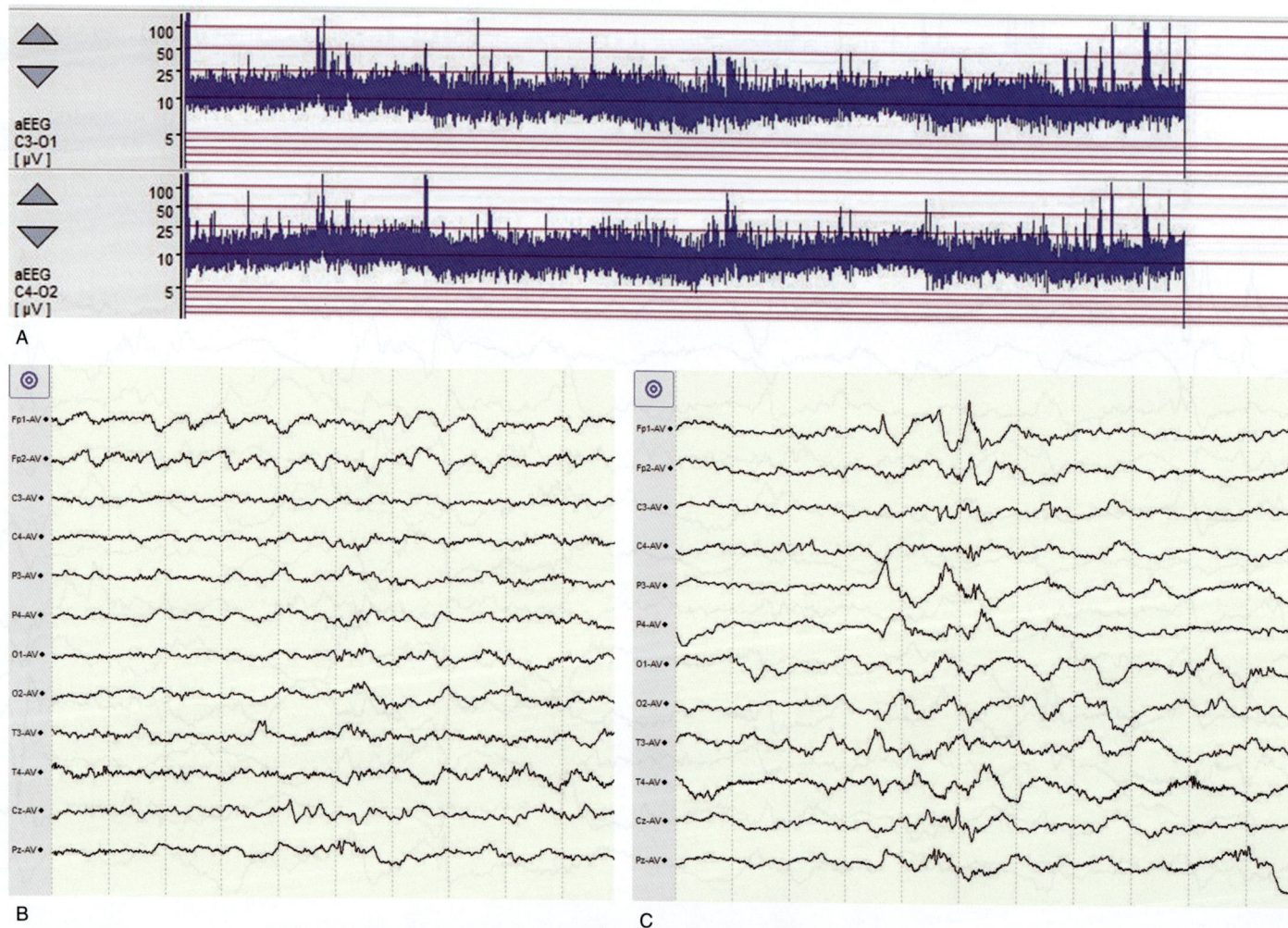

图 5-1-33　DOL 13 天,PMA 39 周$^{+6}$,患儿临床症状明显改善,EEG 总分 4 分

A. aEEG 上下边界在正常范围,双侧带宽对称,未见缺口改变,睡眠 - 觉醒周期可区分,宽带和窄带带宽差异<50%; B. AS 期和清醒期原始 EEG 背景活动生理波活动大致正常,少量紊乱波活动; C. QS 期原始 EEG 背景活动暴发段波幅偏低,暴发段由不规则尖形慢波和各种形态紊乱波组成,IBI 多<6 秒。同步性及对称性差。

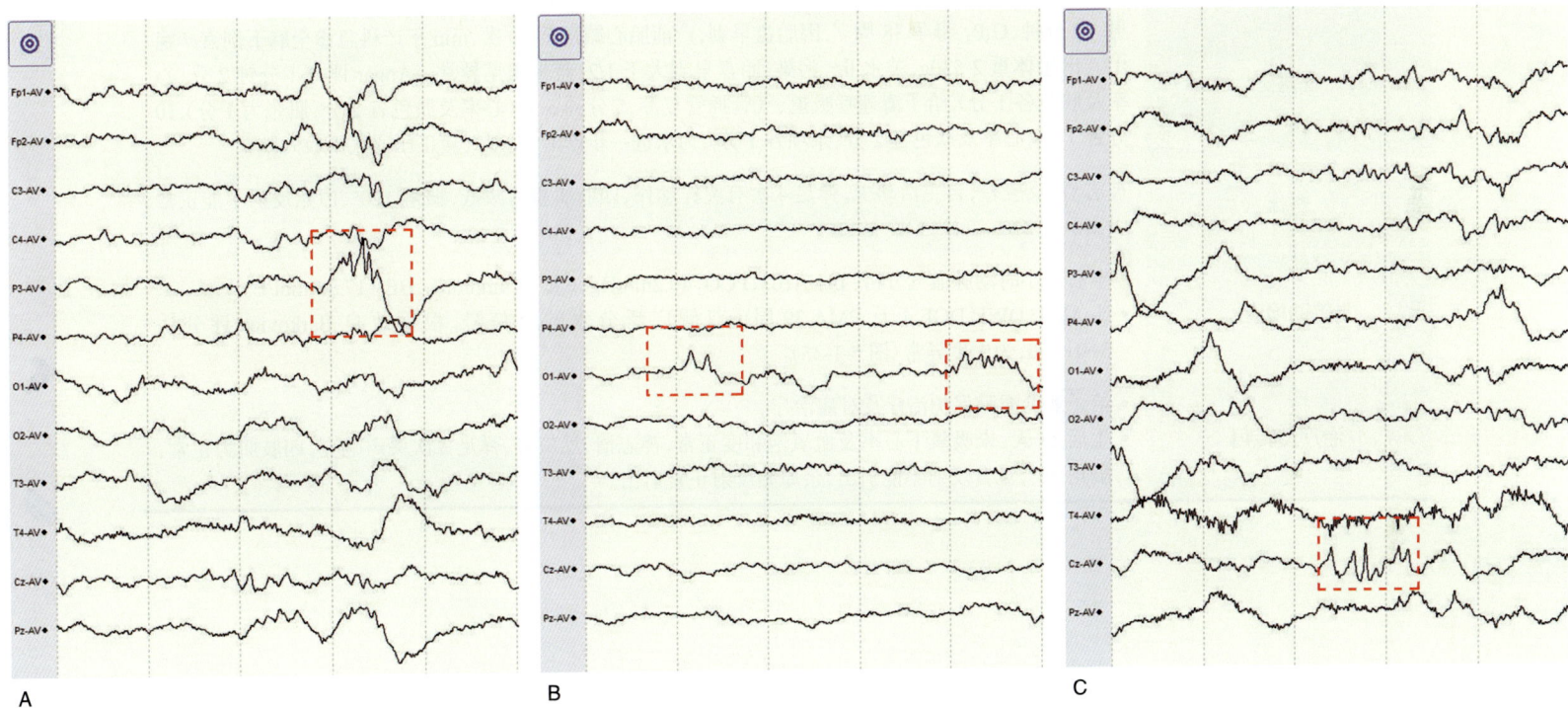

**图 5-1-34 DOL 13 天,PMA 39 周<sup>+6</sup>,多种形态紊乱波活动**

紊乱波波幅较之前降低,数量减少,逐渐趋于正常化,A. P3 导联畸形 δ 刷;B. O1 导联低波幅不规则紊乱波;C. Cz 导联多个棘波。

## 病例 3　广泛分水岭区损伤，中度异常脑电图

| 主诉 | 窒息复苏后 20 分钟。 |
|---|---|
| 现病史 | 男，20 分钟，$G_3P_2$，母孕 38 周 $^{+3}$，因胎盘早剥，产前胎心减慢至 60 次 /min 于产科急诊全麻下剖宫产娩出。出生体重 2 530g，羊水Ⅱ°污染，胎盘早剥大于 1/2，脐带未见异常。Apgar 评分 1 分钟 2 分（心率及肤色各 1 分），给予清理呼吸道、气管插管复苏，5 分钟 5 分（心率及肤色各 2 分，肌张力 1 分），10 分钟 7 分（心率及肤色各 2 分，余项各 1 分），为求进一步诊治，复苏气囊正压通气下收入院。 |
| 查体 | 神志清，反应差，自主活动少，弹足 4 次有哭样动作，四肢肌张力减低，腘角 120°，原始反射不能正常引出。 |
| 辅助检查 | • 生后 1 小时动脉血气分析：pH 7.103，$PCO_2$ 40.2mmHg，Lac 18.4mmol/L，BE –17.3mmol/L。<br>• 头 MRI+DWI（DOL 4 天，PMA 39 周）：双侧广泛分水岭高信号，根据改良 Barkovich 评分法 3+0+0+0，为中度异常（图 5-1-35）。 |
| 治疗及转归 | • 给予亚低温脑保护治疗及对症治疗。<br>• 生后 11 天，未吸氧下心率及血氧饱和度正常，神志清，反应好，弹足 3 次哭声响亮，四肢肌力正常，腘角 80°，觅食反射不能引出，余原始反射正常引出。 |

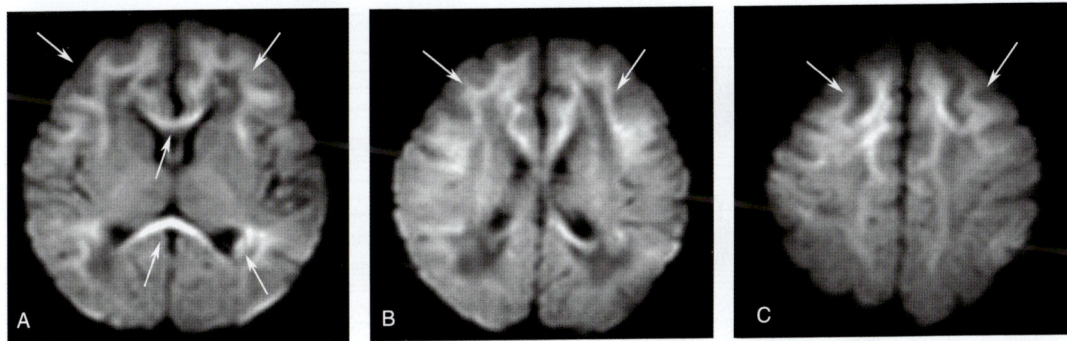

图 5-1-35　头 MRI（DOL 4 天，PMA 39 周）

DWI 显示双侧广泛分水岭高信号。双侧大脑半球广泛皮层下白质、胼胝体膝部及压部 DWI 高信号影，细胞毒性水肿，尤其额叶受累明显，侧脑室后角周围白质亦有受累，符合缺氧缺血导致的分水岭样损伤（白色箭头所示）。

**病例特点：**

- 生后 24 小时内，EEG 总分 10~12 分，呈中度异常脑电图。亚低温治疗中，48 小时后 EEG 总分逐渐降低，呈轻度异常脑电图（表 5-1-8）

- 生后 7 小时开始出现频繁惊厥发作，甚至达惊厥持续状态。

- 根据 EEG 观察发作情况逐渐调整抗发作药物治疗，发作控制。

- 背景中出现各种形态异常波，以前头部及中线区为主，与影像学提示损伤部位一致（图 5-1-36~ 图 5-1-45）。

表 5-1-8　入院后不同时段 EEG 各项指标评分，总分逐渐降低，EEG 分度为中度异常→轻度异常脑电图

| EEG 项目<br>出生后时间 | SWC | 电压 | 连续模式 | 脑电活动数量 | IBI 时长 | 同步性&对称性 | 变化性&反应性 | 异常波活动 | 发作负荷 | 镇静药&抗发作药物 | EEG 总分 |
|---|---|---|---|---|---|---|---|---|---|---|---|
| 3~7 小时 | 4 | 1 | 0 | 2 | 1 | 1 | 0 | 2 | 0 | 0 | 11 |
| 8~12 小时 | 3 | 1 | 1 | 2 | 1 | 1 | 1 | 3 | 4 | −5 | 12 |
| 15~20 小时 | 4 | 1 | 1 | 2 | 2 | 1 | 1 | 3 | 0 | −5 | 10 |
| 37~42 小时 | 2 | 0 | 0 | 2 | 0 | 1 | 0 | 3 | 0 | −1 | 7 |
| 48~52 小时 | 2 | 0 | 0 | 1 | 0 | 0 | 0 | 2 | 0 | 0 | 5 |
| 72~80 小时 | 1 | 0 | 0 | 1 | 0 | 0 | 0 | 2 | 0 | 0 | 4 |

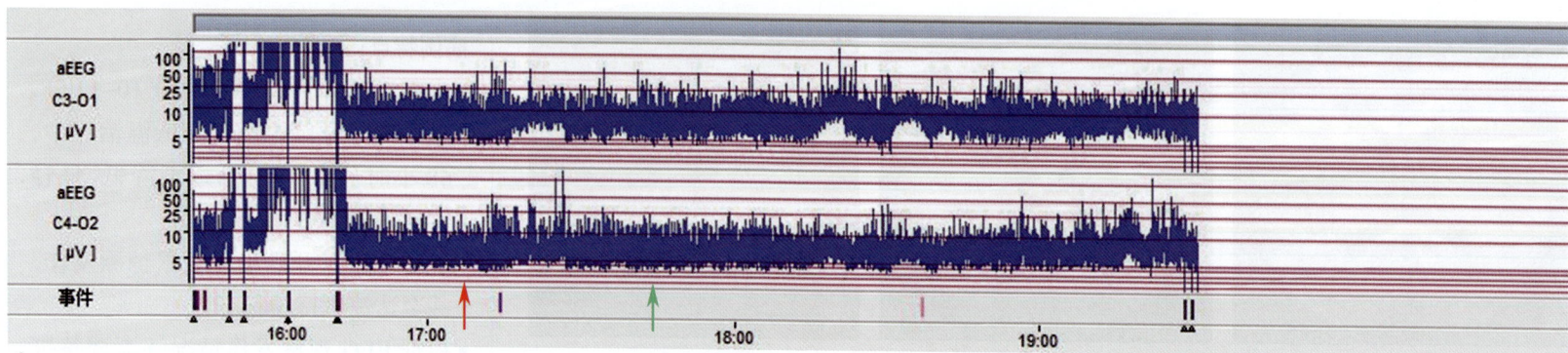

A

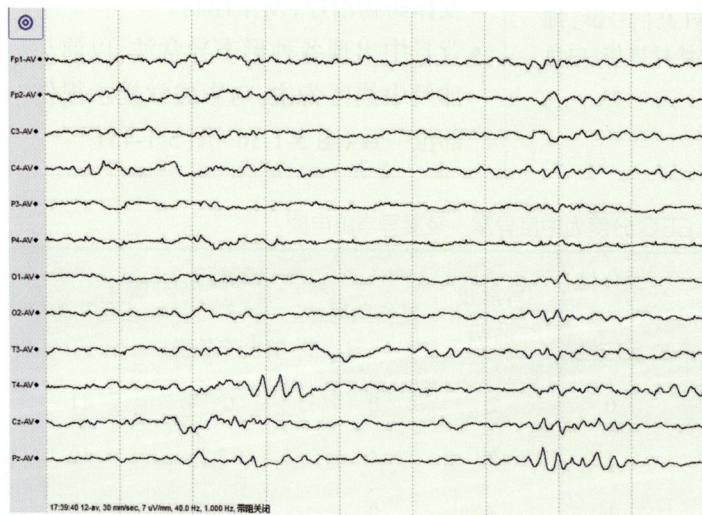

B

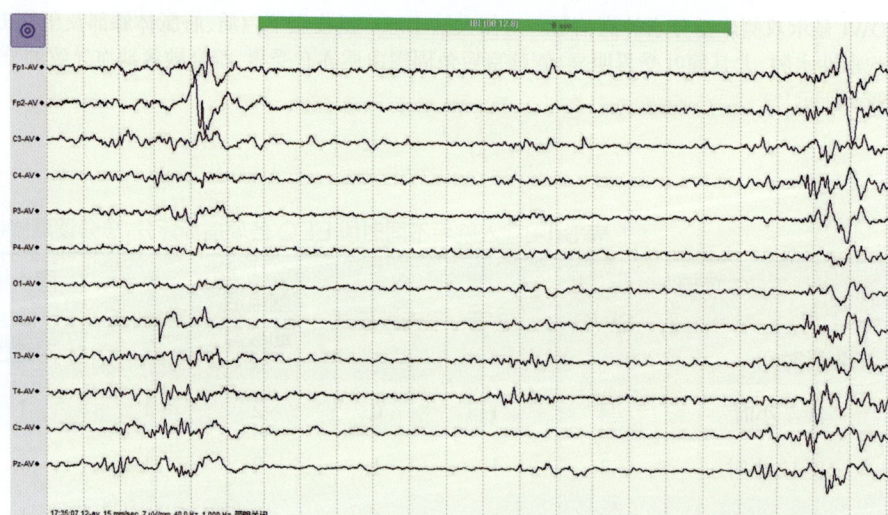

C

图 5-1-36　DOL 3~7 小时,PMA 38 周 +3,亚低温治疗开始,EEG 总分为 11 分

A. aEEG 电压略低,下边界 5μV 左右,双侧带宽大致对称,无明确 SWC,缺口处为动作干扰,非电发作或电 - 临床发作;B. aEEG 红色箭头处原始 EEG,低波幅连续图形,尖形 θ 波活动增多;C. aEEG 绿色箭头处原始 EEG,TA 图形,暴发段尖形 θ 波及尖形快波活动明显,IBI 3~10 秒(走纸速度 15mm/s)。

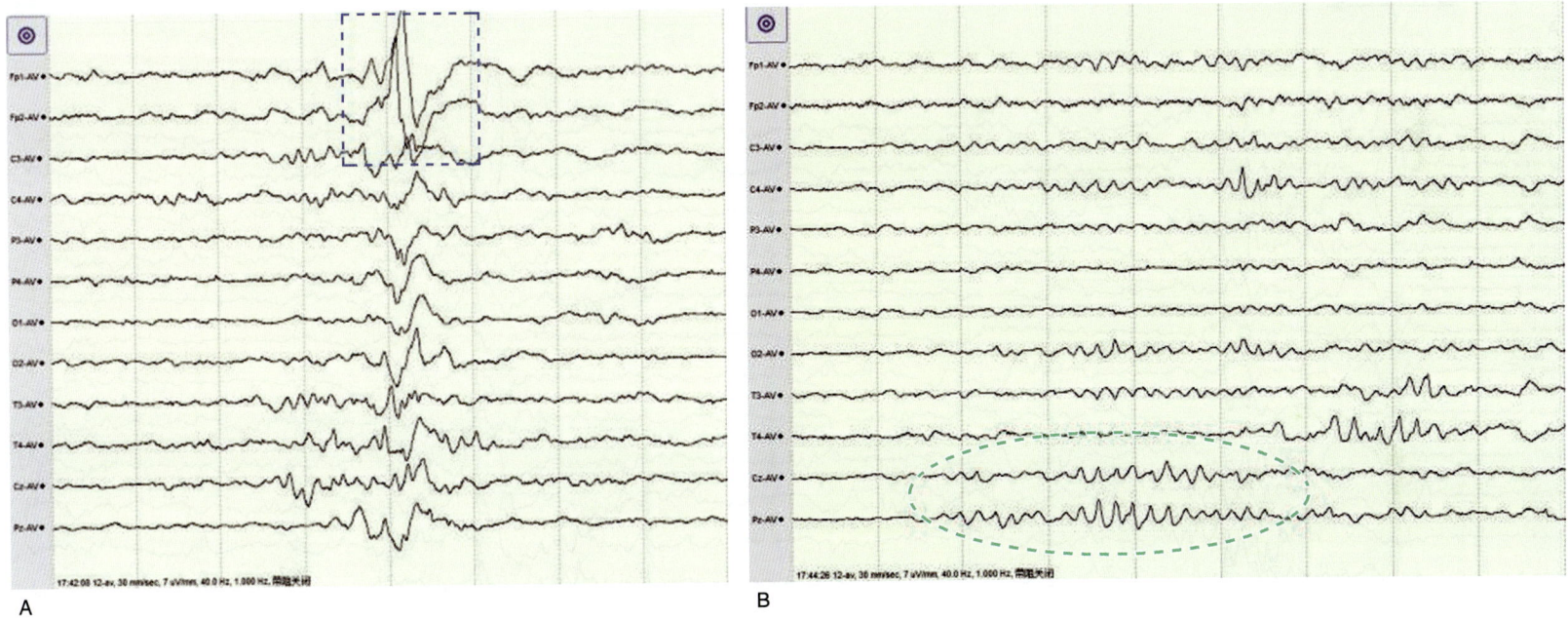

图 5-1-37 DOL 3~7 小时,PMA 38 周 $^{+3}$,异常波活动

A. 双侧额区高大畸形尖波同步活动; B. 双半球弥漫性 BRDs,中线导联相对明显。

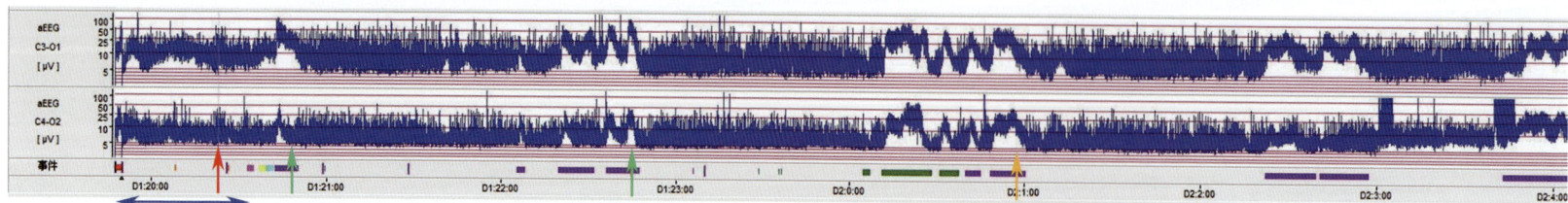

A

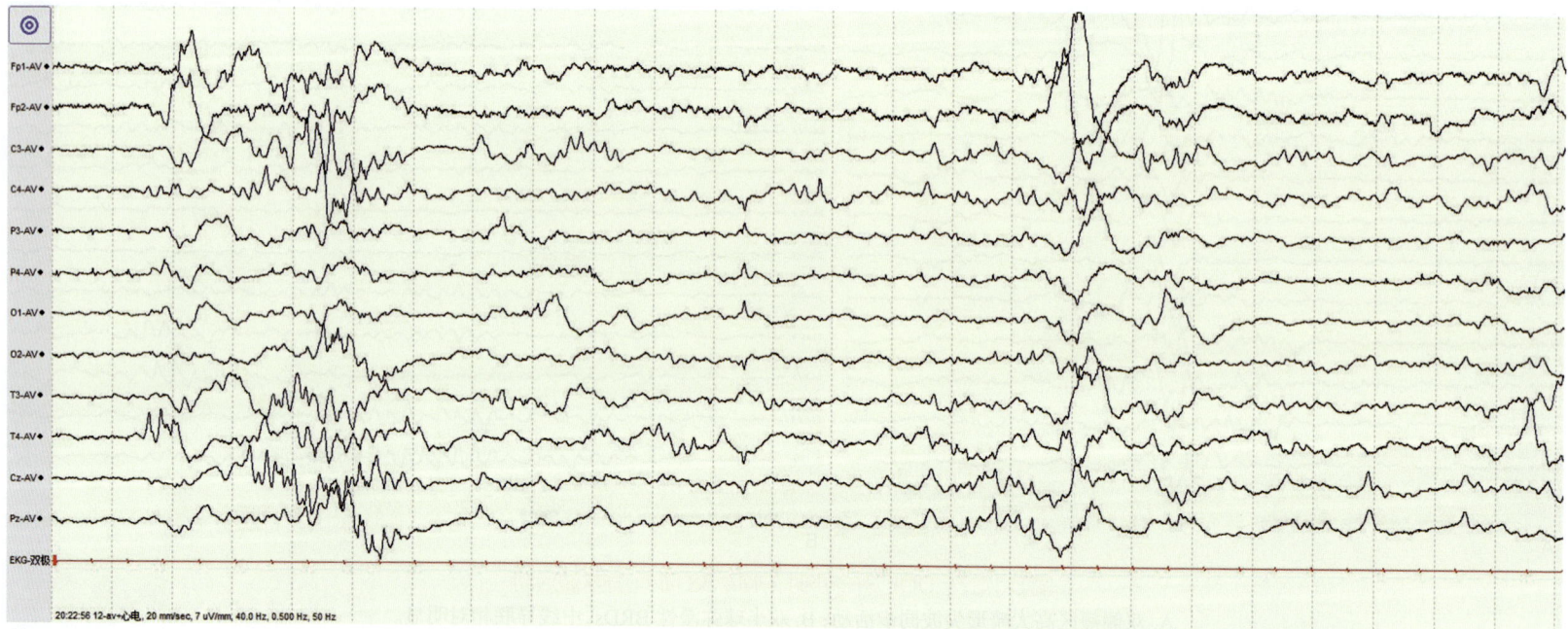

B

图 5-1-38　DOL 7~8 小时(蓝色箭头区域),PMA 38 周 $^{+3}$,亚低温治疗中

A. aEEG 电压偏低,下边界<5μV,双侧带宽略不对称;B. aEEG 中红色箭头所指处原始 EEG 显示,连续图形及 TA 图形为主,暴发段为由高波幅尖形 θ 波或尖形 δ 波构成,IBI 延长。绿色箭头处给予苯巴比妥 0.1g,黄色箭头处给予苯巴比妥 0.1g 和咪达唑仑 0.05mg/(kg·h)持续泵入。给药后 aEEG 即刻出现电压轻度降低(走纸速度 20mm/s)。

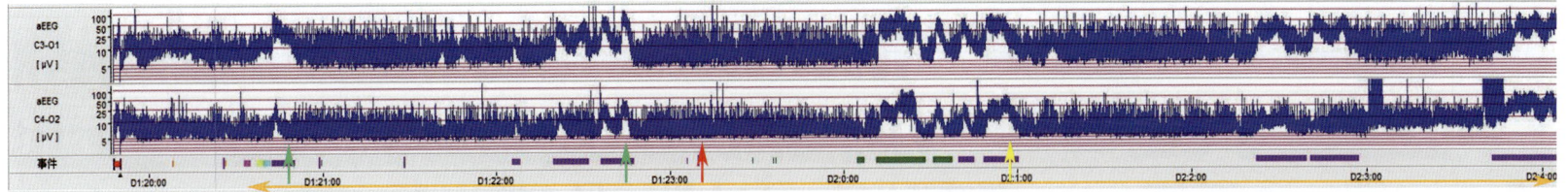

A

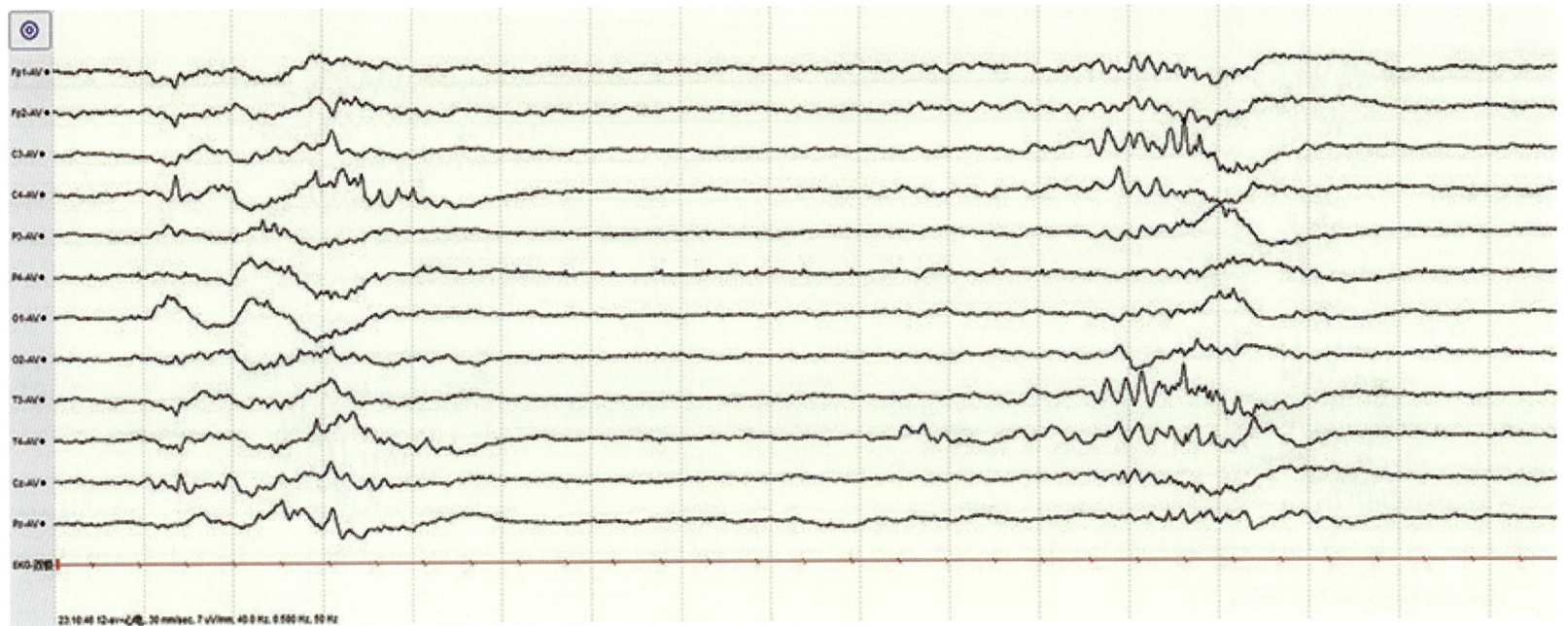

B

图 5-1-39　DOL 8~12 小时（橙色箭头区域），PMA 38 周$^{+3}$，亚低温治疗中，EEG 总分为 12 分

绿色箭头处给予苯巴比妥 0.1g 静脉注射，黄色箭头处给予苯巴比妥 0.1g 和咪达唑仑 0.05mg/（kg·h）持续泵入；A. 用抗发作药物后，aEEG 电压偏低，睡眠 - 觉醒周期因频繁发作不能区分。缺口处为电发作或电 - 临床发作，黄色箭头前 1 小时达到惊厥持续状态。每次应用抗发作药物后可维持约 1.5 小时无发作；B. aEEG 中红色箭头所指处原始 EEG 显示，用抗发作药物后，脑电活动明显减少，电压降低，持续 TD 图形为主，暴发段以低波幅 θ、δ 波为主，IBI 明显延长。

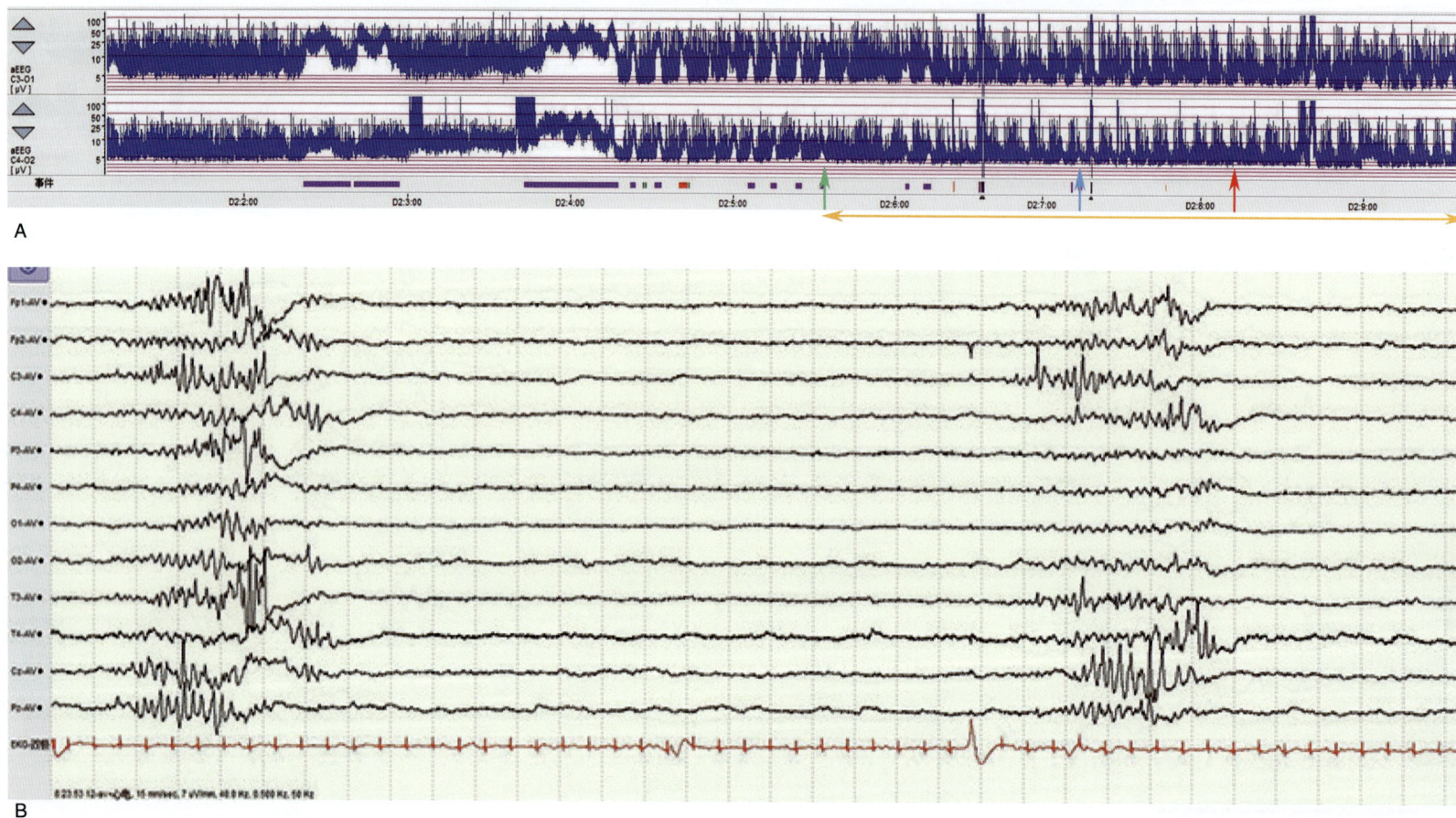

图 5-1-40　DOL 15~20 小时(橙色箭头区域),PMA 38 周 $^{+3}$,亚低温治疗中,EEG 总分为 10 分

A. aEEG 仍存在频繁大小不一的缺口,绿色箭头处给予咪达唑仑 0.1mg/(kg·h)持续泵入,蓝色箭头处调整咪达唑仑 0.15mg/(kg·h)持续泵入。调整咪达唑仑剂量后,电压逐渐低,睡眠 - 觉醒周期因频繁发作不能区分。蓝色箭头之后的缺口处为 BRDs 或 PDs; B. aEEG 中红色箭头所指处原始 EEG 显示,脑电活动明显减少,电压降低,持续 TD 图形,暴发段以低波幅尖形快波及尖形 θ 波为主,IBI 大多数为 10~20 秒(走纸速度 15mm/s)。

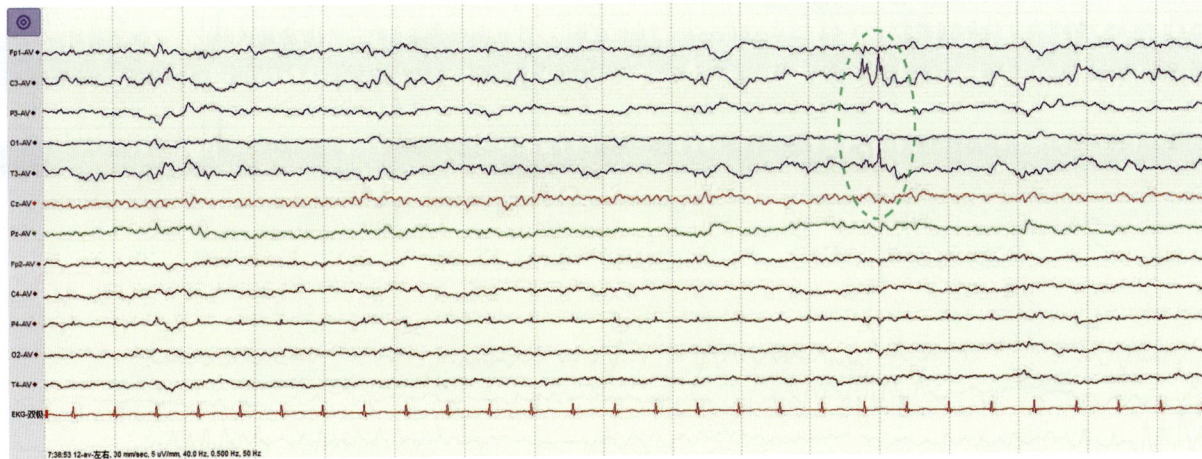

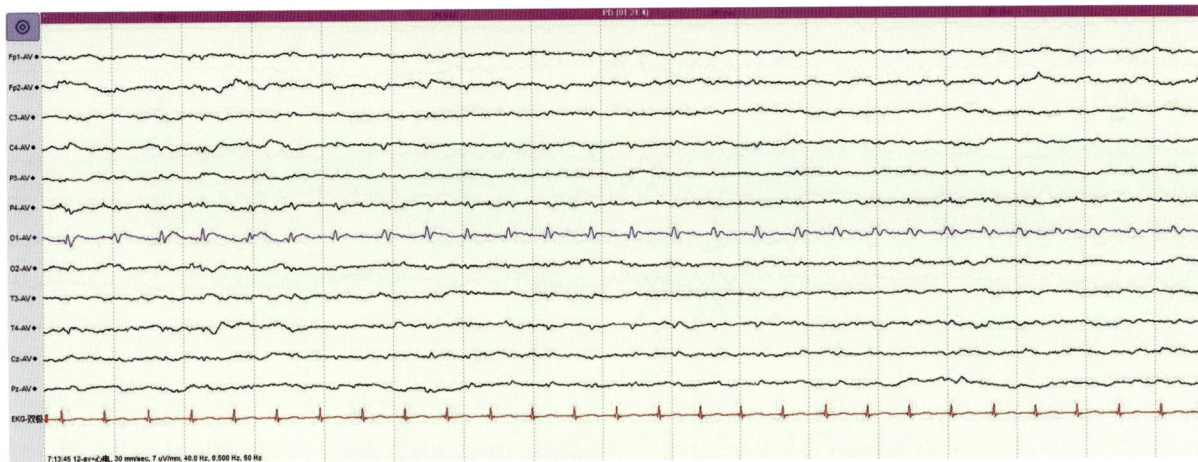

图 5-1-41 DOL 15~20 小时,PMA 38 周 ⁺³,亚低温治疗中,背景活动中出现频繁多灶 BRDs 及 PDs 活动

A. 以 Cz 导联为主的 BRDs,C3 和 T3 畸形尖波和棘波;B. O1 导联 PDs。

A

B

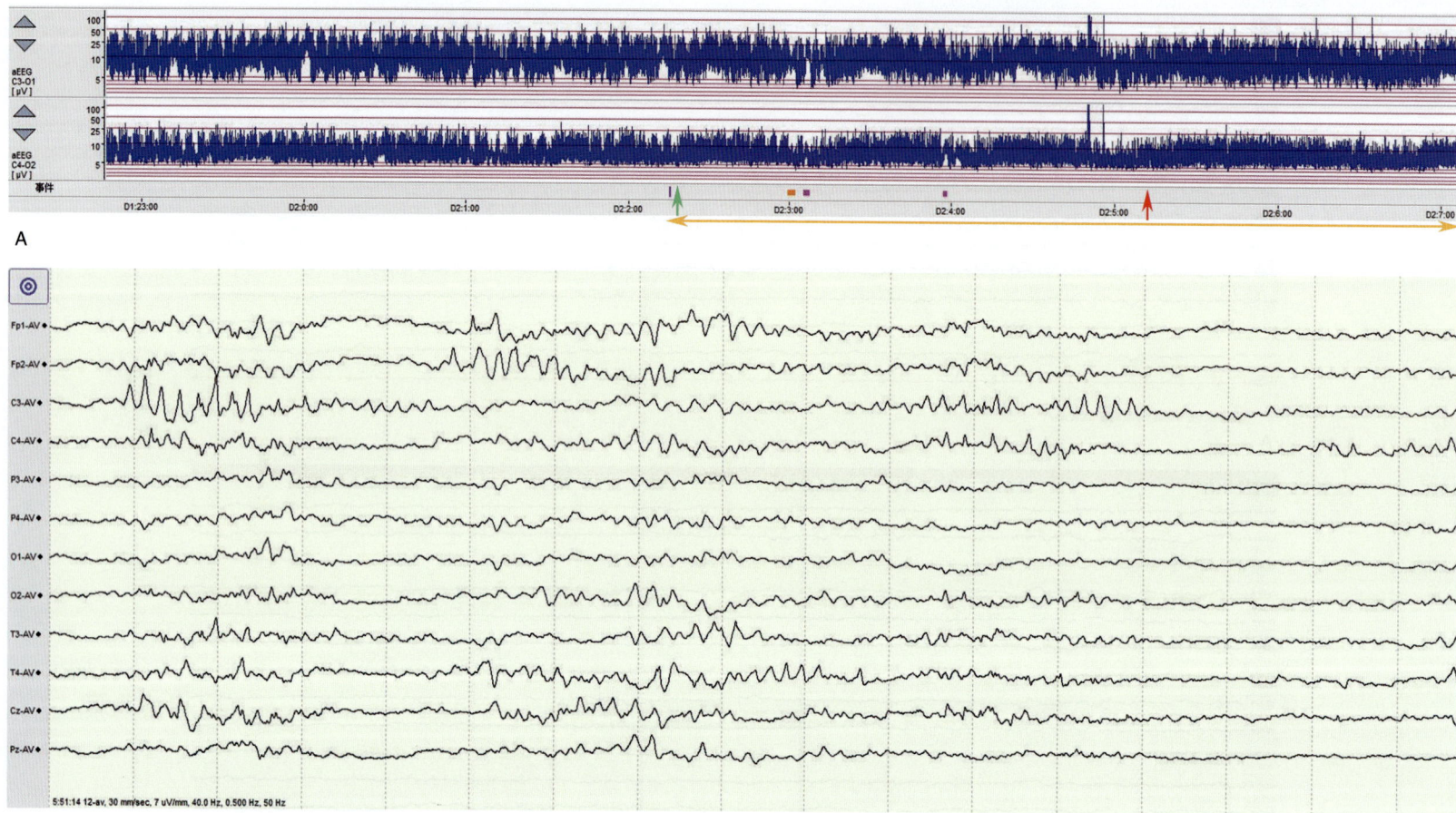

图 5-1-42　DOL 37~42 小时(橙色箭头区域),PMA 38 周 [+4],亚低温治疗中,咪达唑仑逐渐减量(绿色箭头处),EEG 总分为 7 分

A. aEEG 电压逐渐升高,无明确睡眠 - 觉醒周期,但出现周期性上下边界的变化,缺口逐渐消失;B. aEEG 中红色箭头所指处原始 EEG 显示,脑电活动增多,连续图形比例提高,IBI<6 秒。背景活动中仍存在多灶 BRDs 及 PDs。

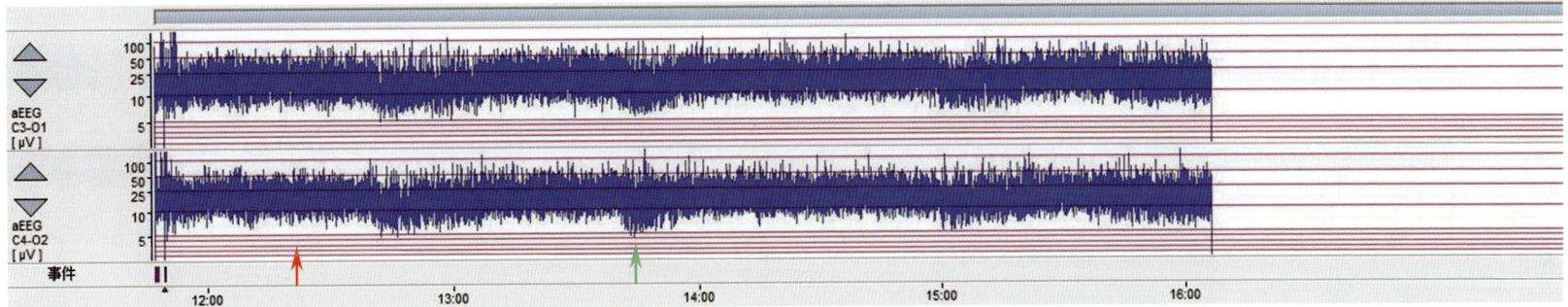

A

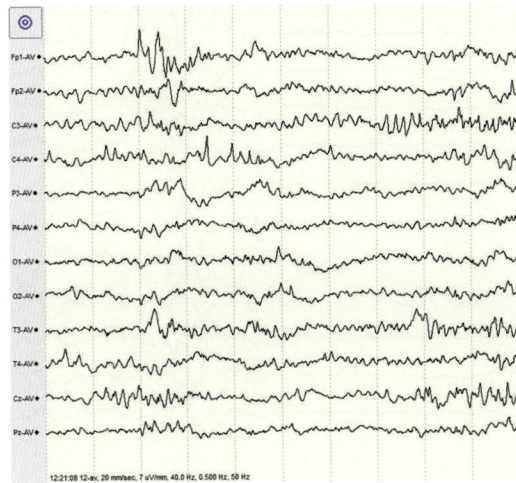

B

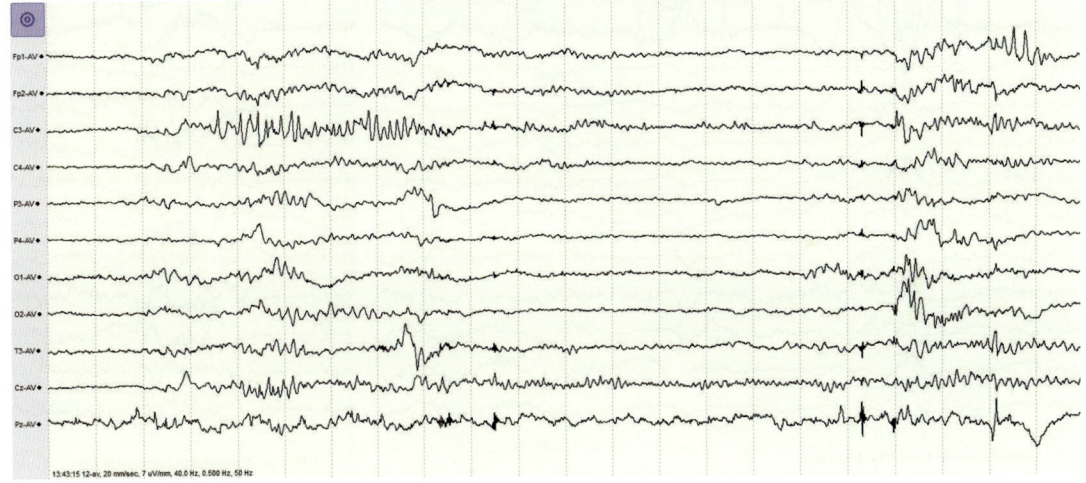

C

图 5-1-43　DOL 48~52 小时,PMA 38 周 ⁺⁵,咪达唑仑减量至 0.05mg/(kg·h)后,EEG 总分 5 分

A. aEEG 电压正常,双侧带宽对称,上下边界周期性改变,睡眠 - 觉醒周期变化出现; B. aEEG 中红色箭头所指处原始 EEG 显示,大量尖形 α 波及 θ 波活动,以连续图形为主; C. aEEG 中绿色箭头所指处原始 EEG 显示,TA 图形,暴发段高尖 θ 及 α 波,IBI<6 秒。背景活动仍存在多量 BRDs 活动(走纸速度 20mm/s,T4 导联存在干扰,在此隐去)。

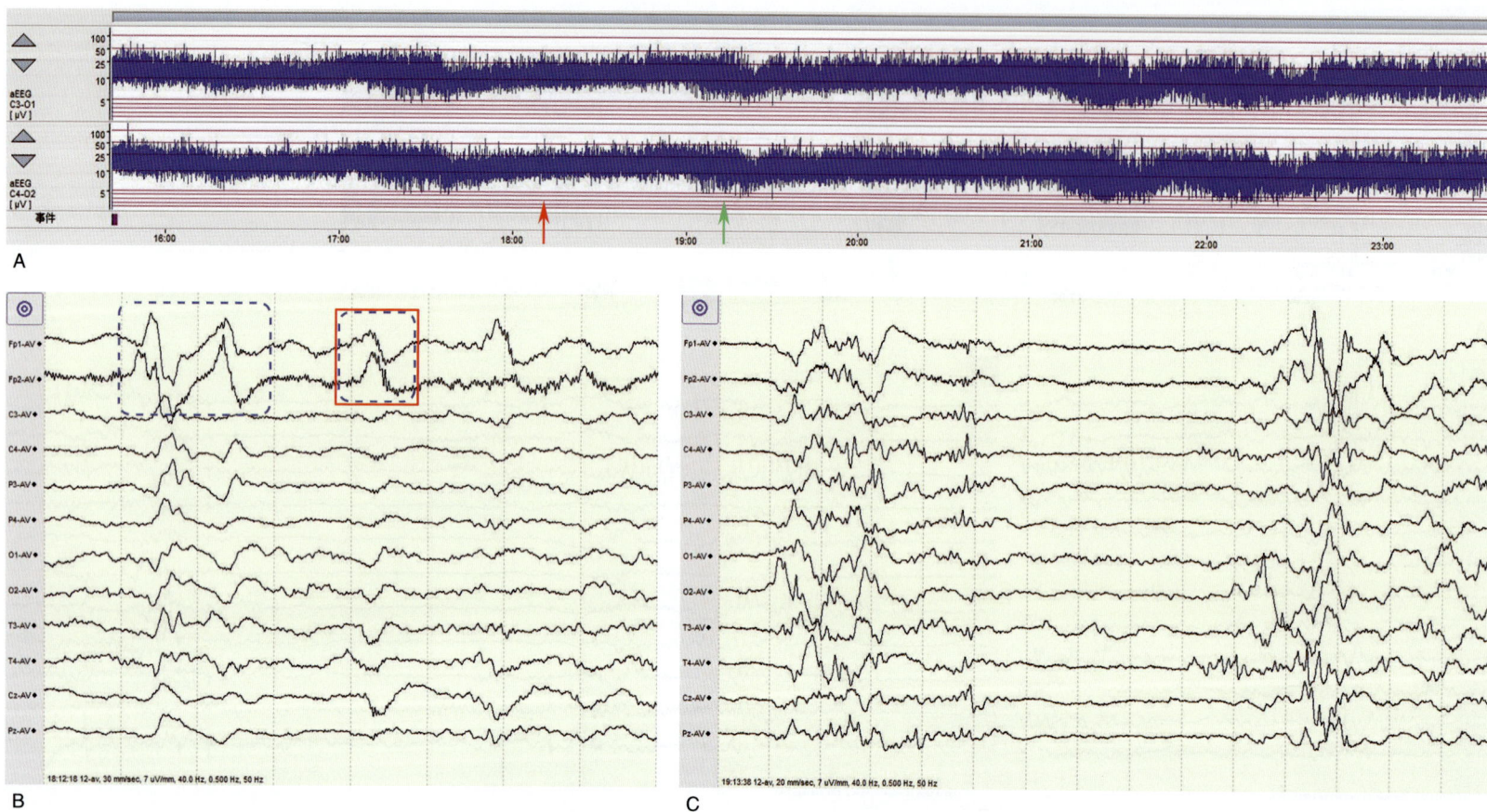

图 5-1-44　DOL 72~80 小时，PMA 38 周 ⁺⁶，咪达唑仑完全减停后，亚低温治疗结束，EEG 总分 4 分

A. aEEG 电压正常，双侧带宽对称，睡眠 - 觉醒周期紊乱，宽窄带带宽 <50%；B. aEEG 中红色箭头所指处原始 EEG 显示，以连续图形为主，尖形 α 和 θ 波明显减少，双侧额区存在多量高波幅畸形 δ 波（蓝色虚框）或畸形 δ 刷（红色虚框）活动；C. aEEG 中绿色箭头所指处原始 EEG 显示，TA 图形，暴发段高尖 θ 及 α 波，IBI<6 秒（走纸速度 20mm/s）。

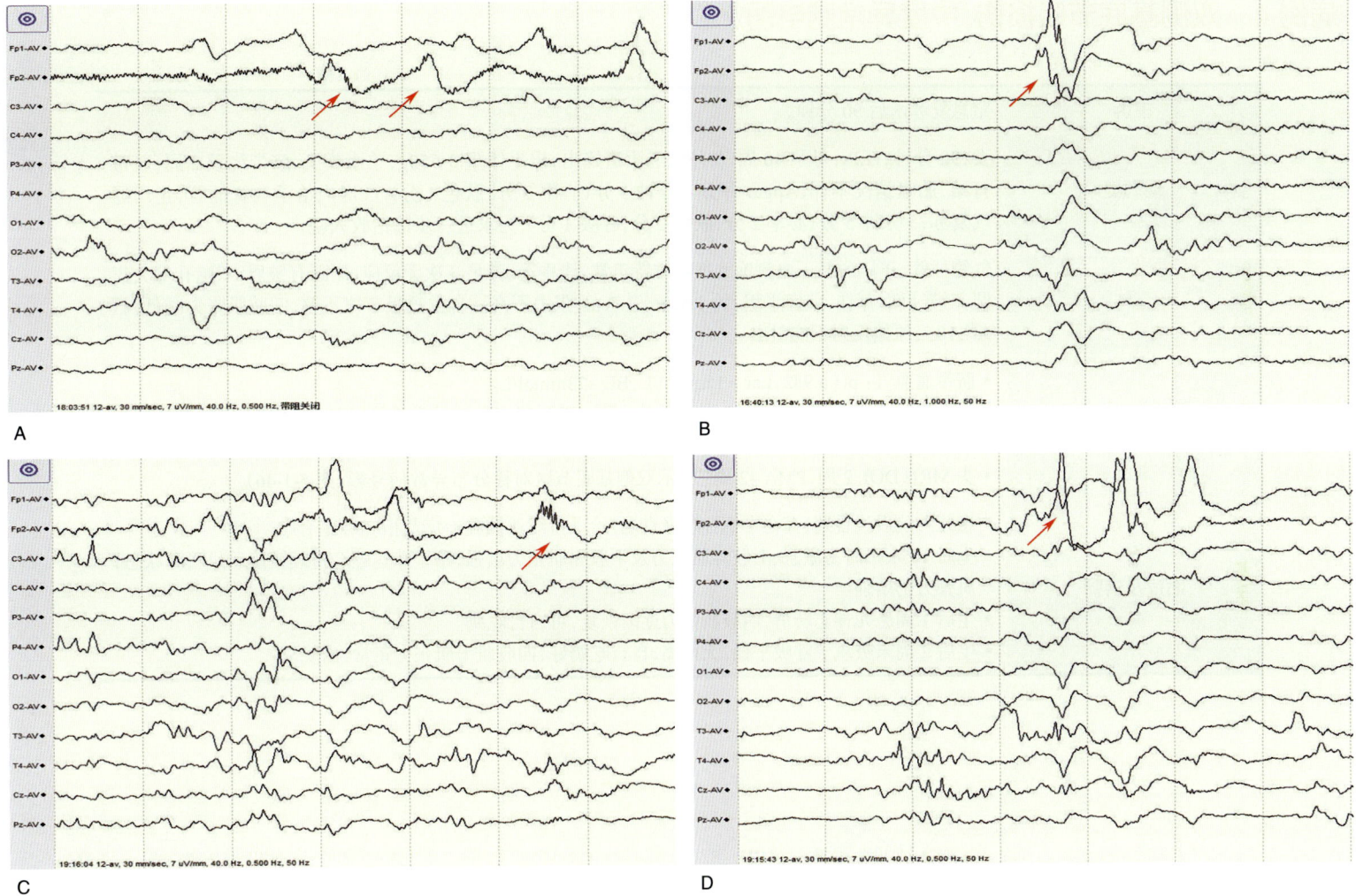

图 5-1-45 DOL 72~80 小时,PMA 38 周 $^{+6}$,双侧额区多种形态异常波
A.畸形 δ 波;B.不规则尖波;C.畸形 δ 刷;D.高波幅尖波。

## 病例 4    双侧基底节区损伤，中度异常脑电图

| 主诉 | 窒息复苏术后 90 分钟。 |
|---|---|
| 现病史 | 女，90 分钟，G$_3$P$_2$，母孕 40 周 $^{+4}$，外院经阴道娩出，出生体重 3 550g，羊水粪染，脐带绕颈 2 周，脐带打结，胎盘情况不详，Apgar 评分 1 分钟 3 分（心率 2 分，肤色 1 分），产房内给予气管插管，正压通气复苏，5 分钟 5 分（心率 2 分，肤色 2 分，呼吸 1 分），为求进一步诊治收入院。 |
| 查体 | 气管插管、正压通气下血氧饱和度可维持正常，浅昏迷，弹足 3 次无反应，压眶有皱眉，双瞳孔等大正圆，对光反射存在，前囟平坦，约 1.5cm×1.5cm，张力不高。自主呼吸节律不整，四肢肌张力减低，腘角 110°，原始反射不能引出。 |
| 辅助检查 | • 脐带血血气：pH 6.982，Lac>15mmol/L，BE −23mmol/L。<br>• 头 MRI+DWI（DOL 4 天，PMA 41 周 $^{+1}$）：提示双侧基底节区异常信号，根据改良 Barkovich 评分法 0+3+0+0，中度异常。<br>• 头 MRI（DOL 2 周，PMA 42 周 $^{+4}$）：示双侧基底节区对称分布异常信号影（图 5-1-46）。 |
| 治疗及转归 | • 患儿入院后浅昏迷，存在中枢性呼吸衰竭，给予持续亚低温治疗及相应对症治疗。<br>• 生后 10 余小时易激惹、上肢伸肌张力及下肢屈肌张力增强，给予咪达唑仑持续镇静后呈嗜睡状态，肌张力仍增强。<br>• 生后 1 周患儿神志转清，四肢肌张力逐渐恢复，可自行吃奶。<br>• 生后 2 周未吸氧下呼吸平稳，无抽搐，自行吃奶好，四肢肌力肌张力正常，出院。 |

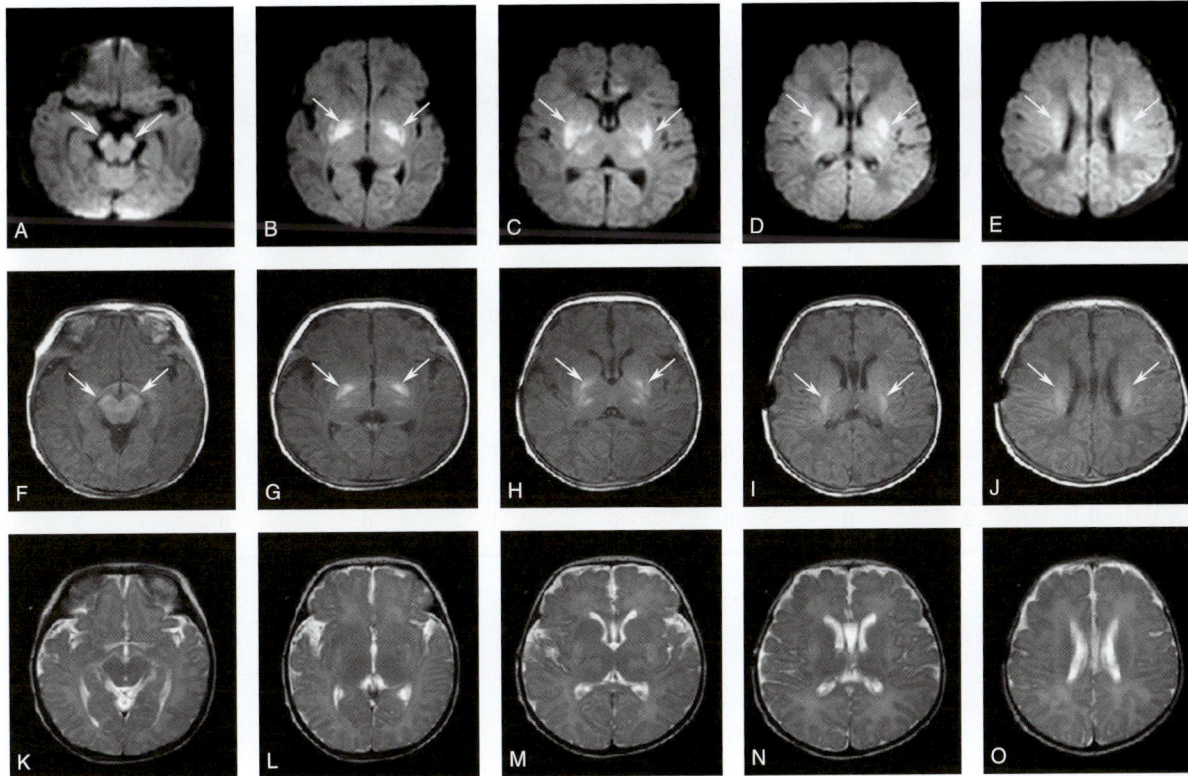

图 5-1-46　DOL 4 天和 DOL 14 天头 MRI

A~E. DOL 4 天，PMA 41 周 $^{+1}$，DWI 双侧基底节对称高信号；F~J. DOL 14 天，PMA 42 周 $^{+4}$，T$_1$WI 双侧基底节 T$_1$ 高信号；K~O. DOL 14 天，PMA 42 周 $^{+4}$，T$_2$WI 双侧基底节对称 T$_2$ 高信号（白色箭头所示）。

病例特点：

- 出生 6 小时内 EEG 表现为重度异常，亚低温治疗及其他对症治疗后，EEG 背景活动明显改善，亚低温治疗结束后呈轻度异常。
- 出生后 10 小时出现激惹状态，给予咪达唑仑持续镇静，期间 EEG 评分中要予以校正。
- 虽然出生后第 3 天和第 7 天 EEG 表现为轻度异常，但仍应结合患儿影像学检查，全面评估患儿的预后（表 5-1-9，图 5-1-47~图 5-1-54）。

表 5-1-9　不同时段 EEG 各项指标评分,EEG 分度为重度异常→中度异常→轻度异常

| EEG 项目<br>出生后时间 | SWC | 电压 | 连续模式 | 脑电活动数量 | IBI 时长 | 同步性 & 对称性 | 变化性 & 反应性 | 异常波活动 | 发作负荷 | 镇静药 & 抗发作药物 | EEG 总分 |
|---|---|---|---|---|---|---|---|---|---|---|---|
| 2~6 小时 | 4 | 3 | 2 | 3 | 4 | 2 | 1 | 0 | 0 | 0 | 19 |
| 6~8 小时 | 4 | 1 | 1 | 2 | 2 | 0 | 1 | 0 | 0 | 0 | 11 |
| 第 1 天 | 4 | 1 | 1 | 2 | 2 | 0 | 0 | 0 | 0 | −3 | 7 |
| 第 2 天 | 2 | 0 | 0 | 2 | 1 | 0 | 0 | 1 | 0 | 0 | 6 |
| 第 3 天 | 1 | 0 | 0 | 2 | 0 | 0 | 0 | 1 | 0 | 0 | 4 |
| 第 7 天 | 0 | 0 | 0 | 2 | 0 | 0 | 0 | 1 | 0 | 0 | 3 |

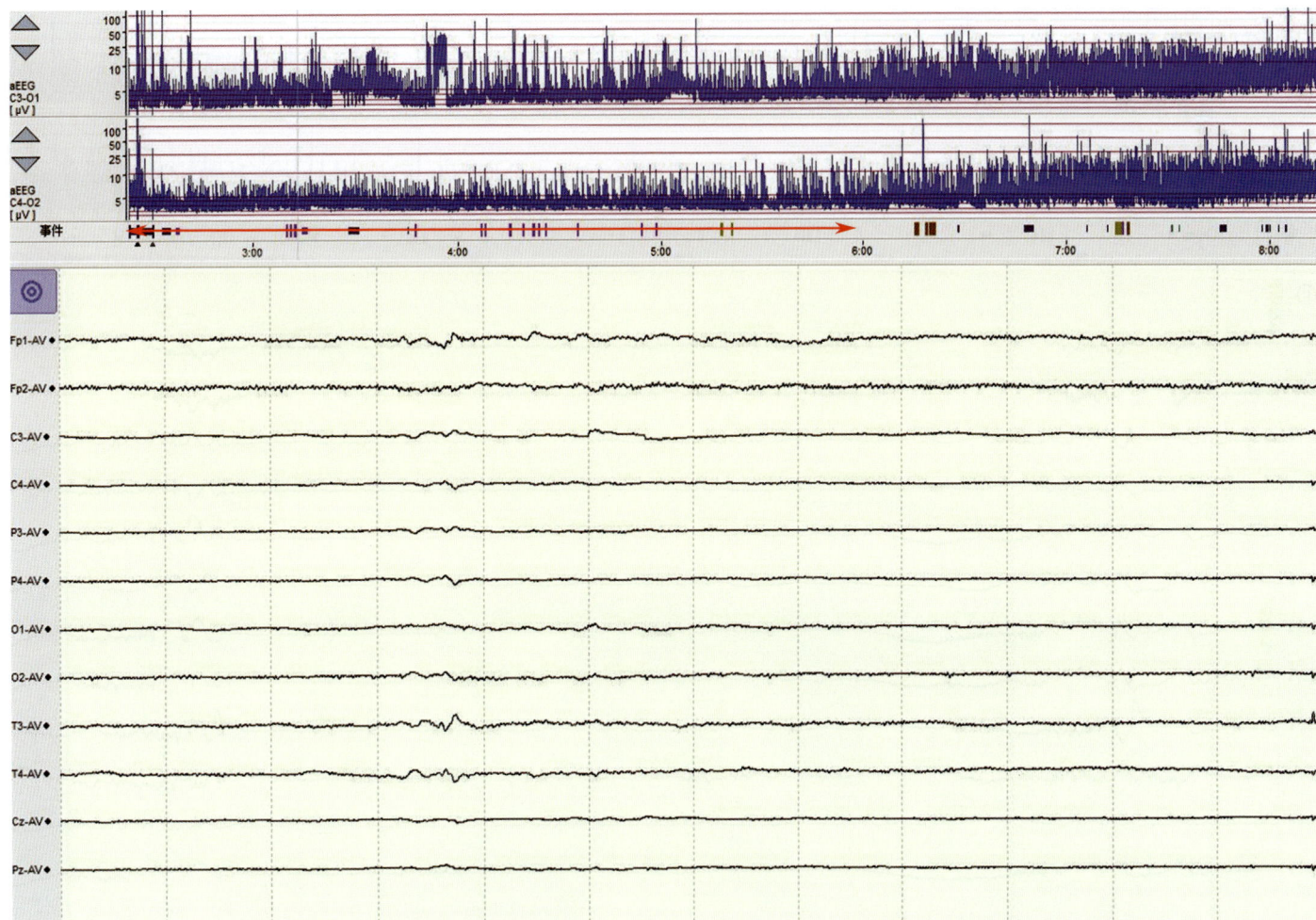

图 5-1-47　DOL 2~6 小时(aEEG 红色箭头区域),PMA 40 周 [+4],亚低温治疗中,EEG 总分 19 分

aEEG 上边界<5μV,无明显宽窄带区分,数个缺口改变,经原始 EEG 证实为干扰所致。原始 EEG 脑电活动数量明显减少,仅个别导联偶有短暂低波幅脑电活动。变化性及反应性消失。脑电背景连续模式、IBI 时长、同步性及对称性均不能评估。

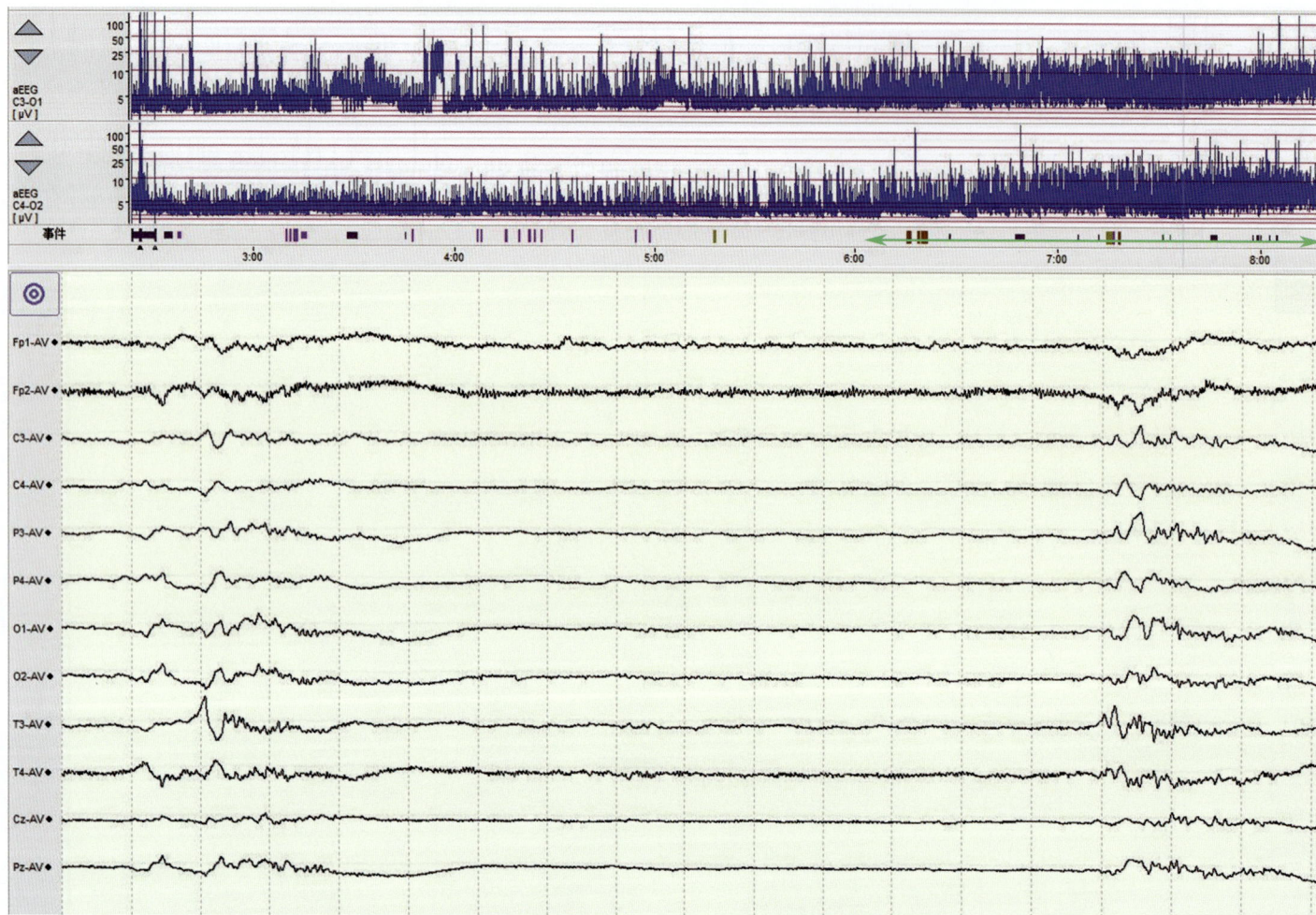

图 5-1-48　DOL 6~8 小时（aEEG 绿色箭头区域），PMA 40 周 $^{+4}$，亚低温治疗中，EEG 总分 11 分

aEEG 上边界>10μV，下边界<5μV，无明显宽窄带区分。原始 EEG 脑电活动数量开始增多，双半球间脑电活动大致同步对称活动，连续模式脑电活动<50%，IBI 时长 11~20 秒。变化性及反应性消失。

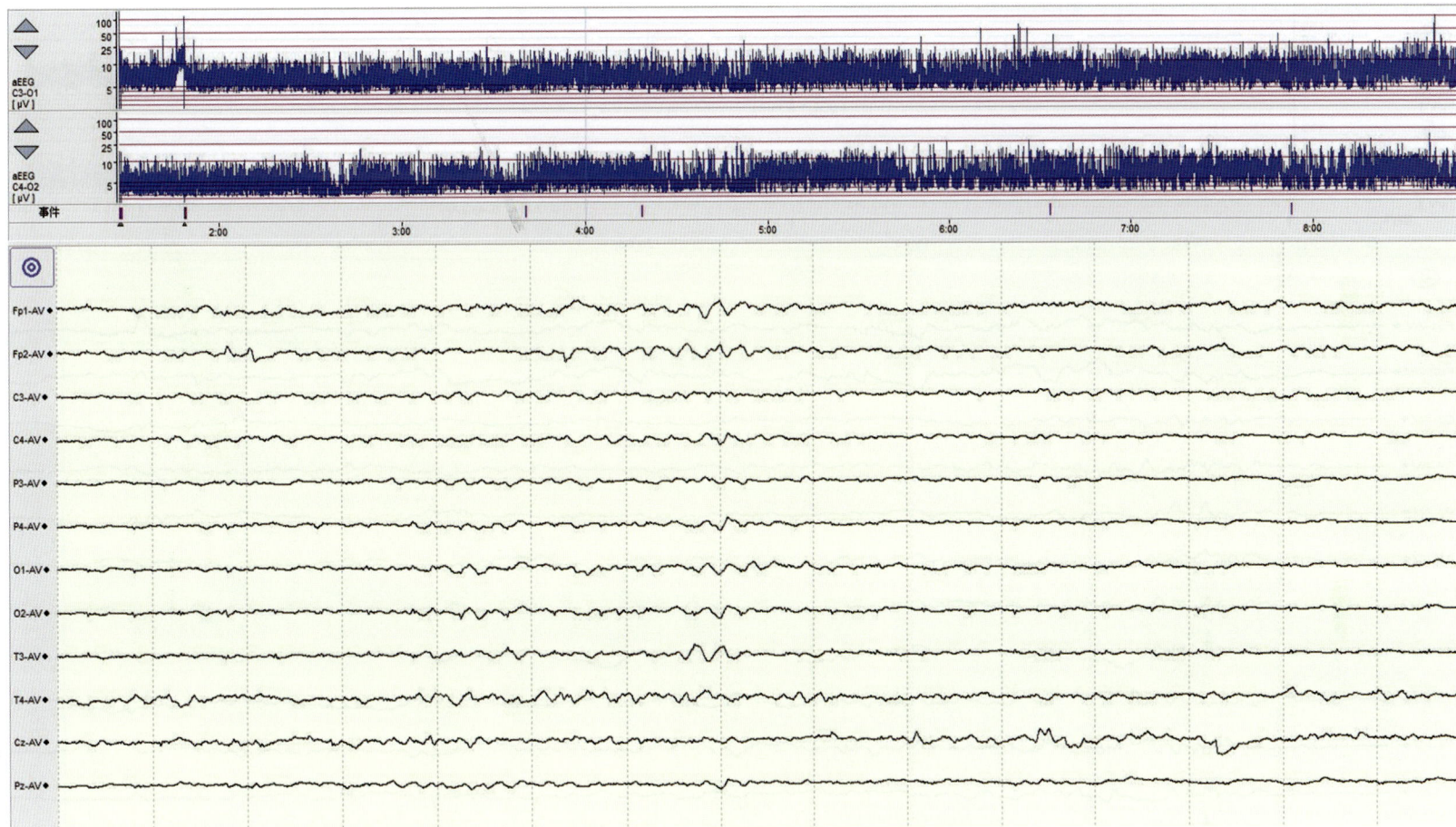

图 5-1-49　DOL 1 天,PMA 40 周 +5,亚低温治疗中,持续咪达唑仑镇静中,EEG 总分 7 分

aEEG 上边界 10μV 左右,下边界<5μV,无明显宽窄带区分。数个缺口改变,经原始 EEG 证实为干扰所致。原始 EEG 脑电活动数量较之前增多,双半球间脑电活动大致同步对称,连续性逐渐增加,但连续模式脑电活动<50%,IBI 时长 11~20 秒。变化性及反应性出现。因监测中持续咪达唑仑镇静,对脑电活动有抑制作用,在评分时要进行校正。

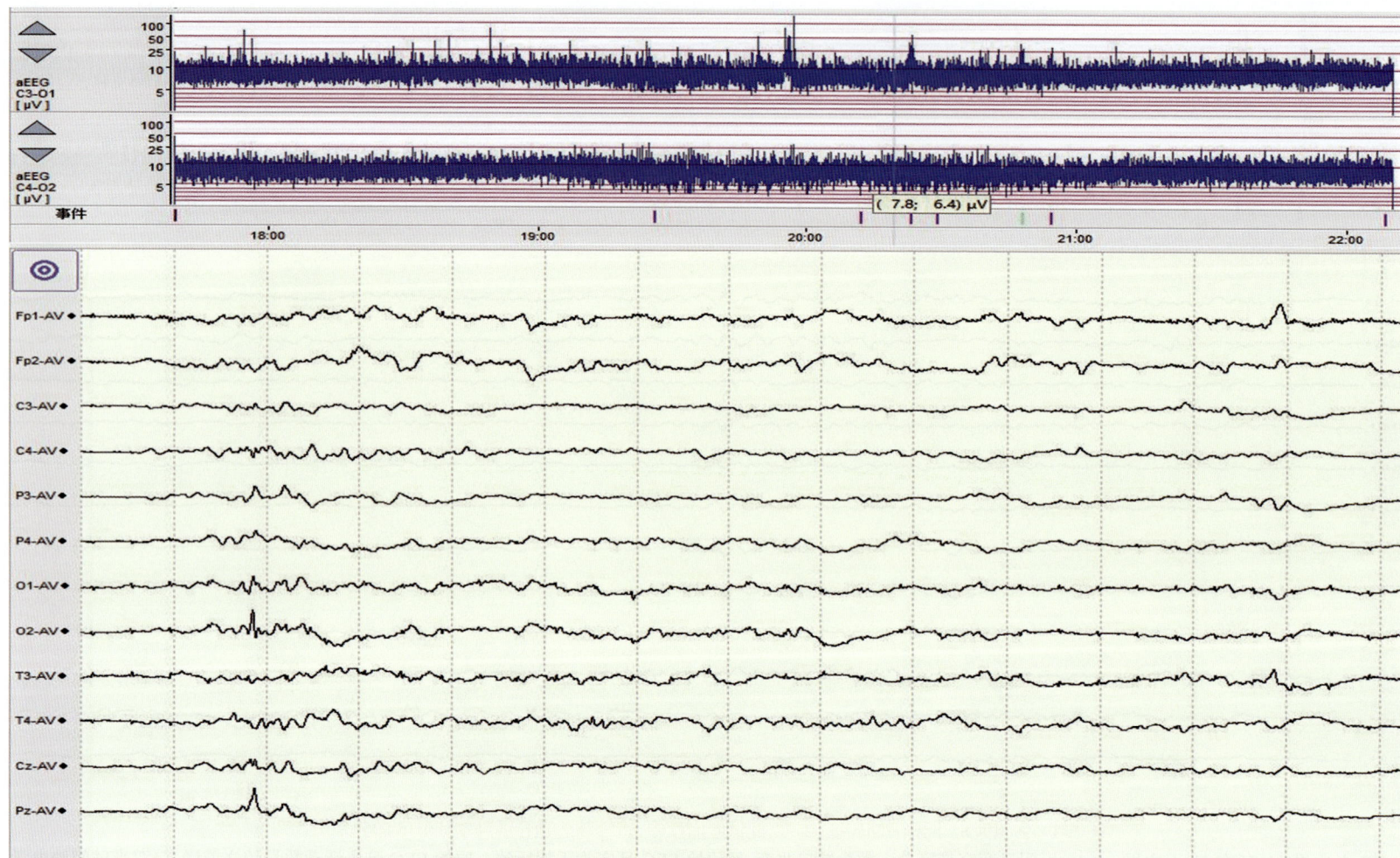

图 5-1-50 DOL 2 天,PMA 40 周 ⁺⁶,亚低温治疗中,EEG 总分 6 分

aEEG 上边界>10μV,下边界>5μV,上下边界略有变化。无缺口改变。原始 EEG 脑电活动数量较之前增多,连续性逐渐增加,连续模式脑电活动>50%,IBI 时长 7~10 秒。双半球间脑电活动大致同步对称,变化性及反应性存在。出现少量异常波活动。

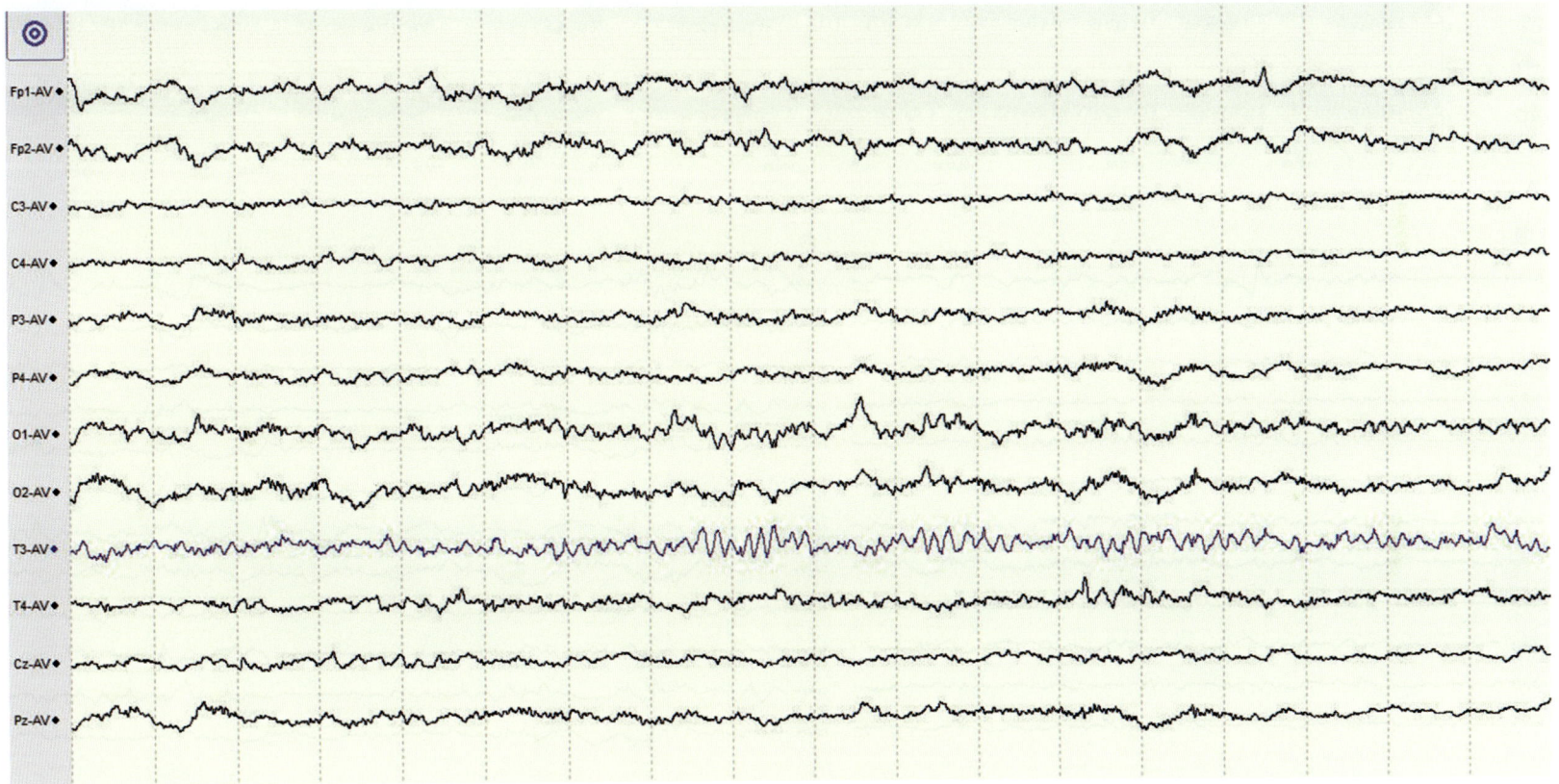

图 5-1-51　DOL 2 天,PMA 40 周 $^{+6}$,异常波

T3 导联间断出现 5~6Hz 中波幅 θ 节律性发放,即 BRDs(走纸速度 20mm/s)。

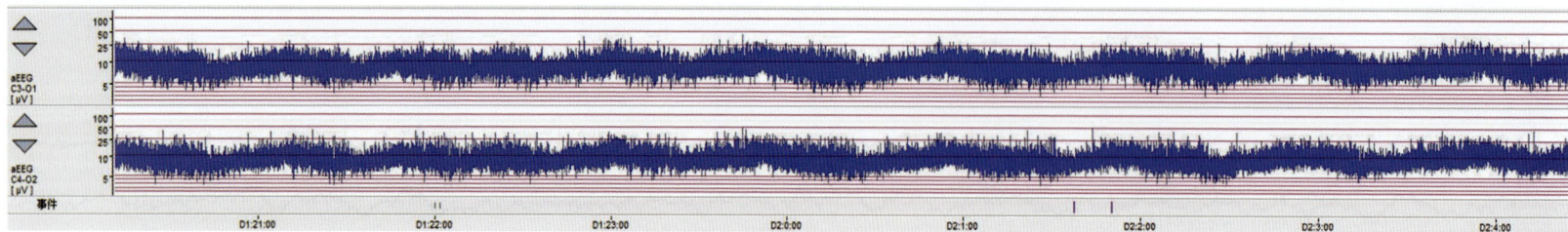

A

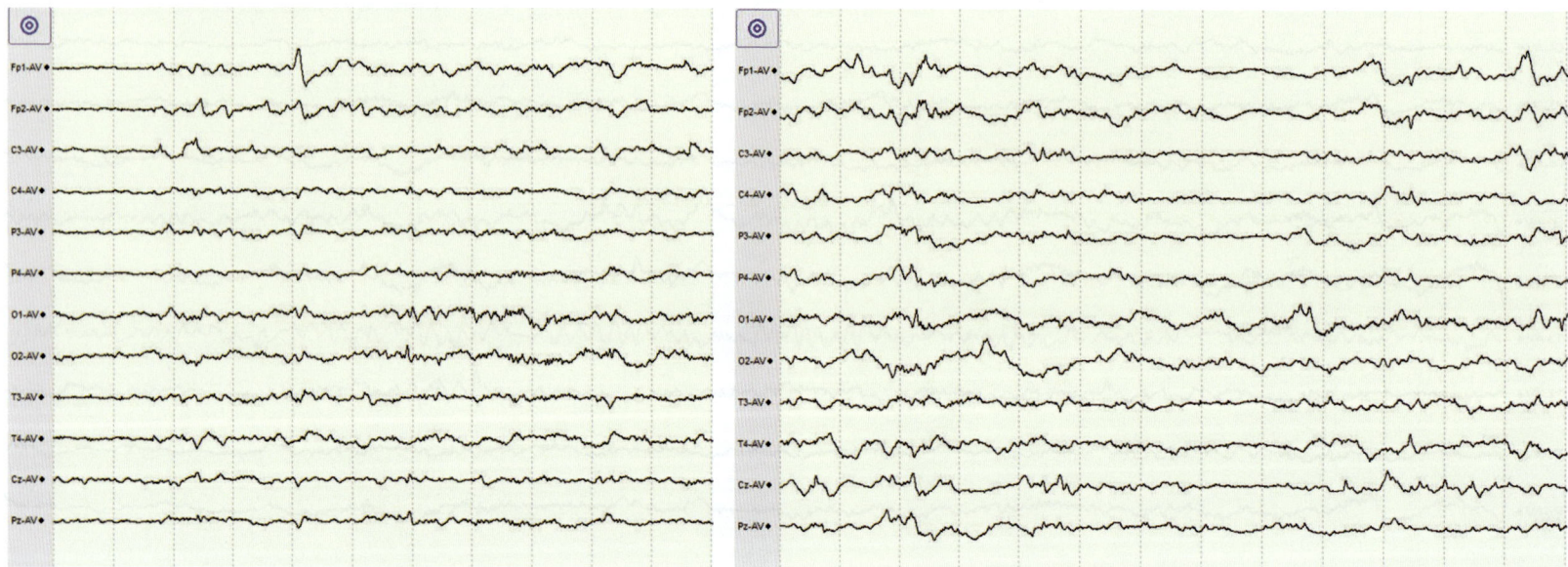

B                                                    C

图 5-1-52    DOL 3 天,PMA 41 周,亚低温治疗结束,逐渐复温中,EEG 总分 4 分

A. aEEG 上边界>10μV,下边界>5μV,宽窄带比例异常,宽带期>50%。无缺口改变。B. 为窄带期,C. 为宽带期,原始 EEG 脑电活动数量较之前增多,连续模式脑电活动>50%,IBI 时长<6 秒。双半球间脑电活动大致同步对称,变化性及反应性存在。双侧枕区少量低波幅紊乱波活动。

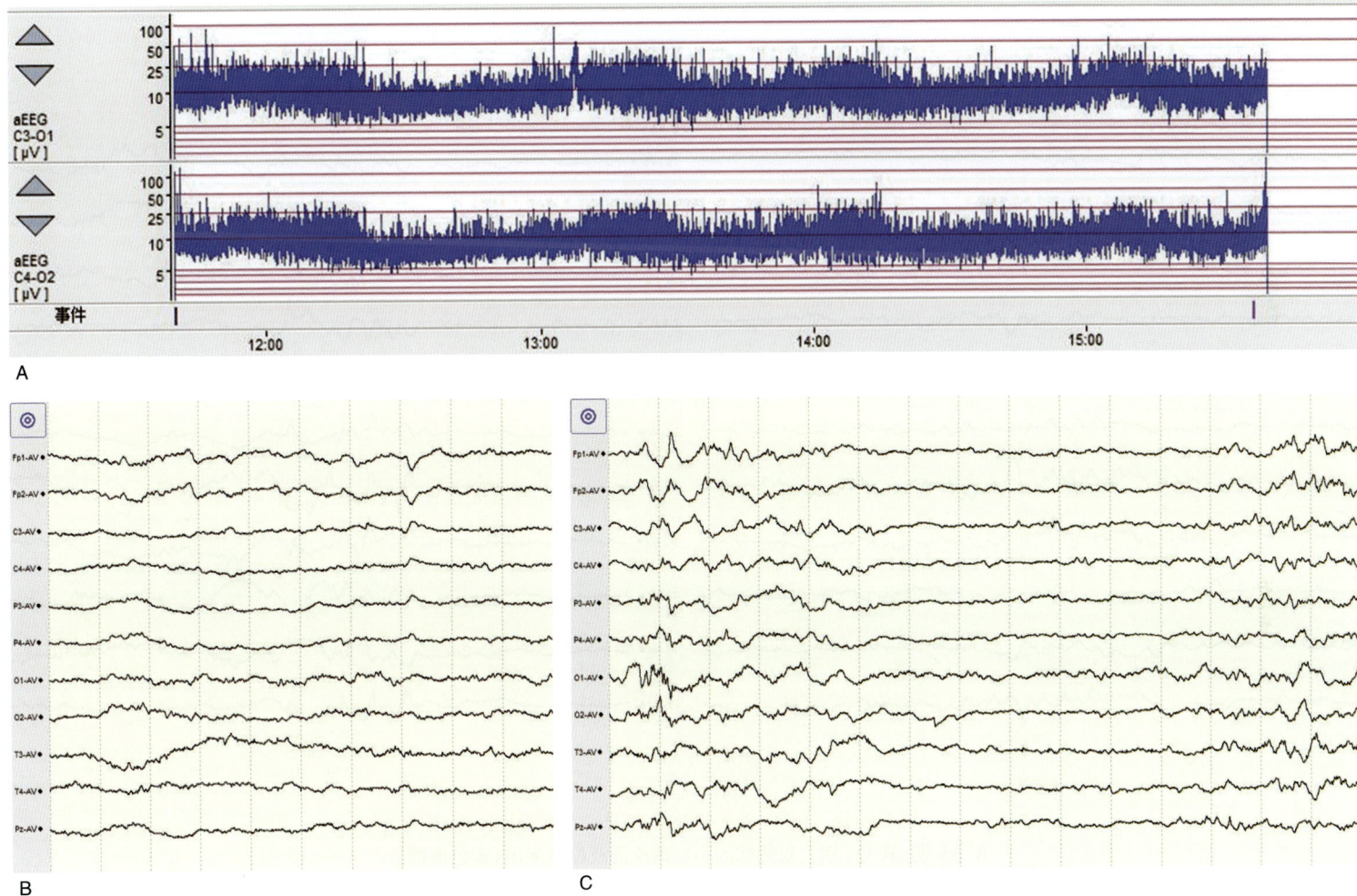

图 5-1-53　DOL 7 天,PMA 41 周 $^{+4}$,EEG 总分 3 分

A. aEEG 上边界>10μV,下边界>5μV,宽窄带比例大致正常,无缺口改变; B. 为 AS 期,C. 为 QS 期,双半球间脑电活动大致同步对称,脑电活动数量虽有恢复,但仍偏少,变化性及反应性存在。

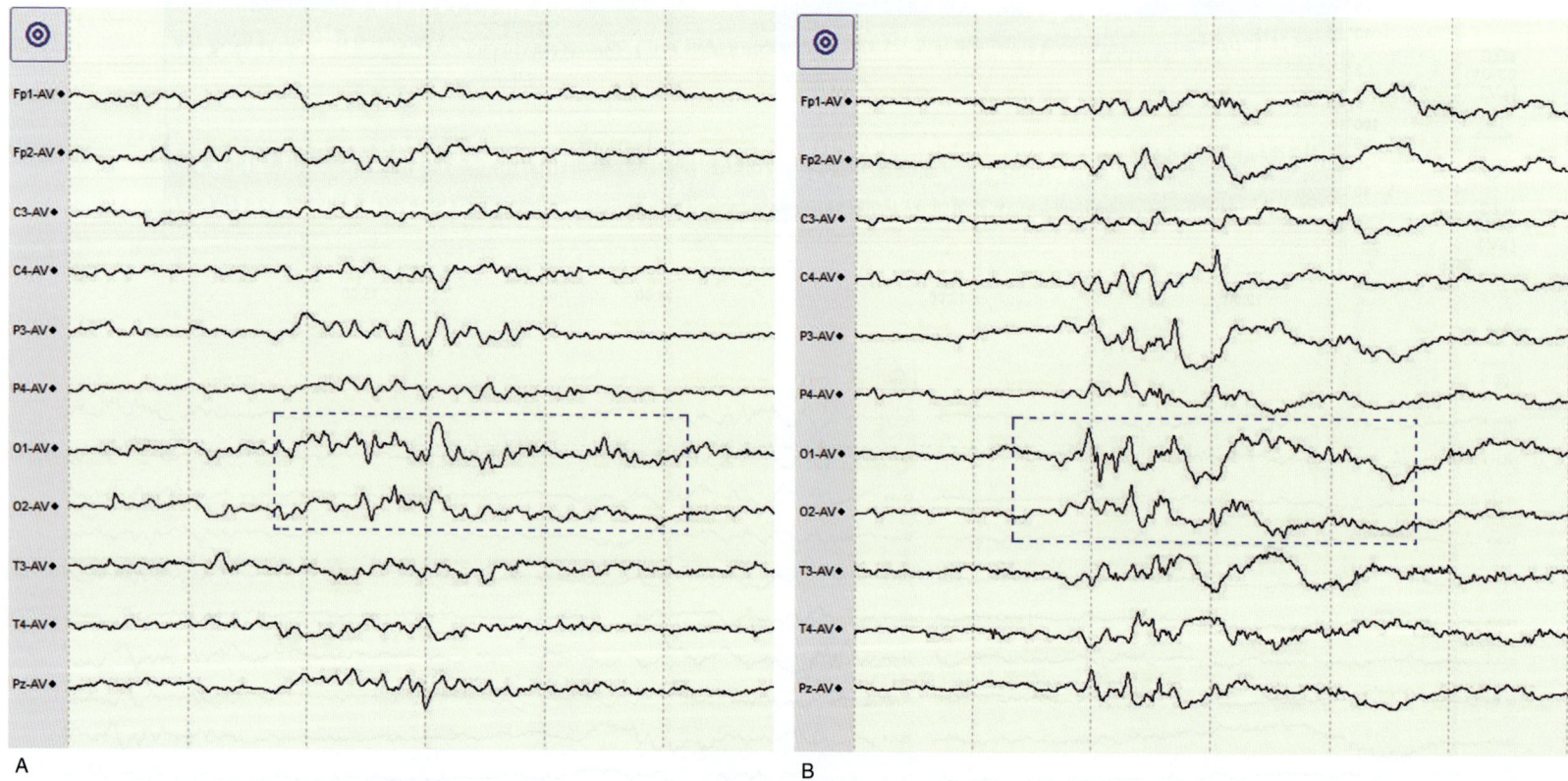

图 5-1-54　DOL 7 天,PMA 41 周 $^{+4}$,紊乱波活动

A. AS 期; B. QS 期。双侧枕区不规则紊乱波相对突出(蓝色虚框)。

## 病例 5　皮层、深部灰质及脑干弥漫性损伤，重度异常脑电图

| | |
|---|---|
| 主诉 | 窒息，复苏后 3.5 小时。 |
| 现病史 | 女，3.5 小时，$G_1P_1$，母孕 37 周 [+4]，外院侧切阴式娩出，羊水、脐带及胎盘未见异常，Apgar 评分不详。生后无反应，给予气管插管、复苏气囊纯氧正压通气、持续心外按压、肾上腺素治疗，复苏后自主呼吸不规则，无抽搐，给予持续静点多巴胺，气管插管，正压通气下收入院。 |
| 查体 | 深昏迷，针刺无反应，周身皮肤略青紫，自主呼吸不规则，有抽泣样呼吸，双侧瞳孔等大正圆，直径约 4mm，对光反射消失，球结膜水肿，四肢肌张力低下，原始反射消失。 |
| 辅助检查 | • 生后 3 小时动脉血气分析：pH 7.008，$PaCO_2$ 65.2mmHg，Lac 17.4mmol/L，BE –15.96mmol/L。<br>• 头部 MRI（DOL 4 天，PMA 38 周 [+1]）：脑内弥漫细胞毒性水肿累及广泛皮层、深部灰质及脑干，根据改良 Barkovich 评分 5+4+0+2，重度异常（图 5-1-55）。 |
| 治疗及转归 | 生后第 9 天，持续昏迷状态，肌张力及原始反应均异常，自主呼吸节律不整，无法撤离呼吸机，出院。 |

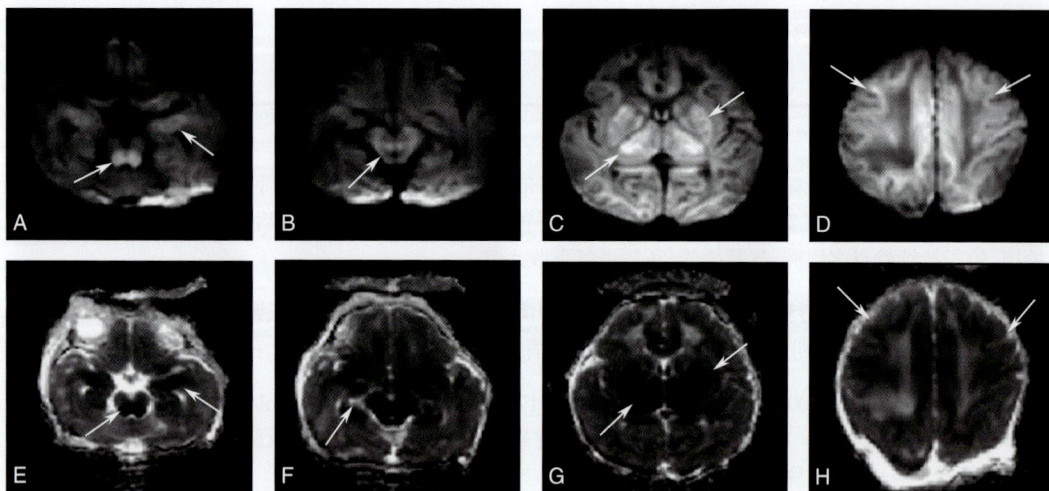

图 5-1-55　头 MRI(DOL 4 天,PMA 38 周 $^{+1}$)

显示脑内弥漫细胞毒性水肿累及广泛皮层、深部灰质及脑干(白色箭头所示)(A~D. DWI 序列,E~H. ADC 图)。

**病例特点:**

- 连续监测 4 天,脑电图持续为重度异常;亚低温结束后,脑电图背景无明显改善,出现频繁电发作。
- 生后第 4 天,脑电活动消失,电压抑制。
- EEG 监测、头 MRI、临床症状均提示为重度异常。
- 监测中因其他仪器干扰及打嗝样动作造成大量伪迹,影响对 aEEG 判断。应对原始 EEG 仔细分析,鉴别并滤过各种干扰和伪迹,评分时以原始 EEG 为准(表 5-1-10,图 5-1-56~ 图 5-1-65)。

表 5-1-10　不同时段 EEG 各项指标评分,EEG 分度持续为重度异常

| EEG 项目 / 出生后时间 | SWC | 电压 | 连续模式 | 脑电活动数量 | IBI 时长 | 同步性 & 对称性 | 变化性 & 反应性 | 异常波活动 | 发作负荷 | 镇静药 & 抗发作药物 | EEG 总分 |
|---|---|---|---|---|---|---|---|---|---|---|---|
| 4~10 小时 | 4 | 3 | 2 | 3 | 4 | 2 | 1 | 0 | 0 | 0 | 19 |
| 12~16 小时 | 4 | 3 | 2 | 4 | 4 | 2 | 1 | 0 | 0 | 0 | 20 |
| 24~36 小时 | 4 | 3 | 2 | 4 | 4 | 2 | 1 | 0 | 0 | 0 | 20 |
| 48~56 小时 | 4 | 3 | 2 | 3 | 4 | 2 | 1 | 1 | 0 | 0 | 20 |
| 72~80 小时 | 4 | 3 | 2 | 3 | 3 | 2 | 1 | 1 | 3 | 0 | 22 |
| 第 4 天 | 4 | 3 | 2 | 4 | 4 | 2 | 1 | 0 | 0 | 0 | 20 |

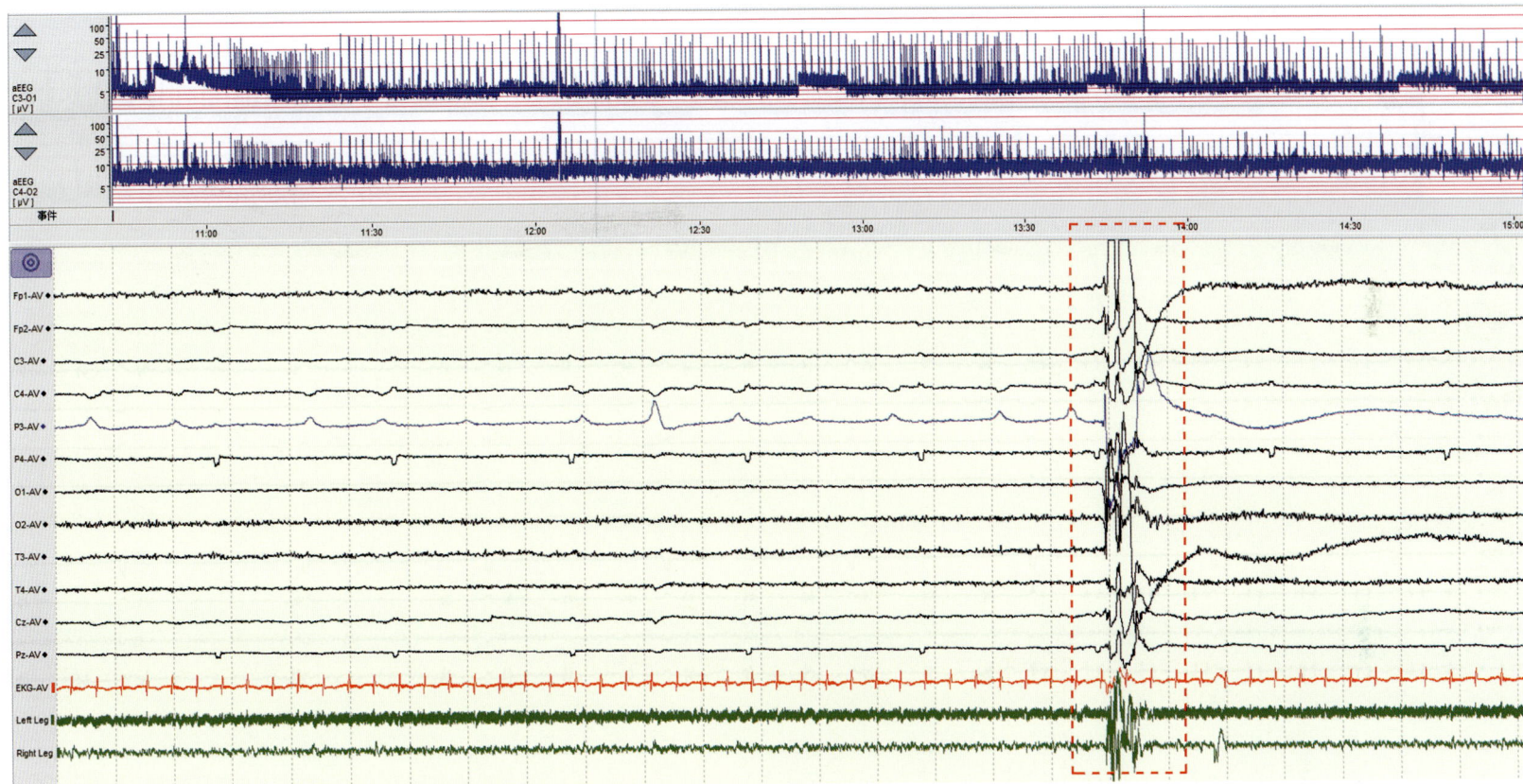

图 5-1-56 DOL 3~7 小时,PMA 37 周 $^{+4}$,亚低温治疗中,呼吸机辅助通气,EEG 总分 19 分

aEEG 呈规律毛刷样图形,上下边界为 4~10μV,左侧见数个"城垛样"缺口。原始 EEG 为弥漫性电压抑制,P3 导联少量尖波非周期性发放。aEEG 上每一根"毛刷"所对应的原始 EEG 为全部导联高波幅畸形波的暴发,同时伴肌电暴发,同步视频患儿出现打嗝样动作(红色虚框外)。因此,原始 EEG 中相对"暴发段"均为动作伪迹,非脑电活动。

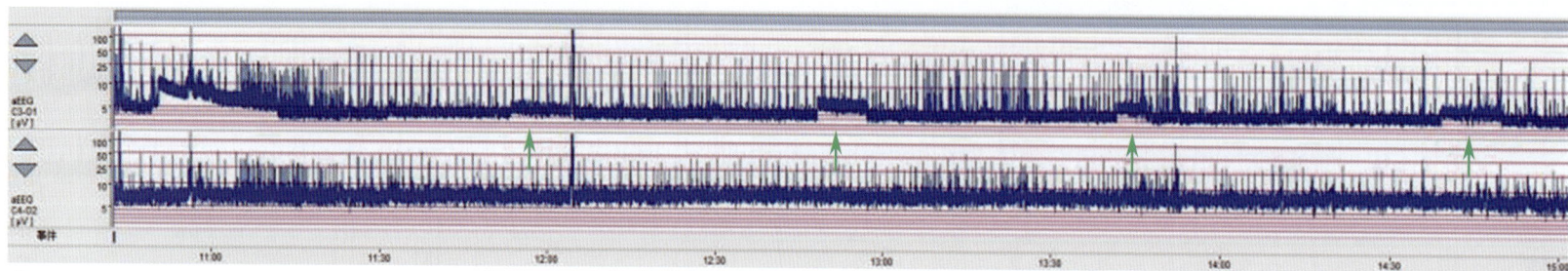

A

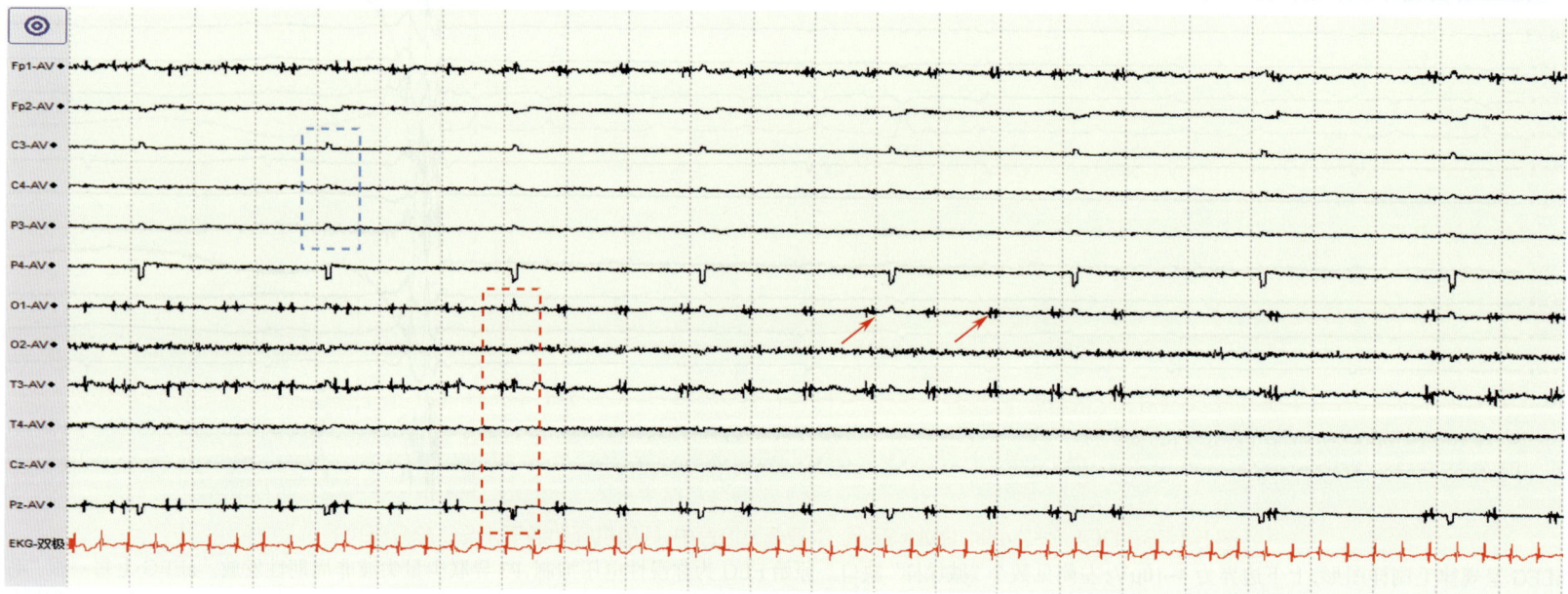

B

图 5-1-57　DOL 3~7 小时,PMA 37 周 <sup>+4</sup>,持续电压抑制,无明显脑电活动,EEG 总分 20 分

A. aEEG 中"城垛样"缺口(绿色箭头); B. aEEG 绿色箭头所示原始 EEG,蓝色方框和红色方框内为不同形态,不同周期的干扰伪迹,非脑电活动。aEEG 上缺口为 O1 导联上周期性伪迹(红色箭头)造成电压升高所致,非电发作或电 - 临床发作。aEEG 所示上下边界处于 4~ 10μV 之间,与此类大量伪迹所致相关(走纸速度 15mm/s)。

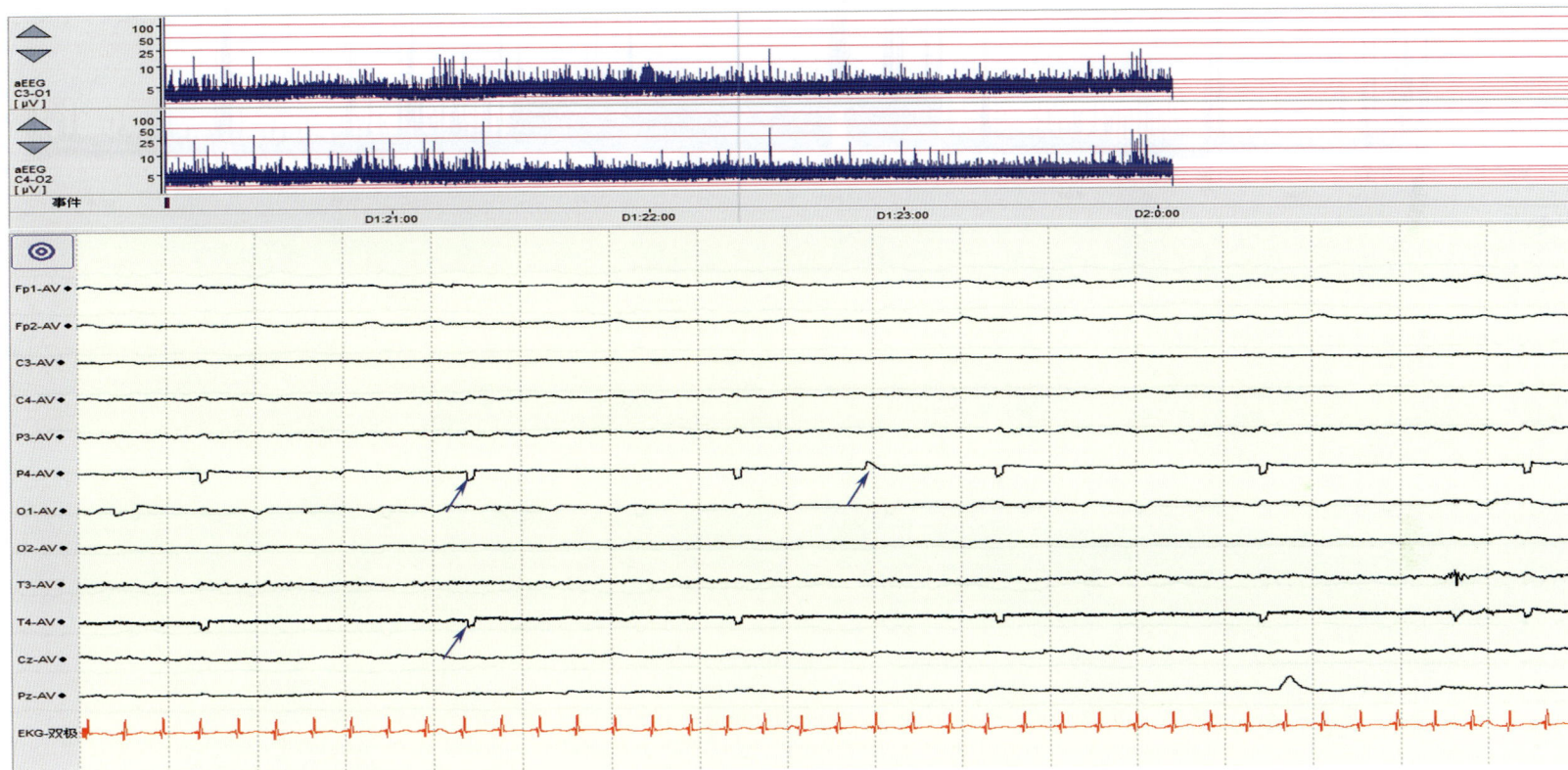

图 5-1-58　DOL 12~16 小时,PMA 37 周 $^{+4}$,亚低温治疗中,呼吸机辅助通气,EEG 总分 20 分

aEEG 电压降低,上下边界处于 2~5μV,无睡眠 - 觉醒周期变化。原始 EEG 电压低平,无明确脑电活动。蓝色箭头为伪迹(走纸速度 20mm/s)。

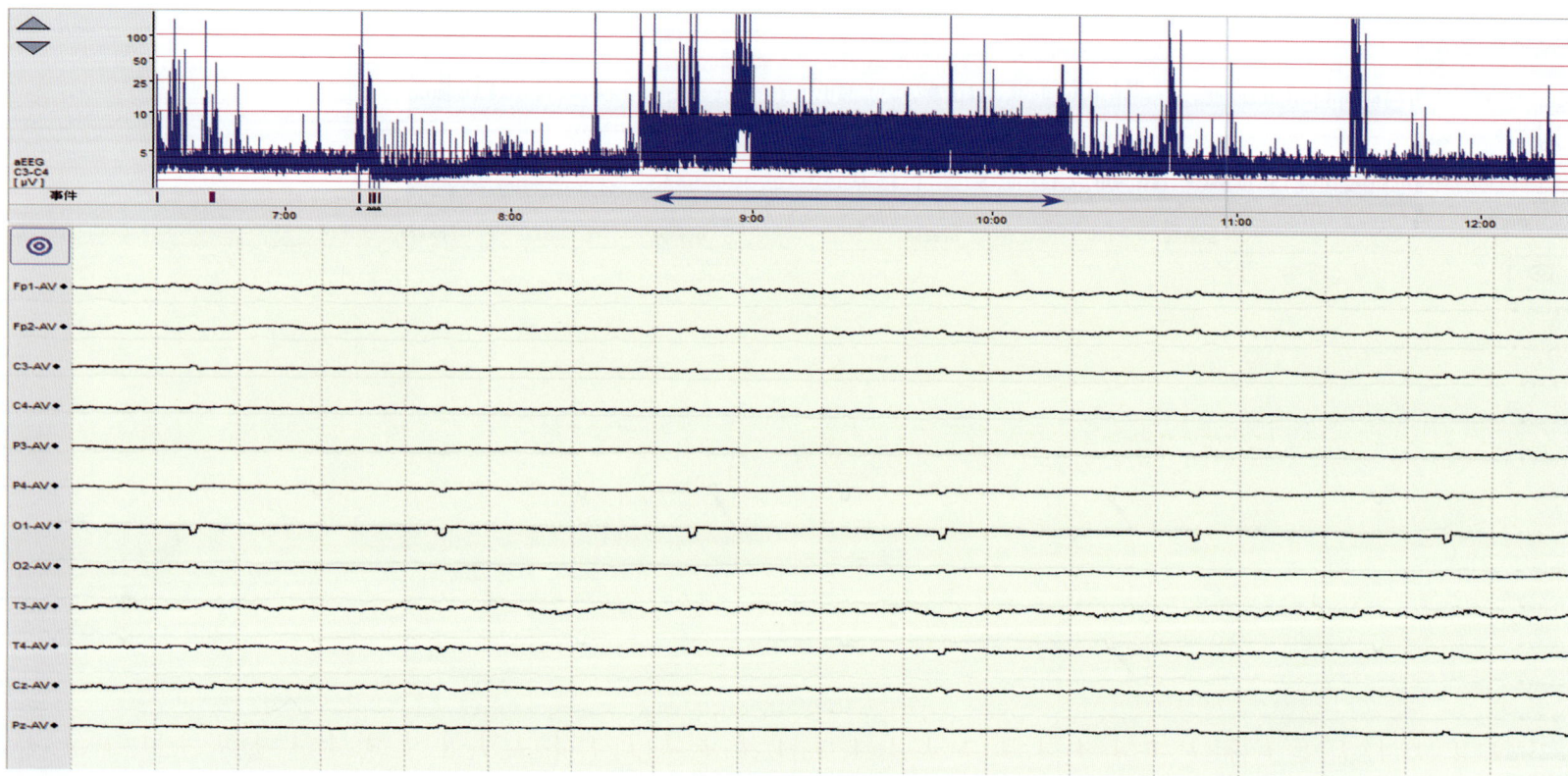

图 5-1-59    DOL 22~28 小时,PMA 37 周 [+5],亚低温治疗中,呼吸机辅助通气,EEG 总分 20 分

aEEG 电压降低,上下边界处于 2~5μV,无睡眠 - 觉醒周期变化。原始 EEG 电压低平,无明确脑电活动。蓝色箭头区域为突然出现的外界其他电子仪器干扰伪迹(走纸速度 20mm/s)。

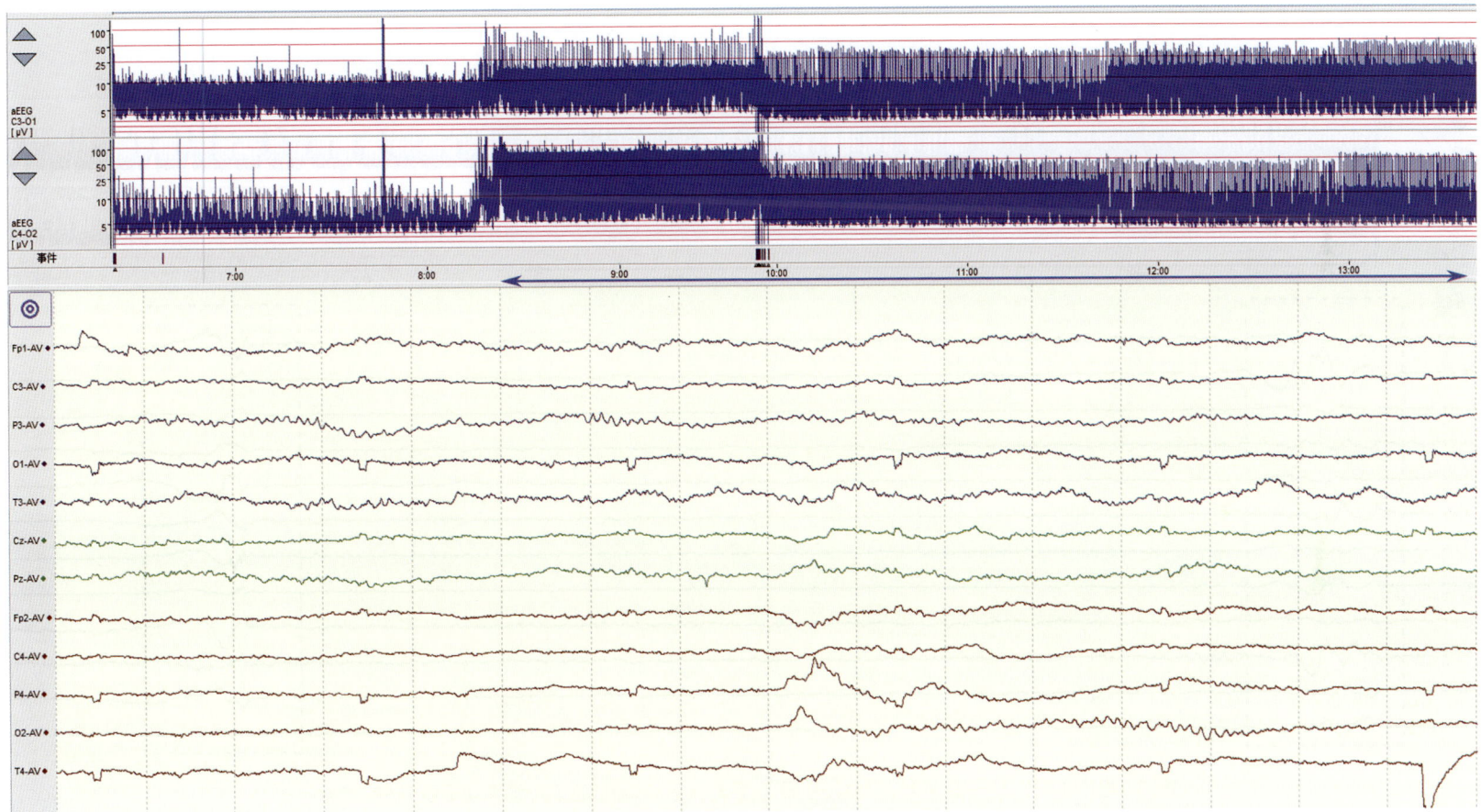

图 5-1-60　DOL 48~56 小时,PMA 37 周 $^{+6}$,亚低温治疗中,呼吸辅助通气,EEG 总分 20 分

aEEG 因大量干扰无法准确分析,监测之初 2 个小时出现多量小缺口,同期原始 EEG 显示为不同部位的 BRDs。少量不规则低波幅脑电活动开始出现。蓝色箭头区域为持续外界其他电子仪器干扰伪迹。

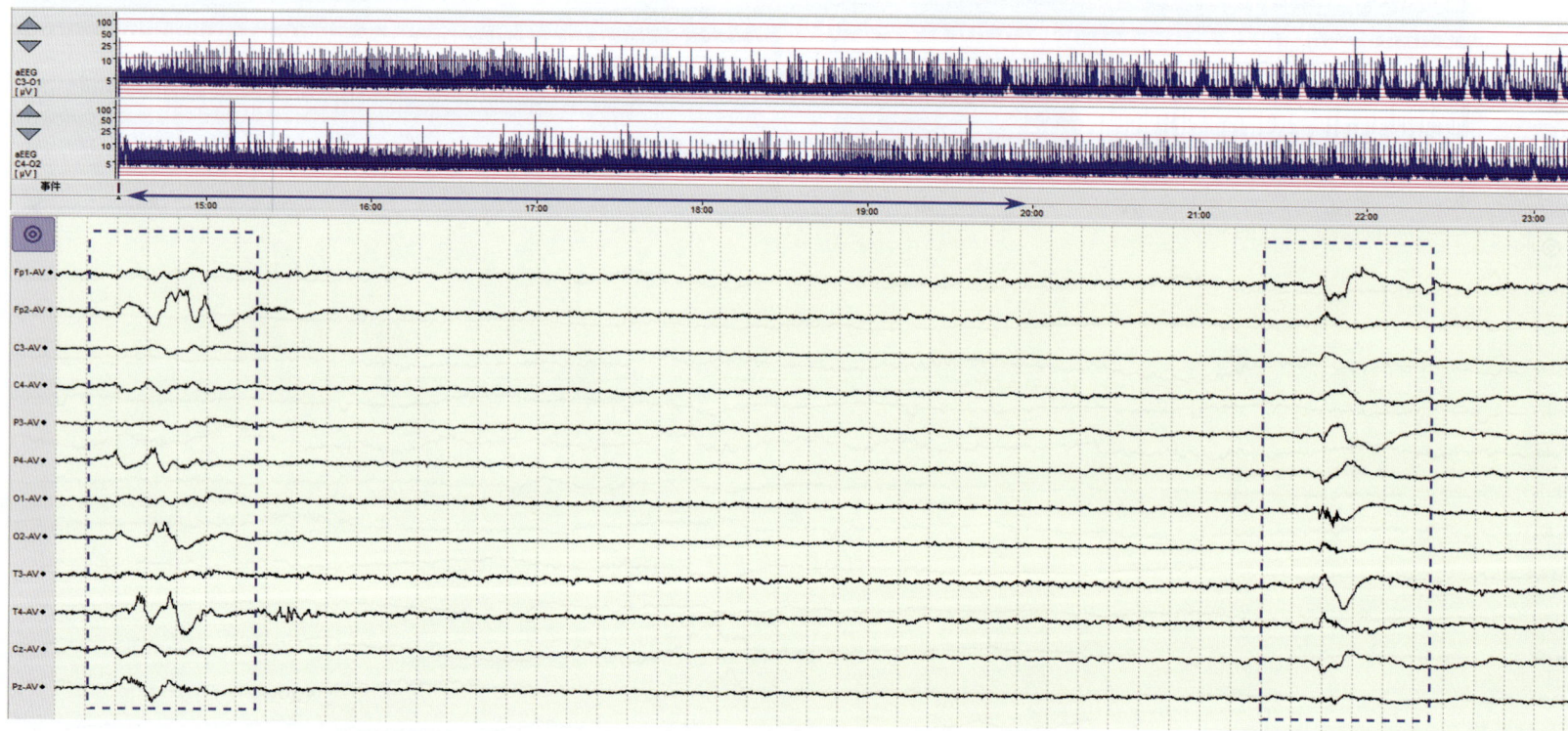

图 5-1-61　DOL 72~80 小时，PMA 38 周，蓝色箭头区域，亚低温治疗结束，EEG 总分 15 分

aEEG 蓝色箭头区域处毛刷逐渐增多，对应原始 EEG 为短阵不规则脑电活动（蓝色虚框）（走纸速度 10mm/s）。

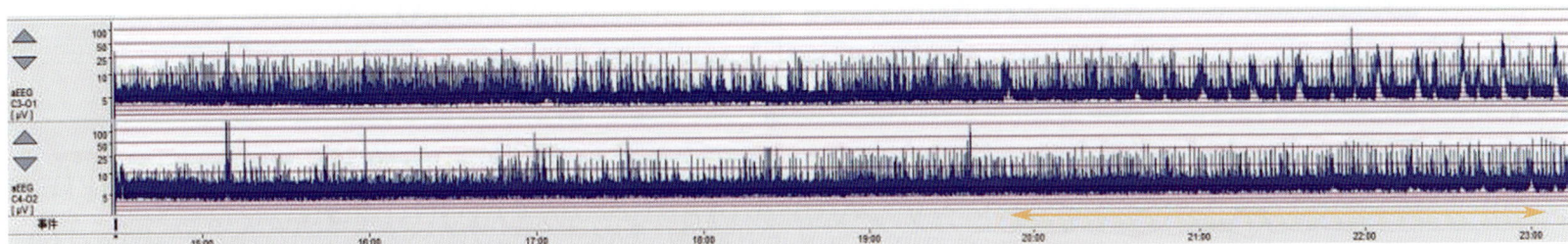

A

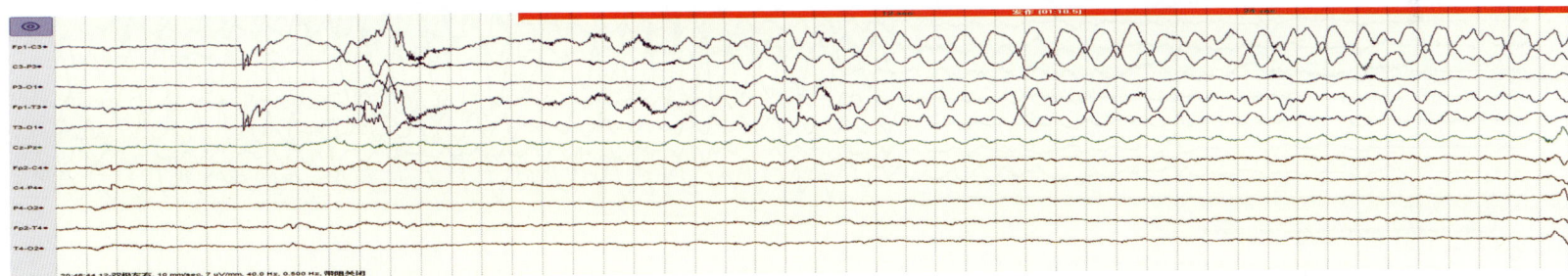

B

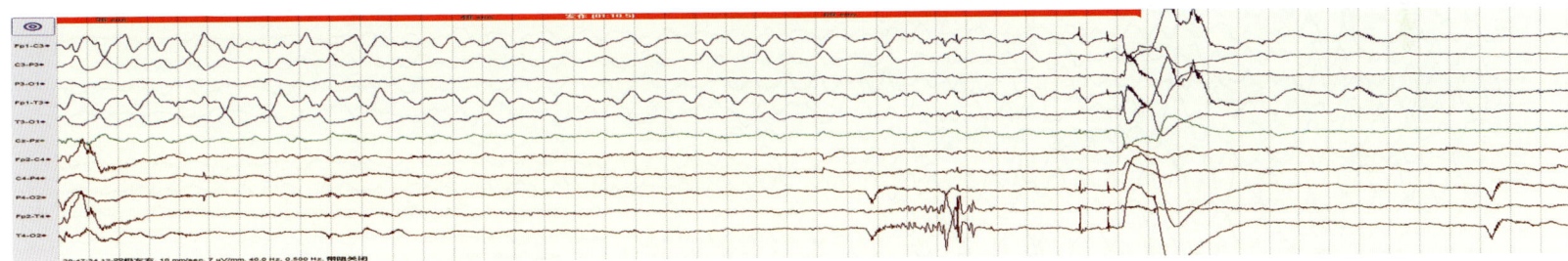

C

图 5-1-62　DOL 80~84 小时,PMA 38 周,黄色箭头区域,复温结束,EEG 总分 18 分

A. aEEG 黄色箭头区域,左侧出现多个尖锐缺口,同期原始 EEG 为电发作;B、C. 为一次电发作过程,左侧中央、颞区为主的电发作,每次电发作持续 1~2.5 分钟(走纸速度 10mm/s)。

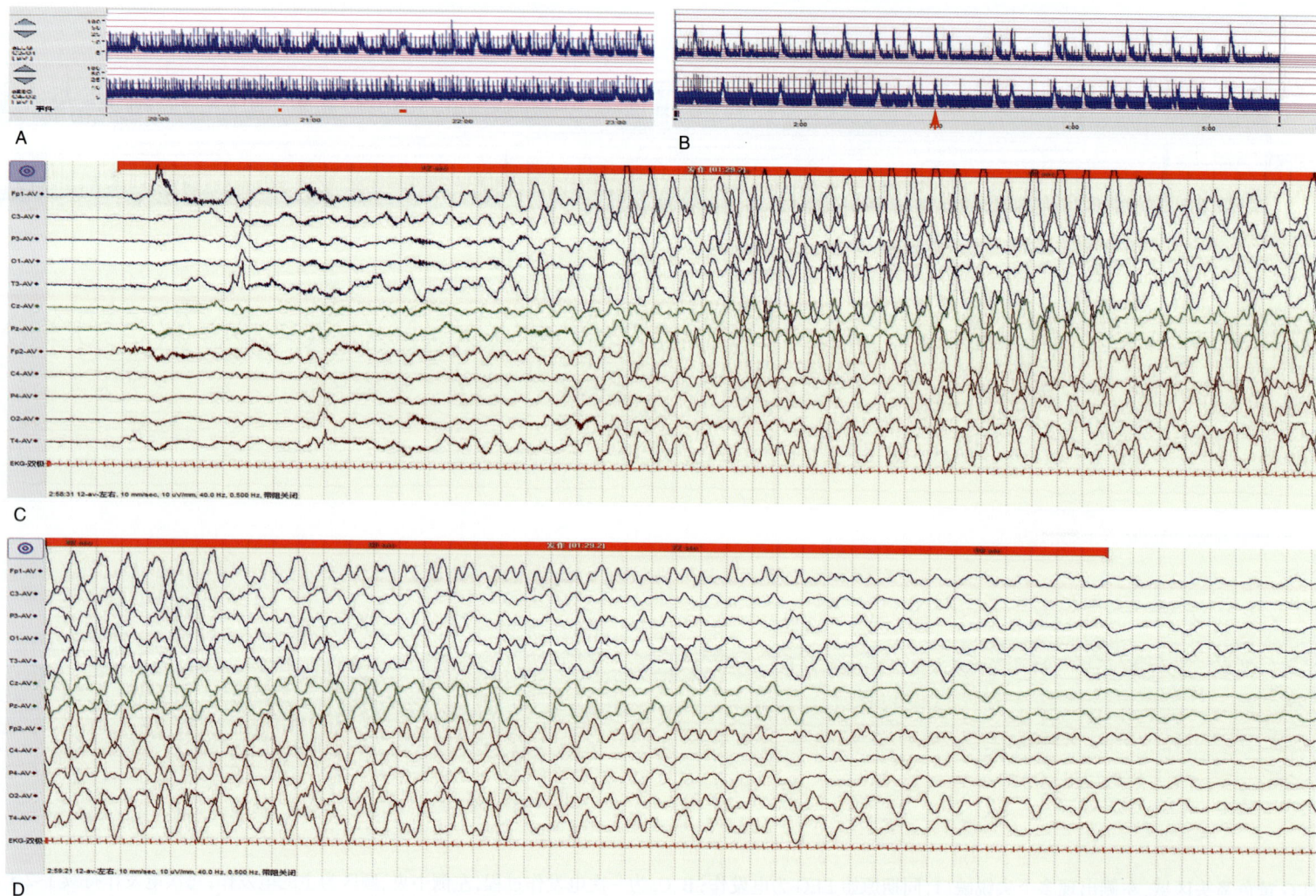

图 5-1-63    DOL 80~90 小时,PMA 38 周,频繁电发作

A、B. aEEG 多个缺口,原始 EEG 证实为电发作;C、D. 其中一次电发作,双半球非同步电演变。电发作间隔逐渐缩短,电发作期波幅增高,波及范围广。

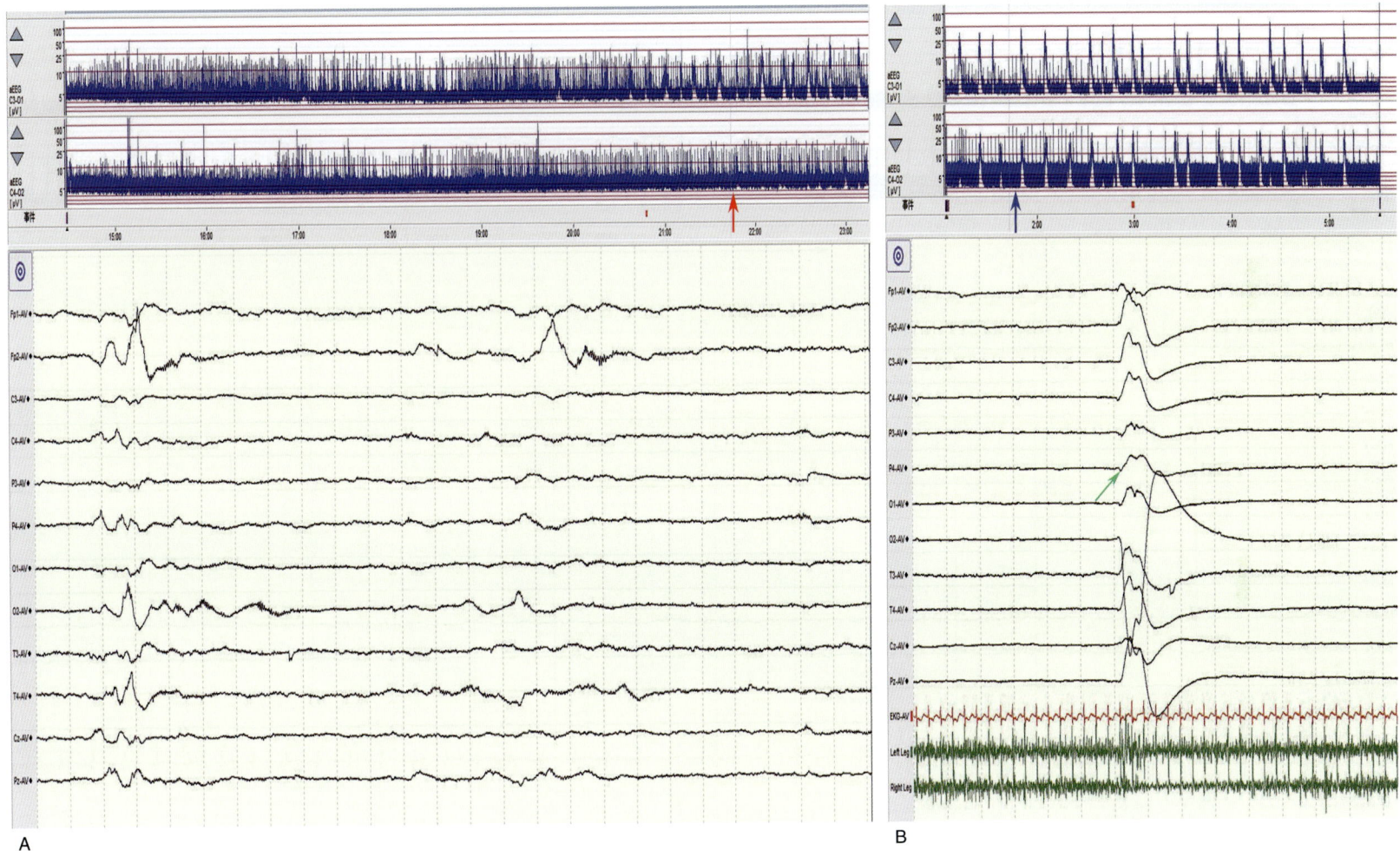

图 5-1-64　脑电背景活动逐渐恶化

A. DOL 80~84 小时,aEEG 红色箭头处对应原始 EEG 为不规则畸形波活动,整体低波幅慢波活动开始增多,双侧半球脑电活动同步性及对称性差; B. DOL 84~90 小时,aEEG 蓝色箭头处对应原始 EEG 为弥漫性电压抑制,脑电活动消失。绿色箭头所指双半球高波幅暴发段,同步视频显示为深吸气样动作所致伪迹,非脑电活动。

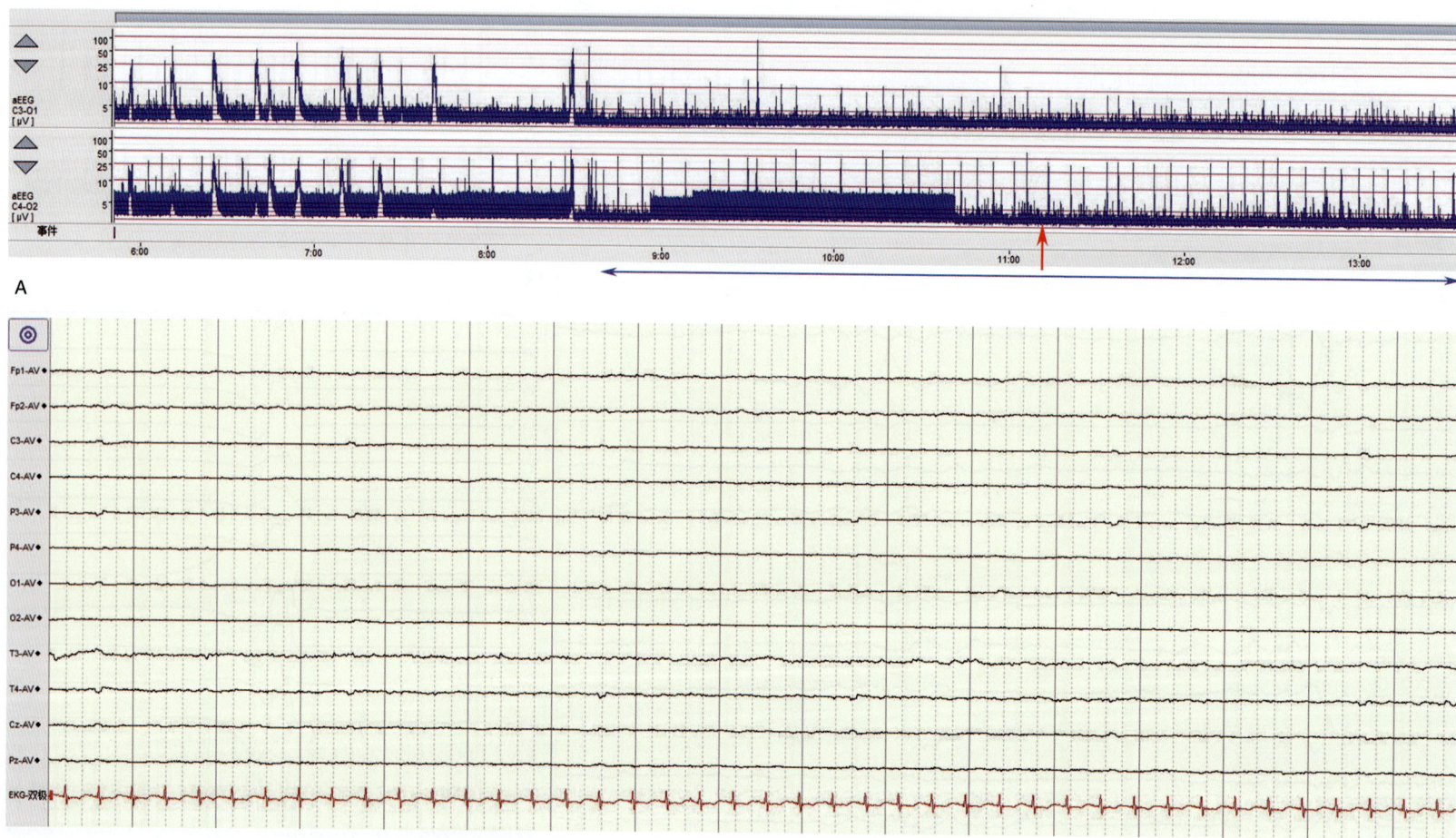

图 5-1-65　DOL 4 天,PMA 38 周 $^{+1}$,蓝色箭头区域内,EEG 总分 20 分

A. aEEG 持续电压抑制; B. 原始 EEG 无明确脑电活动,持续抑制性低电压。

## 病例 6　弥漫性损伤，大面积脑软化，重度异常脑电图

| 主诉 | 窒息复苏术后 17 分钟。 |
|---|---|
| 现病史 | 男，20 分钟，$G_2P_2$，母孕 38 周 [+3]，产科侧切阴式娩出，出生体重 3 060g，羊水、脐带及胎盘未见异常，Apgar 评分 1 分钟 1 分（心率 1 分），给予气管插管，复苏气囊正压通气，持续心外按压，5 分钟 4 分（心率及肤色各 2 分），10 分钟 4 分（心率及肤色各 2 分），气管插管、复苏球囊正压通气下转入新生儿科，生后未开奶，未排二便，无抽搐。 |
| 查体 | 气管插管纯氧抱球下血氧饱和度可维持 95% 以上，昏迷，针刺无反应，周身皮肤红润，自主呼吸节律不规则，呈抽泣样呼吸，双侧瞳孔等大正圆，直径约 3mm，对光反射消失，球结膜水肿，四肢肌张力减弱，双上肢松软，双下肢略屈曲，腘角 150°，觅食、吸吮、吞咽、拥抱、握持反射未引出。 |
| 辅助检查 | • 脐血血气分析：pH $<6.8$，$PaCO_2$ 106mmHg，Lac $>15$mmol/L。<br>• 生后 0.5 小时动脉血气分析：pH 6.855，$PaCO_2$ 37.7mmHg，Lac 18.5mmol/L，BE $-27.11$mmol/L。<br>• 头 MRI（DOL 4 天，PMA 39 周）：双侧大脑半球、胼胝体压部、脑干见多发片状高信号，脑白质及灰质肿胀。改良 Barkovich 评分：5+4+2+2，重度异常（图 5-1-66）。<br>• 复查头 MRI（DOL 19 天，PMA 41 周 [+1]）：双侧大脑半球及脑干大面积脑软化（图 5-1-70）。<br>• 复查头 MRI（3 个月）：双侧大脑半球及脑干大面积脑软化，脑室扩张（图 5-1-72）。 |
| 治疗及转归 | • 入院后给予呼吸、循环及营养支持，亚低温脑保护治疗 72 小时。<br>• 住院期间持续昏迷，双侧瞳孔持续缩小，无对光反射，无吞咽功能，无原始反射引出，双下肢肌张力增高。<br>• 住院第 68 天，患儿气管插管、正压通气中，存在自主呼吸，但不会吞咽，无咳嗽反射，不能自行进乳。出院。<br>• 3 个月时，患儿昏迷状态，发育严重落后，存在自主呼吸，不会吞咽，鼻饲喂养，无咳嗽反射，持续正压通气中。 |

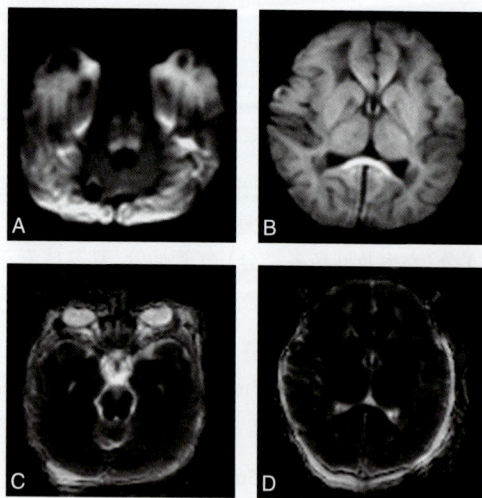

图 5-1-66  头 MRI(DOL 4 天,PMA 39 周)

A~B. DWI 序列;C~D. ADC 图 。DWI 图示双侧大脑半球弥散信号增高,胼胝体压部、脑干见多发片状高信号,对于 ADC 图低信号改变,脑白质及灰质肿胀,MRI 平扫见双侧大脑半球、脑干弥漫性稍长 $T_1$ 长 $T_2$ 信号影,灰白质分界不清 ,脑沟脑回不清。符合重度 HIE 改变。

**病例特点:**

• 出生后 12~ 80 小时及生后 7 天,持续重度异常脑电图。

• 月龄 1 个月和 3 个月复查 EEG,无正常生理波及 SWC,持续重度异常脑电图。

• 持续重度异常脑电图及 MRI 多次复查,均预示患儿预后极差(表 5-1-11,图 5-1-67~图 5-1-72)。

表 5-1-11  入院后立即开始亚低温治疗及连续脑电监测。EEG 各项指标评分,0~7 天 EEG 分度持续为重度异常脑电图

| EEG 项目 出生后时间 | SWC | 电压 | 连续模式 | 脑电活动数量 | IBI 时长 | 同步性 & 对称性 | 变化性 & 反应性 | 异常波活动 | 发作负荷 | 镇静药 & 抗发作药物 | EEC 总分 |
|---|---|---|---|---|---|---|---|---|---|---|---|
| 12~24 小时 | 4 | 3 | 2 | 4 | 4 | 2 | 1 | 0 | 0 | 0 | 20 |
| 36~48 小时 | 4 | 3 | 2 | 3 | 4 | 2 | 1 | 0 | 0 | 0 | 19 |
| 60~72 小时 | 4 | 3 | 2 | 3 | 4 | 2 | 1 | 0 | 0 | 0 | 19 |
| 72~80 小时 | 4 | 3 | 2 | 3 | 4 | 2 | 1 | 0 | 0 | 0 | 19 |
| 第 7 天 | 2 | 1 | 1 | 2 | 3 | 1 | 1 | 3 | 0 | 0 | 14 |

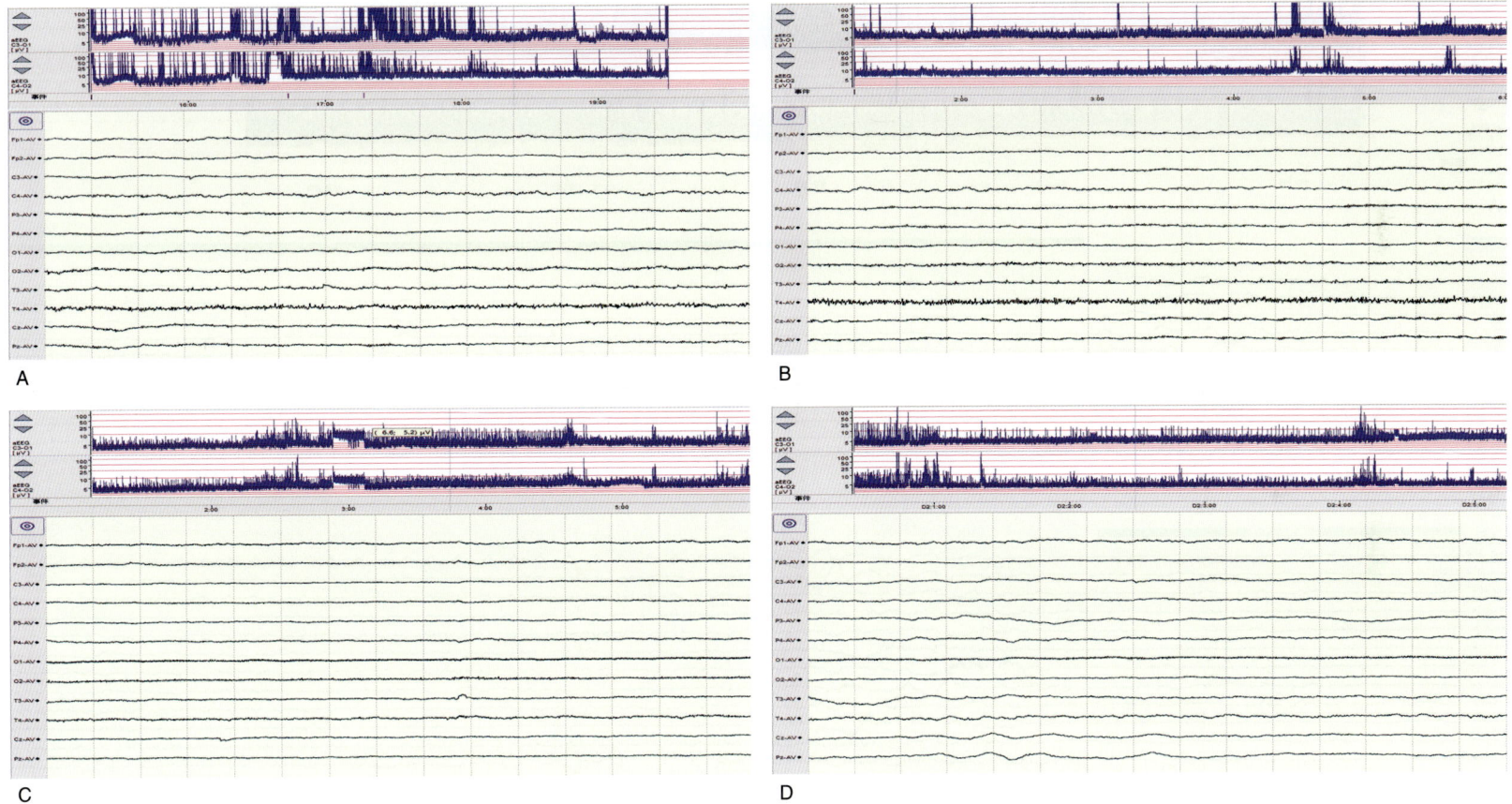

图 5-1-67　不同时段脑电监测 EEG 总分 19~20 分

无明显脑电活动,电压抑制,无变化性及反应性。A. 12~24 小时;B. 36~48 小时;C. 60~72 小时;D. 72~80 小时。

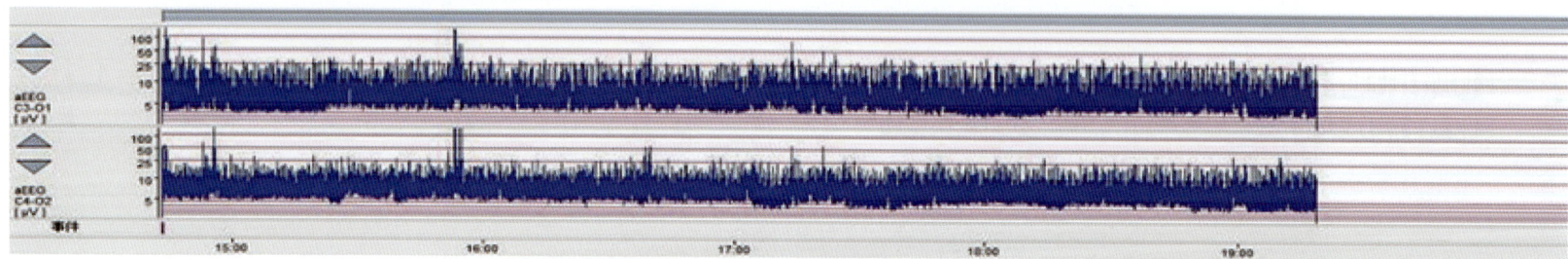

A

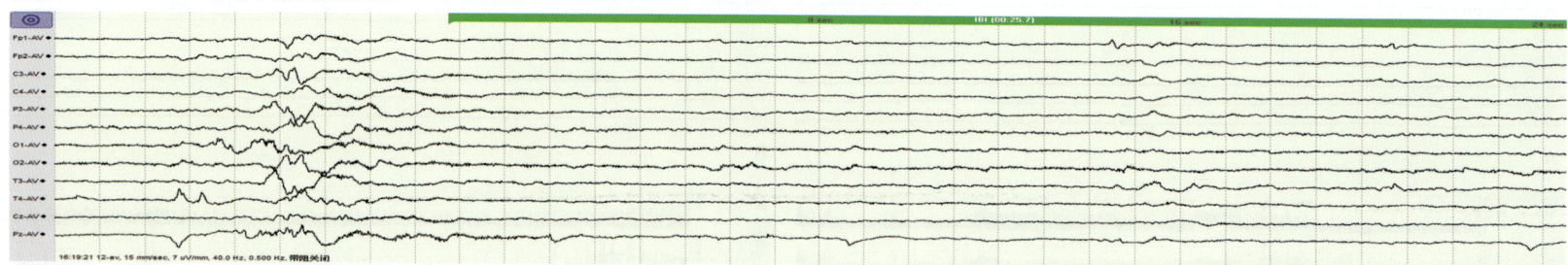

B

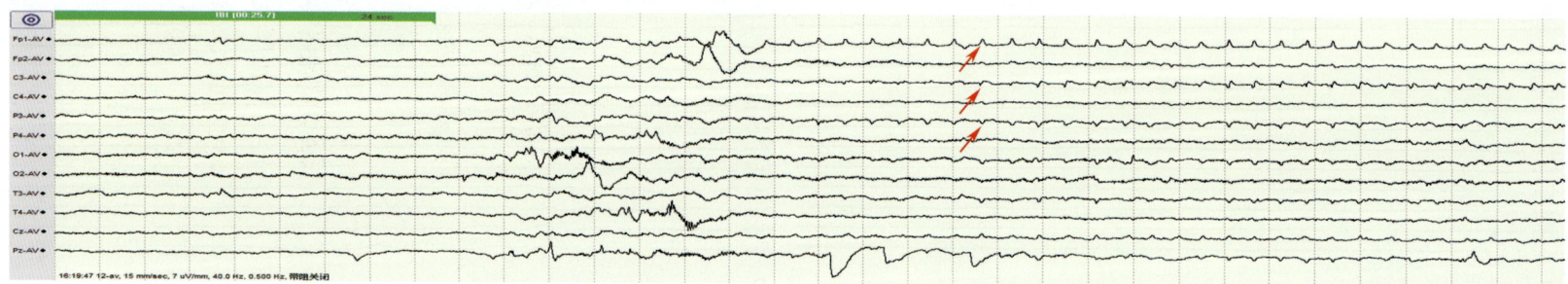

C

图 5-1-68　DOL 7 天,PMA 39 周 $^{+3}$,脑电活动略改善,EEG 总分 14 分

A. aEEG 上下边界出现短暂变化,电压偏低,存在小缺口;B. 原始 EEG 为 TD 图形,暴发段为低波幅不规则紊乱波构成,持续 5 秒左右,IBI 55 秒;C. 左侧额、中央、顶区低波幅 PDs(红色箭头)。

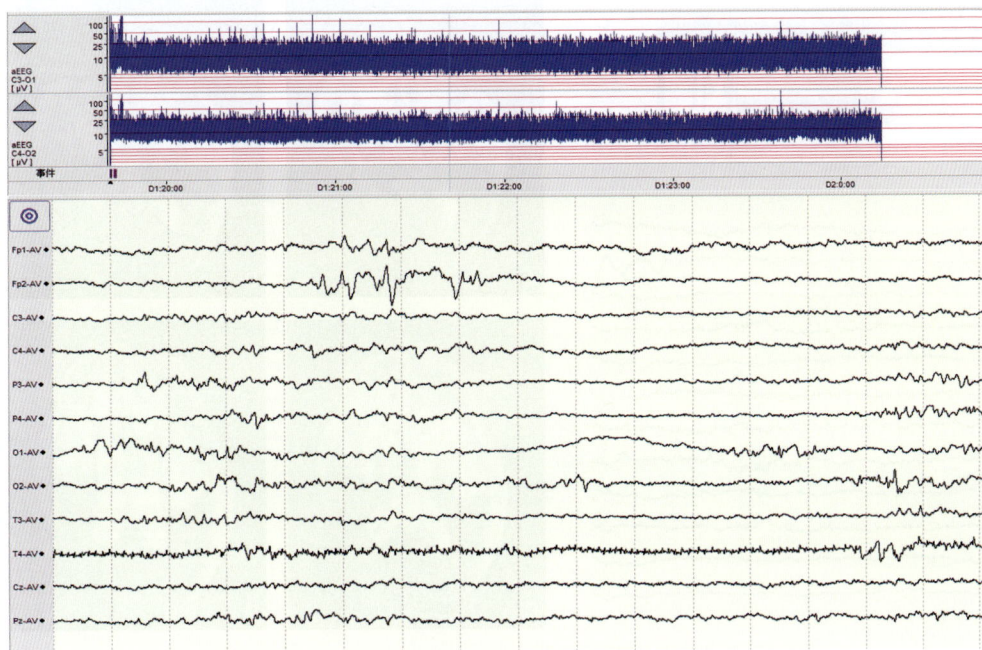

图 5-1-69　患儿 1 个月,昏迷状态,存在自主呼吸,不会吞咽

EEG 无睡眠 - 觉醒变化,双半球持续低波幅不规则尖波、棘波及紊乱波非同步活动,无正常生理波活动。

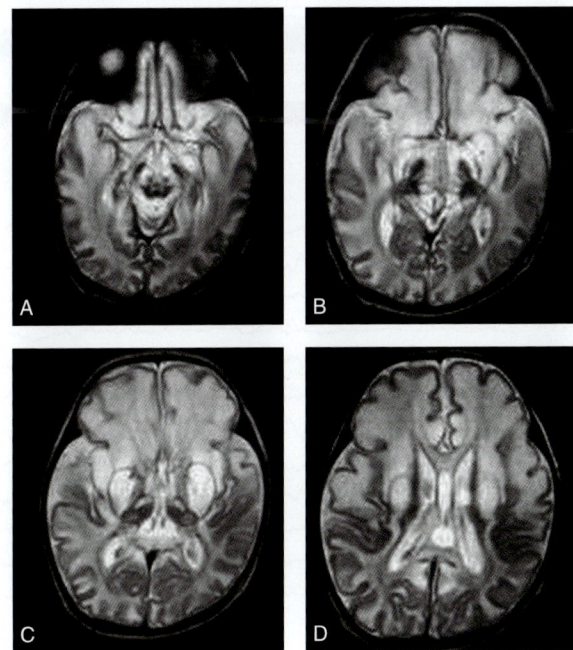

图 5-1-70　头 MRI(DOL 19 天,PMA 41 周[+1])

A~D. T₂WI 双侧大脑半球及脑干大面积脑软化。

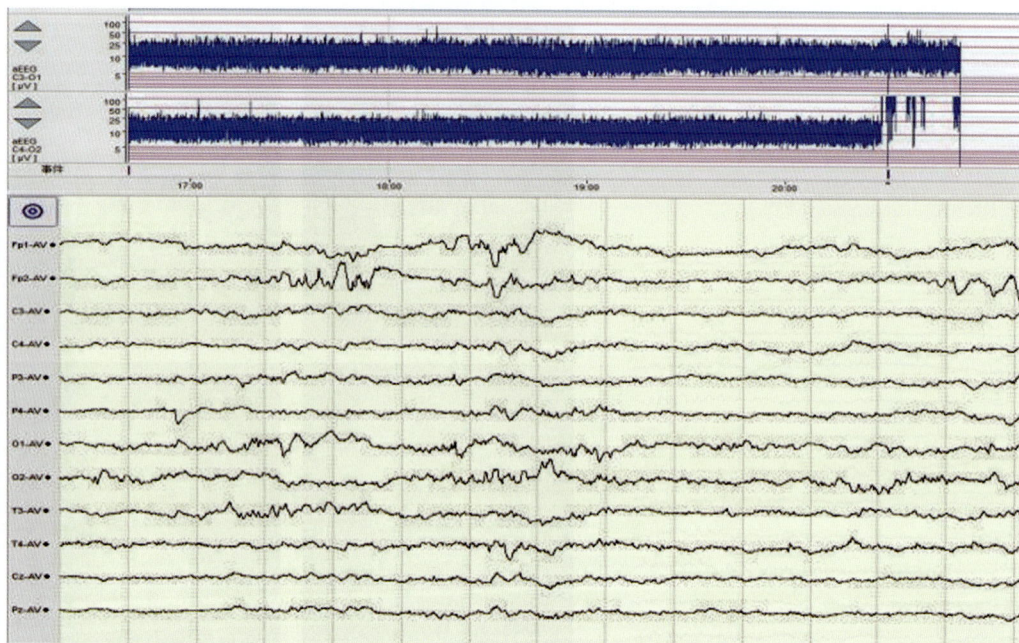

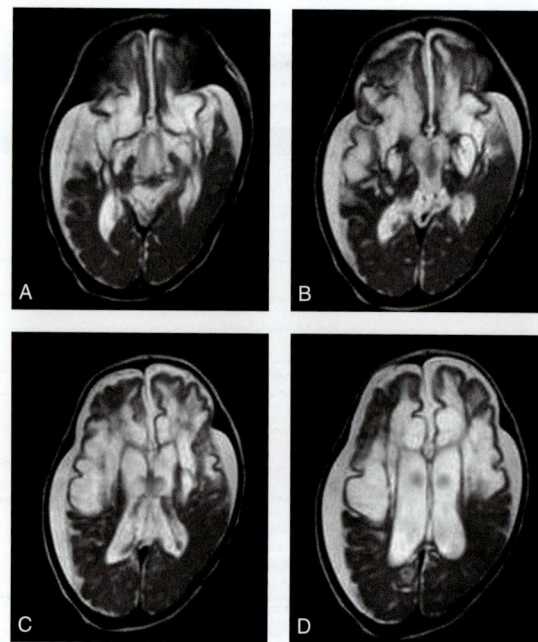

图 5-1-71　患儿 3 个月,发育严重落后,存在自主呼吸,不会吞咽,无咳嗽反射,持续正压通气中

EEG 仍无睡眠 - 觉醒变化,双半球脑电活动明显减少,双侧中央、顶、颞区电压低平,双侧额区和枕区中 - 高波幅不规则紊乱波活动。无正常生理波活动。

图 5-1-72　头 MRI(月龄 3 个月)

A~D. $T_2$WI 双侧大脑半球及脑干大面积脑软化,脑室扩张。

## 病例 7　恢复期持续异常脑电图，婴儿期发展为 West 综合征

| 主诉 | 窒息复苏后，反应低下 11 天。 |
| --- | --- |
| 现病史 | 男，11 天，$G_2P_1$，母孕 37 周 [+4]，于外院剖宫产娩出。出生体重 2 800g，羊水 Ⅲ° 污染，脐带绕颈 1 周，脐带过度扭转，胎盘未见异常。Apgar 评分 1 分钟 6 分、5 分钟及 10 分钟均为 9 分（具体情况不详）。患儿生后窒息，于当地医院行复苏抢救治疗。复苏后反应低下，第 5 天有全身抖动表现，外院头 MRI 示双侧脑室旁、胼胝体压部异常信号，考虑 HIE 可能，给予相应对症治疗。现生后 11 天，反应仍欠佳，自主活动少，无抽搐，无发热，为求进一步诊治收入院。 |
| 查体 | 神志清，反应低下，自主活动少，弹足 3 次哭声响亮，呼吸平稳，四肢肌张力低下，腘角 130°，觅食、吸吮、吞咽、拥抱、握持反射减弱。 |
| 辅助检查 | • 生后 11 天动脉血气：pH 7.413，$PaCO_2$ 40.8mmHg，Lac 1.5mmol/L，BE –0.78mmol/L。<br>• 头 MRI+DWI+SWI（DOL 13 天，PMA 39 周 [+3]）：右侧脑室前、后角旁及左侧脑室枕角内少量出血。双侧半卵圆中心、侧脑室旁、胼胝体及内囊后肢多发细胞内水肿病变（图 5-1-73）。<br>• 头 MRI（5 个月）：双侧额颞叶脑组织稍小，双侧脑室不规则增宽，前后角形态不规整，胼胝体变薄（图 5-1-82）。 |
| 治疗及转归 | • 患儿入院后给予对症治疗，反应有所好转，哭声有力，无抽搐，自主吃奶好，吞咽协调，无呛咳、呕吐表现。<br>• 月龄 3 个月时，体重 4.4kg，头围 37.0cm，头竖立可，腘角 100°~110°，足背屈 70°。背景为高度失律倾向，未监测到发作。<br>• 月龄 5 个月时，体重 6.0kg，头围 39.50cm，头竖立可，抬头不完善，握持反射消失，腘角 140°，足背屈 60°，内收肌角 120°~150°。EEG 背景为高度失律，监测到成串轻微癫痫性痉挛发作。<br>• 月龄 6 个月时，体重 6.7kg，头围 40.0cm，抬头完善，可以扶坐，四肢肌张力不高，腘角 150°，足背屈 60°，内收肌角 150°~160°。EEG 背景为高度失律，监测到典型成串癫痫性痉挛发作。 |

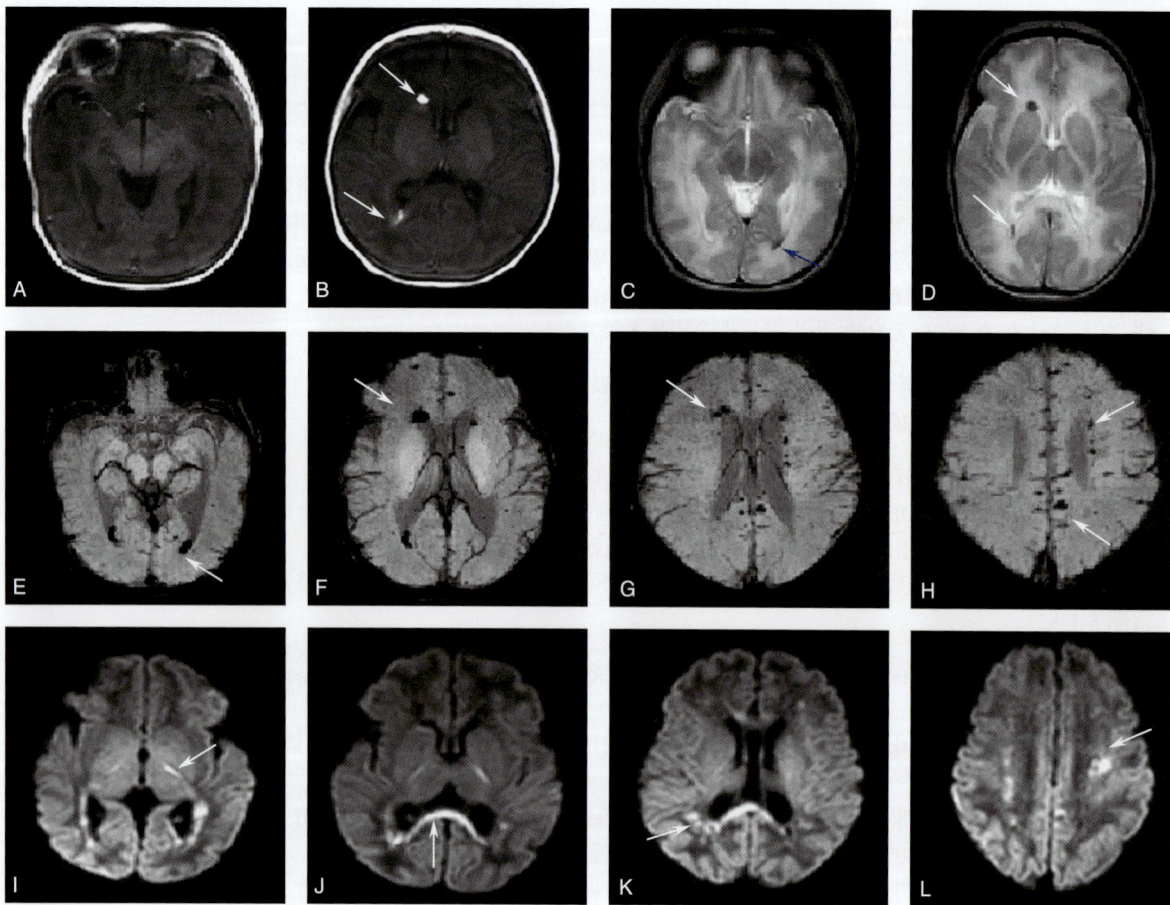

图5-1-73    头MRI(DOL 13天,PMA 39周<sup>+3</sup>)

A、B. T₁WI;C、D. T₂WI,右侧脑室前、后角旁小结节状短T₁短T₂信号(白色箭头);左侧脑室枕角小片状短T₂信号(蓝色箭头);E~H. SWI序列,右侧脑室前、后角旁及左侧脑室枕角内少量出血,双侧半卵圆中心多发微出血灶(白色箭头);I~L. DWI序列,双侧半卵圆中心、侧脑室旁、胼胝体及内囊后肢弥散受限高信号。

**病例特点:**

- 该患儿首次EEG监测时为生后12天,背景活动以紊乱波活动为主,表现为从急性期向慢性恢复期过渡的脑电背景改变。

- 双侧中央、顶、中线区,即罗兰氏区,脑电活动波幅始终较其他脑区减低。经多次复查双侧罗兰氏区波幅减低持续存在,结合影像学检查,可排除因外界因素所导致。

- 出生后2~6个月多次复查,患儿发育落后,EEG背景活动逐渐演变为高度失律,并伴随典型癫痫性痉挛发作。

- 因患儿痉挛发作动作相对隐匿或者轻微,家属不能准确分辨和识别发作期表现。因此,必须行vEEG监测动态观察,以早期发现,早期干预治疗,改善预后(图5-1-74~图5-1-83)。

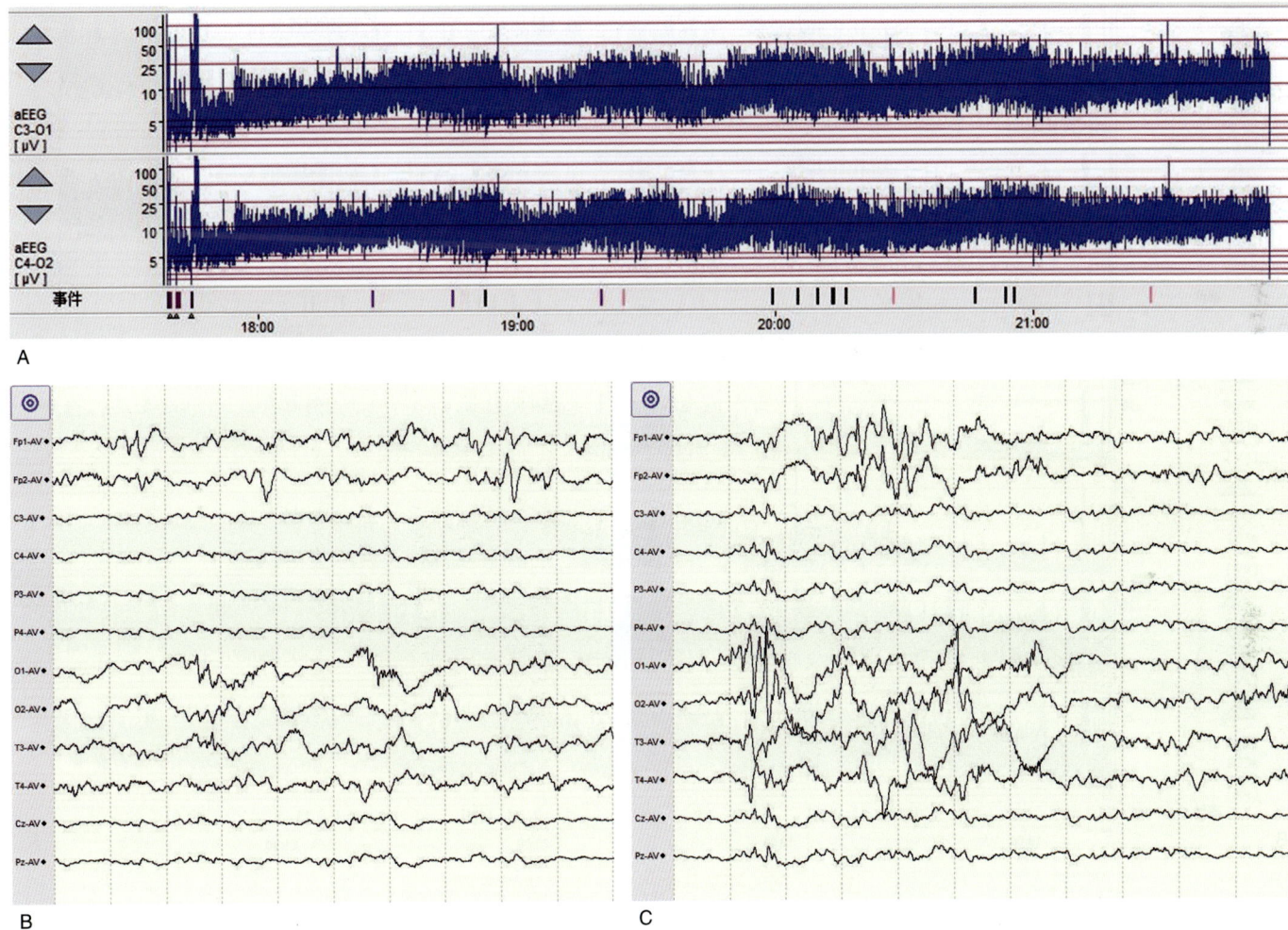

图 5-1-74　DOL 12 天,PMA 39 周 $^{+2}$,背景活动明显异常

A. aEEG 上下边界于 5~25μV 之间,宽带期占比增多(>50%),双侧带宽大致对称;B. AS 期,双侧中央、顶及中线区波幅低平,脑电活动明显减少,双侧额、枕、颞区不规则紊乱波活动增多;C. QS 期,连续图形及 TA 图形为主,暴发段以多形性紊乱波活动为主,双侧中央、顶及中线区波幅仍相对低平,脑电活动减少。

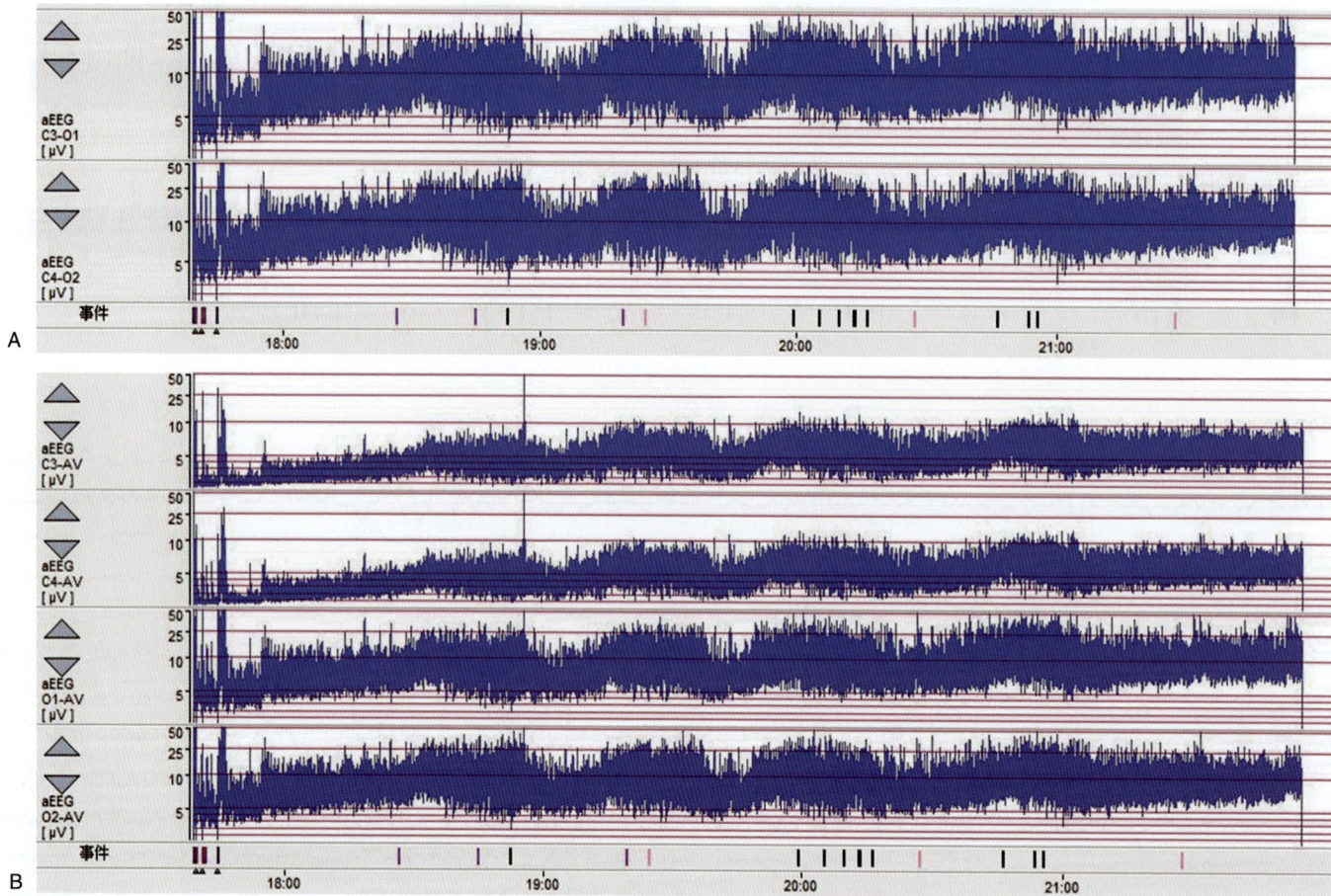

图 5-1-75　不同导联方式 aEEG 表现不同

A. 双极导联模式 aEEG,显示双侧上下边界及带宽均为正常范围; B. 平均导联模式 aEEG,显示双侧中央区上边界<10μV,下边界<5μV,且带宽变窄。而双侧枕区上下边界及带宽均为正常范围。通过 B 图 aEEG 提示,原始 EEG 背景活动中双侧中央区波幅低平为持续状态,而非干扰或短暂一过性改变。该患儿当时无明显头皮血肿,电极安放牢固,符合要求,无明显导致脑电信号记录失真的因素。因此,中央区、顶区及中线区持续的波幅低平更考虑为脑功能损伤后脑电背景活动改变,之后头 MRI 检查也显示有明显的脑损伤。

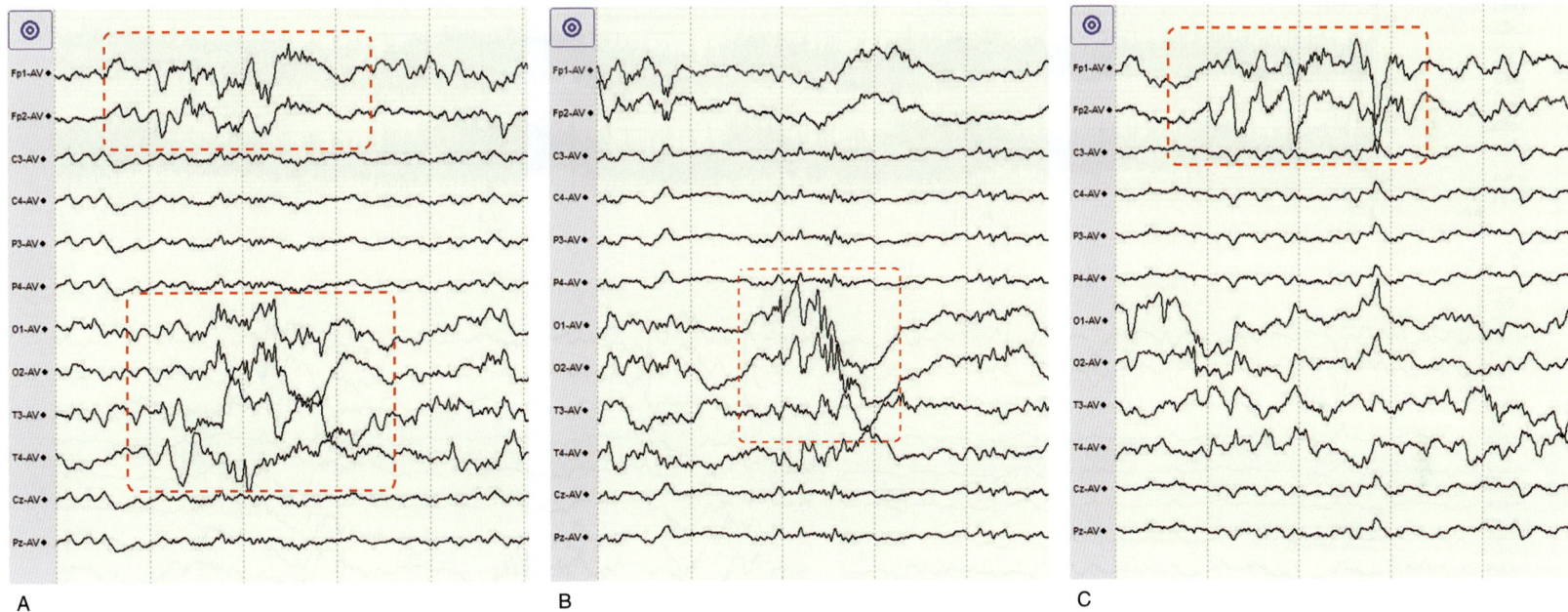

图 5-1-76 各种紊乱波活动

A. 双侧额、枕、颞区紊乱波；B. 双侧枕区紊乱波；C. 双侧额区紊乱波（红色虚框）。

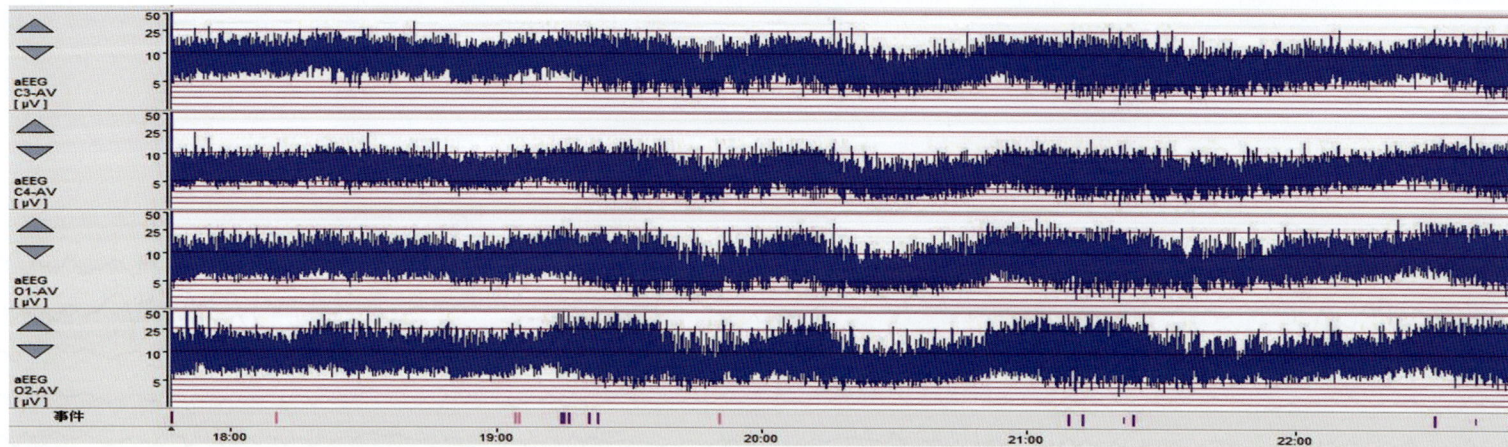

A

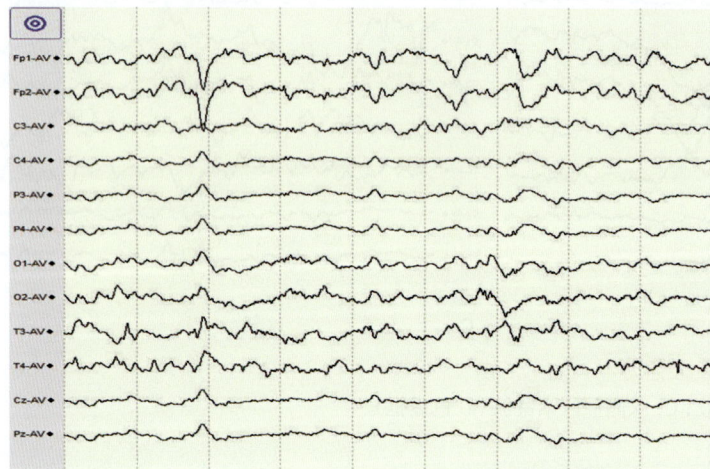

B

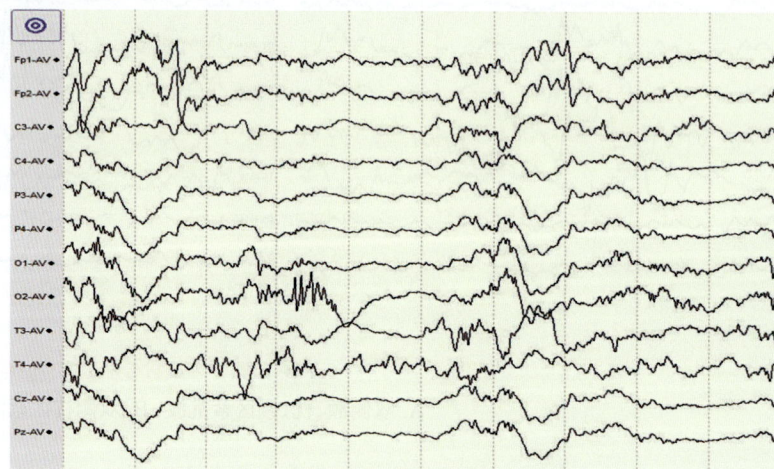

C

**图 5-1-77    DOL 19 天,PMA 40 周⁺²,背景活动有改善,双侧中央、顶、中线区波幅仍相对偏低**

A. aEEG 双侧中央区带宽相对窄,左侧中央区上边界有所增高(>10μV),右侧中央区上边界仍<10μV;B. AS 期,双侧额区正常生理波活动可见,紊乱波活动明显减少,双侧中央、顶、中线区波幅较之前有提高;C. QS 期,连续图形为主,少量 TA 图形,暴发段仍以不规则紊乱波活动为主,但波幅较之前降低。

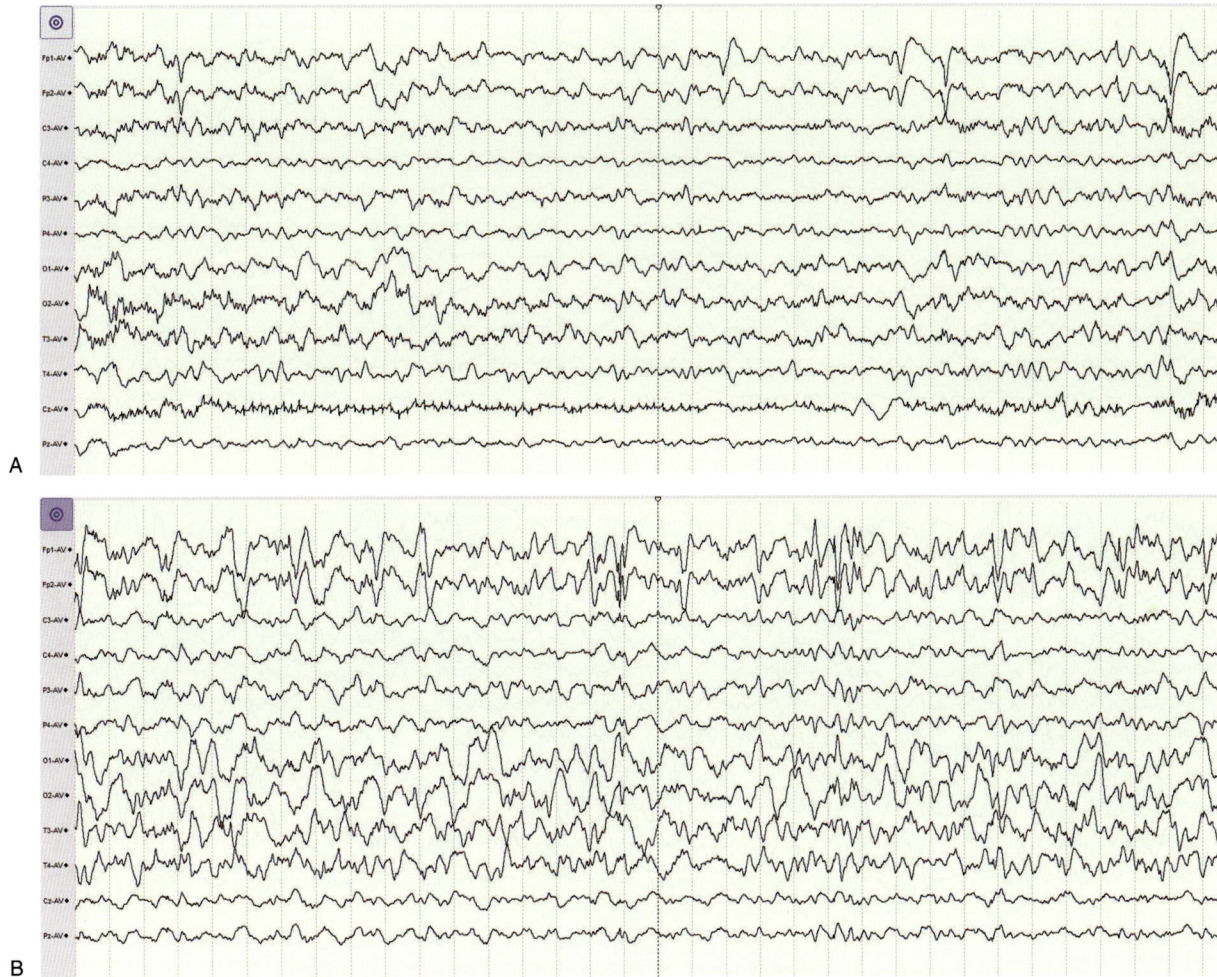

图 5-1-78　出生后近 3 个月背景活动,高度失律倾向

A. 清醒期,双半球弥漫性混合波活动,双侧中央、顶、中线区波幅相对低; B. 睡眠期,未见睡眠各期标志性生理波活动,睡眠周期变化不明显。双半球弥漫性高波幅多形性波活动,双侧额区夹杂棘波或尖波阵发,双侧中央、顶、中线区波幅相对低。

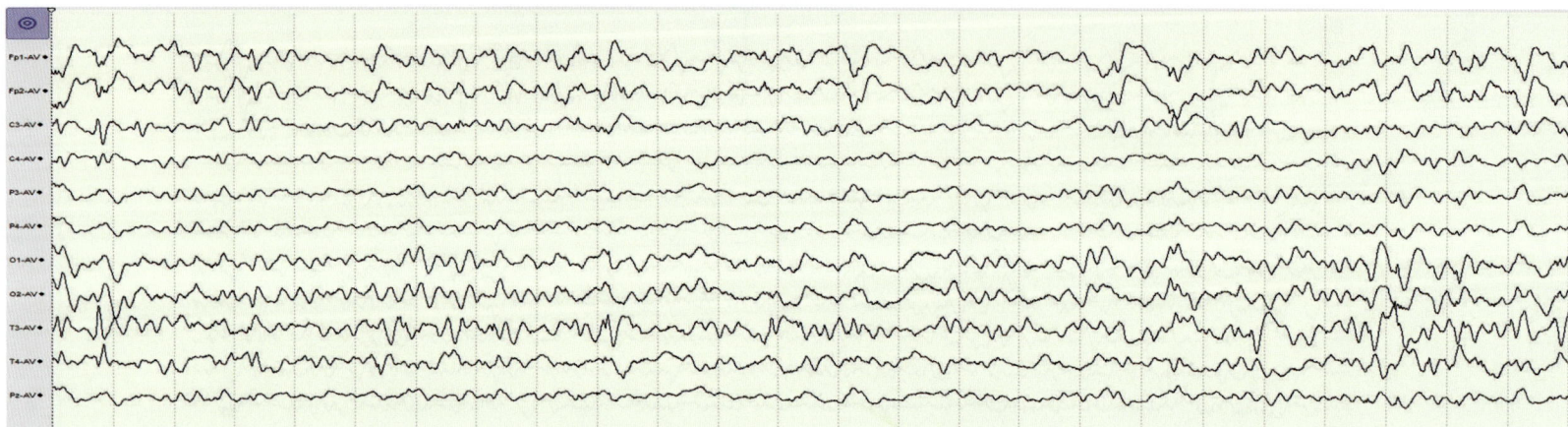

A

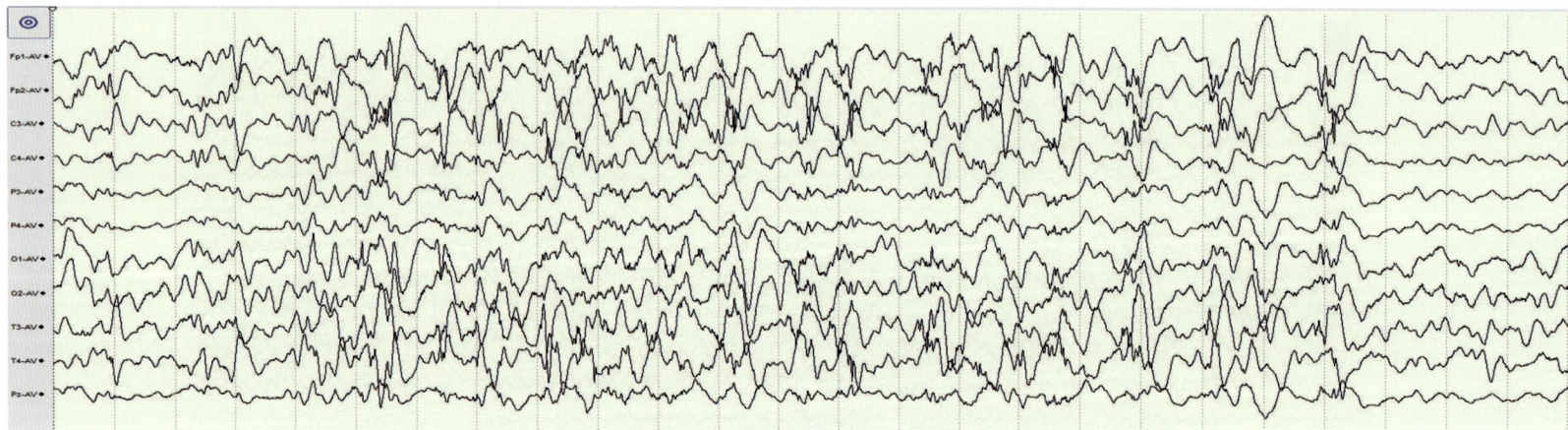

B

**图 5-1-79　出生后 5 个月背景活动,睡眠期背景活动为高度失律**

A. 清醒期,清醒安静闭目时,双侧枕区出现 4Hz 左右 θ 节律,符合相应月龄脑电成熟度。双侧中央、顶、中线区波幅相对低; B. 睡眠期,未见睡眠各期标志性生理波活动,睡眠周期变化不明显。双半球弥漫性高波幅多形性慢波活动,双侧额、枕、颞区夹杂各种不规则棘波或尖波阵发,呈高度失律。双侧中央、顶、中线区波幅相对低(灵敏度 10μV/mm)。

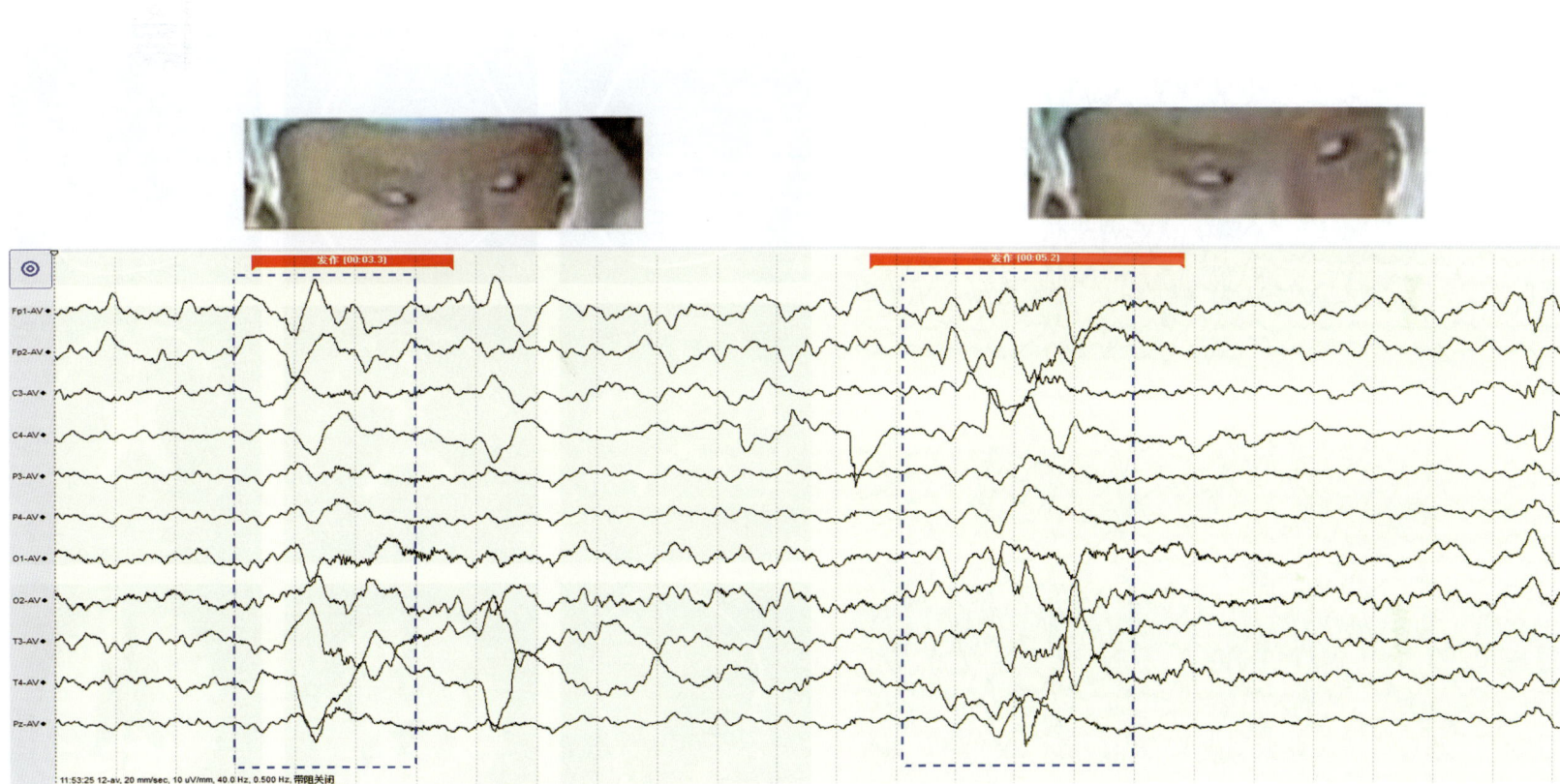

图 5-1-80　出生后 5 个月,监测中患儿于清醒期出现成串微小癫痫性痉挛发作

表现为眼球转动并向一侧快速极度偏转,之后迅速恢复正常眼位。每次发作眼球动作相似,间隔十秒左右反复发作,共发作十余次,同期肢体无明显动作。发作期 EEG 为不规则慢波突出背景活动 1~2 秒(蓝色虚框)。此次监测中患儿发作表现动作幅度相对轻微,发作期背景活动改变不典型,如无同步视频监测,多不能准确判断是否为癫痫性痉挛发作。

A

B

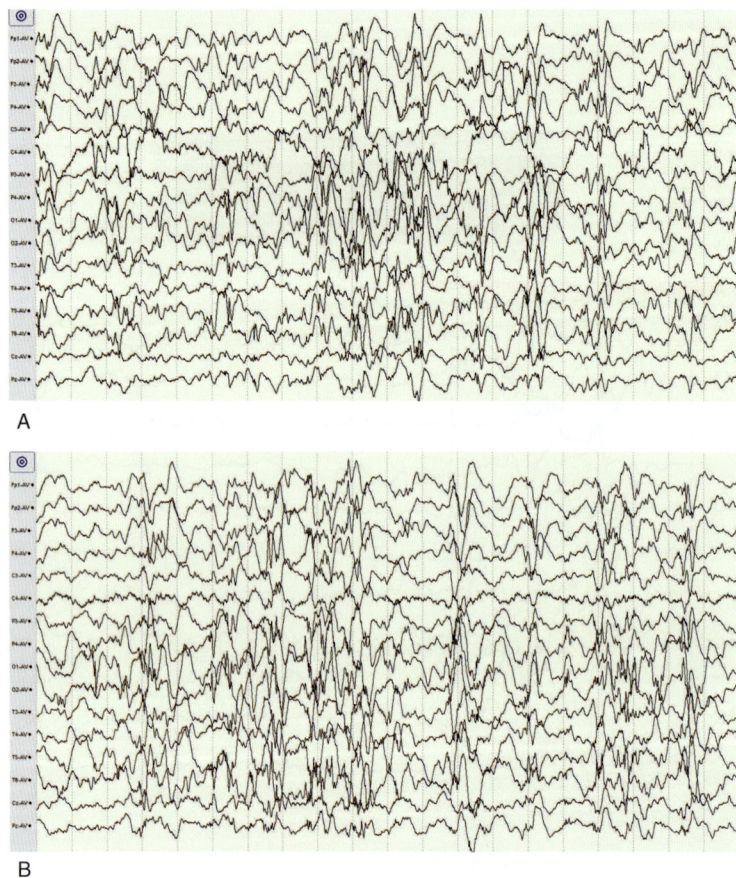

**图 5-1-81    出生后 6 个月背景活动,清醒期及睡眠期背景活动均为高度失律**

A.清醒期,清醒安静状态时,枕区优势节律活动消失;B.睡眠期,未见睡眠各期标志性生理波活动,睡眠周期变化不明显。清醒及睡眠期均为双半球弥漫性不规则高波幅混合慢波夹杂多灶棘波、尖波非同步发放,呈典型高度失律背景活动(灵敏度 15μV/mm)。

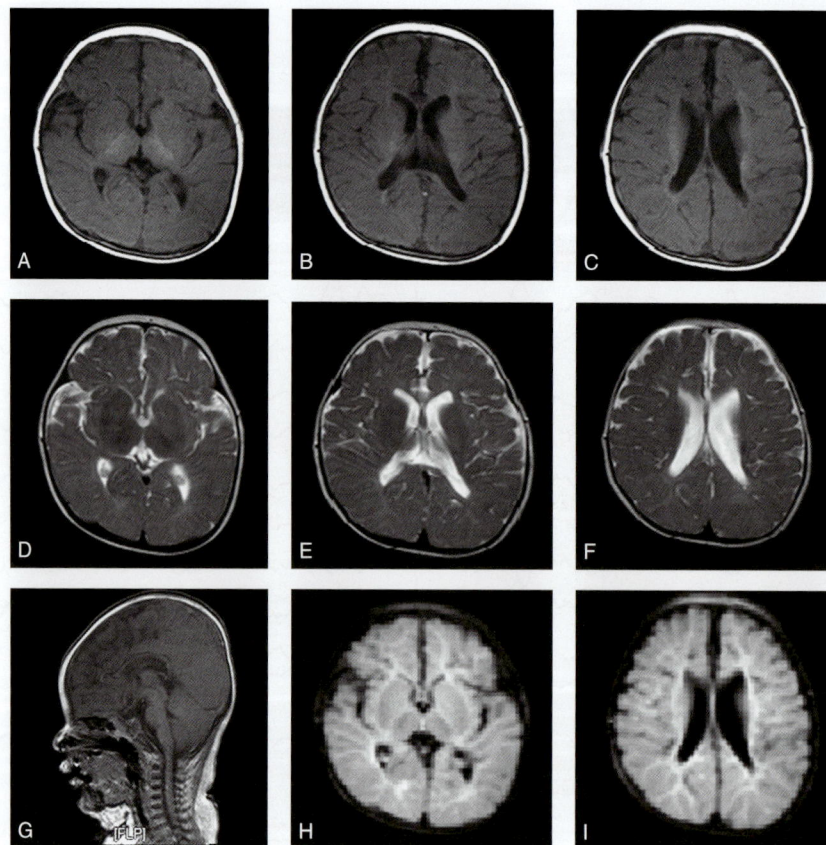

**图 5-1-82    头 MRI(月龄 5 个月)**

双侧额颞叶脑组织体积稍小,双侧脑室不规则增宽,左侧为著。前后角形态不规整,胼胝体变薄,符合新生儿缺氧缺血性脑病后遗改变。A~C. $T_1WI$;D~F. $T_2WI$;G. $T_1WI$;H~I. FLAIR 序列。

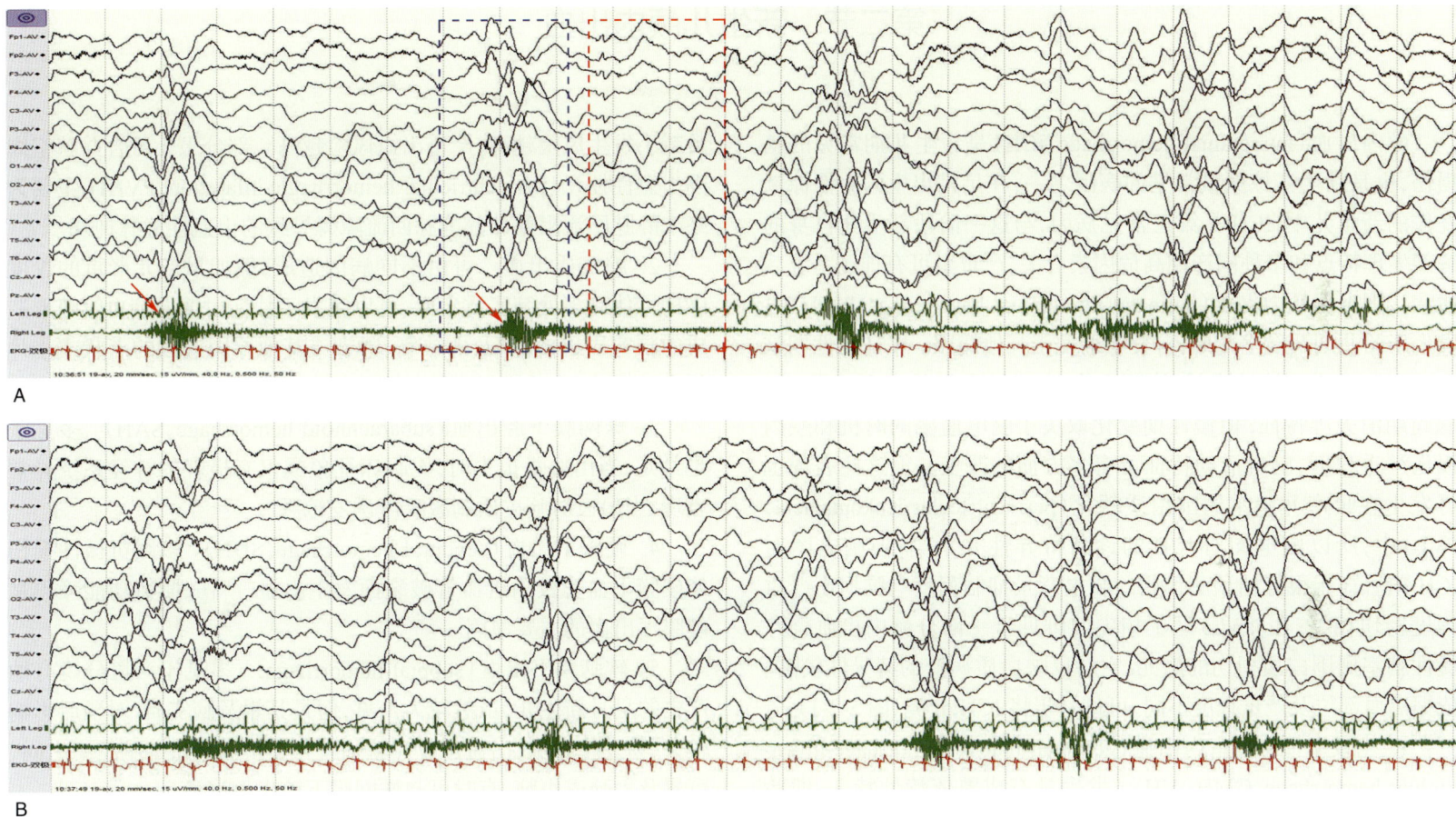

图 5-1-83  出生后 6 个月,成串癫痫性痉挛发作

A~B. 患儿发作期表现为右侧上肢轻微上抬一下,有时伴眼球快速转动一下或吐舌样动作,间隔十秒左右反复刻板发作。右侧上肢同步肌电导联见肌电暴发(红色箭头处)。发作期 EEG 为高波幅不规则慢波突出背景 1~2 秒,有时复合低波幅快波活动(蓝色虚框处),之后电压略有一过性衰减 2~3 秒左右(红色虚框处)(走纸速度 20mm/s)。

(方秀英  郑 铎  毛 健  王英杰)

# 第二节　新生儿颅内出血

颅内出血(intracranial hemorrhage,ICH)是新生儿期常见的脑损伤,也是新生儿惊厥最常见的病因之一,在足月出生的急性惊厥发作的新生儿中,ICH 是第三常见病因,与这一阶段新生儿自身的解剖生理特点和多种围产期高危因素有关,严重者可有神经系统后遗症。围生期颅内出血(perinatal intracranial hemorrhage,PICH)可发生于胎儿期及新生儿期,自发或继发于其他病因。ICH 急性期脑电图可表现为连续性降低、惊厥发作、各种阵发性放电和睡眠 - 觉醒周期消失等特征;但慢性期变化取决于脑电监测的时机和颅内损伤严重程度,脑电活动特征可有多方面的改变。但这些表现也可发生在早产儿脑室周围白质软化(periventricular leukomalacia,PVL)中,所以脑电图对 ICH 的诊断特异性并不高,但脑电图对 ICH 预后却有很好的预测作用。脑电背景抑制程度与脑损伤严重程度密切相关;Rolandic 区正相尖波可见于一部分颅内出血合并囊性脑室周围白质损伤的患儿,它对反映白质病变的特异性较高。依据出血部位及严重程度不同,可进一步将 ICH 分类(图 5-2-1):

1. 生发基质 - 脑室内出血(germinal matrix hemorrhage-inventricluar hemorrhage,GMH-IVH)　发生具有成熟依赖性特征,即胎龄越小发生风险越高,严重出血风险越高。部分患儿可合并脑室周围出血性梗死(periventricular hemorrhagic infarction,PVHI),主要为终末静脉回流阻塞和髓静脉回流障碍导致的出血性静脉梗塞。

2. 脑实质出血　可由不同病因造成,例如早产儿严重的Ⅳ度 IVH 可伴有多处脑实质出血、可以突发于任何时期的脑血管畸形造成的脑实质出血,以及由缺氧、感染或其他原因造成的点状或小片状出血等,脑实质出血多伴随惊厥性电活动。

3. 蛛网膜下腔出血(subarachnoid hemorrhage,SAH)　多见于足月儿,当出血量很少时,无临床征象或仅有极轻的神经系统异常表现,当出血对脑皮质刺激时可诱发惊厥。

4. 硬膜下出血(subdural hemorrhage,SDH)　多因机械性损伤使硬膜下血窦及附近血管破裂而发生出血,产伤、凝血功能障碍是硬膜下出血的主要原因。

5. 软脑膜下出血(subpial hemorrhage)　多见于产道分娩有助产史的足月新生儿,虽然较为少见,但是其累及脑实质,对预后影响较大,易发生惊厥,出血位置在软脑膜与受挤压移位的脑组织之间,可累及大脑或小脑,有时可与蛛网膜下腔出血混淆。

生发基质出血（GMH）

脑室内出血（IVH Ⅰ~Ⅲ级）

生发基质-脑室内出血

脑室周围出血性梗死（PVHI）

脑室扩大（VE）

丘脑、基底节出血

脑室周围白质出血

颅内出血分类　　脑实质出血

皮层、脑叶实质出血

其他部位：小脑出血等

硬膜下/外出血

脑外出血　　蛛网膜下腔出血

软脑膜下出血

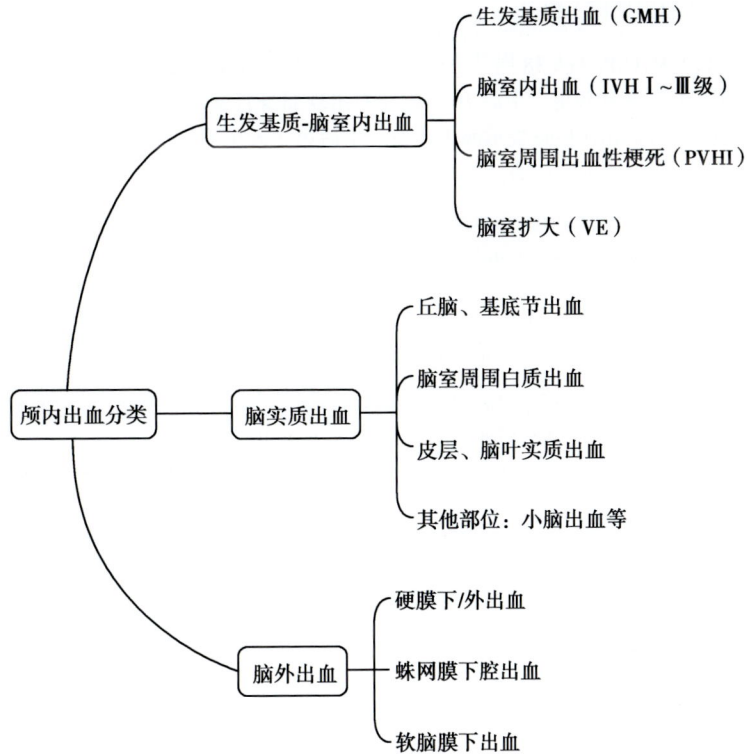

图 5-2-1　新生儿颅内出血的分类

## 病例 1　双侧脑室内及脑实质多发出血,电持续状态,严重背景异常

| 主诉 | 不明原因抽搐 1 次。 |
|---|---|
| 现病史 | 男,2 天,G₃P₁,GA 38 周 ⁺¹,经阴道分娩,出生体重 3 000g,羊水、脐带及胎盘未见异常,Apgar 评分不详,否认窒息病史。生后 10 小时左右出现周身青紫、哭声微弱、吸吮无力等表现,于当地住院治疗,完善头部 MRI 检查提示颅内出血。生后第 2 天出现抽搐 1 次,表现为双眼凝视、双拳紧握、上肢划船样动作、双下肢屈曲。 |
| 查体 | 神志清,自主活动少,双下肢及左上肢肌张力正常,右上肢肌张力减低,觅食、吸吮、吞咽反射正常引出,右侧握持反射未引出。 |
| 辅助检查 | 头 MRI(DOL 6 天,PMA 39 周):双侧大脑半球多发脑白质损伤、脑出血;蛛网膜下腔出血,脑室系统内积血;弥漫性脑水肿,幕上脑积水(图 5-2-2)。 |
| 治疗及转归 | 视频脑电图监测呈电持续状态,给予苯巴比妥、咪达唑仑镇静治疗,电发作逐渐消失,但脑电图仍存在大量正相尖波及节律性放电,于生后第 6 天出院。 |

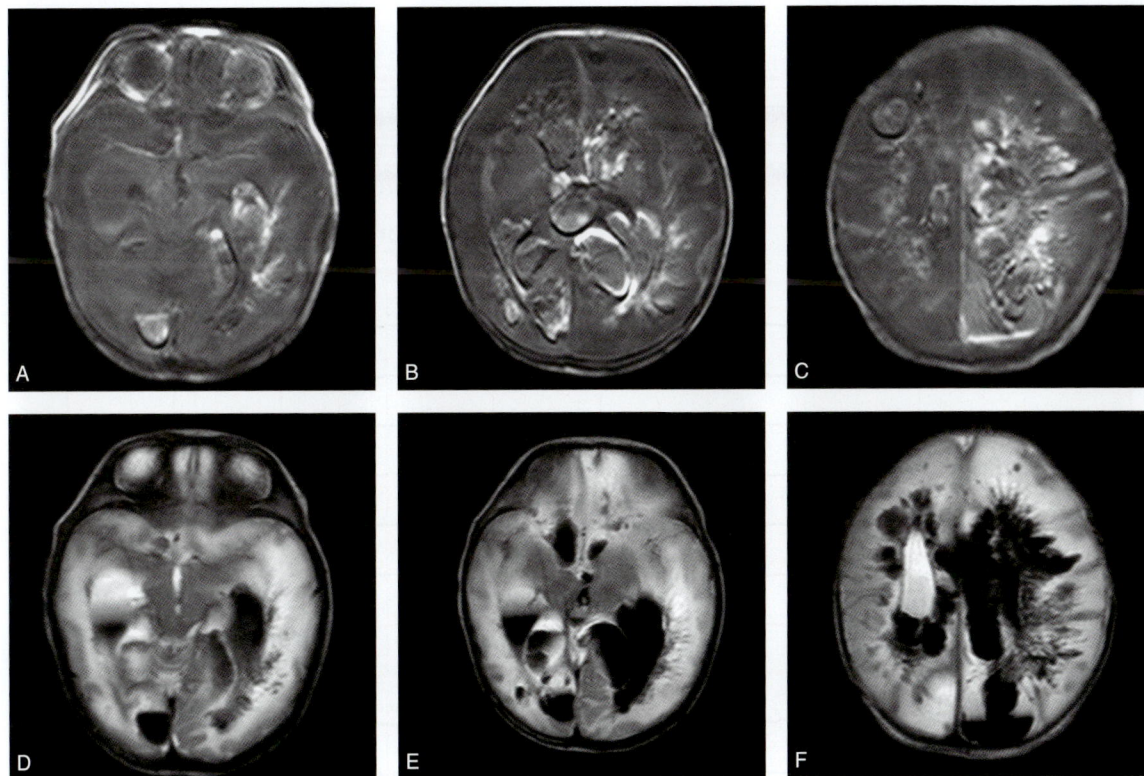

图 5-2-2 头 MRI（DOL 6 天，PMA 39 周）

T₁WI、T₂WI 序列可见弥漫性脑水肿，双侧脑室内及大脑半球脑实质多发出血，伴脑室扩张，左侧为著。A~C. T₁WI；D~F. T₂WI。

**病例特点**

1. 首次脑电监测即提示重度异常：aEEG 呈低电压且左侧低于右侧；大量缺口呈锯齿样形态，提示电持续状态。

2. 给予苯巴比妥、咪达唑仑镇静治疗，电发作逐渐消失，右侧半球生理波有所恢复，左侧半球生理波缺乏，提示左侧半球损伤可能更重，与 MRI 显示相符。

3. 双侧额区为著的多种节律性或周期性放电持续存在：一方面提示病情相对严重；另一方面额区仍有"放电"能力，也提示额区受累较少。

4. 发作期电演变由患侧半球起始，发作频繁，但未达到惊厥持续状态（图 5-2-3~图 5-2-9）。

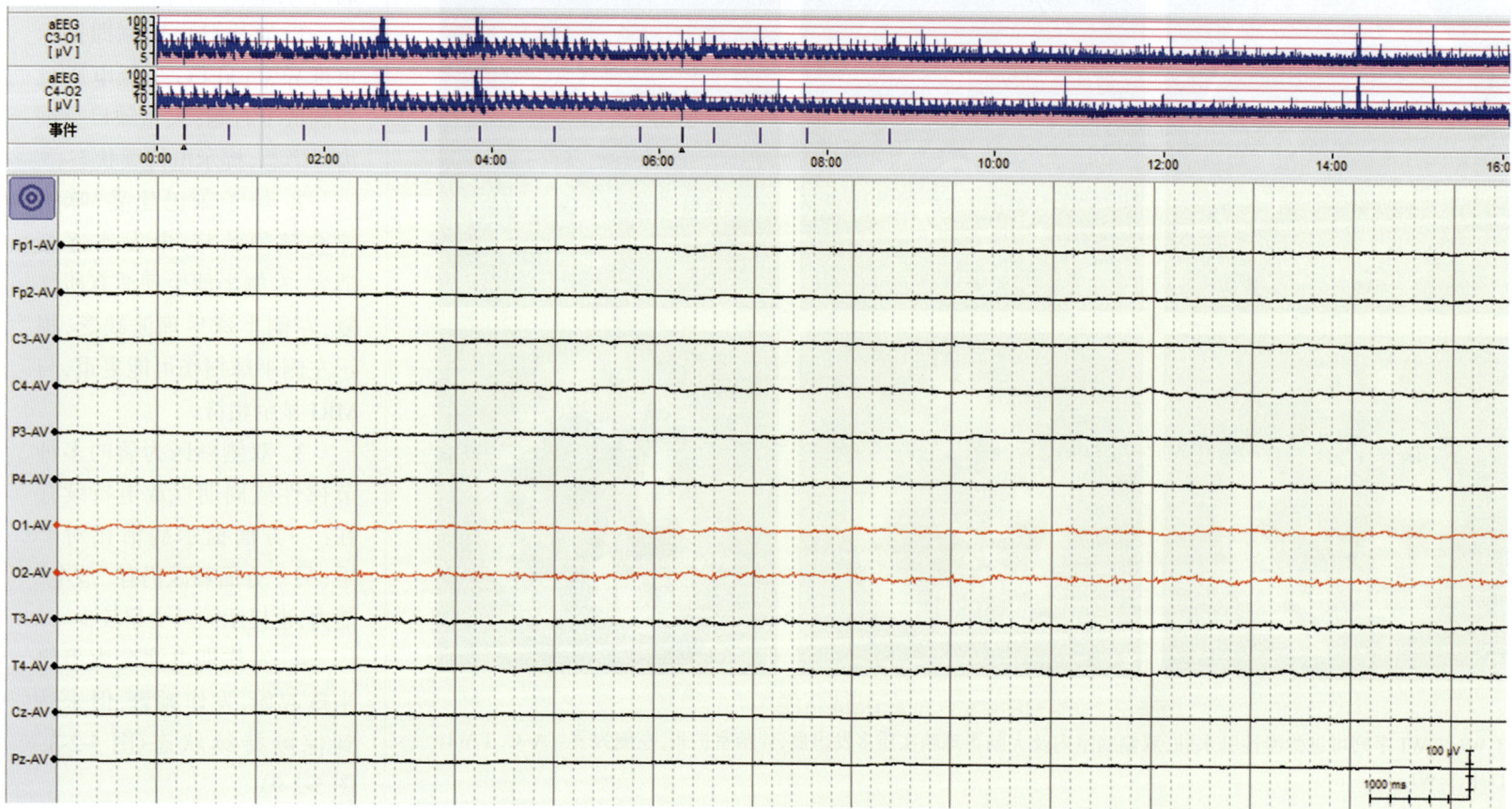

图 5-2-3　DOL 45 小时,PMA 38 周 ⁺³,脑电背景重度异常

距周身青紫等症状出现后约 35 小时,患儿在监测期间无明显的发作性症状,但 aEEG 显示锯齿样形态,监测期间应用苯巴比妥及咪达唑仑后 aEEG 缺口逐渐减低,双侧略不对称,左侧上、下边界略低于右侧。在电发作间期,EEG 背景呈持续性低电压,无生理波波形,脑电图反应性及变化性均较差。

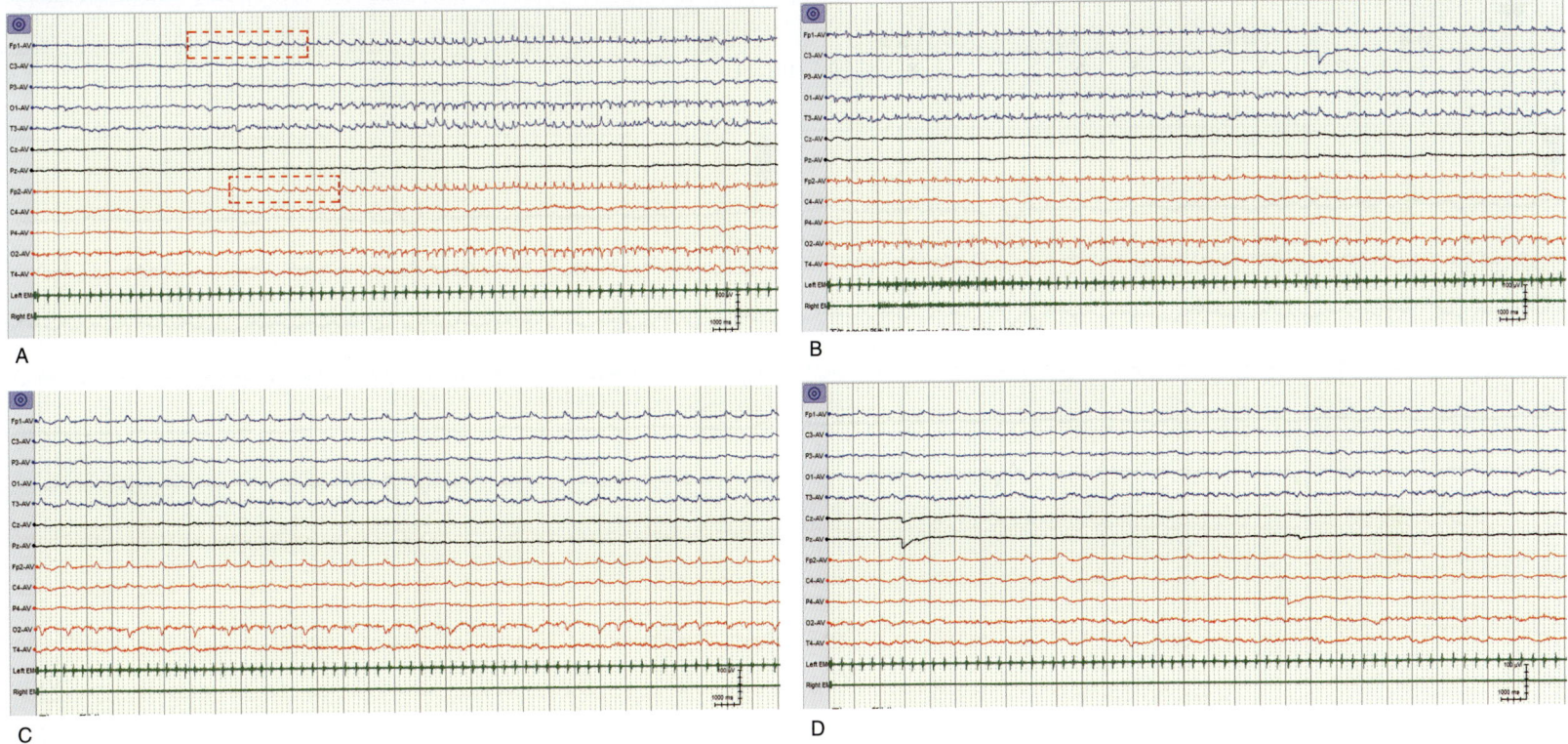

图 5-2-4　aEEG 缺口处原始 EEG 为电发作

1 次起源于双侧额区的电发作(红色虚框),持续约 7.5 分钟,期间波形及频率发生演变,电发作部位在双半球间并不完全同步(注:此处非连续完整记录,走纸速度 15mm/s)。

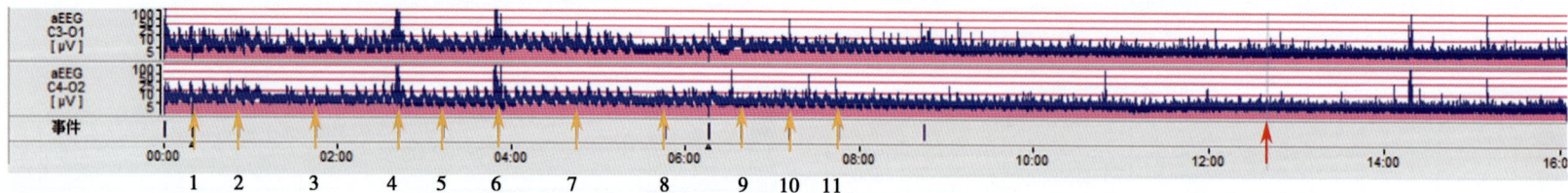

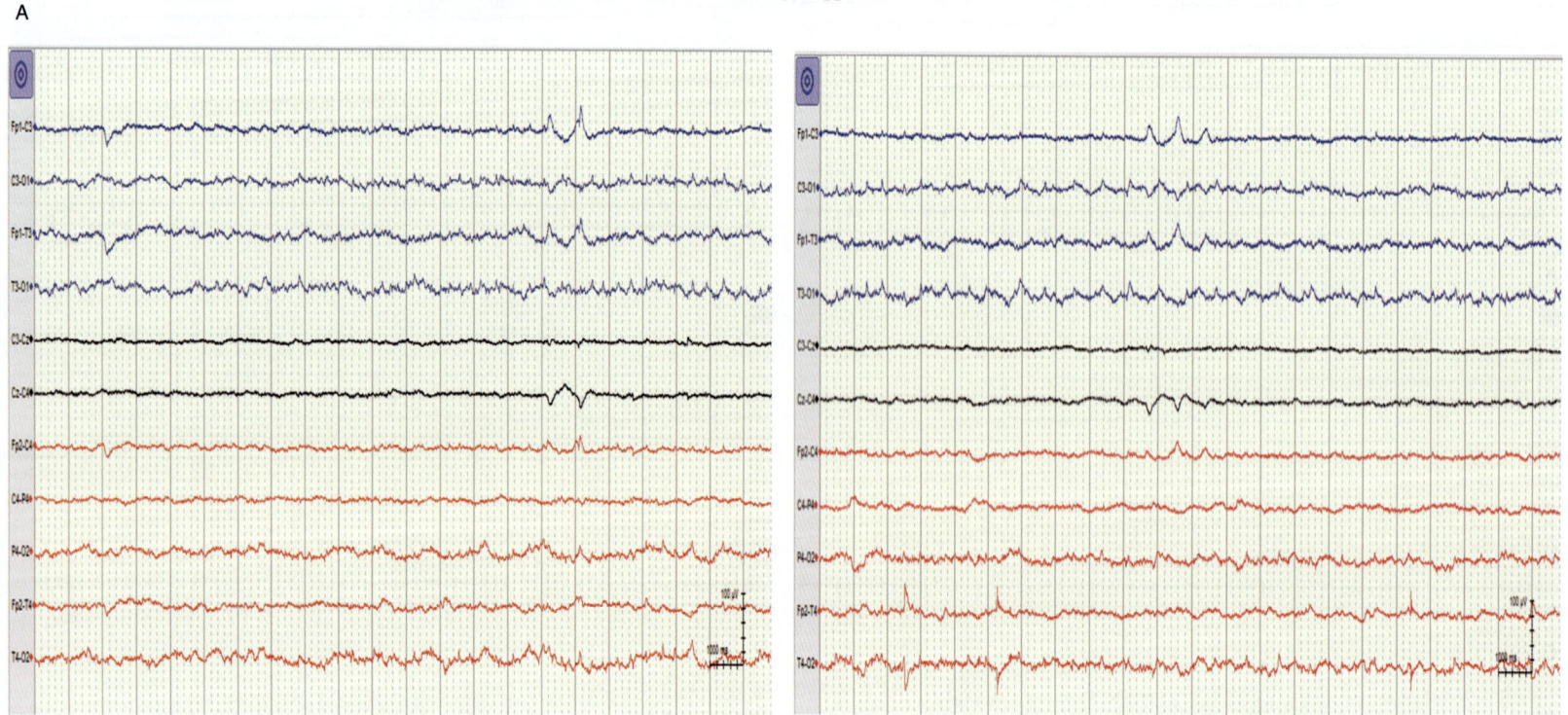

图 5-2-5　电发作对药物的反应

A. 黄色箭头标识事件内容依次为：①~②苯巴比妥 0.026g 静推；③~⑪咪达唑仑持续泵入，从 0.05mg/（kg·h）逐渐增加至 0.4mg/（kg·h）。第 11 个黄色箭头处，咪达唑仑上调至 0.4mg/（kg·h）后，电发作逐渐减弱。B、C. aEEG 红箭头标识处未见明确缺口改变，但原始 EEG 可以看到 1 次起源于左侧半球的低波幅的电发作，持续约 1 分钟，与最初发作相比，持续时间缩短、发作期波幅降低（走纸速度 20mm/s）。

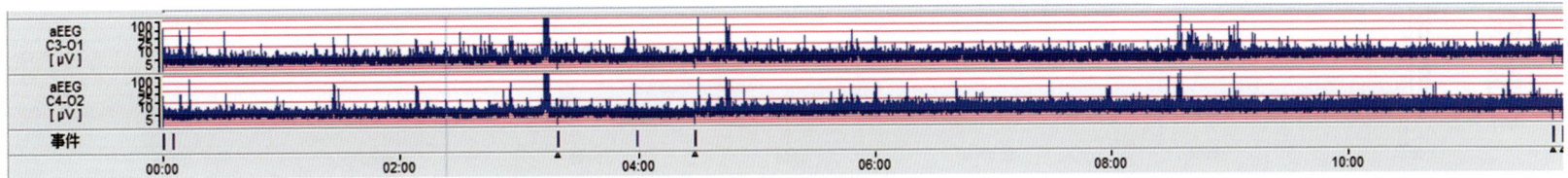

A

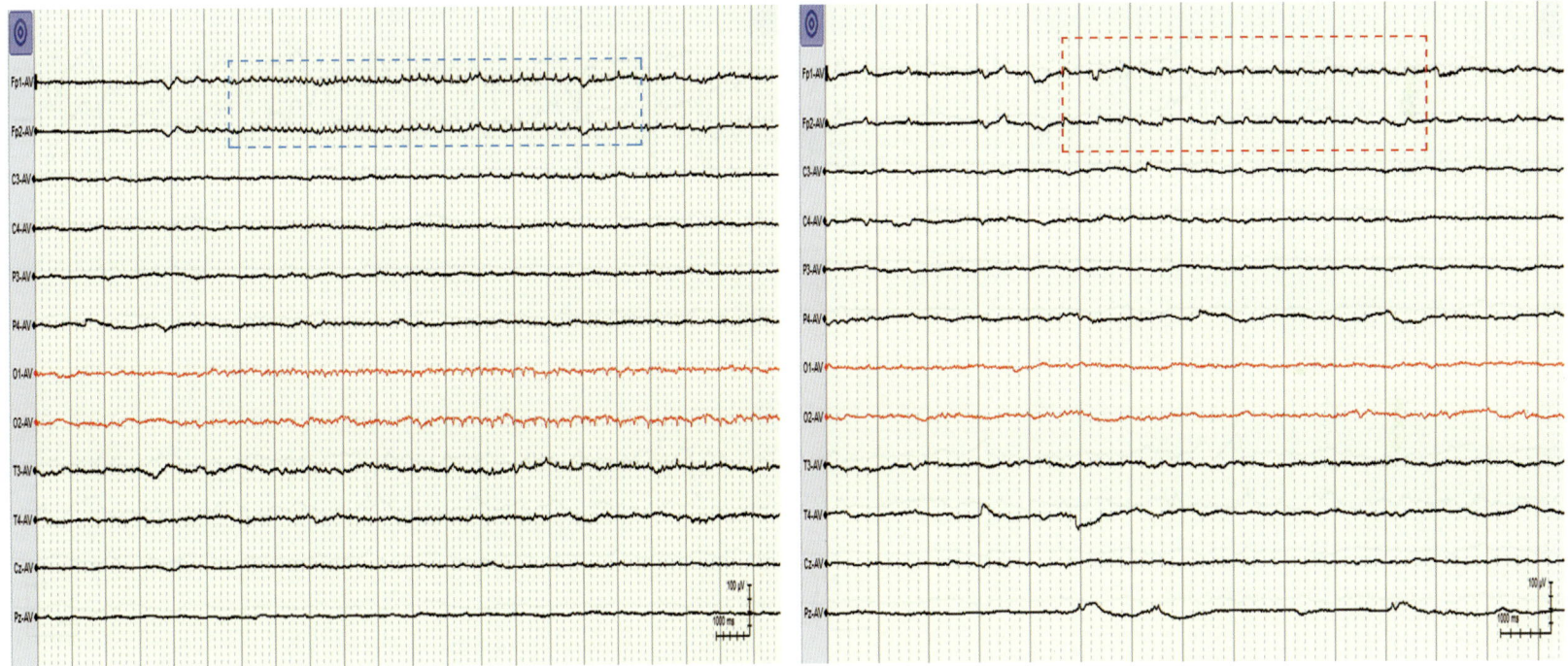

B　　　　C

图 5-2-6　DOL 72 小时,PMA 38 周$^{+4}$,距发病 62 小时,咪达唑仑 0.4mg/(kg·h)持续静脉泵入状态下

与图 5-2-5 为连续监测。aEEG 中缺口逐渐减弱,EEG 表现为低电压背景上的低波幅电发作、PDs、BRDs 等图形。A. 缺口逐渐减弱,监测后期 aEEG 双侧不对称性逐渐明显,左侧上、下边界低于右侧;B. 一次双额区起始的电发作(蓝色虚框处),持续约 55 秒,发作期电活动较之前波幅降低、持续时间缩短(注释:此处未完全展示全程,走纸速度 20mm/s);C. 双额区周期性低波幅尖波(红色虚框处),周期性放电有时与电发作较难区分,与图 B 的电发作相比,图 C 周期性尖波的演变性特征不明显。

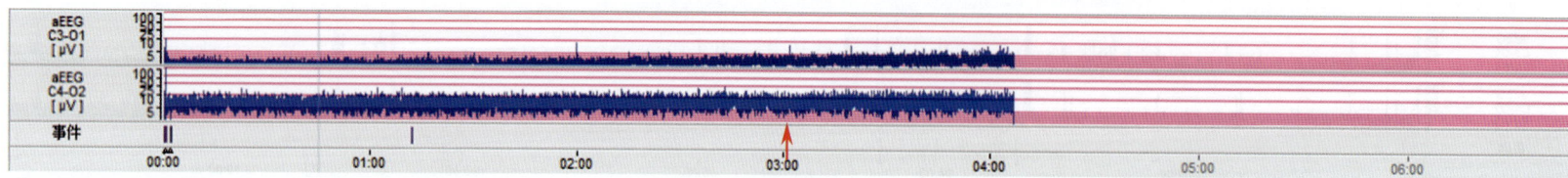

A

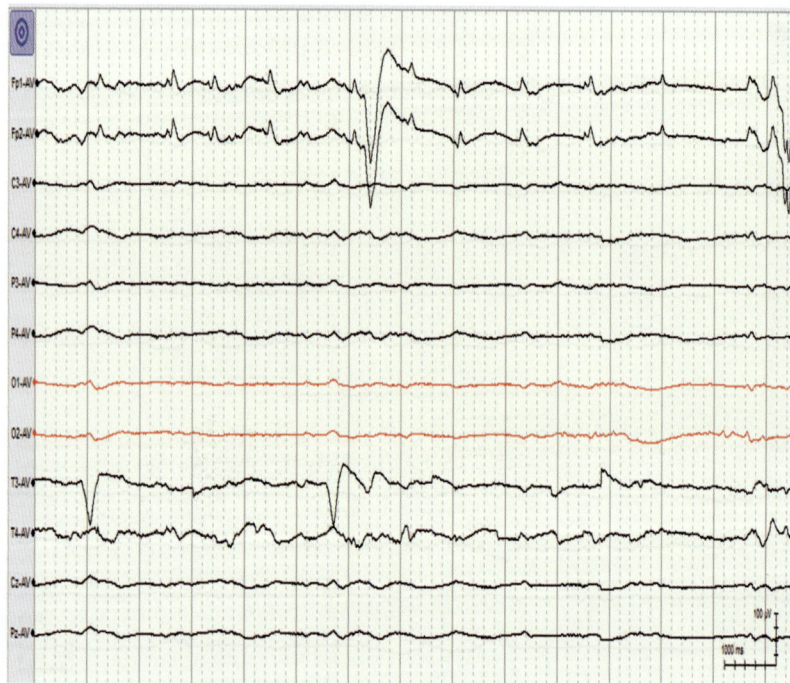

B

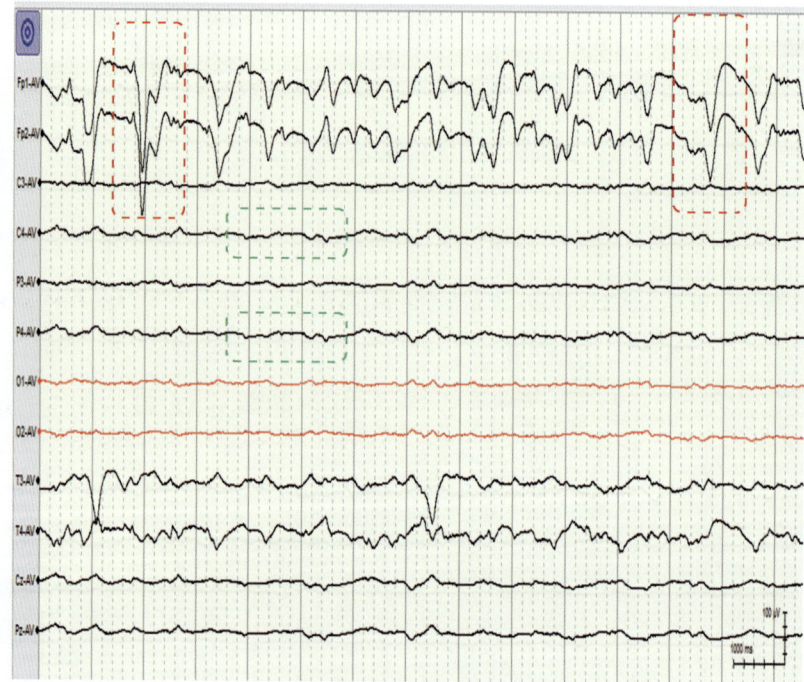

C

图 5-2-7   DOL 5 天,PMA 38 周 $^{+6}$,发病第 5 天,惊厥发作停止,多种形式异常电活动

aEEG 双侧电压及带宽不对称、多量缺口。A. 双侧 aEEG 不对称,左侧低于右侧,仍有多量缺口;B. aEEG 红色箭头处缺口,原始 EEG 为双额区为主的多种形态的节律性或周期性放电;C. 右侧中央、顶区低波幅 δ 波增多(绿色虚框),而左侧中央、顶区仍缺乏生理性电活动。双侧额区不规则 θ 波活动。双侧额区深大正相尖波(红色虚框)与生理性额区尖波不易区分。

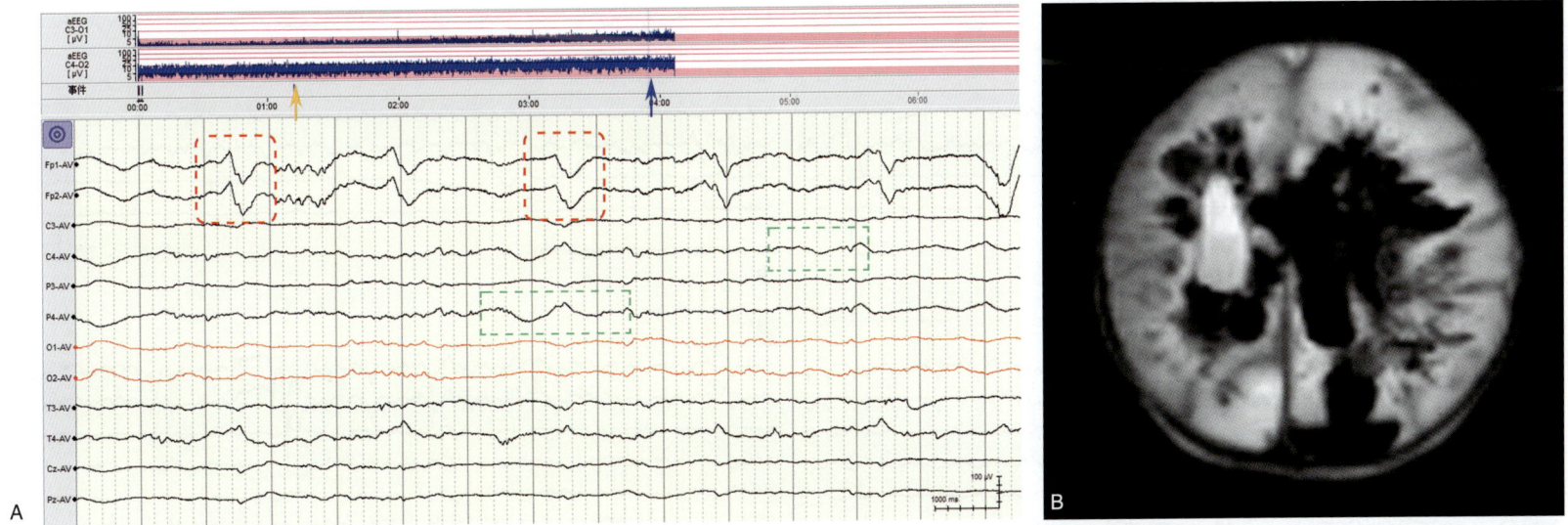

图 5-2-8　DOL 6 天,PMA 39 周,下调咪达唑仑剂量后的脑电图背景

A. aEEG 黄箭头处下调咪达唑仑 0.4 → 0.2mg/(kg·h) 静脉泵入。图示原始 EEG 为 aEEG 蓝箭头处,双额区双相或负相尖波频发(红色虚框),为与胎龄相符的生理波。双侧中央、顶、颞区明显不对称,右侧中央、顶、颞区 δ 活动(绿色虚框),左侧中央、顶区依然电压低平,左侧颞区正相尖波减少。B. 头 MRI 提示左侧脑实质损伤范围更大,程度更重,与脑电监测所提示的严重程度及侧别相符。

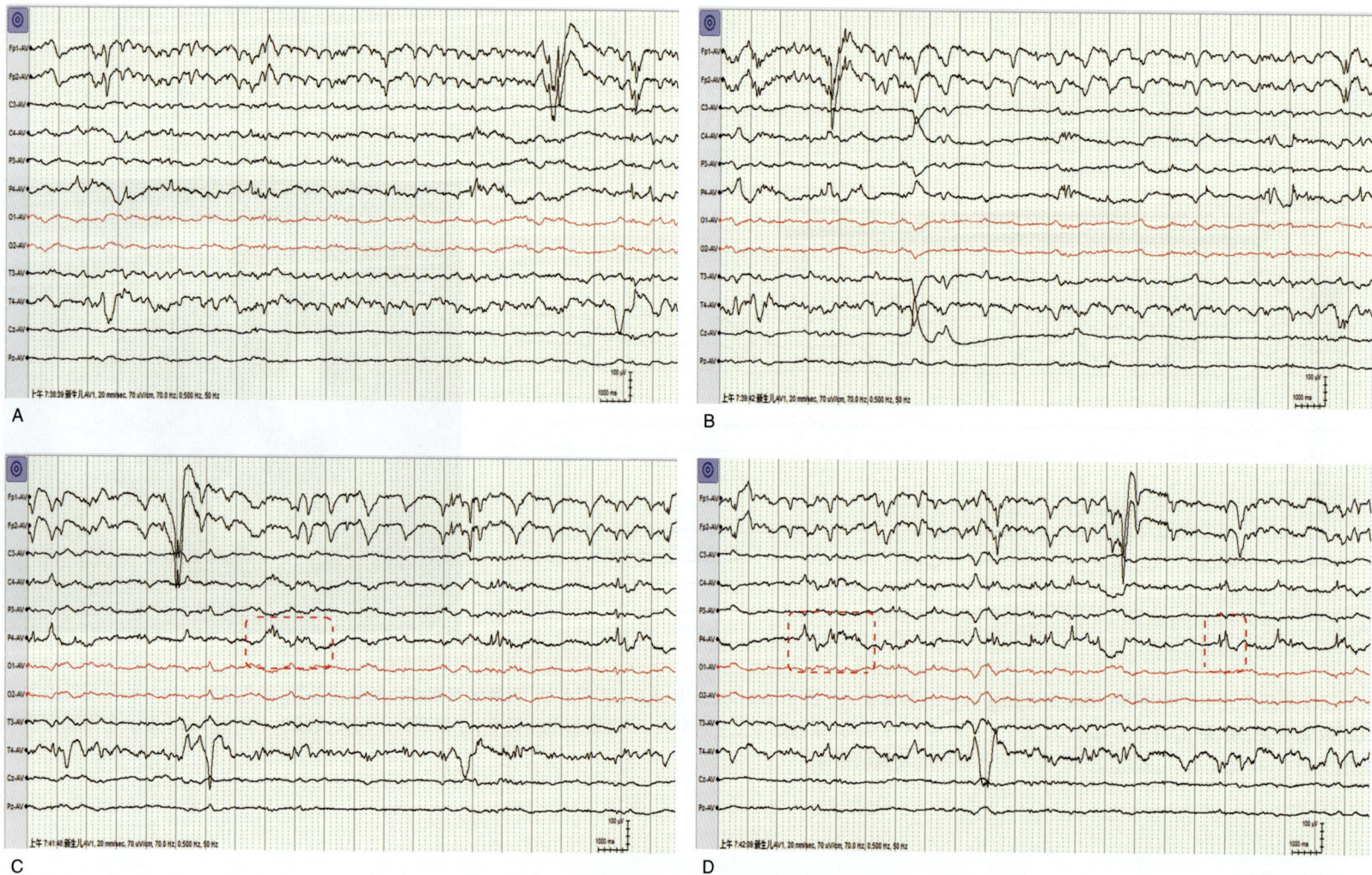

图5-2-9 DOL 6天,PMA 39周,发病第 6 天,脑电图中的异常电活动

A、B. 双额极为主的 δ 节律及正相尖波波动过程,走纸速度 20mm/s；C、D. 左侧中央、顶区波幅低平,右侧中央、顶区多形性紊乱波活动(红色虚框)。

## 病例 2　侧脑室后角及脑室旁出血，多次惊厥发作，轻度背景异常

| 主诉 | 右侧肢体间断节律性抖动 2 天。 |
| --- | --- |
| 现病史 | 男，4 天，$G_2P_2$，母孕 39 周 $^{+5}$，经阴道分娩，出生体重 3 870g，羊水、脐带及胎盘未见异常，Apgar 评分不详，生后否认窒息史及抢救史。生后第 2 天发现右侧肢体节律性抖动，生后第 3 天发现皮肤黄染并出现发热，最高体温 38.5℃。于当地医院完善颅脑 CT 检查提示颅内出血，转入笔者医院。 |
| 查体 | 神志清，状态好，弹足 3 次哭声响亮，自主呼吸平稳，周身皮肤中度黄染，前囟平坦，四肢肌张力正常，腘角 100°，肢端温暖，CRT 3 秒，觅食、吸吮、吞咽、拥抱、握持反射正常引出。 |
| 辅助检查 | • 头 MRI（外院）：可见脑室出血，左侧为著。<br>• 头 MRI（DOL 8 天，PMA 40 周 $^{+6}$）：双侧脑室后角出血，伴左侧侧脑室旁白质局灶出血（图 5-2-10）。 |
| 治疗及转归 | 给予抗感染、蓝光照射及间断腰椎穿刺放液治疗，治疗 21 天病情好转后出院。 |

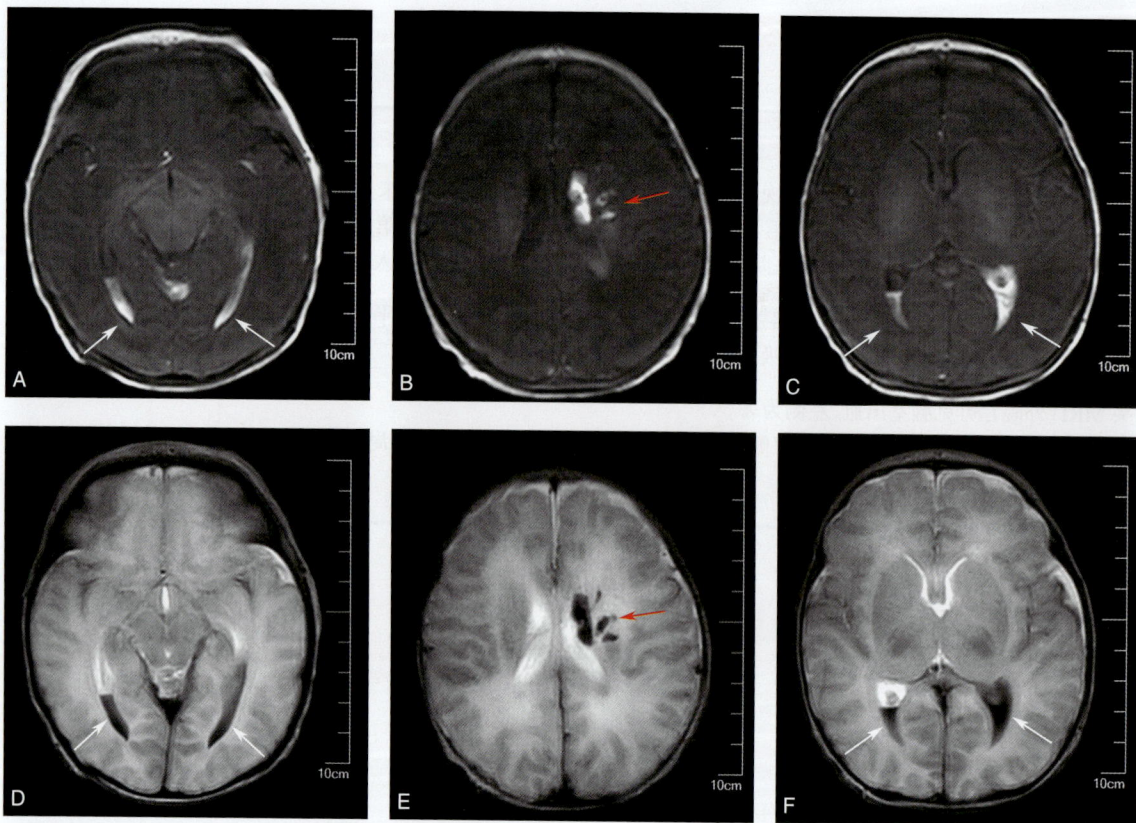

图 5-2-10 头 MRI(DOL 8 天,PMA 40 周 +6)

T₁WI、T₂WI 提示双侧侧脑室后角出血(白色箭头所示),无脑室扩张,伴左侧侧脑室旁白质局灶出血(红色箭头所示)。A~C. T₁WI; D~F. T₂WI。

**病例特点**

1. 首次 aEEG 表现为睡眠-觉醒周期紊乱,左侧存在多个缺口改变,原始脑电图提示自动症及阵挛发作。在惊厥发作停止后,睡眠-觉醒周期逐渐恢复。

2. 间歇期多灶性负相、正相尖波、棘波,左半球及中央中线区为主。

3. 该患儿发作次数不多,且很快停止,并且生理波无明显减少,提示患儿脑实质损伤相对较轻,对预后的判断需结合影像学及后续脑电图的动态监测(图 5-2-11~ 图 5-2-14)。

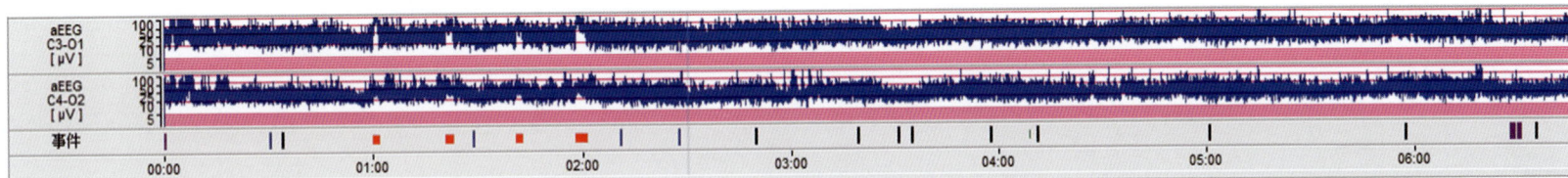

A

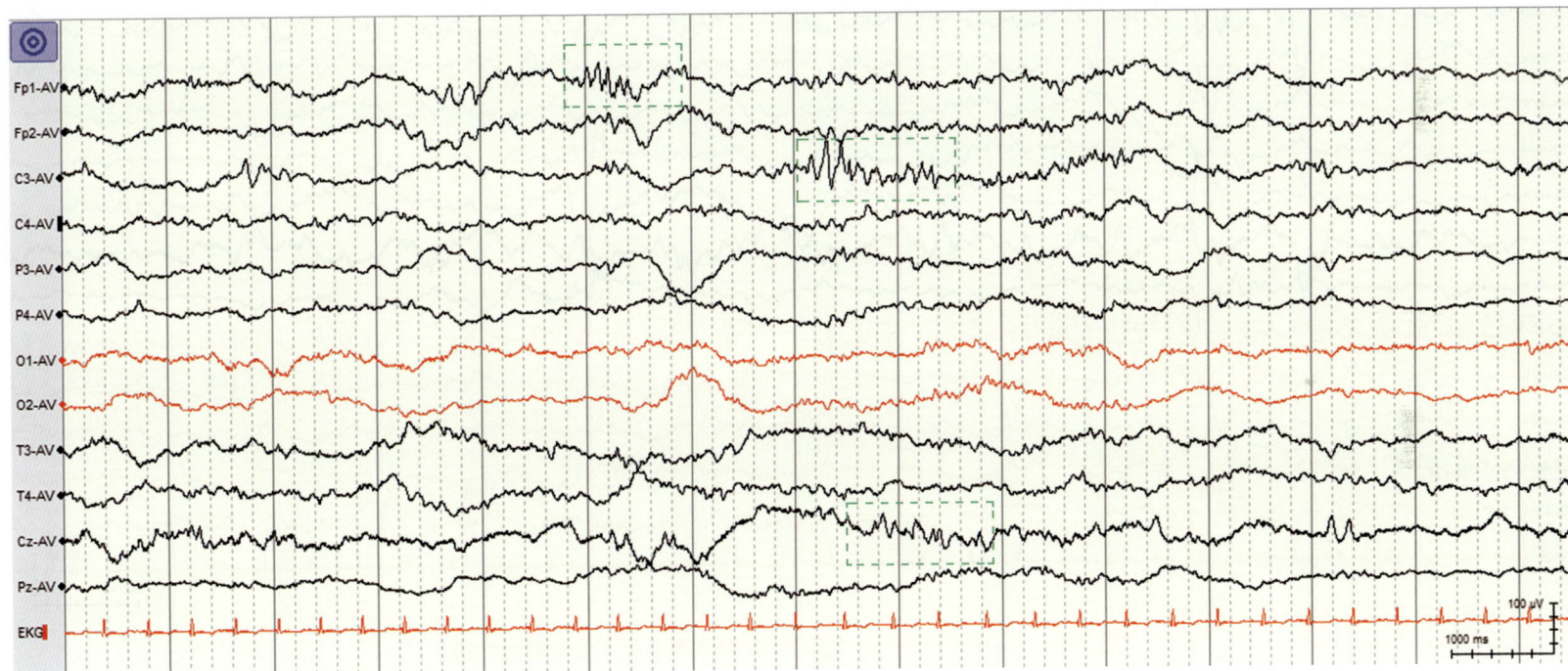

B

图 5-2-11　DOL 4 天, PMA 40 周 $^{+2}$, 起病后第 3 天, 背景活动轻度异常, 多次电 - 临床发作

A. aEEG 睡眠周期紊乱, 双侧带宽不对称, 左侧存在缺口, 视频及原始脑电证实为自动症及阵挛发作, 单次持续 2~3 分钟; B. AS 期, 连续图形, 左额区、左中央区及中央中线区高尖 α 或 θ 波发放 (绿色虚框)。

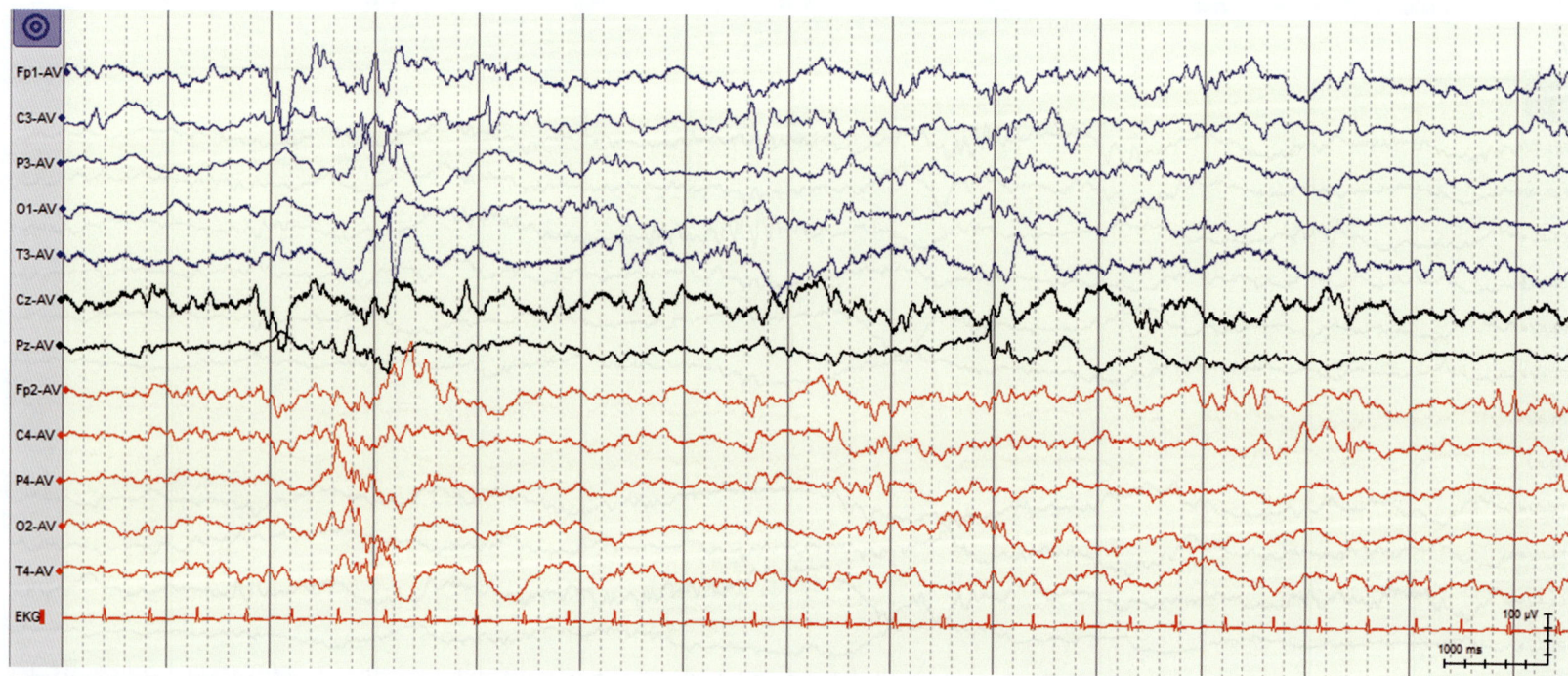

图 5-2-12  DOL 4 天,PMA 40 周 +2,起病后第 3 天,QS 期背景活动

以 TA 图形为主,双半球脑电活动特征不对称,双半球高尖 α、θ 波活动明显,以左半球及中央中线区为主。

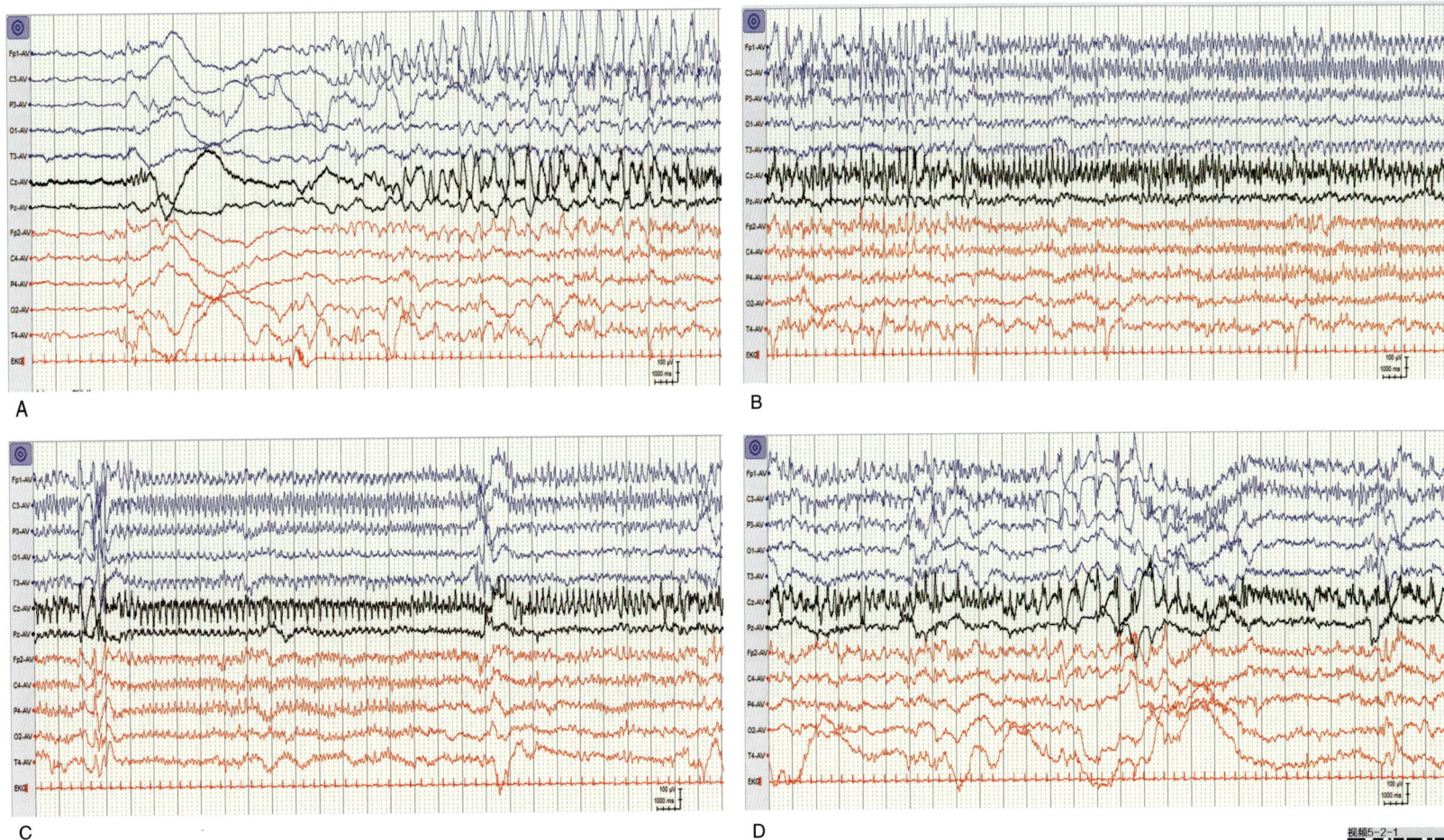

图 5-2-13　DOL 4 天,PMA 40 周 [+2],发病第 3 天,电 - 临床发作

阵挛发作。患儿右侧肢体节律性抖动→双侧肢体非同步节律抖动伴下颌抖动→再次右侧肢体抖动。A~H. EEG 双半球一过性电压减低→左半球及中央中线多种波形、多种频率尖波演变过程,患儿表现为双侧肢体抖动,共持续 3 分钟左右(视频 5-2-1,走纸速度 15mm/s,接下一页)。

视频 5-2-1

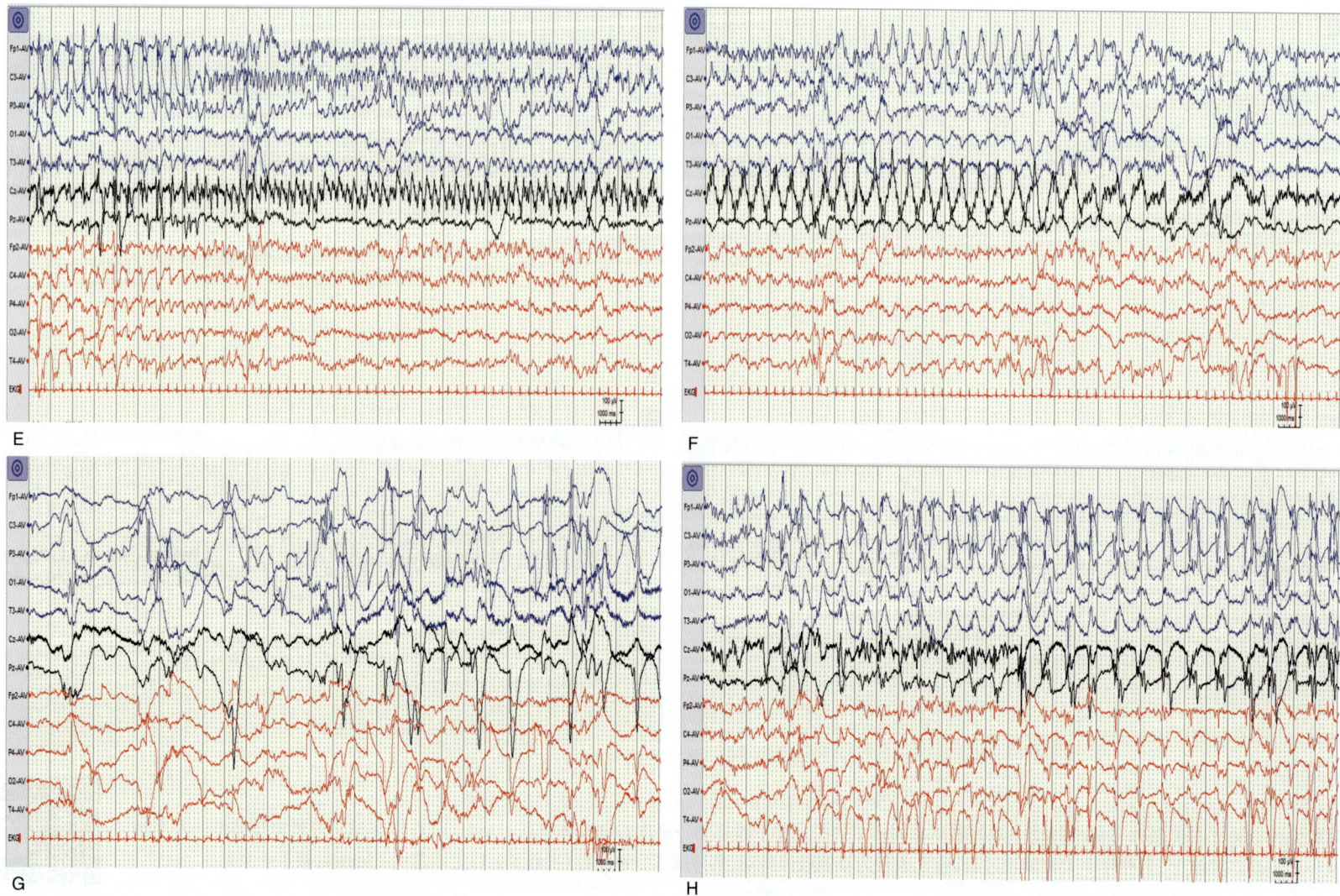

图 5-2-14 （接上一页）示 1 次阵挛发作。E~H. 左半球及中央中线多种节律尖波演变过程，共持续 3 分钟左右（走纸速度 15mm/s）。

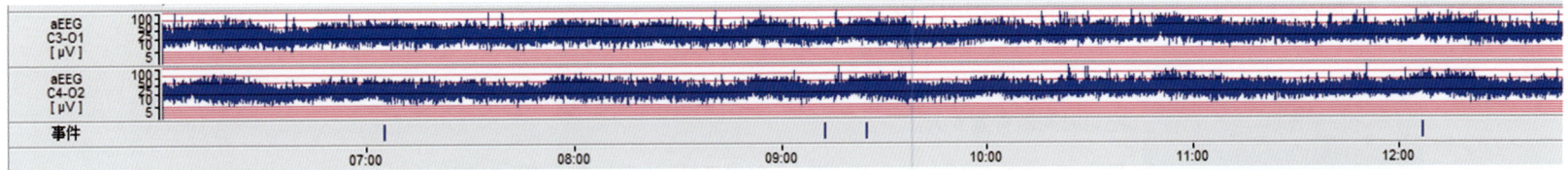

A

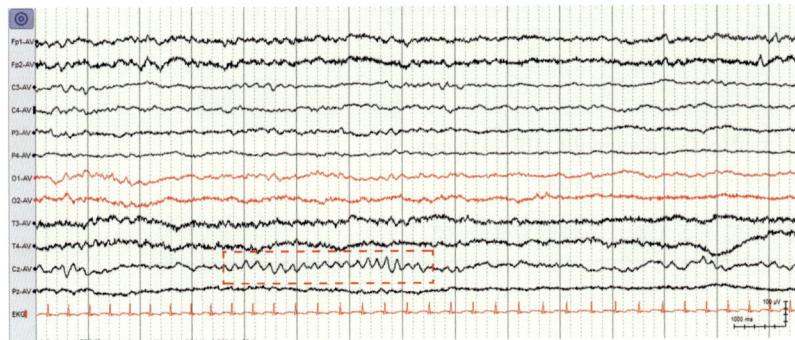

B

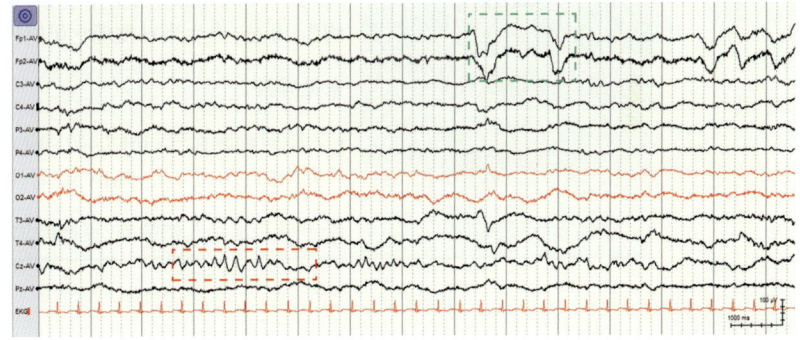

C

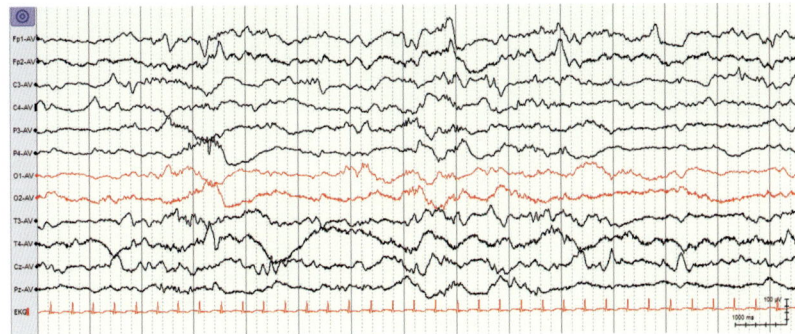

D

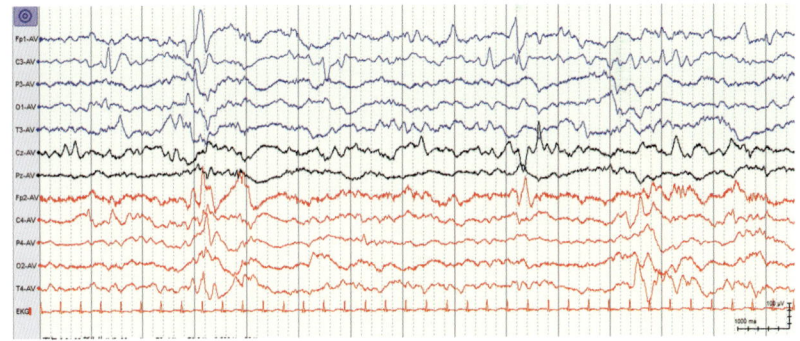

E

图 5-2-15　DOL 5 天,PMA 40 周 +3,发病第 4 天,脑电图背景中仍有多量异常电活动

A. aEEG 未见缺口,睡眠 - 觉醒周期大致正常,原始 EEG 也未发现明确的电演变; B、C. AS 期,连续图形,可见额区一过性尖波等生理波形(绿色虚框),中央中线区 BRDs(红色虚框); D、E. QS 期,连续图形及交替图形,多灶性尖波发放,以左中央及中央中线区为主,但较之前已有明显减少。

## 病例 3  胼胝体出血,中线区尖形 θ 波发放

| 主诉 | 吃奶时间断青紫 4 天。 |
|---|---|
| 现病史 | 男,4 天,$G_1P_1$,GA 38 周 $^{+1}$,因"臀位,宫缩发动,脐带绕颈 2 周"剖宫产娩出,产前一过性胎心减慢(胎心<90 次/min),出生体重 2 710g,羊水、胎盘未见异常,脐带绕颈 2 周,Apgar 评分 1 分钟、5 分钟均为 10 分,出生当日发现吃奶时偶有青紫。 |
| 查体 | 未见异常。 |
| 辅助检查 | • 入院时动脉血气:pH 7.442,$PaO_2$ 60.1mmHg,Glu 4.4mmol/L,BE −4.90mmol/L。<br>• 头 MRI(DOL 4 天,PMA 38 周 $^{+5}$):胼胝体区出血(图 5-2-16)。 |
| 治疗及转归 | 给予患儿足月儿奶喂养,缓慢增加奶量,住院期间无青紫及惊厥发作,出院。 |

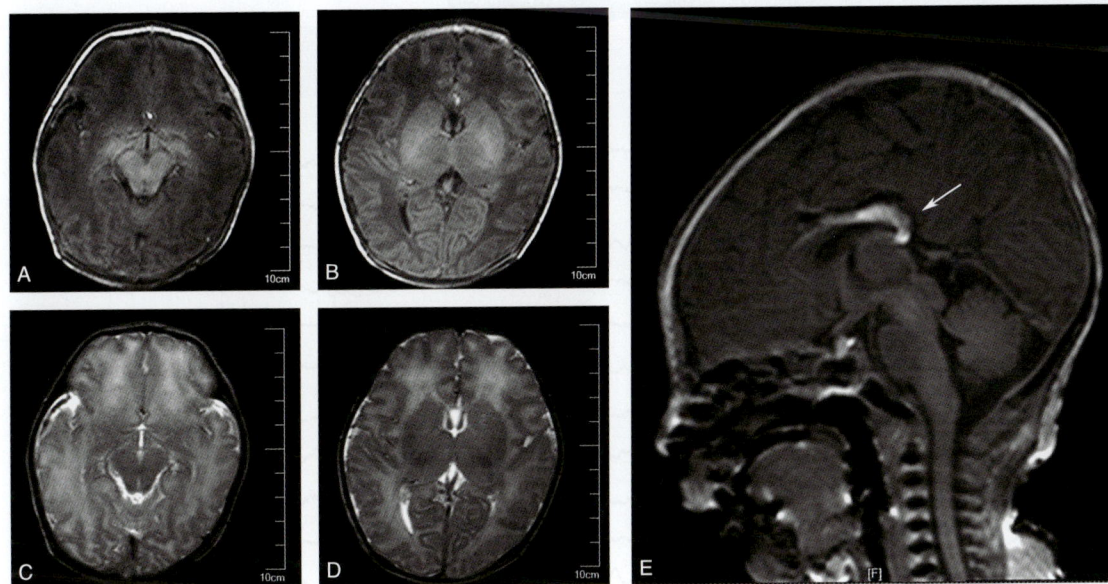

图 5-2-16　头部 MRI（DOL 4 天，PMA 38 周 +5）
胼胝体区出血（白色箭头所示）。A、B. $T_1WI$；C、D. $T_2WI$；E. 矢状位 $T_1WI$。

**病例特点**

1. 患儿行 EEG 监测时为发病后 4 天，此时脑电活动为非特异性轻度异常改变。

2. 中央中线区尖形 θ 波活动相对突出，QS 期快波波形高尖，均提示脑电活动相对活跃，可能与脑出血后神经元细胞损伤或激惹相关（图 5-2-17~ 图 5-2-18）。

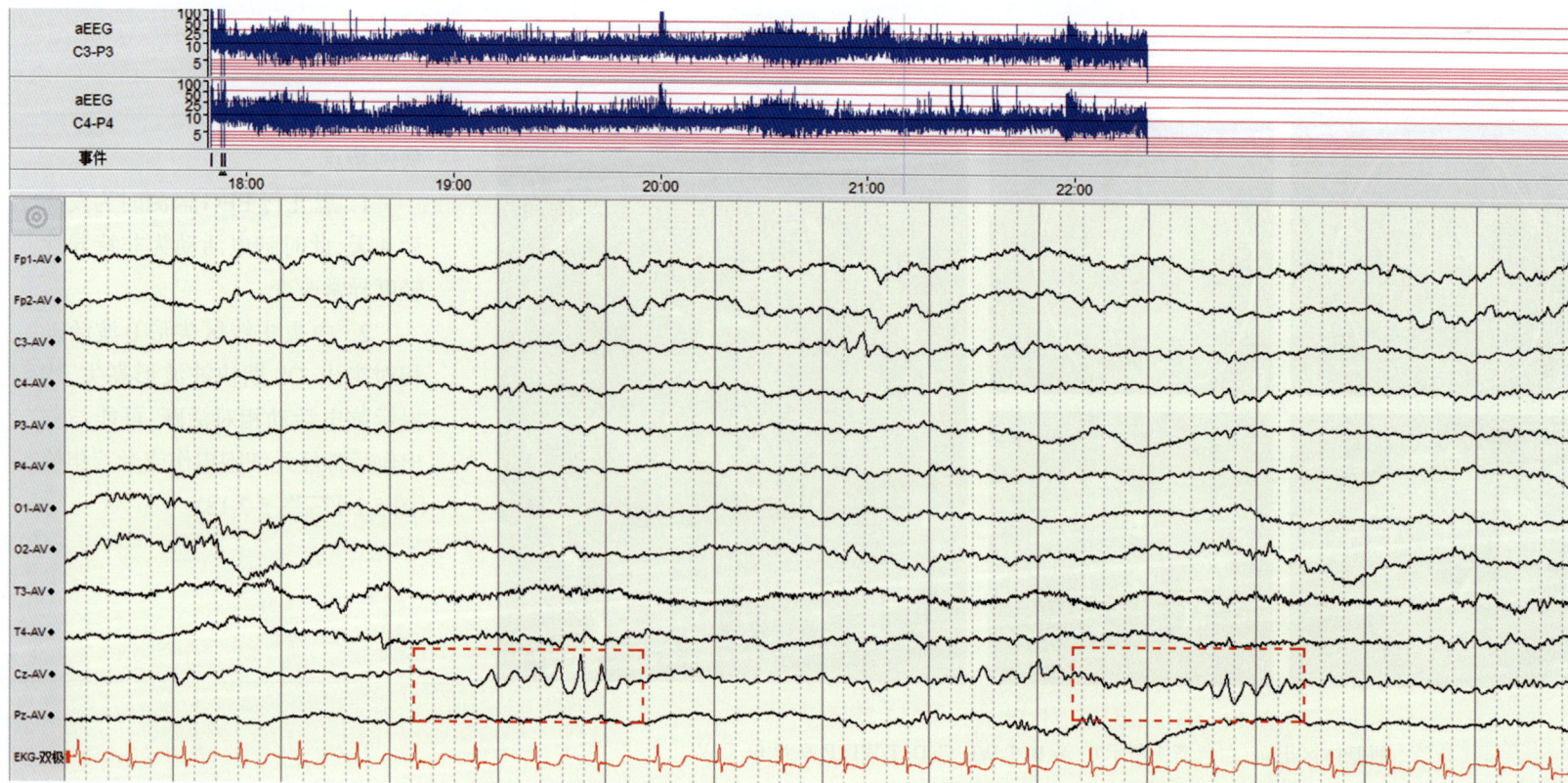

图 5-2-17　DOL 4 天,PMA 38 周 $^{+5}$,起病后第 4 天,脑电背景轻度异常

aEEG(C3-P3,C4-P4)显示睡眠 - 觉醒周期大致正常,双侧电压及带宽大致对称。AS 期,中央中线区稍多量尖形 θ 波活动(红色虚框)。

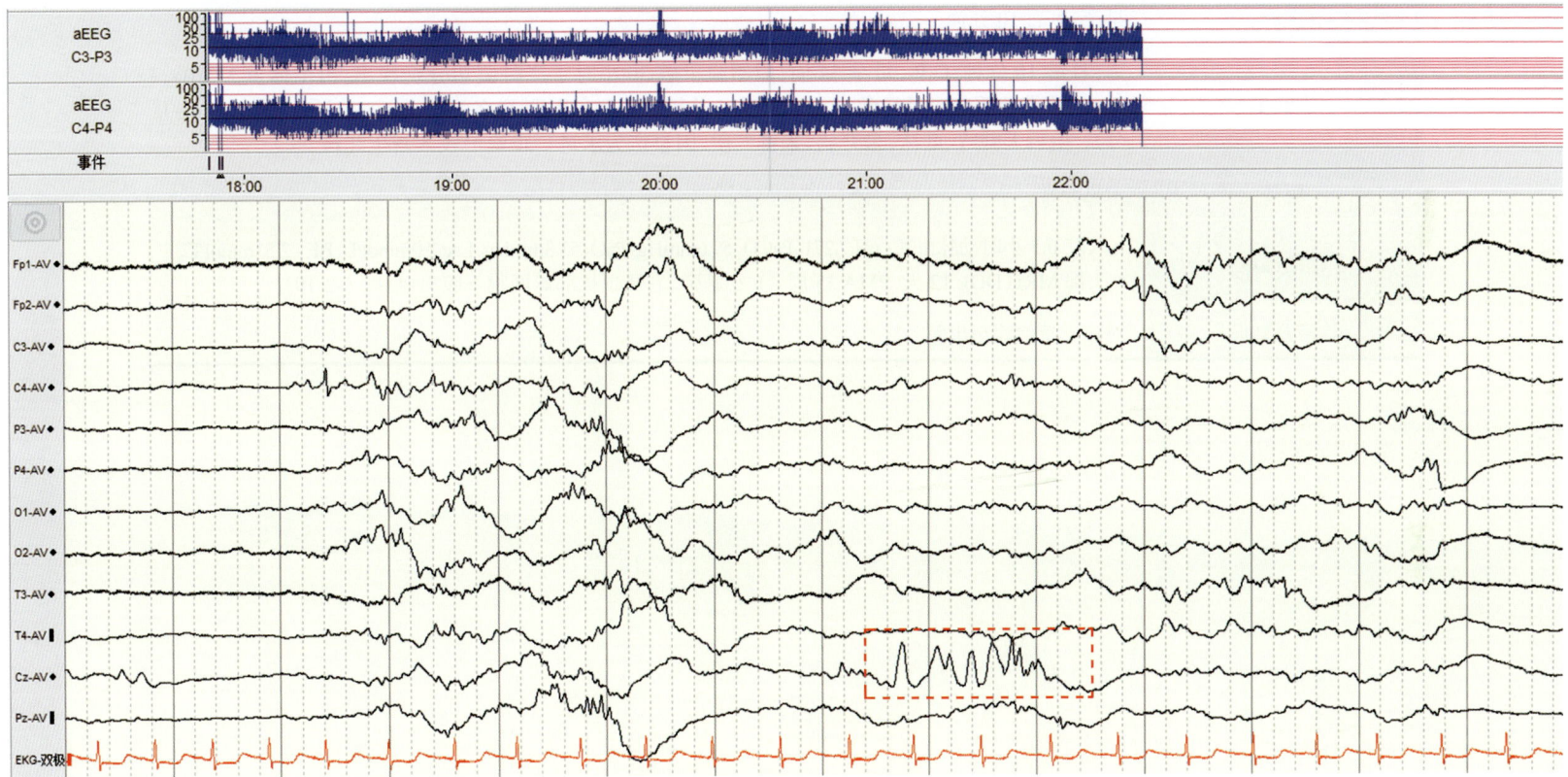

图 5-2-18　DOL 4 天,PMA 38 周$^{+5}$,起病后第 4 天,QS 期脑电背景

以 TA 图形及连续图形为主,少量 TD 图形,中央中线区尖波波形态更为突出(红色虚框),暴发段复合的快波波形略显高尖。

## 病例 4　蛛网膜下腔出血，正常脑电图

| 主诉 | 早产，生后 10 分钟。 |
|---|---|
| 现病史 | 男，日龄 10 分钟，$G_1P_1$，母孕 34 周，因胎膜早破 30 小时于产科侧切分娩娩出，出生体重 3 220g，羊水、脐带及胎盘未见异常，Apgar 评分 1 分钟 8 分（呼吸、肤色各减 1 分），5 分钟 9 分（呼吸减 1 分）。生后无呻吟、吐沫，未开奶，未排二便，因早产为求进一步诊治收入新生儿科。 |
| 查体 | 未见异常。 |
| 辅助检查 | • 入院 0.5 小时动脉血气：pH 7.271，$PaCO_2$ 57.6mmHg，$PaO_2$ 53.3mmHg，Lac 2.0mmol/L，BE −2.51mmol/L。<br>• 头部 MRI（DOL 12 天，PMA 35 周[+5]）：小脑旁、右侧顶枕部蛛网膜下腔出血（图 5-2-19）。 |
| 治疗及转归 | 对症支持治疗至出院。 |

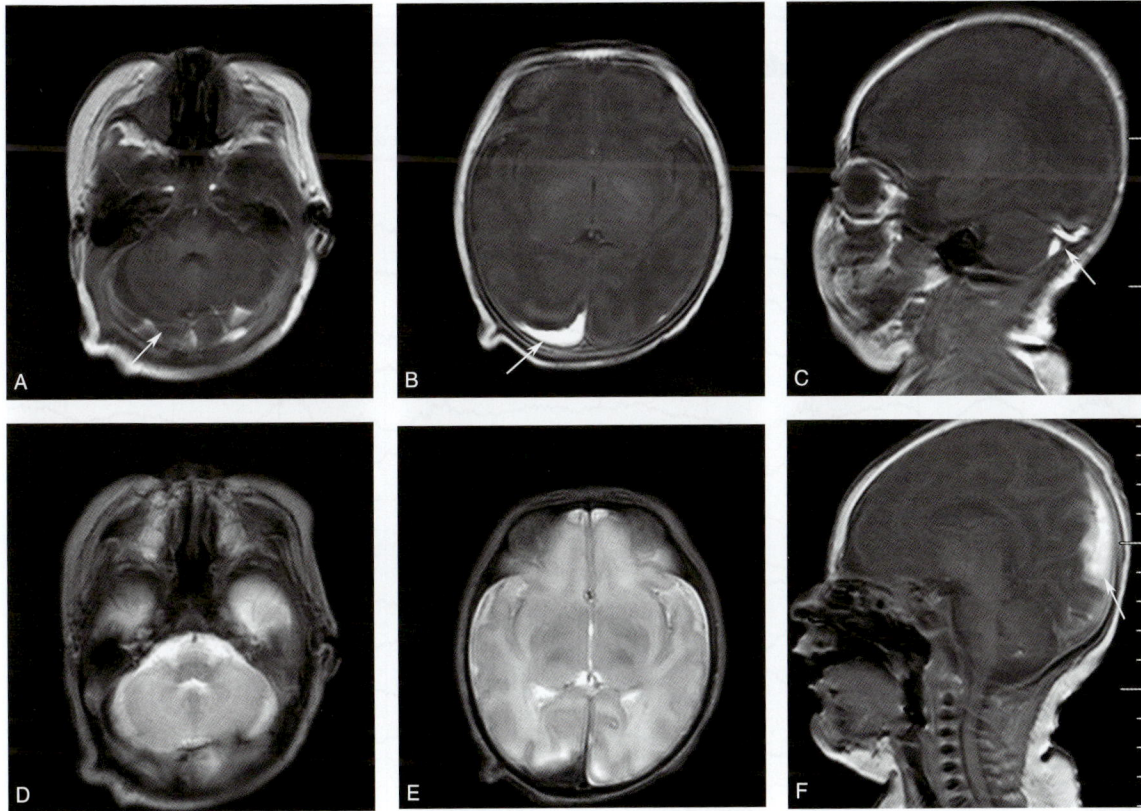

**病例特点**

1. 本例脑电图成熟度符合相应胎龄,未见明显异常脑电图活动。

2. 蛛网膜下腔出血多数无特异性临床表现,对脑电活动无明显影响,是否能监测到惊厥发作,取决于监测时机、出血量大小等多种因素(图5-2-20,图5-2-21)。

图5-2-19 头MRI(DOL 12天,PMA 35周$^{+5}$)

$T_1WI$、$T_2WI$ 显示小脑旁、右侧顶枕部蛛网膜下腔出血(白色箭头所示)。A、B. $T_1WI$;D、E. $T_2WI$;C、F. 矢状位 $T_1WI$。

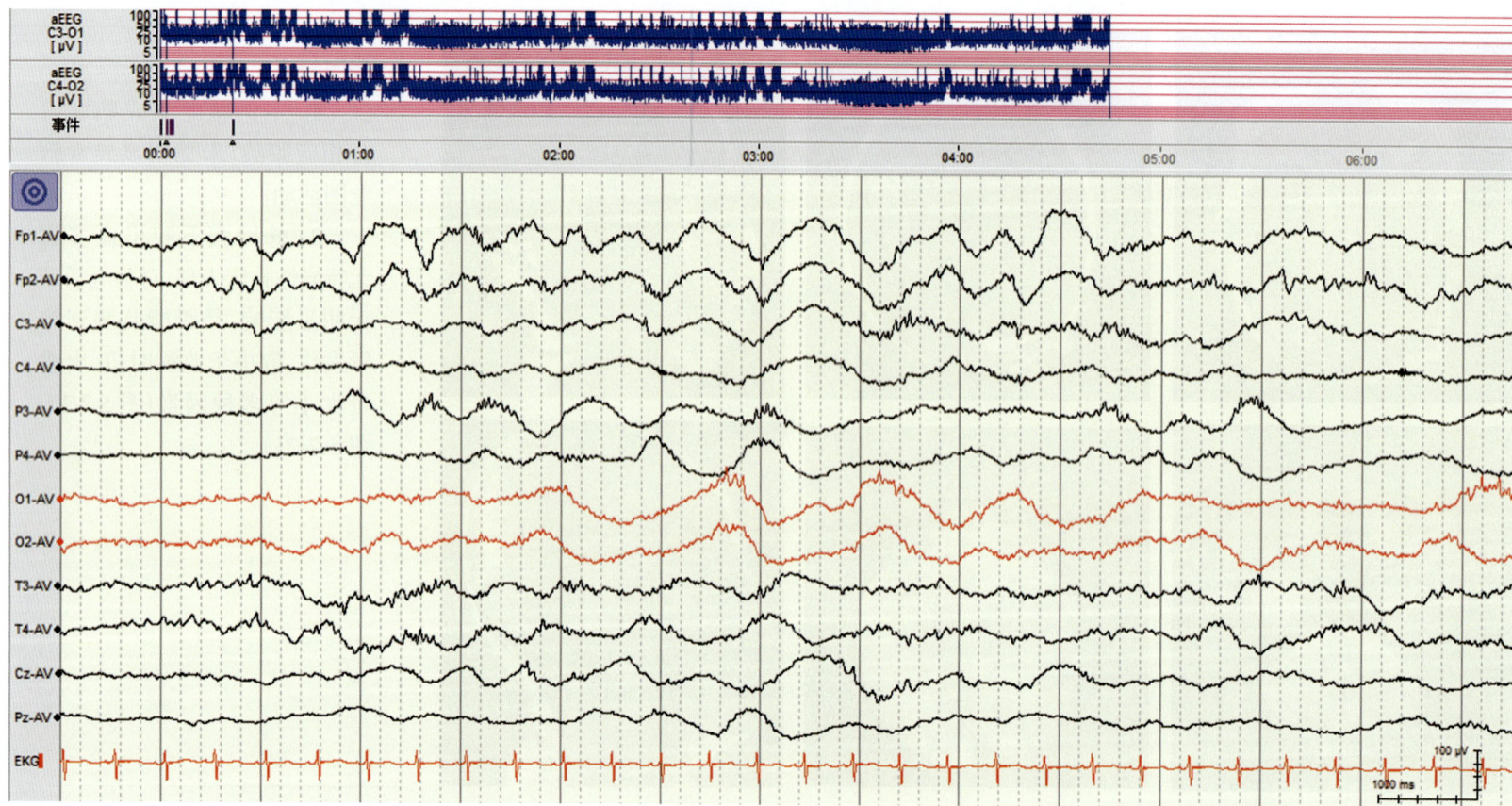

图 5-2-20   DOL 4 天,PMA 34 周 ⁺⁴,AS 期背景活动大致正常

aEEG 缺口处为动作伪差所致。AS 期,可见多量 δ 活动,双顶、枕、颞区 δ 刷及双额区非节律性慢波等生理波形。

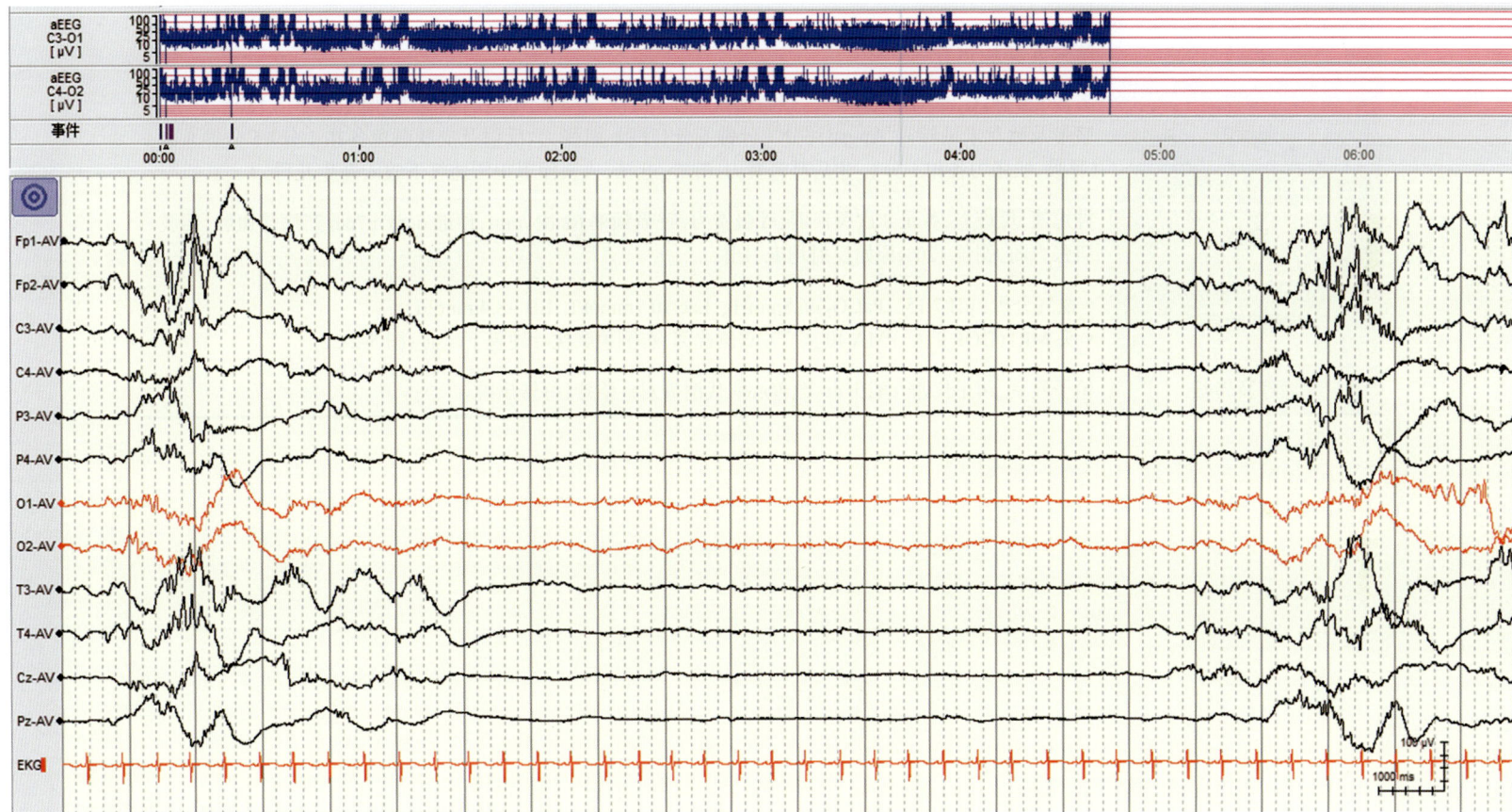

图 5-2-21　DOL 4 天,PMA 34 周 $^{+4}$,QS 期背景活动大致正常

QS 期 TD 图形为主,IBI 2~11 秒,胎龄相适生理波活动大致正常,可见高波幅 δ 波及丰富 δ 刷,双半球大致同步对称活动。

## 病例 5　硬膜下血肿，局部生理波衰减

| | |
|---|---|
| 主诉 | 呼吸费力 10 分钟。 |
| 现病史 | 男，20 分钟，$G_3P_1$，母孕 39 周 $^{+4}$，因宫缩发动于产科产钳 + 侧切经阴道娩出，出生体重 3 130g，羊水、脐带及胎盘未见异常，Apgar 评分 1 分钟 6 分（呼吸、肌张力、反射及皮肤颜色各扣 1 分），5 分钟 8 分（呼吸、肌张力各扣 1 分）。生后呼吸费力，呻吟、吐沫，人工面罩正压通气下收入新生儿科。 |
| 查体 | 神志清，反应差，弹足 3 次哭声弱，呼吸费力，呼吸频率 62 次 /min，顶部 6cm×7cm 产瘤伴血肿，四肢肌张力弱，腘角 120°，原始反射均未引出。 |
| 辅助检查 | • 血气分析：pH 7.152，$PaCO_2$ 46.8mmHg，Lac 10.7mmol/L，EB −8.4mmol/L。<br>• 头 MRI（DOL 9 天，PMA 40 周 $^{+6}$）：双侧枕部、右侧顶颞枕叶硬膜下出血（图 5-2-22）。 |
| 治疗及转归 | 给予吸氧、纠正代谢性酸中毒、改善心肌代谢等对症治疗，好转出院。 |

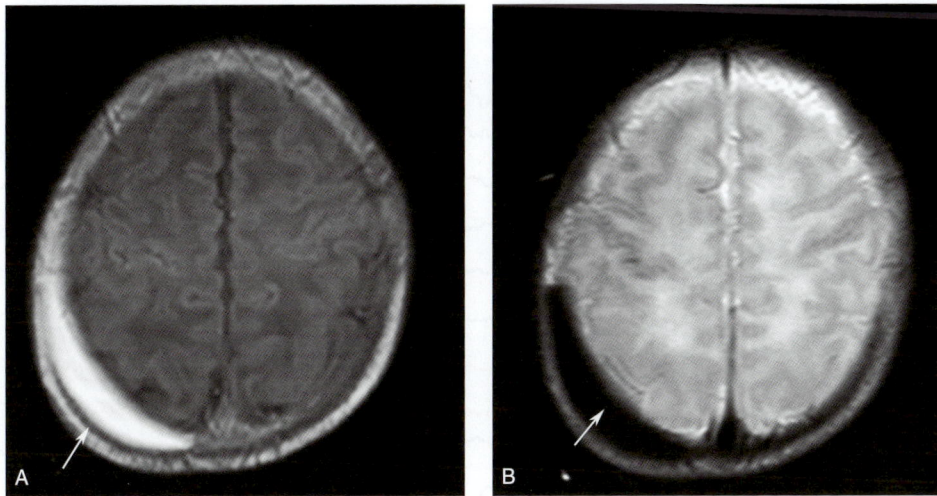

图 5-2-22　头 MRI(DOL 9 天,PMA 40 周 $^{+6}$)

T$_1$WI、T$_2$WI 显示双侧枕部、右侧顶颞枕叶硬膜下出血(白色箭头所示)(A. T$_1$WI,B. T$_2$WI)。

**病例特点**

1. 头皮脑电图记录显示右侧顶、枕区生理波减少,快波成分衰减。生理波活动的衰减的部分原因可能是局部硬膜下出血对脑电信号的屏障效应,尤其对快波的"过滤"相对明显。

2. 当血肿吸收后,应复查脑电图,双侧对比,判断患侧脑电活动是否异常。若脑电图仍存在异常,表明脑实质可能受累(图 5-2-23～图 5-2-24)。

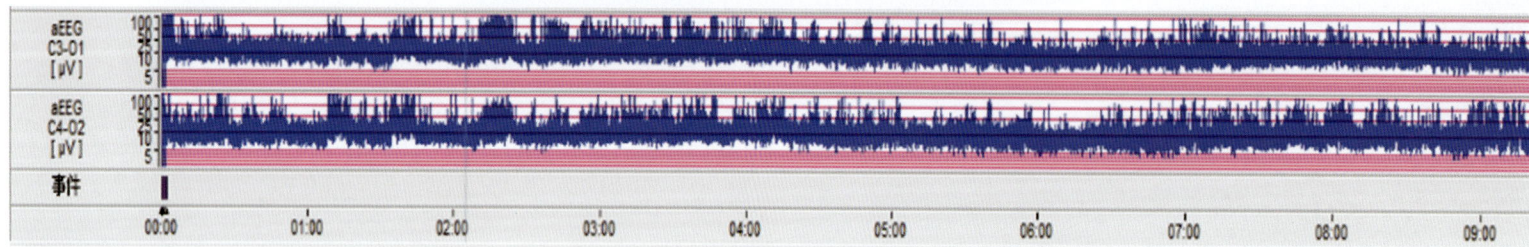

A

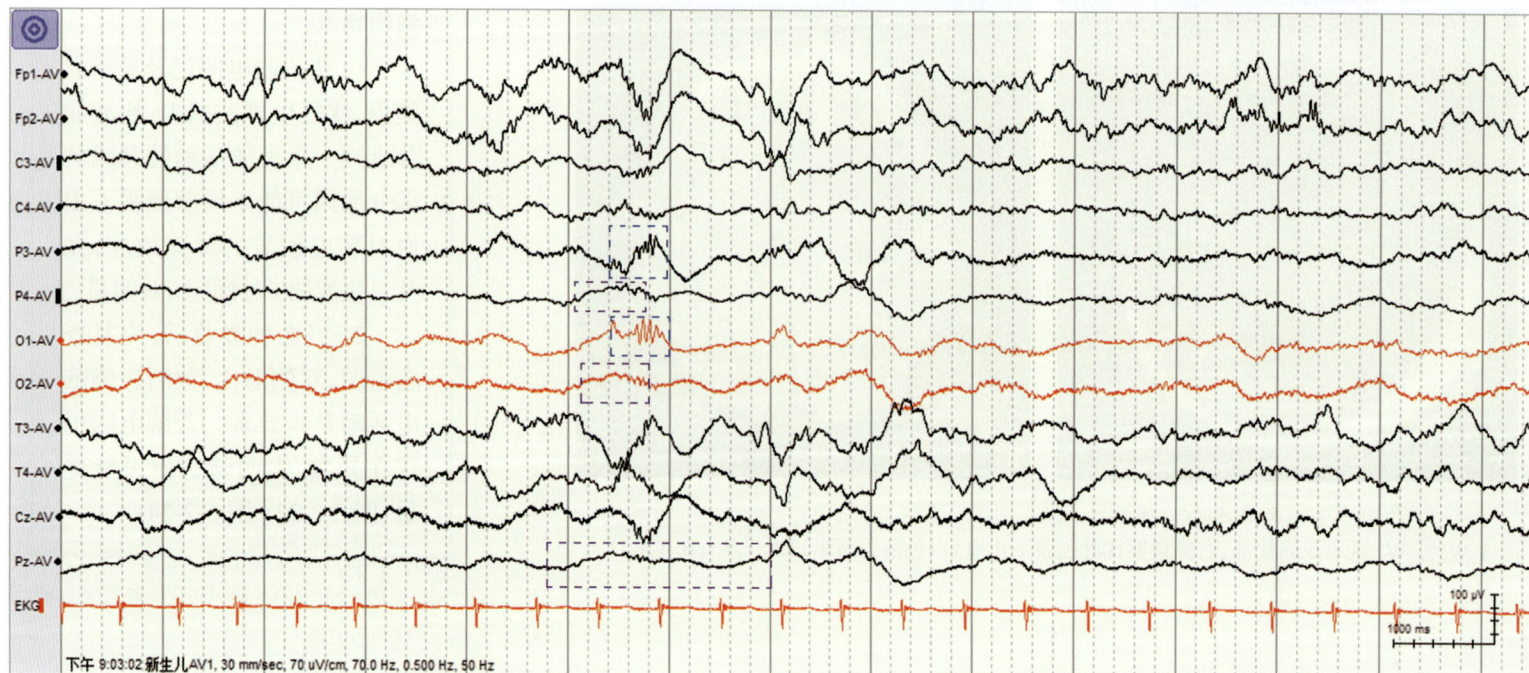

B

图 5-2-23　DOL 2 天,PMA 39 周 $^{+6}$,双侧半球局部不对称

A. aEEG 睡眠 - 觉醒周期不明确,右侧上、下边界低于左侧。B. EEG 中相对较连续的部分,左侧顶、枕区可见不规则 δ 刷(蓝色虚框)。但右侧中央、顶、枕及顶中线区生理波减少、波幅低、快波少见,即"刷"上快波成分减少(紫色虚框)。

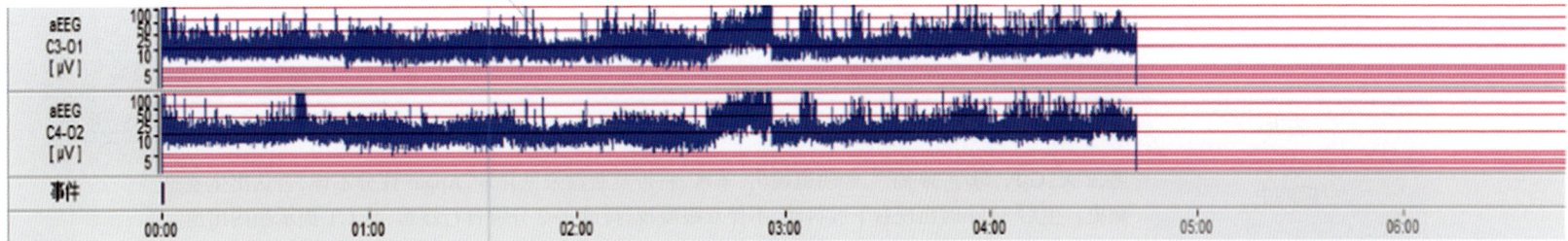

A

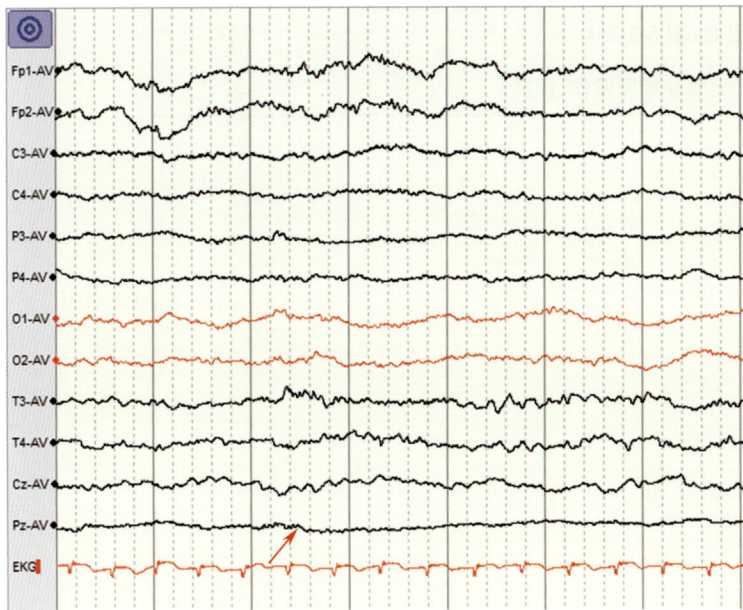

B

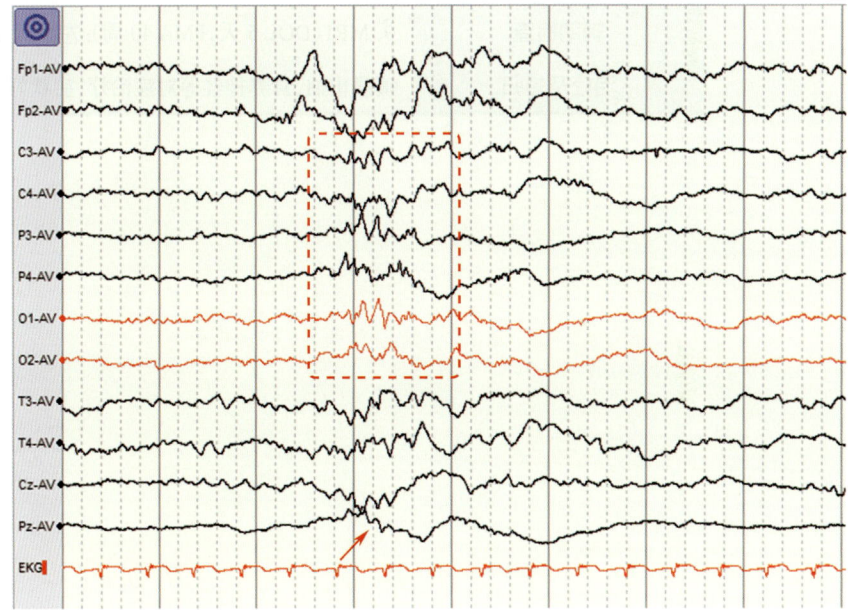

C

图 5-2-24　DOL 6 天,PMA 40 周$^{+3}$,双侧中央、顶区脑电活动不对称

A. aEEG 显示睡眠 - 觉醒周期较成熟,电压及带宽正常;B. AS 期,顶中线区波幅低平;C. 右侧中央、顶、枕区生理性快波少量出现,与对侧相应脑区电活动特征有所差异(红色虚框),顶中线区生理波依然偏低、快波成分减弱(红色箭头),快波的出现可能与局部血肿的逐渐吸收相关。

## 病例 6  软脑膜下出血，局部脑电活动异常

| | |
|---|---|
| 主诉 | 间断出现右下肢节律性抖动 5 次。 |
| 现病史 | 男，2 天，$G_2P_1$，母孕 39 周 $^{+2}$，经阴道娩出，羊水、脐带及胎盘未见异常，Apgar 评分不详，否认出生窒息病史。生后 34 小时出现右下肢抖动，不伴双眼凝视，持续 1~2 分钟自行缓解，头 CT 提示颅内出血。 |
| 查体 | 未见异常。 |
| 辅助检查 | 头 MRI（DOL 5 天，PMA 40 周）：左额叶脑出血（图 5-2-25）。 |
| 治疗及转归 | 镇静止抽、营养神经等对症治疗，症状好转，无明显惊厥发作，出院。 |

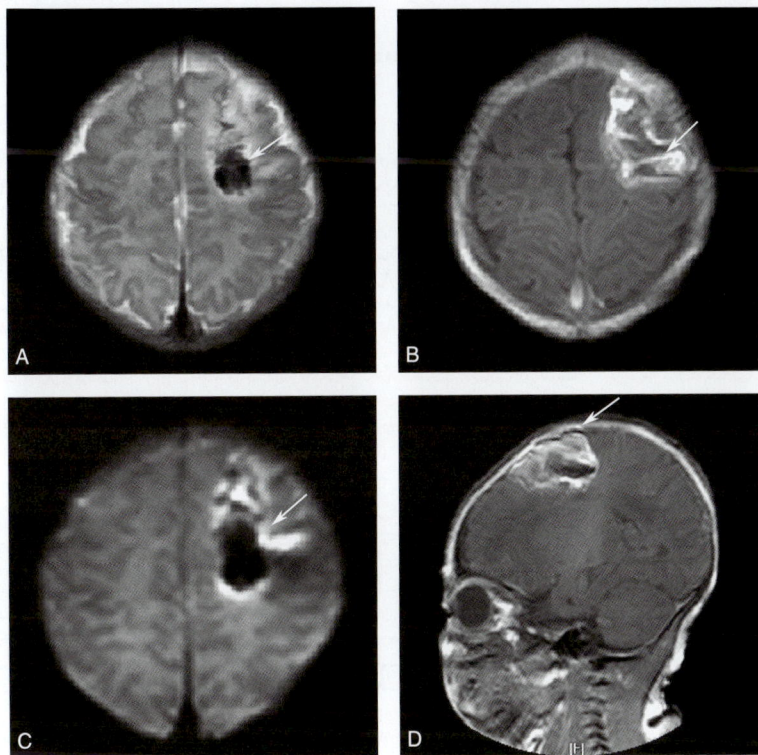

图 5-2-25　头 MRI(DOL 5 天,PMA 40 周)

左额叶软脑膜下出血,出血周围区脑水肿(白色箭头所示)(A. T₂WI; B. T₁WI; C. DWI; D. 矢状位 T₁WI)。

**病例特点**

1. 脑出血急性期及恢复期脑电活动有明显差别。

2. 急性期左额区生理波波幅偏低,左额区起始的局灶性发作,均提示以左侧额区损伤为主,与影像学检查相一致。

3. 恢复期睡眠 - 觉醒周期、电压及脑电活动均未见明显异常,提示脑功能逐渐恢复正常(图 5-2-26~ 图 5-2-31)。

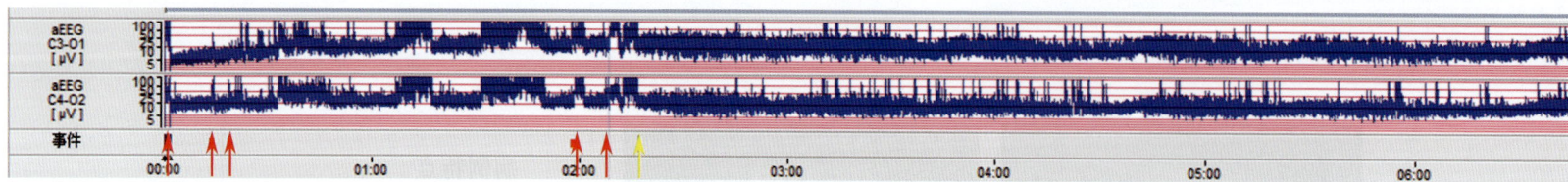

A

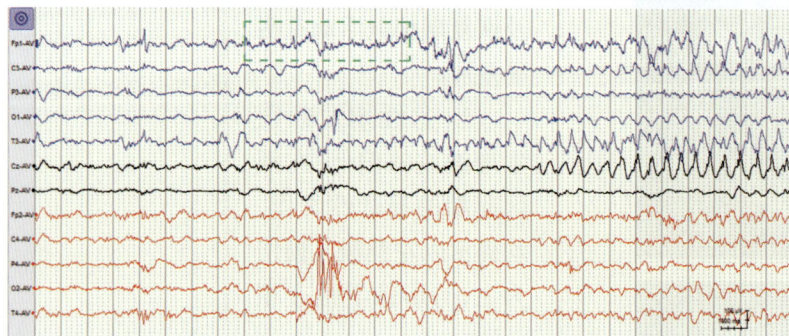

B

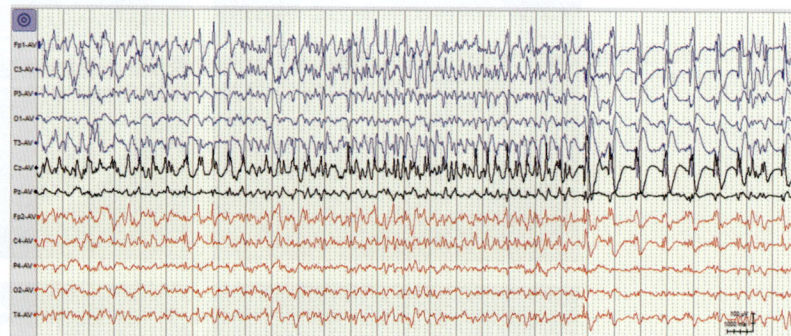

C

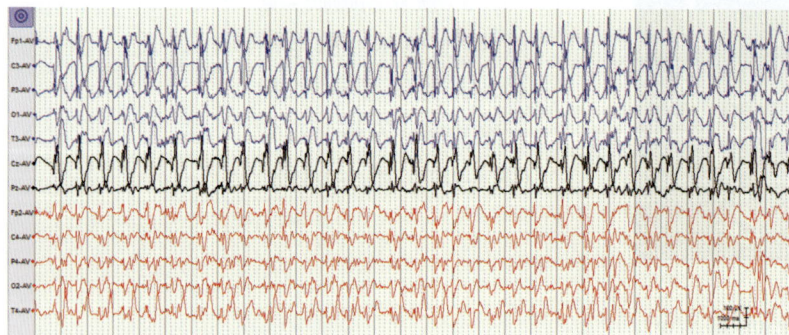

D

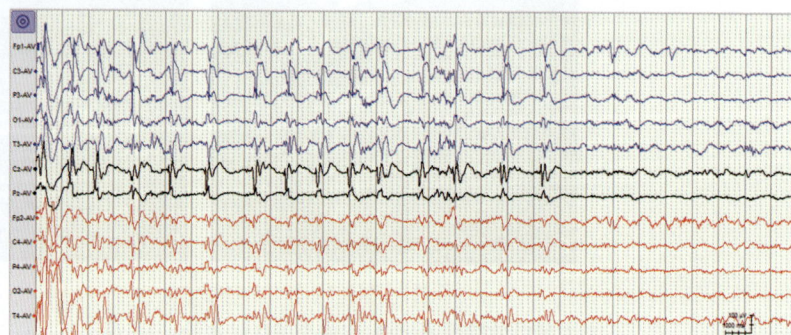

E

**图 5-2-26　DOL 44 小时,PMA 39 周 +3,在首次发作后 10 小时,多次电 - 临床发作**

A. 监测期间存在 5 次电 - 临床发作(红色箭头),静脉注射苯巴比妥(黄色箭头)后,未再发现缺口改变,并且睡眠 - 觉醒周期逐渐清晰。B~E. 其中 1 次电 - 临床发作,阵挛发作。患儿表现为右侧下肢抖动→右侧上、下肢抖动同时双眼略左凝视。EEG 由左侧额区起始(绿色虚框),持续约 3 分 20 秒(非连续记录)。

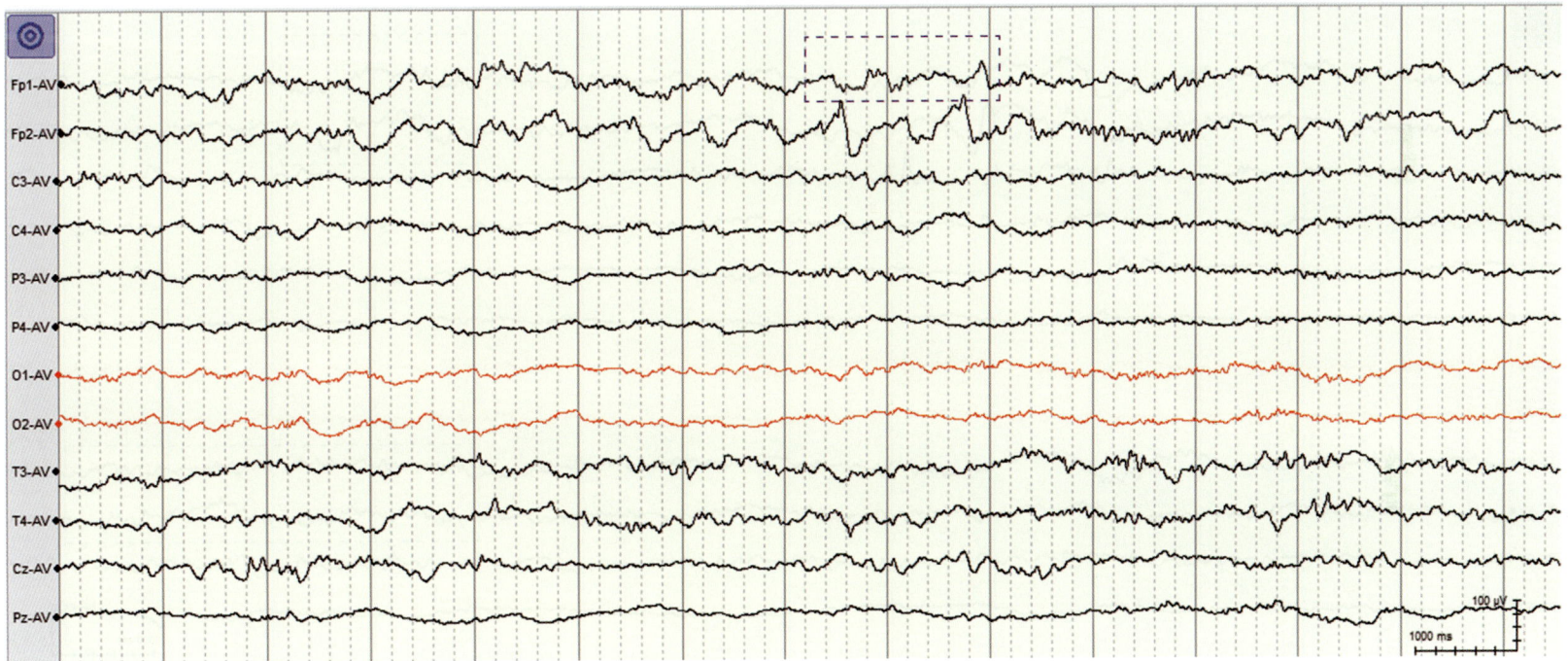

图 5-2-27　DOL 44 小时，PMA 39 周 $^{+3}$，AS 期背景活动

连续图形，快波活动相对增多，双侧额区一过性尖波不对称，左侧偏低（紫色虚框）。

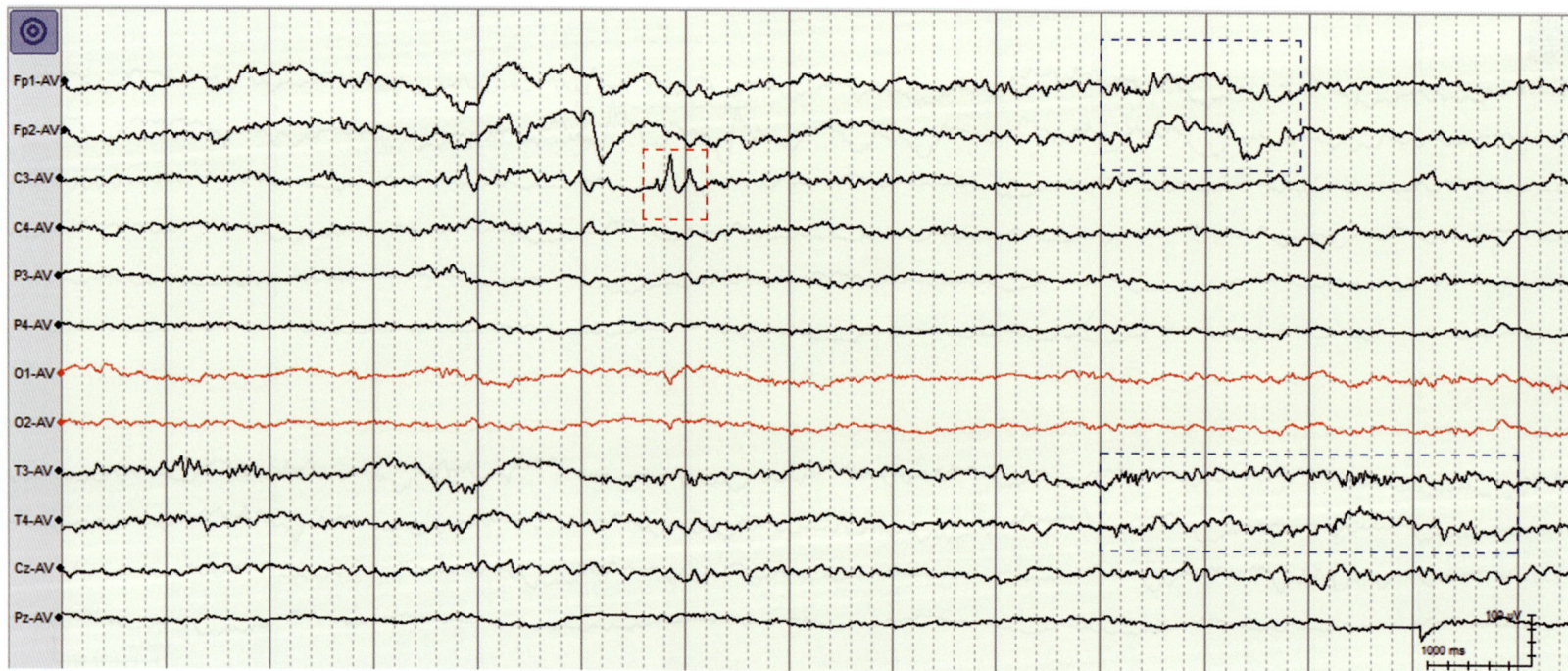

图 5-2-28    DOL 44 小时,PMA 39 周 $^{+3}$,AS 期异常电活动

左侧中央区尖波活动(红色虚框),双侧额、颞区快波活动相对明显,有时波形略显高尖(蓝色虚框)。

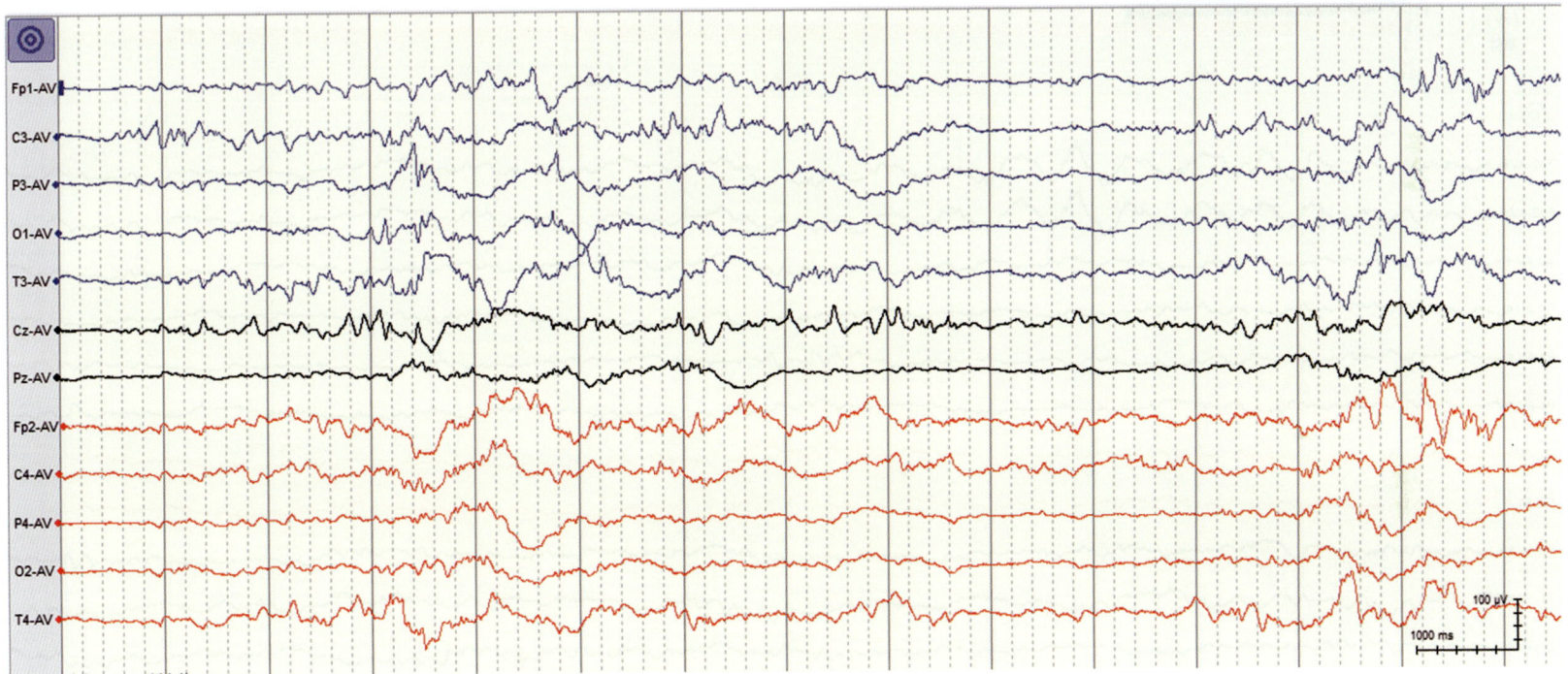

**图 5-2-29 DOL 44 小时,PMA 39 周 $^{+3}$,QS 期背景活动**

TA 图形为主,左右半球间电活动不对称,左侧半球及中央中线区较对侧高尖 α 或 θ 波活动明显。

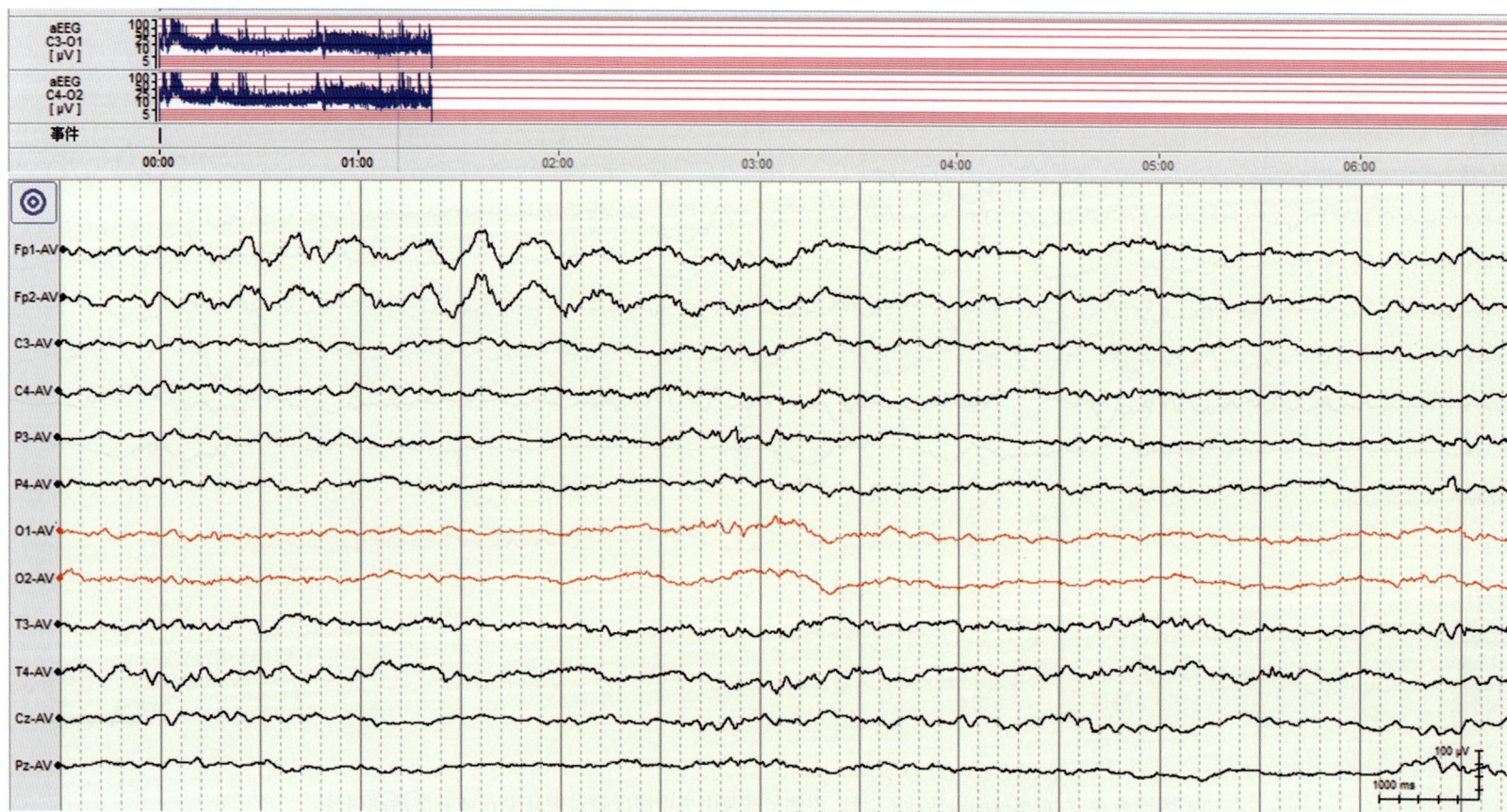

图 5-2-30　DOL 20 天, PMA 42 周 [+1], AS 期背景活动

连续图形,双额区非节律性慢波对称出现,双半球生理波活动及波幅大致正常。

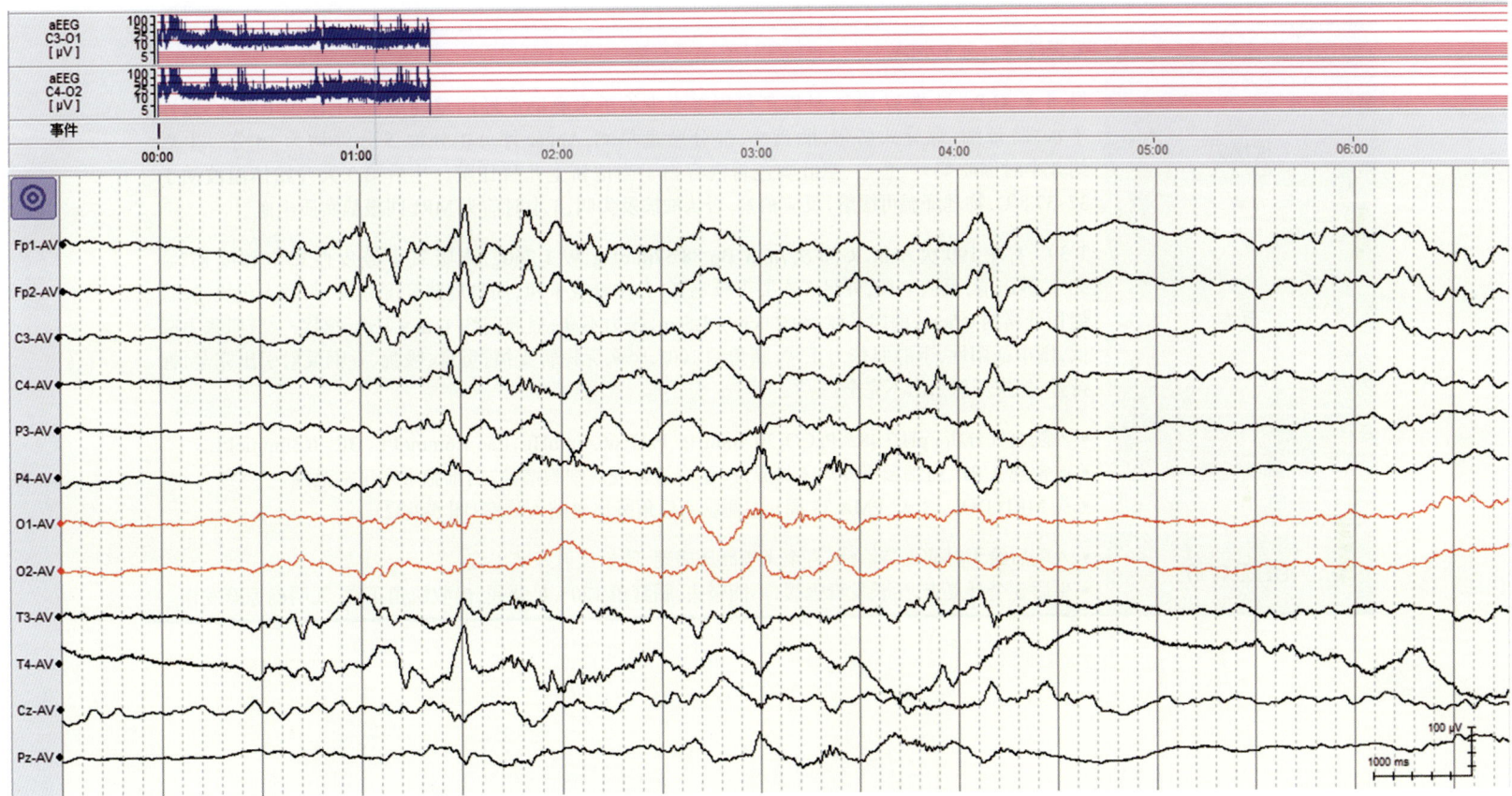

图 5-2-31　DOL 20 天, PMA 42 周 [+1], QS 期背景活动

连续图形及 TA 图形, 暴发段中 - 高波幅 δ 波及少量 δ 刷, IBI 2~6 秒, 双半球脑电活动大致同步对称, 未见明显局部波幅降低或脑电活动减少。

## 病例 7  脑室内出血Ⅳ级，局部异常脑电活动动态演变

| 主诉 | 发现颅内出血 5 小时。 |
|---|---|
| 现病史 | 男，6 天，$G_1P_1$，母孕 37 周 $^{+1}$，外院产科因羊水少给予水囊助产经产道娩出，出生体重 1 850g，血性羊水，脐带细，螺旋式脐带，胎盘小，部分胎盘早剥，Apgar 评分 1 分钟、5 分钟均为 10 分。生后约 8 小时因吃奶差、恶心、呕吐咖色胃内容物于当地新生儿科住院。生后第 3 天开始体温波动于 37~37.8℃，物理降温可缓解，反应稍差，否认抽搐及尖叫，5 小时前头 MRI 回报脑实质出血。 |
| 查体 | T 39.1℃，P 190 次 /min，R 50 次 /min，Bp 88/57mmHg，W 1 760g，未吸氧下经皮血氧饱和度 87%~90%，神志清，反应一般，弹足 3 次哭声较响亮，自主呼吸平稳，周身皮肤轻度苍黄，头颅无包块，矢状缝稍分离约 0.5cm，前囟平软，约 2.0cm×1.5cm，张力不高，后囟门约 1cm×1cm，颈软，上肢肌张力减低，围巾征阳性，下肢肌张力正常，腘角约 100°，竖头无短暂支撑，觅食、吸吮、吞咽反射引出完全，握持差，拥抱反射引出不完全。 |
| 辅助检查 | • 入院血气分析：pH 7.482，$PaCO_2$ 30.4mmHg，$PaO_2$ 66.4mmHg，Lac 1.6mmol/L，BE –0.30mmol/L。<br>• 血常规、CRP、血细菌培养均未见异常；脑脊液常规红细胞增高，白细胞水平正常范围。<br>• 头 MRI（DOL 13 天，PMA 39 周）：左侧脑室后角旁出血破入脑室（图 5-2-32）。 |
| 治疗及转归 | • 入院后给予对症支持治疗，直至无颅高压表现、原始反射好转出院。<br>• 生后 3 个月复查，生长发育迟缓，不能竖头，腘窝角 120°，足背屈，内收肌角正常，无明确惊厥发作。 |

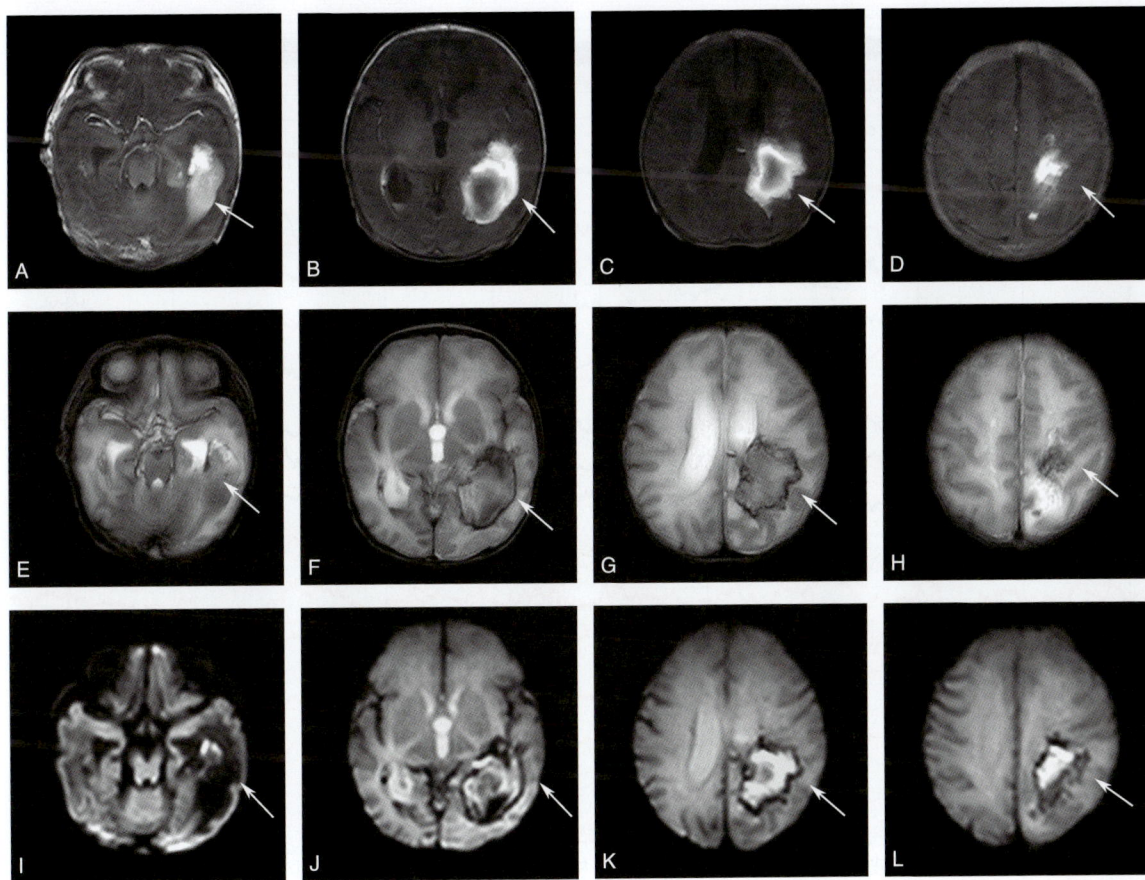

图 5-2-32　头部 MRI（DOL 13 天，PMA 39 周）

左侧脑室后角旁出血破入脑室（白色箭头所示）（A~D. $T_1$WI；E~H. $T_2$WI；I~L. DWI）。

**病例特点**

1. 首次监测即发现 Rolandic 区正相尖波频繁发放，但在后期多次复查中此类波形逐渐消失，因此能否观察到正相尖波的出现，也与病程相关。

2. 双侧半球脑电活动持续不对称，至生后 3 个月时，左侧半球生理波仍减少或缺乏，异常电活动多局限在左侧半球并持续存在，提示左侧半球损伤相对严重，恢复差。

3. 虽然患儿 3 个月时暂无临床发作，但 EEG 左枕区持续类周期性电活动以及成串样出现的异常放电，均应提高警惕并密切关注患儿的症状，早期发现癫痫性痉挛发作（图 5-2-33~图 5-2-42）。

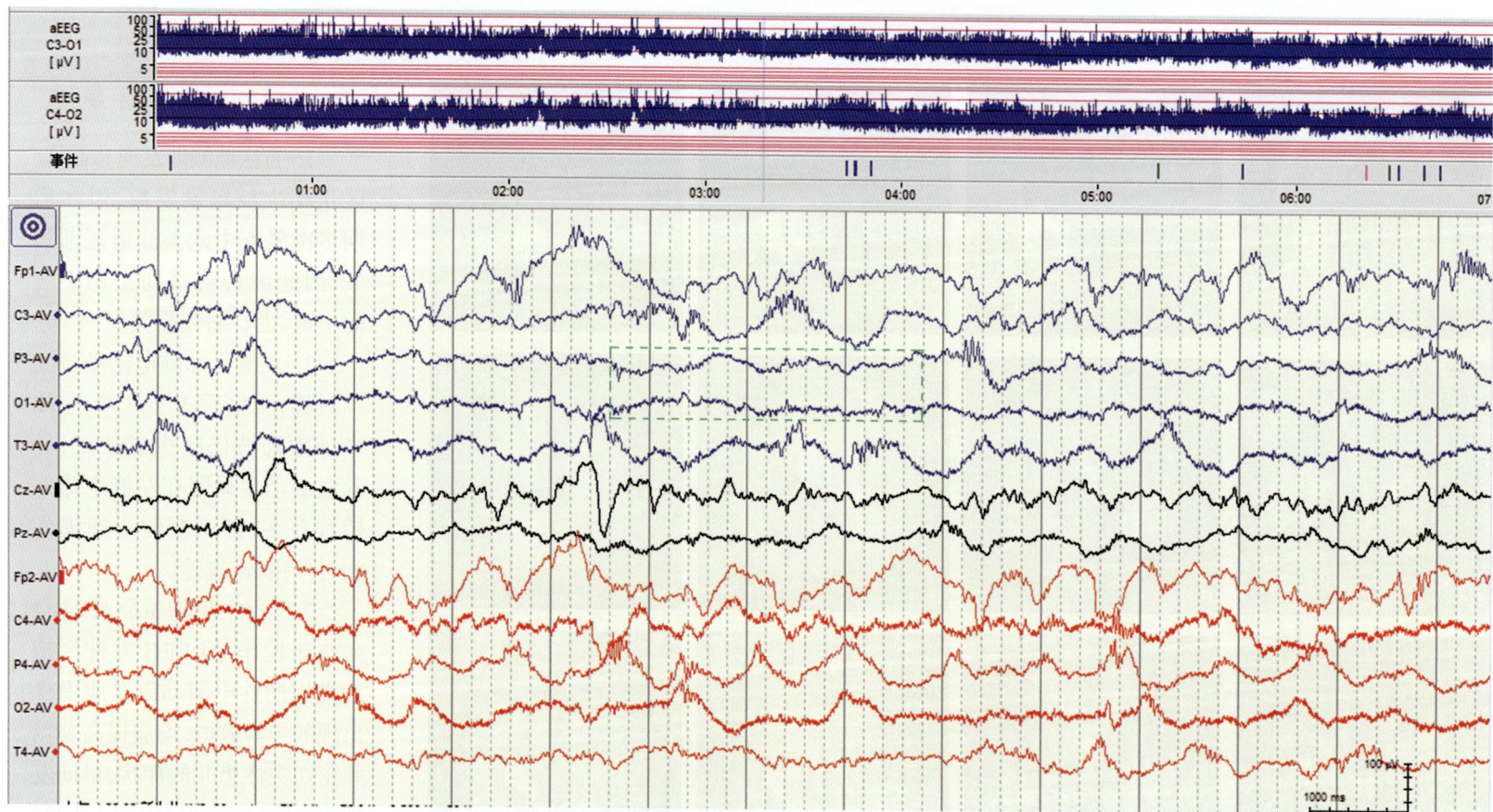

图 5-2-33　DOL 6 天，PMA 38 周，AS 期背景活动

aEEG 示睡眠 - 觉醒周期紊乱，AS 期波幅增高，大量高波幅多形性 δ 波及畸形 δ 刷活动，但左侧顶、枕区脑电活动数量较右侧偏少（绿色虚框），波幅低平。

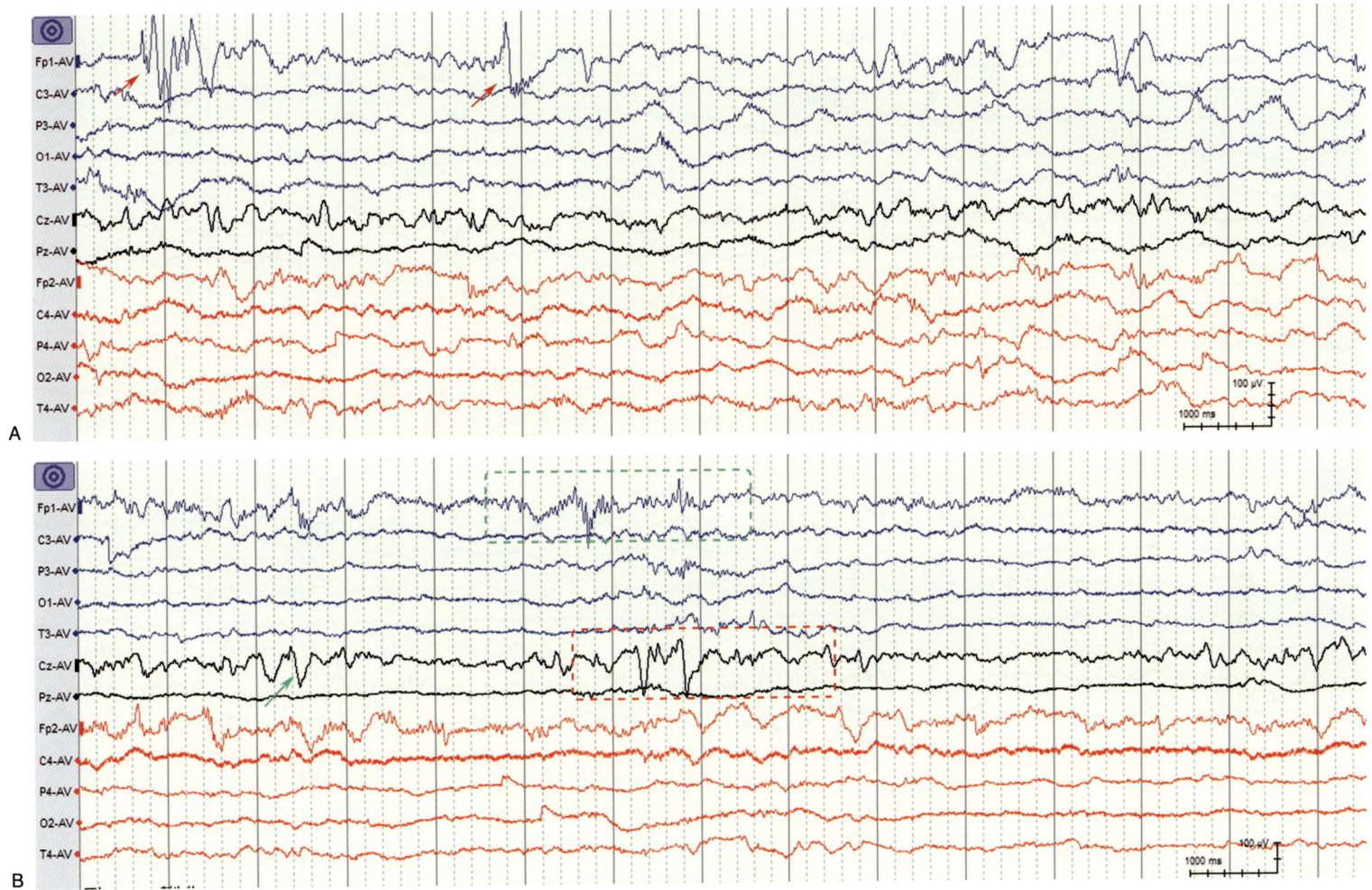

图 5-2-34　DOL 6 天,PMA 38 周,AS 期异常电活动

A. 左额不规则尖波、有时叠加成簇快波(红色箭头); B. 中央中线区正相尖波(绿色箭头),有时多个正相尖波连续出现,波形紊乱(红色虚框),左侧额区高尖快波活动(绿色虚框)。

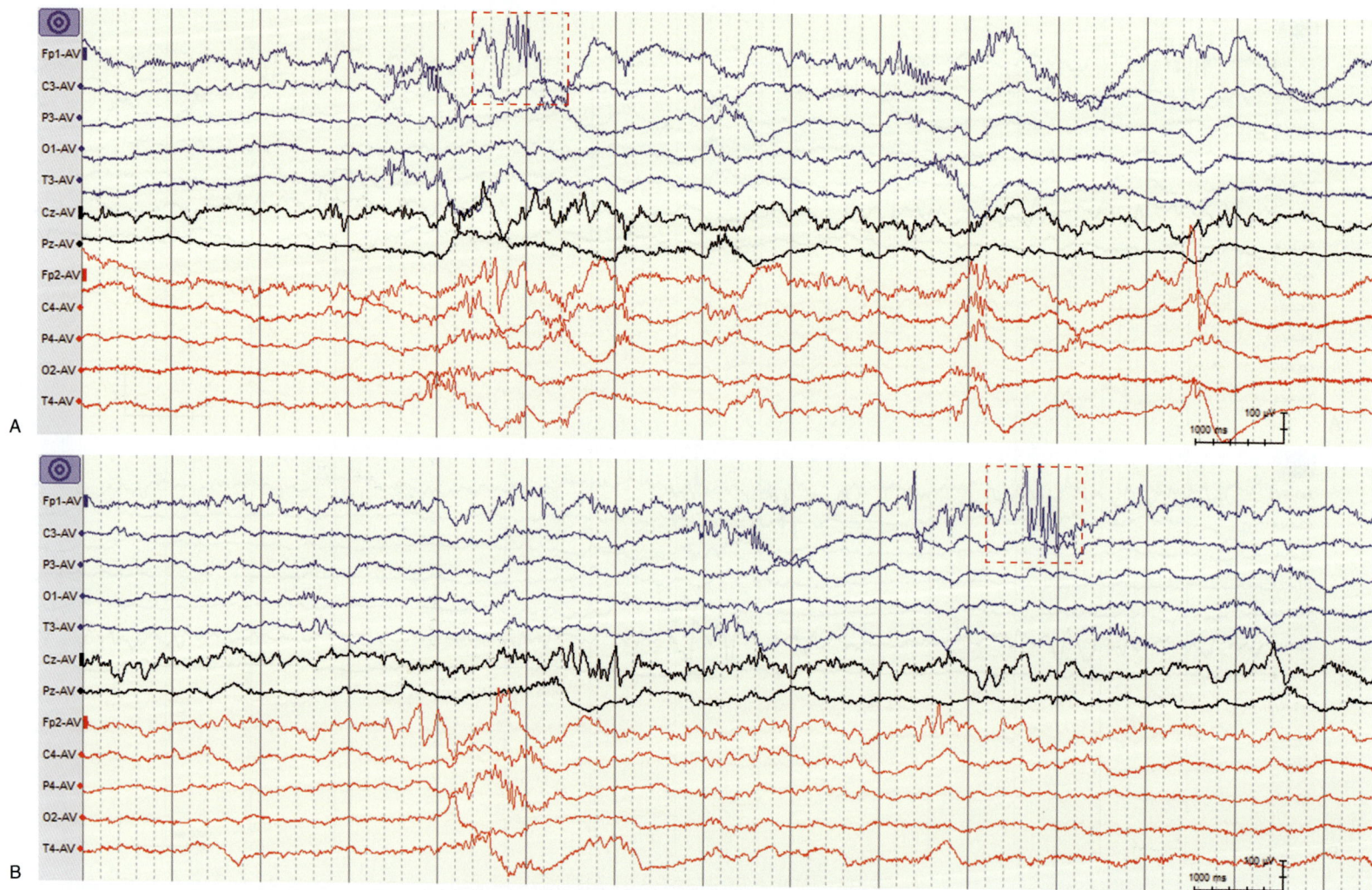

图 5-2-35　DOL 6 天,PMA 38 周,QS 期背景
A、B. TA 图形为主,左侧中央、顶、枕区生理波略少于右侧,左额极不规则多棘波或呈畸形 δ 刷样形态(红色虚框)。

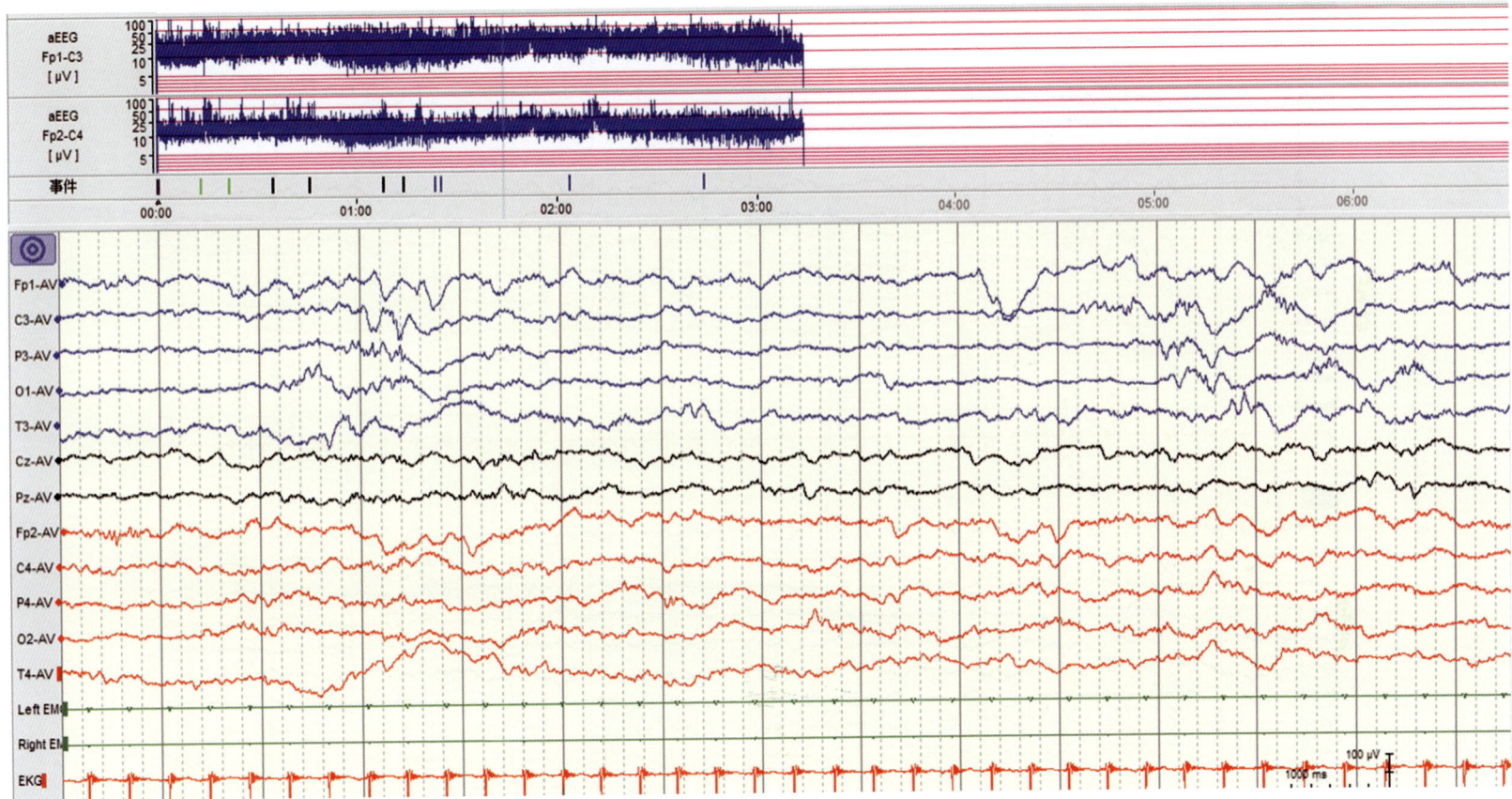

图 5-2-36　DOL 26 天,PMA 40 周 $^{+6}$,AS 期背景活动,双侧半球仍不对称

aEEG 双侧带宽不对称,睡眠 - 觉醒周期紊乱。AS 期连续性不对称,右半球呈连续图形,左侧呈 TA 图形。

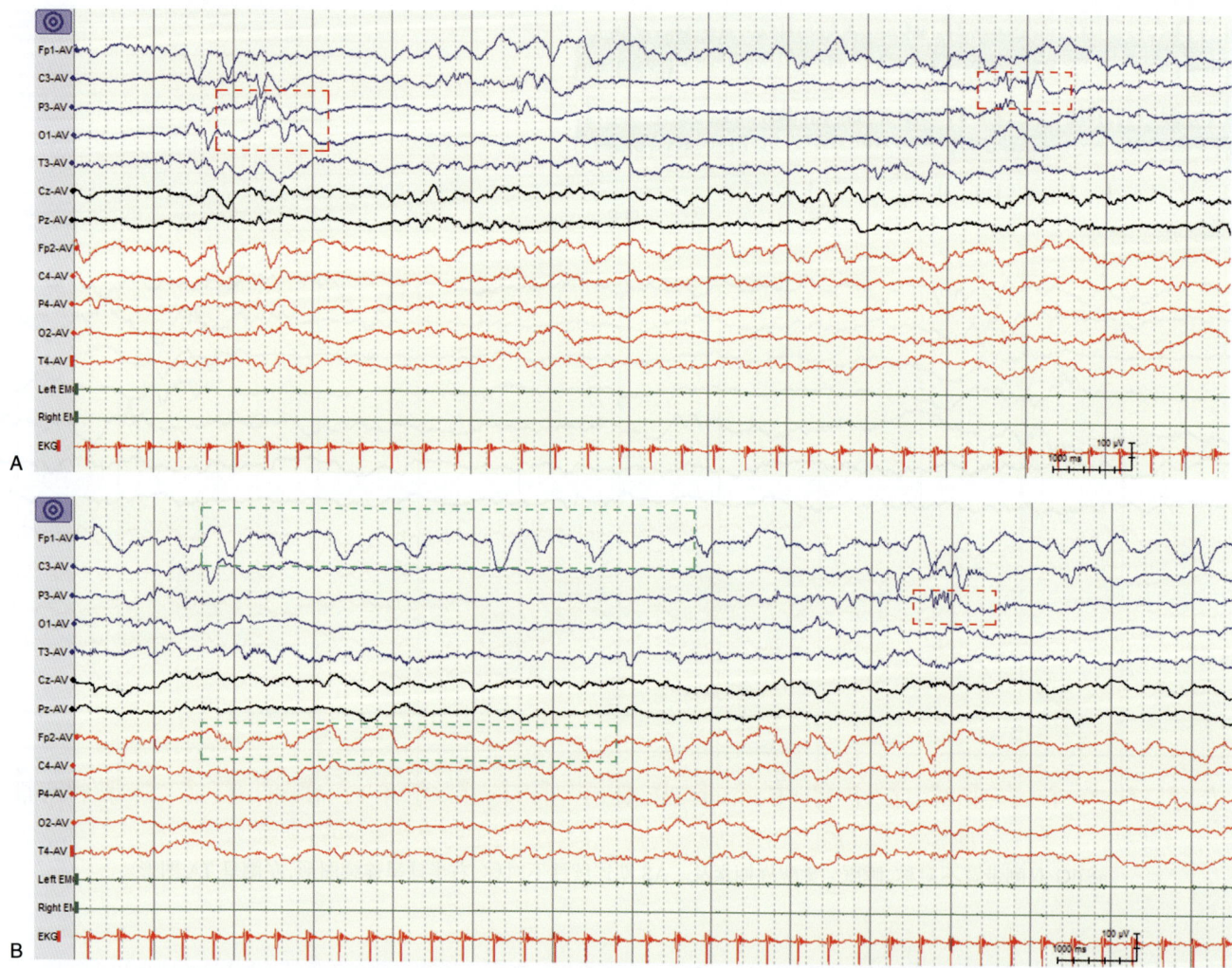

图 5-2-37 DOL 26 天,PMA 40 周 $^{+6}$,AS 期背景及异常电活动

A、B. 双额区一过性尖波或非节律性慢波增多、波形欠规整(绿色虚框);左侧中央、顶、枕区少量低波幅紊乱波或快波活动(红色虚框)。

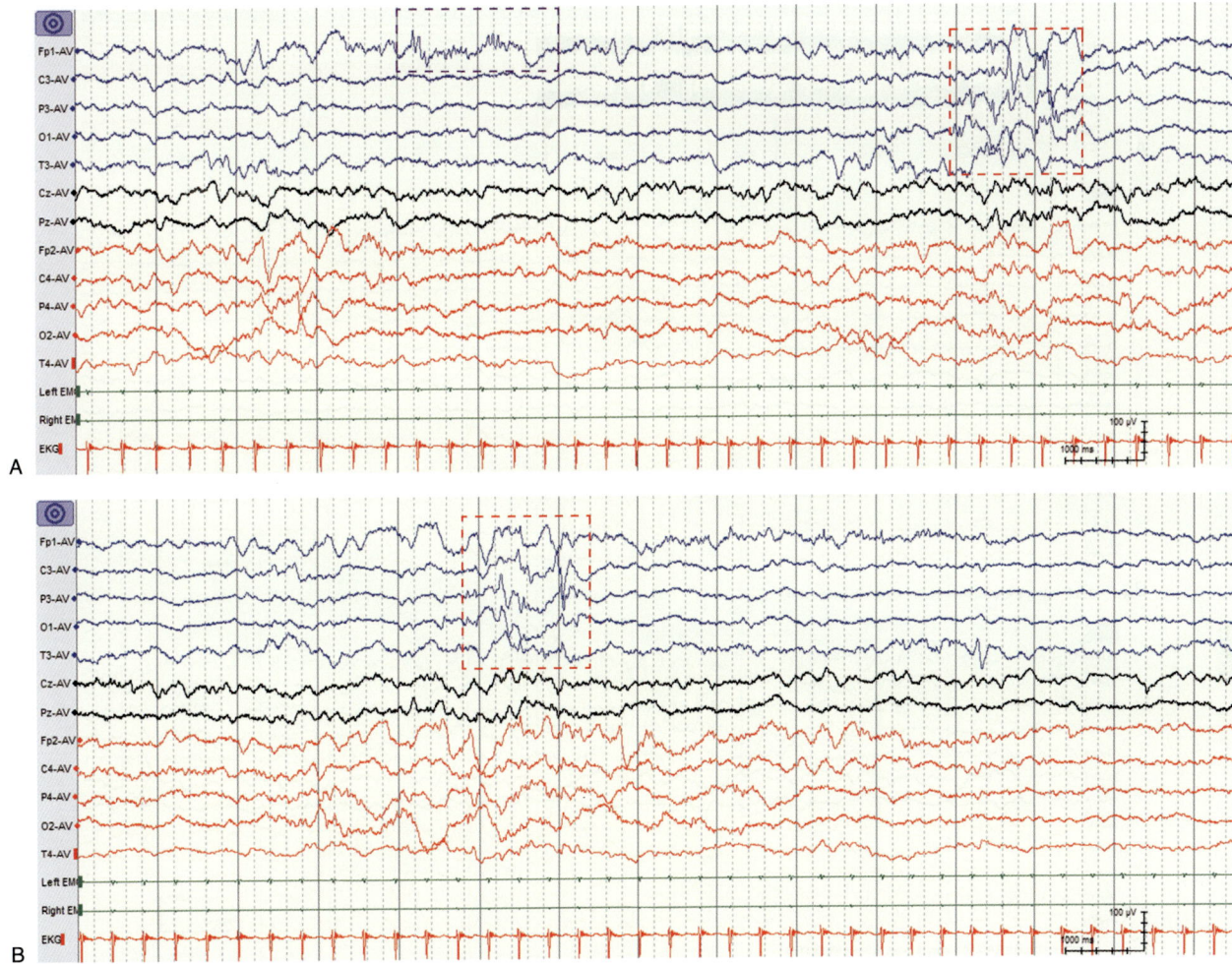

图 5-2-38　DOL 26 天,PMA 40 周 $^{+6}$,QS 期背景及异常电活动

A、B. TA 图形,双侧同步性欠佳,右侧半球暴发段可见正常生理波活动,左侧暴发段夹杂多量多形性紊乱波(红色虚框),其中较第一次监测中左侧额区棘波样图形比较,本次监测左额区异常电活动逐渐减弱,波幅降低(紫色虚框)。

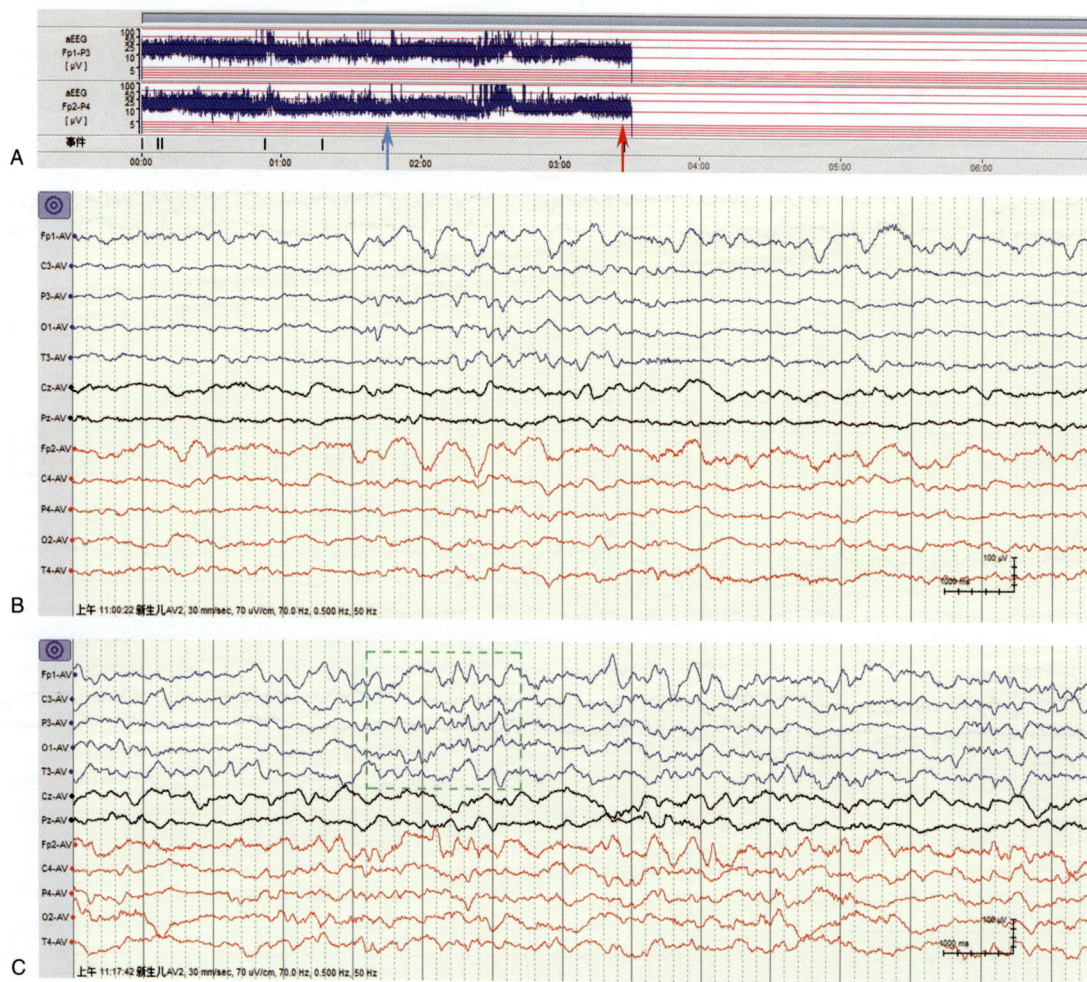

图 5-2-39　DOL 47 天,PMA 43 周 $^{+6}$,第 3 次脑电图监测

A. aEEG 睡眠 - 觉醒周期变化不清晰,双侧电压及带宽大致对称;B. aEEG 相对窄带处(蓝色箭头处)原始 EEG,双半球电活动略不对称;
C. aEEG 相对宽带处(红色箭头处)原始 EEG,连续图形,双半球弥漫性中 - 高波幅混合慢波活动,左侧半球有些波形略显高尖(绿色虚框)。

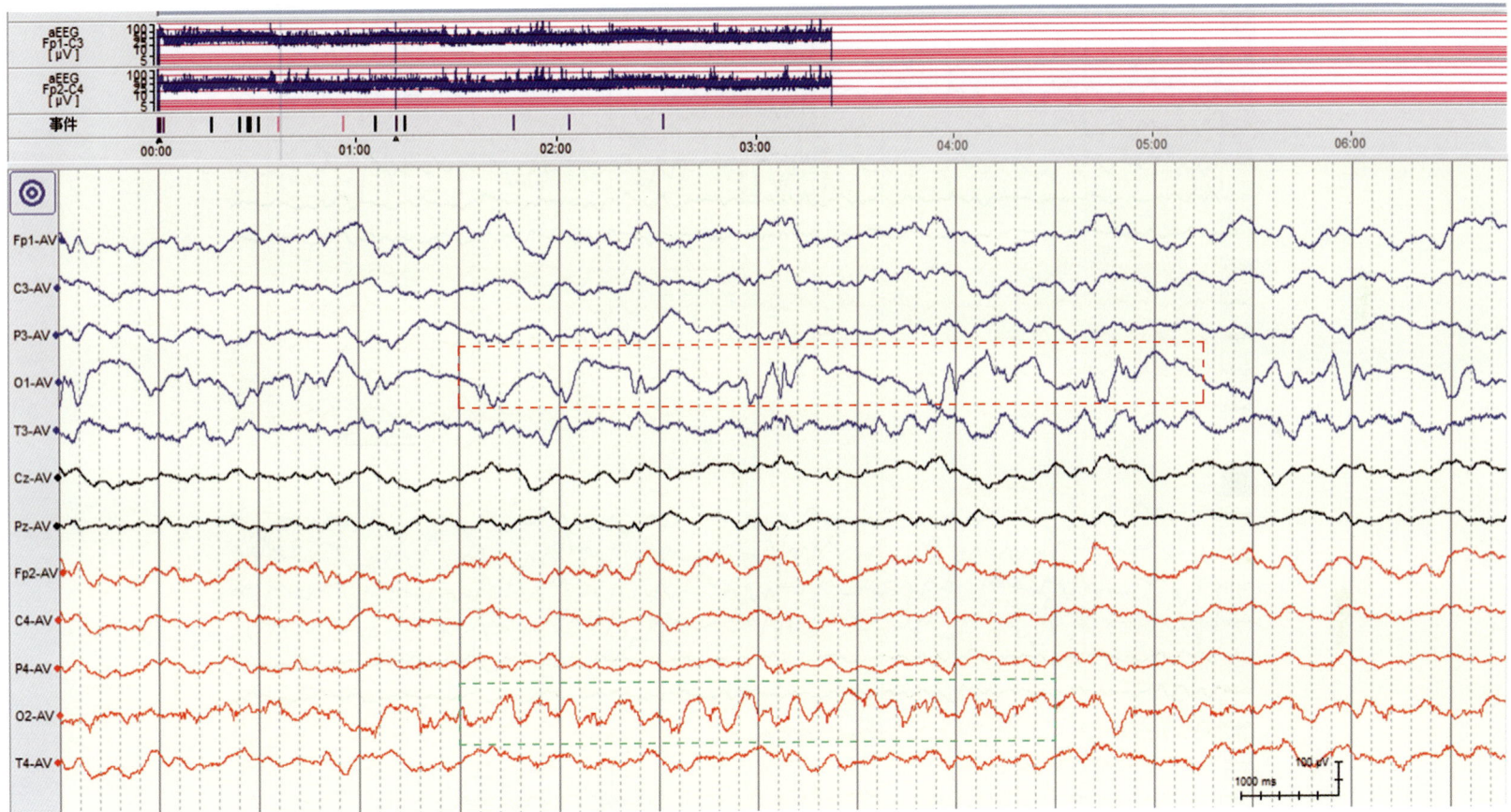

图 5-2-40　DOL 97 天,PMA 51 周 $^{+4}$,第 4 次脑电图监测

aEEG 睡眠 - 觉醒周期可分辨,EEG 图示清醒期背景呈连续性图形,右侧可见枕区优势(绿色虚框),左侧枕区持续不规则尖慢波,有时类周期发放(红色虚框)。

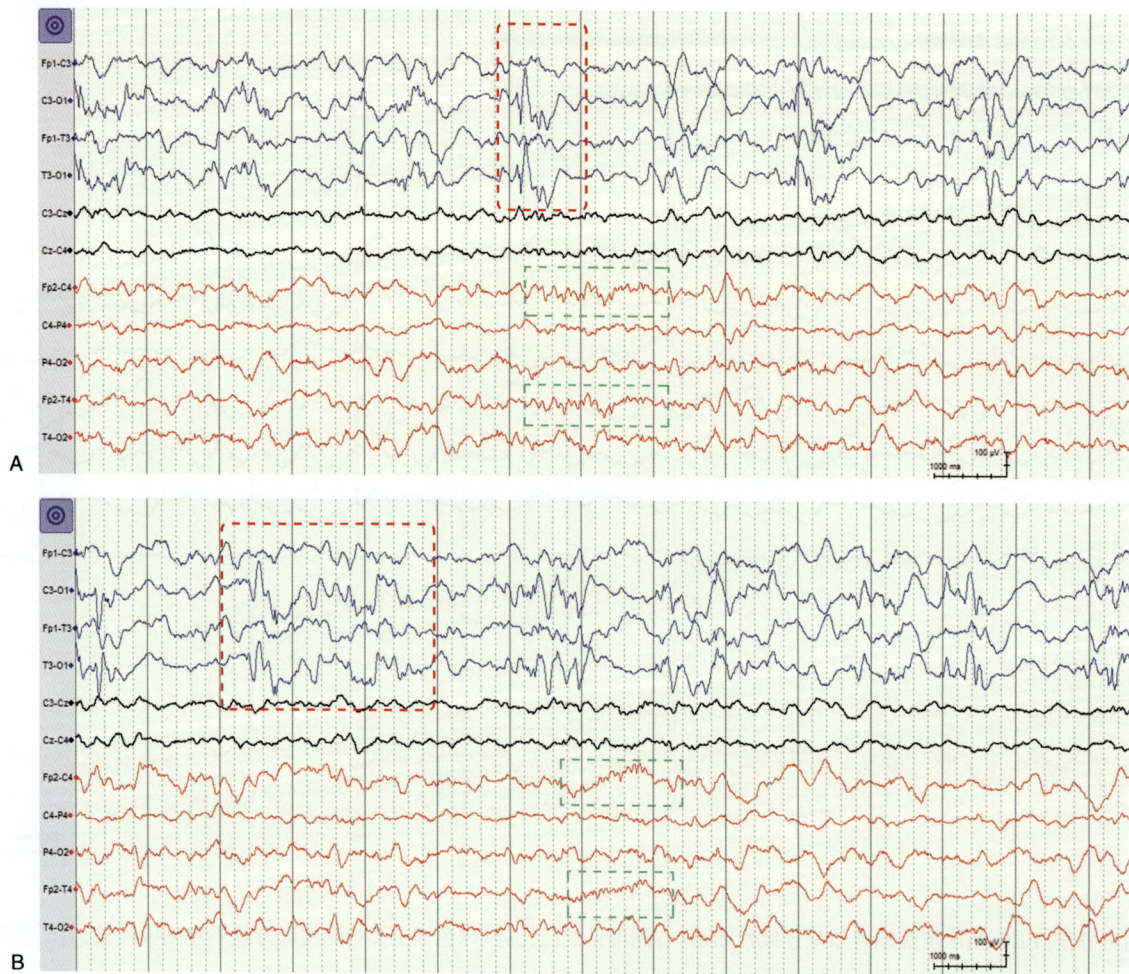

图 5-2-41　DOL 97 天,PMA 51 周 $^{+4}$,NREM 睡眠期

A、B. 右侧半球出现少量睡眠纺锤波生理波形(绿色虚框),左侧相应脑区未见类似标志性生理波出现。左侧枕区多形性尖波或慢波活动(红色虚框)。

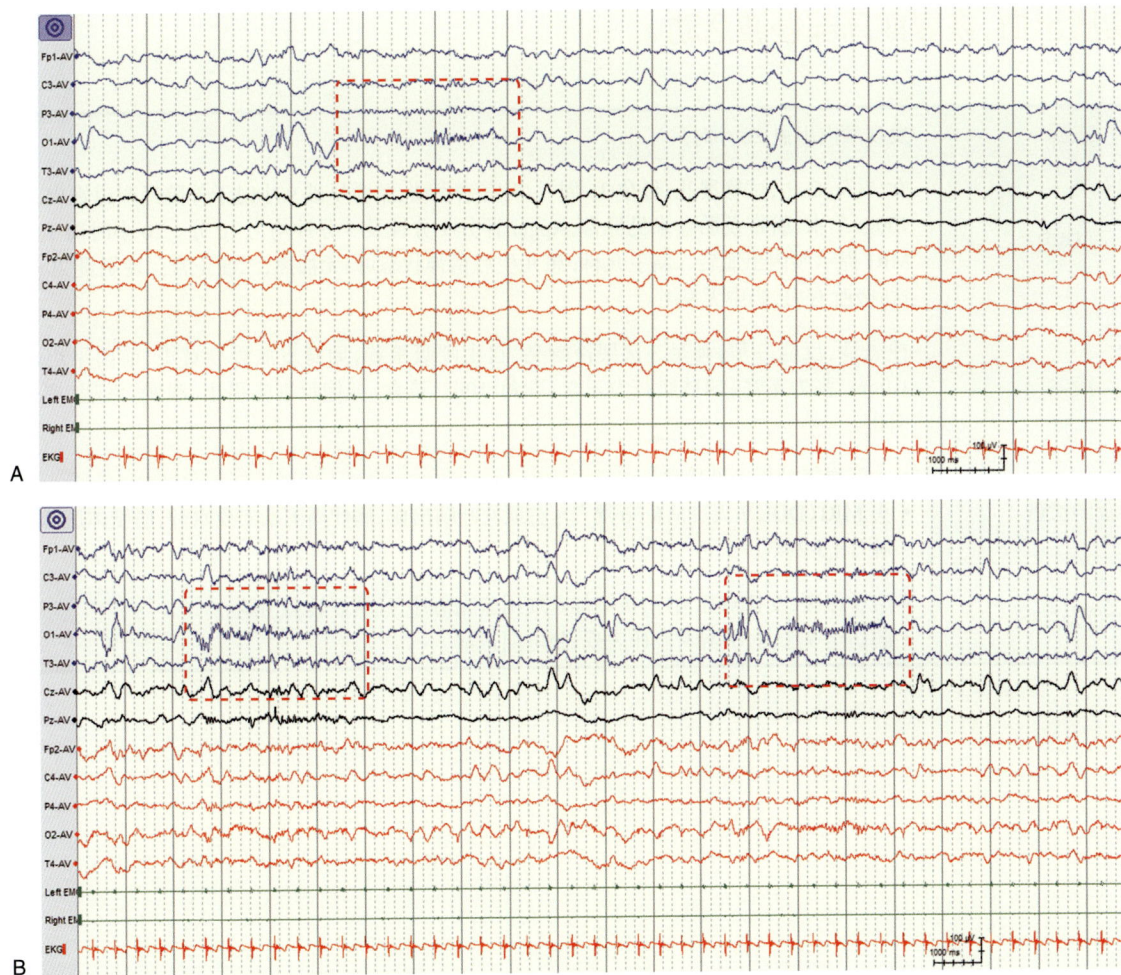

图 5-2-42　DOL 97 天,PMA 51 周 ⁺⁴,REM 睡眠期

A.左侧枕、颞区复合低波幅快波节律发放 2~3 秒(红色虚框); B.快波节律间隔数秒至 10 余秒成串出现,清醒期有时有类似波形出现,未见明确临床症状。

## 病例 8　脑实质出血，恢复期局部慢波活动

| 主诉 | 发现颅内出血 20 小时。 |
| --- | --- |
| 现病史 | 女，7 天，$G_1P_1$，试管婴儿，母孕 35 周$^{+4}$，因宫缩发动、胎膜早破 9 小时于外院经产道娩出，出生体重 2 700g，羊水、脐带及胎盘未见异常，Apgar 评分 1 分钟及 5 分钟均为 10 分。20 小时前于外院完善头 MRI 提示颅内出血转入新生儿科；患儿生后精神状态可，无抽搐，二便正常。现奶量 20ml，每天 8~9 次，吸吮有力，奶中无发绀。 |
| 查体 | 神志清，反应一般，弹足 3 次哭声响亮，自主呼吸平稳，周身皮肤轻度黄染，前囟平坦，约 1.0cm × 1.0cm，张力不高，四肢肌张力正常，腘角 100°，觅食、拥抱反射未引出，吸吮、吞咽、握持反射正常引出。 |
| 辅助检查 | • 入院血气分析未见异常。<br>• 头 MRI（DOL 7 天，PMA 36 周$^{+4}$）：右顶枕叶脑出血，病灶周围脑实质水肿，胼胝体压部细胞毒性水肿（图 5-2-43）。 |
| 治疗及转归 | • 给予保暖、支持对症治疗，黄染加重加用蓝光治疗，病情好转后出院。<br>• 随访至 9 个月，无异常临床表现，脑电图正常。 |

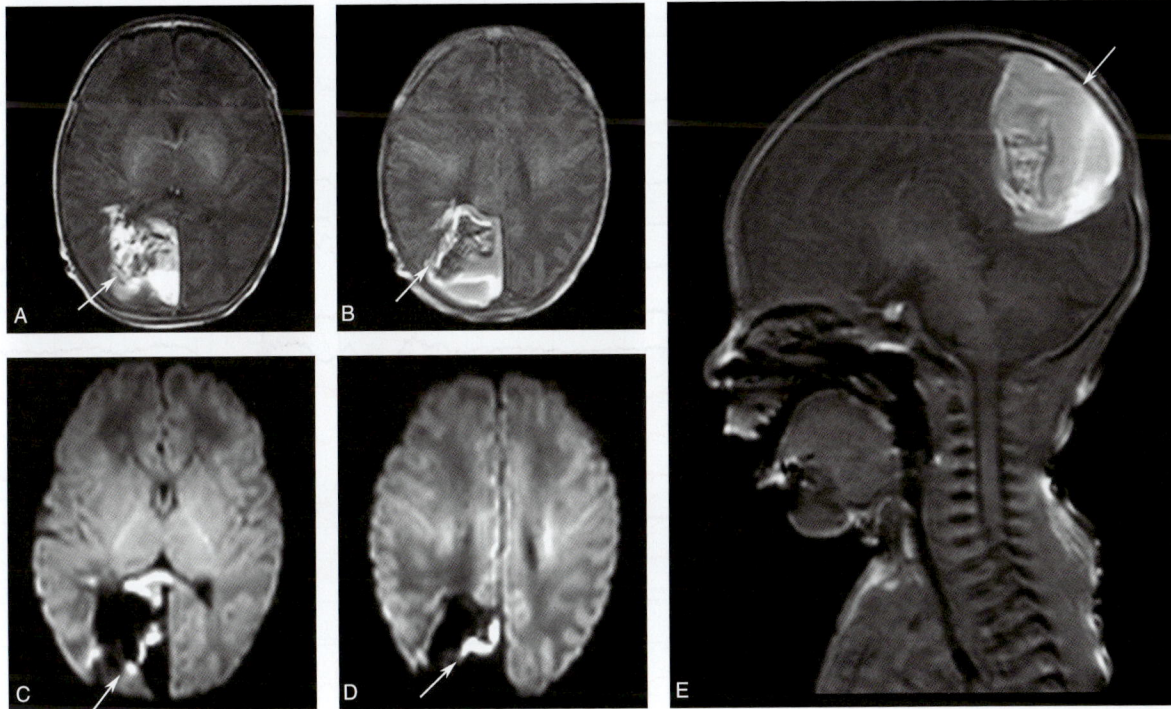

**病例特点：**

1. 脑电图患侧生理波仍存在,但较健侧降低。

2. 脑电图表现为病灶邻近位置的局灶性不规则δ活动。

3. 脑电图轻度异常,与患儿轻微的临床症状以及良好的预后转归相一致(图 5-2-44~ 图 5-2-47)。

图 5-2-43　DOL 7 天,PMA 36 周$^{+4}$,头部 MRI

仍可见右顶枕叶脑出血,病灶周期脑实质水肿(白色箭头所示),胼胝体压部细胞毒性水肿(A、B. $T_1$WI; C、D. DWI; E. 矢状位 $T_1$WI)。

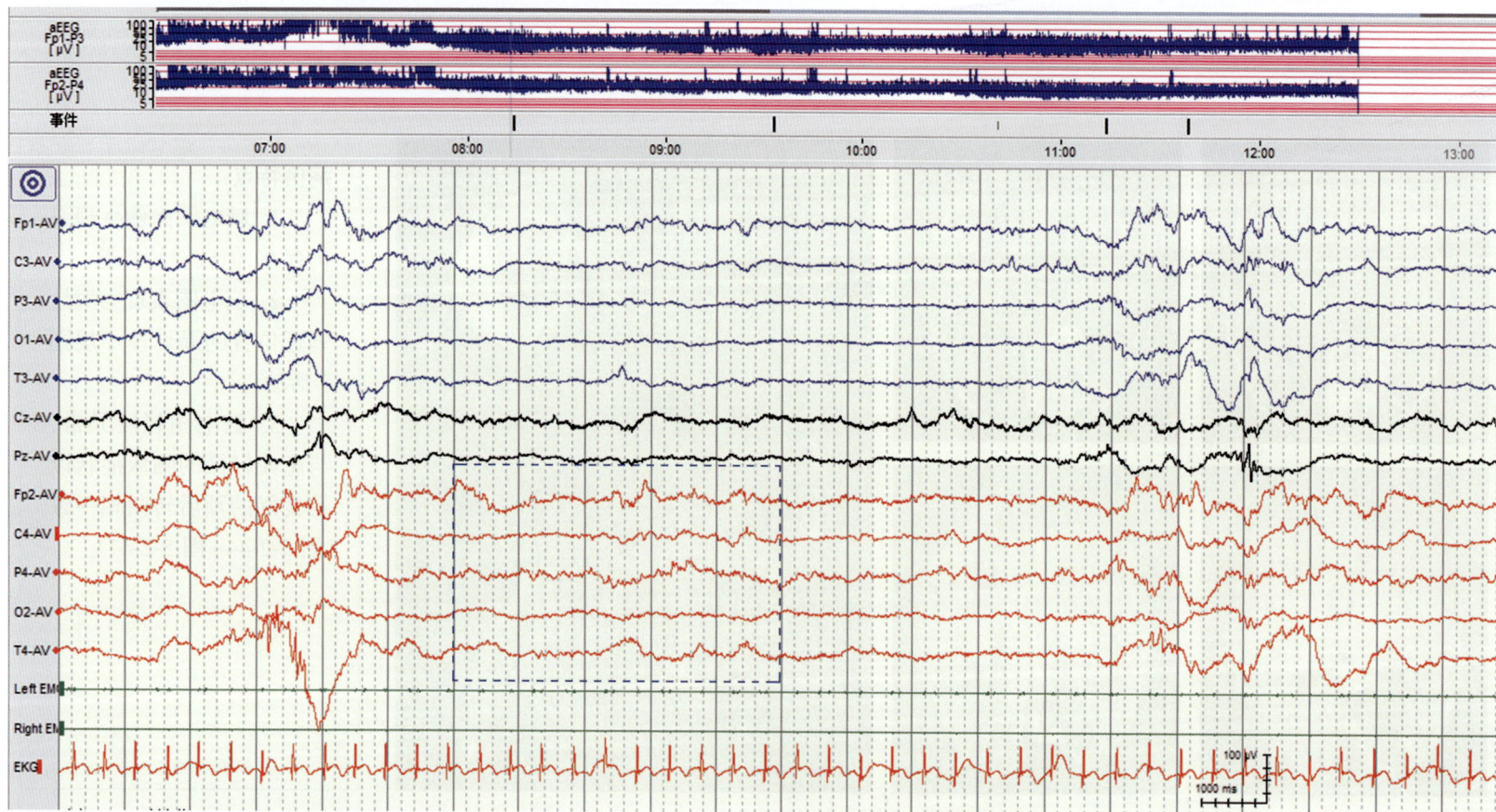

图 5-2-44 DOL 7 天,PMA 36 周 $^{+4}$,QS 期背景活动不对称

aEEG 示睡眠 - 觉醒周期紊乱,且双侧电压不对称,右侧导联下边界较左侧抬高。原始 EEG 显示 QS 期,指右侧半球在暴发间隔(IBI)期间仍存在多量异常 δ 活动(蓝色虚框),考虑为下边界抬高的原因(走纸速度 20mm/s)。

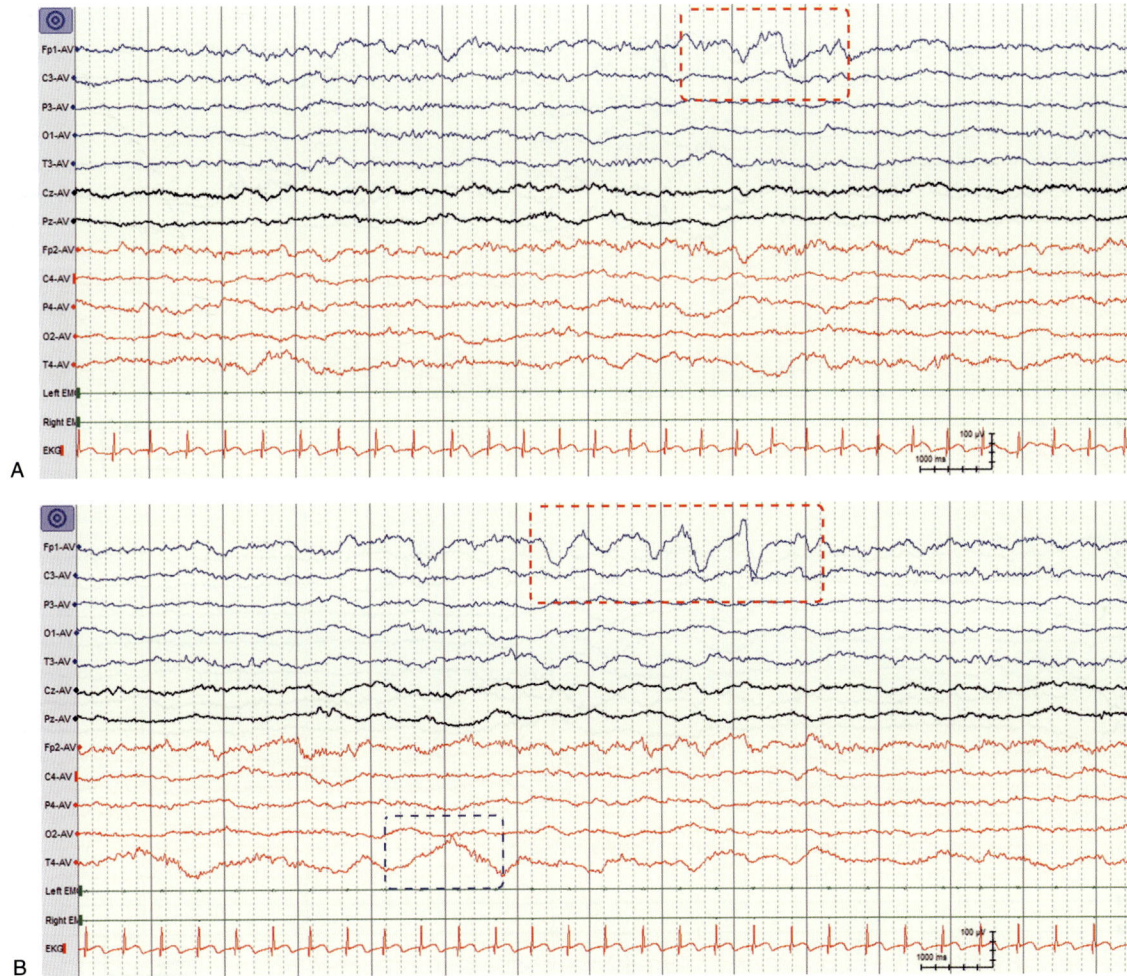

图 5-2-45 DOL 7 天,PMA 36 周 +4,AS 期背景活动

连续图形。右侧额区一过性尖波及前头部非节律性慢波较左侧降低,左侧额区高波幅非节律性慢波为正常生理波活动(红色虚框),右颞区可见宽大 δ 活动(蓝色虚框)。

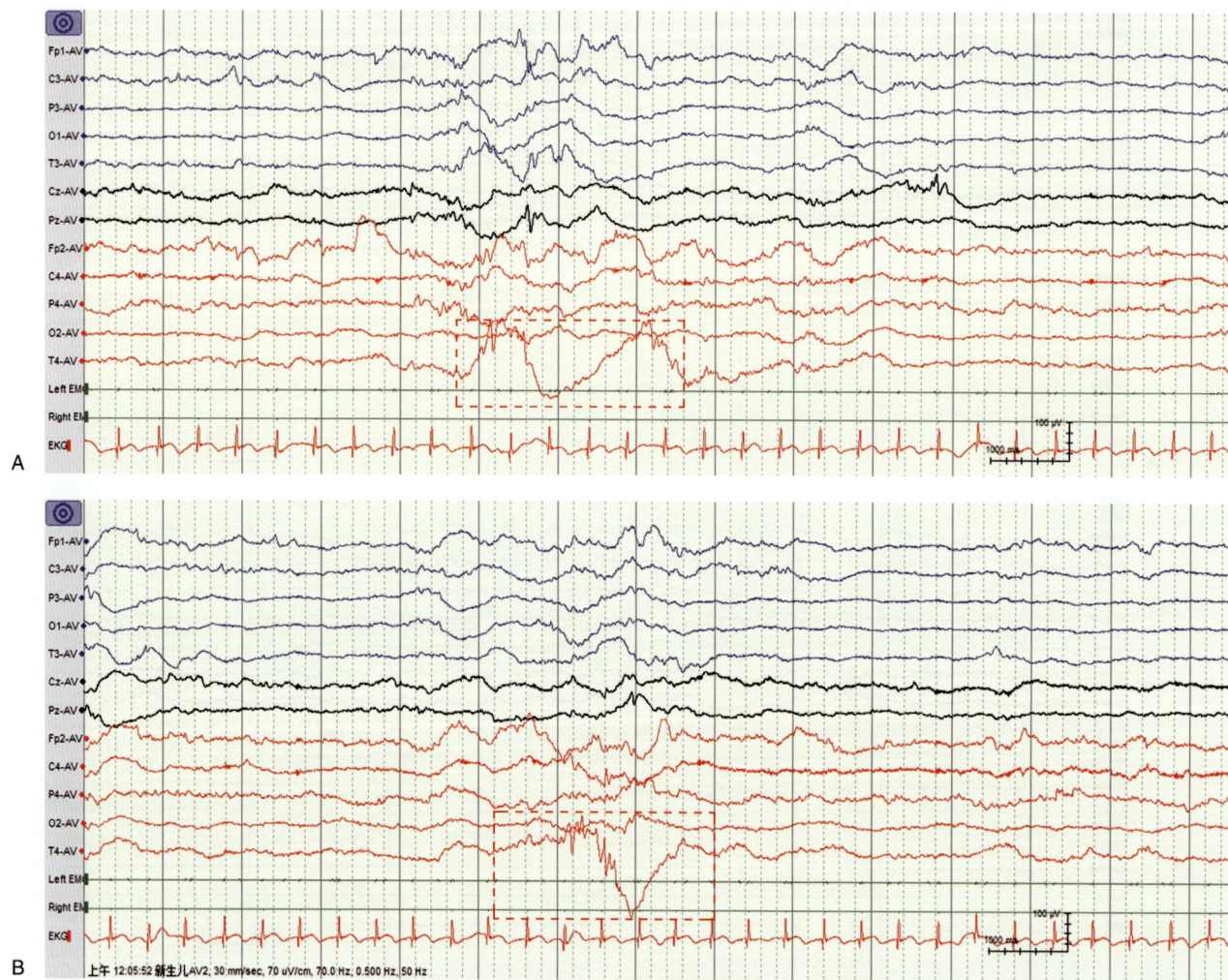

图 5-2-46　DOL 7 天,PMA 36 周 $^{+4}$,QS 期背景活动

A、B. TA 图形及 TD 图形,暴发段持续时间短,生理波活动数量明显减少,波幅降低,其中右颞区不规则 δ 刷(红色虚框)。

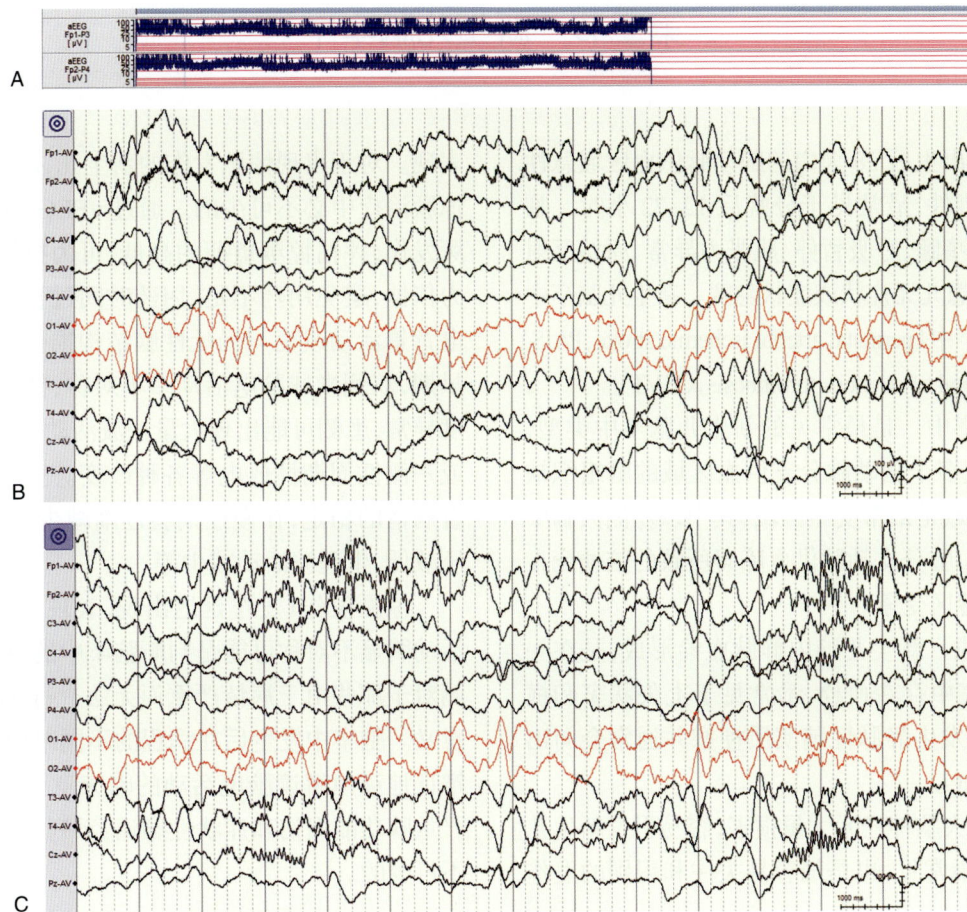

图 5-2-47 患儿纠正胎龄 4 个月,复查视频脑电图未见异常

A. aEEG 双侧对称,睡眠 - 觉醒周期变化符相应月龄; B. 清醒期闭眼状态,可见双枕区约 3~4Hz 优势节律(右侧中央区存在伪差); C. 睡眠期,双侧纺锤波对称出现。此患儿目前随访至 8 个月发育正常,同期脑电图未见异常。

(石 权 毛 健 王英杰)

# 第三节　新生儿脑卒中

新生儿脑卒中是发生于出生后 28 天内的脑动脉供血区域急性局灶性血流中断的脑血管事件,最常见于分娩后 12~72 小时。临床表现包括惊厥发作、烦躁、嗜睡、呼吸暂停、肌张力异常、原始反射异常、喂养困难等,还有部分患儿无症状或症状隐匿。新生儿脑卒中主要分为围产期动脉缺血性卒中(perinatal arterial ischemic stroke,PAIS)及脑静脉(窦)血栓形成(cerebral sinovenous thrombosis,CSVT)。

1. 围产期动脉缺血性卒中　是最常见的新生儿脑卒中类型,在神经影像学上显示一个或多个脑动脉分支供血区域的脑组织缺血坏死。大脑中动脉供血区域是最常受累区域,其中以左侧大脑中动脉供血区域最常见。另外,脑分支动脉供血障碍所致的脑梗死在新生儿期也较常见,即分水岭区受累。

2. 脑静脉(窦)血栓形成　新生儿脑内静脉血栓形成,是在一条或多条脑静脉或硬脑膜窦中存在血栓,最常见于上矢状窦和横窦,而其中超过 50% 患儿会发生静脉性脑实质梗塞并通常会向出血转化(多见脑室和丘脑出血)。

新生儿脑卒中导致局部大脑神经元大量损害,容易引发新生儿惊厥发作,其中以阵挛发作最常见,也是最容易关注和识别的发作表现。对于出现惊厥发作的新生儿,床旁 vEEG 动态实时监测是抗惊厥治疗中必不可少的。通过 vEEG 的监测,判断患儿是否出现惊厥发作,评估惊厥负荷的高低,可为抗惊厥药物的正确使用提供有力依据,避免用药不足、用药时间过长或过量的可能。脑卒中后脑电背景活动改变与局灶性脑结构损伤位置和病程有关。在病程的早期,双侧半球脑电活动多不对称,健侧的脑电图背景多正常或轻度异常,患侧可能出现大量快波活动、缺乏生理波、多形态不规则波或一侧性周期性放电等各种改变。上述非特异性异常脑电活动随着病情的稳定,在慢性期会逐渐减少并消失,转变为脑梗死部位电压减低、生理波活动减少等。

惊厥发作(发作延迟出现,表现为局灶性运动性发作)及背景活动明显不对称可能是判断脑卒中的有力证据,这也提示脑电图监测对于那些由于病情严重而无法进行 MRI 检查的新生儿具有重要意义。脑卒中发生后在病程的不同时期脑电活动发生动态变化,要辩证地谨慎解读脑电活动的临床意义。这些患儿以后是否会出现严重脑功能损伤和症状性癫痫,系列脑电图监测及影像学检查是必不可少的。

## 病例 1　左侧大脑半球大面积梗死，双半球背景持续不对称

| 主诉 | 出生后 2 天，不明原因出现呼吸暂停 3 次。 |
|---|---|
| 现病史 | 男，2 天，$G_2P_2$，母孕 37 周 $^{+4}$，剖宫产娩出，出生体重 4 750g，羊水、脐带及胎盘未见异常，生后 Apgar 评分 1 分钟 9 分，5 分钟 10 分。生后第 2 天，不明原因出现呼吸暂停 3 次，头 MRI 提示左半球大面积脑梗死，为进一步治疗收入院。 |
| 查体 | 神志清，自主活动少，双下肢及左上肢肌张力正常，右上肢肌张力减低，觅食、吸吮、吞咽反射正常引出，拥抱反射引出不完全，右侧握持反射未引出。 |
| 辅助检查 | • 外院头 MRI（DOL 2 天，PMA 37 周 $^{+6}$）：提示左半球大面积脑梗死。<br>• 头 MRI+MRA+MRV（DOL 9 天，PMA 38 周 $^{+6}$）：左侧大脑半球大片梗死灶（图 5-3-1）。<br>• 头 MRI（出生后 2 个月）：左侧半球大面积脑软化（图 5-3-9）。 |
| 治疗及转归 | • 对症治疗，症状好转，无明显惊厥发作，出院。<br>• 6 个月随访，右侧肢体肌力差，无癫痫发作。 |

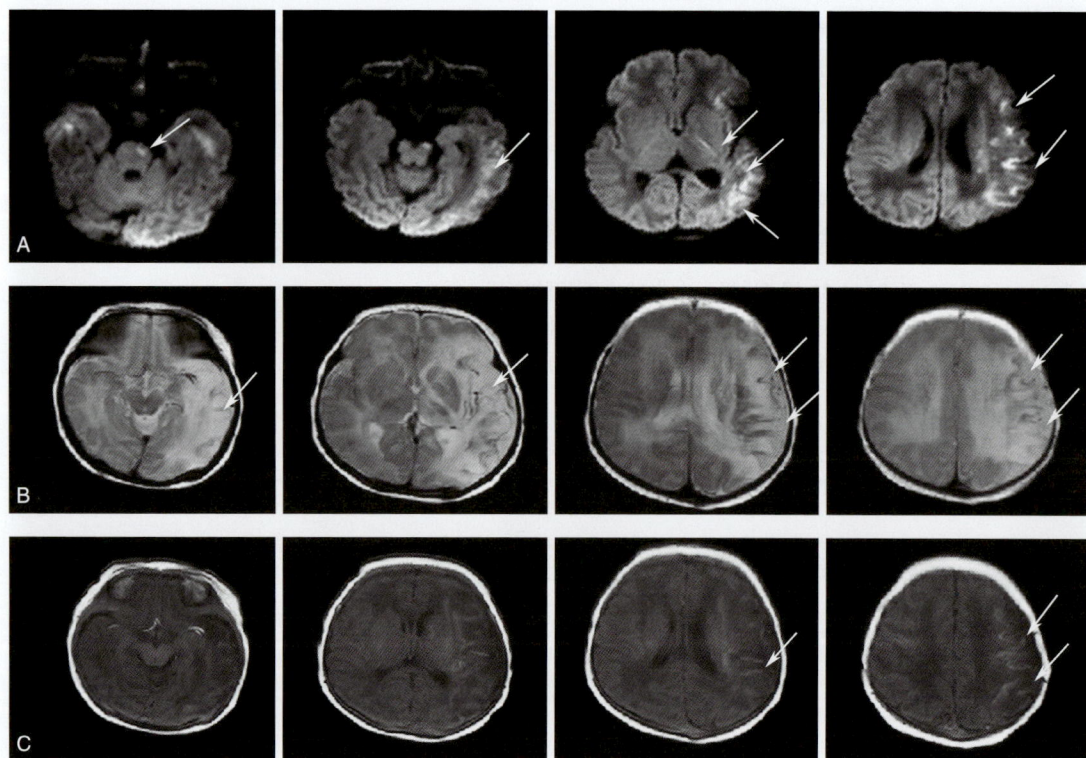

图 5-3-1　发病 8 天后,复查头 MRI(DOL 9 天,PMA 38 周 $^{+6}$),左侧大脑半球大面积梗死

左侧大脑半球皮层、侧脑室旁及脑干多发片状弥散受限信号影;左侧大脑半球皮层、侧脑室旁及基底节区片状长 $T_1$ 长 $T_2$ 信号影(白色箭头所示)。A. DWI;B. $T_2WI$;C. $T_1WI$。

**病例特点:**

- 急性期与慢性期脑电背景活动表现明显不同,随病程发生动态改变。
- 急性期 aEEG 表现为睡眠 - 觉醒周期紊乱,双侧上、下边界及带宽不对称,多个缺口改变;双半球脑电活动持续不对称,患侧连续性明显下降。
- 发作期电演变由患侧半球起始,发作频繁,但未达到惊厥持续状态。
- 3~6 个月复查时,患侧正常生理波活动明显减少,波幅降低(图 5-3-2~ 图 5-3-11)。

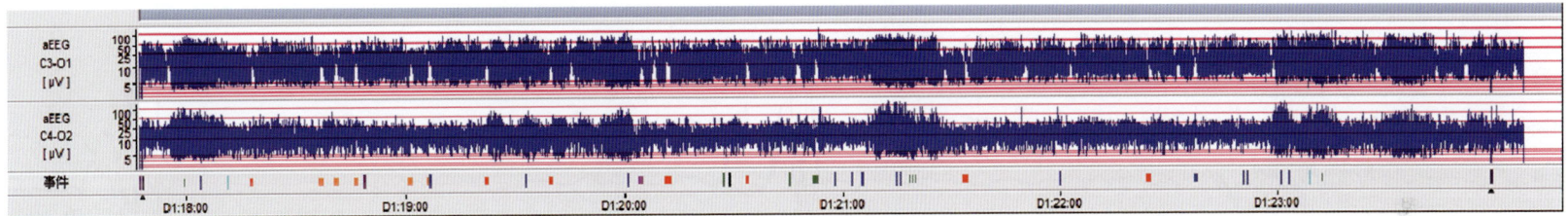

A

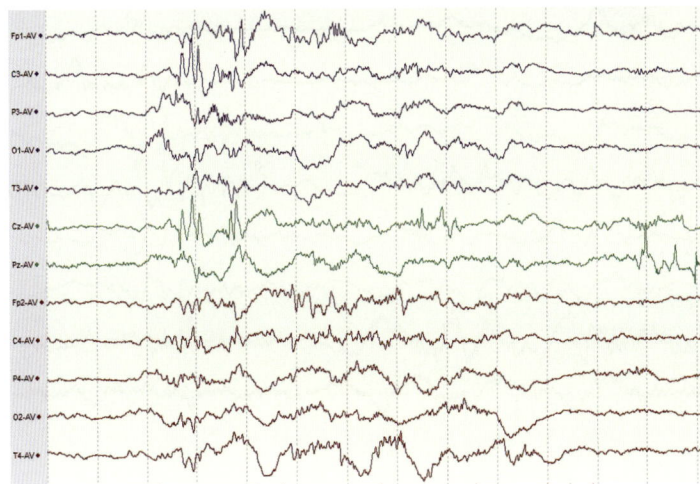

B

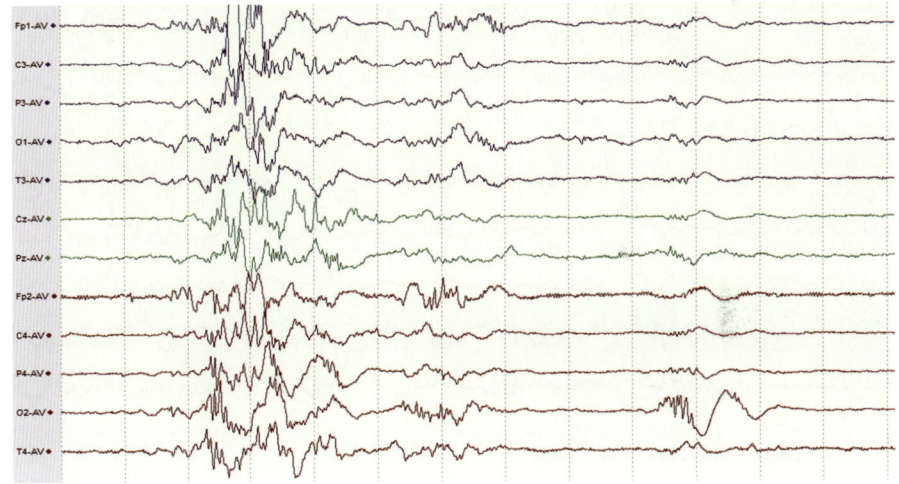

C

图 5-3-2　起病第 2 天，DOL 3 天，PMA 38 周，患儿易激惹，频繁惊厥发作，抗惊厥药物治疗，控制不佳

A. aEEG 睡眠 - 觉醒周期存在，但周期紊乱。双侧带宽不对称，左侧带宽较宽且存在明显缺口，同步视频脑电图证实为电 - 临床发作；B. AS 期，双半球脑电活动特征及波幅不对称，左侧高尖快波明显；C. QS 期，双半球大量尖形快波及尖形 θ 波活动，左侧半球相对突出。

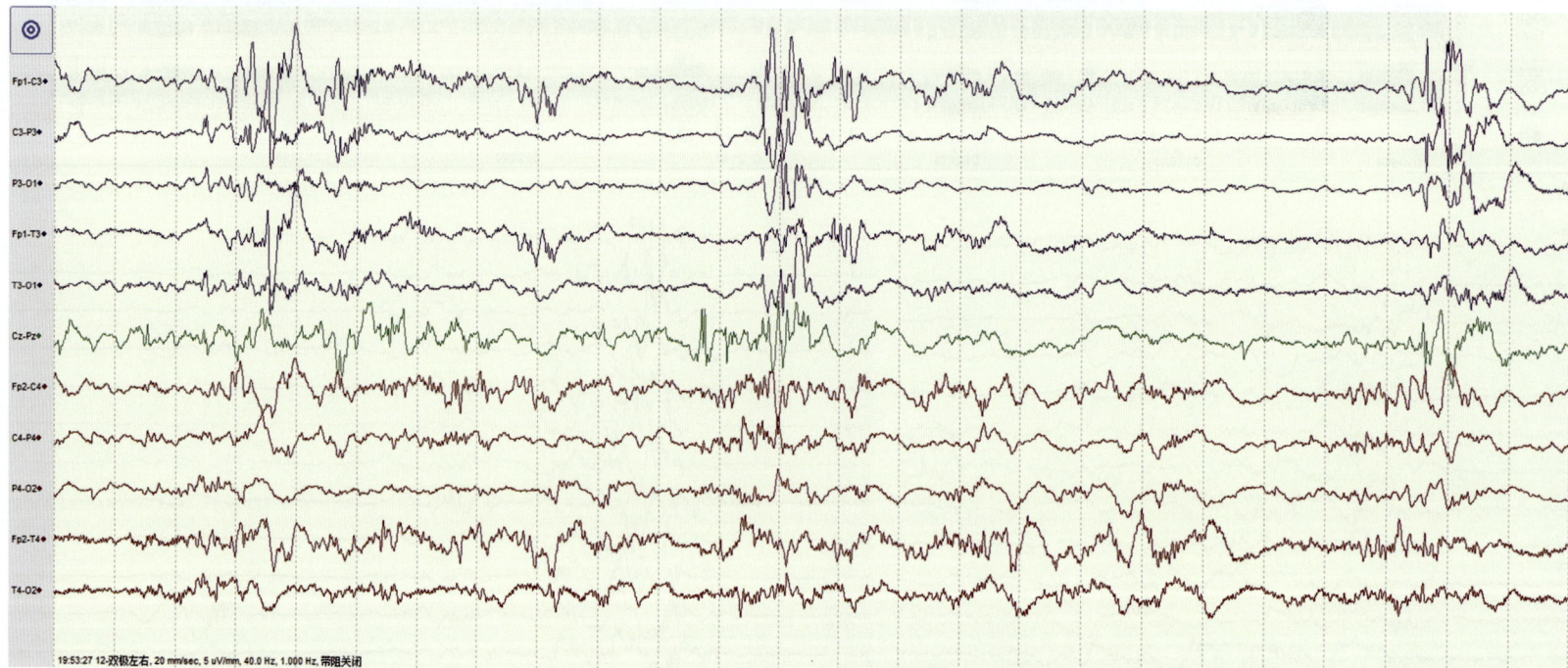

图 5-3-3　起病第 2 天,DOL 3 天,PMA 38 周,双半球间对称性及同步性差

左右半球脑电活动波形和波幅不对称,左侧半球高尖 θ 波明显;左右半球间连续性不一致,左侧半球连续性下降,以 TA 图形或 TD 图形为主,右侧半球为连续图形(图为双极导联,走纸速度 20mm/s)。

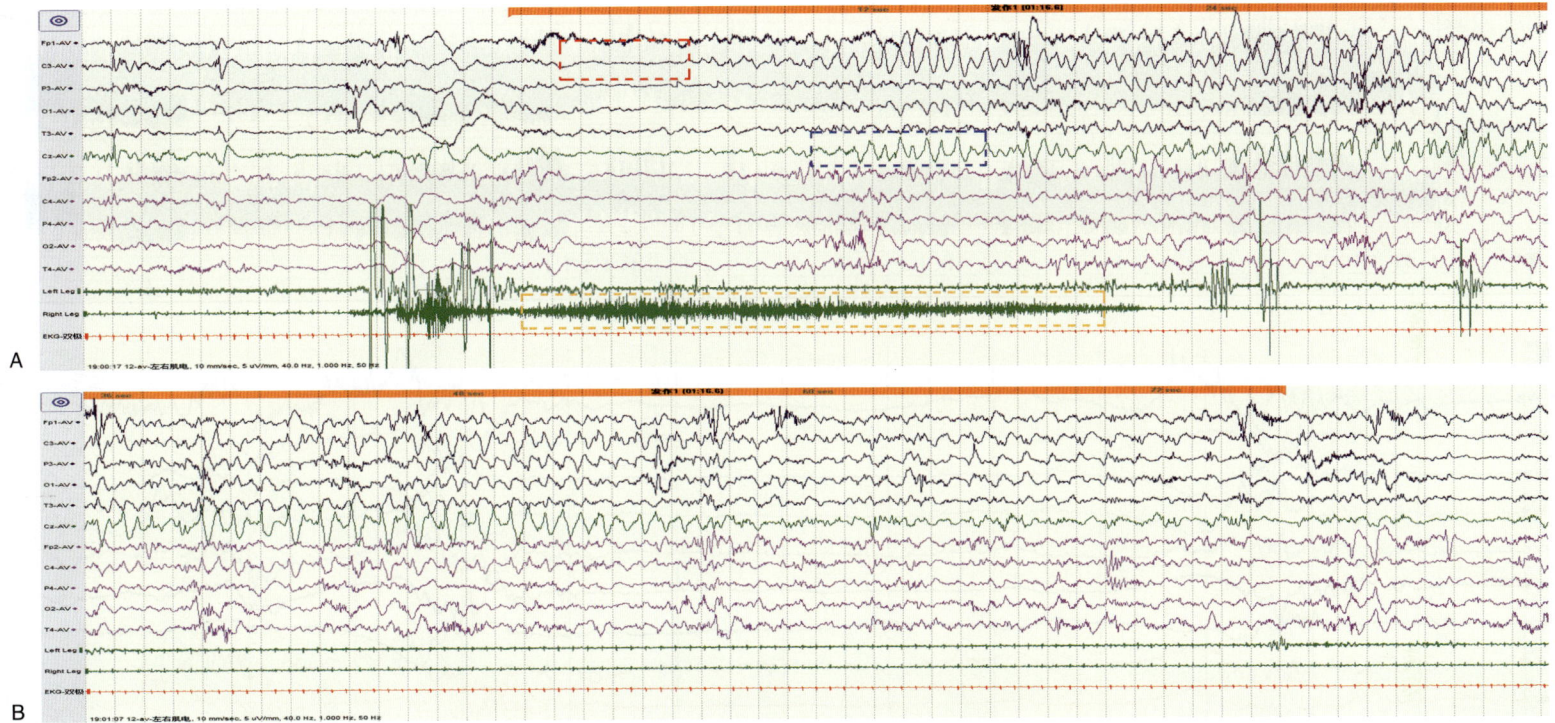

图 5-3-4 起病第 2 天,DOL 3 天,PMA 38 周,一次序贯性发作

局灶性强直发作→ 自动症发作,患儿头左偏,左眼微睁,凝视不动,右侧上下肢僵硬→ 出现咂嘴动作。A、B. EEG:双半球一过性电压衰减,左侧中央区衰减明显(红色虚框),右上肢肌电暴发,持续十余秒(黄色虚框)→左侧中央区中波幅尖形慢波节律性发放并快速波及中央中线区(蓝色虚框),左侧半球弥漫性慢波活动,持续 1 分钟左右(走纸速度 20mm/s,双侧三角肌肌电)(视频 5-3-1)。

视频 5-3-1

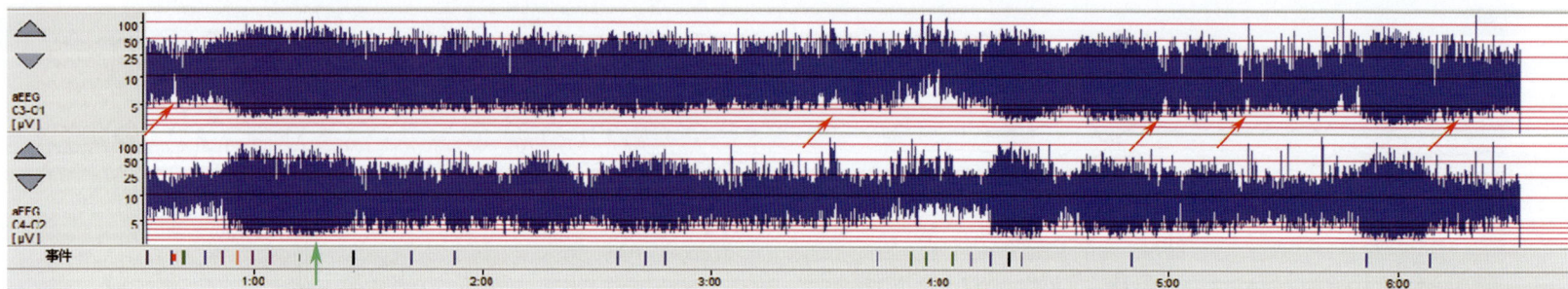

A

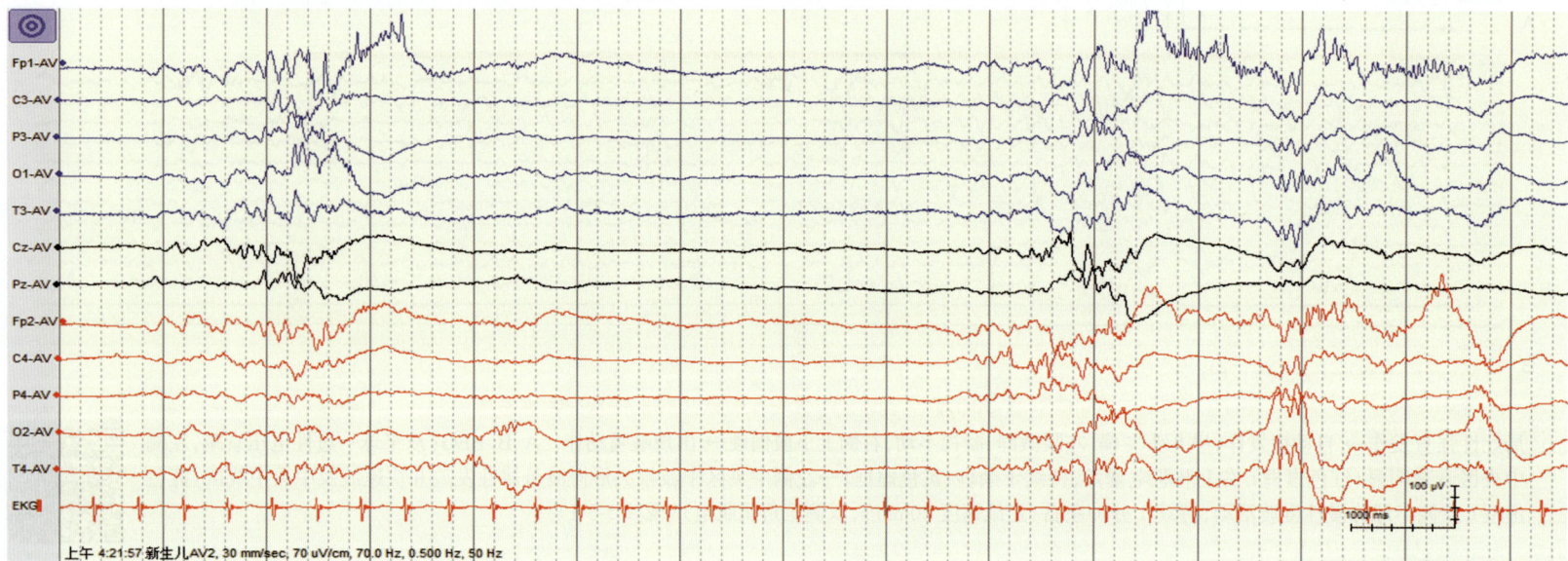

B

图 5-3-5　起病第 3 天，DOL 4 天，PMA 38 周 [+1]，仍有电 - 临床发作

A. aEEG 显示双侧带宽仍不对称，左侧带宽仍较宽，起始处仍存在缺口（经证实为电 - 临床发作）。静脉注射苯巴比妥（绿色箭头）后约 2 小时内无电发作 / 电 - 临床发作。约 2 小时之后 aEEG 上再次出现多个微小缺口（红色箭头），同期 vEEG 证实为电发作，主要涉及左侧半球，患儿无明显动作表现。B. QS 期，双半球不规则 δ 及大量高尖快波活动，左侧半球相对突出明显。

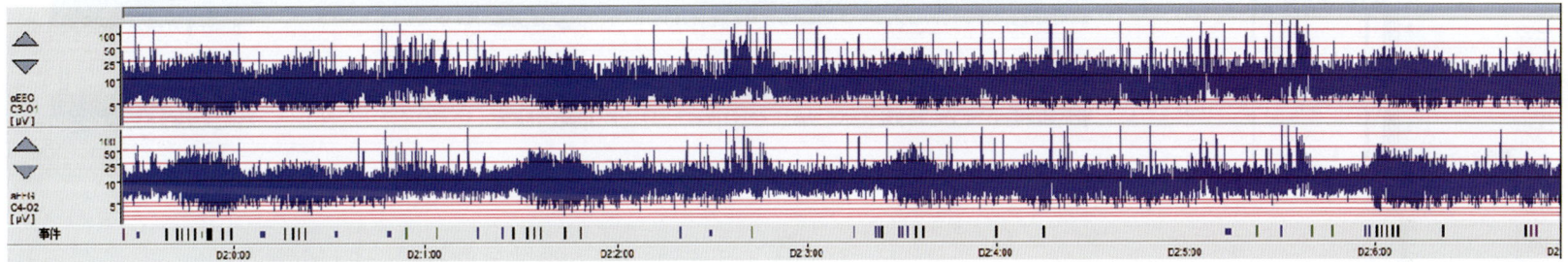

A

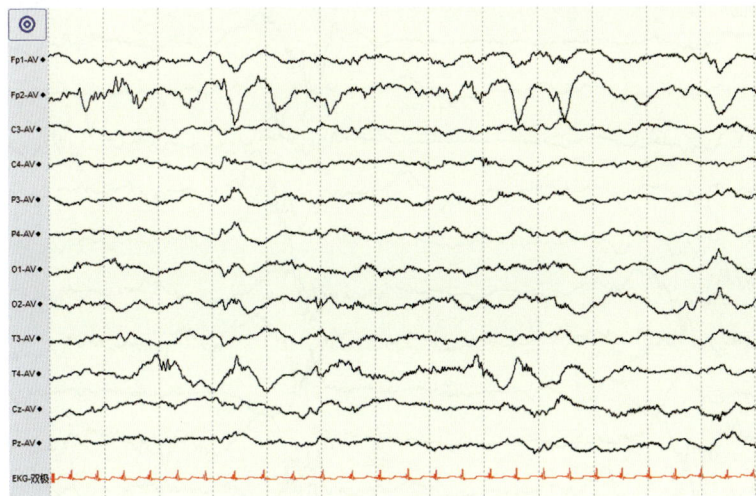

B

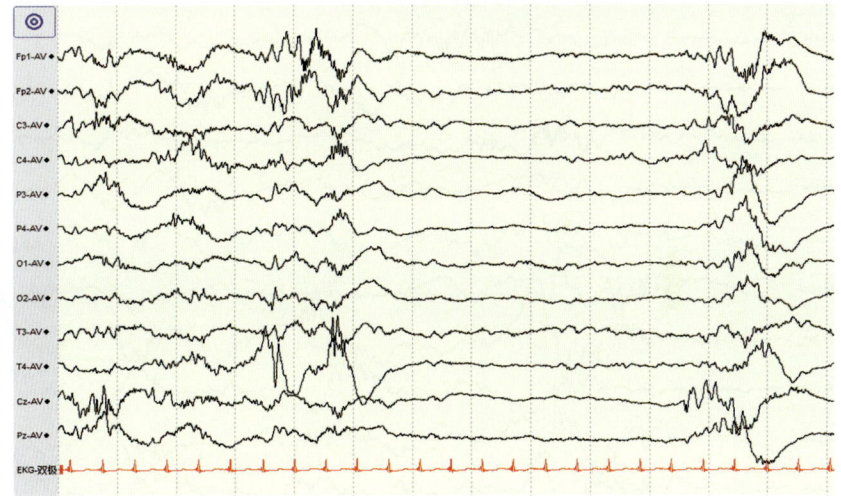

C

图 5-3-6　发病第 4 天,DOL 5 天,PMA 38 周 $^{+2}$,患儿无明显临床症状,无惊厥发作

A. aEEG 显示虽然双侧带宽仍不对称,但左侧半球 AS 期带宽较之前变窄,aEEG 小缺口经 vEEG 证实为伪迹,非惊厥发作;B. AS 期,右额区存在额区一过性尖波及前头部非节律性慢波,而此生理波形在左额区不明显;C. QS 期,暴发段尖形快波或尖形 θ 波明显减少,整体波形欠规整,双半球脑电活动趋于同步。

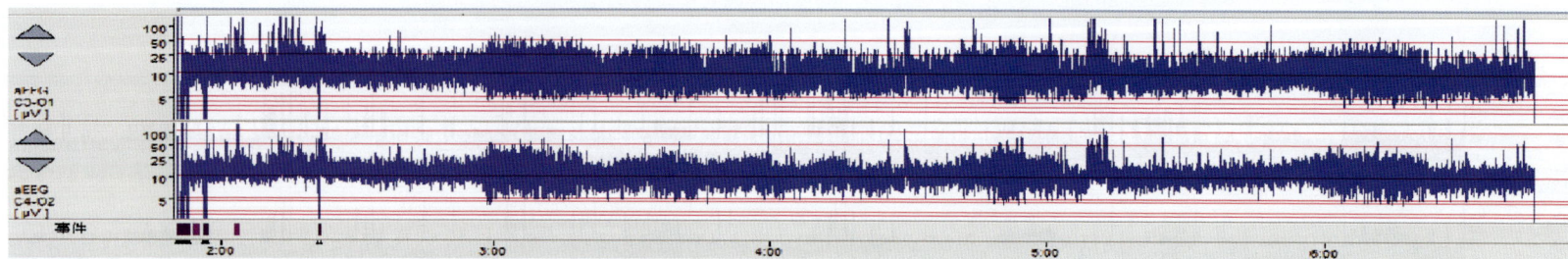

A

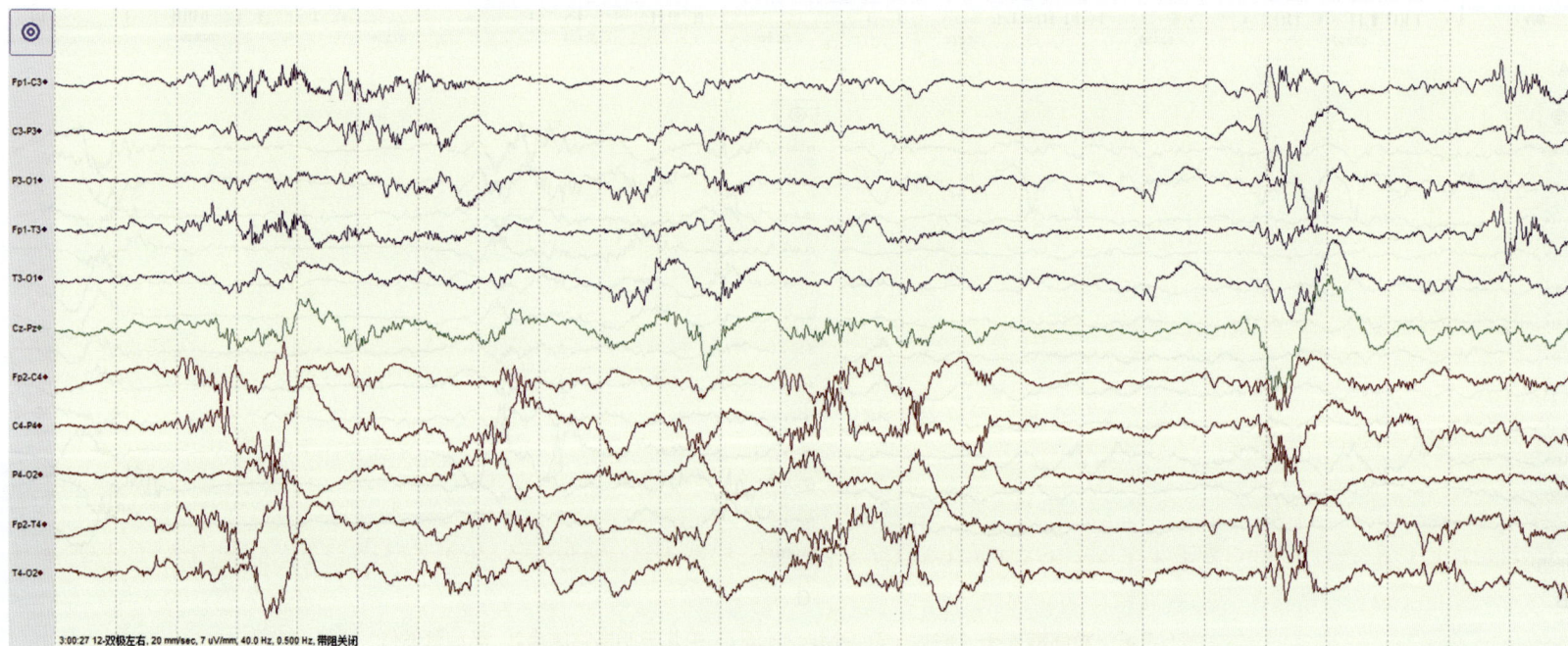

B

**图5-3-7    发病第5天,DOL 6天,PMA 38周 $^{+3}$ ,患儿无惊厥发作表现**

A. aEEG 缺口为伪差所致,睡眠-觉醒周期趋于正常,双侧带宽略不对称;B. QS 期,双半球仍有尖形快波及尖形 θ 波活动,但较前两天明显减少,且波幅降低。左侧半球脑电活动连续性较对侧半球差。

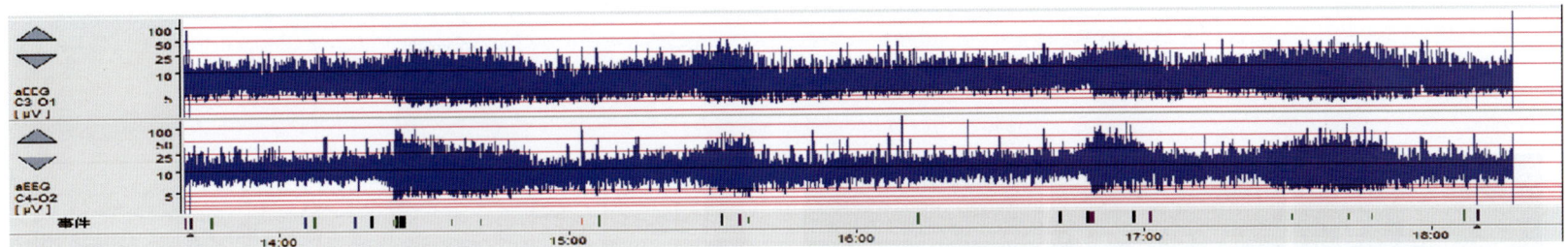

A

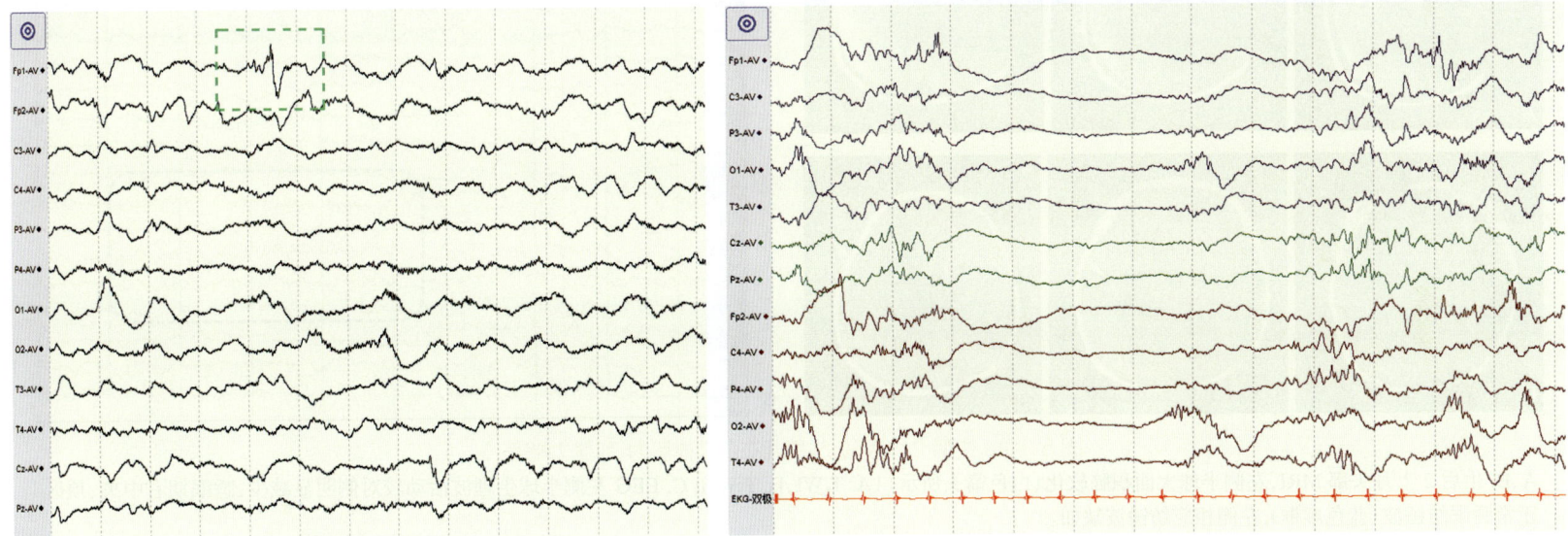

B C

图 5-3-8　发病第 6 天,DOL 7 天,PMA 38 周 $^{+4}$,患儿无明显症状,无惊厥发作,脑电背景活动大致同步对称

A. aEEG 双侧带宽略不对称,左侧下边界略低于右侧。睡眠 - 觉醒周期正常;B. AS 期,EEG 示连续图形,左侧额区不规则尖波(绿色虚框),结合全程,考虑为畸变的胎龄生理波;C. QS 期,双半球同步性及对称性可,暴发段波形欠规整,少量不规则紊乱波活动。

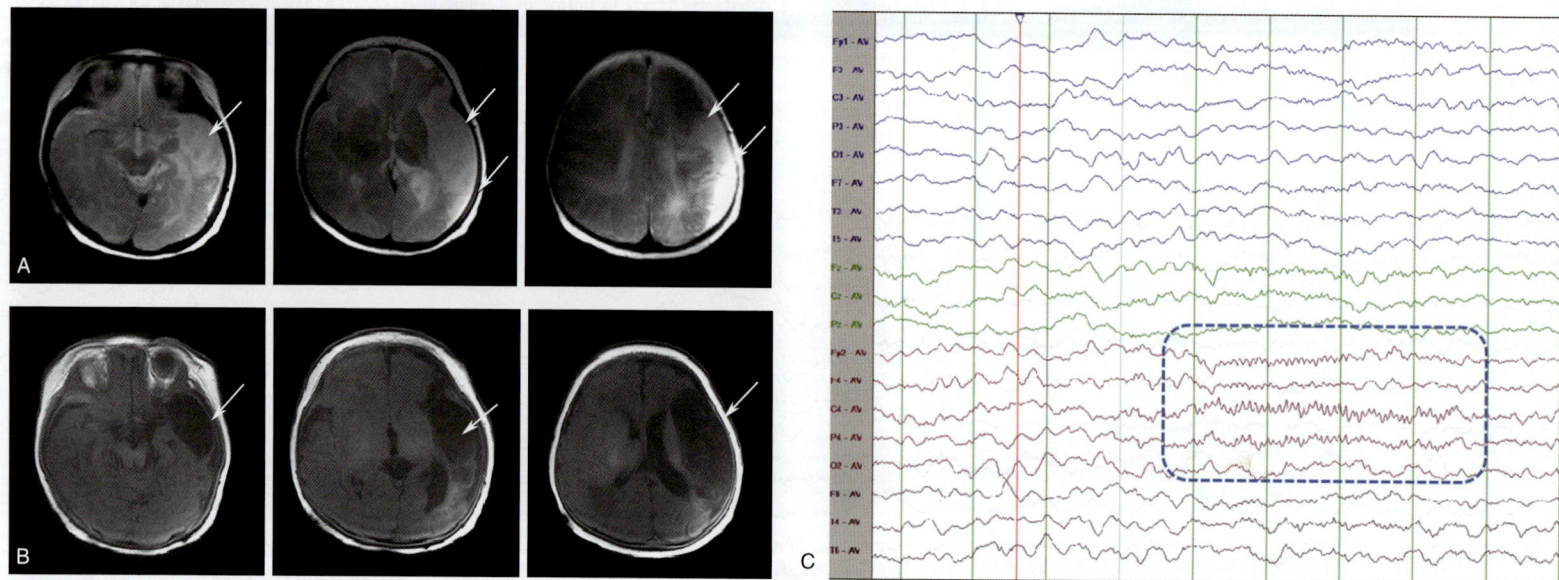

图 5-3-9　生后 2 个月随访,患儿右侧肢体肌力、肌张力略差

A、B. 生后 2 个月头部 MRI,左侧半球大面积脑软化(白色箭头所示)(A. $T_2WI$,B. $T_1WI$); C. EEG 左侧半球生理波活动较对侧明显减少,睡眠期右中央、顶区正常睡眠纺锤波(蓝色虚框),左侧相应纺锤波缺如。

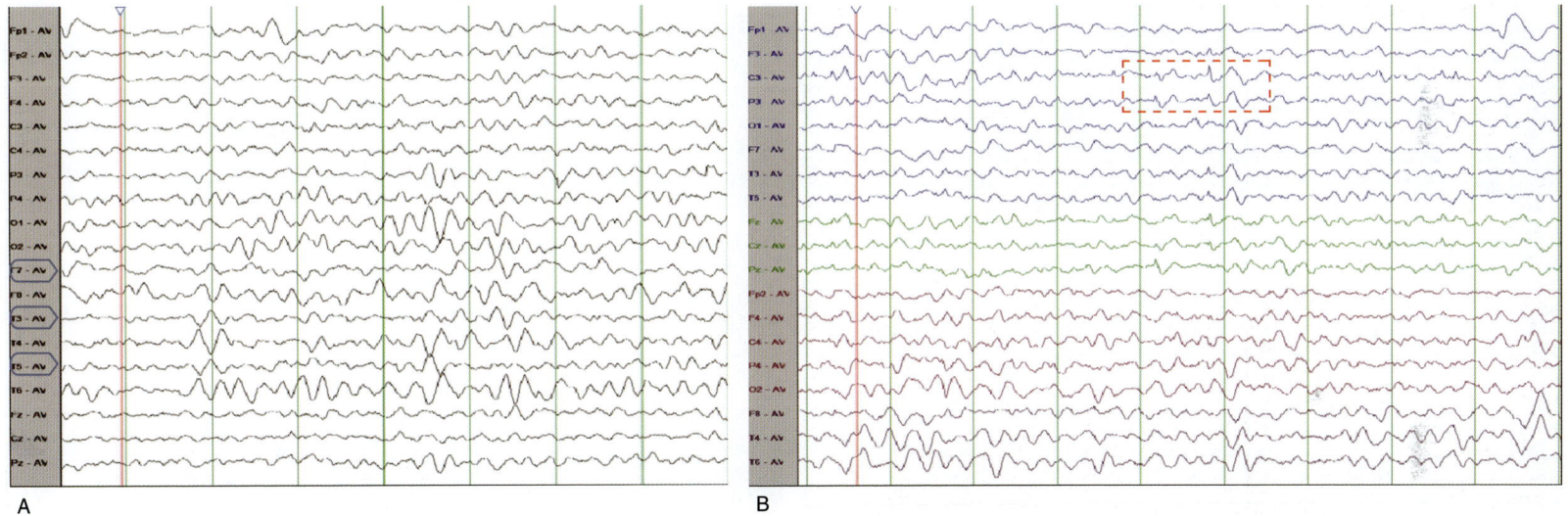

**图 5-3-10　生后 6 个月,清醒期背景活动**

患儿右侧肢体肌力、肌张力减低,无惊厥发作表现,康复治疗中。A. EEG 左侧半球生理波活动较对侧半球明显减少或减弱,并有不规则慢波和棘波活动。清醒期双侧枕区出现 4Hz 左右 θ 节律,脑电发育成熟度符合相应月龄,左侧颞区生理波活动略减少,波幅低于右侧(蓝框标注的导联)。B. 双半球波形及波幅持续不对称,左侧半球波幅低于右侧半球。左中央、顶区低波幅棘波阵发(红色虚框)。

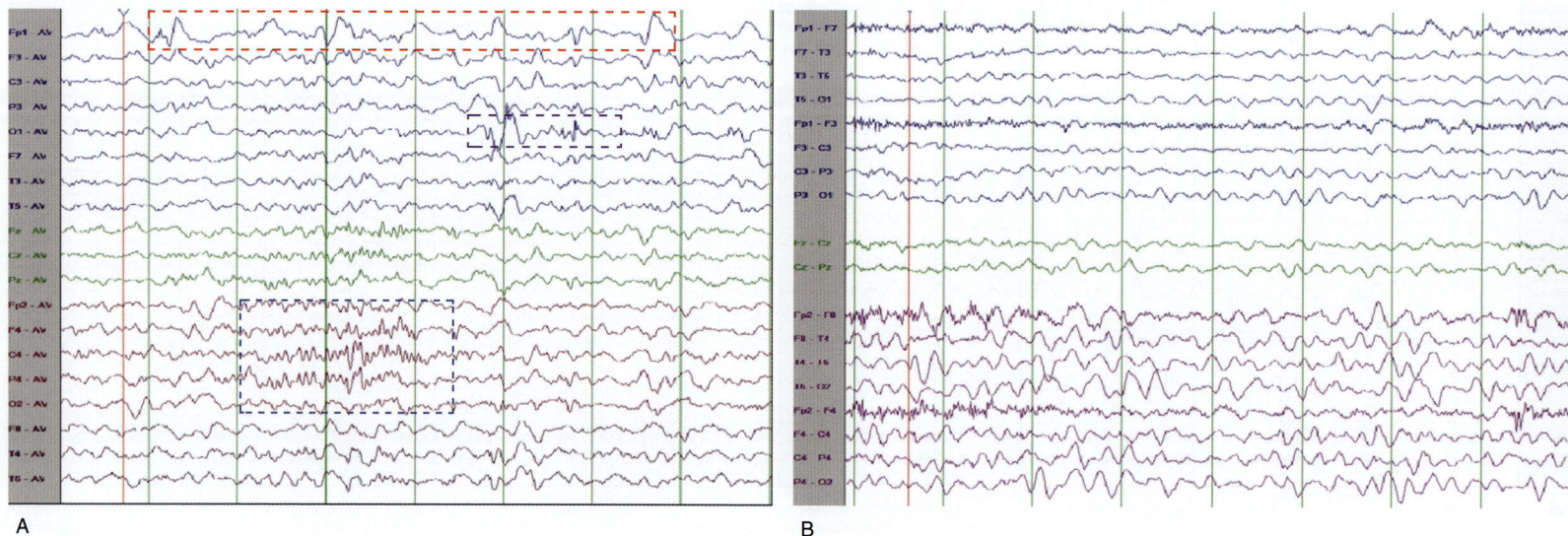

**图 5-3-11　生后 6 个月,睡眠期背景活动**

A. 睡眠期,右侧额、中央、顶区出现正常睡眠纺锤波(蓝色虚框),左侧相应脑区未出现睡眠纺锤波,左半球多灶各种不规则波形:左额极多形性 δ 波活动(红色虚框),左枕区不规则棘波(紫色虚框);B. 睡眠期,双半球波形及波幅持续不对称,左侧半球生理波活动明显减少,波幅低于右侧。

## 病例 2　左额叶局灶性梗死,局灶性不对称

| 主诉 | 右侧肢体抖动 17 小时。 |
|---|---|
| 现病史 | 男,3 天,$G_2P_2$,母孕 39 周 [+5],因胎儿宫内窘迫于外院剖宫产娩出。出生体重 4 000g,脐带未见异常,羊水黄绿色,Apgar 评分 1 分、5 分钟均为 10 分。17 小时前(生后约 30 小时)患儿无明显诱因出现右侧肢体抖动,肌张力增强,以右下肢明显,面色略青,持续约 60 秒后自行缓解,共发现 8~9 次,发病以来患儿精神状态可,喂养耐受,无发热,为进一步诊治以"惊厥待查"收入新生儿科。 |
| 查体 | 无明显阳性体征。 |
| 辅助检查 | 头 MRI+MRA+MRV+DWI(DOL 3 天,PMA 40 周 [+1]):左侧额叶急性脑梗死(图 5-3-12)。 |
| 治疗及转归 | 在院期间对症治疗,入院第 9 天未吸氧下血氧饱和度可维持正常,未见抽搐发作。患儿喂养耐受,奶量完成好,二便正常,好转出院。 |

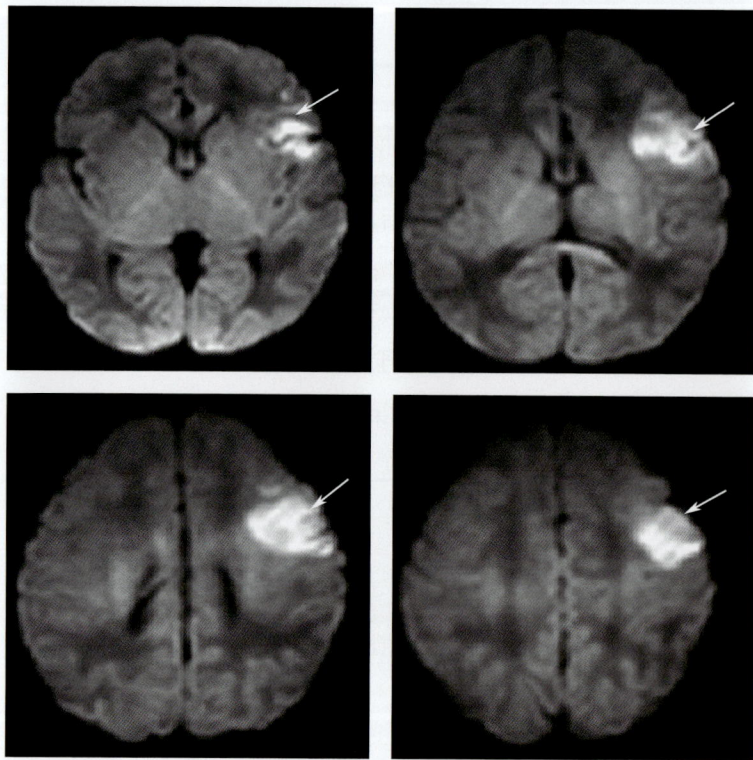

图 5-3-12　发病后 2 天,头 MRI 检查(DOL 3 天,PMA 40 周 +1)
DWI 序列示左侧额叶弥散受限信号影(白色箭头所示),提示受累区域水分子移动受限,急性脑梗死改变。

**病例特点:**

- 发病早期频繁电 - 临床发作,以序贯性发作为主,电演变从左侧额、中央区起始。
- 左额、中央、颞区异常波多见,与 MRI 显示损伤部位一致。
- 发病第 7 天,脑电图活动基本恢复,无电 - 临床发作 / 电发作,异常波活动不明显。
- 非急性期脑电监测常缺乏特异性改变,损伤区域可能会遗留少量不规则波形或无明显突出脑电活动,呈"正常"化脑电图背景(图 5-3-13~ 图 5-3-17)。

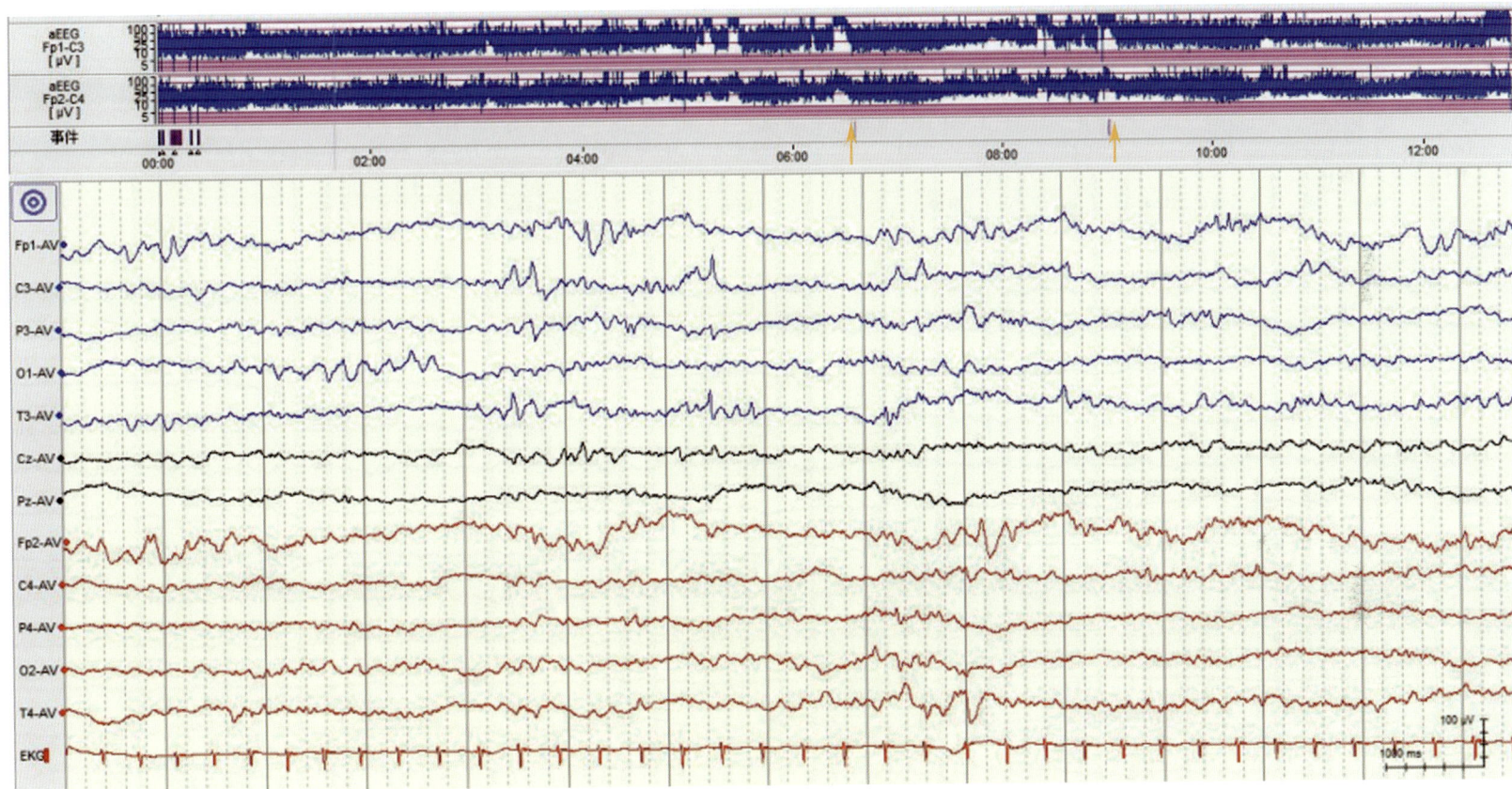

图 5-3-13　起病 17 小时,DOL 2 天,PMA 40 周,急性期脑电背景改变

aEEG(Fp1-C3、Fp2-C4)显示双侧不对称,左侧上边界增高造成带宽更宽。多次缺口处为电 - 临床发作,睡眠 - 觉醒周期变化存在,在应用两次苯巴比妥(黄箭头)后宽带期增多。AS 期背景中 θ 波明显增多,有时波形高尖,以左侧半球及中央中线区为主。

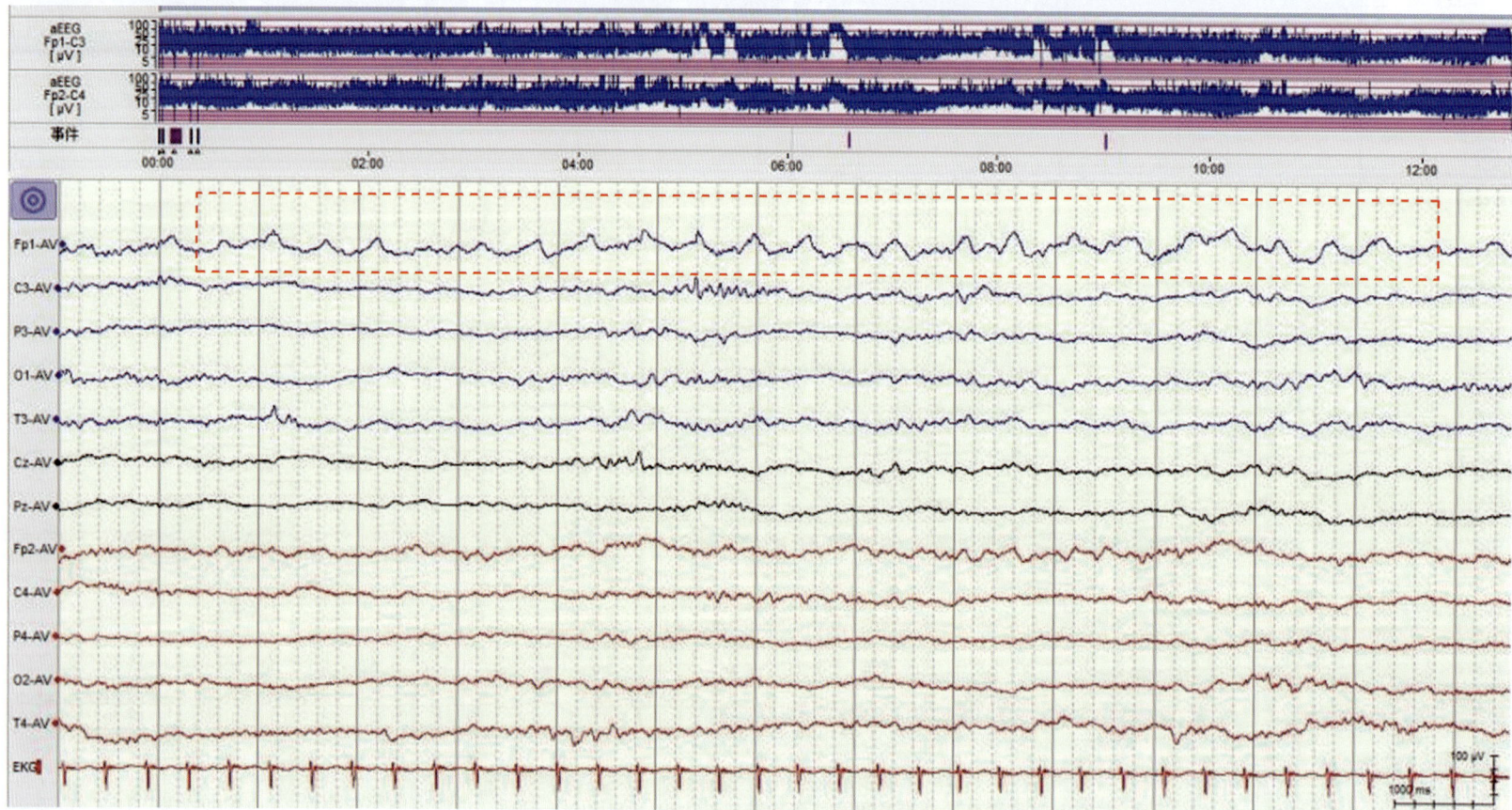

图 5-3-14　起病 17 小时,DOL 2 天,PMA 40 周,节律性放电

AS 期局限于左侧额区尖形 δ 节律性发放(红色虚框),即节律性 δ 活动(RDA),波形可略有变化,长达 30~40 秒(此处未显示全程)。

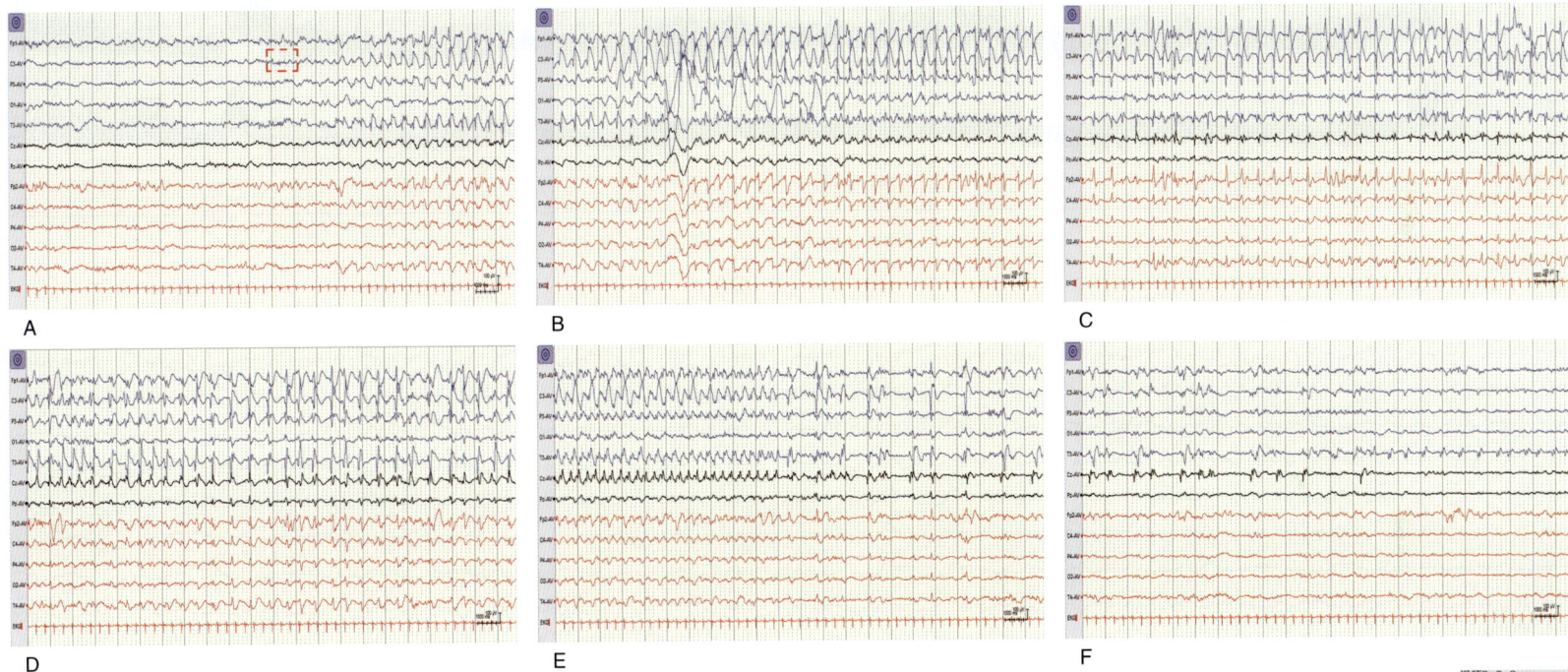

图 5-3-15　1 次序贯性发作

自动症→阵挛→自动症发作，A~F. 左侧额、中央区低波幅快波起始（红色虚框）→波幅迅速升高，呈尖波节律性发放，并波及左侧颞区，持续约 8.5 分钟患儿表现为患儿咂嘴动作后长时间的左侧上、下肢节律性抖动，最后以咂嘴动作结束（走纸速度 20mm/s，非连续完整记录）（视频 5-3-2）。

视频 5-3-2

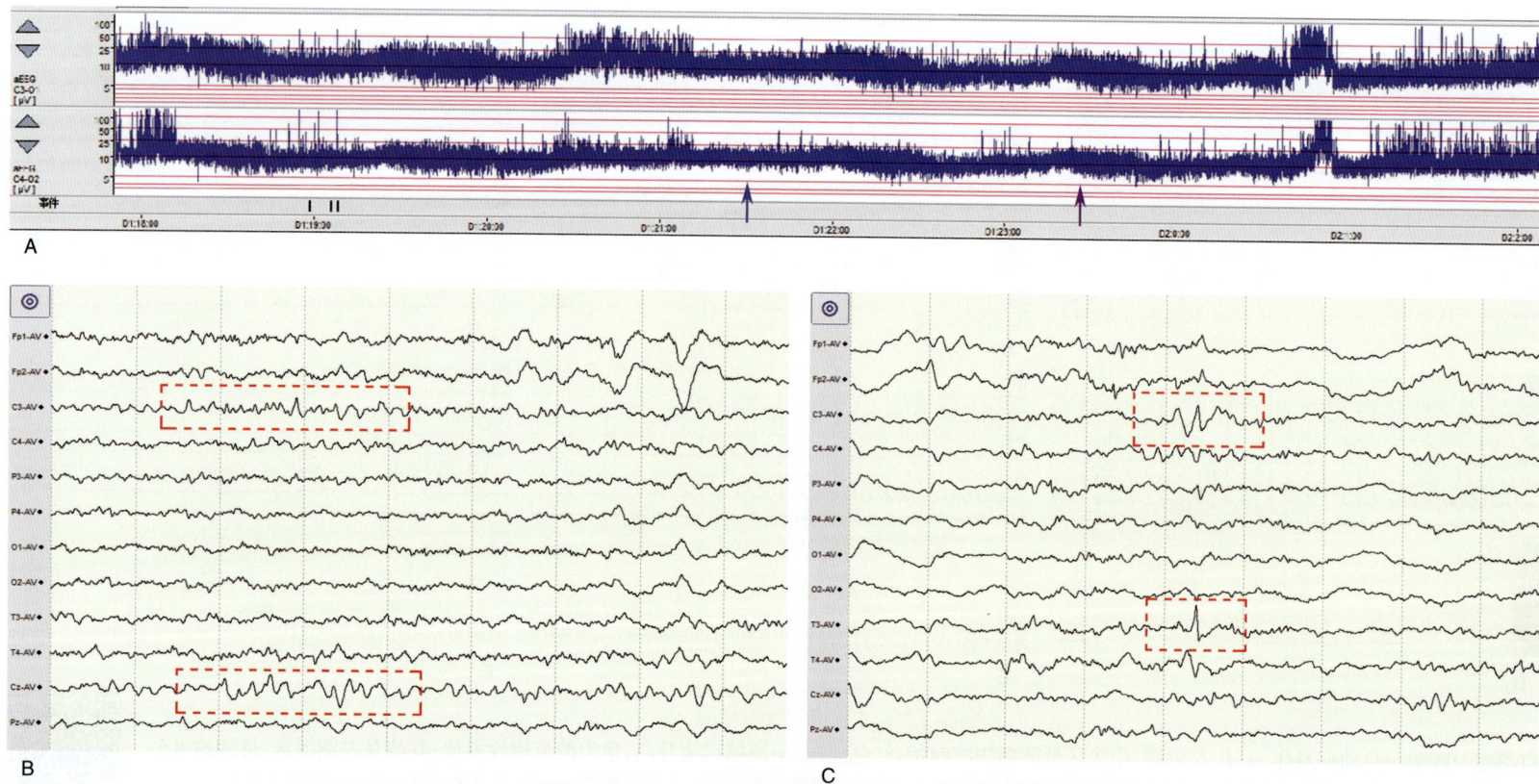

图 5-3-16　起病后 41 小时,DOL 3 天,PMA 40 周 [+1],发作停止,背景活动改变

A. aEEG 显示睡眠 - 觉醒周期正常,左侧带宽逐渐缩窄,仍略不对称,整个监测期间未见明显缺口;B. AS 期(aEEG 蓝色箭头处),原始 EEG 显示丰富的生理波,左侧中央区、中线区低波幅尖形 θ 波或快波活动(红色虚框);C. QS 期(aEEG 紫色箭头处),左侧中央区、颞区尖波相对突出(红色虚框)。

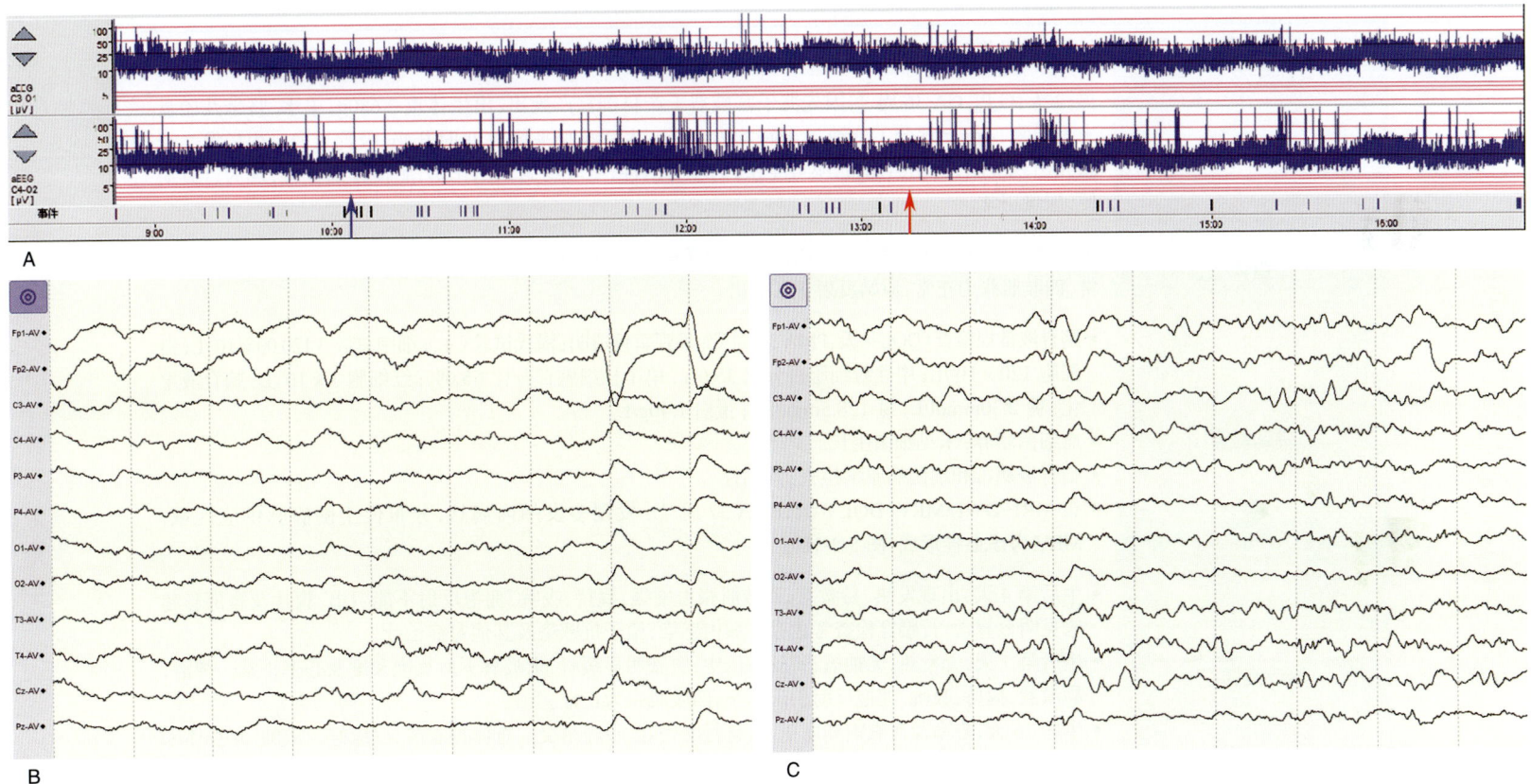

图 5-3-17　发病第 7 天,DOL 8 天,PMA 40 周 $^{+6}$,慢性期背景活动,大致正常

A. aEEG 显示睡眠 - 觉醒周期紊乱,QS 期占比增高,双侧电压及带宽大致对称; B. AS 期(aEEG 蓝色箭头处),双侧额区生理波同步对称活动,无明显异常波活动; C. QS 期(aEEG 红色箭头处),弥漫性混合波活动,左侧额颞区异常波活动较之前减少,且波幅降低,融合于背景活动中。

## 病例 3   髓静脉血栓形成，出血性脑梗死，多灶异常波

| 主诉 | 早产，吃奶差 2 天，腹胀 1 天。 |
|---|---|
| 现病史 | 男，2 天，G$_4$P$_4$，GA 36 周 $^{+2}$，因先兆子宫破裂于产科剖宫产娩出，出生体重 2 680g，羊水、脐带及胎盘未见异常，Apgar 评分 1 分钟、5 分钟均为 10 分，生后呼吸平稳，2 小时开奶，吸吮无力。生后第 2 天患儿出现腹胀，进奶后加重，呕吐 1 次，为非喷射性，呕吐物为未消化奶，胎便排出正常，现为过渡期便，尿量正常。 |
| 查体 | 神志清，反应好，弹足 3 次哭声响亮，腹膨隆稍胀，可见胃型，未触及包块，肝脾肋下未及，肠鸣音正常，四肢肌张力正常，原始反射正常引出。 |
| 辅助检查 | • 脑脊液常规检查（DOL 4 天，PMA 36 周 $^{+6}$）：外观黄色透明；潘氏试验（±）；细胞总数 3 120.00×10$^6$/L；白细胞 120×10$^6$/L；中性粒细胞百分比 35.0%；单个核细胞百分比 65.0%；红细胞 3×10$^9$/L；脑脊液生化：糖 2.30mmol/L；氯 128.5mmol/L；蛋白 1.40g/L。<br>• 血细菌培养：未见细菌生长。<br>• 脑脊液病毒和细菌病原学检查：均阴性。<br>• 头 MRI+DWI+MRV（DOL 8 天，PMA 37 周 $^{+3}$）：发现多发颅内病灶，分布位于髓静脉供应区域，MRV 考虑血栓形成（图 5-3-18）。 |
| 治疗及转归 | • 生后第 4 天，出现发热，易激惹，四肢肌张力增强，握持、吸吮、拥抱反射不能引出，腹片及腹部彩超未见明显异常，行腰穿检查考虑存在颅内感染，给予抗感染及其他对症治疗。<br>• 生后第 7 天，无发热，无抽搐，胃肠减压中，腹胀明显缓解，未吸氧下血氧饱和度及心率正常。神清，易激惹，握持、吸吮、拥抱反射引出不全，四肢肌张力正常。<br>• 生后 26 天，心率及血氧饱和度正常，自行吃奶好，喂养耐受。查体神志清，反应好，心、肺、腹查体未见异常，四肢肌张力正常，原始反射正常引出，好转出院。 |

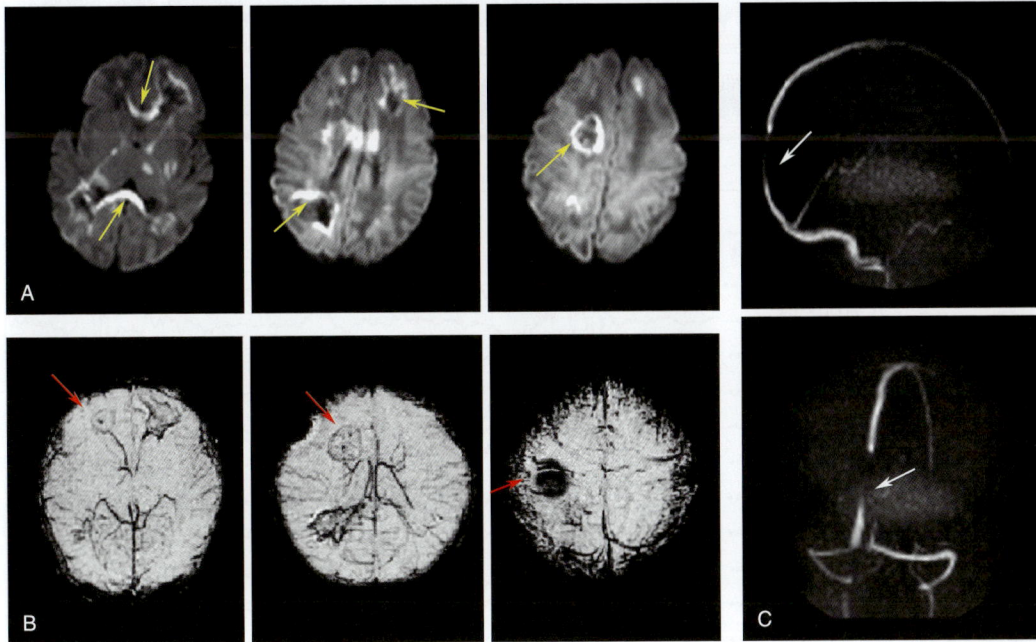

图 5-3-18　头 MRI+DWI+SWI(DOL 8天,PMA 37 周$^{+3}$)

A. DWI 示双侧额顶叶、右侧半卵圆中心、双侧脑室旁、基底节区、丘脑、胼胝体多发团片状高信号影,特别是侧脑室旁白质区,分布符合深部髓静脉引流区域,伴有明显的胼胝体受累(黄色箭头所示);B. SWI 示双侧额顶叶、右侧半卵圆中心、双侧脑室旁多发团片状混杂信号影(红色箭头所示),提示血管淤血状态,符合深静脉血栓性改变;C. MRV 示上矢状窦枕部血管变细(白色箭头所示),静脉血栓形成。

**病例特点:**

- 急性期大量高波幅尖形快波、尖波及紊乱波活动,频繁电 - 临床发作。发作期患儿动作轻微,持续时间短,无 vEEG 监测常不能准确识别。
- 亚急性期尖波及紊乱波活动逐渐减少,发作停止,生理波活动逐渐恢复。
- 虽然通过脑电图监测不能判断病因,但在评估脑功能损伤严重程度及惊厥发作负荷方面,床旁 EEG 监测起到关键作用(图 5-3-19 ~ 图 5-3-23)。

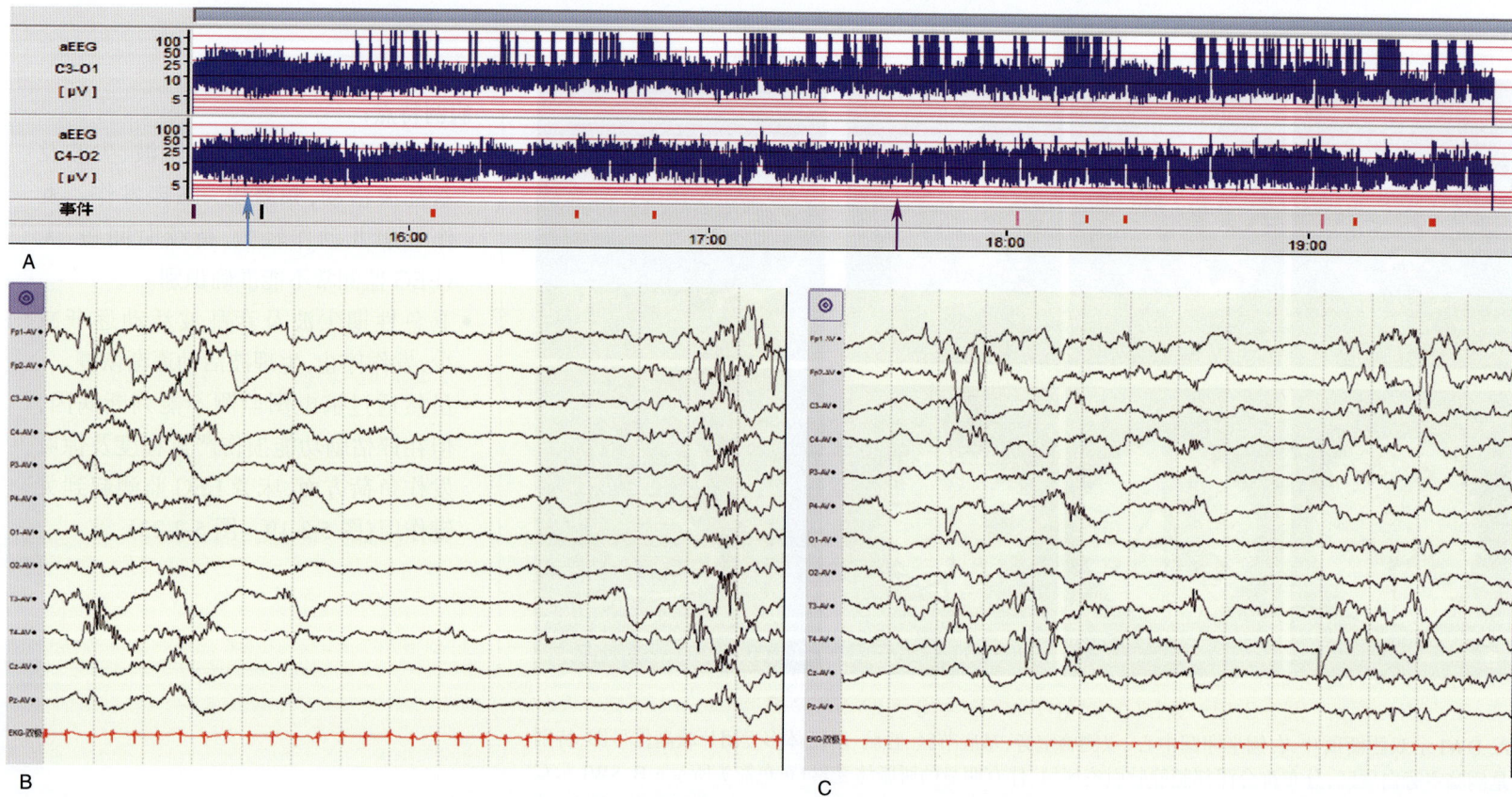

**图 5-3-19　DOL 5 天,PMA 37 周,发热第 2 天,患儿易激惹,脑电图背景活动**

A. aEEG 睡眠 - 觉醒周期变化存在,周期紊乱,电压正常,双侧带宽略不对称,存在多量小缺口,经 vEEG 证实均为电 - 临床发作;B. QS 期(aEEG 蓝色箭头处),TA 图形,暴发段高波幅尖形快波、畸形 δ 波活动为主,IBI 2~6 秒左右;C. AS 期(aEEG 紫色箭头处),连续图形,双半球大量多灶高波幅尖形快波、尖形 θ 波活动为主。

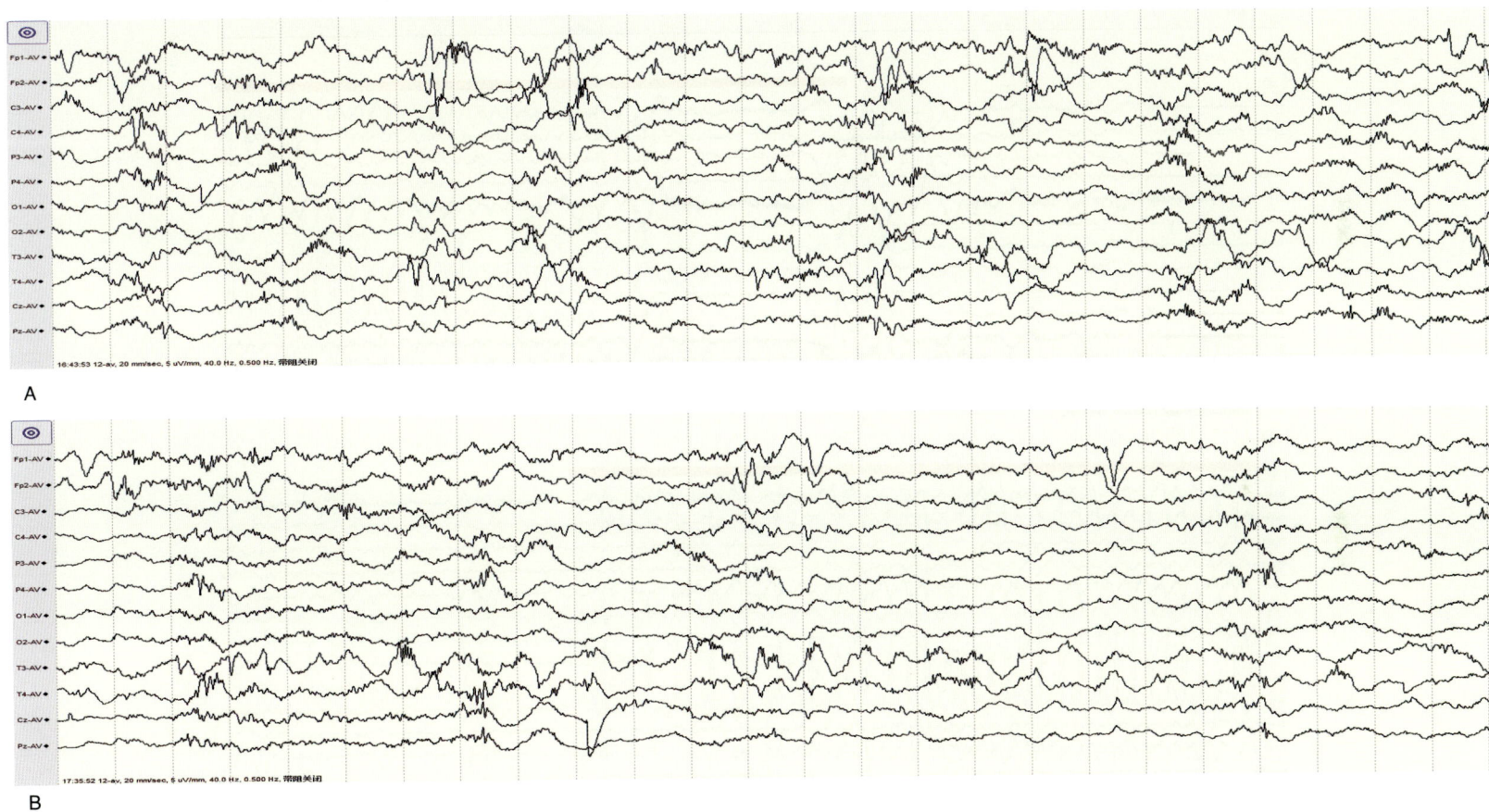

图 5-3-20　DOL 5 天,PMA 37 周,发热第 2 天,急性期脑电背景活动

A、B. 背景活动以各种不规则尖形 β 波或尖形 θ 波活动为主,非同步非节律性无规则发放。

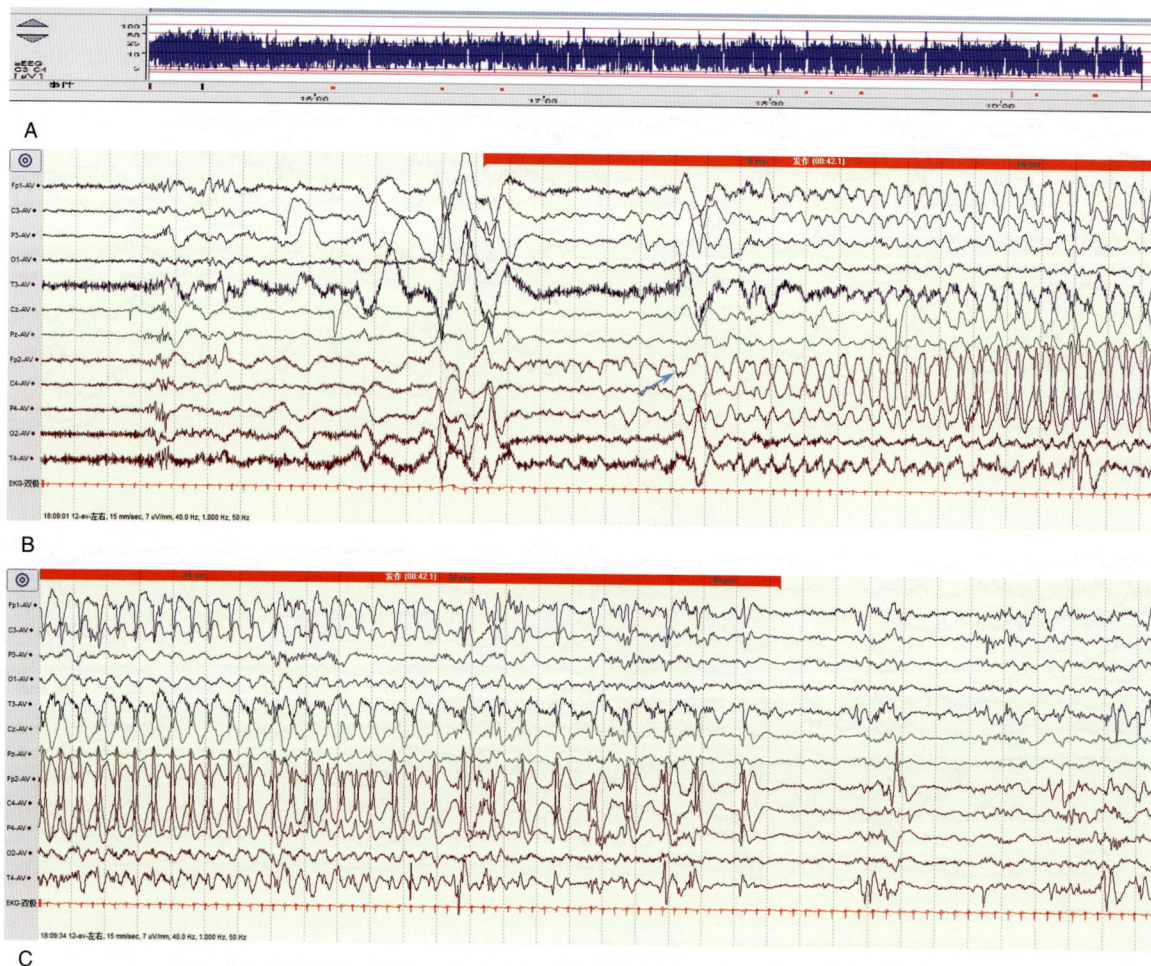

图 5-3-21　DOL 5 天，PMA 37 周，发作期脑电演变

A. 监测期间 aEEG 中频繁小缺口，经 vEEG 证实均为电 - 临床发作。B、C. 是其中一次发作期脑电图演变，由右侧额区（蓝色箭头处）起始不规则慢波节律发放→波幅迅速增高，呈高大尖波节律性发放，涉及右额、中央、顶及中线区→尖波发放频率渐慢→ 突然停止，电压抑制 2 秒左右，逐渐恢复背景活动。发作同期临床表现为患儿突然哭闹→左侧手和脚轻微节律性抖动，为阵挛发作。每次发作持续 40~70 秒左右，电演变形式相似，未达到惊厥持续状态。

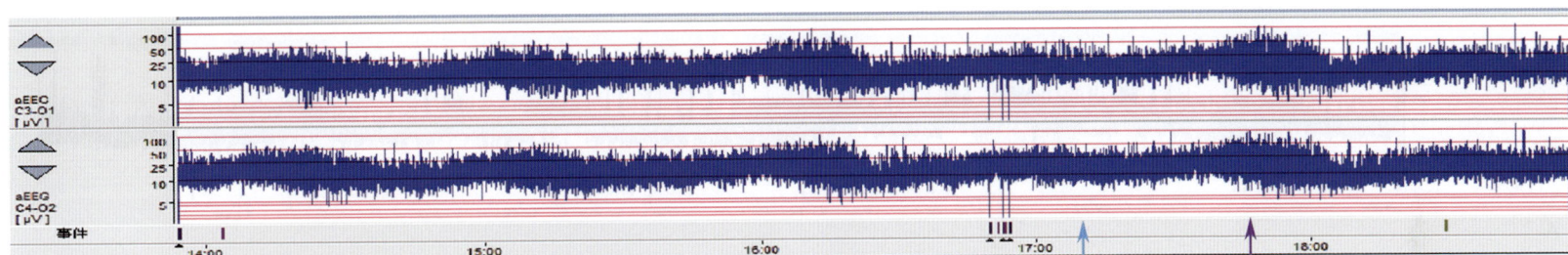

A

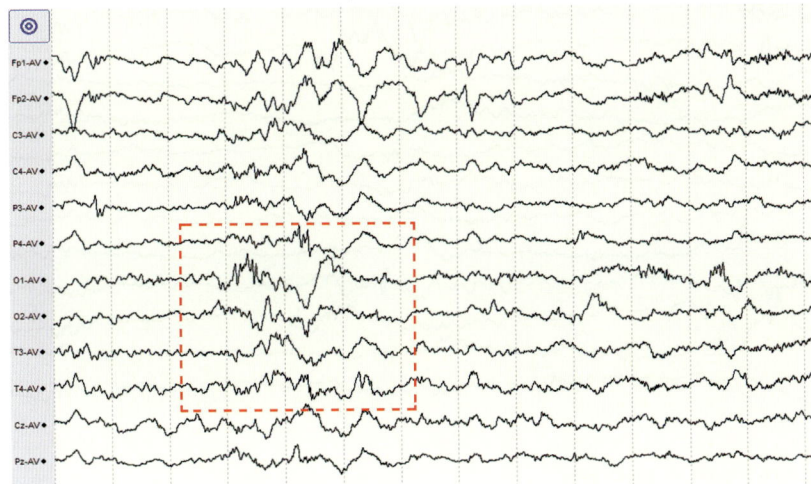

B

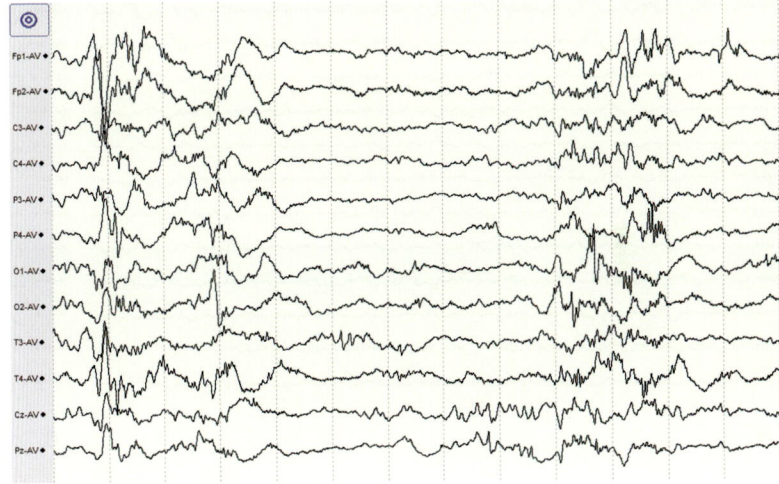

C

图 5-3-22　DOL 8 天, PMA 37 周 +3, 发热后第 5 天, 背景活动

无发热, 发作停止, 易激惹, 握持、吸吮、拥抱反射引出不全。A. 睡眠 - 觉醒周期正常, 电压正常, 双侧带宽大致对称, 无缺口改变; B. AS 期 (aEEG 蓝色箭头处), 连续图形, 顶、枕、颞区仍有低波幅紊乱波活动 (红色虚框); C. QS 期 (aEEG 紫色箭头处), TA 图形, 暴发段高波幅畸形 δ 波、畸形 δ 刷及紊乱波构成为主, IBI 持续 2~6 秒。

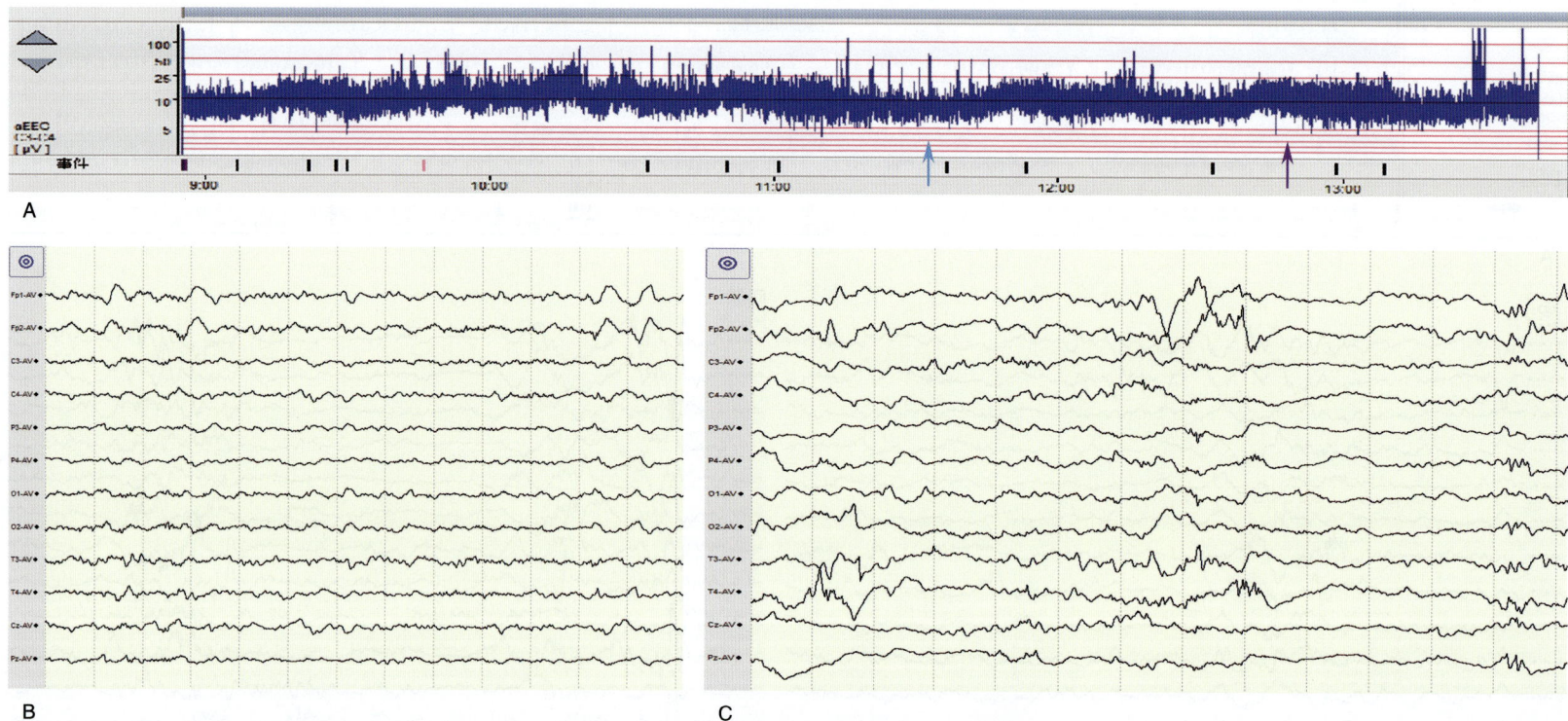

图 5-3-23　DOL 22 天,PMA 39 周$^{+3}$,背景活动

无发热,无发作,自行进乳好,吸吮有力,神志清,反应好,心、肺、腹查体未见异常,四肢肌张力正常,原始反射正常引出。A. aEEG 睡眠 - 觉醒周期欠佳,电压正常无缺口改变;B. AS 期(aEEG 蓝色箭头处),连续图形,弥漫性低波幅脑电活动,无明显异常波活动;C.QS 期(aEEG 紫色箭头处),连续图形及 TA 图形,暴发段波幅降低,多灶畸形尖波或紊乱波活动。

(石 权　方秀英　毛 健　王英杰)

# 第四节　新生儿低血糖

低血糖是新生儿期最常见的代谢紊乱,有高危因素(如母亲妊娠期糖尿病、小于胎龄儿、大于胎龄儿、早产等)的新生儿,低血糖的发生率高达50%左右。严重或反复持续性低血糖可导致永久性脑损伤,遗留神经精神发育障碍及难治性癫痫。因此,预防与迅速纠正低血糖、避免脑损伤发生对低血糖新生儿的预后有着重要意义。

目前,关于新生儿低血糖的定义和低血糖脑损伤的血糖阈值尚无统一标准,临床指南或共识中的新生儿低血糖的定义为临床处理阈值,即血糖水平(blood glucose level,BGL)<47mg/dl(2.6mmol/L)。新生儿低血糖的相关定义如下:

1. 过渡期低血糖　生后1~4小时内1.5mmol/L<BGL<2.6mmol/L,且无低血糖症状。

2. 反复低血糖　连续≥3次监测BGL<2.6mmol/L(包括常规监测及经临床干预后30分钟复测BGL)。

3. 持续低血糖　低血糖持续时间超过48小时。

4. 严重低血糖　存在以下情况之一:① BGL<1.5mmol/L;② GIR(葡萄糖输注速度)≥8mg/(kg·min)仍存在反复或持续低血糖;③需要药物治疗的新生儿低血糖。

5. 症状性低血糖　出现低血糖相关临床表现,同时监测BGL<2.6mmol/L。

新生儿低血糖的临床表现主要包括交感神经兴奋性增高以及中枢神经系统葡萄糖缺乏所致的症状和体征,如出汗、面色苍白、激惹、呼吸不规则、心动过速、肌张力低下、惊厥、意识水平改变(如淡漠、嗜睡、昏迷)等。根据血糖降低程度以及有无临床表现,临床诊断通常分为新生儿低血糖(asymptomatic neonatal hypoglycemia,无症状性低血糖)、新生儿低血糖症(symptomatic neonatal hypoglycemia,症状性低血糖)及新生儿低血糖脑损伤(neonatal hypoglycemic brain injury,NHBI)。其中,以无症状者居多,这部分患儿EEG多正常或轻度异常。新生儿低血糖症有时合并脑损伤,EEG表现与血糖降低程度及脑损伤的部位和严重程度有关,可以出现惊厥发作及背景活动的明显异常。新生儿低血糖脑损伤是指在症状性低血糖的基础上,发生明显的神经功能障碍(即新生儿脑病的表现),即使血糖恢复正常,神经功能异常仍持续存在。头部MRI主要表现为顶、枕叶皮层及皮层下白质的梗死性损伤,有时可累及丘脑后内侧、海马及小脑齿状核等区域。EEG主要表现为频繁发作性电活动,甚至出现惊厥持续状态,背景活动抑制,脑电活动数量异常,严重者婴儿期可出现高度失律及癫痫性痉挛发作,即West综合征。

## 病例 1　过渡期低血糖，无脑损伤，脑电图轻度异常

| 主诉 | 早产，发现血糖低 10 分钟。 |
|---|---|
| 现病史 | 男，30 分钟，$G_2P_1$，母孕 35 周 $^{+2}$，因胎膜早破 5 天剖宫产娩出，出生体重 2 200g，羊水、脐带及胎盘未见异常。Apgar 评分 1 分钟 10 分，5 分钟 10 分。生后 20 分钟足跟血血糖 1.7mol/L。 |
| 查体 | 未见阳性体征。 |
| 辅助检查 | 头部 MR 平扫 +DWI（DOL 4 天，PMA 35 周 $^{+6}$）：未见异常（图 5-4-1）。 |
| 治疗及转归 | 入院后给予补糖治疗，1 小时后血糖恢复正常。 |

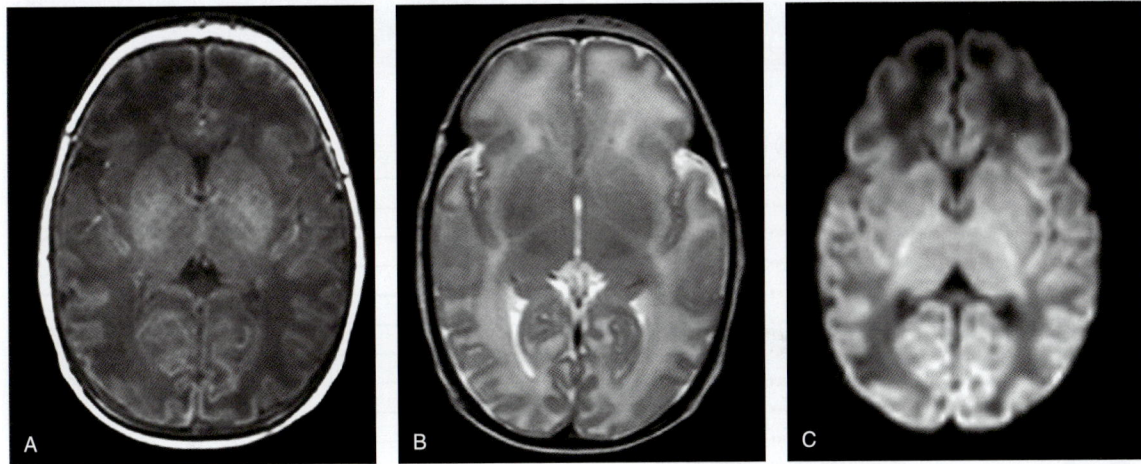

图 5-4-1　头部 MRI 平扫 +DWI（DOL 4 天，PMA 35 周$^{+6}$）

未见异常。A. T$_1$WI；B. T$_2$WI；C. DWI。

**病例特点：**

　　早产儿，生后 20 分钟发现低血糖，补糖后血糖迅速纠正。

**EEG 特点：**

　　生理波活动轻度减少，脑电发育成熟度符合相应胎龄，无异常波，无电发作 / 电 - 临床发作（图 5-4-2）。

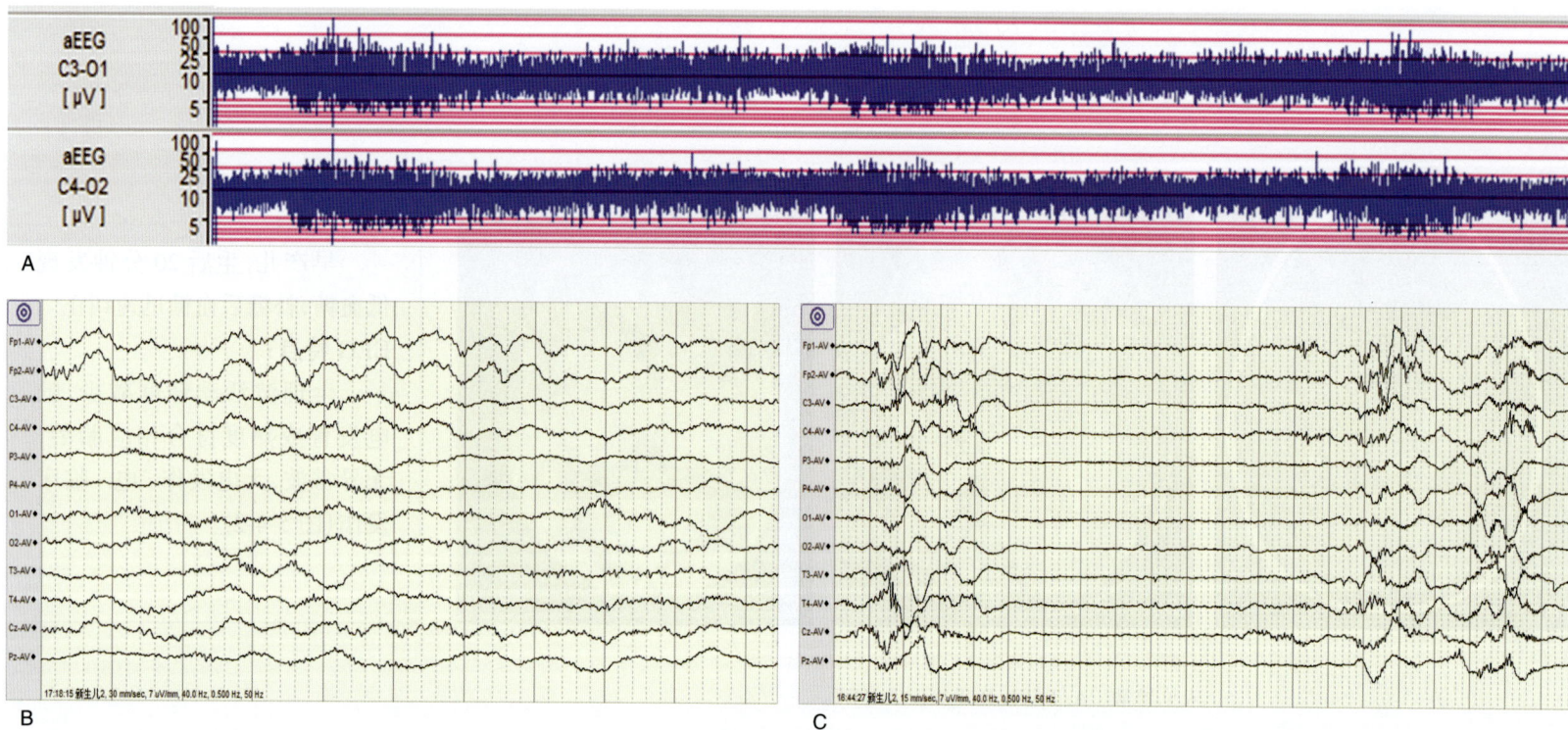

**图 5-4-2 DOL 3 天,PMA 35 周 [+5],EEG 轻度异常**

A. aEEG:电压及睡眠-觉醒周期与 PMA 相符;B. AS 期为连续图形,间断可见前头部非节律性慢波等标志性生理波,δ 刷多见于双侧枕区;C. QS 期为 TD 图形及少量 TA 图形,暴发段波幅偏低,δ 刷轻度减少,IBI 持续时间<10 秒(走纸速度 15mm/s)。对称性、同步性、变化性、反应性正常,无异常波,无惊厥发作。

## 病例 2　反复低血糖，无脑损伤，脑电图轻度异常

| 主诉 | 生后 2 小时，发现血糖低 10 分钟。 |
|---|---|
| 现病史 | 女，2 小时，$G_1P_1$，母孕 37 周 [+1]，因先兆临产剖宫产分娩，出生体重 2 670g，羊水、脐带及胎盘未见异常。Apgar 评分 1 分钟 7 分（呼吸、反射、皮肤颜色各减 1 分），5 分钟 10 分。生后足跟血糖 3.7mmol/L，因母亲有糖尿病病史，半小时复查足跟血血糖降至 2.9mmol/L，给予足月儿奶 10ml 喂养后半小时，血糖降至 1.9mmol/L。 |
| 查体 | 未见阳性体征。 |
| 辅助检查 | 头部 MRI 平扫 +DWI（DOL 8 天，PMA 38 周 [+2]）：未见异常（图 5-4-3）。 |
| 治疗及转归 | 入院后给予补糖治疗，30 分钟后血糖恢复正常。 |

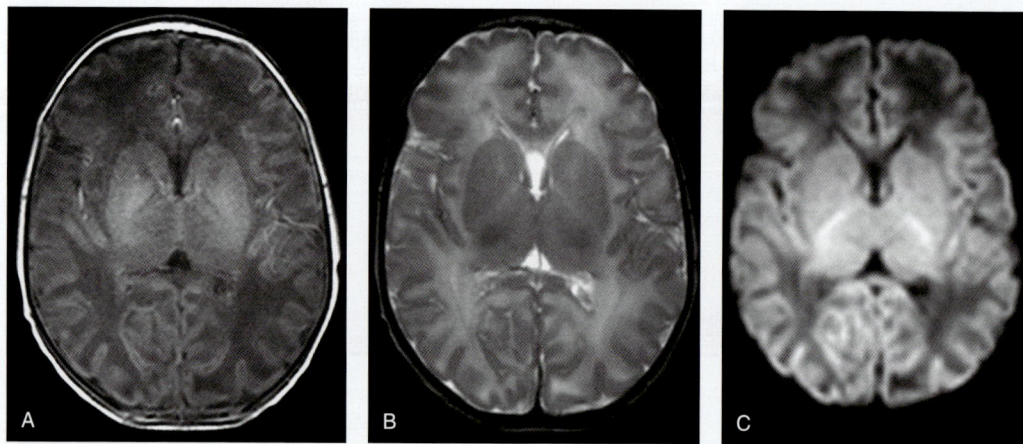

图 5-4-3  头部 MRI 平扫 +DWI（DOL 8 天，PMA 38 周 [+2]）
未见异常。A. $T_1WI$；B. $T_2WI$；C. DWI。

**病例特点：**

　　足月儿，生后 2 小时发现血糖反复降低，补糖后血糖迅速纠正。

**EEG 特点：**

- 弥漫性 θ 波活动增多，少量尖波活动；
- IBI 持续时间轻度延长；
- 生理波活动正常，无惊厥发作（图 5-4-4）。

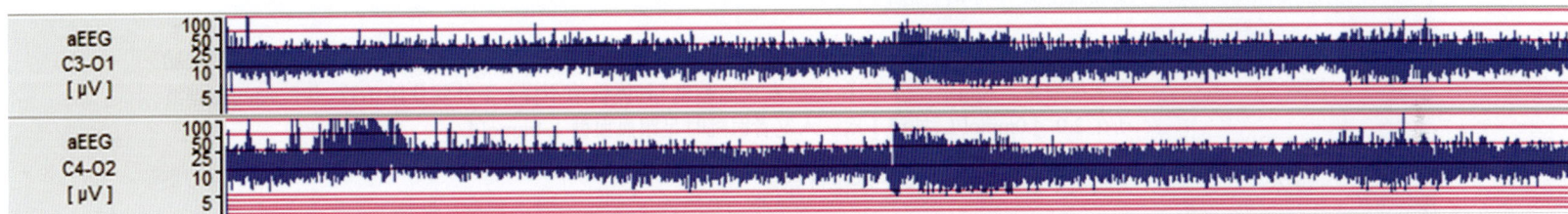

A

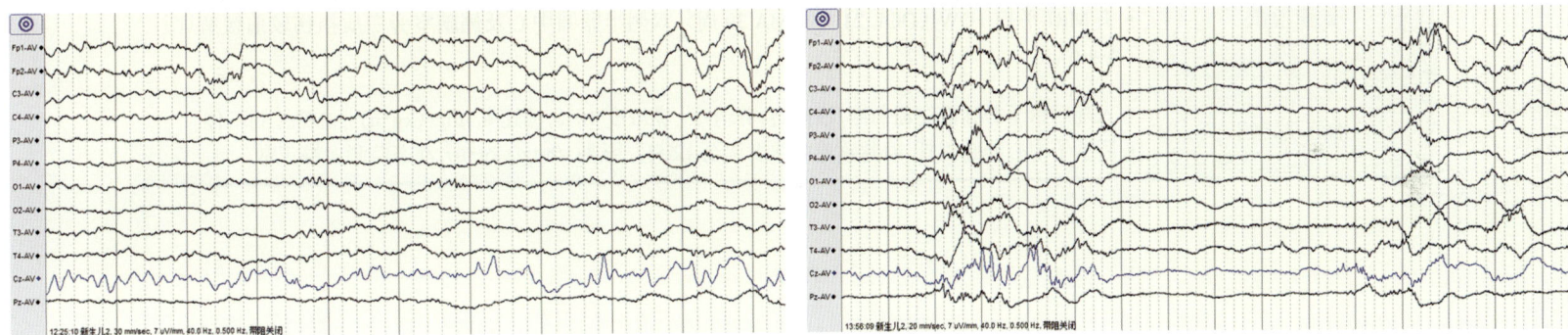

B          C

图 5-4-4　DOL 1 天,PMA 37 周 $^{+2}$,EEG 轻度异常

A. aEEG：电压及睡眠 - 觉醒周期与 PMA 相符；B. AS 期为连续图形,间断可见前头部非节律性慢波等标志性生理波,双半球弥漫性 θ 波增多,有时波形高尖,以额、中央区,尤其是中央中线区为著(蓝色导联所示)；C. QS 期为 TD-TA 图形,IBI 持续时间<10 秒(走纸速度 20mm/s)。

## 病例 3　新生儿低血糖脑病，脑白质损伤，频繁发作，脑电图中度异常

| | |
|---|---|
| 主诉 | 发现血糖低 70 小时，抽搐 1 次。 |
| 现病史 | 男，3 天，$G_1P_1$，母孕 36 周，因重度子痫前期于外院剖宫产娩出，出生体重 2 100g。羊水少，脐带及胎盘未见异常。Apgar 评分不详，生后发现血糖低（具体数值不详），于外院住院治疗，住院期间血糖波动在 2.0~4.0mmol/L，抽搐 1 次。入笔者医院时足跟血血糖 1.4mmol/L。 |
| 查体 | 未吸氧下血氧饱和度 88%，余未见异常。 |
| 助查检查 | • 头部 MRI 平扫 +DWI（DOL 6 天，PMA 36 周 $^{+6}$）：双侧半卵圆中心及侧脑室旁白质损伤（图 5-4-5）。<br>• 头 MRI 平扫 +DWI（DOL 21 天，PMA 39 周）：双侧半卵圆中心及侧脑室旁白质损伤较前缓解（图 5-4-6）。 |
| 治疗及转归 | • 入院后给予静脉推注葡萄糖及静脉营养治疗［糖浓度 10%，糖速 6.3mg/（kg·h）］，血糖控制不佳。<br>• 后给予中心静脉置管，静脉营养糖浓度调至 12.5%，糖速 10mg/（kg·h），动态监测血糖正常。 |

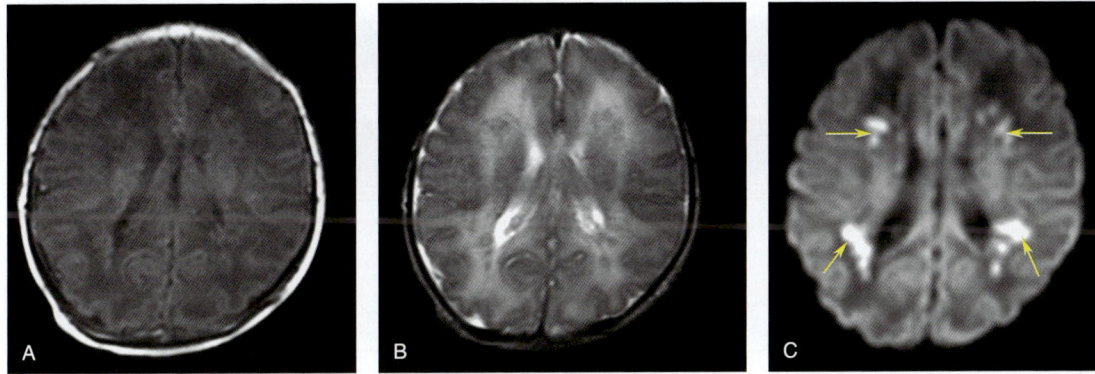

**图 5-4-5　头 MRI 平扫 +DWI（DOL 6 天,PMA 36 周$^{+6}$）**
双侧半卵圆中心及侧脑室旁白质损伤（箭头所指处）。A .T$_1$WI；B. T$_2$WI；C. DWI。

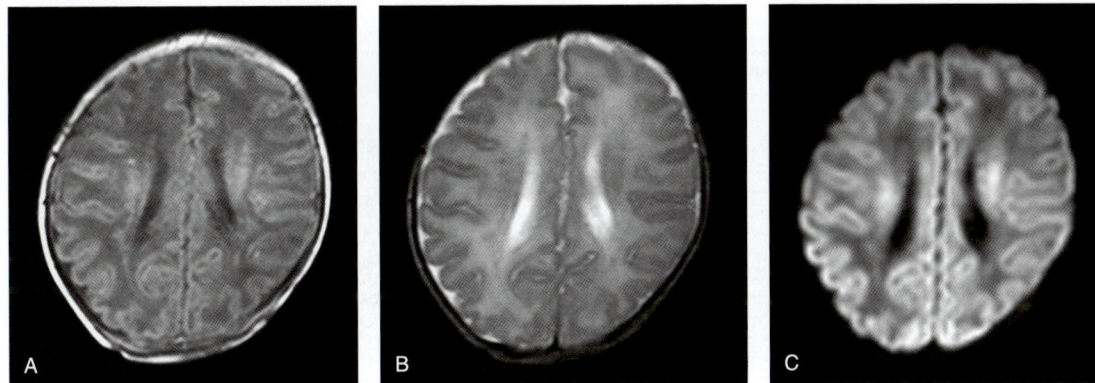

**图 5-4-6　复查头 MRI 平扫 +DWI（DOL 21 天,PMA 39 周）**
双侧半卵圆中心及侧脑室旁白质损伤较前缓解。A. T$_1$WI；B. T$_2$WI；C. DWI。

**病例特点：**

早产儿,生后持续严重低血糖,抽搐 1 次,头 MRI 提示双侧半卵圆中心及侧脑室旁存在脑白质损伤。

**EEG 特点：**

- 急性期双半球大量过度活跃快波及尖波活动,频繁电发作和电 - 临床发作。

- 血糖纠正,应用抗发作药物治疗后,电发作和电 - 临床发作完全消失,生理波活动增多,异常波活动减少（图 5-4-7~ 图 5-4-10）。

A

B C

D E

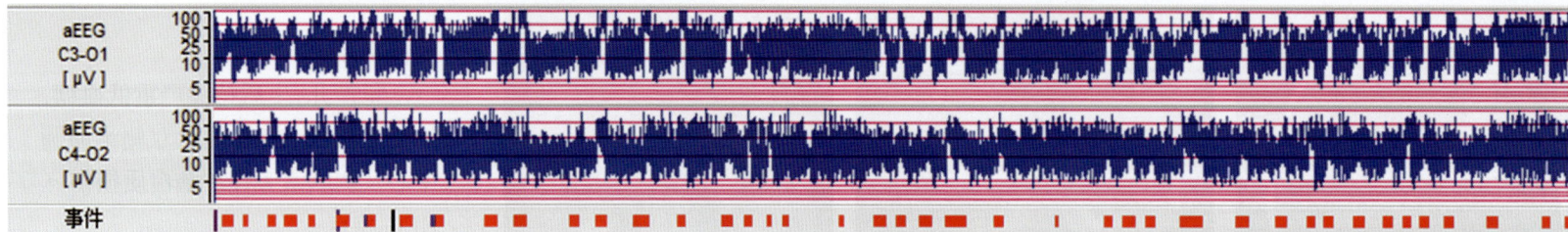

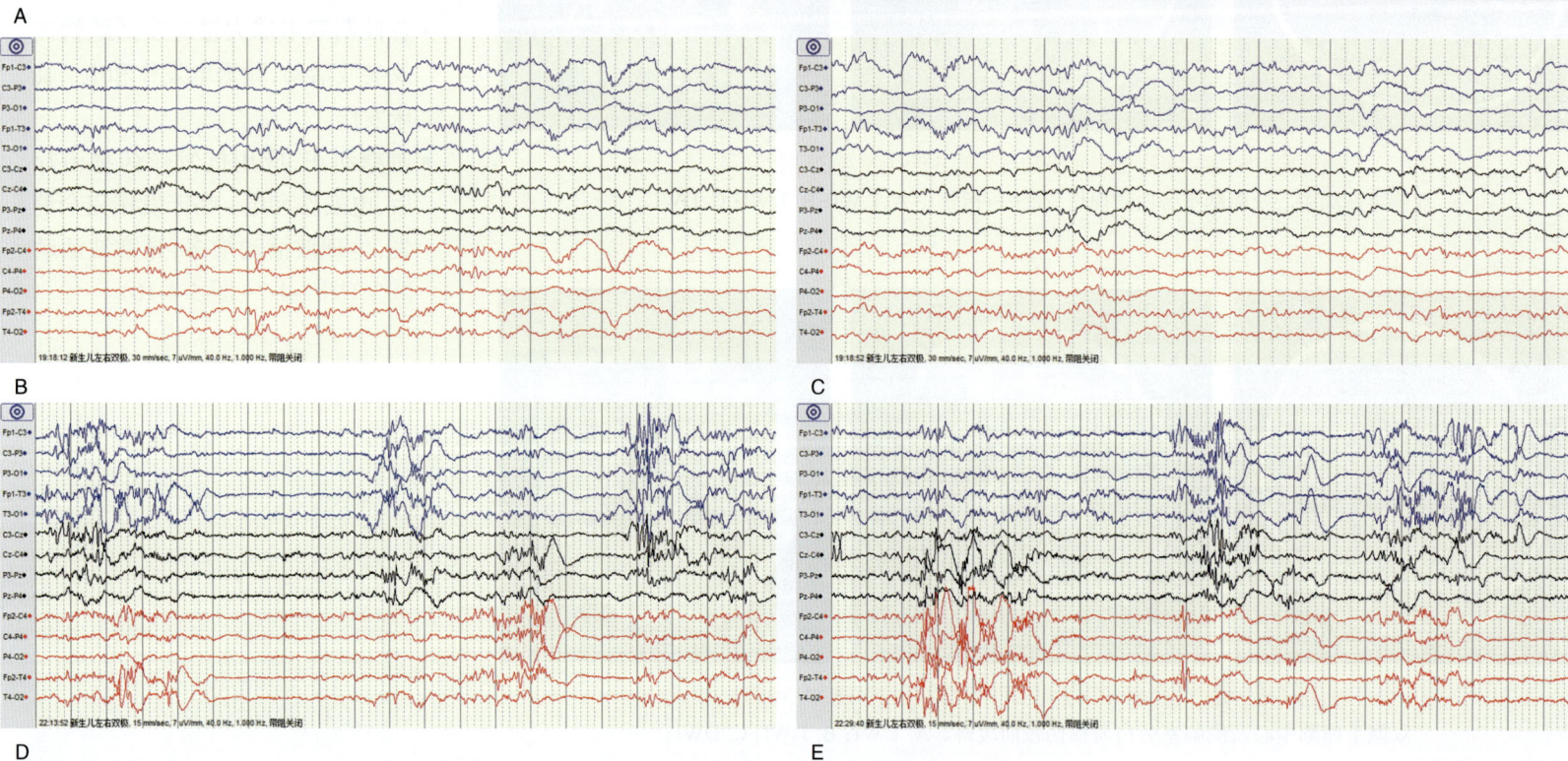

图 5-4-7　DOL 3 天,PMA 36 周 [+3],脑损伤急性期改变

A. aEEG:多个缺口经原始脑电证实均为电 - 临床发作,发作间期电压偏低,睡眠 - 觉醒周期不明显,宽带期占比增多;B、C. AS 期为连续图形,正常生理波活动可见,双半球弥漫性低波幅快波明显增多;D、E. QS 期为 TD 图形,暴发段快波波形高尖,同步性差,IBI 持续时间<10 秒(双极纵联显示,走纸速度 15mm/s)。

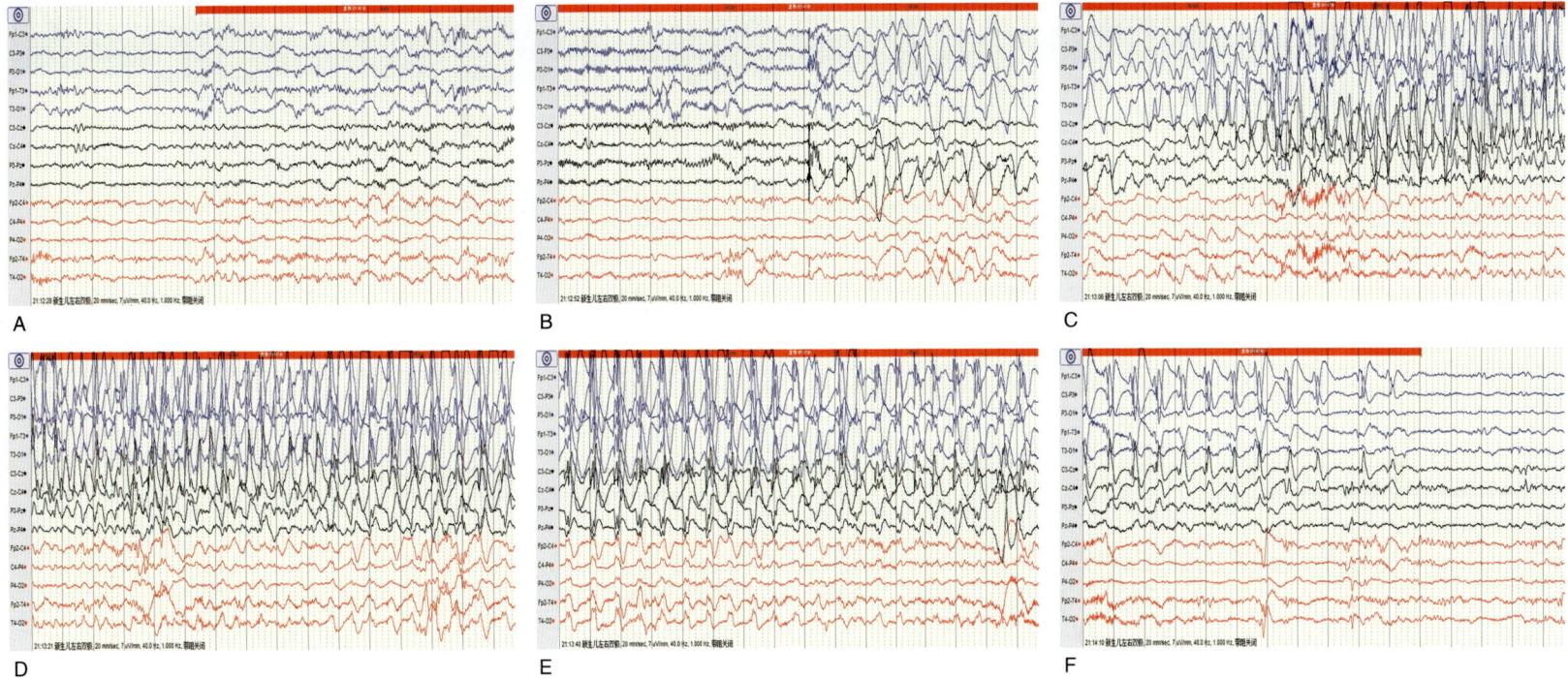

图 5-4-8　DOL 3 天,PMA 36 周 $^{+3}$ ,发作期

发作起始为一侧半球低波幅快波持续发放,逐渐演变,局限于同侧半球,或扩散至双侧半球,或在双侧半球间游走,左侧更为多见,每次发作持续时间多在 1~2 分钟,最长 4 分钟。同期患儿表现为口咽部自动症,发作后期出现对侧肢体阵挛。A~F. 一次左侧半球起始,局限于左侧半球的发作(双极纵联显示,走纸速度 20mm/s)。

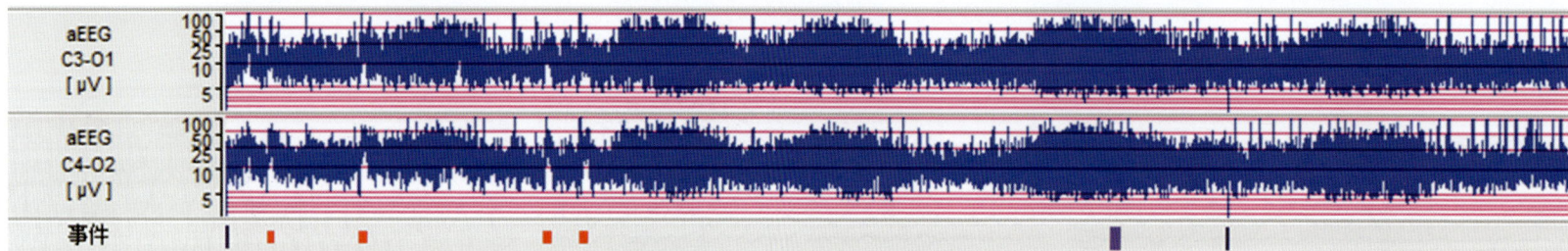

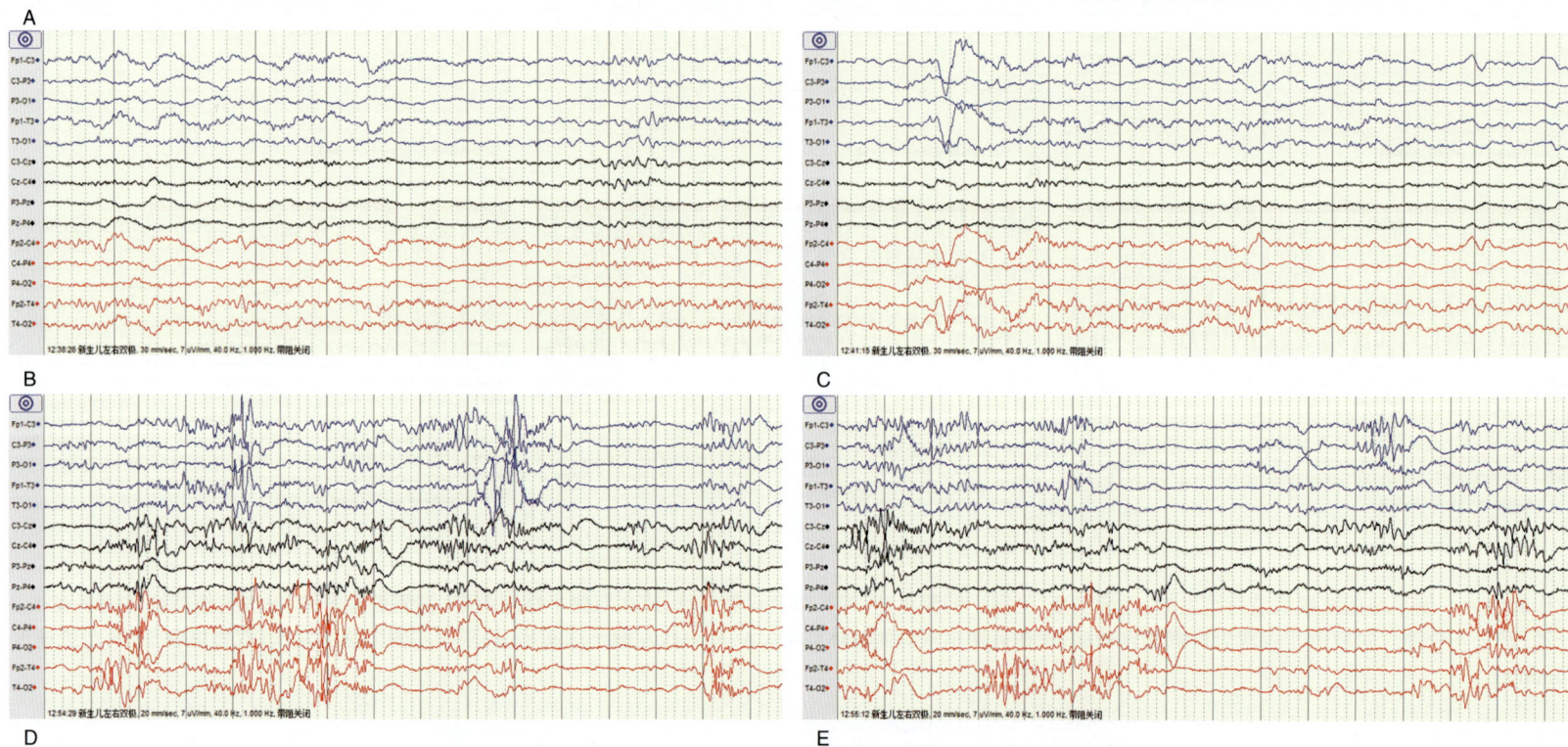

图 5-4-9　DOL 5 天,PMA 36 周$^{+5}$,发作逐渐得以控制,背景活动基本同前
A. aEEG；B、C. AS 期；D、E. QS 期（EEG 为双极纵联显示,D、E 图走纸速度 20mm/s）。

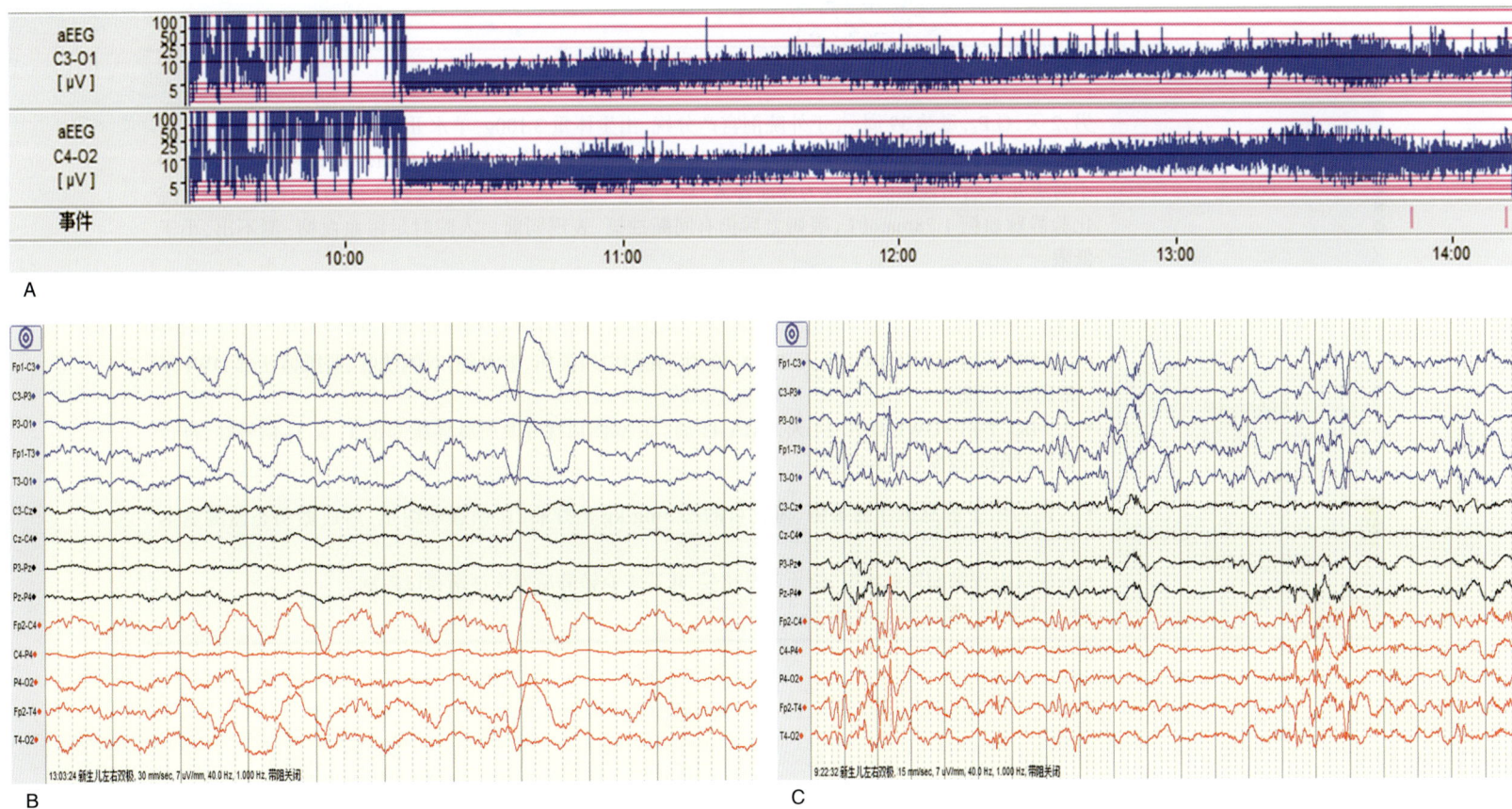

图 5-4-10　DOL 16 天,PMA 38 周 [+2],醒睡周期正常,生理波活动增多,异常波减少

A. aEEG:无发作,界线性低电压,睡眠 - 觉醒周期与 PMA 相符;B. AS 期,双侧 Rolandic 区(中央、顶区及中央中线区)生理波形减少,余脑区生理波活动大致正常,快波活动较前明显减少;C. QS 期,同步性较前好转,但仍有少量不同步(EEG 为双极纵联显示,C 图走纸速度 15mm/s)。

## 病例 4　新生儿低血糖脑病，脑白质损伤，婴儿期发展为 West 综合征

| 主诉 | 间断抽搐 16 小时，发现低血糖 15 小时。 |
| --- | --- |
| 现病史 | 男，2 天，$G_1P_1$，母孕 39 周$^{+3}$，于外院剖宫产分娩，出生体重 3 100g，羊水 Ⅱ 度浑浊，脐带绕颈 2 周，胎盘未见异常。Apgar 评分不详，生后 2 小时开奶，配方奶喂养，每次 30~40ml，每天 6~8 次。生后 39 小时患儿突然出现抽搐，表现为颜面青紫，双手握拳，四肢强直抖动，持续约 1 分钟左右，于当地医院化验静脉血糖 1.78mmol/L，喂奶之后仍有间断抽搐，表现同前。入院时足跟血血糖：测不出，小于低限。 |
| 查体 | 未吸氧下血氧饱和度 89%。神志清，反应较差，周身皮肤略黄染，肢端稍凉，余未见异常。 |
| 辅助检查 | • 头 MRI 平扫 +DWI（DOL 8 天，PMA 40 周$^{+4}$）：脑白质损伤，脑水肿，双侧枕叶、胼胝体压部 DWI 异常高信号（图 5-4-11）。<br>• 头 MRI 平扫 +DWI（DOL 14 天，PMA 41 周$^{+3}$）：双侧顶枕叶及胼胝体压部长 $T_1$ 长 $T_2$ 信号灶，符合低血糖脑病改变（图 5-4-12）。 |
| 治疗及转归 | • 入院后给予静脉推注葡萄糖、氢化可的松 5mg/kg 治疗后，血糖逐渐纠正，后血糖动态监测基本正常。<br>• 入院后出现癫痫持续状态，给予苯巴比妥、咪达唑仑镇静后发作逐渐得以控制。<br>• 6 个月随访，确诊 West 综合征。 |

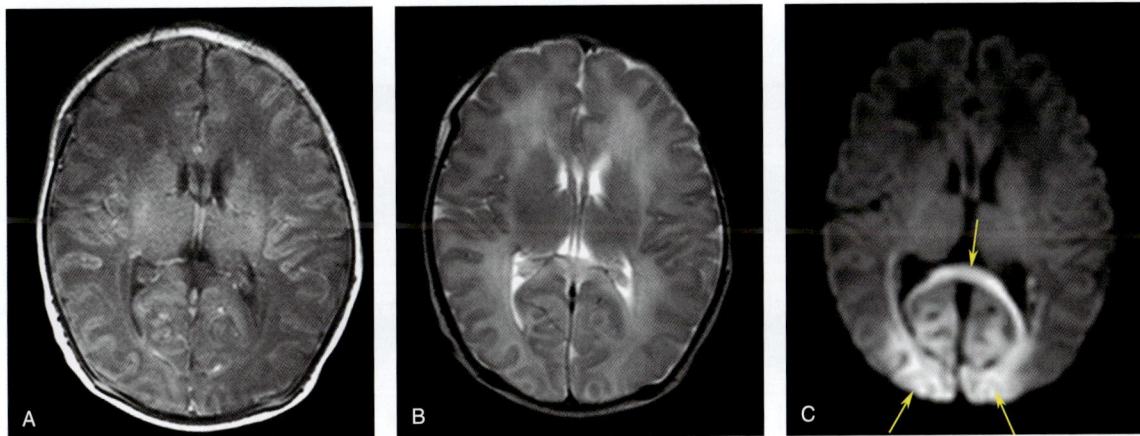

图 5-4-11　头 MRI 平扫 +DWI（DOL 8 天，PMA 40 周 $^{+4}$）

脑白质损伤，脑水肿，双侧枕叶、胼胝体压部 DWI 异常高信号（黄色箭头所指处）。A. $T_1WI$；B. $T_2WI$；C. DWI。

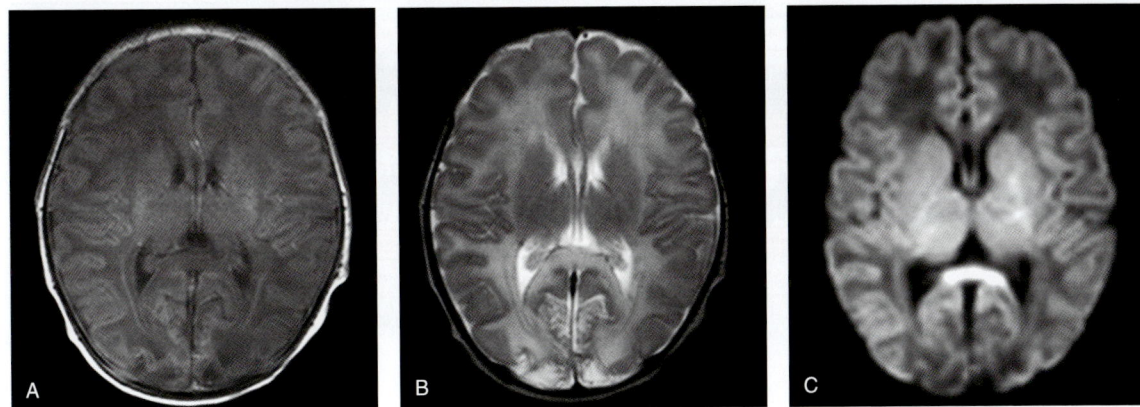

图 5-4-12　复查头 MRI 平扫 +DWI（DOL 14 天，PMA 41 周 $^{+3}$）

双侧枕叶及胼胝体压部长 $T_1$ 长 $T_2$ 信号灶，符合低血糖脑病改变。A. $T_1WI$；B. $T_2WI$；C. DWI。

**病例特点：**

　　足月儿，生后 39 小时出现反复抽搐，严重低血糖。头部 MRI 提示双侧顶枕叶及胼胝体压部存在脑白质损伤，提示低血糖脑病。

**EEG 特点：**

- 急性期双半球大量异常放电，出现惊厥持续状态，经一线和二线抗发作药物治疗，发作才逐渐控制。
- 婴儿期脑电图背景为高度失律，出现癫痫性痉挛发作。
- ACTH 冲击治疗后，脑电图无明显改善（图 5-4-13~ 图 5-4-20）。

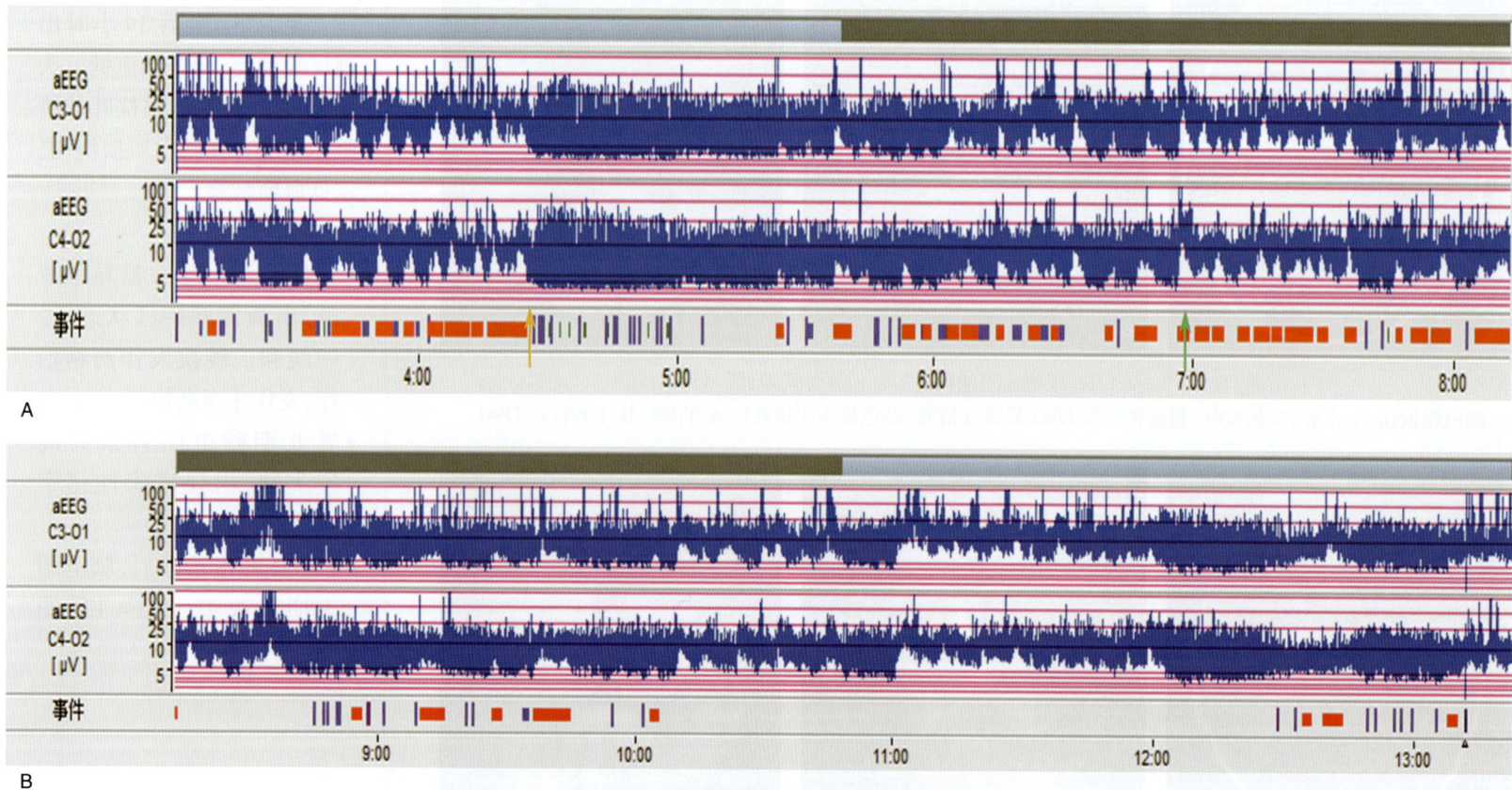

图 5-4-13　DOL 3 天,PMA 39 周 $^{+6}$,惊厥持续状态

A. 监测初期呈电 - 临床发作持续状态,应用苯巴比妥(黄色箭头处)后约 1.5 小时内发作停止,之后再次出现惊厥持续状态;B. 应用咪达唑仑(绿色箭头)持续镇静后临床症状逐渐消失,转为电发作,发作次数逐渐减少,出现睡眠 - 觉醒周期变化。

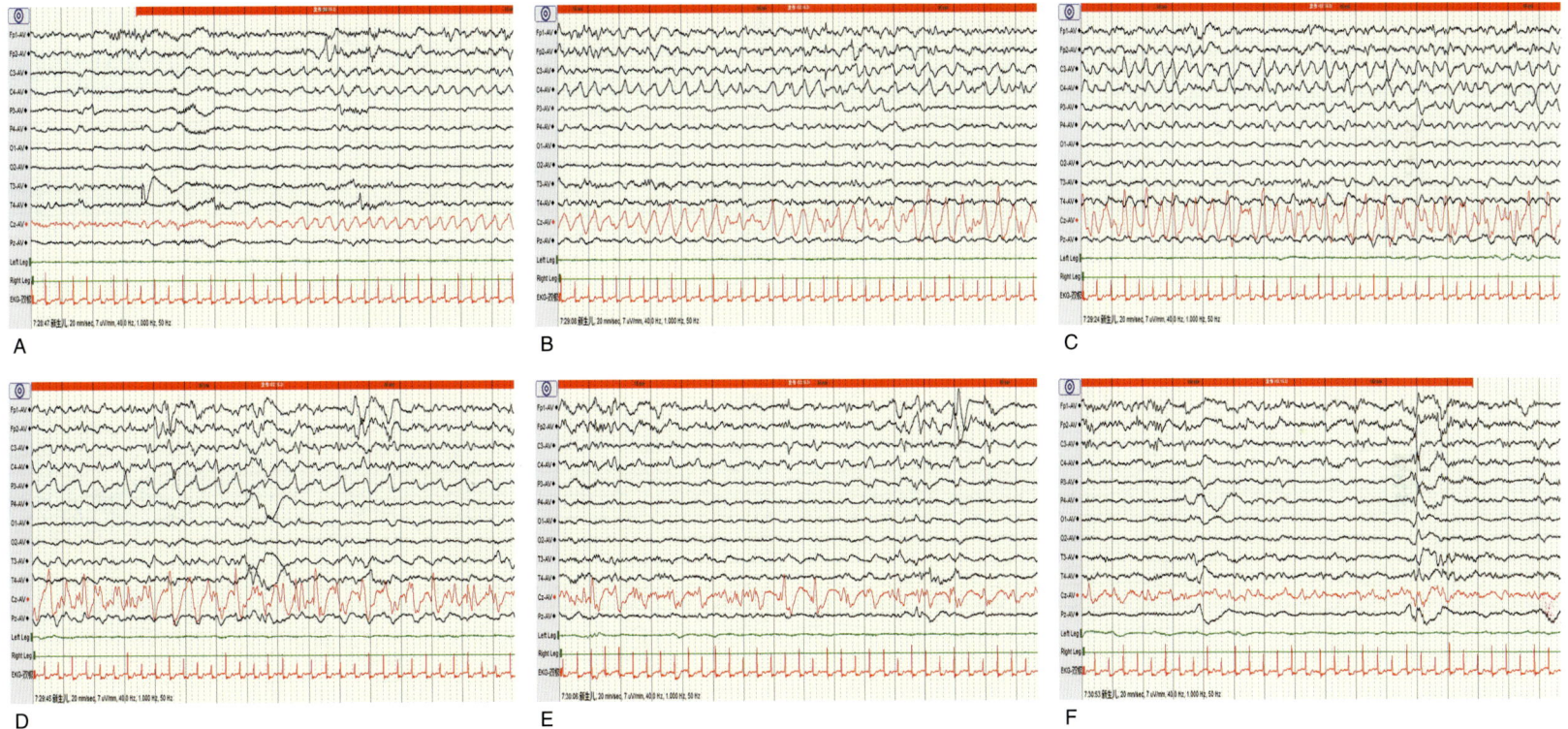

图 5-4-14　发作期

多为中央中线区起始的局灶性发作,可波及左侧/右侧中央区,或在双侧中央区间游走,患儿表现为一侧或双侧下肢阵挛,伴或不伴口咽部自动症。A~F. 为一次中央中线区起始,波及双侧中央区的发作(走纸速度 20mm/s)。

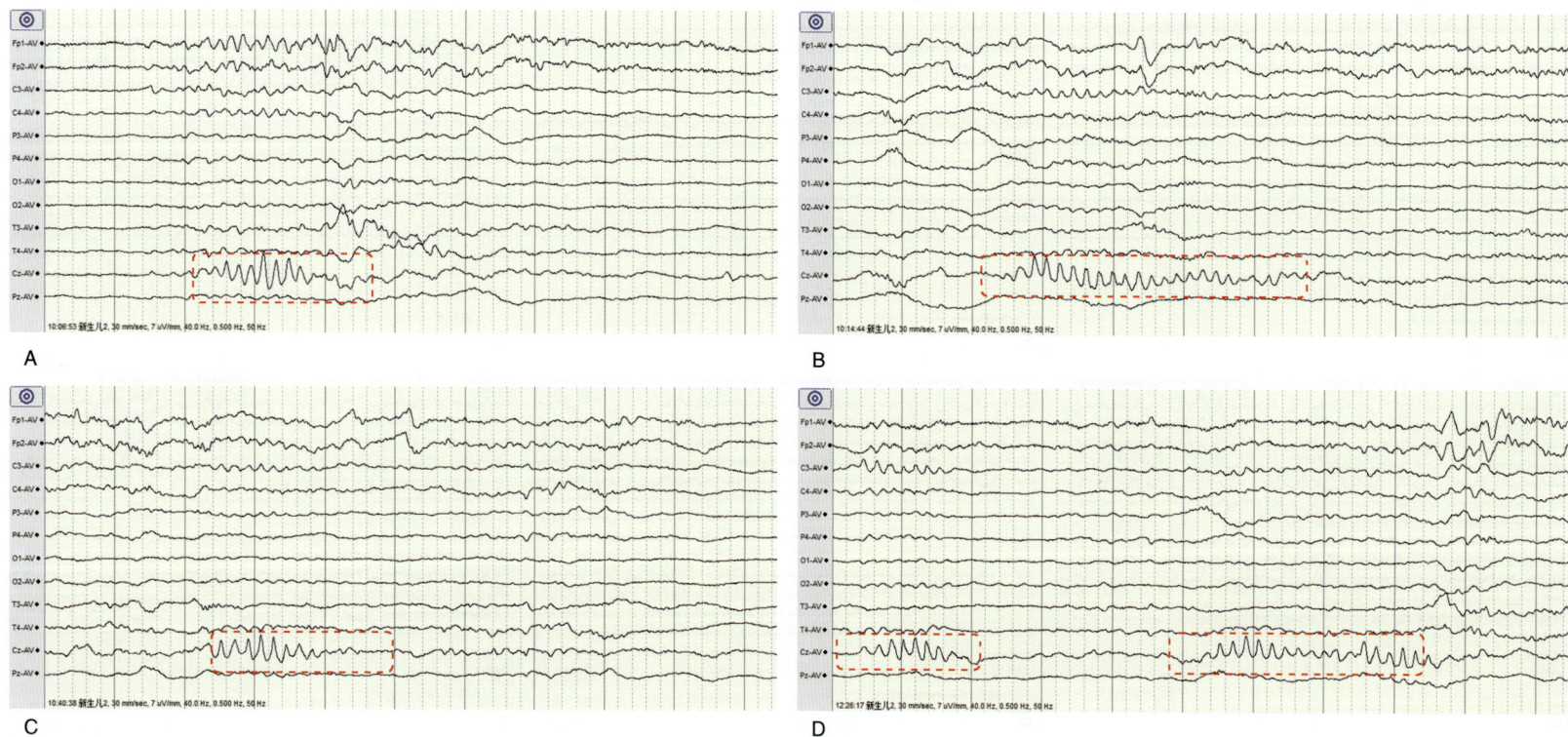

**图 5-4-15　发作间期**

A~D. 双半球弥漫性低波幅 θ 波活动增多，δ 波明显减少；中央中线区 BRDs 发放（红色虚框）。

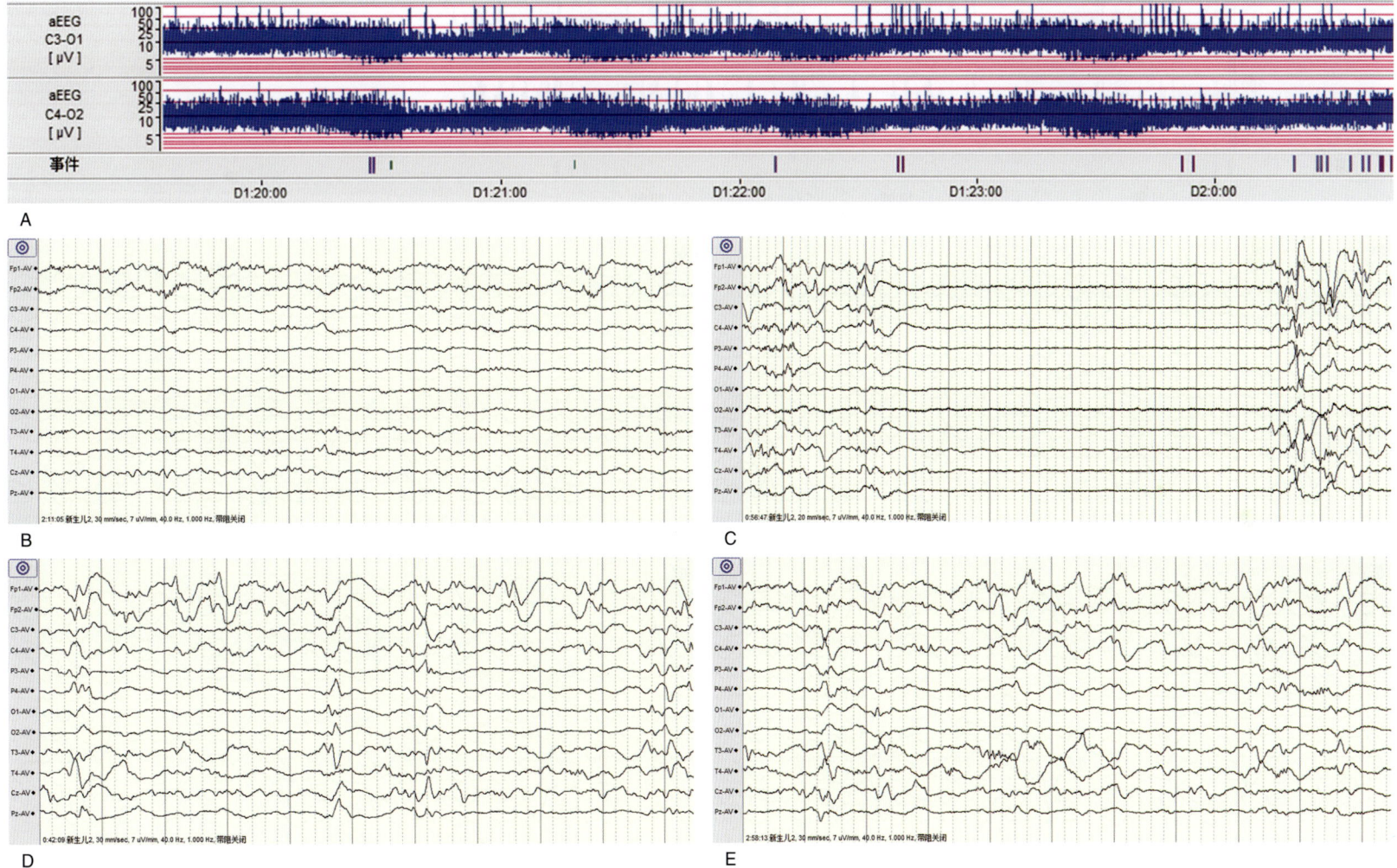

图 5-4-16　DOL 3 天,PMA 39 周 ⁺⁶,发作停止,睡眠 - 觉醒周期趋于正常

A. aEEG:电发作逐渐得以控制,出现睡眠 - 觉醒周期变化,但周期紊乱(QS 期占比增高); B. AS 期为连续图形,弥漫性低波幅快波活动增多; C. QS 期为连续图形和 TD 图形,IBI 持续时间<10 秒(走纸速度 20mm/s); D、E. 多灶性负相或正相尖波、棘波,双侧枕区电压相对低平。

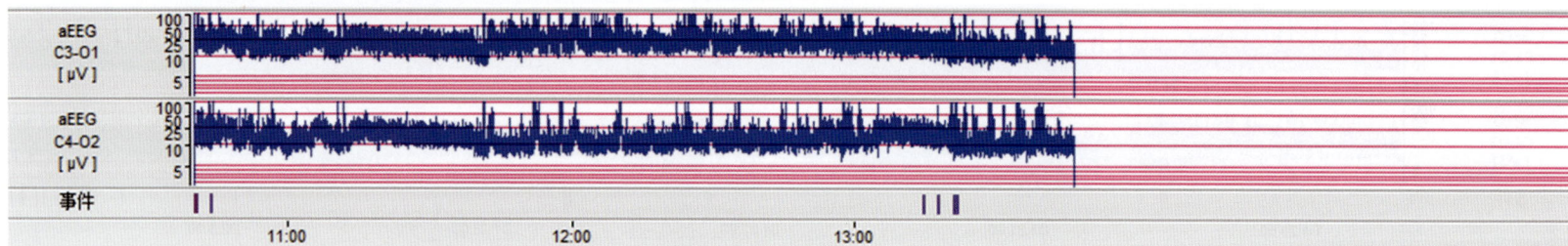

A

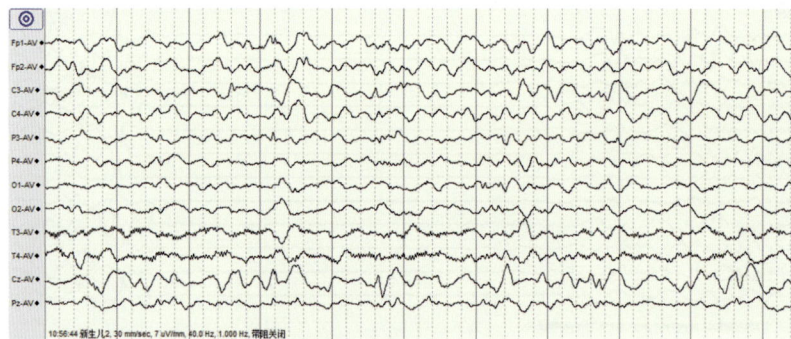

B

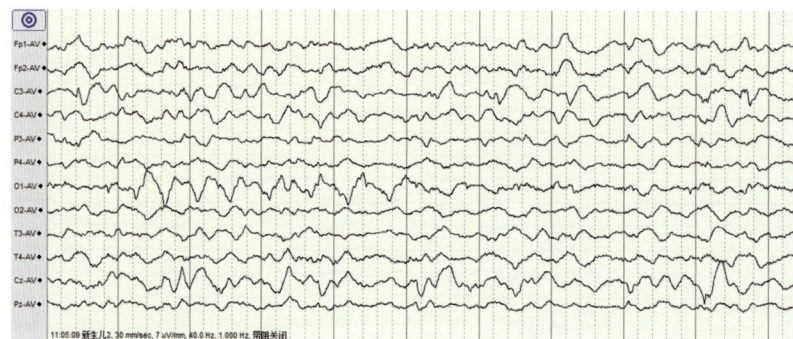

C

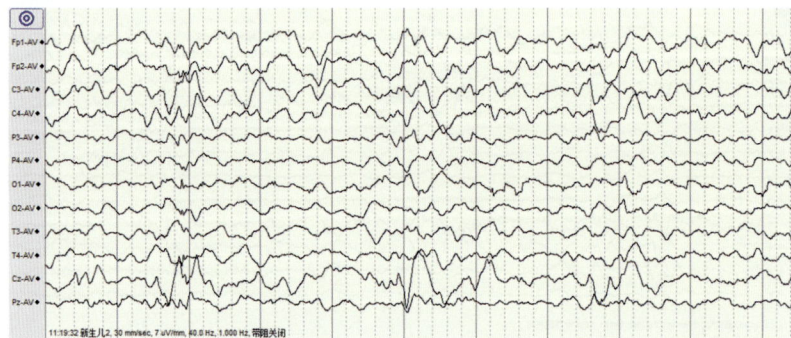

D

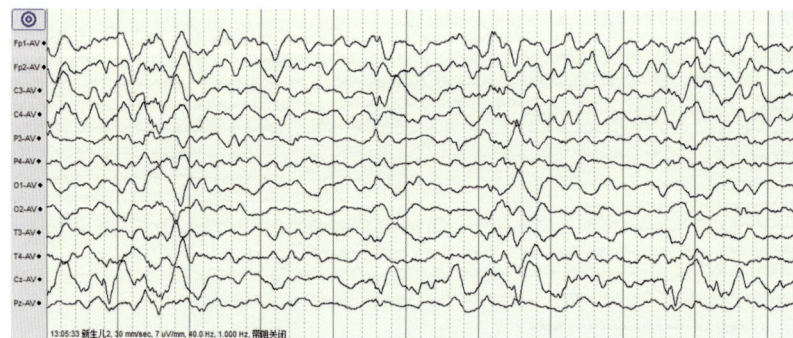

E

图 5-4-17　DOL 57 天,PMA 47 周^(+4),高度失律倾向

A. 电压及睡眠 - 觉醒周期与 PMA 大致相符；B~E. 清醒期及睡眠期多量多灶性不规则正相或负相尖波、尖形慢波非同步杂乱发放,多灶性异常波较前增多,形态不规则,睡眠期为著,有高度失律倾向。

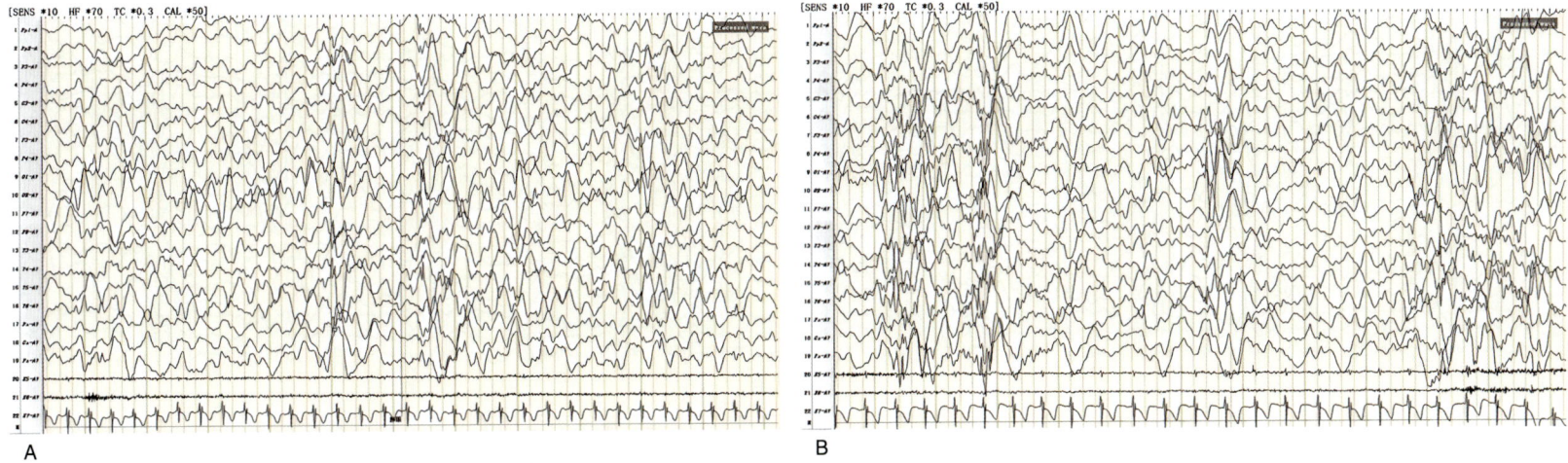

图 5-4-18　PMA 6 个月，后头部为主的高度失律

A. 清醒期；B. 睡眠期（EEG 参数：灵敏度 10μV/cm，高频滤波 70Hz，低频滤波 0.53Hz，走纸速度 30mm/s）。

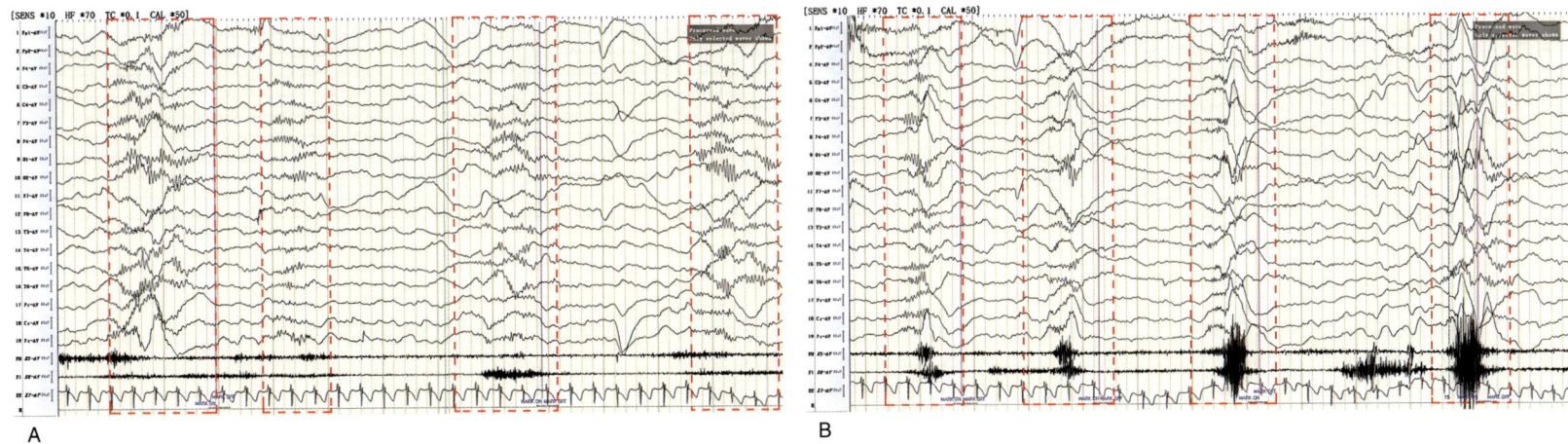

图 5-4-19　PMA 6 个月，成串癫痫性痉挛发作（红色虚框标记处）

EEG 参数：灵敏度 10μV/cm，高频滤波 70Hz，低频滤波 1.6Hz，走纸速度 30mm/s。

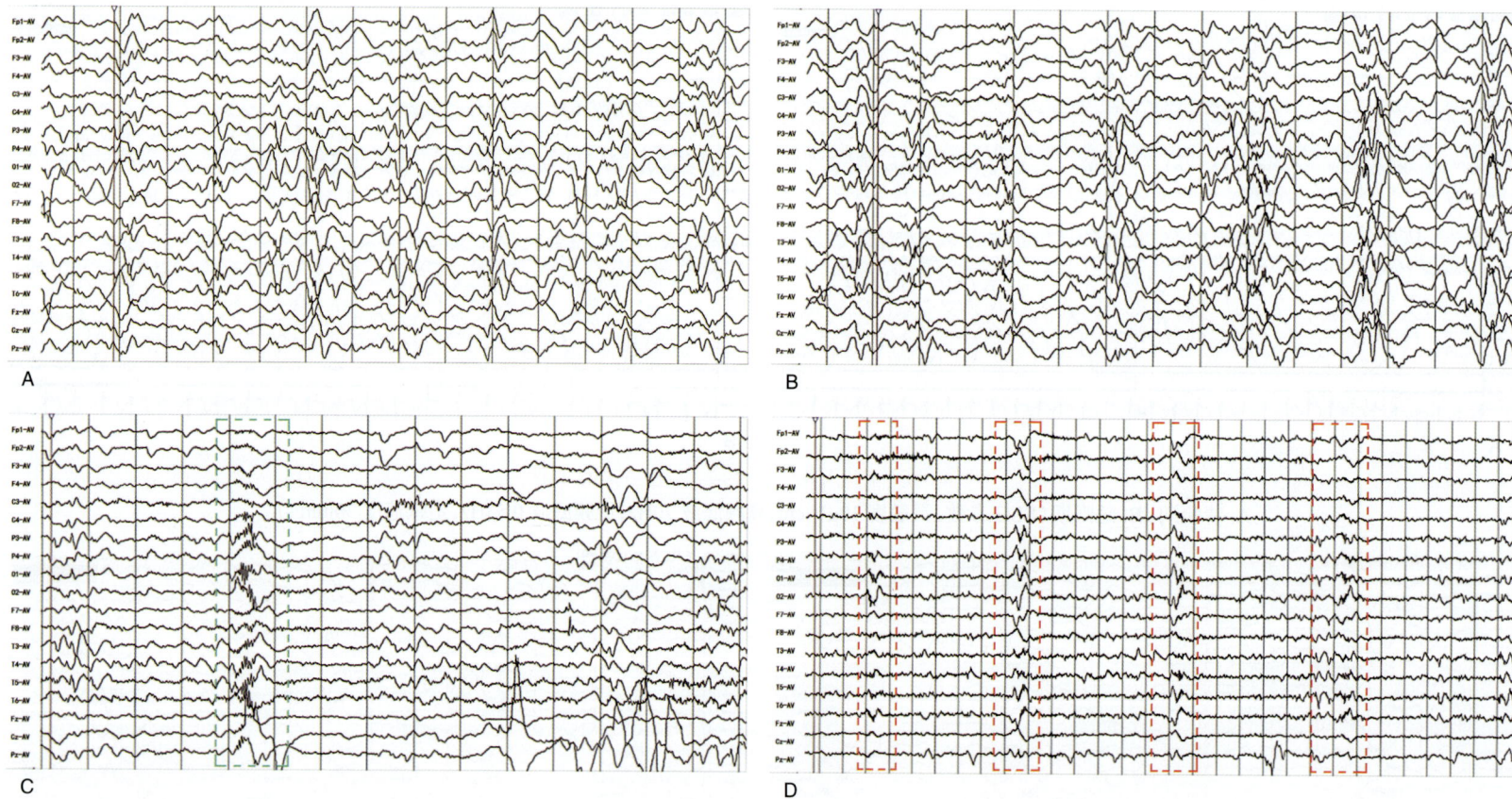

图 5-4-20    PMA 7 个月, ACTH 冲击治疗后, EEG 较前无明显变化

A、B. 背景为后头部为主的高度失律; C. 孤立性癫痫性痉挛发作(绿色虚框标记处); D. 成串癫痫性痉挛发作(红色虚框标记处)(A~C 图 EEG 参数: 灵敏度 100μV/cm, 高频滤波 70Hz, 低频滤波 1.0Hz, 走纸速度 30mm/s; D 图 EEG 参数: 灵敏度 100μV/cm, 高频滤波 70Hz, 低频滤波 1.0Hz, 走纸速度 10mm/s)。

(陈淑媛    黄为民    王英杰)

## 第五节　新生儿胆红素脑病

新生儿期因某种病因导致胆红素明显升高,其中未与白蛋白结合的游离胆红素穿过血脑屏障导致中枢神经系统损伤,临床出现新生儿胆红素脑病(bilirubin encephalopathy,BE)。生后1周内发生的严重高胆红素血症常易导致急性神经功能障碍,即急性胆红素脑病(acute bilirubin encephalopathy,ABE)。胆红素神经毒性(bilirubin neurotoxicity,BN)导致中枢神经功能紊乱或障碍,在不同的患儿临床表现差异巨大。不同游离胆红素水平和暴露时间的长短可能导致神经元的损害结局不同。对于早产儿,即使是低水平的游离胆红素仍会在脑内蓄积进而发生胆红素脑病。ABE早期常缺少特异性的临床表现,诊断又通常依赖临床表现而缺乏客观标准。所以,近年来随着新生儿床旁脑电监测的广泛应用,可以多角度评估脑功能状态,帮助临床医生实现个体化、精准治疗和临床管理。

过去仅通过aEEG监测发现,高胆红素血症程度与脑电图改变有明显相关性,脑电活动连续性和睡眠-觉醒周期异常改变与高胆红素血症严重程度密切相关,BE临床表现的严重程度与惊厥发生的风险呈正相关。合并BE的高胆红素血症患儿比单纯高胆红素血症者有更高的发生惊厥的风险,惊厥有显著的空间选择性,几乎均见于颞叶与枕叶。

通过对大量高胆红素血症患儿的动态脑电监测发现,高胆红素血症患儿脑电活动改变取决于胆红素升高程度及速度、监测时机的早晚、是否伴脑损伤,以及治疗是否有效等多种因素。BE如能得到早期快速诊断和有效治疗,EEG背景往往可为正常或轻度异常;而当脑电活动明显减少、电压抑制,连续性下降,甚至出现脑电发作或电-临床发作时,则提示脑功能受到严重的影响,即高胆红素血症程度越严重,脑电图改变越严重。如能在后遗症期(又称慢性胆红素脑病)连续、动态、规律监测脑电变化,结合头MRI检查,可以更加准确地评估胆红素对脑的损伤程度,并提前给患儿做出科学的康复计划,提高患儿将来的生活质量。

## 病例 1    胆红素脑病(警告期)

| 主诉 | 发现皮肤黄染 6 天。 |
|---|---|
| 现病史 | 男,出生 12 天,G₂P₁,母孕 40 周,顺产,出生体重 3 600g,羊水、脐带及胎盘情况不详,否认宫内窘迫、生后窒息及抢救措施,Apgar 评分不详。生后纯母乳喂养,家长自觉患儿吸吮力差、进食奶量少,具体次数及奶量不详。于 6 天前发现患儿皮肤黄染,初为颜面部,渐波及躯干及四肢,经皮测胆红素:20.3mg/dl。门诊给予强光疗治疗后患儿精神仍差,食奶次数及奶量较前无增加,尿量进一步减少。为求进一步诊治住院治疗。母亲血型为 O 型 Rh 阳性,否认高血压、糖尿病、遗传病史。 |
| 查体 | 反应差,颜面、巩膜及周身皮肤黄染,哭声弱,四肢肌张力低,觅食、吸吮、吞咽反射可引出,拥抱反射未引出,握持反射未引出。 |
| 辅助检查 | • 入院静脉血液化验:总胆红素 219.7μmol/L。<br>• 头 MRI+DWI:少量蛛网膜下腔出血,余未见明显异常(图 5-5-1)。 |
| 治疗及转归 | • 在院期间给予强光疗、补液等对症治疗。<br>• 在院治疗 8 天,患儿精神、食奶明显好转,四肢肌张力正常,原始反射可引出,尿量正常,病愈出院。 |

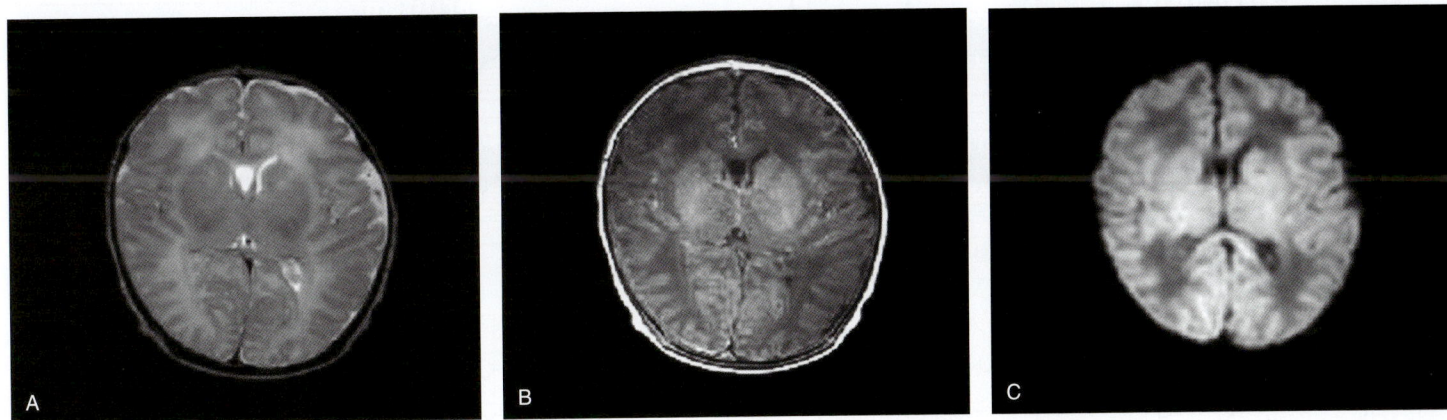

图 5-5-1　头 MRI+DWI

少量蛛网膜下腔出血,余未见明显异常。A. T$_2$WI; B. T$_1$WI; C. DWI。

**病例特点:**

- aEEG 睡眠 - 觉醒周期大致正常,但整体电压降低。
- 原始 EEG 发现脑电活动减少明显,除 δ 频段波以外,其他频段波均明显减少。
- 无电发作或电 - 临床发作。
- 电压降低、脑电活动明显减少均提示患儿脑功能受到一定程度抑制,应动态监测脑电图(图 5-5-2)。

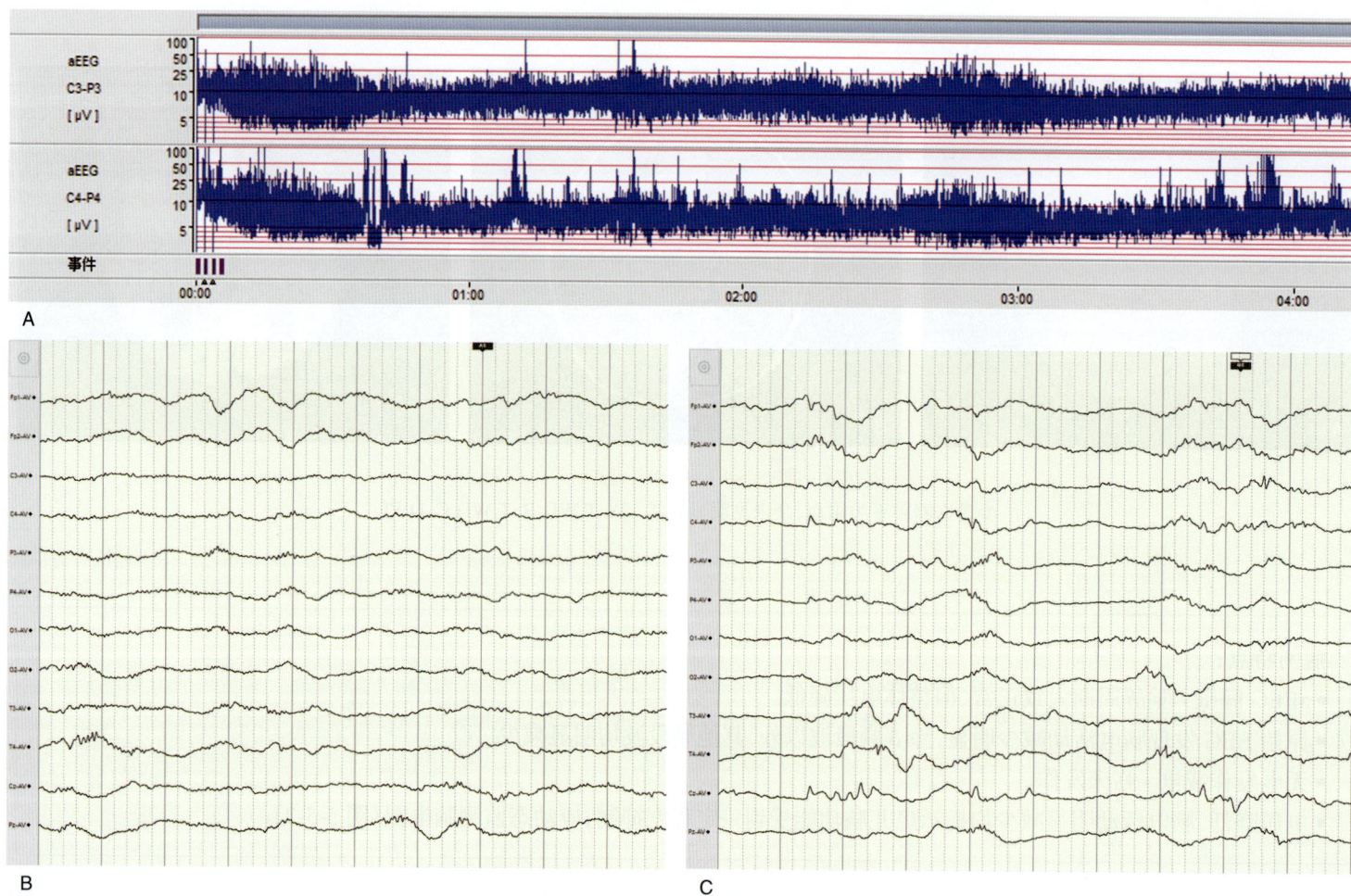

图 5-5-2    DOL 13 天,PMA 41 周 +6,轻度异常脑电图

双半球弥漫性电压偏低,生理波活动减少。A. aEEG,睡眠 - 觉醒周期建立,略显落后于相应 PMA;双侧电压降低(下边界<5μV),带宽对称;B. 清醒期及 AS 期,连续图形,以低波幅 δ 波活动为主,其他频段波明显减少;C. QS 期,TA 图形及连续图形,暴发段以中波幅 δ 波为主,其他频段波脑电活动明显减少,暴发段整体波幅降低,IBI 2~4 秒。

## 病例 2　胆红素脑病(痉挛期、恢复期)

| 主诉 | 发现皮肤黄染 1 天。 |
|---|---|
| 现病史 | 男,出生 6 天,$G_4P_2$,母孕 36 周[+5],顺产,出生体重 3 000g,羊水、脐带及胎盘未见异常,否认宫内窘迫、生后窒息及抢救措施,Apgar 评分不详。生后纯母乳喂养,每天 6~7 次,量不详。家长自述 1 天前发现患儿颜面、躯干及四肢皮肤黄染明显,精神、食奶差,哭声尖直。为求进一步治疗来我院。母亲血型不详,否认高血压、糖尿病、遗传病史。 |
| 查体 | 反应差,颜面、巩膜及周身皮肤黄染,哭声尖直,四肢肌张力高,觅食、吸吮、吞咽反射未引出,拥抱反射未引出,握持反射未引出。 |
| 辅助检查 | • 换血前:总胆红素 545.52μmol/L,直接胆红素 20.54μmol/L,间接胆红素 524.98μmol/L。<br>• 换血后:总胆红素 269.58μmol/L,直接胆红素 16.76μmol/L,间接胆红素 252.82μmol/L。<br>• 第 3 天:总胆红素 154.14μmol/L,直接胆红素 21.7μmol/L,间接胆红素 132.44μmol/L。<br>• 头 MRI(DOL 6 天,PMA 37 周[+4]):双侧苍白球 $T_1WI$ 高信号(图 5-5-3)。 |
| 治疗及转归 | • 给予换血、强光疗、镇静等治疗 3 天,患儿哭声仍尖直,四肢肌张力较入院时减低。<br>• 临床未见明显抽搐动作,脑电图显示电发作频繁,家长放弃治疗,出院。 |

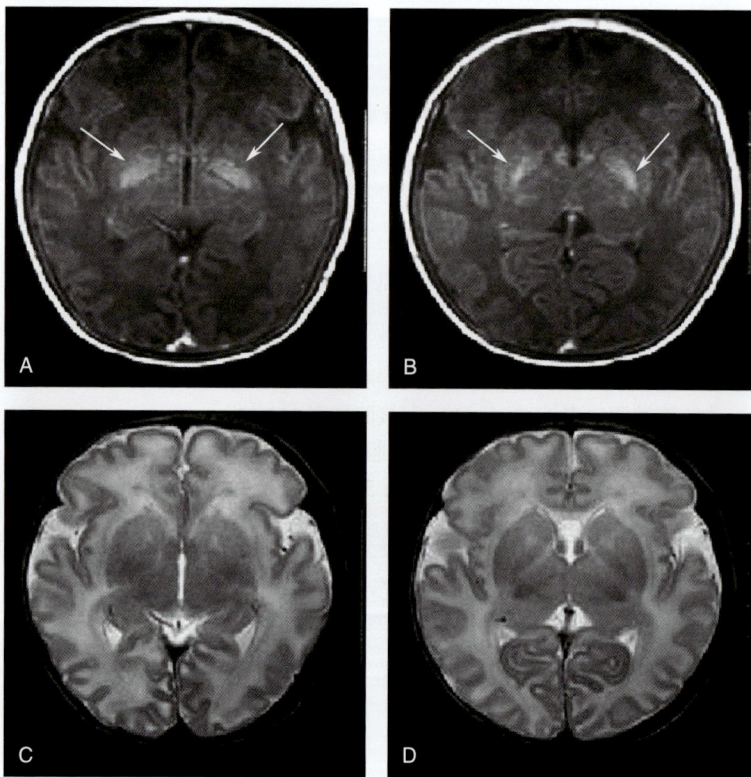

图 5-5-3 头 MRI(DOL 6 天,PMA 37 周$^{+4}$)
A、B. T$_1$WI 相苍白球对称性高信号;C、D. T$_2$WI 同部位未见明确异常信号。

**病例特点:**

- 换血治疗后,虽然患儿无明显惊厥动作表现,但 EEG 监测却发现频繁电发作,持续时间长短不一,接近持续状态。应用抗惊厥药物治疗后,电发作得到控制,但仍有频繁的周期性放电或类周期性放电。

- 双半球大量高尖快波活动,有频繁的周期性放电或类周期性放电,提示大脑神经元细胞过度活跃状态。如此时过早减停抗惊厥药物,电发作或电-临床发作可能会再次出现。因此,应在 EEG 密切监测下调整抗惊厥药物治疗,切勿过早减量或停药(图 5-5-4~ 图 5-5-10)。

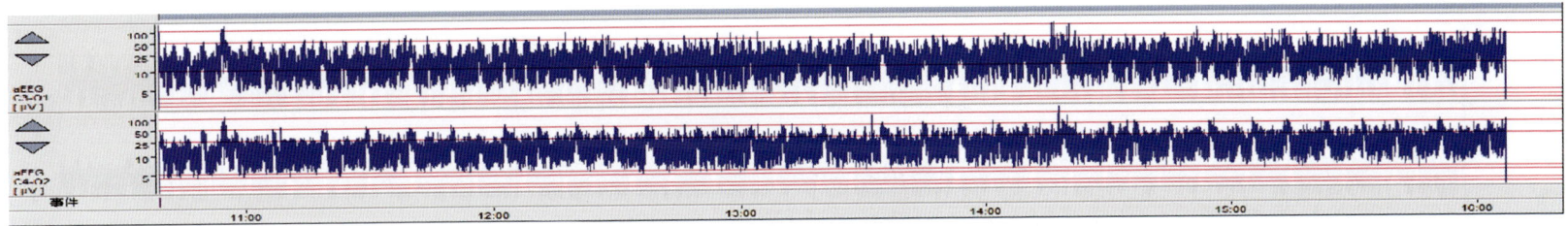

A

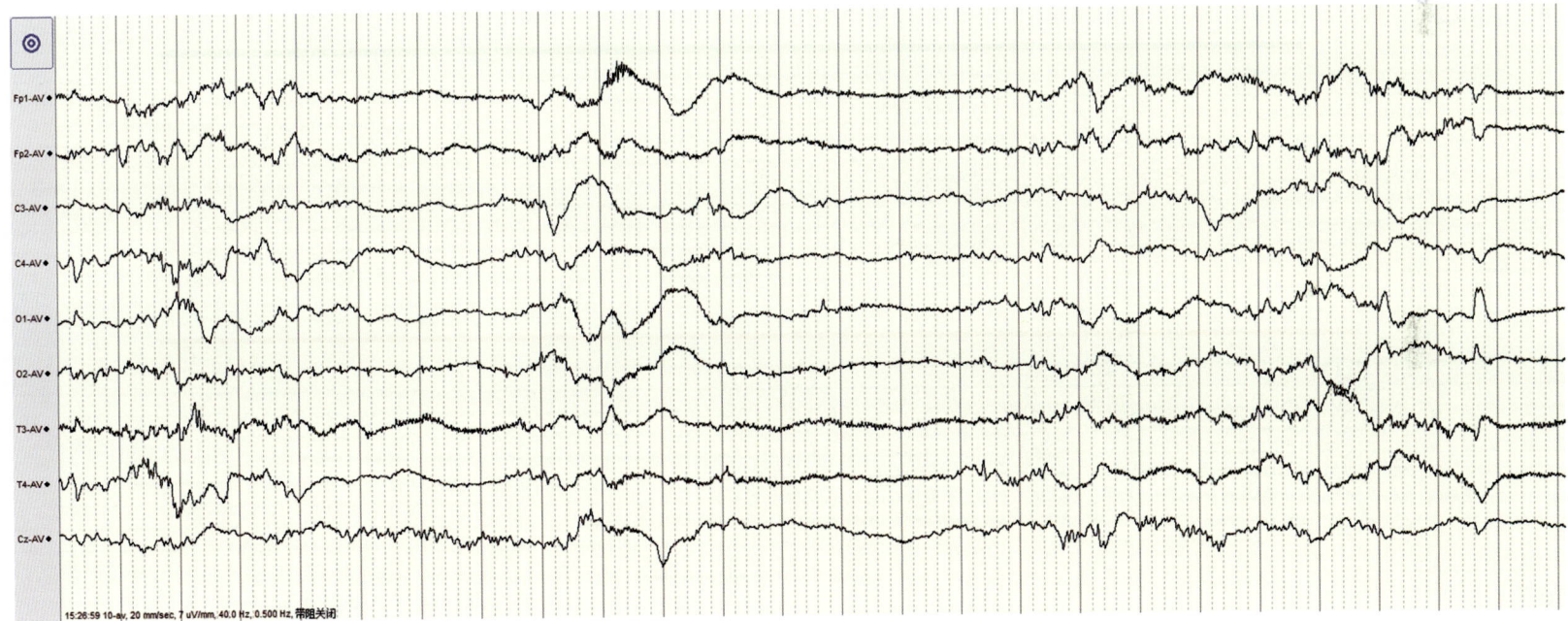

B

图 5-5-4 DOL 14 小时,PMA 36 周 $^{+5}$,换血结束后行脑电图监测

A. aEEG 见频繁缺口改变,原始 EEG 证实为电发作,无明确睡眠 - 觉醒周期变化,电压正常;B. 发作间期脑电背景以连续图形及 TA 图形为主,背景中快波活动增多,电压偏低,左右半球脑电活动大致同步对称。

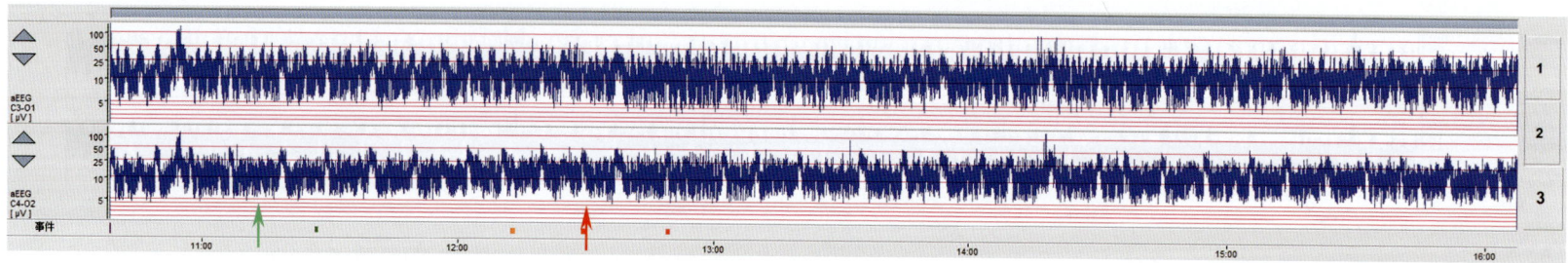

A

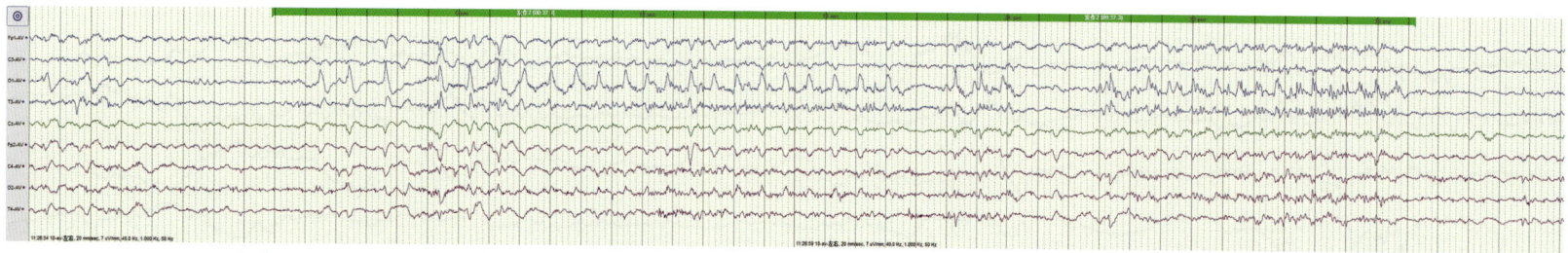

B

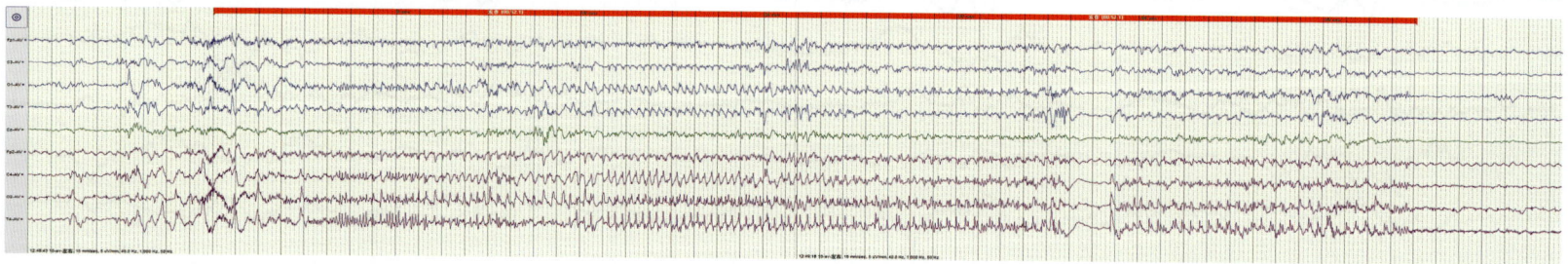

C

图 5-5-5　多种形式电发作

A. aEEG 上见大小不一缺口，分别对应两种不同形式的电发作，持续时间长度不等；B. aEEG 绿色箭头指示处缺口，左侧枕区起始的一次电发作；C. aEEG 红色箭头指示处缺口，右中央、颞区起始的一次电发作（走纸速度 15mm/s）。

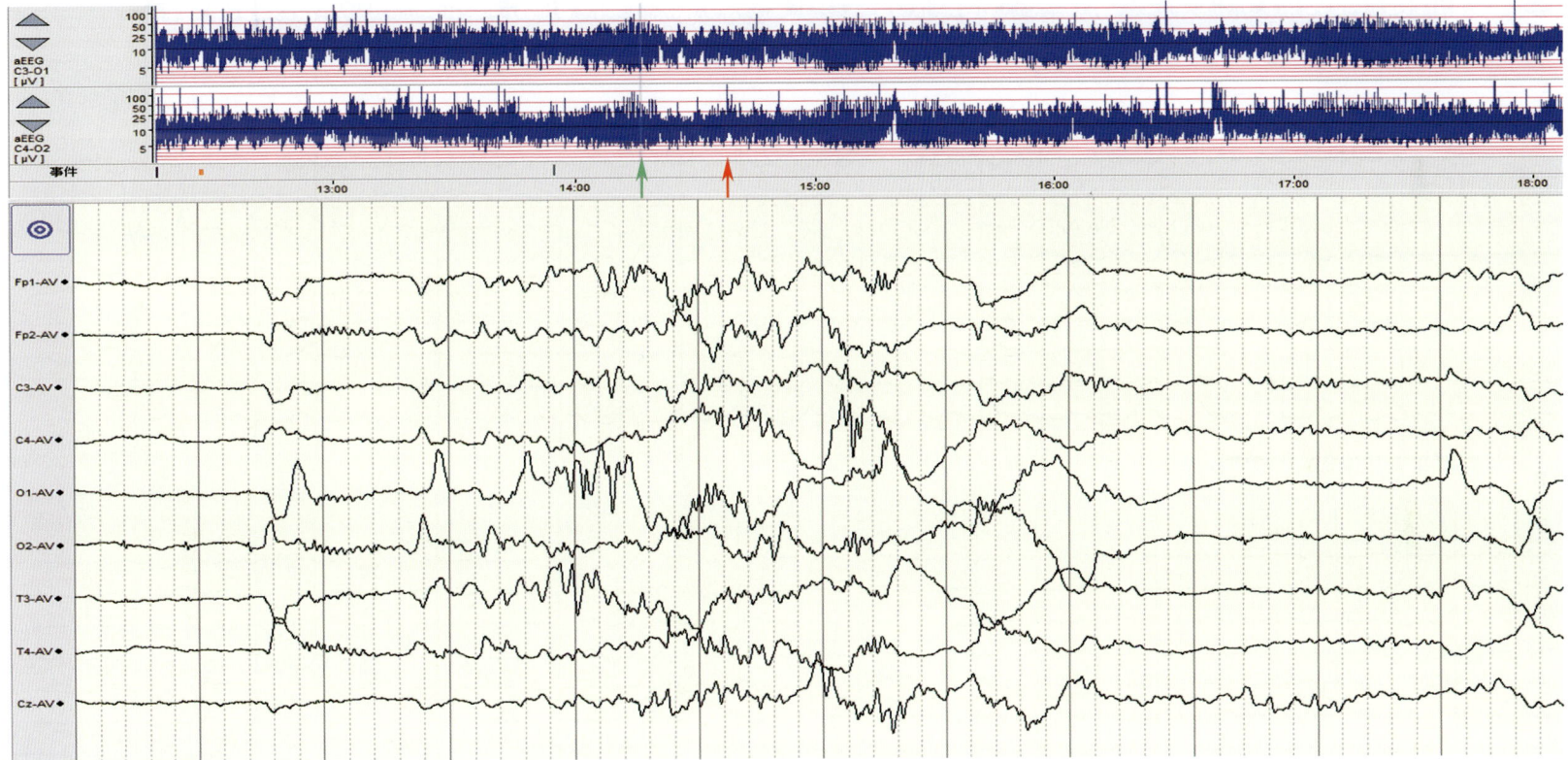

图 5-5-6　DOL 1 天 14 小时，PMA 36 周 $^{+6}$，背景活动

监测中静脉给予苯巴比妥钠 20mg/kg 治疗（红色箭头处）。给药前，aEEG 睡眠 - 觉醒周期可区分，周期紊乱，多量小缺口。aEEG 绿色箭头处原始 EEG，暴发段为不规则慢波及大量高尖快波为主，IBI 3~ 10 秒左右；给药后缺口减少并减小，宽带期延长，宽窄带比例不协调。

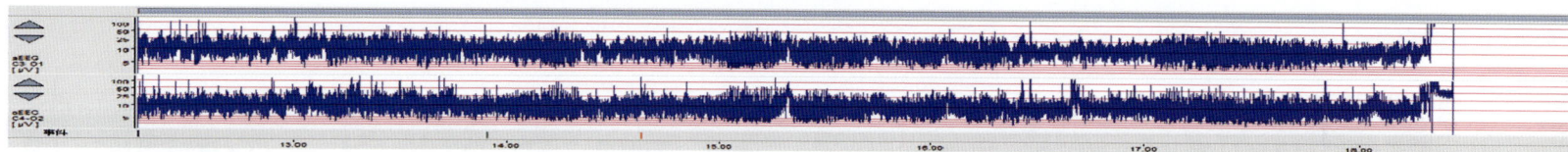

A

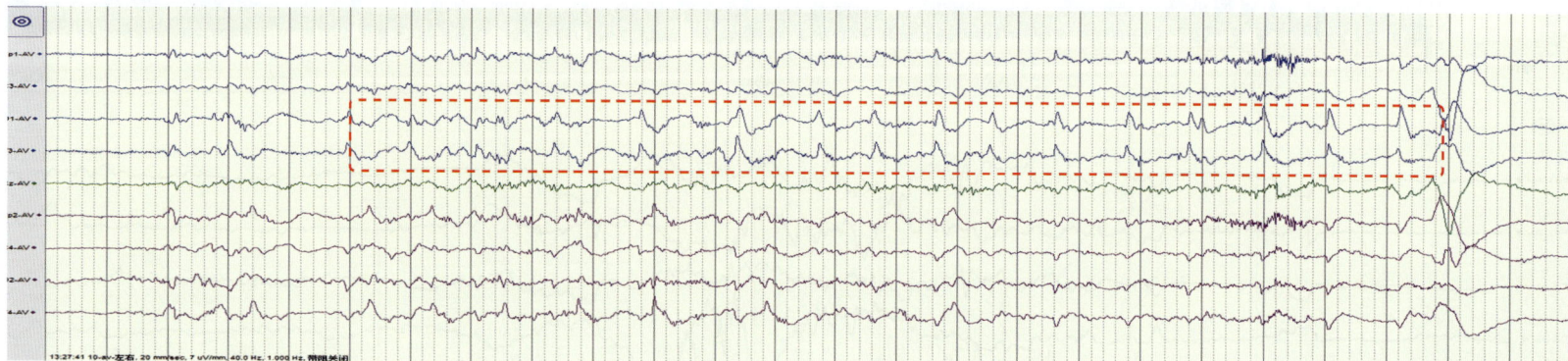

B

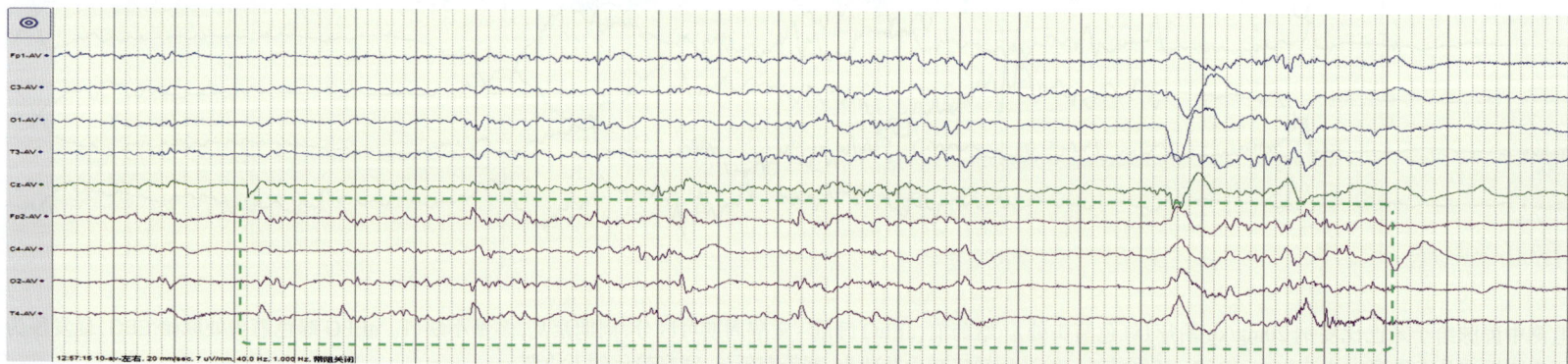

C

图 5-5-7　DOL 1 天 14 小时,PMA 36 周 +6,多部位不同频率周期性放电

A. aEEG 中大小不一缺口,对应原始脑电为多部位、多种波形、不同周期、不同节律的异常放电,有时接续为快速演变的电发作;B. 左枕、颞尖波类周期性发放(红色虚框);C. 右额、颞为主的尖波类周期性发放(绿色虚框)。

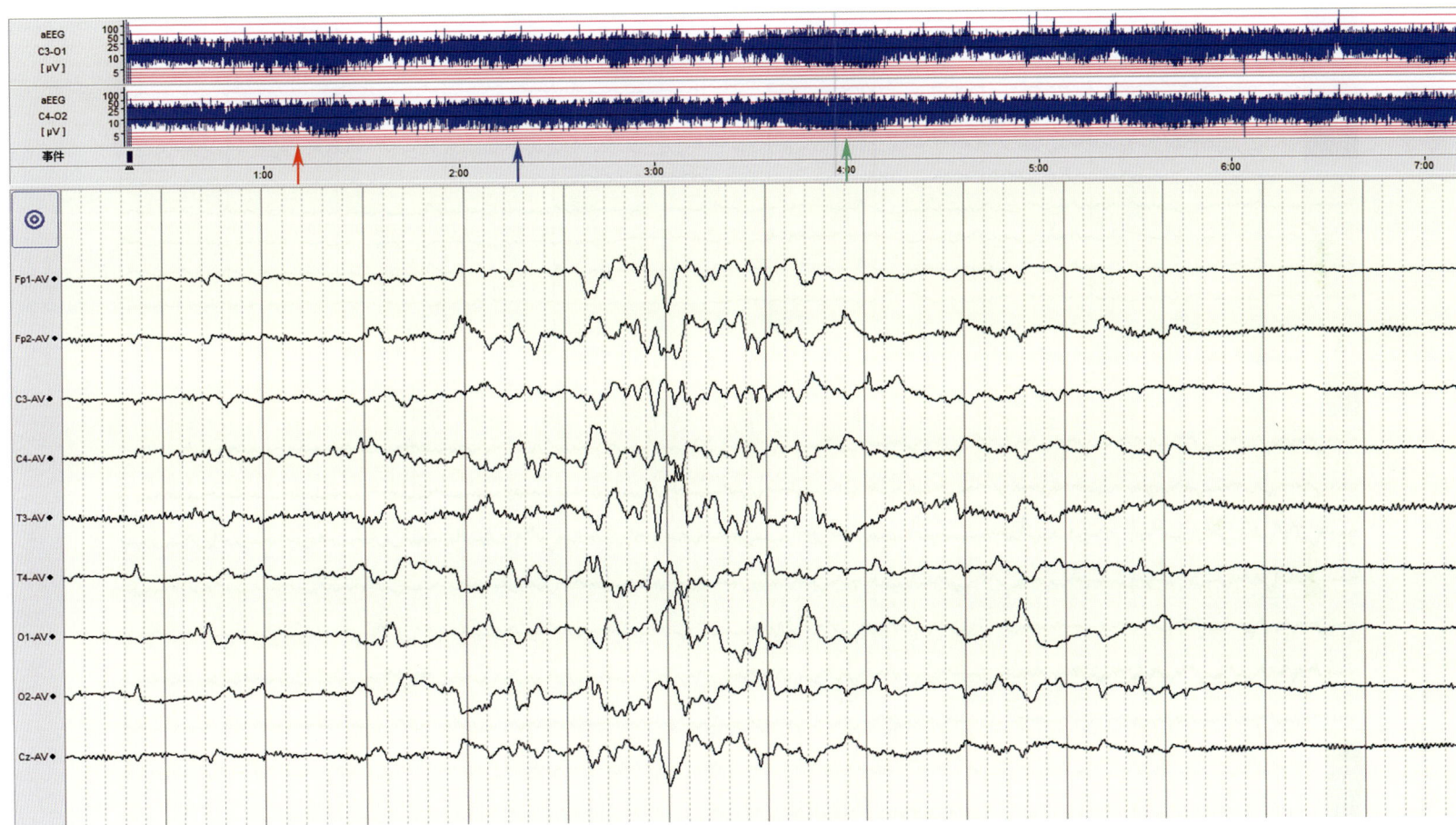

图 5-5-8　DOL 2 天,PMA 37 周,第 3 次复查脑电图

静脉给予苯巴比妥钠 2.5mg/kg(红色箭头处)、咪达唑仑 0.5μg/(kg·min)(蓝色箭头处)。aEEG 绿色箭头处对应背景 EEG:暴发段为尖形 θ 为主,快波活动明显减少,IBI 3~12 秒。

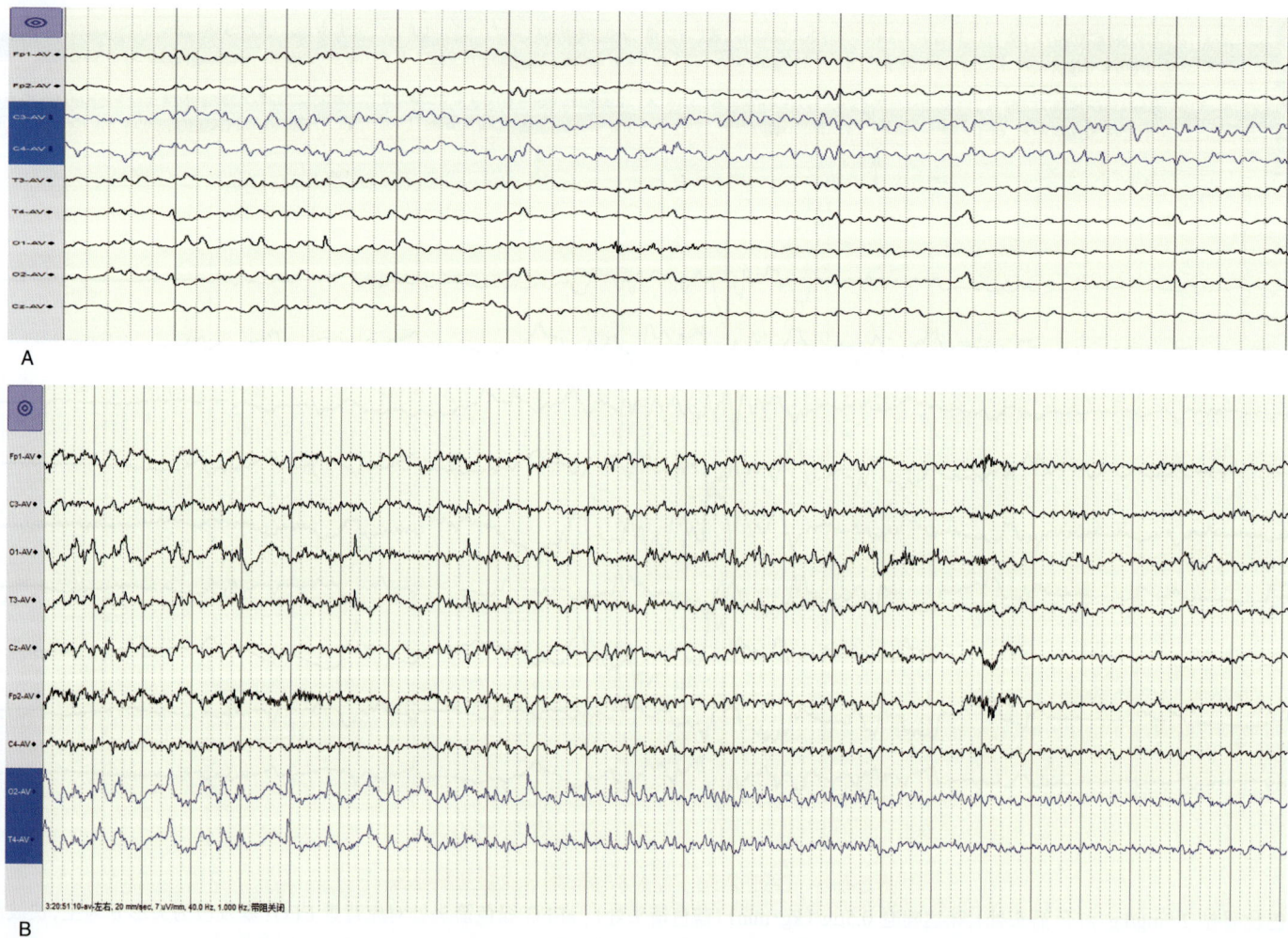

图 5-5-9   DOL 2 天,PMA 37 周,不同频率、不同波形 BRDs

A. C3、C4 导联 8~10Hzα 节律,持续<10 秒,无明显演变; B. O2 和 T4 导联由周期性放电逐渐转变为 BRDs(走纸速度 15mm/s)。除以上两种 BRDs,该患儿还有更多不同频率及部位的 BRDs 发放,并与周期性放电同步复合出现。

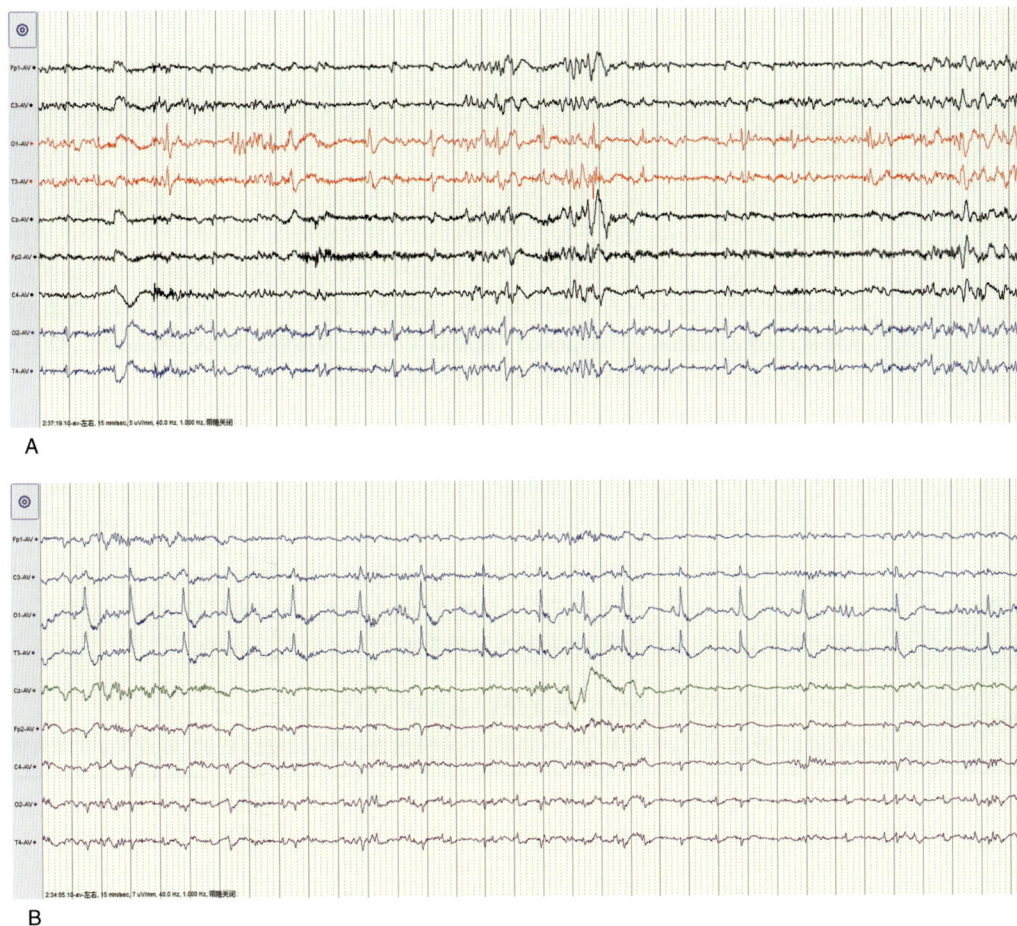

**图 5-5-10　DOL 2 天,PMA 37 周,不同频率,不同波形 PDs**

A. O1 和 T3 导联棘波类周期性发放(红色导联所示),同时 O2 和 T4 导联出现不同频率和波形的类周期性放电(蓝色导联所示);
B. O1 和 T3 导联高波幅尖波周期性或类周期性发放。该患儿 PDs 多数出现于双侧枕、颞区,波形、频率、间隔多有变化,持续时间长短不一(走纸速度 15mm/s)。

## 病例 3　胆红素脑病（换血治疗，预后差）

| 主诉 | 皮肤黄染 4 天。 |
|---|---|
| 现病史 | 女,5 天,$G_4P_2$,胎龄 37 周 $^{+6}$,顺产出生,出生史及母孕史无异常。母亲 O 型血,患儿 O 型血,G6PD 无异常。生后母乳喂养,吸吮正常。生后第 2 天出现皮肤黄染,进行性加重,家长拒绝住院。生后第 5 天患儿吃奶欠佳,约每次 10ml,少哭少动,无抽搐,无发绀,无尖叫、惊跳等,至当地医院监测经皮胆红素 22mg/dl,中午 12 点左右患儿出现发热,监测体温 38.3-38.5℃,到外院住院,查血感染指标未见明显异常,血清总胆红素 737.84μmol/L(换血前 8 小时),间接胆红素 699.94umol/L,给予光疗退黄、碱化血液、补液等治疗,因病情较重,需换血治疗,收入笔者医院。 |
| 查体 | 嗜睡,反应一般,哭声稍弱,面色苍黄。全身皮肤重度黄染,巩膜重度黄染,无发绀,无皮下出血,前囟平软,心、肺、腹查体未见阳性体征,四肢肌力正常、肌张力升高,肢端暖,毛细血管充盈时间小于 2 秒。原始反射存在。 |
| 辅助检查 | • 换血前 8 小时,外院总胆红素 737.84μmol/L,间接胆红素 699.94μmol/L,直接胆红素 37.9μmol/L。<br>• 头 MRI(DOL 10 天,PMA 39 周 $^{+2}$):双侧苍白球对称性 $T_1WI$ 高信号(图 5-5-11)。<br>• 脑干听觉诱发电位:双侧重度听神经通路损害。 |
| 治疗及转归 | • 治疗:入院后给予换血治疗、蓝光照射、抗惊厥等对症治疗。<br>• 随访:1 岁 1 个月,不会独坐,不会爬,不会叫爸爸妈妈,会咿呀说话,可逗笑,可理解简单的指令。 |

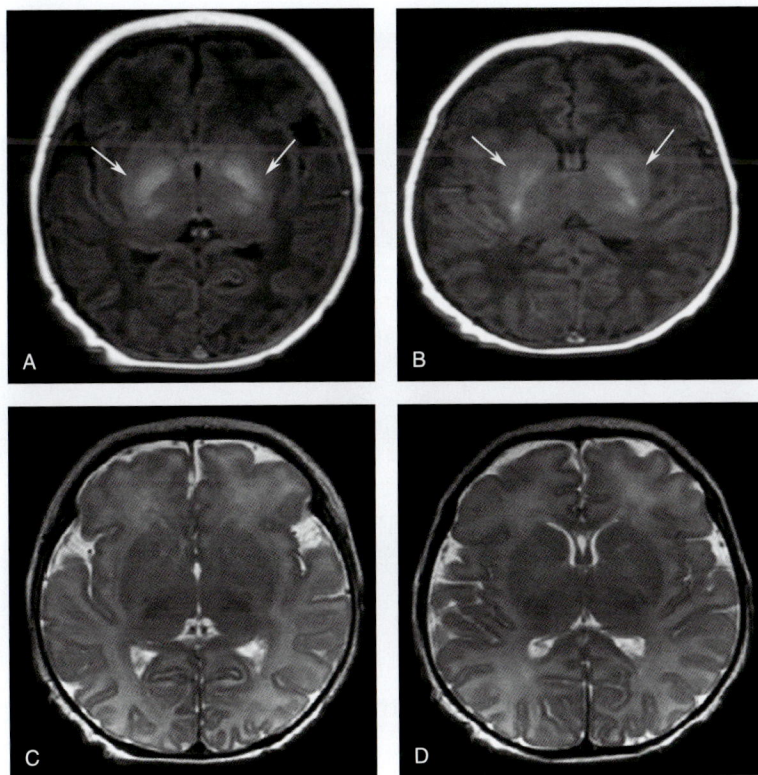

图 5-5-11　头 MRI（DOL 10 天，PMA 39 周$^{+2}$）

A、B. T$_1$WI 相苍白球对称性高信号；C、D. T$_2$WI 同部位未见明确异常信号。

**病例特点**

- 换血期间 aEEG 全程监测，睡眠 - 觉醒周期在换血前后均不存在；整体电压逐渐降低；背景脑电异常活跃，尖形 θ 波活动为主，BRDs、PDs 等频繁出现，以枕、颞区多见。

- 换血结束停镇静药后，出现频繁电发作，BRDs、PDs 等活跃，且持续时间长。

- 虽然最后一次 EEG 复查背景已有明显改善，但患儿预后差，发育落后。

- 建议对于这些高危患儿在换血前、中、后期应长程监测 EEG，可以早期发现电发作或电 - 临床发作，及时采取抗惊厥治疗和管理，也许可以减轻脑损伤的程度（图 5-5-12~ 图 5-5-17）。

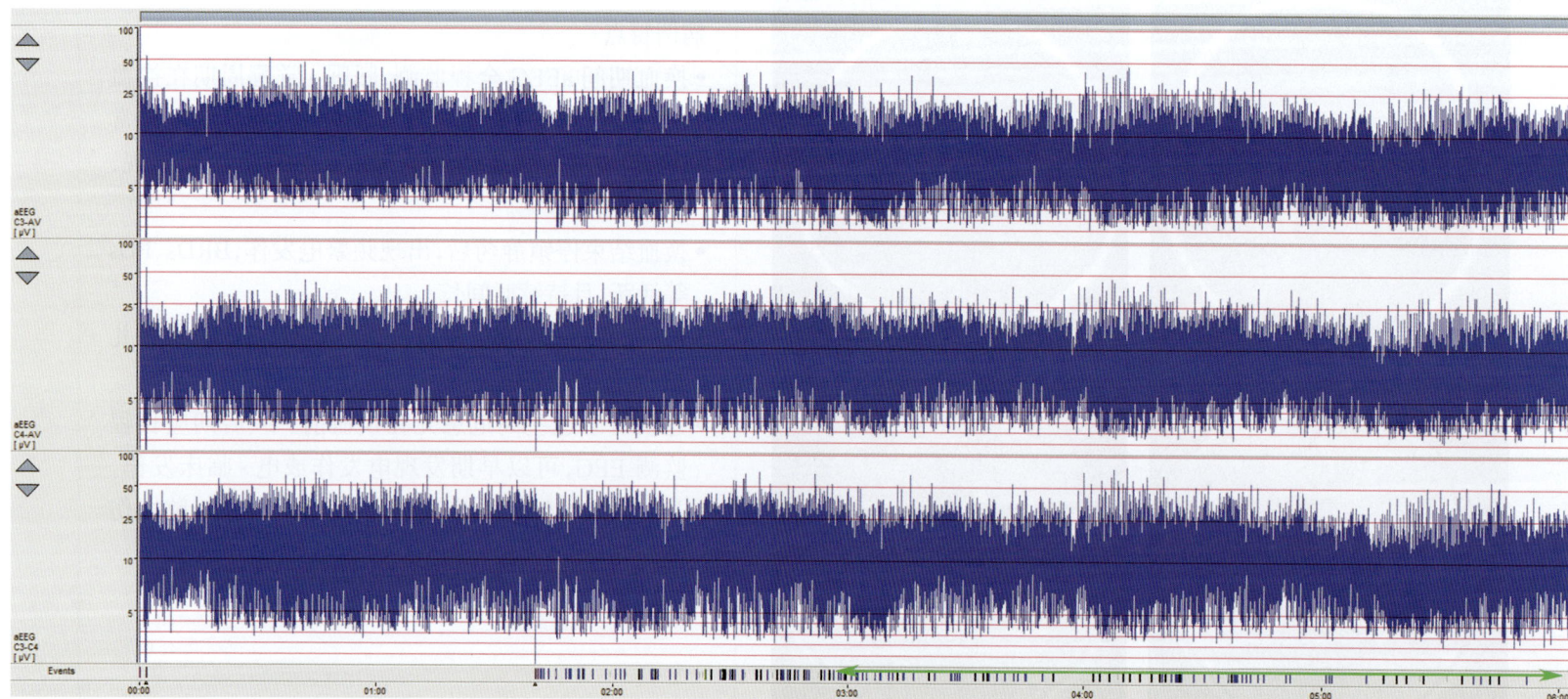

图 5-5-12　DOL 5 天，PMA 38 周 $^{+4}$，绿色箭头区间换血治疗

监测开始前 20 分钟给予苯巴比妥钠 8mg/kg，换血治疗开始约 1 小时后予地西泮 1mg。换血治疗前 aEEG 中无明确睡眠 - 觉醒周期，不连续图形为主，大量细小缺口，经原始 EEG 证实为干扰所致。换血治疗期间，aEEG 电压上下边界整体逐渐降低。

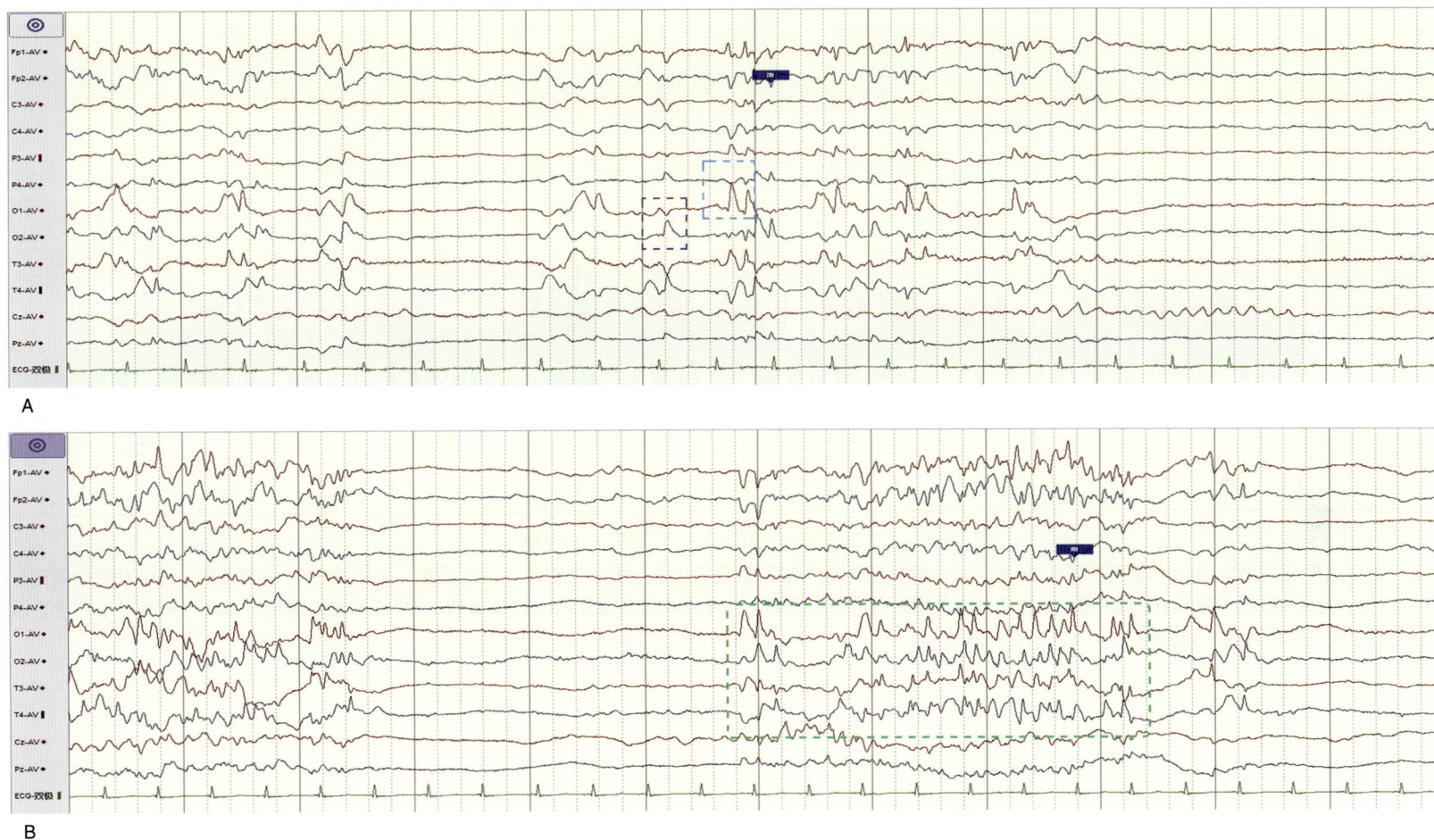

**图 5-5-13　DOL 5 天,PMA 38 周 $^{+4}$,换血治疗前背景活动**

A. 双侧额、枕、颞区大量尖形 θ 波单发(紫色虚框处)或成对发放(蓝色虚框处); B. QS 期暴发段大量尖形 θ 波连续发放数秒,额枕颞区著(绿色虚框)。

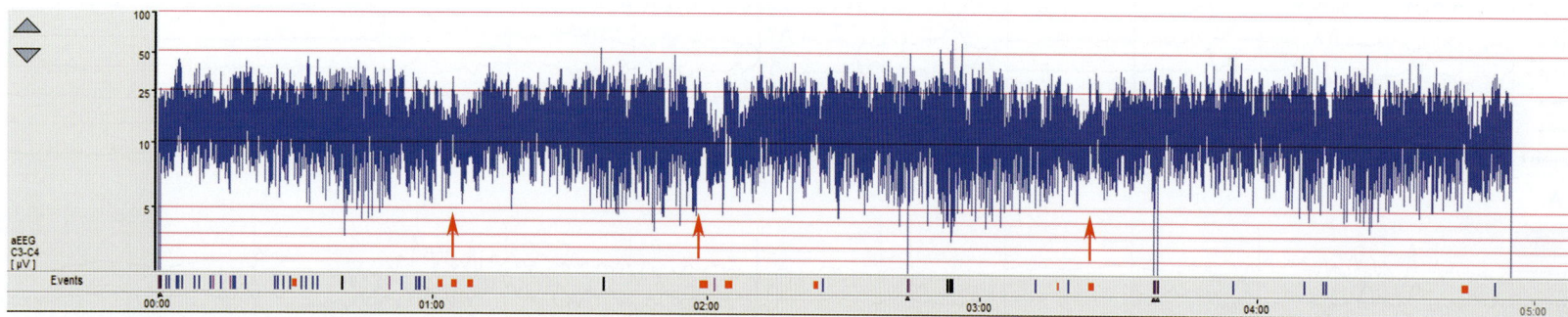

图 5-5-14 DOL 7 天,PMA 38 周$^{+6}$,换血治疗结束后 1 天

aEEG 上下边界有变化性,但无明确宽窄带区分,有三处比较明显的缺口改变(红色箭头处),原始 EEG 证实为电发作。而原始 EEG 中却发现 10 次双侧枕、颞区起始电发作。此处 aEEG 导联模式为 C3-C4,无法充分体现枕颞区的脑电活动。只有当电演变波及 C3 或 C4 导联,产生明显波幅变化时,aEEG 的频带上才能显示出"上凸"或"下凹"样缺口改变。

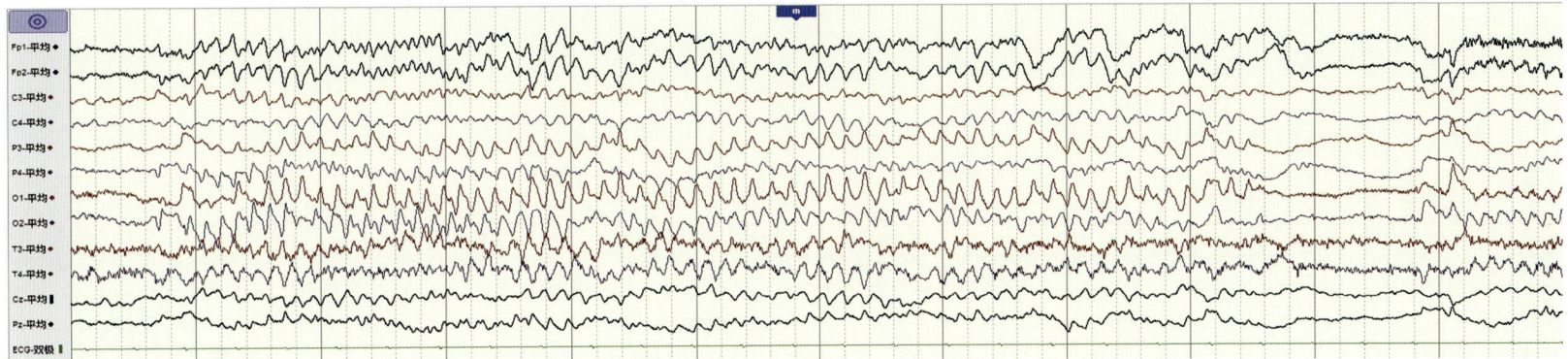

A

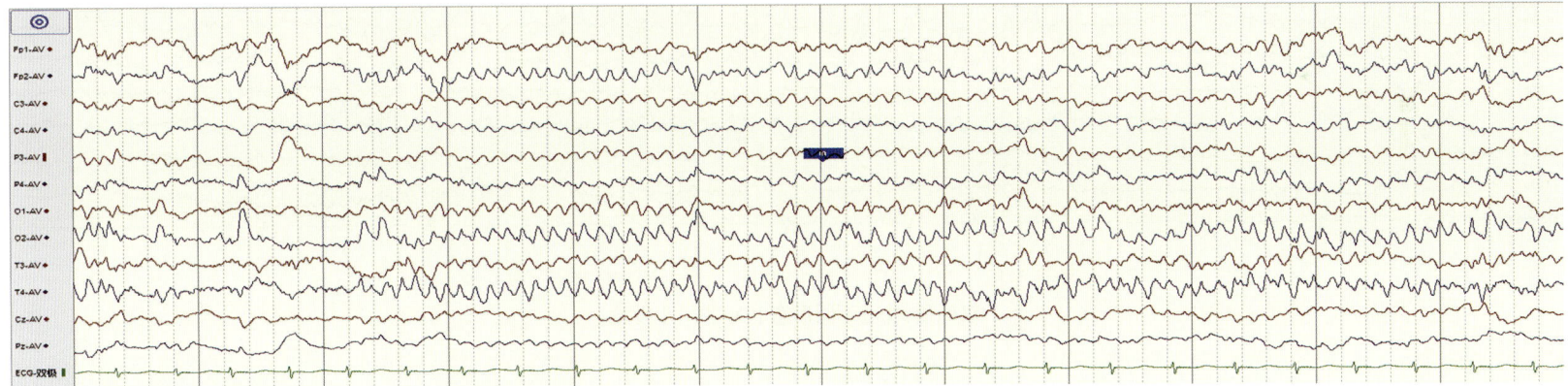

B

**图 5-5-15 DOL 7 天,PMA 38 周 ⁺⁶,换血治疗结束后 1 天**

不同频率、不同波形 BRDs。A. 双侧枕为著;B. 右枕、颞区相对为著。

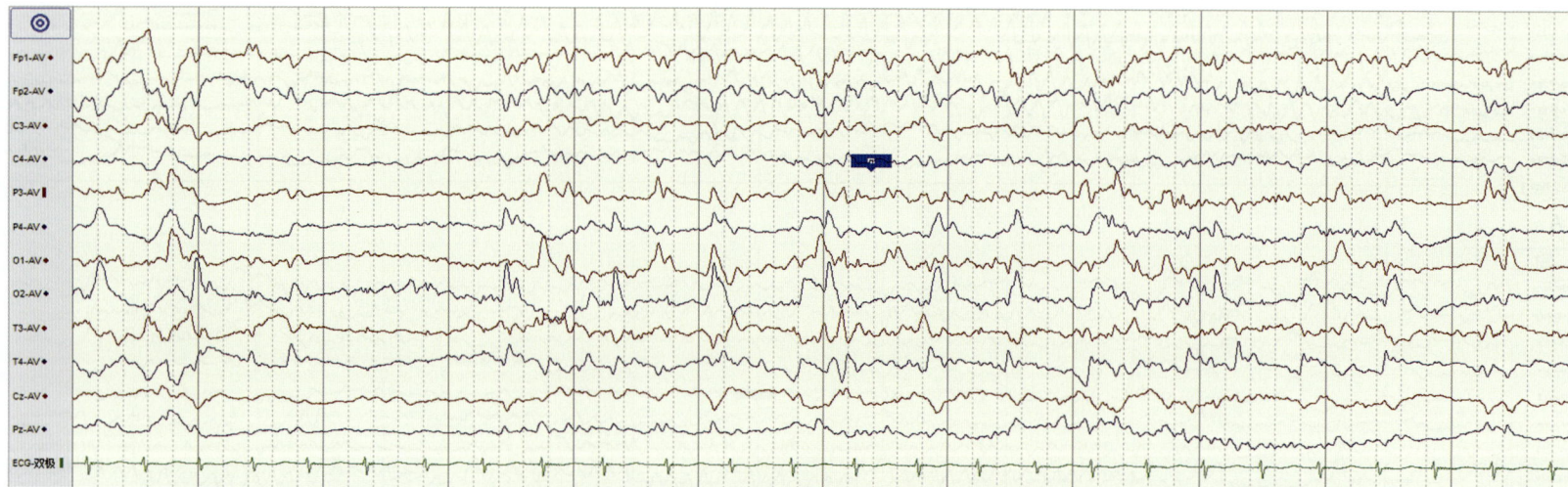

图 5-5-16    DOL 7 天,PMA 38 周 $^{+6}$,换血治疗结束后 1 天
双侧顶、枕区不同形态 PDs 非同步发放。

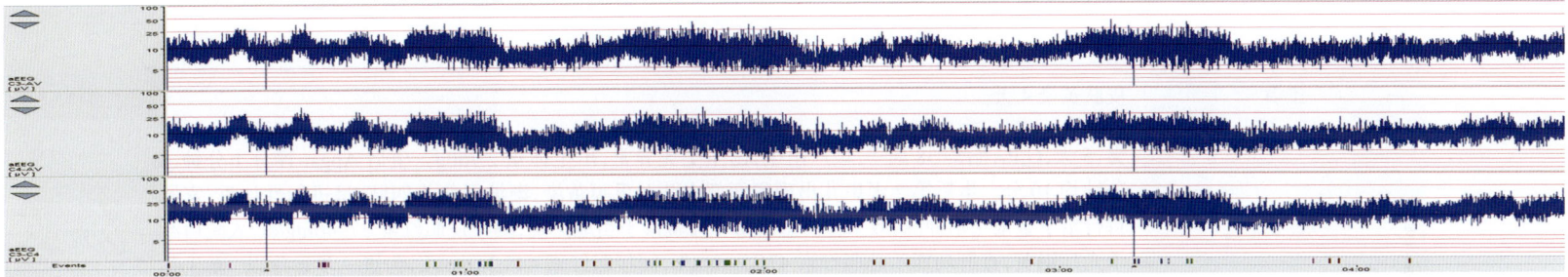

A

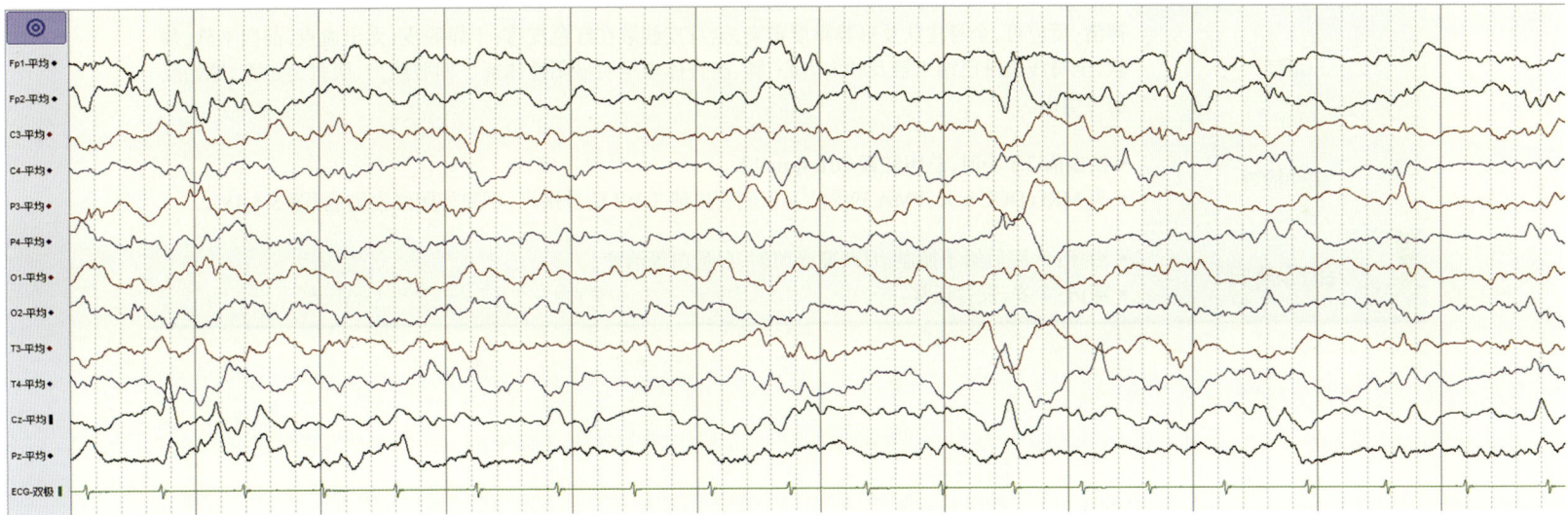

B

图 5-5-17　DOL 18 天,PMA 40 周 [+3],背景明显改善

A. aEEG 可见睡眠 - 觉醒周期大致正常,上下边界均在正常范围,有几处缺口改变,原始 EEG 证实为运动伪差,非电发作或电 - 临床发作;B. 连续图形,弥漫性混合波活动,生理波活动及数量大致符合相应胎龄,但仍有少量低波幅或高波幅尖波阵发。

## 病例 4  胆红素脑病（换血治疗，预后正常）

| | |
|---|---|
| 主诉 | 皮肤黄染 4 天。 |
| 现病史 | 男，5 天，G$_1$P$_1$，胎龄 38 周 $^{+1}$，顺产出生，出生史无异常，出生体重 2 750g。生后 Apgar 评分 1 分钟、5 分钟均 10 分。生后第 2 天患儿出现颜面部皮肤及巩膜黄染，渐波及躯干四肢，呈进行性加重，家属自行给予金银花水冲洗，效果差。生后第 4 天就诊于当地医院，测经皮胆红素 37~40mg/dl，入院后给予光疗退黄，查肝功能示总胆红素 476.5μmol/L，间接胆红素 448.2μmol/L，为进一步诊疗以"新生儿高胆红素血症"转入笔者医院。 |
| 查体 | 神清，反应可，全身皮肤及巩膜重度黄染，全身皮肤散在红色皮疹，干燥脱皮，无出血点，前囟平软，颈软，全身浅表淋巴结未触及肿大。心、肺、腹查体未见明显阳性体征。四肢肌力、肌张力正常，原始反射可引出。 |
| 辅助检查 | • 换血前 2.5 小时，总胆红素 701.4μmol/L。<br>• 头 MRI（DOL 8 天，PMA 39 周 $^{+2}$）：双侧苍白球 T$_1$WI 信号稍高，不除外胆红素脑病（图 5-5-18）。 |
| 治疗及转归 | • 治疗：入院后给予换血治疗、蓝光照射、白蛋白等治疗。<br>• 随访：1 岁，发育正常。 |

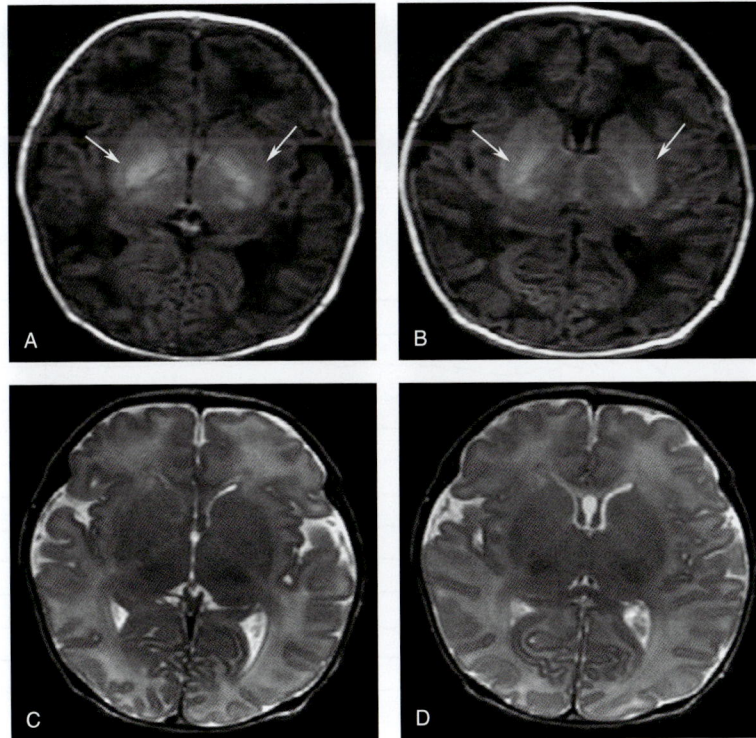

图 5-5-18　头 MRI（DOL 8 天，PMA 39 周 $^{+2}$）
A、B. $T_1$WI 相苍白球对称性高信号；C、D. $T_2$WI 同部位低信号。

**病例特点**

- 换血前 EEG 背景活动提示为轻度异常，且无电发作或电 - 临床发作；换血后复查 EEG 背景活动正常，符合相应胎龄。脑电图背景活动改变的程度，可能会早期提示脑损伤严重程度。
- 该患儿虽换血前胆红素 700μmol/L 以上，但因换血治疗及时，预后正常；对于远期预后的判断，多次动态监测 EEG 的临床价值远大于单次监测（图 5-5-19~ 图 5-5-20）。

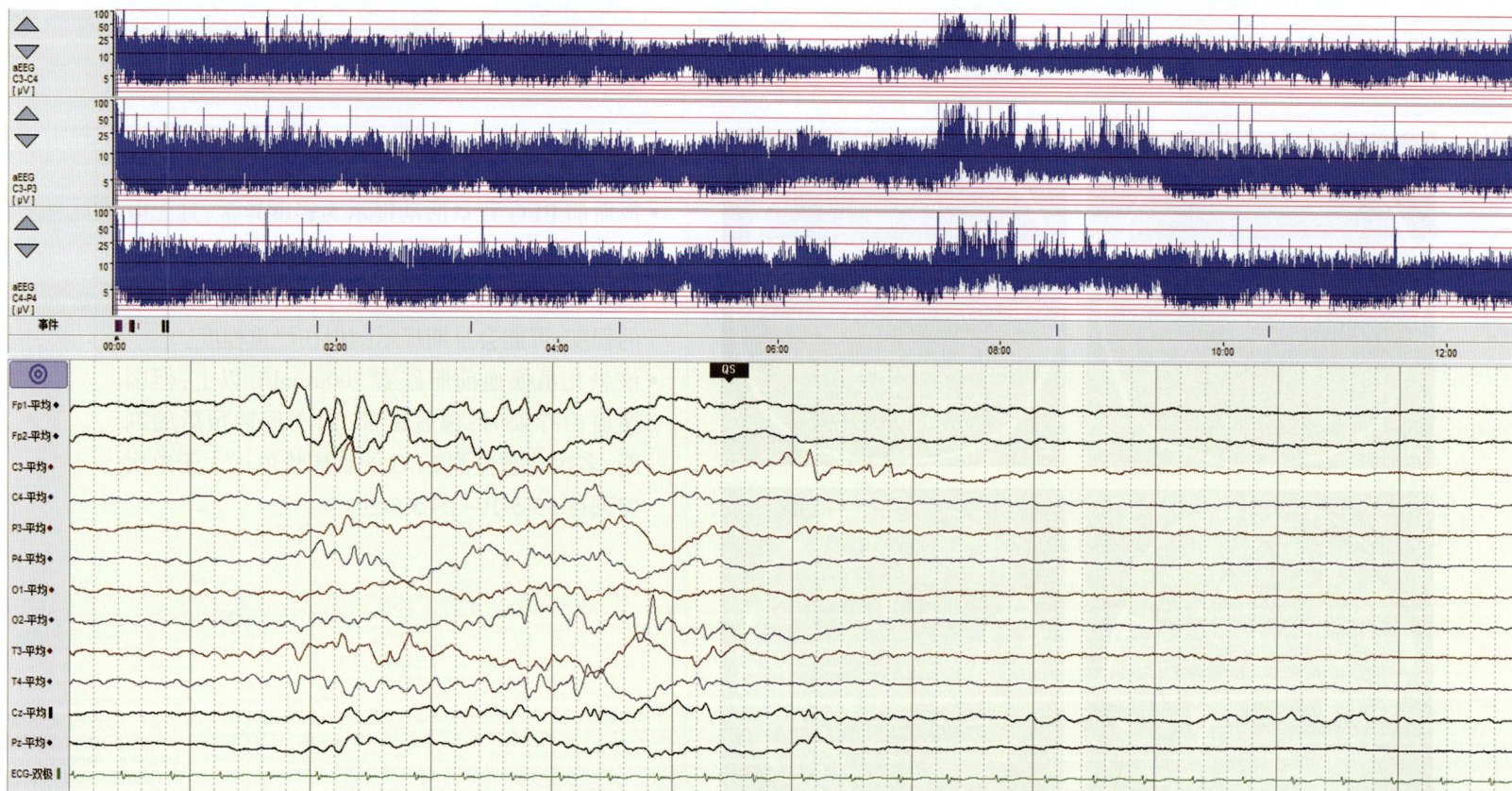

图 5-5-19　DOL 5 天, PMA 38 周 $^{+6}$,换血前背景活动轻度异常

aEEG 睡眠 - 觉醒周期紊乱,不符合相应胎龄。不连续图形为主,可见数个缺口(但原始脑电图排除是发作)。原始 EEG 以 TA 图形及 TD 图形为主,连续图形比例明显降低。暴发段以 δ 及 θ 波为主,电压稍低,未见异常波发放。

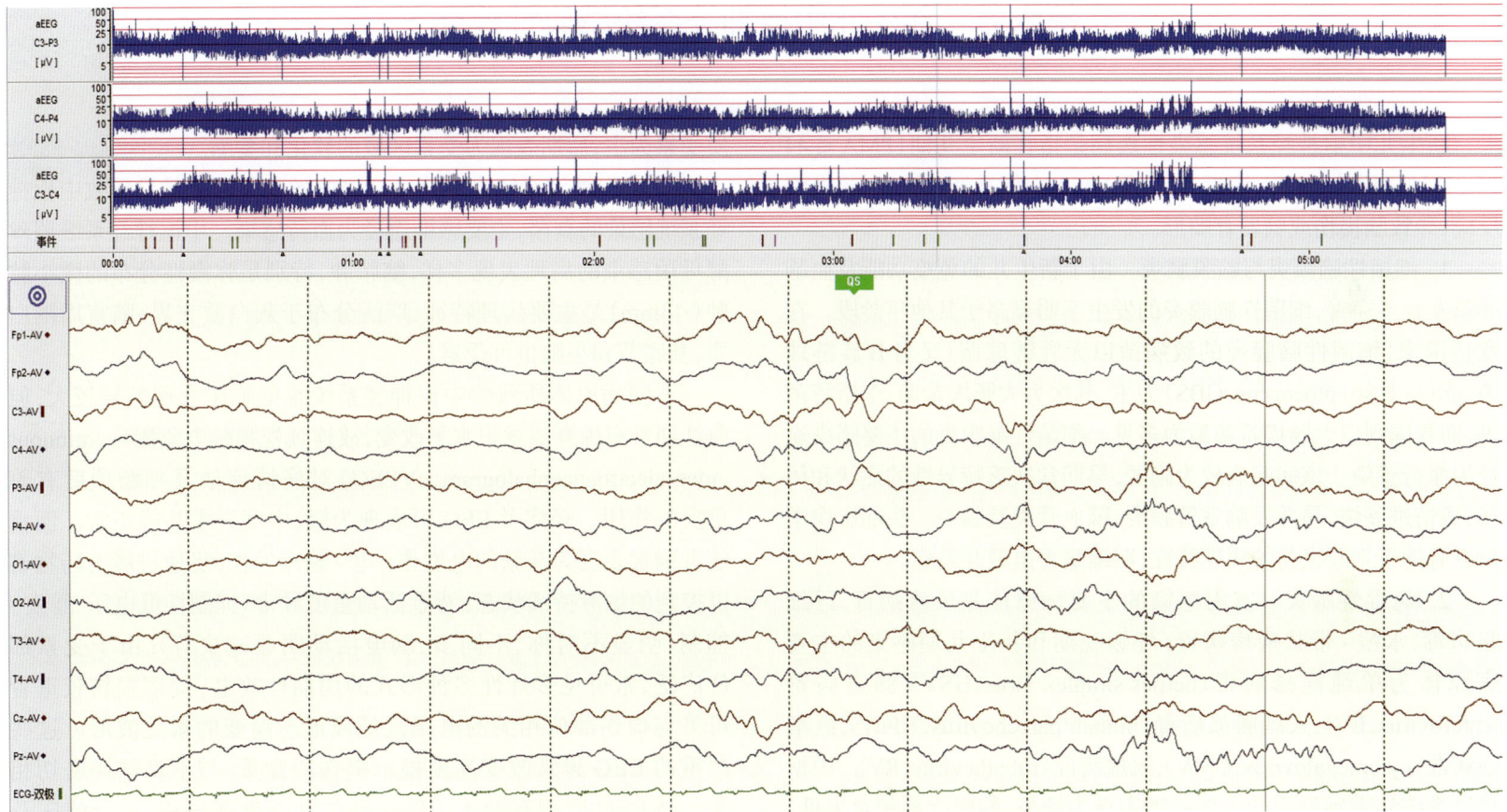

图 5-5-20　DOL 28 天，PMA 42 周 +1，背景活动大致正常

aEEG 睡眠 - 觉醒周期正常，未见缺口改变，电压上下边界在正常范围内；原始 EEG：清醒及 AS 期为连续图形，QS 期以 TA 图形为主，生理波活动及数量大致符合相应胎龄，未见明显异常波活动。

（郑　铎　张　勇　门丽娜　黄为民）

# 第六节　新生儿中枢神经系统感染性疾病

新生儿中枢神经系统感染性疾病是指在新生儿期（PMA≤44周），各种病原体（细菌、病毒、真菌等）侵入中枢神经系统，引起炎症反应，导致脑损伤或脑发育畸形。

1. 细菌性脑膜炎与脑膜脑炎　由于新生儿的免疫功能及血脑屏障发育不完善，细菌性脑膜炎的发生率明显高于其他年龄段。在发达国家，细菌性脑膜炎的致病菌以无乳链球菌（又名B族链球菌，group B streptococcus，GBS）为主，其次为大肠埃希菌、李斯特菌等，而我国则以大肠埃希菌最为多见。细菌性脑膜炎的主要感染途径为血行感染。该病起病较为隐匿，早期常缺乏特异性的症状和体征，病情进展快，易并发脑室管膜炎、脑血管炎及脑炎。头部影像学检查有助于判断损伤的病理特征，明确是否出现并发症。

2. 病毒性脑炎　宫内感染的主要病原体是风疹病毒、巨细胞病毒、水痘-带状疱疹病毒；妊娠晚期和新生儿期感染的主要病原体为单纯疱疹病毒（herpes simplex virus，HSV）、肠道病毒（enterovirus，EV）、人副肠孤病毒（human parechovirus，HPeV）、巨细胞病毒（cytomegalovirus，CMV）、风疹病毒（rubella virus，RV）。中枢神经系统病毒感染后的主要病理表现为脑炎，脑膜受累相对少见。不同病毒感染的临床表现不尽相同，常见症状包括发热、嗜睡、易激惹、反应低下、惊厥等。头部影像学多表现为广泛性脑组织损伤，白质受累为主，后期表现为受累区域的软化和萎缩。

3. 中枢神经系统真菌感染　白假丝酵母菌是最易导致中枢神经系统感染的真菌，主要感染途径为血行感染。中枢神经系统假丝酵母菌感染的病理表现多样，脑脓肿，特别是弥漫性分布的微小脓肿（<3mm）是主要病理特征，广泛分布于灰白质交界、脑室周围白质，基底节和小脑也可受累。

不同病原体所致的中枢神经系统感染临床表现差异较大，但急性期常有惊厥或意识水平改变，故连续视频脑电监测（continuous video electroencephalogram，cVEEG）对病情评估及判断预后有着重要的作用。轻症者EEG可表现为轻、中度异常甚或正常。而重症者则常表现为频繁的电发作/电-临床发作，迅速进展为药物难以控制的惊厥持续状态；背景活动重度异常（抑制性低电压、暴发-抑制、明显不对称、不同步、脑电活动明显减少等）；由于受累部位广泛，常可见多灶性多种形式的周期性放电；局部损伤较重者可见与损伤部位相关的电压减低或形态畸变的紊乱波形。这些严重的EEG异常改变高度提示损伤程度重，与不良结局密切相关。cVEEG监测有助于了解疾病的动态演变过程，结合临床及病理特征，能够更加准确地评估损伤发生的时间及严重程度，判断预后。

## 病例 1　单纯疱疹病毒性脑炎，多发脑损伤

| 主诉 | 颜面青紫 1 天，口唇发绀 5 小时。 |
|---|---|
| 现病史 | 男，27 天，$G_4P_1$，母孕 40 周，因宫缩发动于外院产科顺产娩出，出生体重 2 900g，羊水、脐带及胎盘未见异常，Apgar 评分不详。1 天前（生后 26 天）外出活动后发现患儿颜面青紫，口唇发绀，嗜睡。 |
| 查体 | 吸氧条件下上肢血氧饱和度 73% 左右，下肢血氧饱和度 80% 左右，神志清，反应较好，自主呼吸略费力，轻度三凹征，周身皮肤较苍白，前囟平坦，约 1.0cm×1.0cm，张力不高。双肺听诊呼吸音粗，未闻及干湿啰音，心音略低顿，律齐，可闻及 Ⅲ～Ⅳ 级收缩期杂音，广泛传导。余未见异常。 |
| 辅助检查 | • 脑脊液细胞数升高，病毒学检查提示单纯疱疹病毒实时荧光 PCR 定性阳性。<br>• 入院第 4 天头 MRI 平扫 +DWI（DOL 31 天，PMA 44 周[+3]）：双侧顶、颞叶、基底节区、侧脑室旁及半卵圆中心见片状高信号影（图 5-6-1）。<br>• 3 周后复查头 MRI 平扫 +DWI（PMA 47 周）：双侧大脑半球、侧脑室旁、基底节区多发脑软化（图 5-6-20）。 |
| 治疗及转归 | • 入院后反复发热，间断抽搐，浅昏迷状态，抗病毒，苯巴比妥、咪达唑仑镇静治疗，发作逐渐得以控制。<br>• 入院后 1 个月，放弃治疗，出院。 |

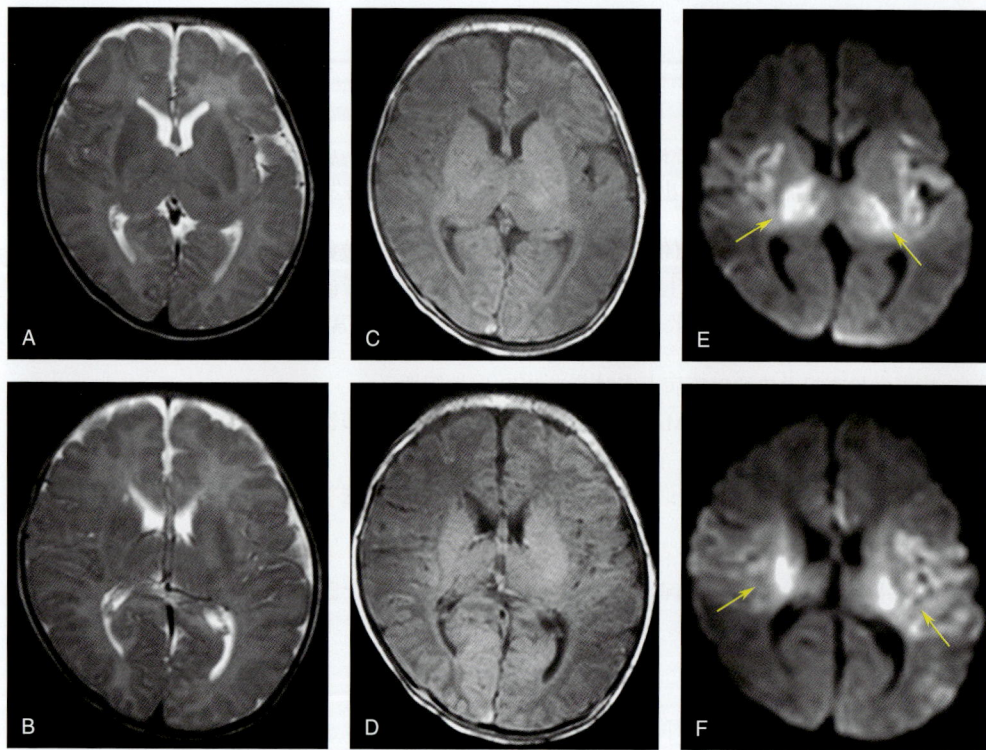

图 5-6-1　入院第 4 天头 MRI 平扫 +DWI（DOL 31 天，PMA 44 周 $^{+3}$）
双侧顶、颞叶、基底节区、侧脑室旁及半卵圆中心见片状高信号影（箭头所指处）。
A、B. T$_2$WI；C、D. T$_1$WI；E、F. DWI。

**病例特点：**

- 发病初期背景活动重度异常，频繁电发作，多灶起源。短时间内出现电 - 临床发作，药物难以控制，甚至达到惊厥持续状态。同时多种形式、多个部位周期性放电。提示损伤范围广，程度严重。

- 发作逐渐停止后，脑电活动明显减少，遗留少量异常波活动，提示脑功能损伤严重。脑电活动减少的现象与影像学大面积脑软化改变互相印证。

- 多次 cVEEG 监测，经历了发病的急性期至慢性期过程，结合影像学检查，高度提示该患儿预后不良（图 5-6-2～ 图 5-6-19）。

A

B

C

D

E

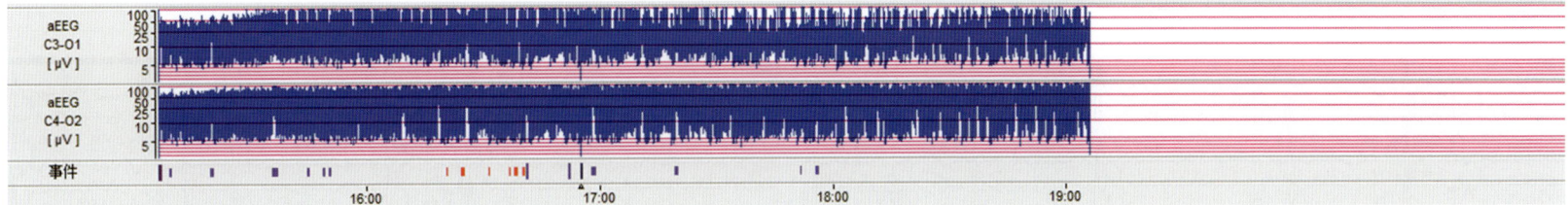

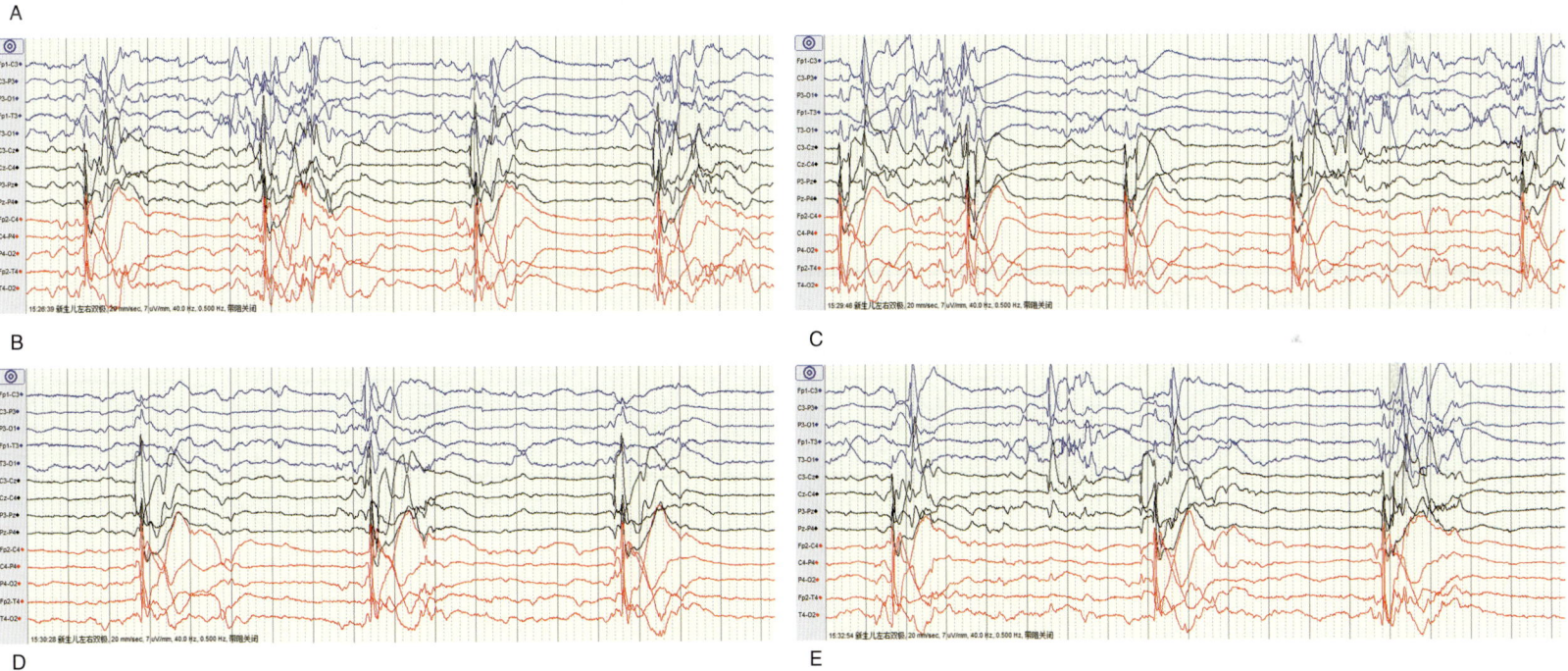

图 5-6-2　DOL30 天,PMA 44 周 $^{+2}$,背景活动重度异常

A. aEEG 显示电压异常增高,无睡眠 - 觉醒周期变化,多个细小缺口经原始脑电证实均为电发作;B~E. EEG 背景活动不对称,右侧半球以中央、顶区及中央中线区持续周期性放电为主,左侧半球以暴发 - 抑制 / 衰减脑电模式为主,IBI 持续时间延长,有时可见与右侧中央、顶区大致同步的周期性放电(双极纵联显示,蓝色代表左侧半球,黑色代表中线区,红色代表右侧半球,走纸速度 20mm/s)。

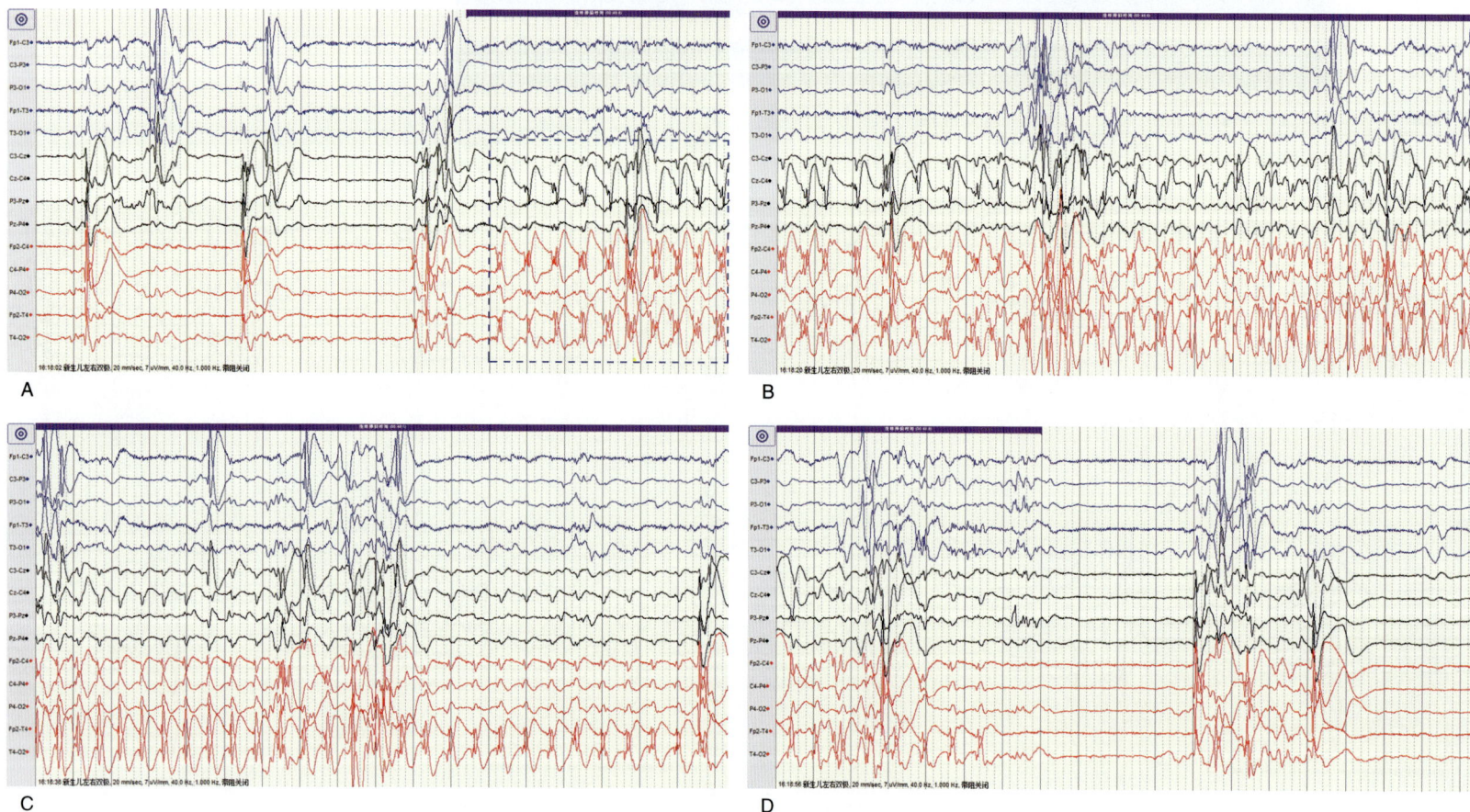

图 5-6-3　右侧中央、颞区起始的电发作

A~D. 右侧中央、颞区中波幅不规则尖波起始（蓝色虚框），之后波幅、波形快速演变，波及右侧半球和中线区（双极纵联显示，走纸速度 20mm/s）。

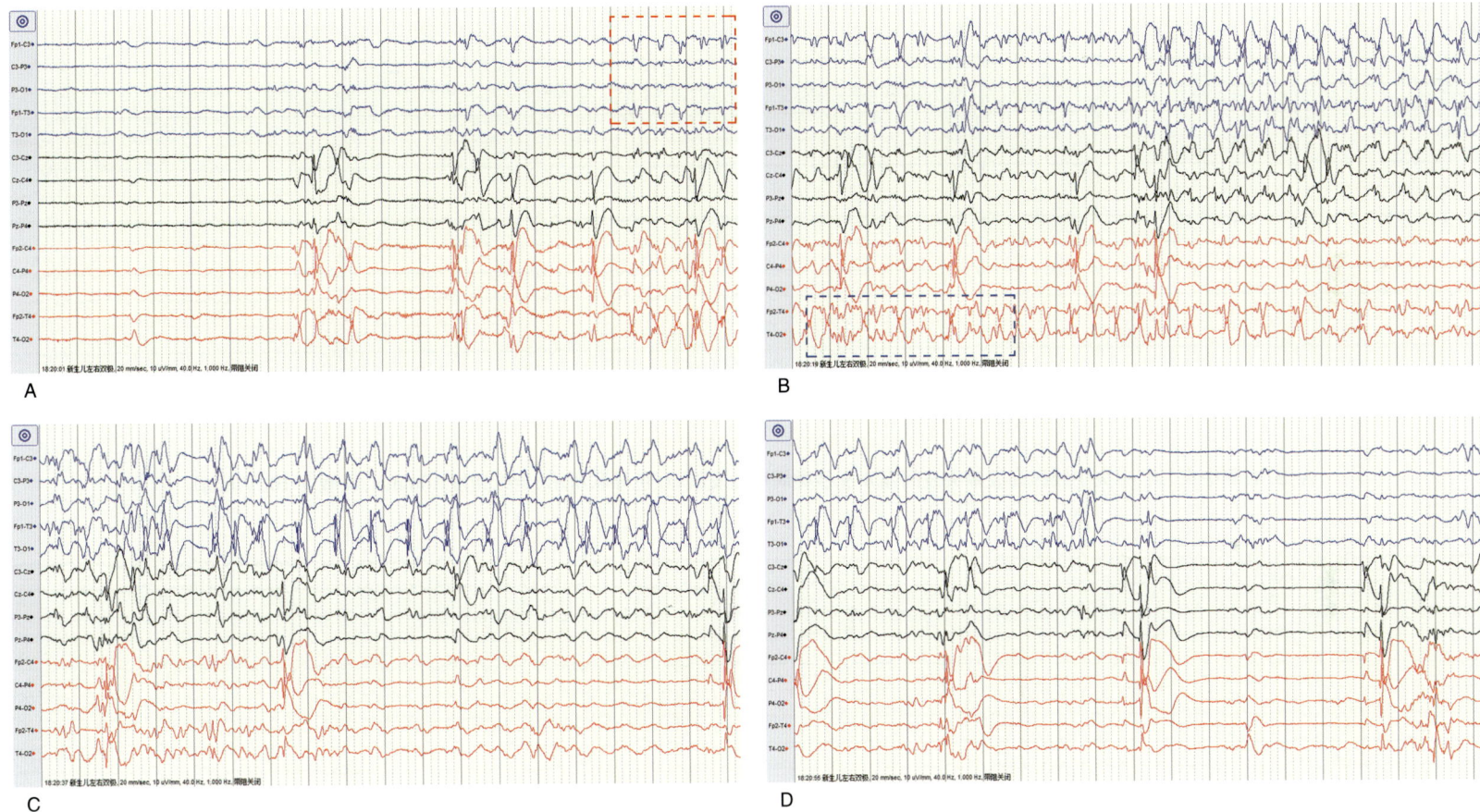

图 5-6-4　双侧独立性电发作（左额区与右颞区独立起始）

A. 左额区低波幅不规则正相关波起始（红色虚框处）；B. 右颞区低波幅不规则快波起始（蓝色虚框处）；C、D. 左侧及右侧半球各自独立的电演变过程（双极纵联显示，走纸速度 20mm/s，灵敏度 10μV/mm）。

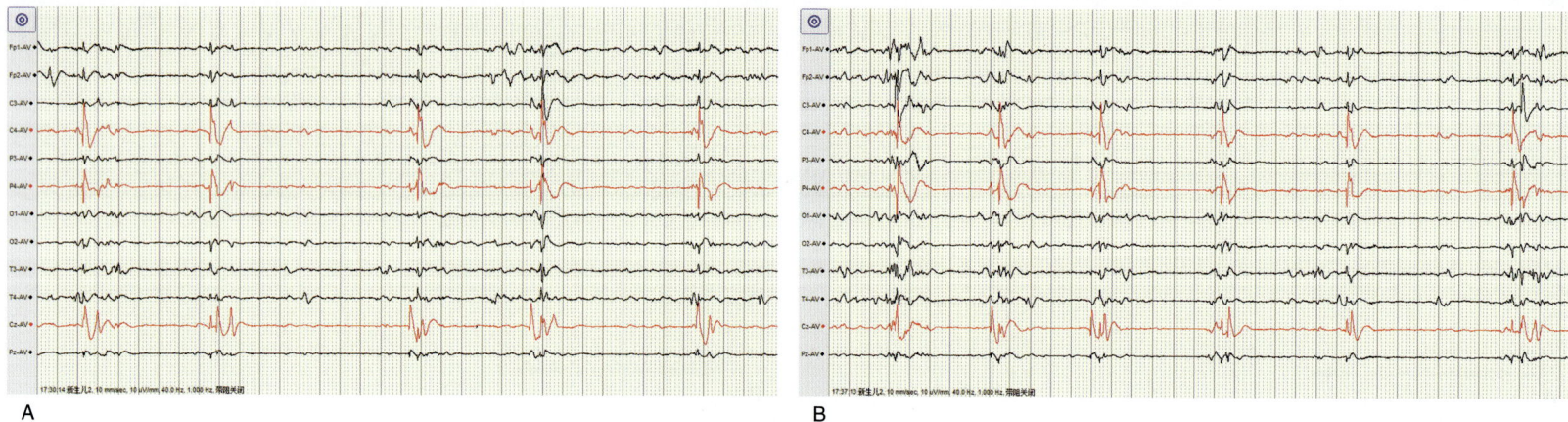

**图 5-6-5　类周期性放电**

A、B.右侧中央、顶、中央中线区高波幅尖波间隔 4~9 秒类周期性发放（红色导联所示，走纸速度 10mm/s，灵敏度 10μV/mm）。

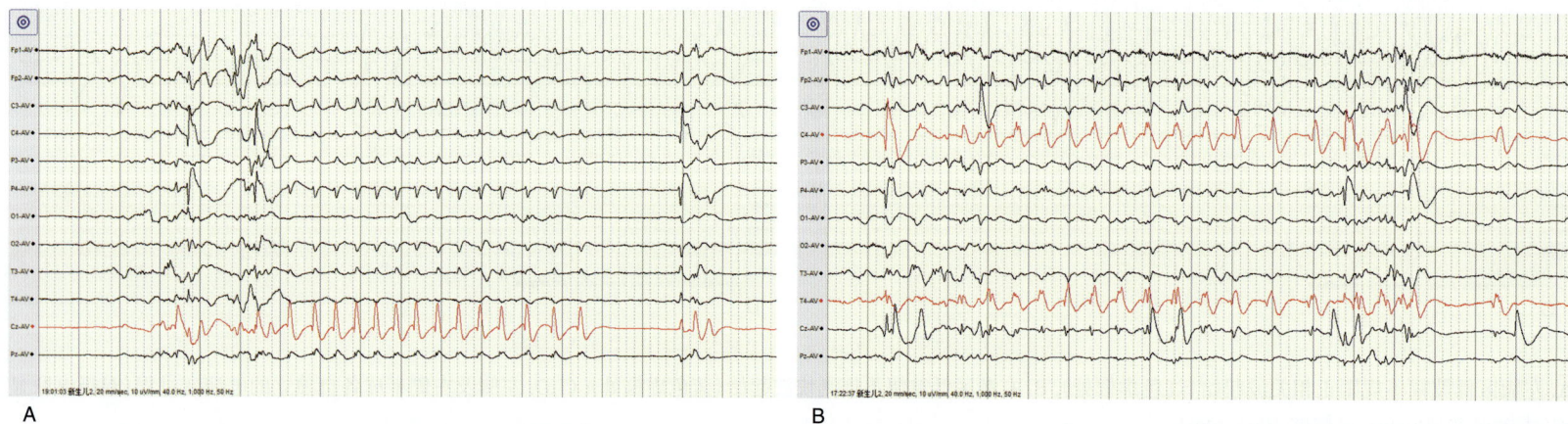

**图 5-6-6　节律性放电**

A.中央中线区；B.右侧中央、颞区（红色导联所示，走纸速度 20mm/s，灵敏度 10μV/mm）。

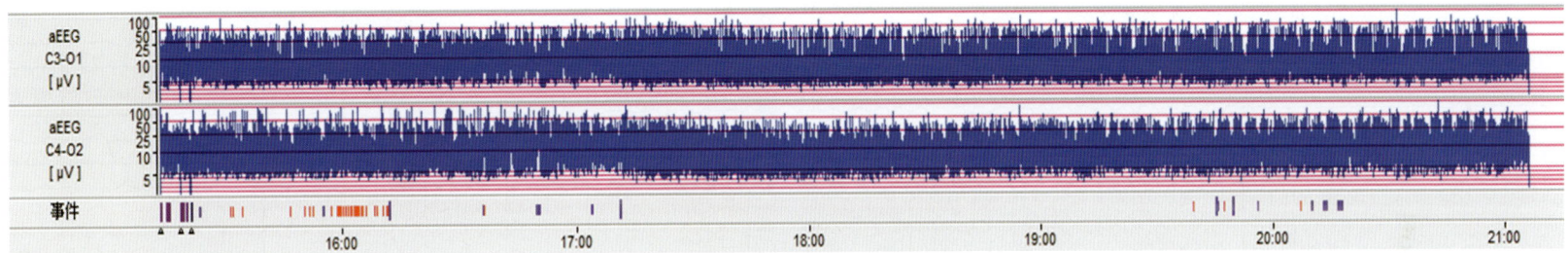

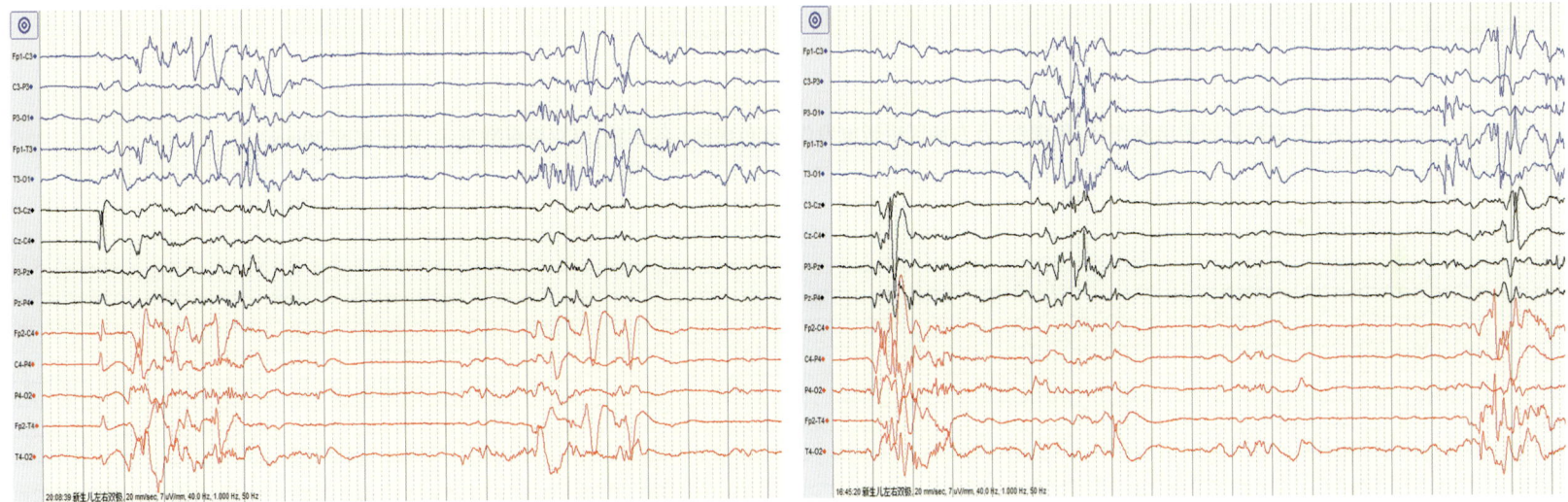

图 5-6-7　DOL 31 天,PMA 44 周 [+3],电压较前减低,周期性放电较前减少

A. aEEG 显示电压较前减低,电发作较前减少,仍无睡眠 - 觉醒周期变化;B、C. EEG 以持续 TD 图形为主,连续性下降,双侧额区出现少量生理波形,双侧暴发段不对称,同步性差。周期性放电较前减少,异常波以多灶性散发性尖波、棘波为主(双极纵联显示,走纸速度 20mm/s)。

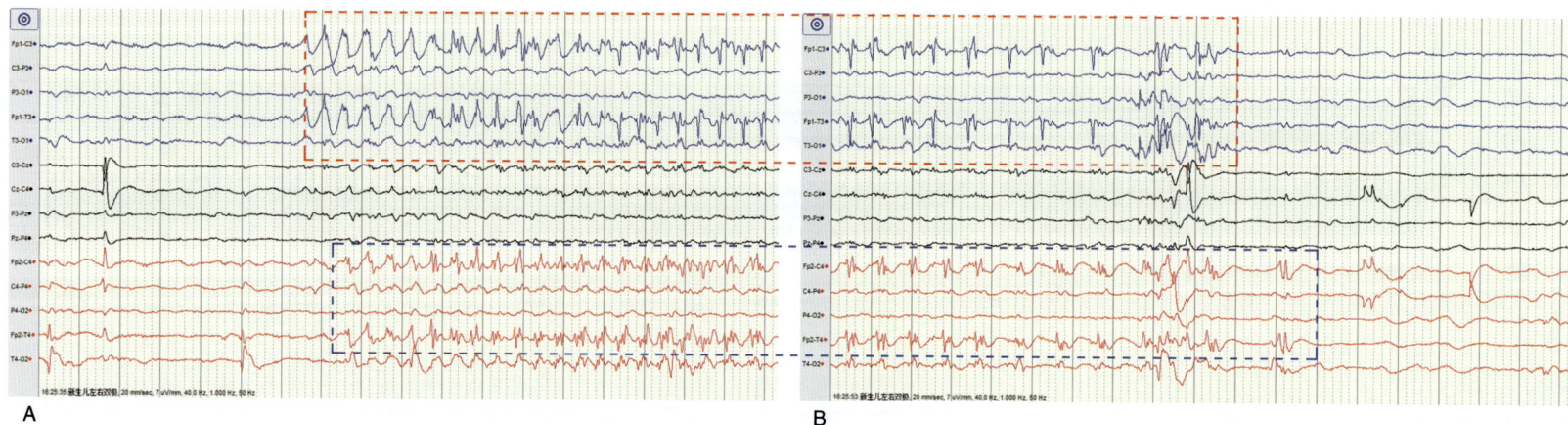

图 5-6-8   双侧独立性电发作

A、B. 左额区短暂电发作(红色虚框)及右额区短暂电发作(蓝色虚框),各自独立(双极纵联显示,走纸速度 20mm/s)。

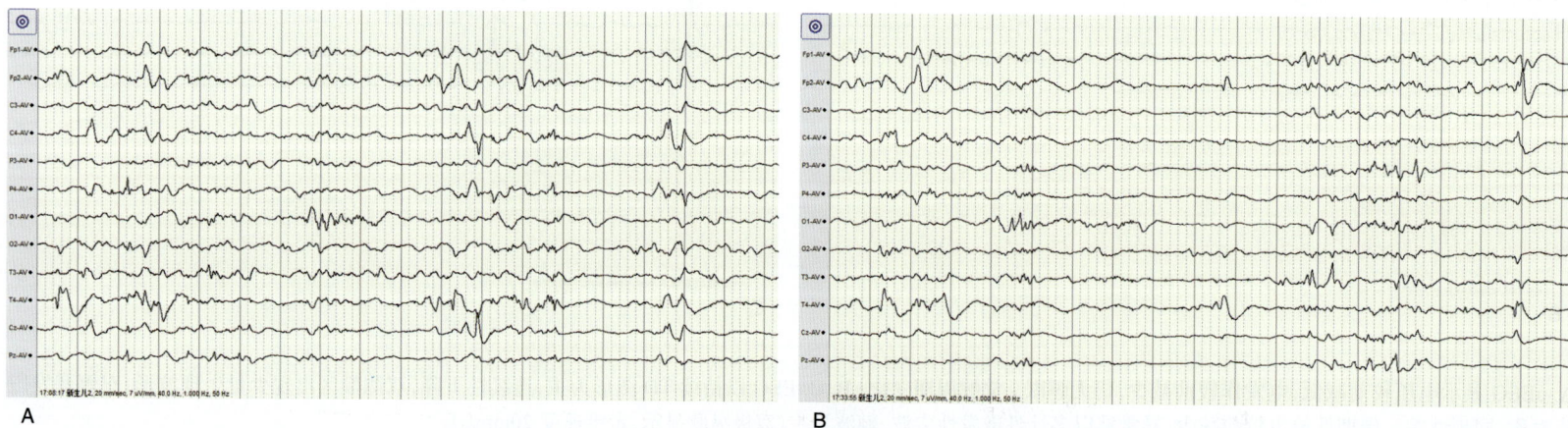

图 5-6-9   多灶性散发性尖波、棘波

A~B. 走纸速度 20mm/s。

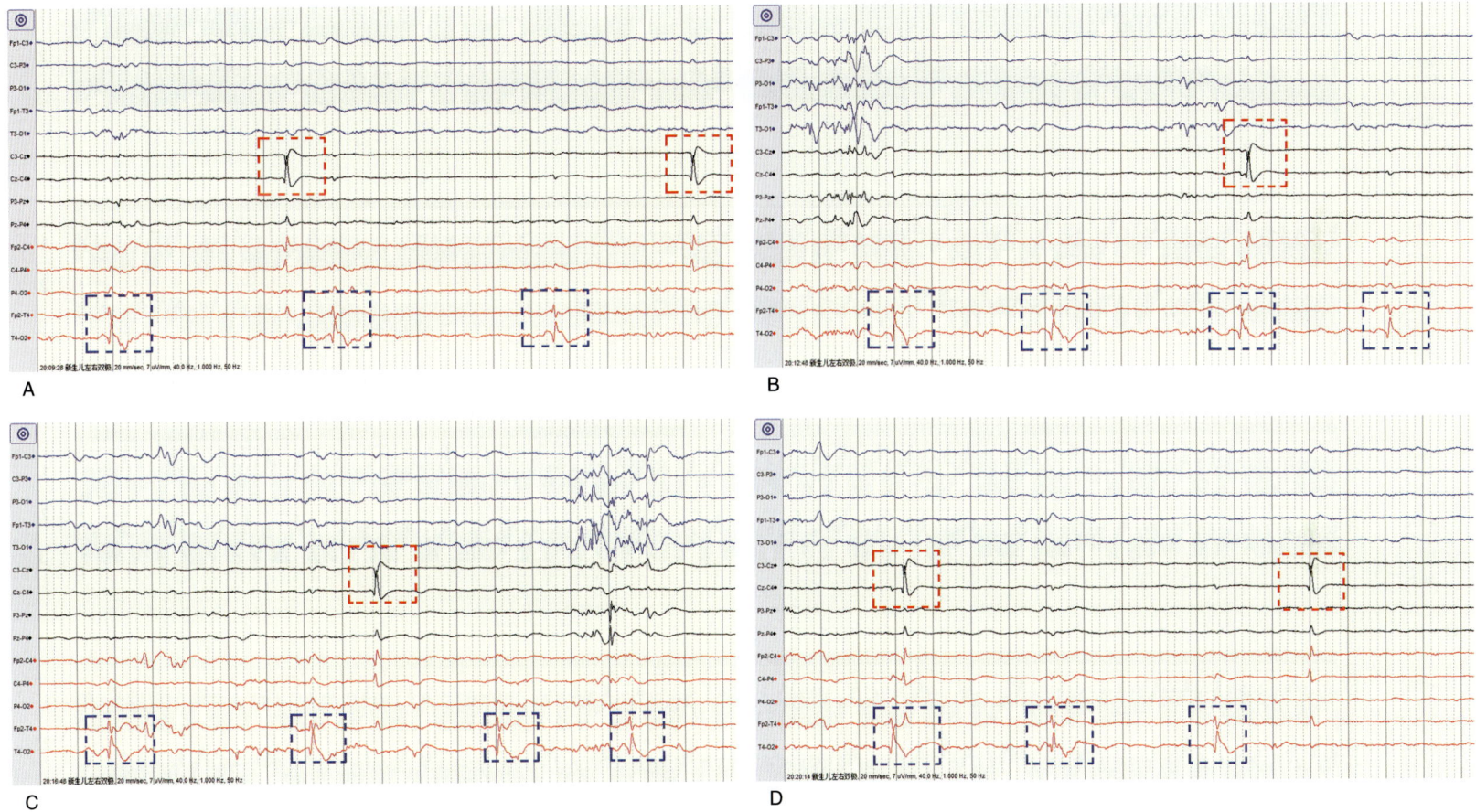

**图 5-6-10　多灶各自独立性周期性放电**

A~D.右侧颞区负相尖波间隔 5 秒左右周期性发放(蓝色虚框处);中央中线区负相尖波间隔 10 秒左右周期性发放(红色虚框处)(双极纵联显示,走纸速度 20mm/s)。

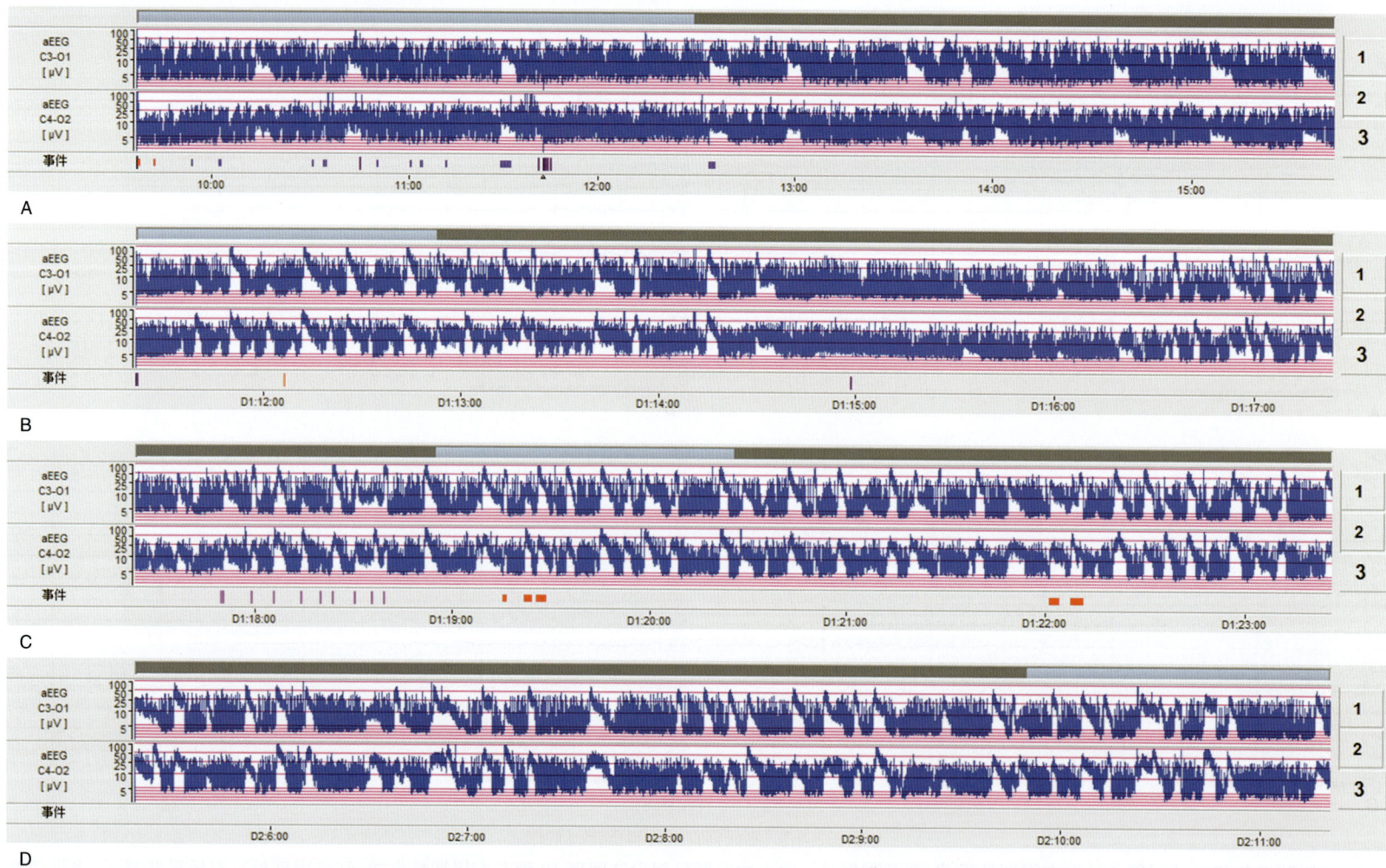

图 5-6-11 DOL 32~34 天,PMA 44 周 $^{+4}$~44 周 $^{+6}$,多次脑电监测,aEEG 动态变化过程

A~D. aEEG 显示发作次数逐渐增多,呈惊厥持续状态,单次发作持续时间较前延长,转为电 - 临床发作,患儿表现为呼吸频率增快→睁眼,频繁眨眼→双眼凝视。应用镇静药(苯巴比妥、咪达唑仑)后临床症状消失,发作次数有所减少。发作间期连续性明显下降,IBI 持续时间 30 秒左右。

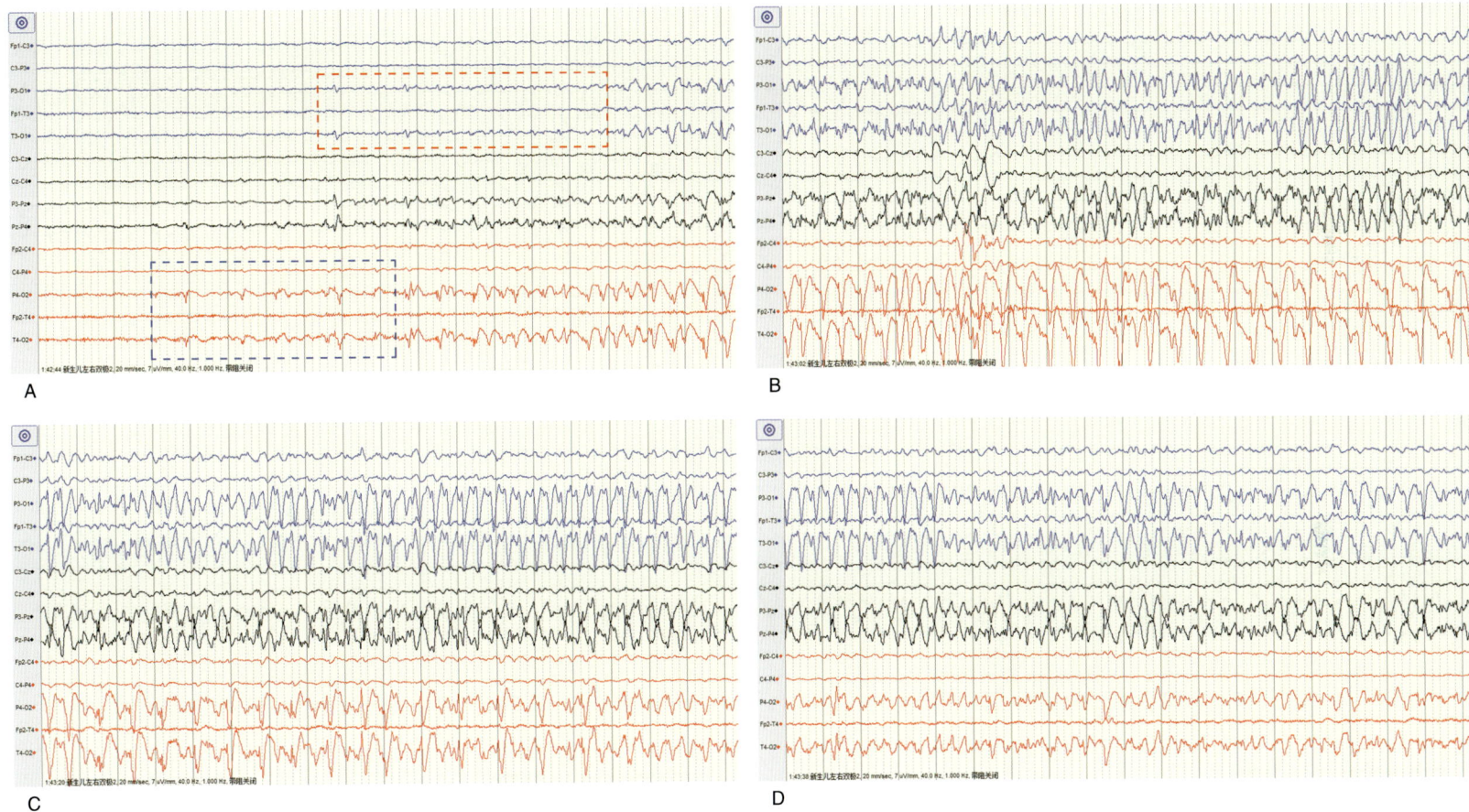

图 5-6-12　双侧枕区独立性发作

A. 左枕区低波幅双相波起始（红色虚框），右枕区低波幅正相尖波起始（蓝色虚框）；B~D. 双侧枕区各自独立的电演变过程（双极纵联显示，非完整连续记录，走纸速度 20mm/s）。

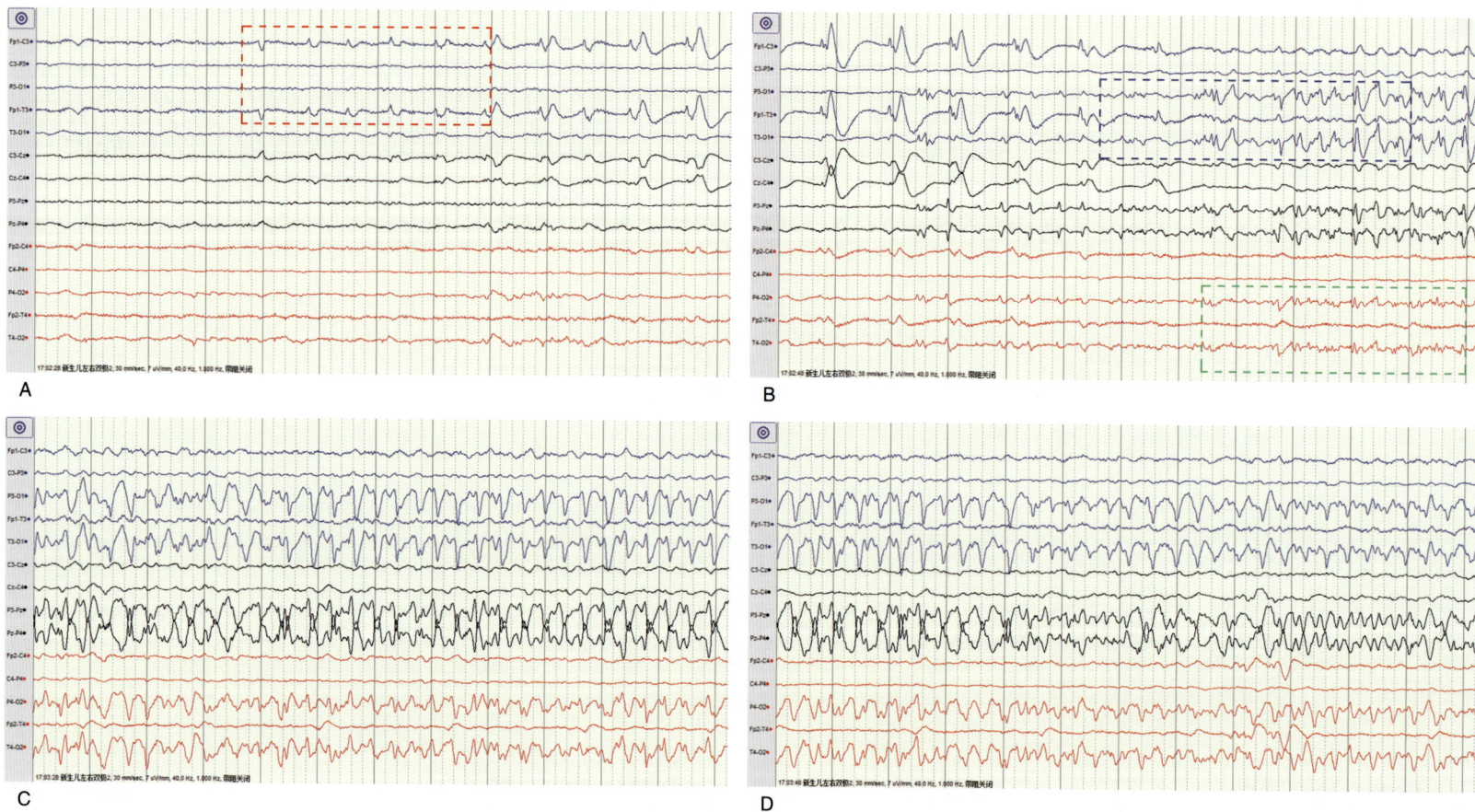

图 5-6-13　左额区起始，游走至左枕区的发作

A. 左额区起始（红色虚框）；B. 游走至左枕区（蓝色虚框），并扩散至右枕区（绿色虚框）；C、D. 双侧枕区及中线区电演变过程非连续完整记录；双极纵联显示。

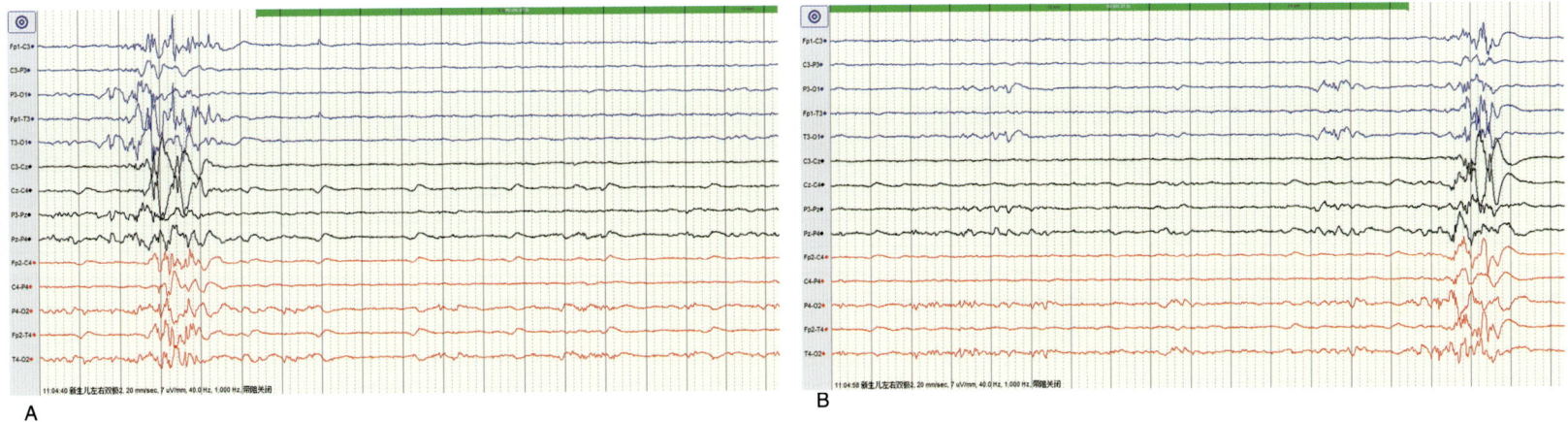

**图 5-6-14　背景活动连续性降低**

A~B. TD 图形，暴发段以高波幅不规则尖波、尖形快波为主，IBI 持续时间 30 秒左右（走纸速度 20mm/s）

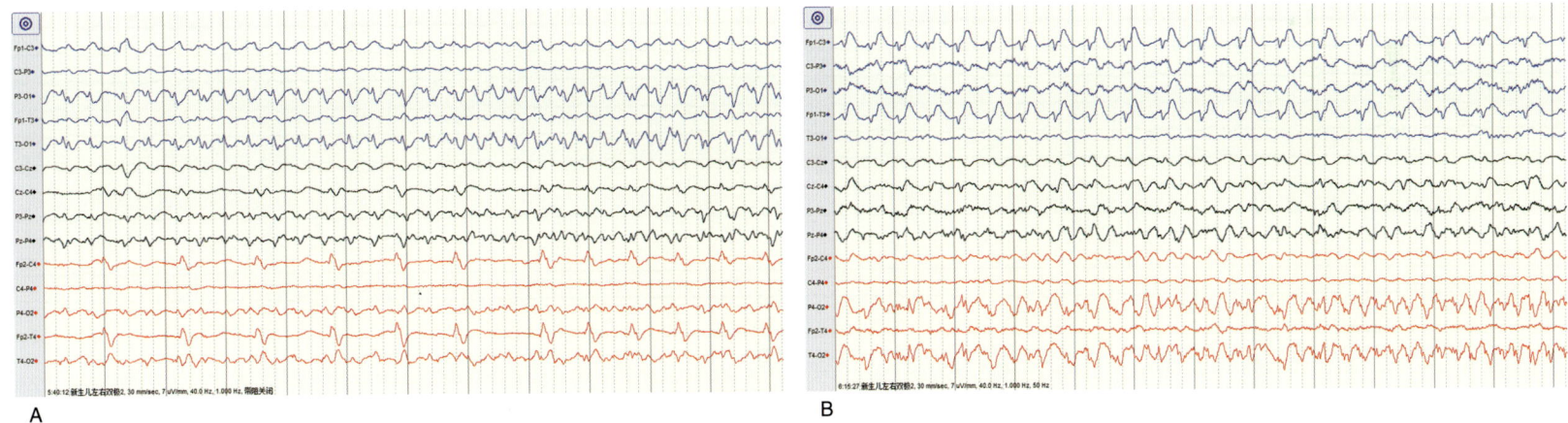

**图 5-6-15　双侧独立性异常放电**

A. 左枕区节律性棘慢波与右额区周期性尖波；B. 左额区与右枕区节律性棘慢波 / 慢波（双极纵联显示）。

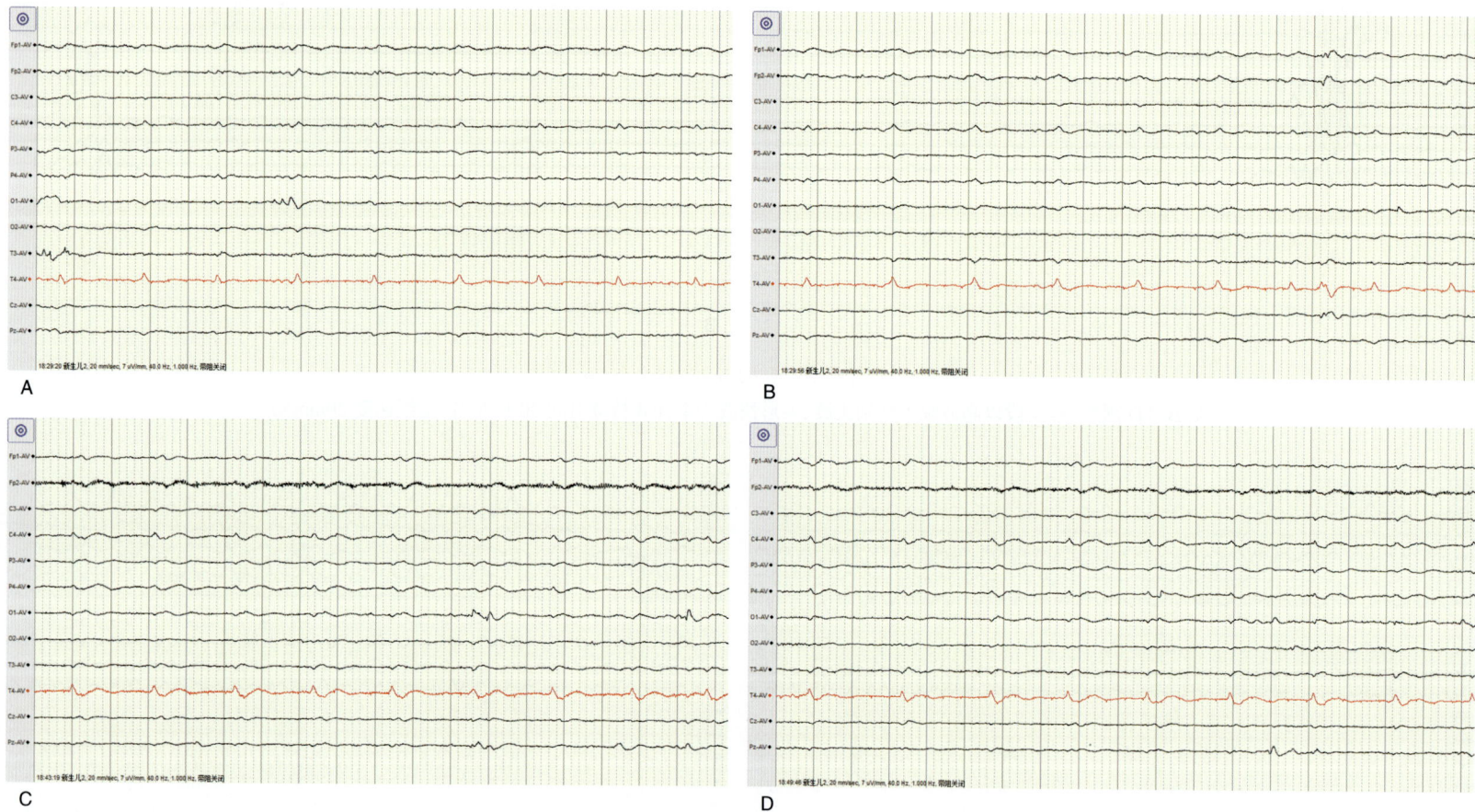

**图 5-6-16　右侧颞区周期性放电**
A~D. 右颞区低波幅负相尖波周期性发放（红色导联所示）（走纸速度 20mm/s）。

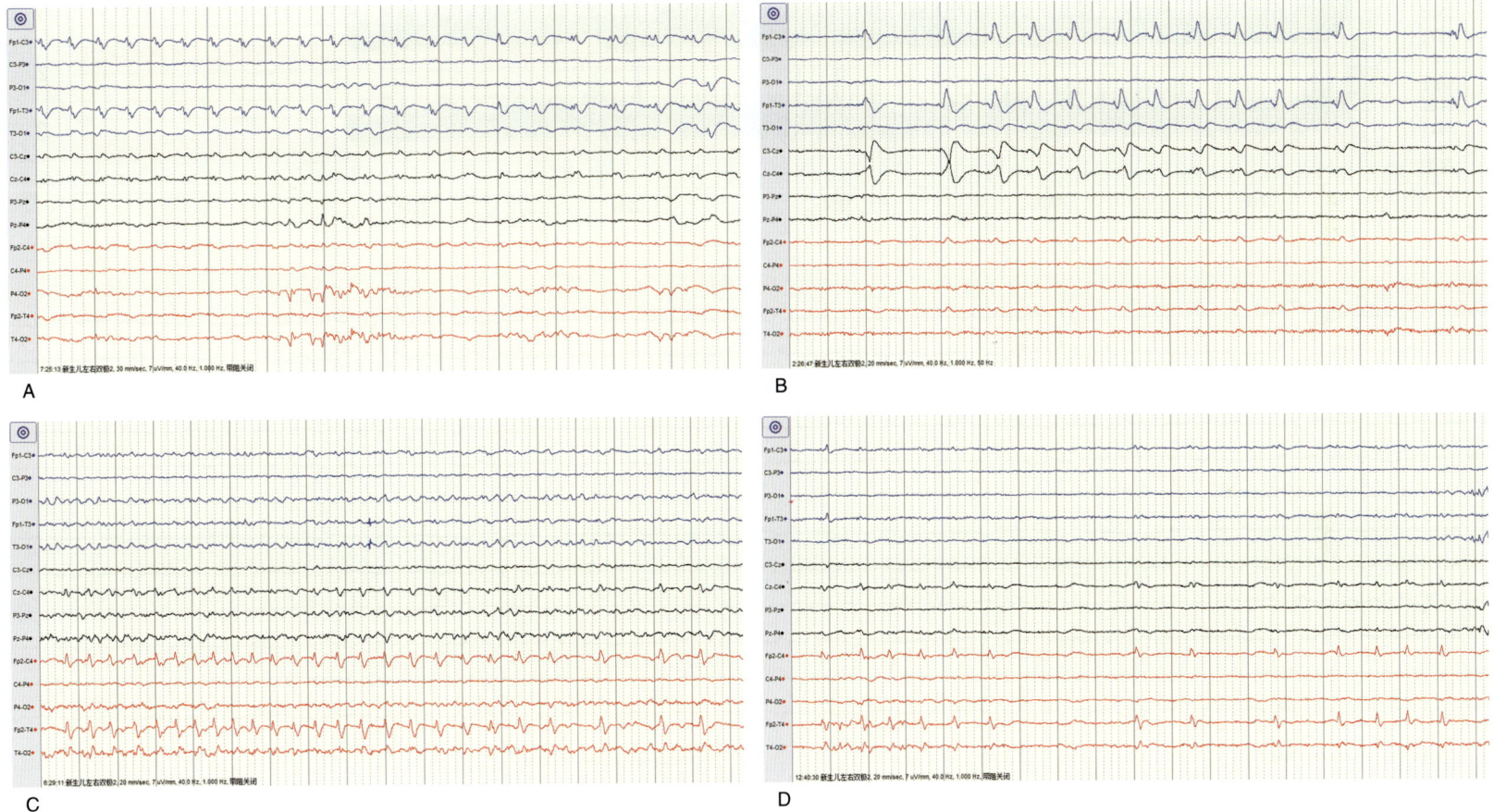

图 5-6-17 左侧 / 右侧额区多形性节律性或周期性放电

A. 左额区节律性棘慢波；B. 左额区周期性尖波；C. 右额区节律性棘慢波；D. 右额区类周期性尖波（双极纵联显示，B~D. 走纸速度 20mm/s）。

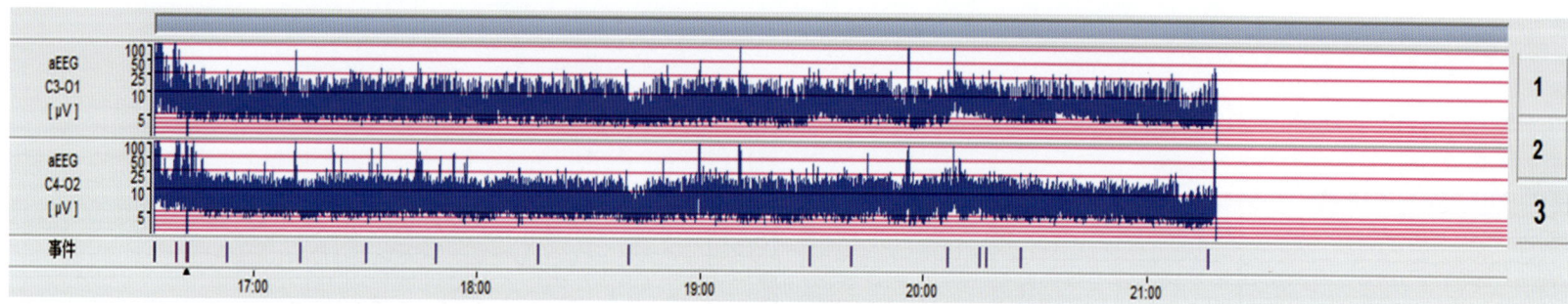

A

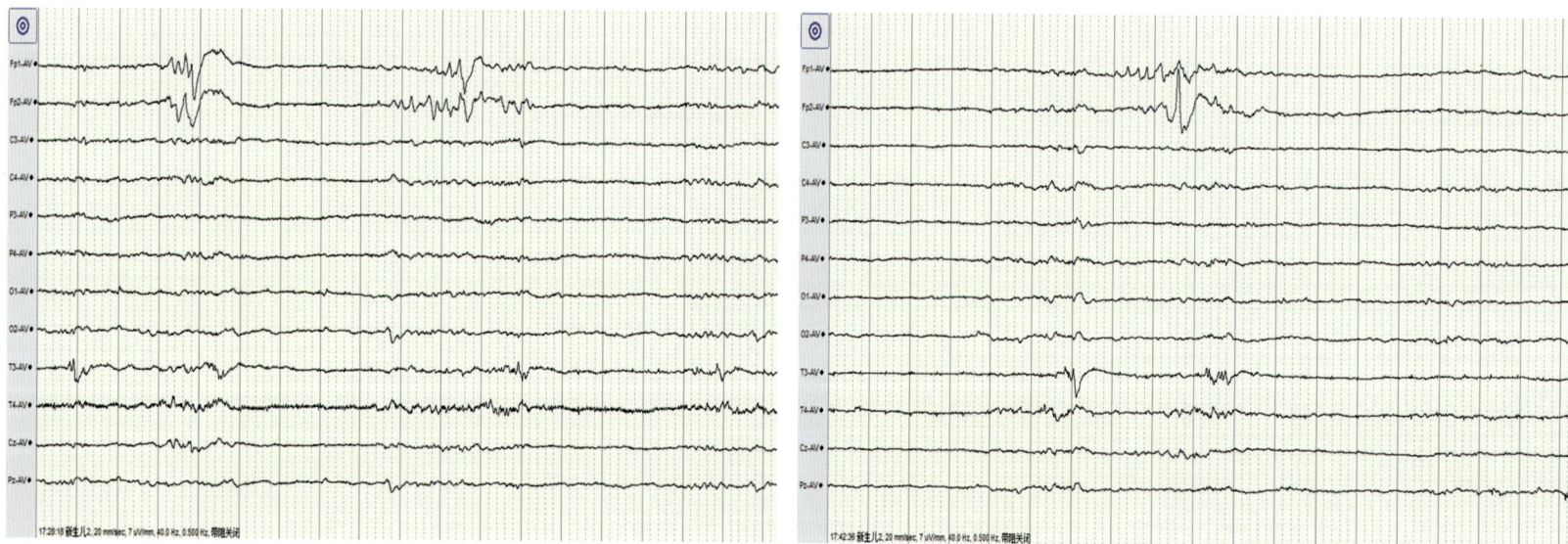

B

C

图 5-6-18　DOL 39 天,PMA 45 周 ⁺⁴,电压减低,脑电活动明显减少

A. aEEG 显示电压减低,无明确睡眠 - 觉醒周期变化,无发作；B、C. EEG 持续弥漫性电压减低,未见生理波形,仅双侧额区间断可见尖波、棘波、尖形慢波等紊乱波形(走纸速度 20mm/s)。

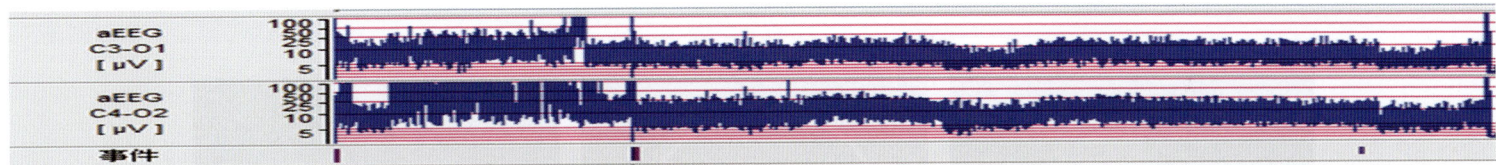

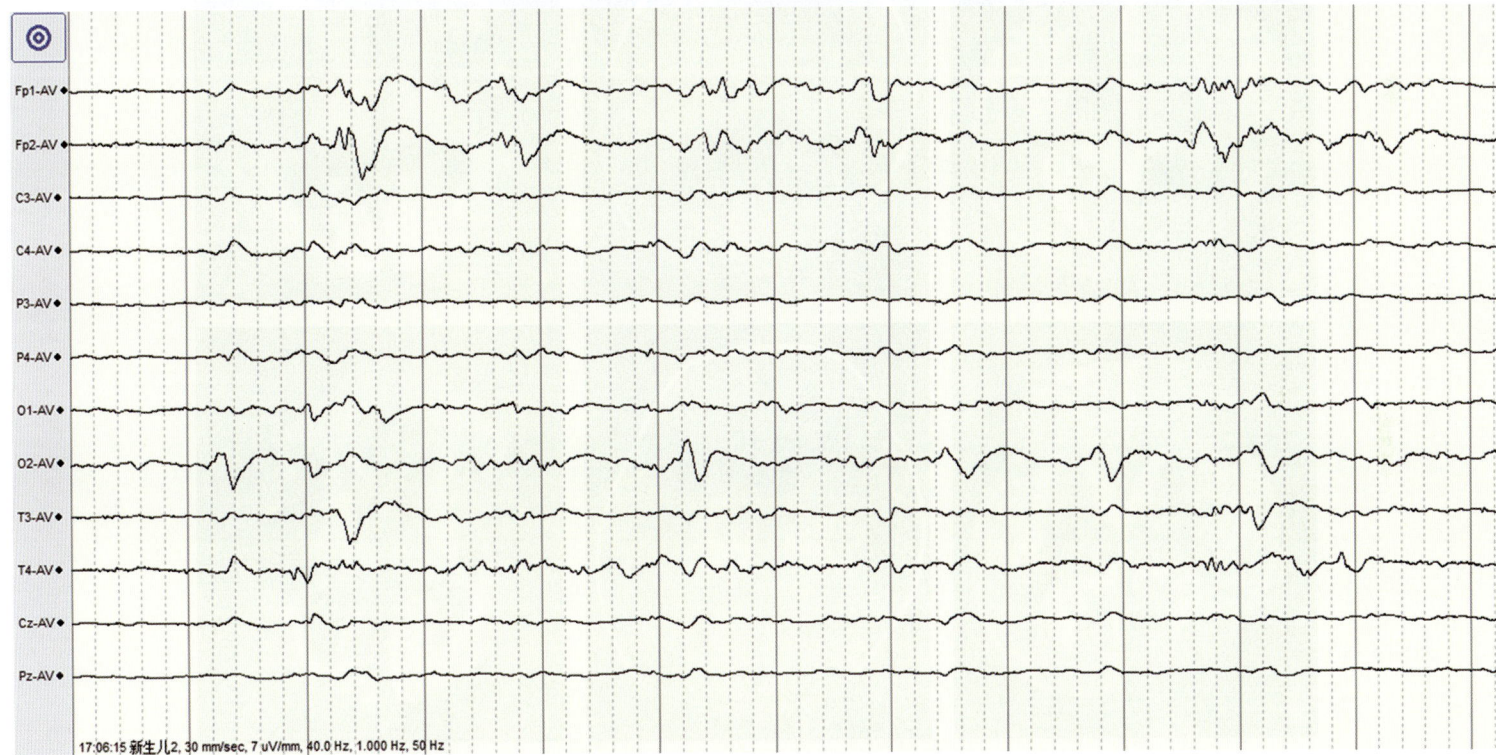

图 5-6-19　DOL 41 天,PMA 45 周 ⁺⁶,脑电活动较前略有增多

A. 出现睡眠 - 觉醒周期变化,但与患儿 PMA 不符,QS 期占比较多;B. 双半球持续弥漫性电压低平,双侧中央、顶、中线区为著。额区出现少量不规则生理波,多灶性正相或双相尖波非同步发放,以右枕区为著。

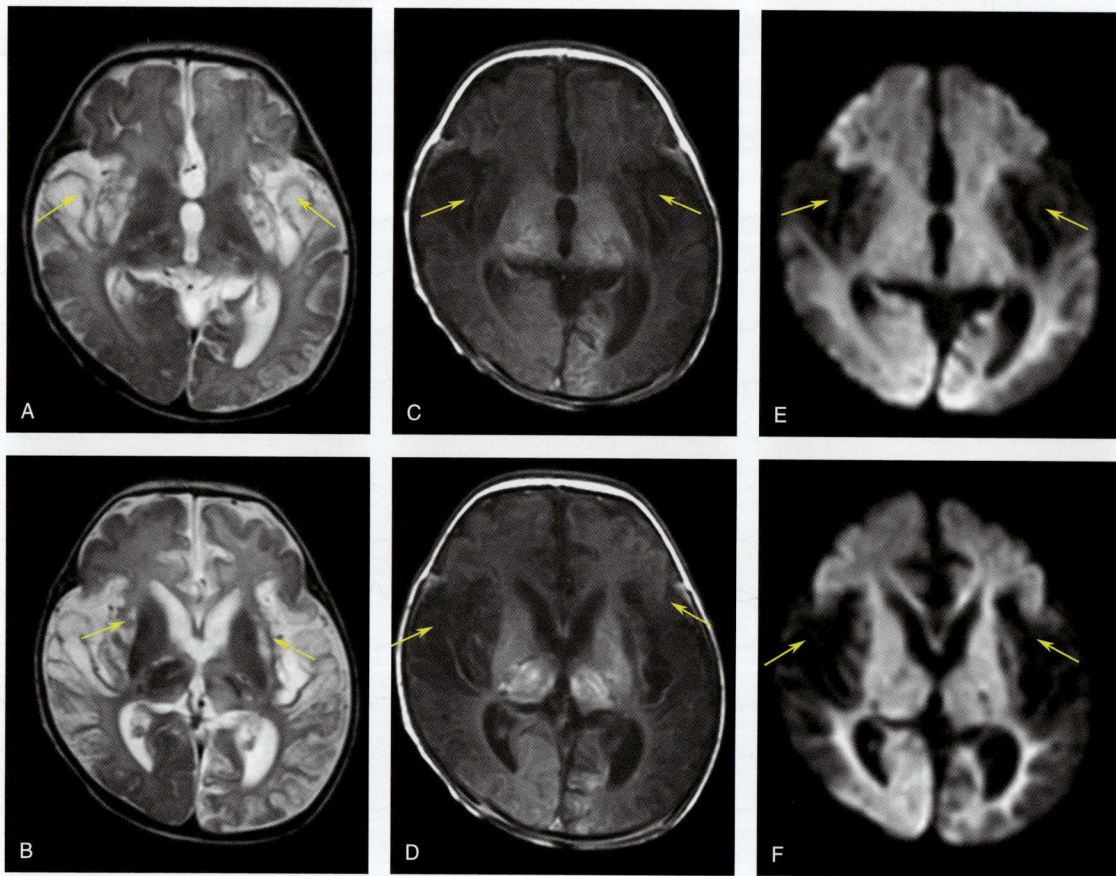

**图 5-6-20　3 周后复查头 MRI 平扫 +DWI（PMA 47 周）**
双侧大脑半球、侧脑室旁、基底节区多发脑软化（黄色箭头所示）。A、B. $T_2WI$；C、D. $T_1WI$；E、F. DWI。

## 病例 2　化脓性脑膜炎（病原体未知），合并脑脓肿及脑室内积脓

| 主诉 | 早产，呼吸费力 14 分钟。 |
|---|---|
| 现病史 | 男，14 分钟，$G_7P_2$，母孕 34 周 $^{+3}$，因胎膜早破 6 小时，边缘性前置胎盘剖宫产娩出，出生体重 2 940g，羊水少，脐带及胎盘未见异常，Apgar 评分 1 分钟 7 分（呼吸、肤色、反射各减 1 分），5 分钟 9 分（呼吸减 1 分），生后出现呻吟、吐沫，因呼吸费力入院。 |
| 查体 | 面罩正压给氧血氧饱和度可维持 90%，神志清，反应一般，弹足 3 次哭声较响亮，周身皮肤略苍白，前囟平坦，约 2.0cm×2.0cm，张力不高。胸廓对称，三凹征阳性，双肺听诊呼吸音减弱，未闻及明显干湿啰音，觅食、吸吮、吞咽、拥抱、握持反射不能正常引出。余未见异常。 |
| 辅助检查 | • 脑脊液常规（DOL 5 天，PMA 35 周 $^{+1}$）：白细胞 8 753×10⁶/L，中性粒细胞占比 57%。<br>• 头 MRI 平扫 +DWI（DOL 8 天，PMA 35 周 $^{+4}$）：双侧额叶、左颞叶脓肿、软化（图 5-6-21）。<br>• 头 MRI（DOL 28 天，PMA 38 周 $^{+3}$）：双侧额叶、左侧半球颞叶大部分区域液化坏死、大面积脑软化，脑室积脓，脑室管膜炎（图 5-6-27）。 |
| 治疗及转归 | • DOL 4 天出现一过性发热，并出现反复呼吸暂停、心律增快，给予气管插管，呼吸机辅助通气支持，复查 CRP 增高，追溯病史，患儿母亲产后发热，血培养阳性，考虑宫内感染。<br>• DOL 5 天抗感染治疗，患儿症状无明显缓解。<br>• DOL 8 天完善 VEEG 提示频繁电发作 / 电 - 临床发作，达惊厥持续状态，给予积极抗感染、抗惊厥等对症治疗。<br>• DOL 28 天复查头 MRI 检查见广泛脑软化，家属放弃治疗，出院。 |

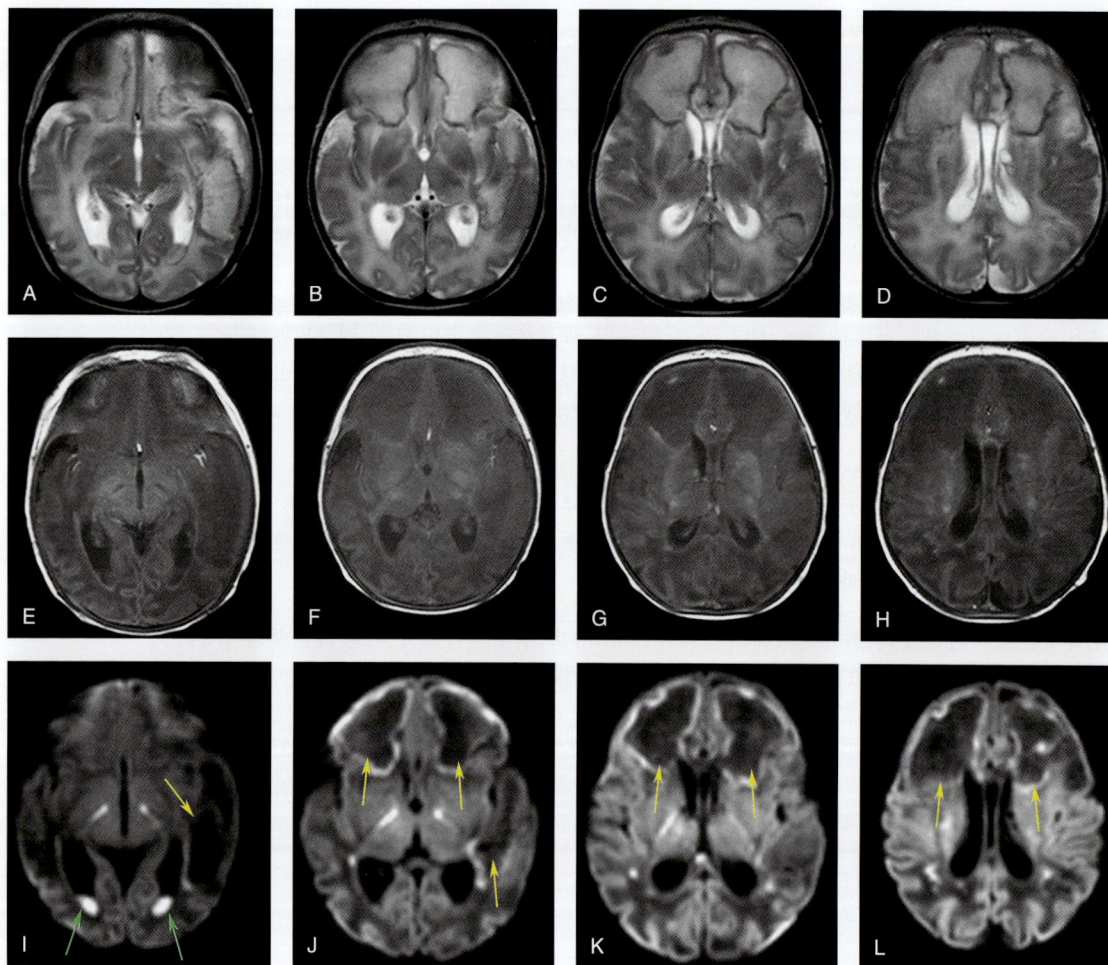

图 5-6-21　头 MRI 平扫 +DWI（DOL 8 天,PMA 35 周 $^{+4}$）
双侧额叶、左颞叶脓肿、软化（黄色箭头所指处），双侧脑室内积脓（绿色箭头所指处）。
A~D. T$_2$WI；E~H. T$_1$WI；I~L. DWI。

**病例特点：**

- 双侧额区形态畸变的紊乱波与影像学所见脑损伤较为严重的部位高度一致。多次脑电监测呈现了额区脑损伤从急性期到慢性期的动态演变过程（高波幅宽大畸形紊乱波→中 - 高波幅正相尖波、不规则的紊乱波形→低波幅正相尖波、紊乱波,额区无正常生理波活动）。

- 左右半球脑电活动同步性和对称性差,左侧半球电压偏低,连续性下降,异常波活动更活跃等脑电活动现象,提示左半球损伤可能相对更重。后期影像学检查可以证实。

- 慢性期脑电活动数量明显减少,胎龄相适生理波活动的缺乏,均提示脑功能损伤严重,预后不良（图 5-6-22~ 图 5-6-26）。

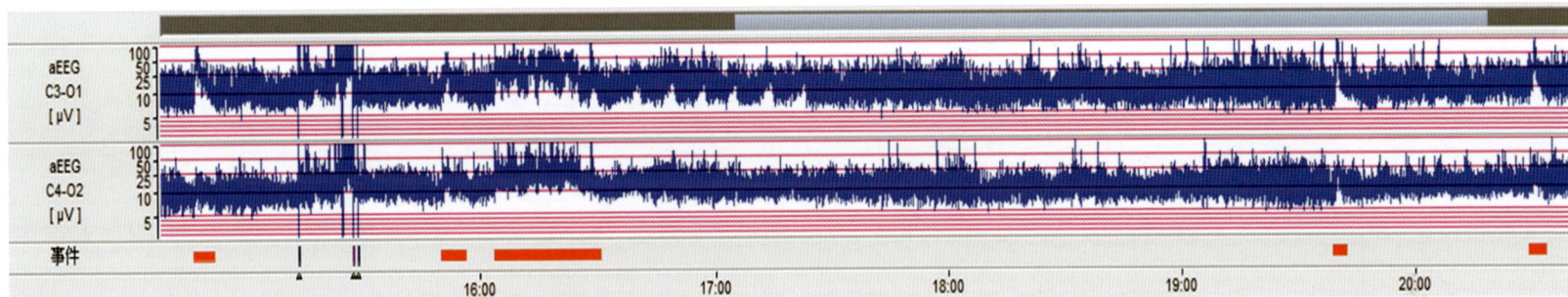

A

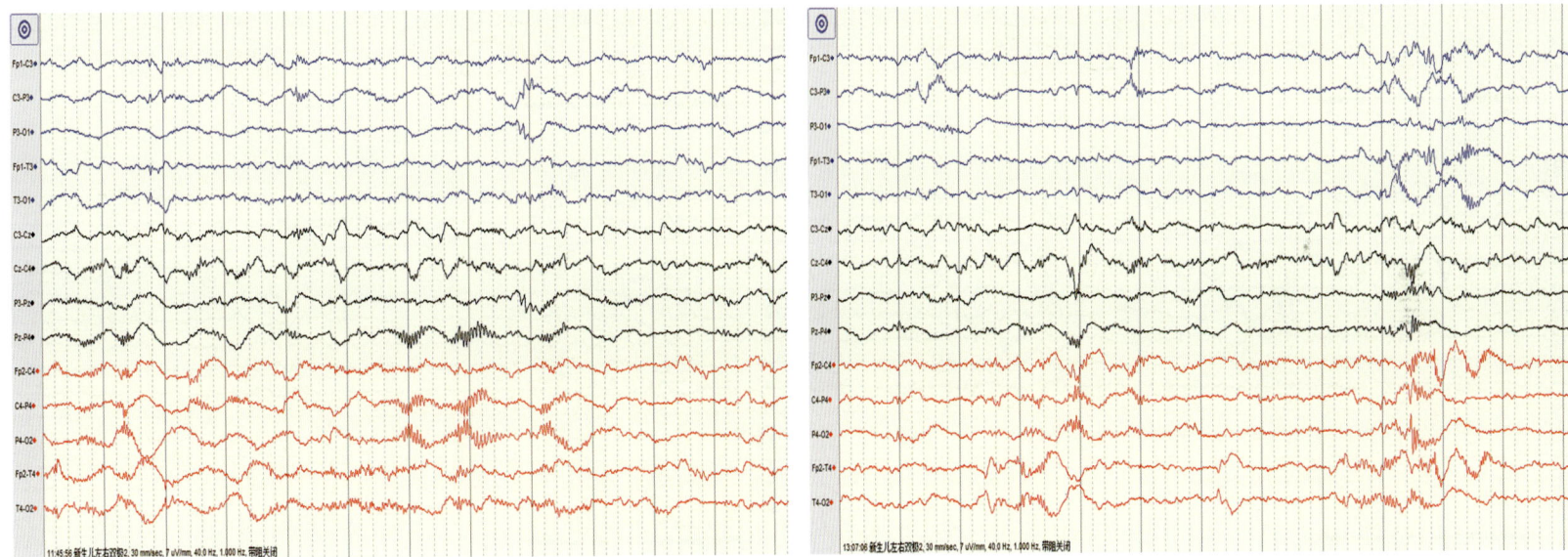

B　　　　　　　　　　　　　　　　　　　　　　　C

**图 5-6-22　DOL 8 天,PMA 35 周 ^{+4},异常背景活动**

A. aEEG 显示电压及连续性正常,睡眠 - 觉醒周期变化存在,但与 PMA 不符,QS 期占比较多,多个缺口经原始脑电证实均为电发作 / 电 - 临床发作,发作密集处呈惊厥持续状态;B. AS 期,连续图形,左侧半球电压略低于右侧,δ 刷减少;C. QS 期,TA 图形,IBI 持续时间多<10 秒,暴发段左侧半球脑电活动减少,半球间同步性欠佳(双极纵联显示)。

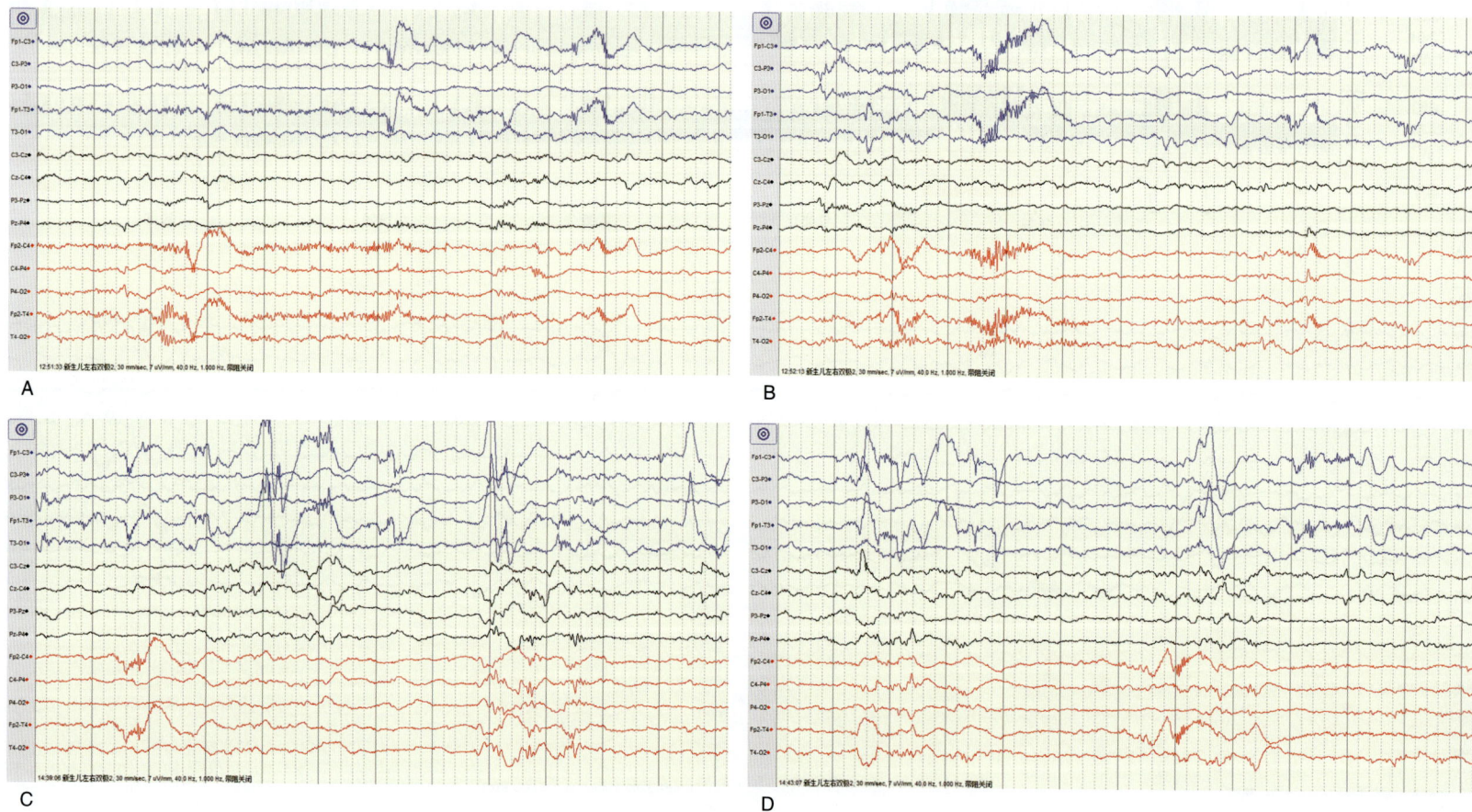

图 5-6-23　DOL 8 天,PMA 35 周 $^{+4}$,多灶紊乱波活动。

A~D. 双侧额区及左侧中央、顶、颞区形态不规则的紊乱波活动,双侧额区为著,尤其是左额区。

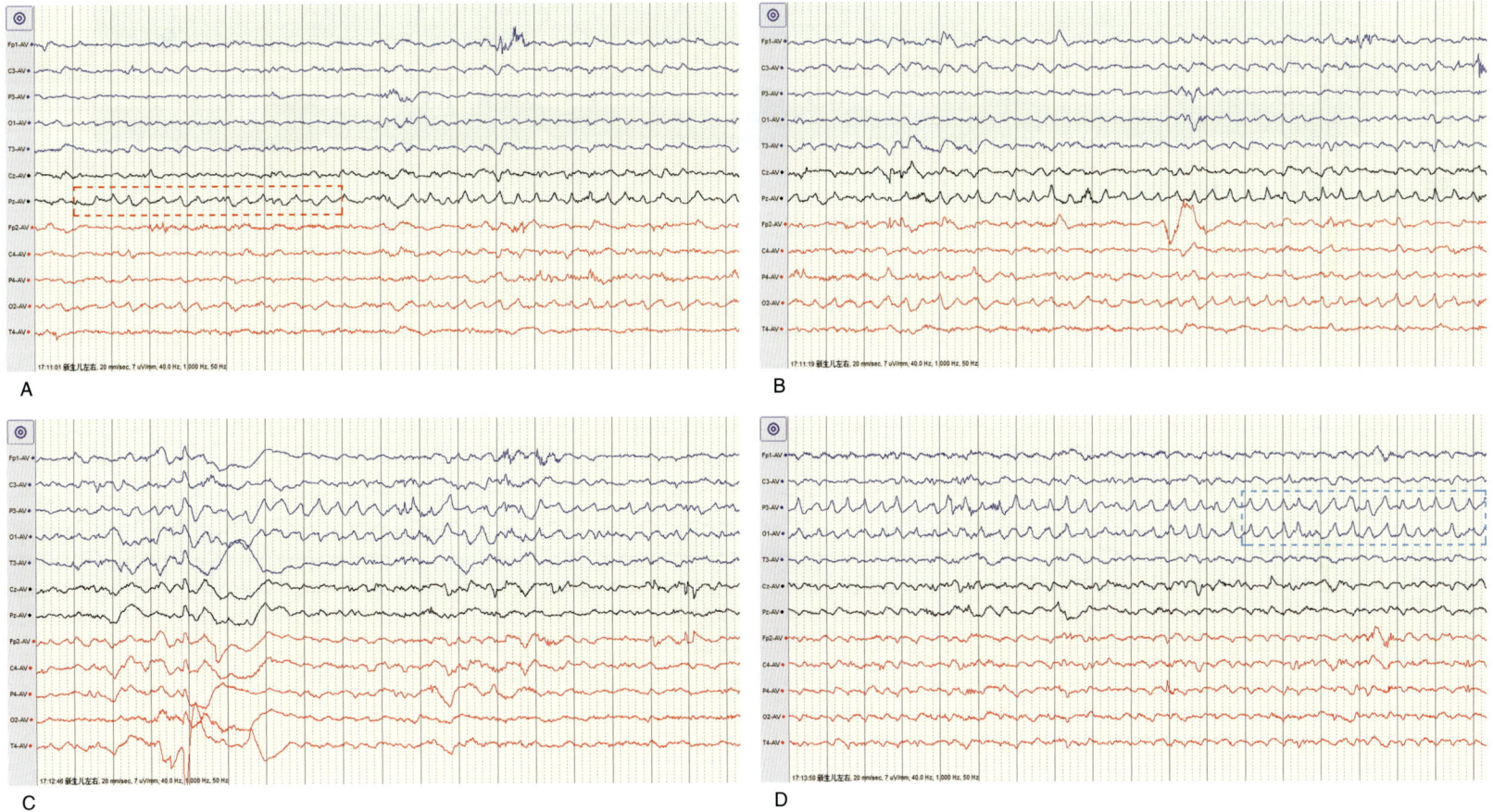

图 5-6-24　DOL 8 天, PMA 35 周$^{+4}$, 电发作

A~D. 顶中线区起始的发作（红色虚框），波幅升高，先后波及双侧枕区，以左侧顶枕区电演变相对明显（蓝色虚框）（左右平均参考显示，非完整连续记录，走纸速度 20mm/s）。

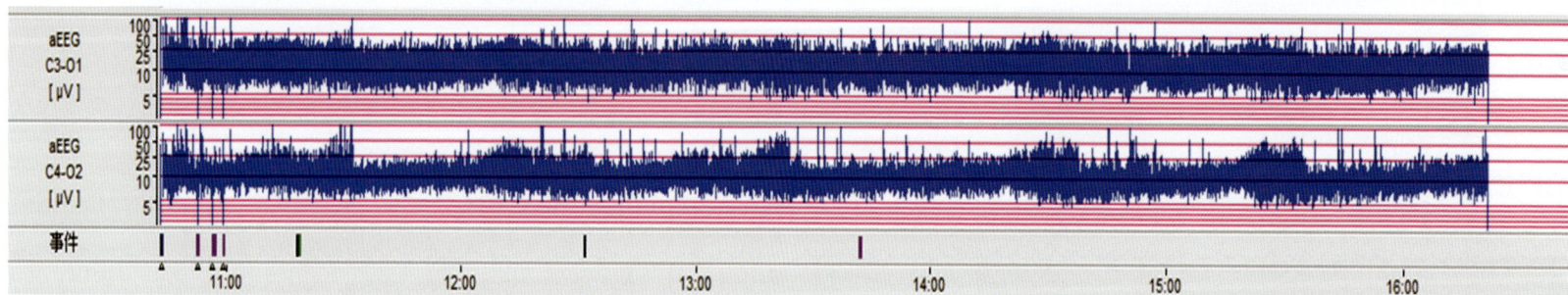

A

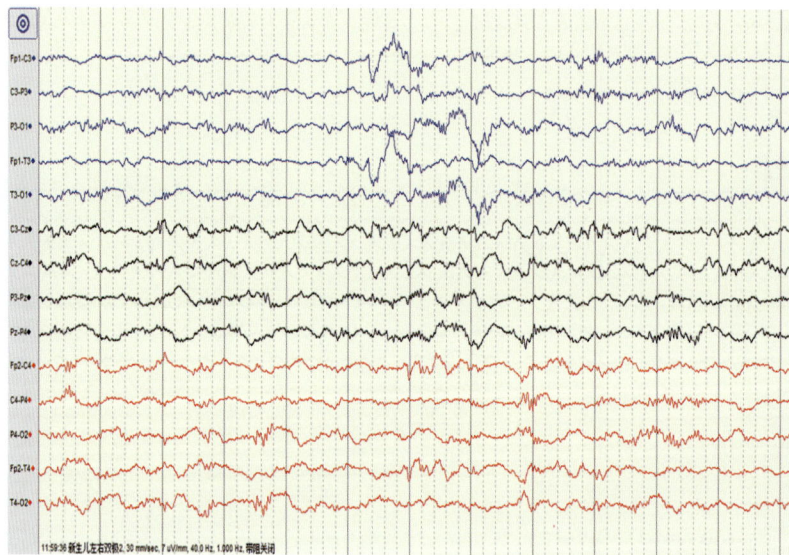

B

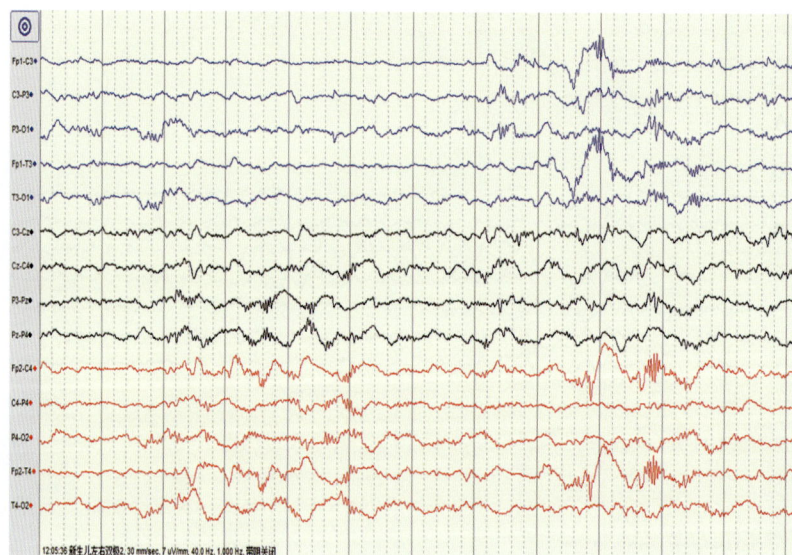

C

图 5-6-25    DOL 9 天,PMA 35 周 $^{+5}$,半球间不对称

A. aEEG:无发作,双侧半球明显不对称(右侧电压、连续性及睡眠 - 觉醒周期与 PMA 相符;左侧睡眠 - 觉醒周期分化不良,AS 期带宽增宽); B. AS 期左右半球间连续性不对称,右侧半球为连续图形,左侧半球为 TA 图形(连续性下降); C. QS 期双侧半球均为 TA 图形,左侧半球 IBI 持续时间延长(连续性下降)。左侧半球 δ刷等胎龄相适生理波减少。双侧额区仍可见较多形态不规则的紊乱波形(双极纵联显示)。

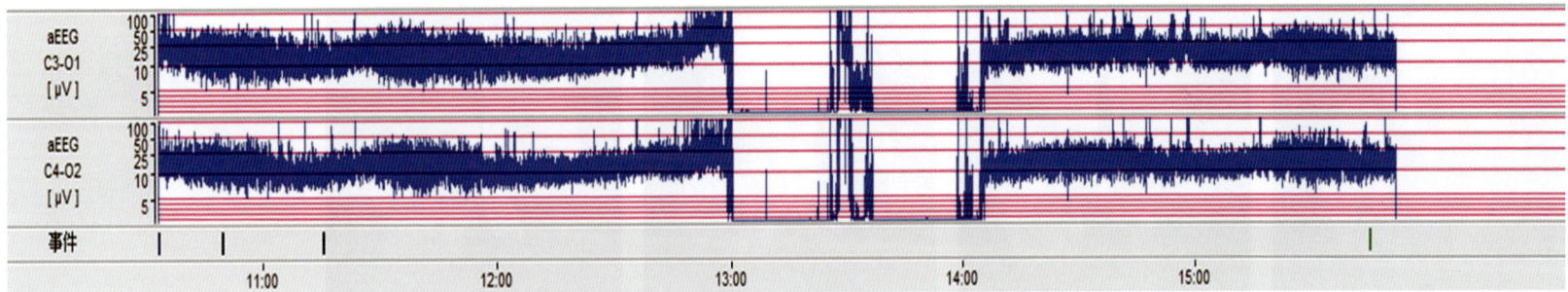

A

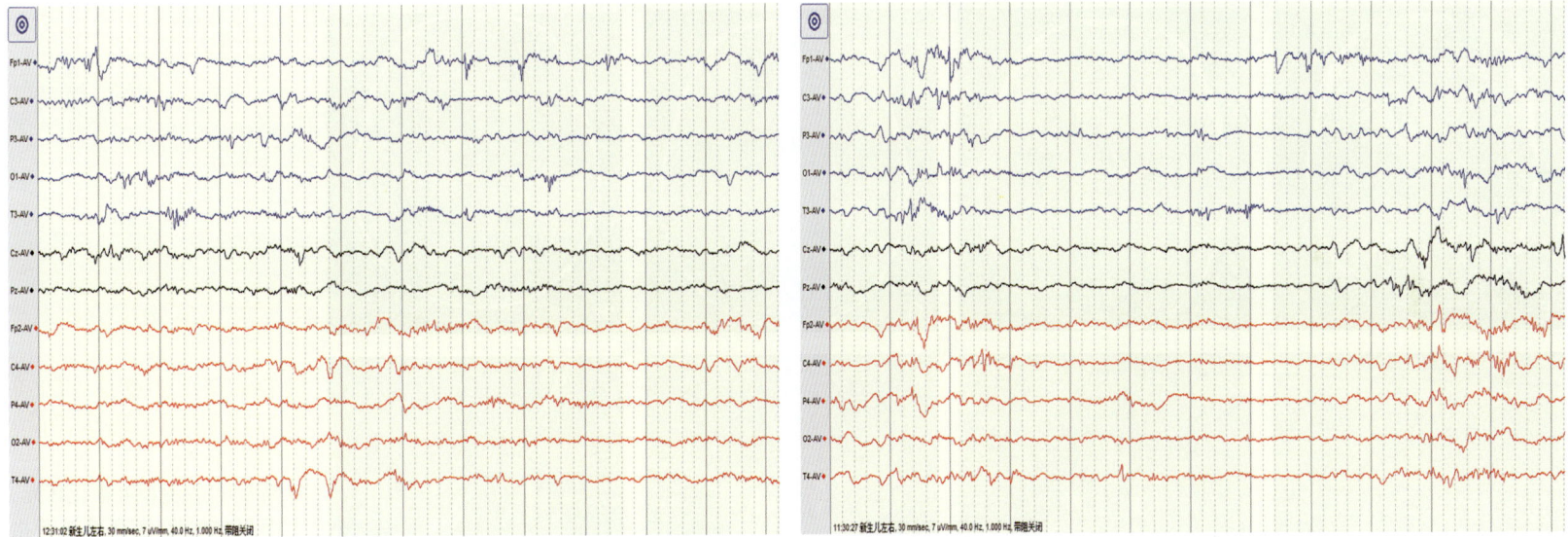

B　　　　　　　　　　　　　　　　　　　　　　　　C

图 5-6-26　DOL 19 天,PMA 37 周 $^{+1}$,半球间趋于对称,多灶性异常波较前增多

A. aEEG：无发作,睡眠 - 觉醒周期与 PMA 大致相符,下边界电压正常,上边界电压偏高,左侧明显。左侧带宽较右侧稍宽；B、C.胎龄相适生理波减少,额区为著,双半球多灶性正相尖波等紊乱波非同步发放,左侧相对多见,以左额区为著(左右平均参考显示)。

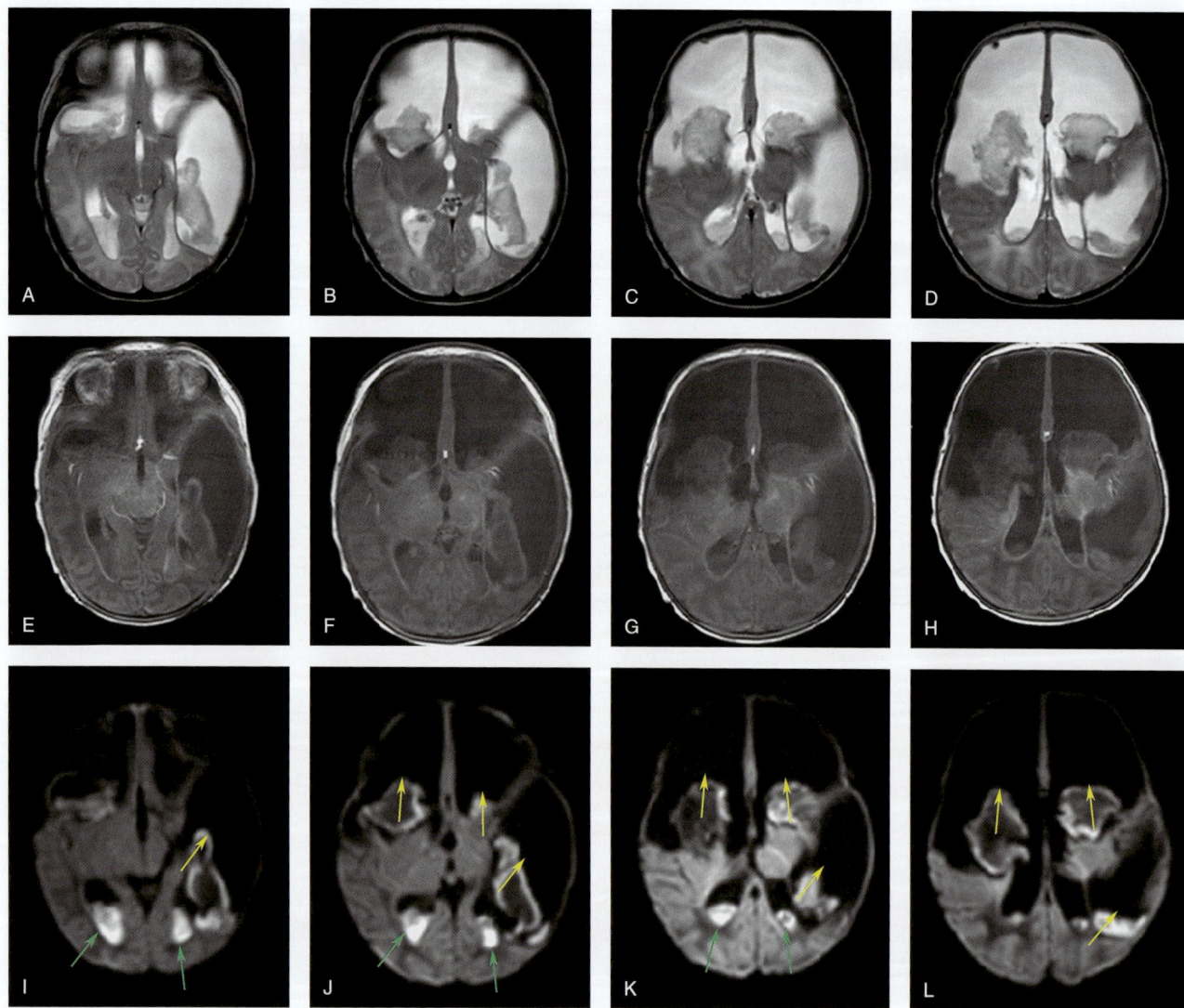

**图 5-6-27　复查头 MRI 平扫 +DWI（DOL 28 天，PMA 38 周 +3）**

双侧额叶、左侧颞叶液化坏死、大面积脑软化（黄色箭头所指处），$T_2$/$T_1$WI 脑室内可见团块状低信号，DWI 为高信号（绿色箭头所指处），提示脑室积脓，脑室管膜炎。A~D. $T_2$WI；E~H. $T_1$WI；I~L. DWI。

## 病例3　化脓性脑膜炎(大肠埃希菌),局灶性脑损伤

| 主诉 | 间断发热48小时,抽搐1次。 |
|---|---|
| 现病史 | 男,21天,$G_1P_1$,母孕39周$^{+2}$,因宫缩发动于外院产科经阴道侧切娩出,出生体重3 800g,羊水及胎盘未见异常,脐带扭转,Apgar评分1分钟10分,5分钟10分。患儿2天前(生后19天)着凉后出现发热,最高体温39.2℃,抽搐1次。 |
| 查体 | T 38.4℃,P 150次/min,R 51次/min,W 4 190g,未吸氧下血氧饱和度可维持正常,神志清,反应良,自主呼吸平稳。周身皮肤略苍白,散在花纹,前囟饱满,约1.5cm×1.5cm,张力高。肢端温暖,CRT 2秒,四肢肌张力正常,腘角100°,觅食、吸吮、吞咽、拥抱、握持反射正常引出。 |
| 辅助检查 | • 脑脊液培养:提示大肠埃希菌感染。<br>• 入院第4天头MRI平扫+DWI(DOL 25天,PMA 42周$^{+6}$):提示硬膜外积脓(图5-6-28)。<br>• 入院第10天头MRI平扫+DWI(DOL 31天,PMA 43周$^{+5}$):DWI高信号范围较前稍增大(图5-6-29)。<br>• 入院第16天头MRI增强(DOL 37天,PMA 44周$^{+4}$):左侧额颞顶部脑外间隙异常信号,注意积脓,邻近脑膜增厚,左侧颞叶片状长$T_1$、长$T_2$信号影(图5-6-35)。<br>• 术后第2周,复查头MRI(PMA 47周),颅内积脓较前减少,病灶范围明显缩小(图5-6-36)。 |
| 治疗及转归 | • 入院后给予抗炎、降颅压治疗,病情好转。<br>• 入院第10天,患儿再次出现发热及抽搐发作。<br>• DOL 40天,PMA 45周,行左颞叶脓肿清除引流术,术后未再出现发热及抽搐表现,神经系统查体未见异常,化验感染指标降至正常。 |

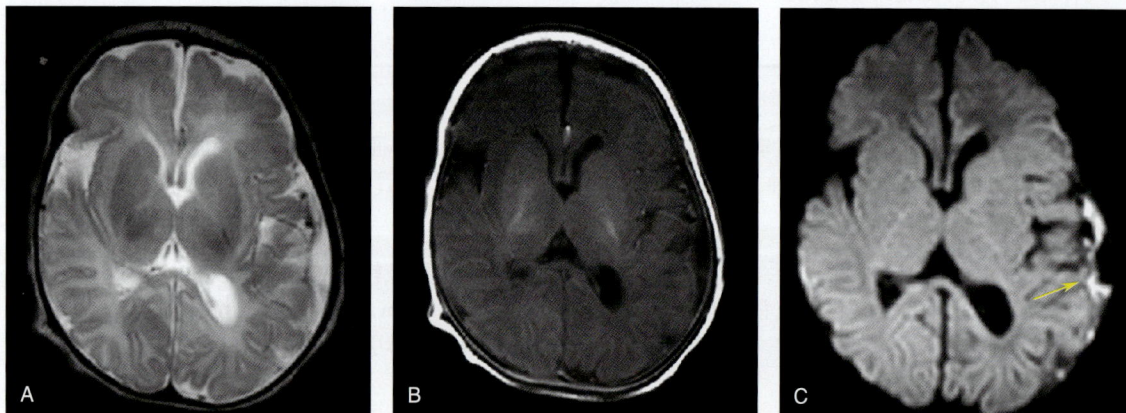

图 5-6-28 入院第 4 天,头 MRI 平扫 +DWI(DOL 25 天,PMA 42 周 $^{+6}$)

左侧额颞顶部脑外间隙及双侧脑室后角积液,箭头所指处 DWI 高信号提示硬膜外积脓。A. T$_2$WI; B. T$_1$WI; C. DWI。

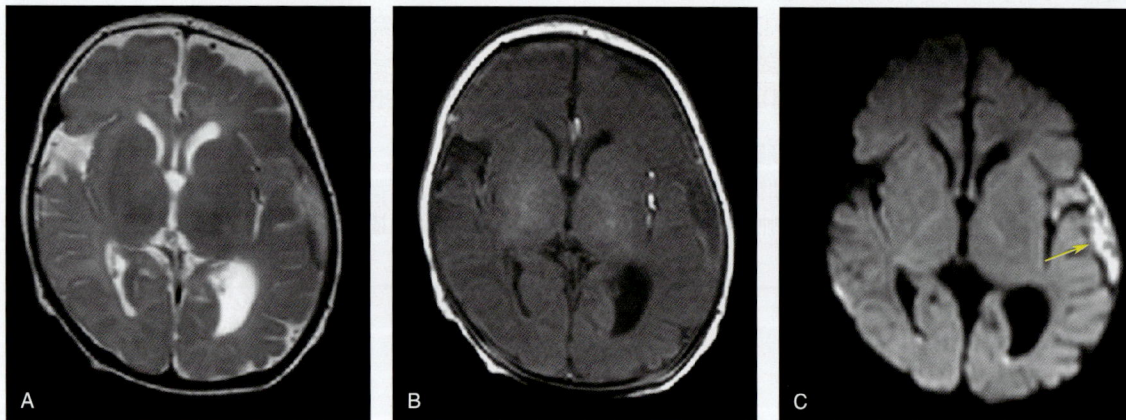

图 5-6-29 入院第 10 天,病情反复,复查头 MRI(DOL 31 天,PMA 43 周 $^{+5}$)

DWI 高信号范围较前稍增大(箭头所指处)。A. T$_2$WI; B. T$_1$WI; C. DWI。

**病例特点:**

• 病初脑损伤范围较小,程度较轻,EEG 表现为轻度异常。

• 随后病情反复,复查头部 MRI 病灶较前扩大,EEG 可见与脑损伤部位相关的局灶性电压减低,生理波减少。同时监测到数次孤立性电发作及电 - 临床发作。

• 应用镇静药物后惊厥发作很快得以控制,遗留脑损伤慢性期改变。提示脑损伤较轻,预后较好(图 5-6-30~ 图 5-6-34)。

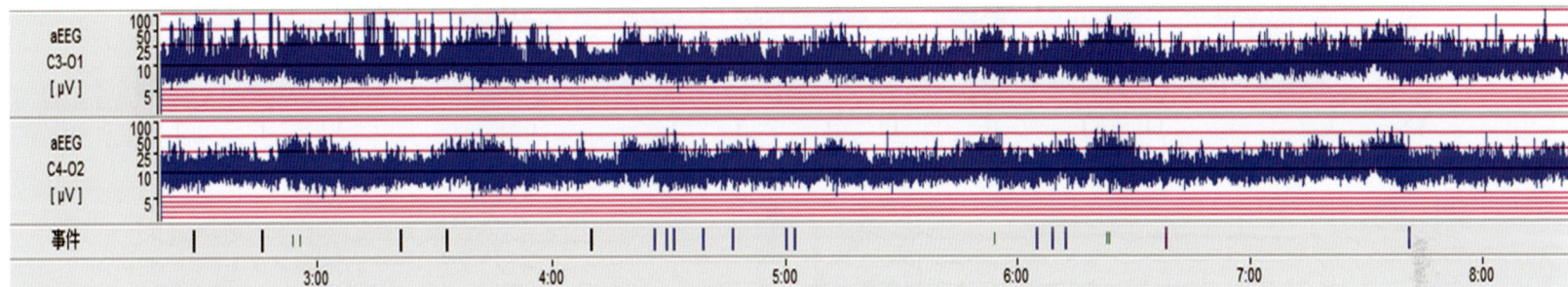

A

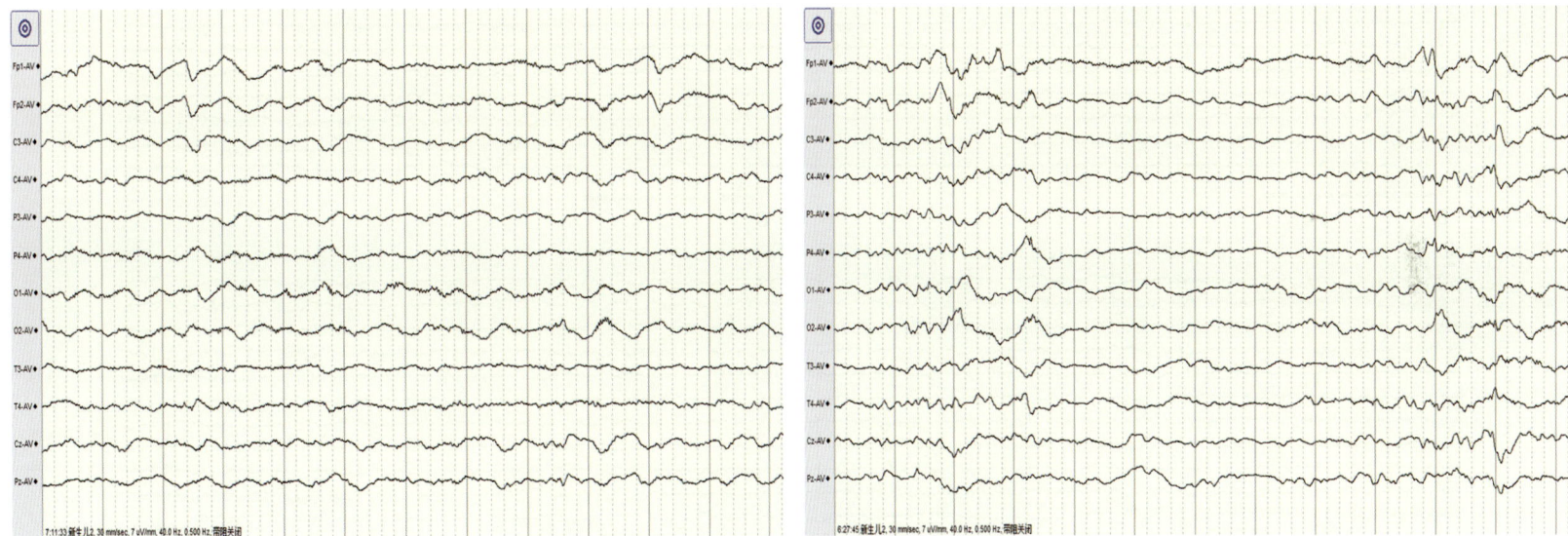

B　　　　　　　　　　　　　　　　　　　　　　C

图 5-6-30　DOL 22 天,PMA 42 周$^{+3}$,EEG 轻度异常

A. aEEG:电压正常,左右大致对称,睡眠觉醒周期紊乱;B. AS 期为连续图形,双侧枕区仍可见较多 δ 刷;C. QS 期为连续图形 +TA 图形,TA 图形占比较多,IBI 持续时间<6 秒。

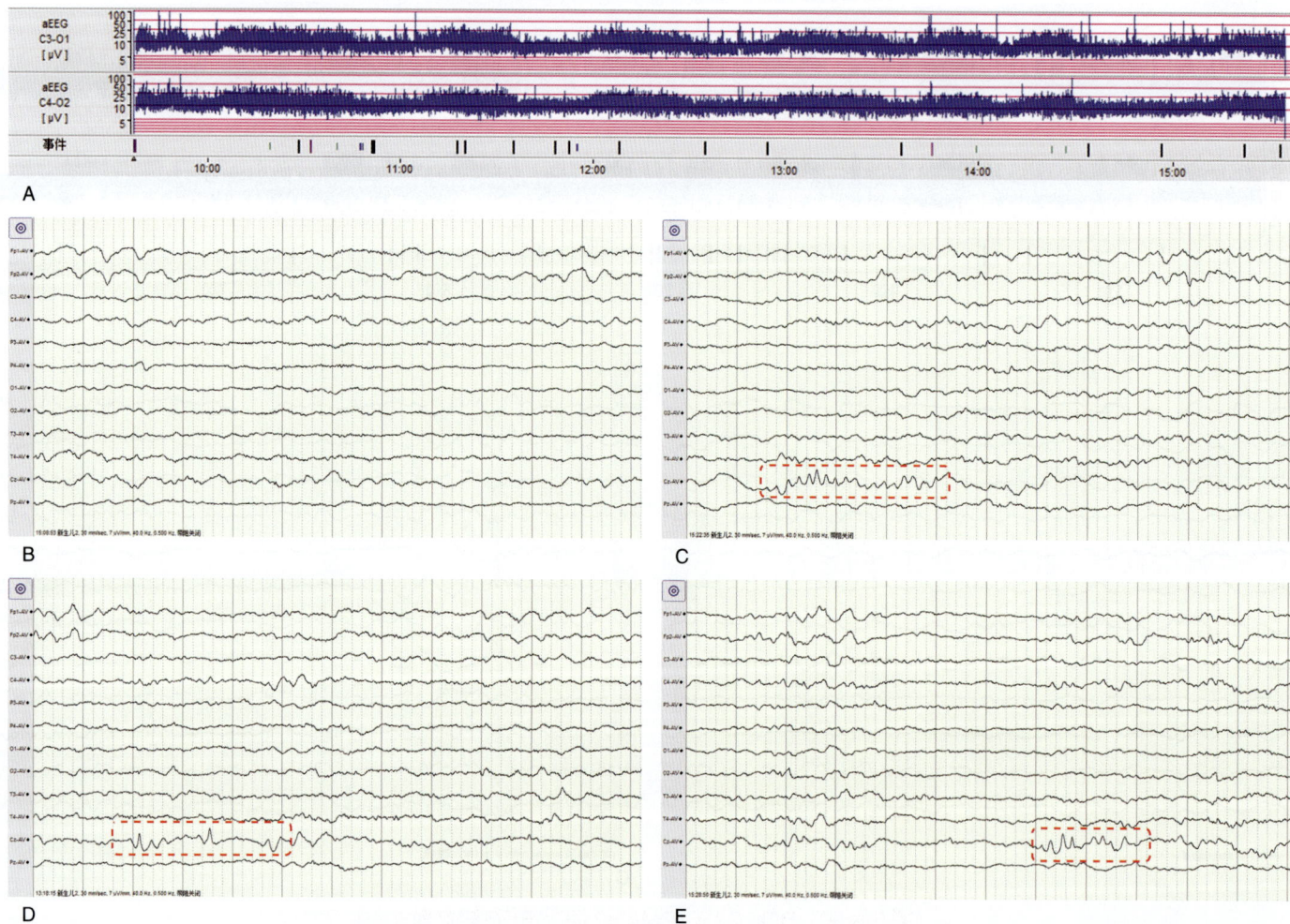

图 5-6-31    DOL 30 天,PMA 43 周 ^{+4},Rolandic 区异常电活动

A. aEEG:电压正常,双侧带宽大致对称,睡眠 - 觉醒周期紊乱,QS 期占比增多;B~E. 左侧中央区波幅较右侧减低,生理波减少,中央中线区较多尖形 θ/α 波活动(红框标记处)。

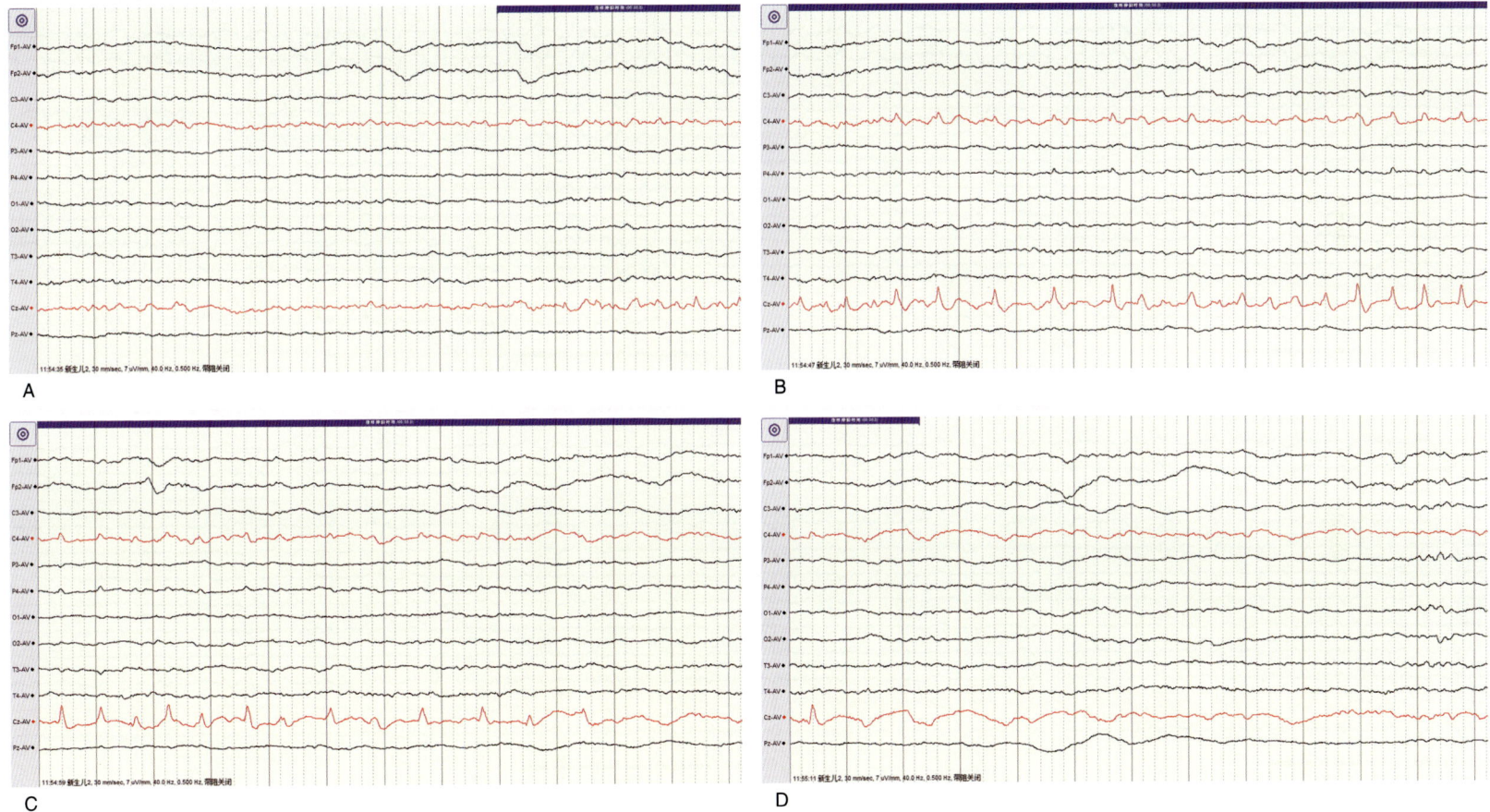

图 5-6-32　DOL 30 天,PMA 43 周 $^{+4}$,短暂局灶性电演变

A~D. 右中央区及中央中线区局灶性电演变,持续约 30 秒(红色导联所示)。

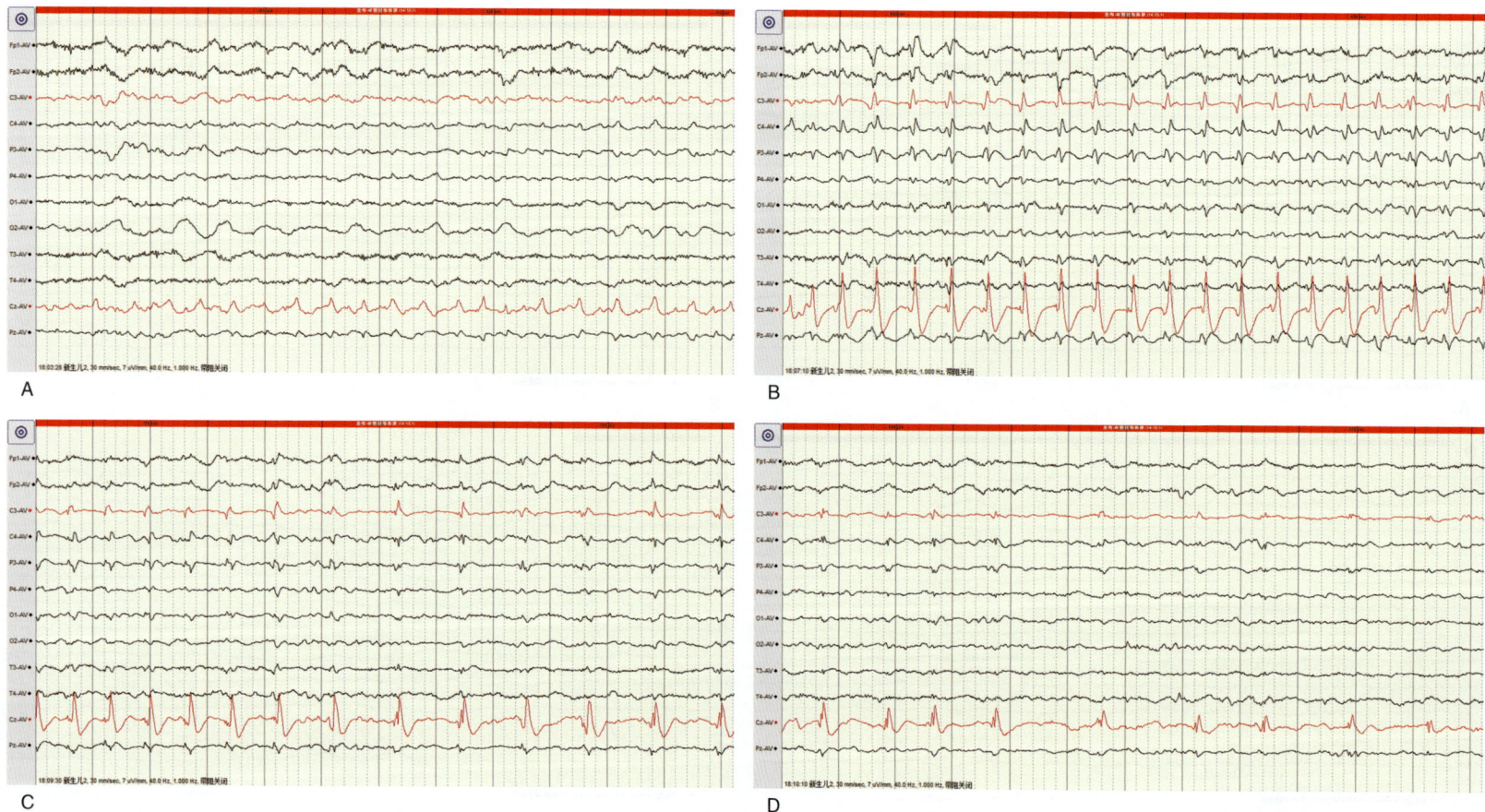

图 5-6-33　DOL 32 天,PMA 43 周$^{+6}$,电 - 临床发作

A~D. 监测到 2 次左中央区及中央中线区起始的电 - 临床发作(阵挛发作)(非完整连续记录)。

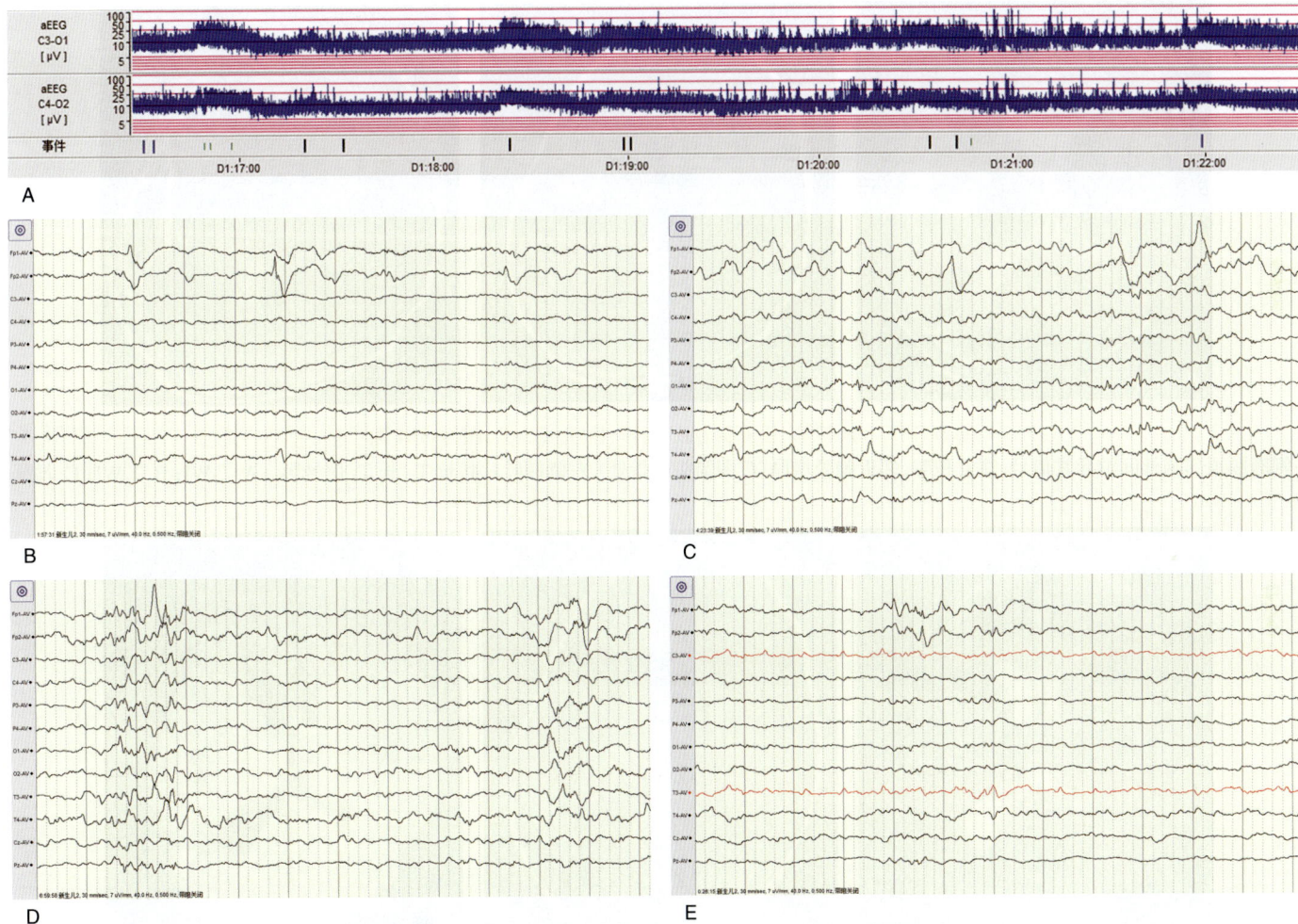

图 5-6-34　DOL 33 天,PMA 44 周,左侧中央、颞区局灶性异常

A. aEEG:无发作,睡眠 - 觉醒周期存在,但与 PMA 不符,左右不对称(左侧带宽较右侧增宽,下边界较右侧低);B~D. 左侧中央区波幅仍较右侧低,其余脑区脑电波形略显高尖;E. 左侧中央、颞区偶见低波幅尖波周期性发放(红色导联所示)。

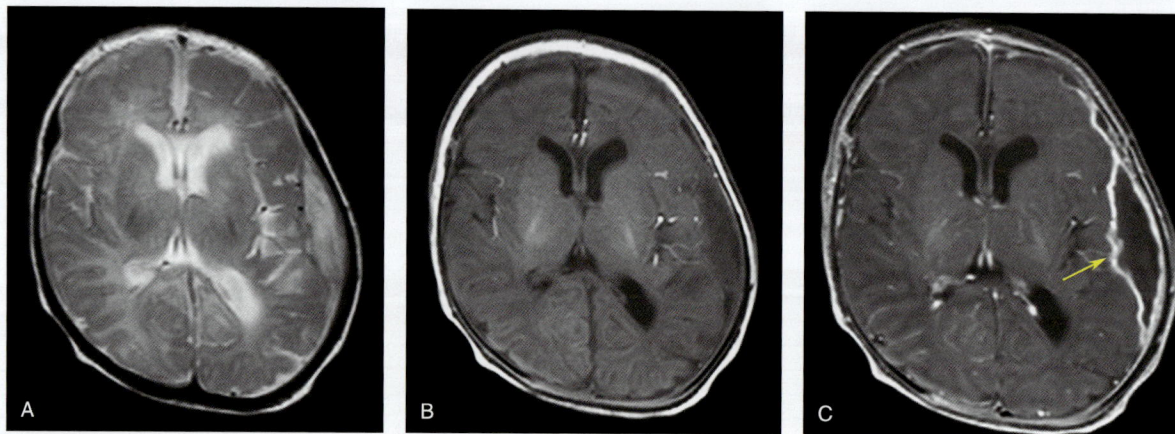

图 5-6-35    入院第 16 天头 MRI 增强（DOL 37 天,PMA 44 周 +4）
左侧额颞顶部脑外间隙异常信号,注意积脓,邻近脑膜增厚（C 图箭头所指处),左侧颞叶片状长 $T_1$、长 $T_2$ 信号影。A. $T_2WI$; B. $T_1WI$; C. 增强。

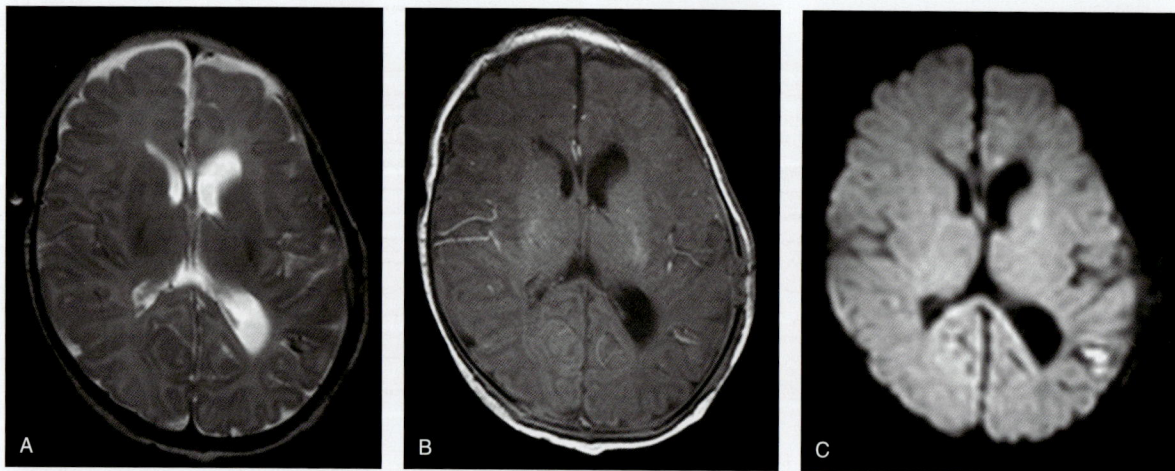

图 5-6-36    术后第 2 周复查头 MRI 平扫 +DWI（PMA 47 周）
颅内积脓较前减少,病灶范围明显缩小。A. $T_2WI$; B. $T_1WI$; C. DWI。

## 病例 4 化脓性脑膜炎（无乳链球菌），弥漫性脑损伤

| | |
|---|---|
| 主诉 | 发热、心率增快 24 小时，1 天内抽搐 1 次。 |
| 现病史 | 女，12 天，$G_1P_1$，母孕 40 周 [+4]，因宫缩发动于外院经阴道娩出，出生体重 3 000g。羊水一过性偏少，脐带及胎盘未见异常，Apgar 评分不详，生后状态良好。生后 11 天出现发热，伴呼吸费力及抽搐，于当地医院治疗后未见明显缓解。 |
| 查体 | T 38.2℃，神志清，反应一般，呼吸浅促，周身皮肤略苍白，可见散在花纹，前囟膨隆，约 1.5cm×1.5cm，张力高。肢端温暖，CRT 3 秒，颈强（-），四肢肌张力降低，围巾征（+），觅食、吸吮、吞咽、拥抱、握持反射未引出。余未见异常。 |
| 辅助检查 | • 血细胞分析：白细胞 $2.6 \times 10^9$/L，中性粒细胞百分比 58.8%；C 反应蛋白 145.00mg/L。<br>• 脑脊液检查：白细胞 $2.126 \times 10^9$/L，中性粒细胞百分比 71.8%，糖 0.23mmol/L，蛋白 5.596g/L。<br>• 脑脊液细菌培养及血培养：无乳链球菌。<br>• 首次头部 MRI 平扫 +DWI（起病第 4 天）：双侧大脑半球多发细胞毒性水肿病变（图 5-6-37）。<br>• 2 周后复查头 MRI 平扫 +DWI：双侧大脑半球弥漫性脑损伤伴软化、萎缩（图 5-6-50）。<br>• 6 个月后复查头 MRI 平扫：双侧大脑半球多灶性软化后萎缩（图 5-6-53）。<br>• 15 个月后复查头部 MRI 平扫：双侧大脑半球多发软化灶基本同前（图 5-6-57）。 |
| 治疗及转归 | • 入院后给予气管插管、呼吸机辅助通气、抗炎、改善循环治疗。<br>• 多种抗发作药物联合应用控制惊厥发作，4 天后发作逐渐得以控制。<br>• 住院治疗 25 天，期间监测头围无增长，可见颅缝重叠，病情好转后出院。<br>• 出院后患儿分别于 2 月龄、6 月龄、9 月龄、15 月龄时复诊，生长发育明显落后。 |

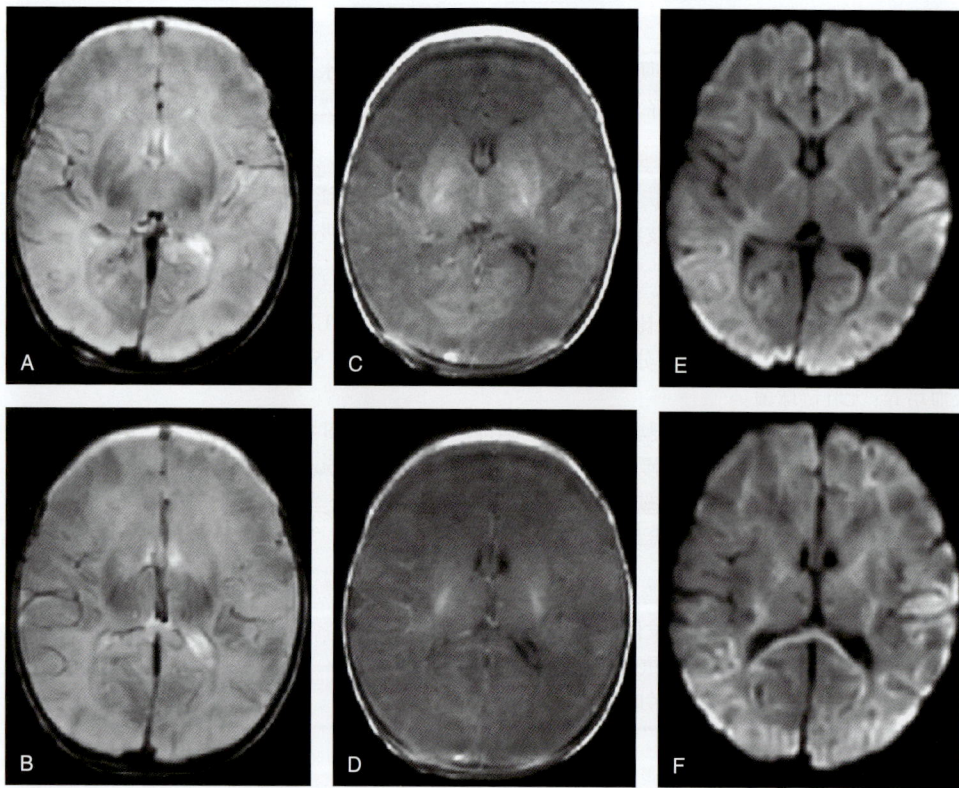

图 5-6-37　头 MRI 平扫 +DWI（起病第 4 天）
双侧大脑半球多发细胞毒性水肿病变。A~B. T₂WI；C~D. T₁WI；E~F. DWI。

**病例特点：**

- 起病 1 周内 EEG 表现为电发作 / 电 - 临床发作持续状态，多种抗发作药物联合应用效果不佳。发作间期背景活动重度抑制，提示脑损伤范围广，程度重，与同期头部影像学相互印证。2 周后复查 EEG 呈脑损伤慢性期改变。
- PMA 2~9 个月：清醒期及睡眠期始终未见标志性生理波活动。异常波分布更加广泛，数量亦较前增多。
- PMA 15 个月：清醒期仍无枕区优势节律，但睡眠期顶尖波、纺锤波等标志性生理睡眠波出现，睡眠周期可明确区分。多灶性异常波大致同前。
- 本例患儿随访至今 15 个月，神经精神发育障碍。病初多次脑电持续重度异常及之后多次随访 EEG 均提示脑功能损伤严重，预后不良（图 5-6-38~ 图 5-6-49，图 5-6-51，图 5-6-52，图 5-6-54~ 图 5-6-56，图 5-6-58，图 5-6-59）。

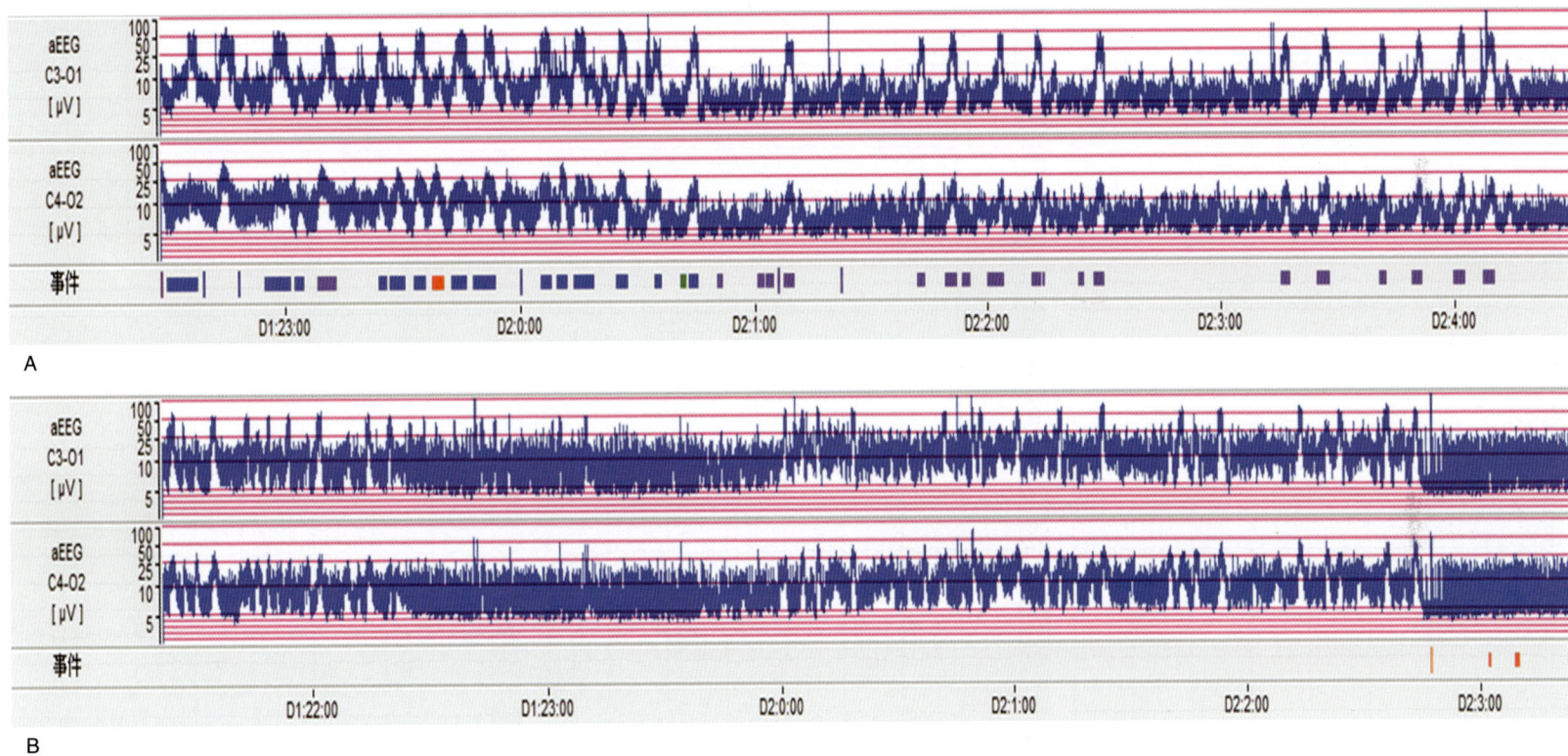

图 5-6-38　DOL 13 天 ~16 天,PMA 42 周 +3~42 周 +6,多次脑电监测,aEEG 动态变化过程

A、B. 电发作 / 电 - 临床发作持续状态,多种抗发作药物(咪达唑仑、利多卡因、苯巴比妥)联合应用,效果不佳。抑制性低电压,无睡眠 - 觉醒周期变化。

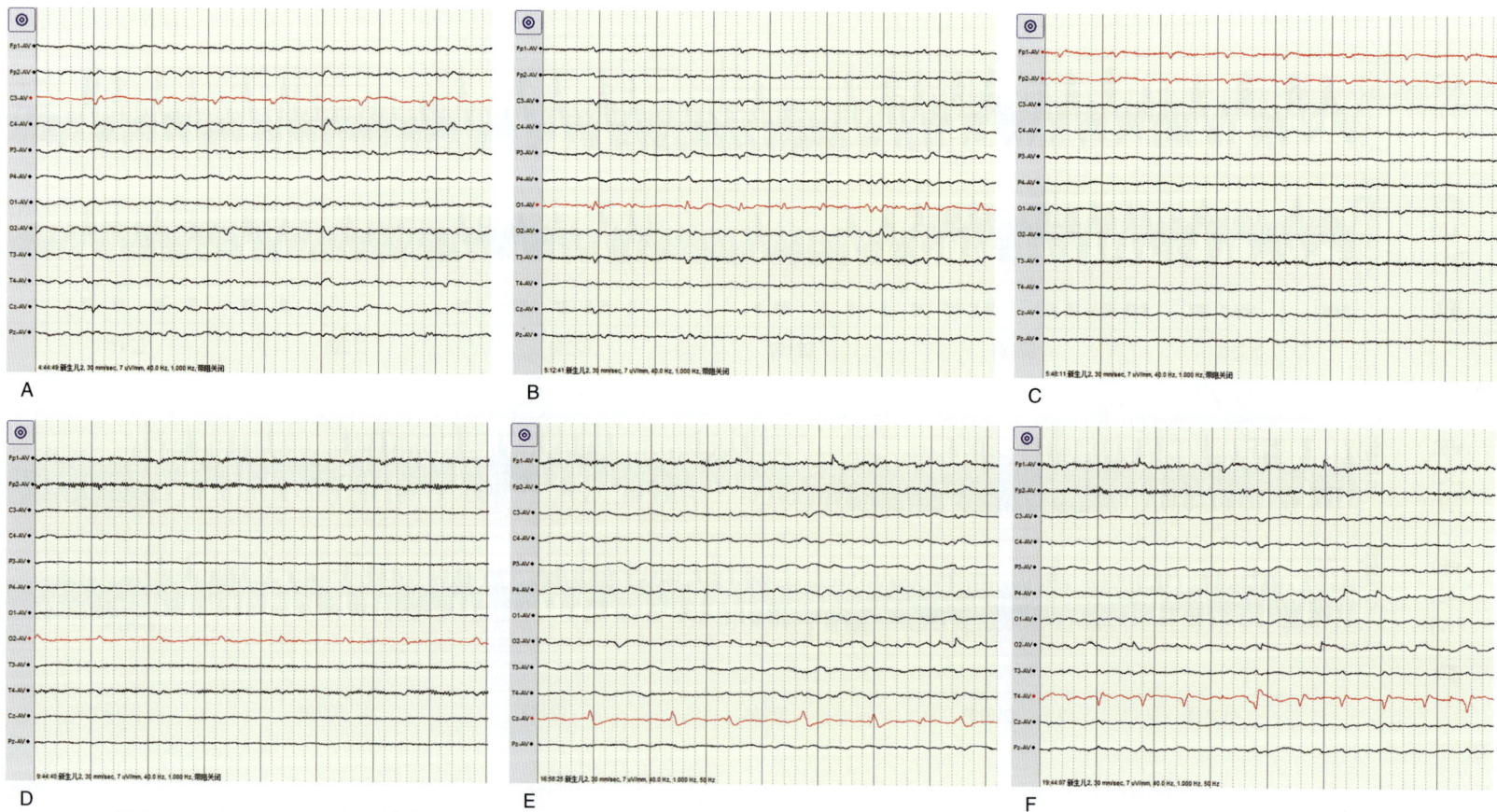

图 5-6-39　发作间期，多灶性多形性周期性放电
A. 左中央区；B. 左枕区；C. 双额区；D. 右枕区；E. 中央中线区；F. 右颞区（红色导联所示）。

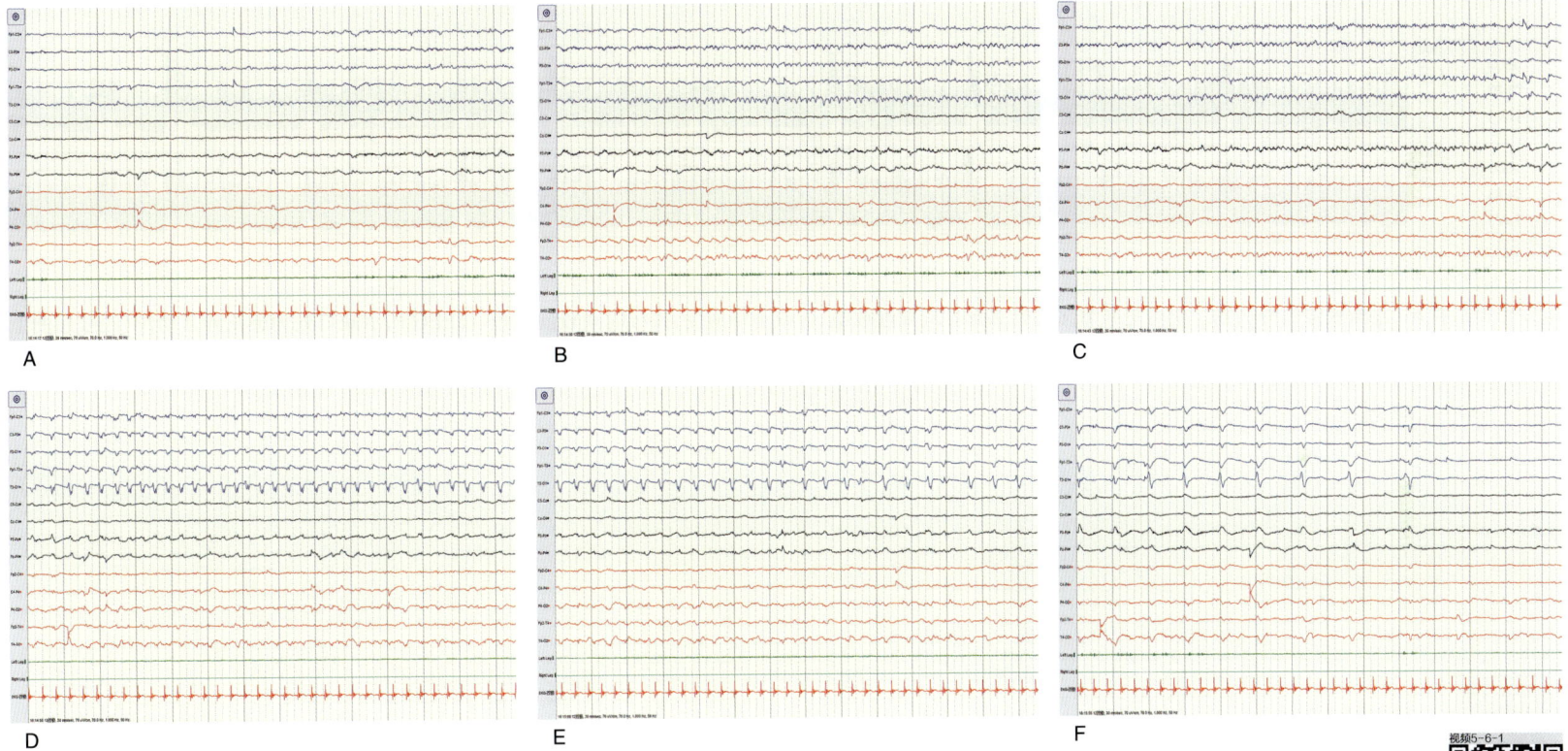

图 5-6-40 发作期

发作起始多为左侧 / 右侧顶、枕区，局限于一侧后头部，或在双侧后头部间游走，同期患儿表现为睁眼，双眼凝视，伴或不伴频繁刻板眨眼，无肢体动作（视频 5-6-1）。应用抗发作药物后，临床症状消失，转为电发作。A~F. 为一次左侧顶、枕区起始的发作（双极纵联显示）。

视频 5-6-1

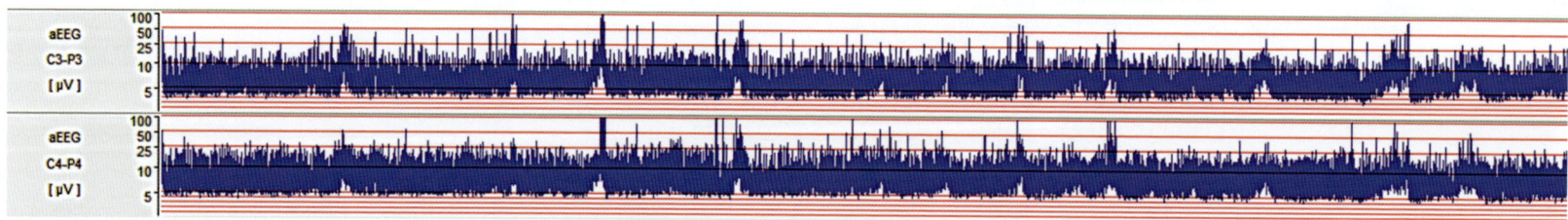

图 5-6-41　DOL 17~19 天,PMA 43 周 ~43 周 $^{+2}$,发作较前明显减少

电发作得以控制,逐渐减停镇静药物。仍可见频繁多灶性多形性周期性放电,伴或不伴演变,持续时间较前缩短。aEEG 所示缺口处为患儿异常动作(四肢屈曲上抬)所致,同期 EEG 未见异常波发放。

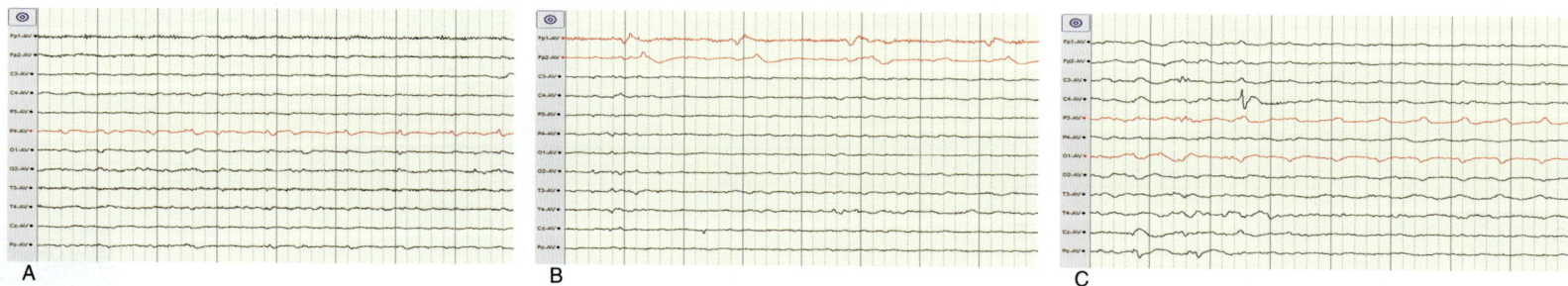

图 5-6-42　多灶性多形性周期性放电

A. 左枕区;B. 右中央区;C. 顶中线区(红色导联所示)。

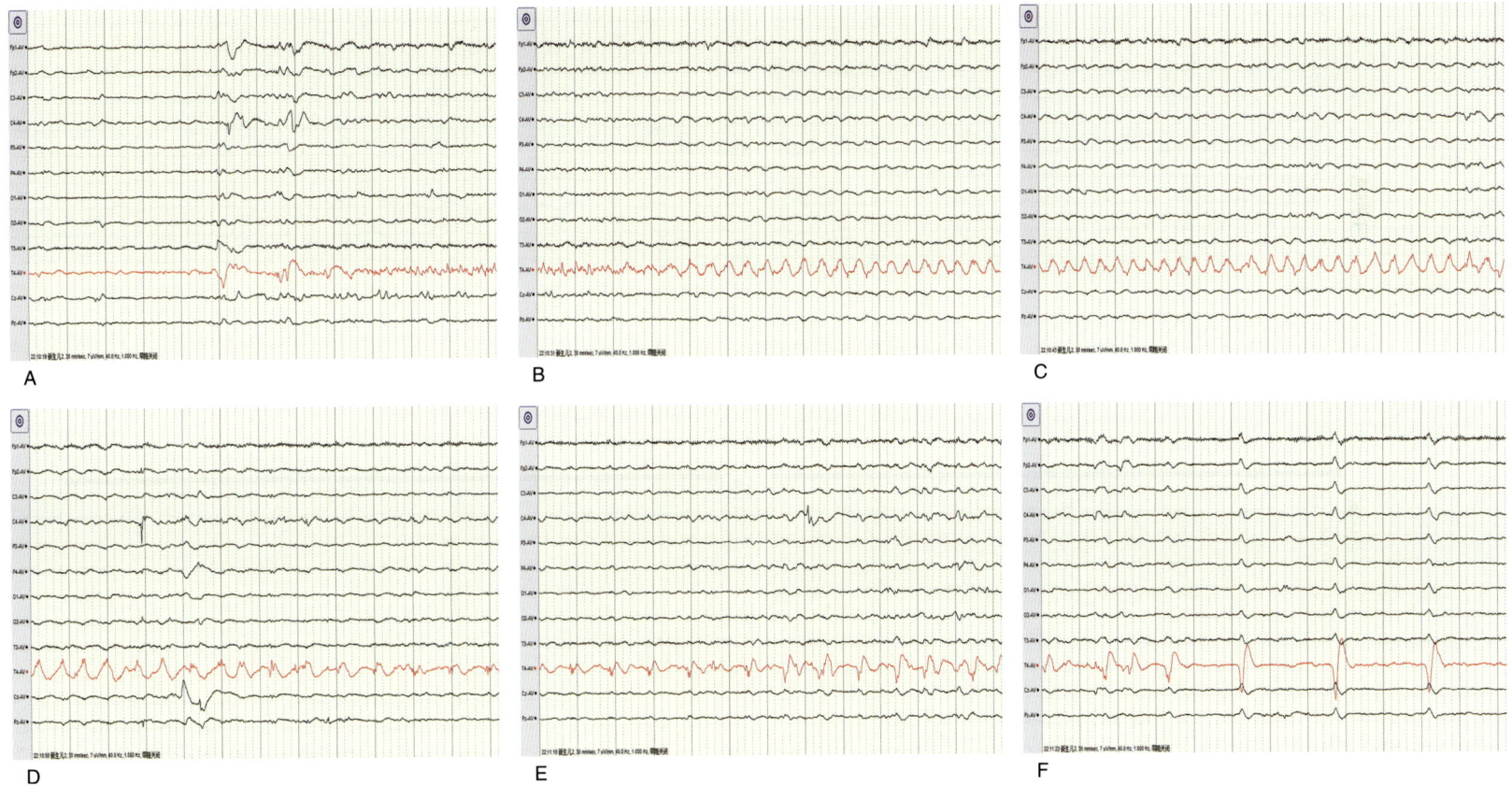

图 5-6-43　右颞区低波幅快波起始的局灶性电演变（红色导联所示）。

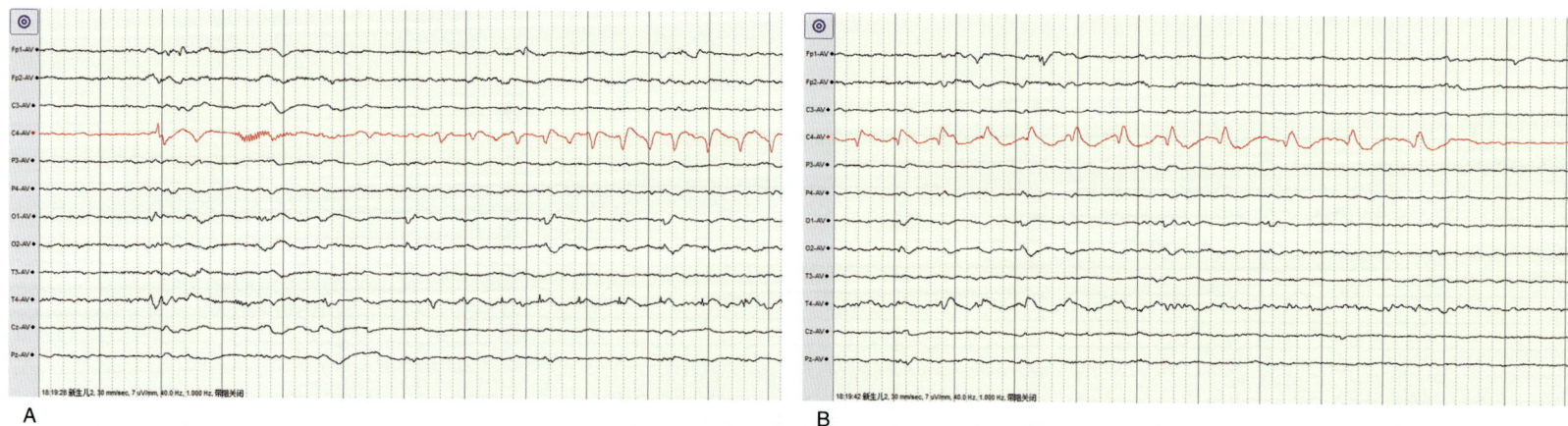

图 5-6-44　右中央区低波幅快波起始的局灶性电演变(红色导联所示)

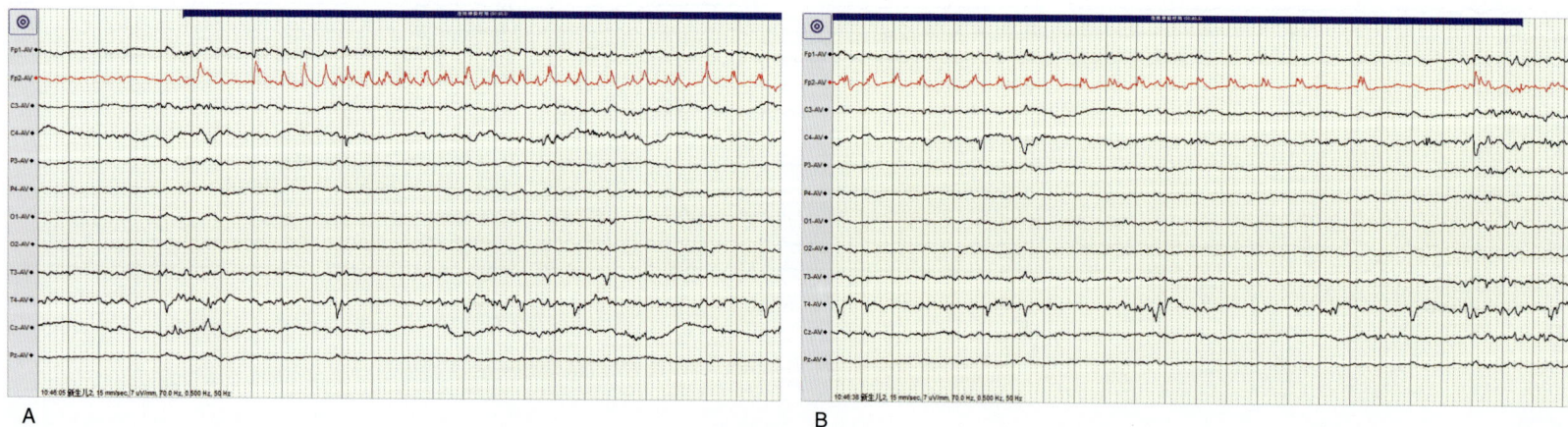

图 5-6-45　右额区负相尖形慢波起始的电演变(红色导联所示)

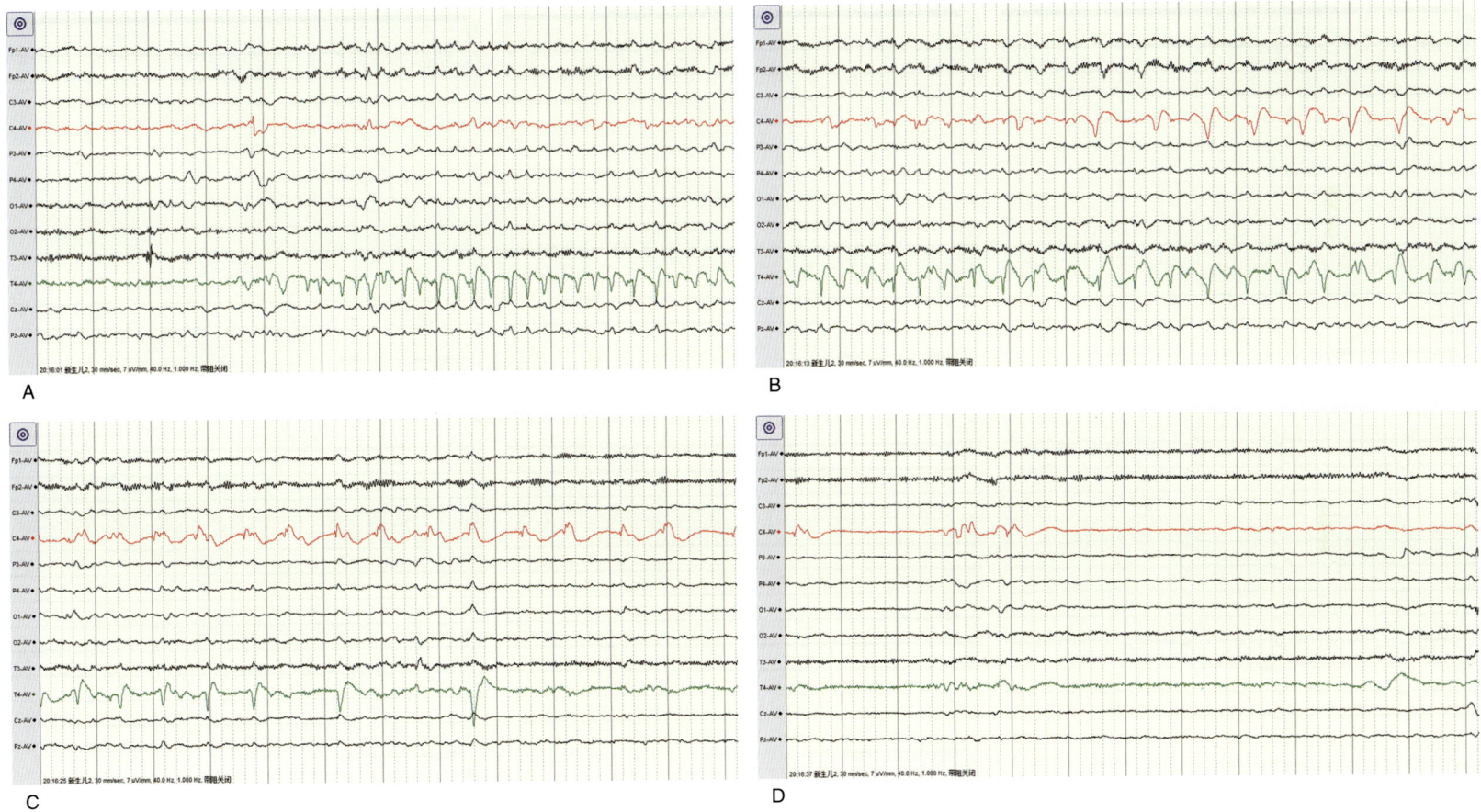

图 5-6-46　一侧独立性电演变（红色导联为右中央区，绿色导联为右颞区）

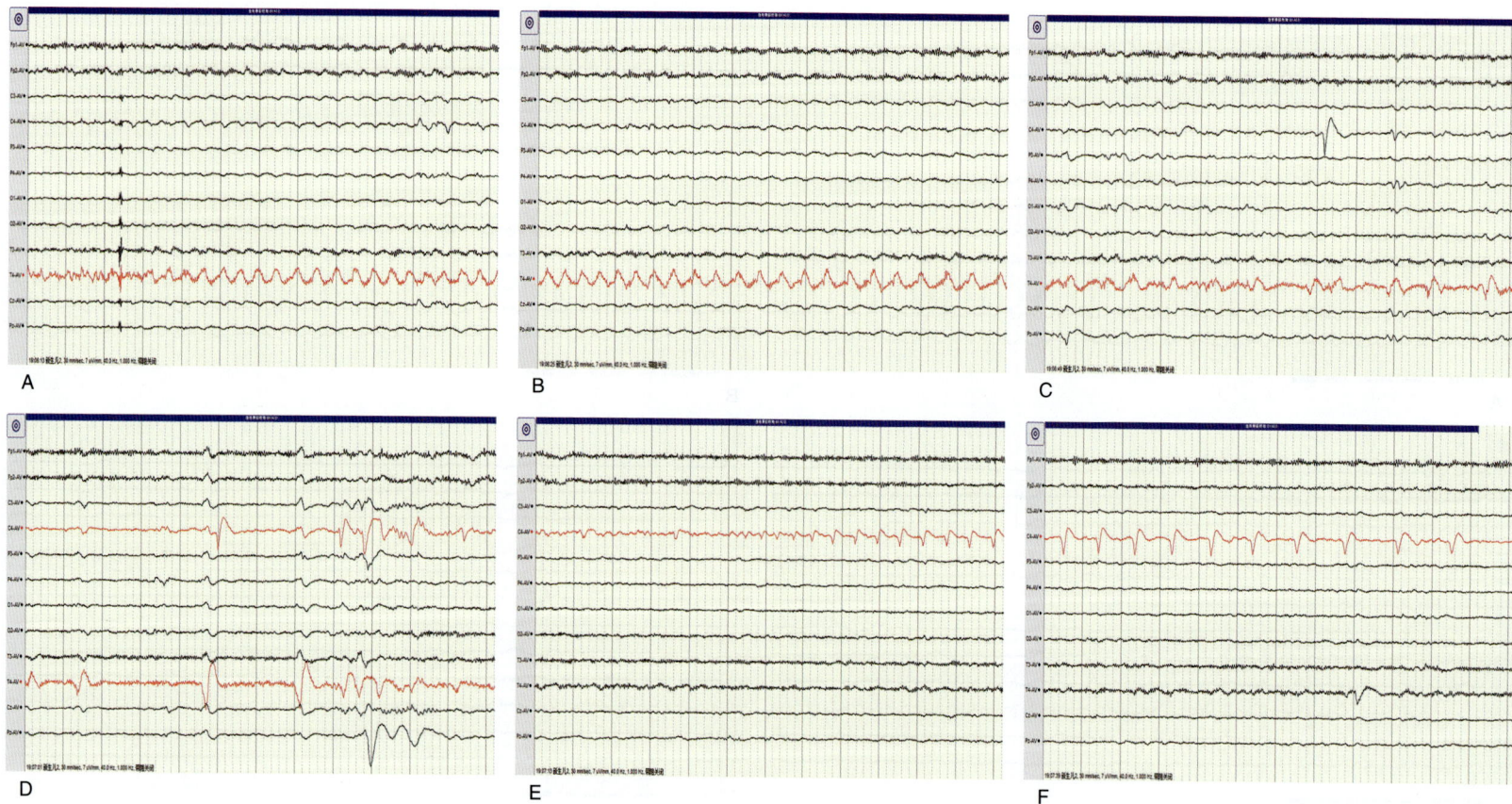

图 5-6-47    相邻部位间游走性电演变
A~F. 右颞区→右中央区,红色导联所示

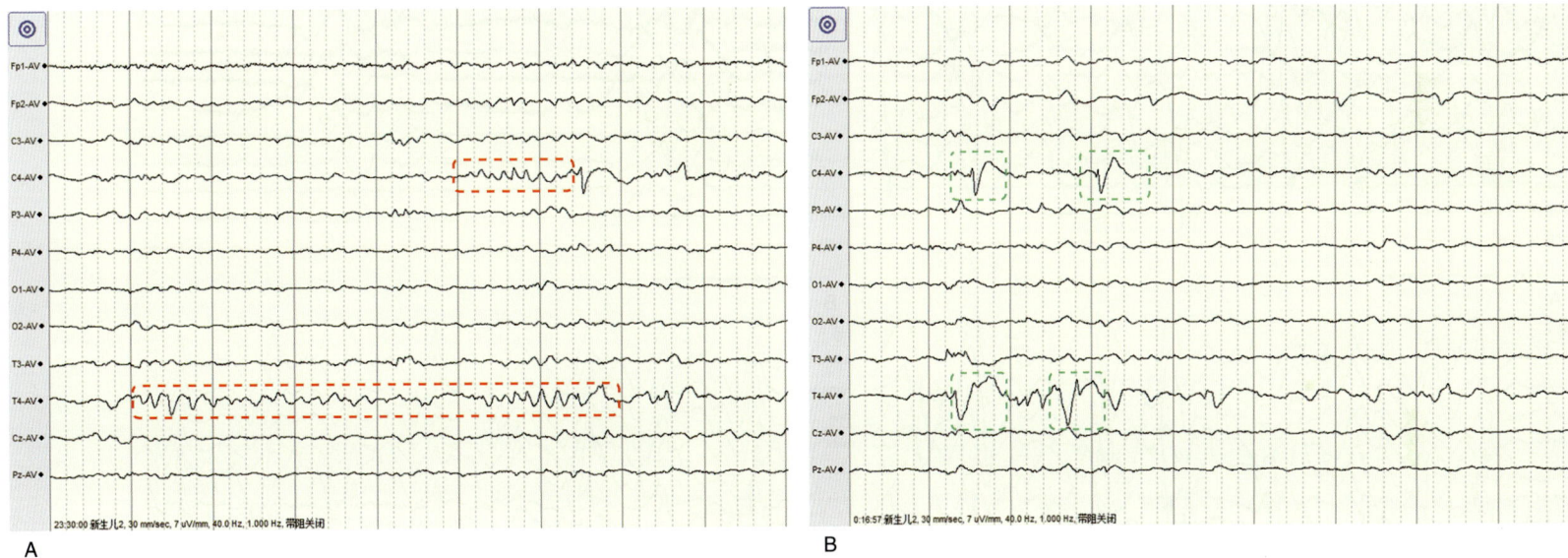

**图 5-6-48　多种形式异常波**

A. 右侧中央、颞区 BRDs（红色虚框处）；B. 右侧中央、颞区正相或负相尖波、尖慢波（绿色虚框处）。

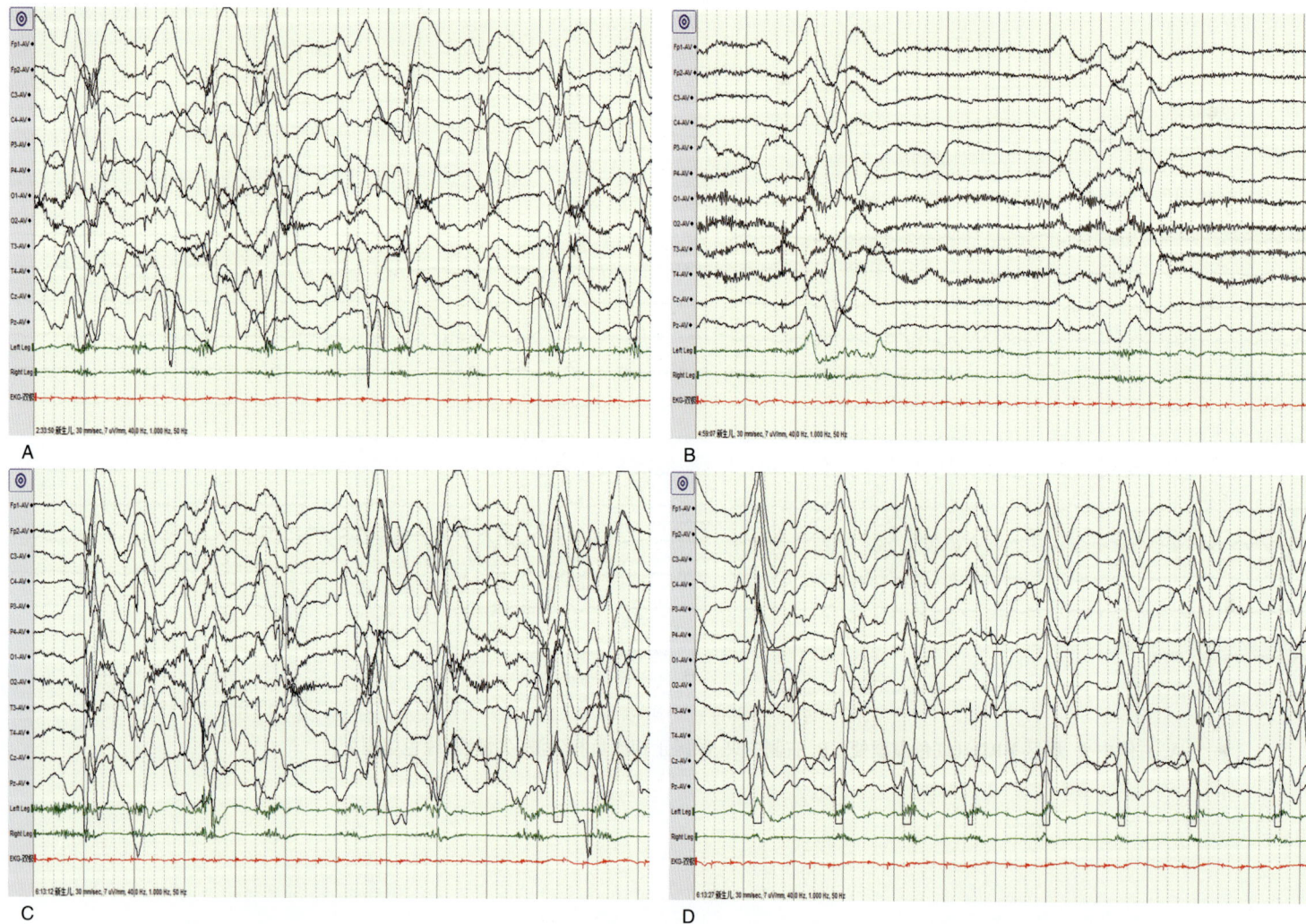

视频 5-6-2

图 5-6-49　可疑发作表现

A~D. 患儿间断出现四肢屈曲上抬，常连续多次反复出现，同期 EEG 为动作伪差，未见异常波同步发放（视频 5-6-2）。

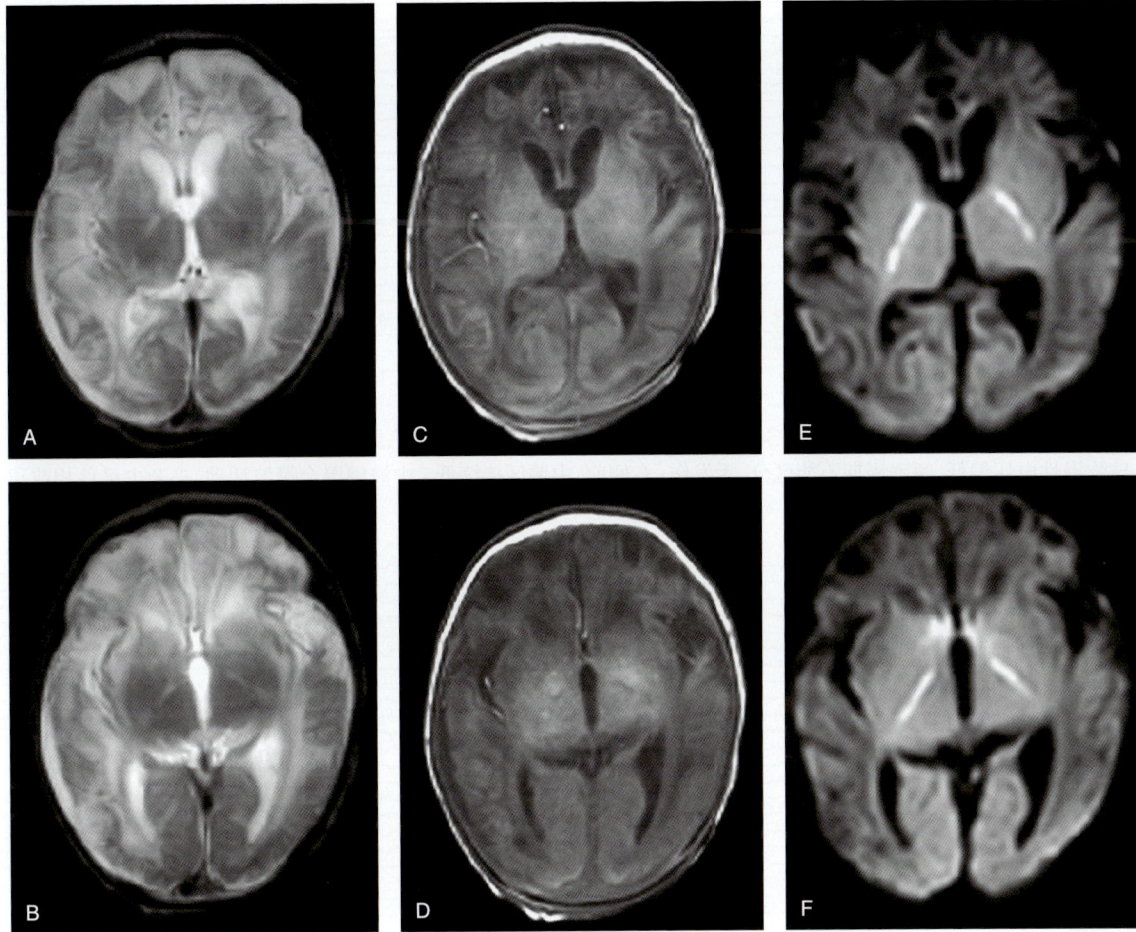

图 5-6-50　2 周后复查头 MRI 平扫 +DWI
双侧大脑半球弥漫性脑损伤伴软化、萎缩。A、B. T$_2$WI；C、D. T$_1$WI；E、F. DWI。

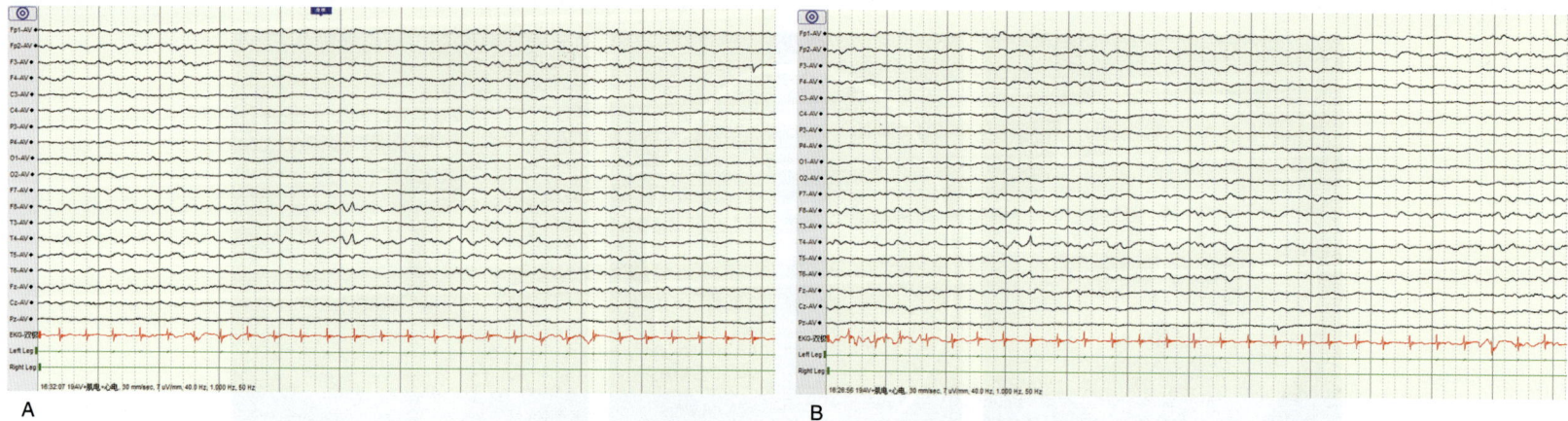

**图 5-6-51   DOL 35 天,PMA 45 周$^{+4}$,右侧前颞、中颞区局灶性异常电活动**

A、B. 双半球弥漫性电压偏低,睡眠周期不能区分,无发作;右侧前、中颞区持续低 - 中波幅混合慢波活动,夹杂少量负相或正相尖波。

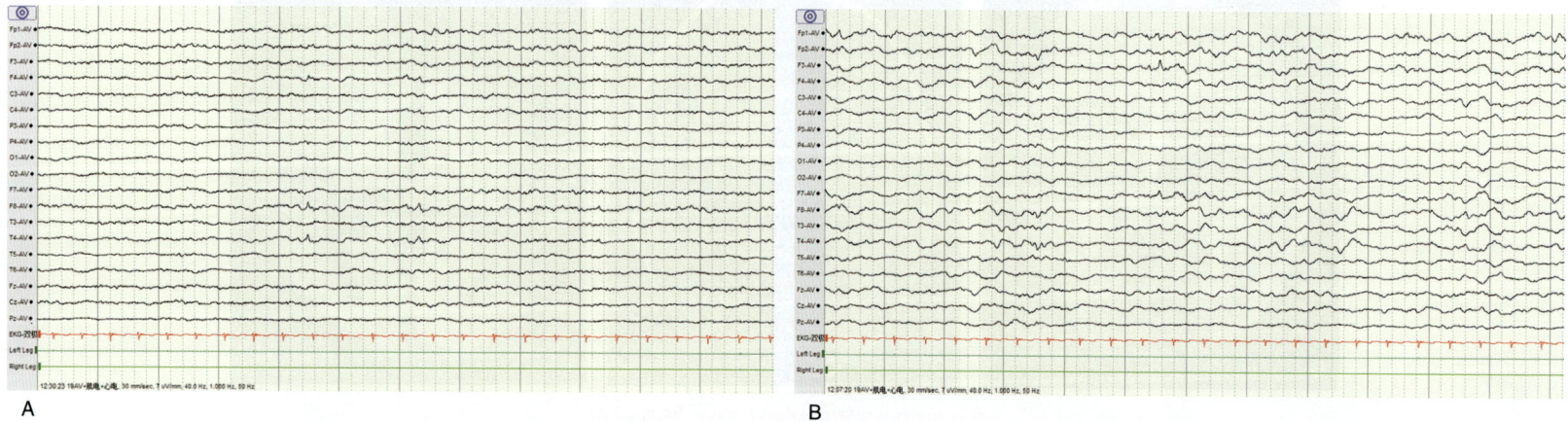

**图 5-6-52   DOL 63 天,PMA 49 周$^{+5}$,脑电发育成熟度落后(水合氯醛镇静后睡眠状态)**

A、B. EEG 电压较前升高,睡眠期未见确切睡眠纺锤波。双侧额、前颞、中颞区少量低波幅尖波、尖慢波非同步散发,右侧多见。

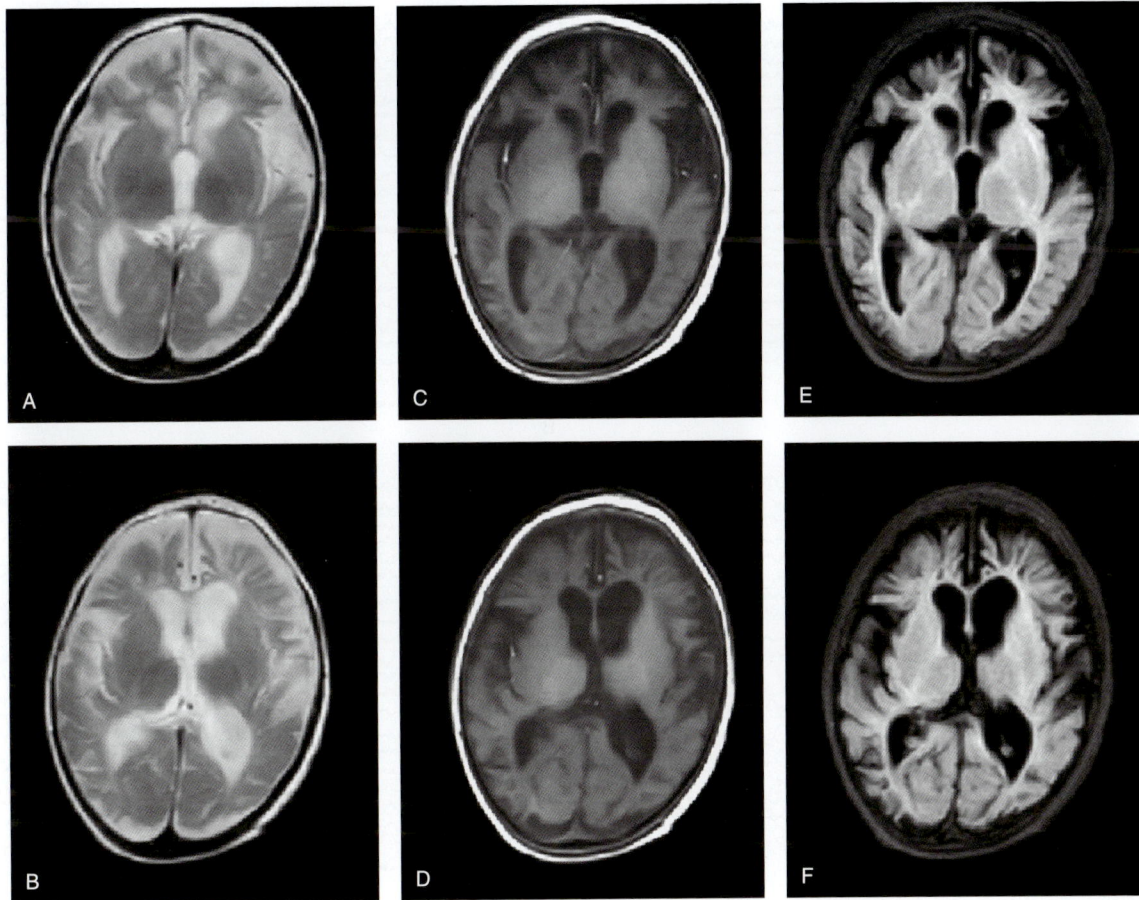

图 5-6-53　6 个月,复查头 MRI 平扫:双侧大脑半球多发软化灶
A、B. $T_2WI$; C、D. $T_1WI$; E、F. FLAIR。

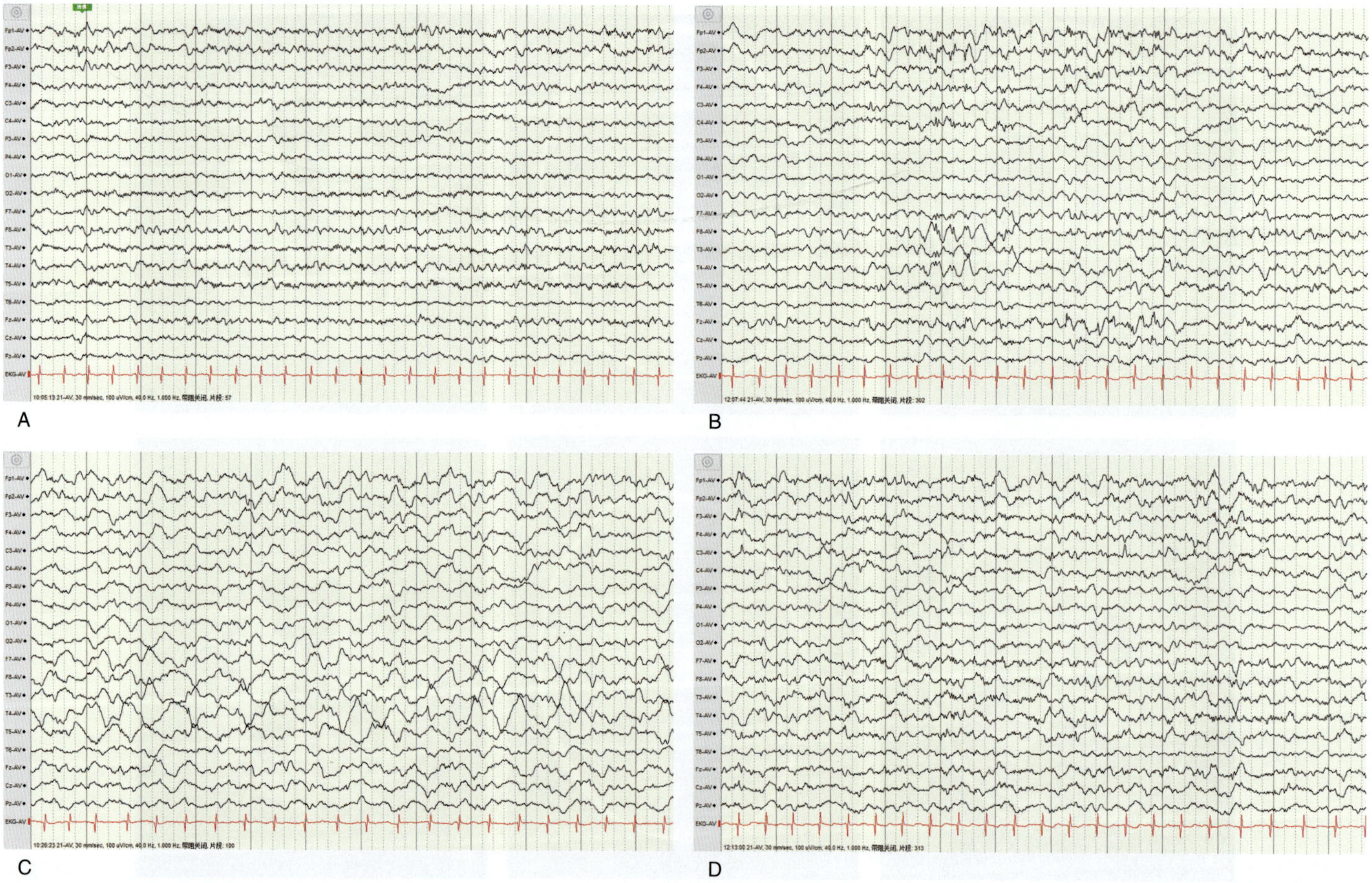

图 5-6-54　6 个月,背景活动

脑电成熟延迟,异常波较前增多。A. 清醒期:双半球持续弥漫性低-中波幅混合慢波活动,无枕区优势节律,双侧前头部(额极、额、前颞、中颞区)低波幅 θ 波及快波活动明显增多,有时波形不规则,右侧著;B~D. 睡眠期:未见确切顶尖波、纺锤波等标志性生理睡眠波,睡眠周期不能明确区分,可大致区分 NREM 期和 REM 期。双半球多灶性不规则尖波、棘波、尖慢波、棘慢波、(尖形)慢波及异常棘波/快波节律非同步杂乱发放,前头部为著,尤其以右侧前头部多见(EEG 参数:灵敏度 100μV/cm,高频滤波 40.0Hz,低频滤波 1.0Hz)。

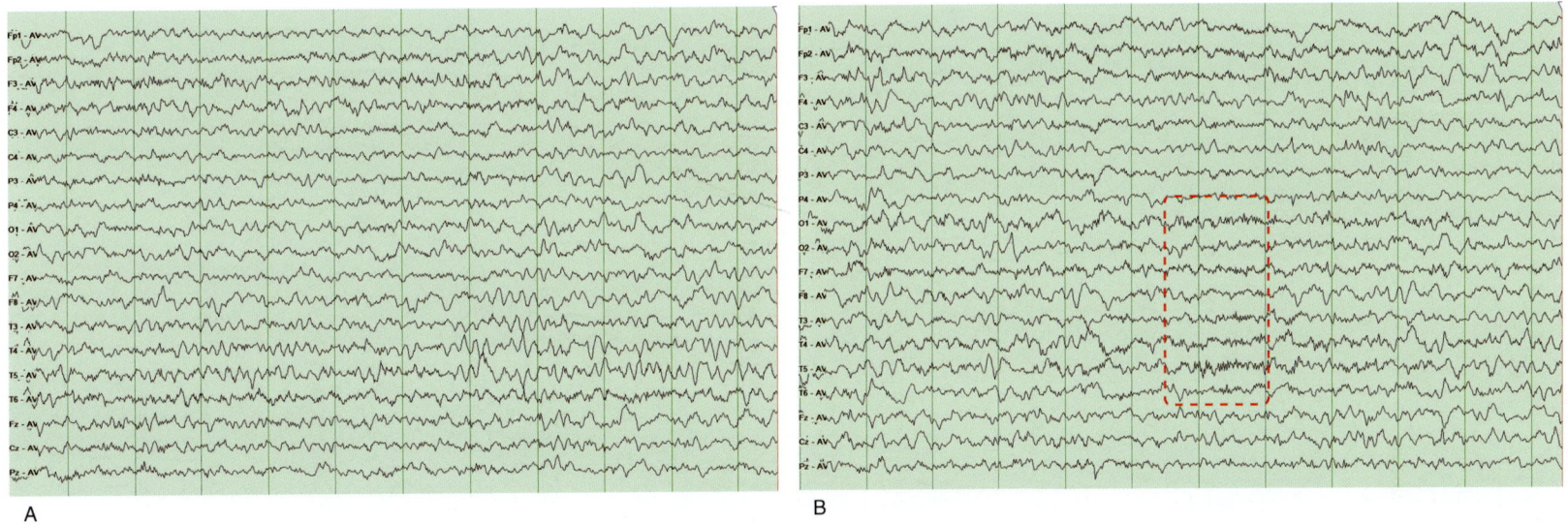

图 5-6-55　9 个月,清醒期背景活动

A. 双半球持续弥漫性低 - 中波幅混合慢波活动,无枕区优势节律; B. 双侧额、颞区低波幅 θ 波及快波活动明显增多,波形不规整,左侧枕、颞区为主的异常棘波 / 快波节律间断发放(红框标记处)(EEG 参数:灵敏度 100μV/cm,高频滤波 70.0Hz,低频滤波 1.0Hz)。

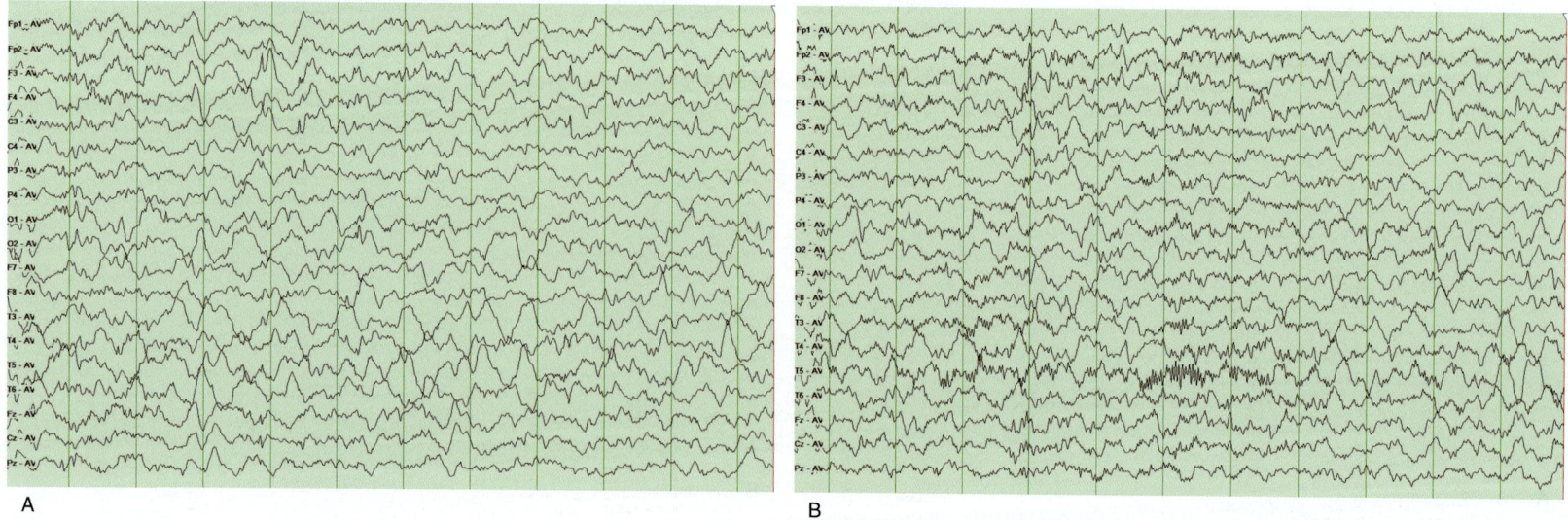

**图 5-6-56　9 个月，睡眠期背景活动**

A、B. 未见确切顶尖波、纺锤波等标志性生理睡眠波，睡眠周期不能明确区分，可大致区分 NREM 期和 REM 期，异常波较清醒期明显增多（EEG 参数：灵敏度 100μV/cm，高频滤波 70.0Hz，低频滤波 1.0Hz）。

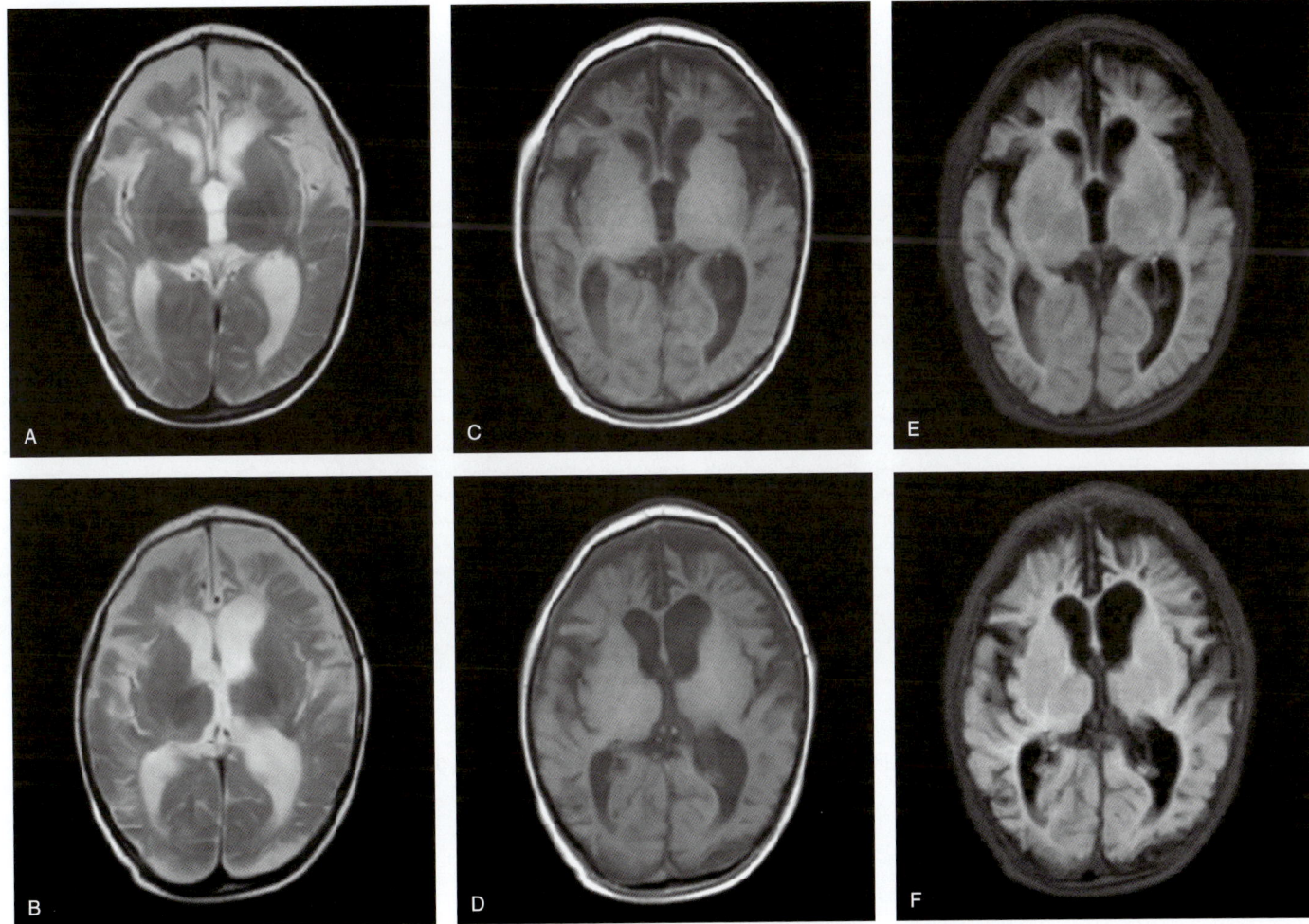

图 5-6-57　15 个月，头部 MRI 平扫

双侧大脑半球多发软化灶基本同前。A、B. $T_2WI$；C、D. $T_1WI$；E、F. FLAIR。

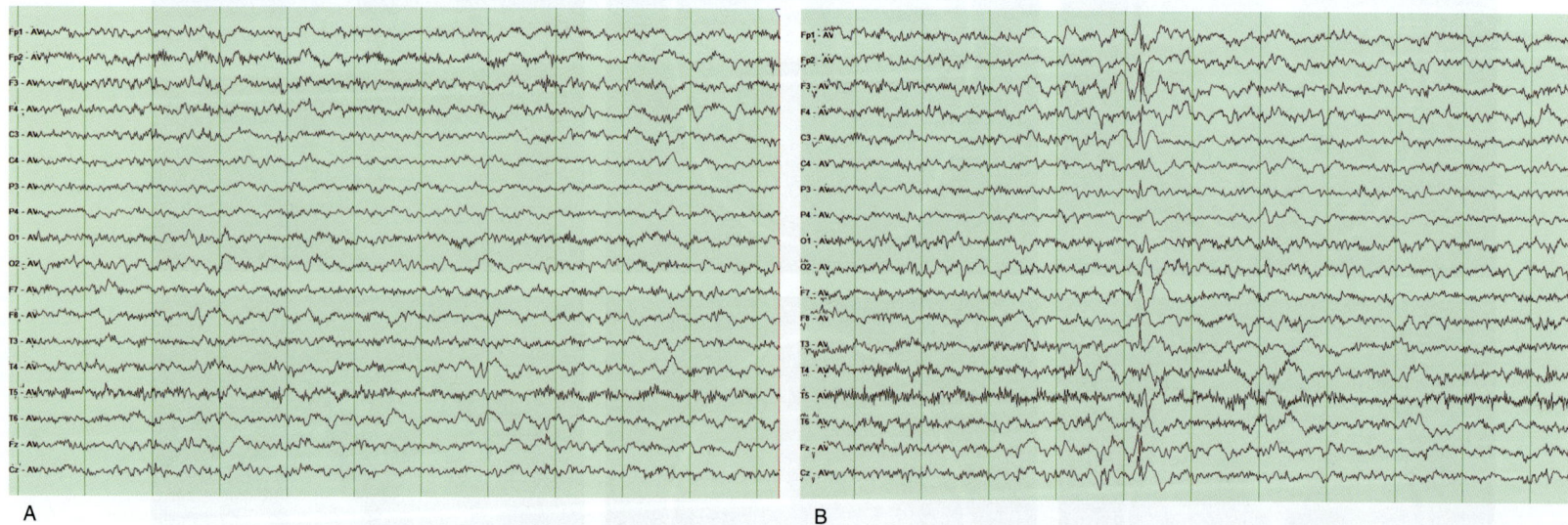

图 5-6-58  15 个月，清醒期背景活动

A. 双半球持续弥漫性低 - 中波幅混合慢波活动，无明确枕区优势节律；B. 双半球多灶性不规则棘慢波、尖慢波非同步发放，额、颞区为著（EEG 参数：灵敏度 100μV/cm，高频滤波 70.0Hz，低频滤波 1.0Hz）。

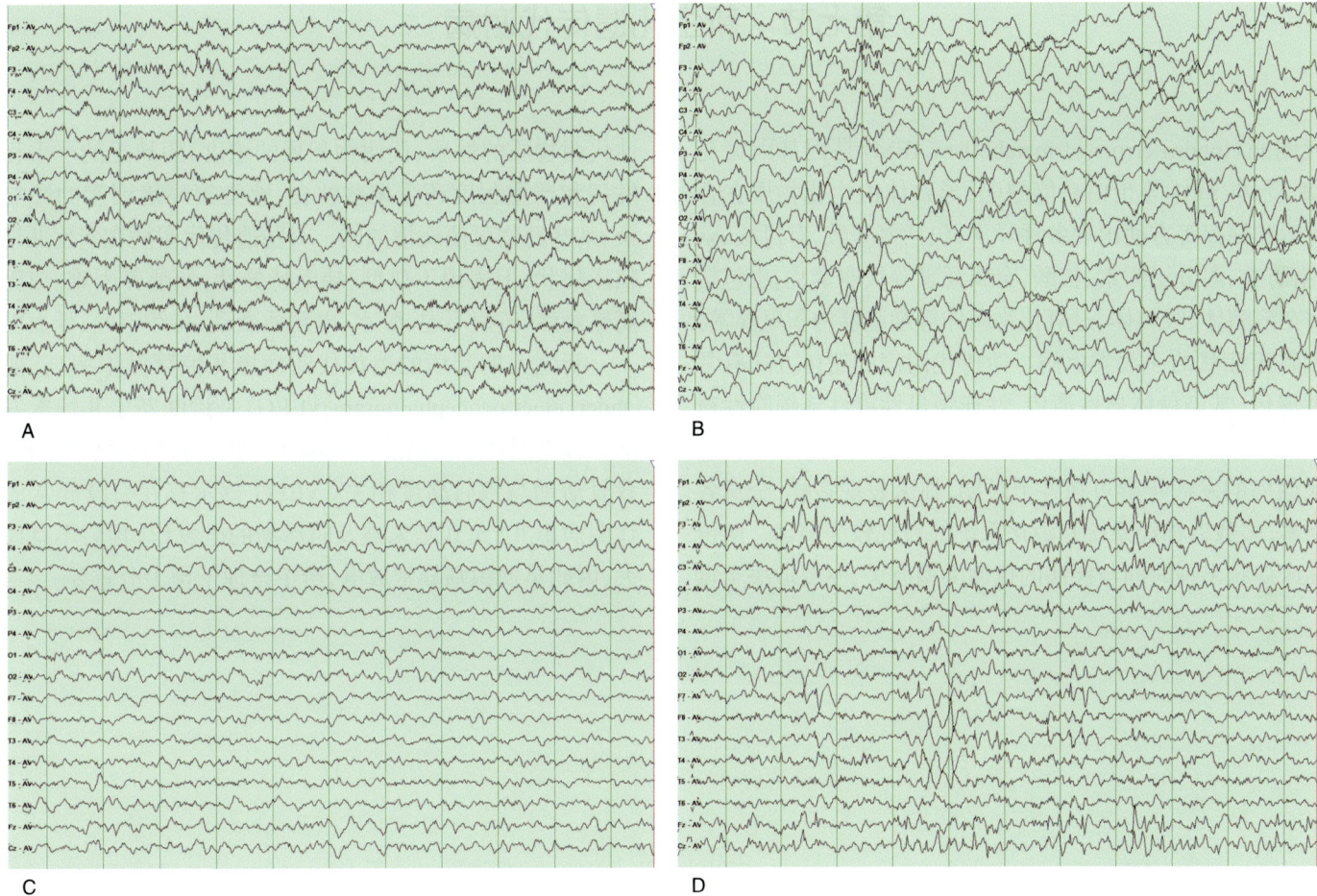

图 5-6-59　15 个月，睡眠期背景活动

A~D. 睡眠期可见顶尖波、纺锤波等标志性生理睡眠波，波形欠规整，睡眠周期大致正常。多灶性异常波较清醒期明显增多（EEG 参数：灵敏度 100μV/cm，高频滤波 70.0Hz，低频滤波 1.0Hz）。

（陈淑媛　毛　健　王英杰）

# 第七节　新生儿遗传代谢病

遗传代谢病（inborn errors of metabolism，IEM）是因基因突变导致某些酶、受体、载体等蛋白功能缺陷，导致体内生化物质在合成、代谢、转运和储存等方面出现各种异常，包括氨基酸、有机酸、碳水化合物、脂肪酸、内分泌激素、核酸、金属元素等代谢紊乱，也包括有些代谢物在溶酶体、线粒体、过氧化物酶体等细胞器内积聚异常，产生一系列临床症状的一大类疾病。遗传代谢病的遗传方式有常染色体隐性遗传、常染色体显性遗传、性连锁显性或性连锁隐性遗传等。

遗传代谢病的发病年龄可在各个时期，临床表现多样，全身各器官均可受累，多数以神经系统和消化系统的表现较为突出。遗传代谢病的临床症状出现时间与疾病的代谢类型有关，主要取决于毒性代谢物质的性质、代谢物积聚的浓度、酶缺乏的严重程度等。其发病和严重程度还受某些饮食、感染等环境因素的影响，饥饿、感染、某些药物可使病情加剧。有些遗传代谢病在新生儿期即可出现临床症状，但表现不典型，缺乏特异性，如喂养困难、惊厥、酸中毒、高氨血症、黄疸不退、脱水、电解质紊乱、持续呕吐、低血糖等。

新生儿期起病的遗传代谢病患儿惊厥发生率高，视频脑电图（video electroencephalogram，vEEG）是诊断新生儿惊厥发作的金标准。脑电图背景活动能反映脑功能状态和脑损伤严重程度，急性期背景活动与预后高度相关。vEEG 提示存在持续异常放电的遗传代谢病患儿（尤其是未被及时诊断的电发作）预后不良风险可能更大，因此早期识别异常放电，给予合理干预十分重要。

# 病例 1 原发性辅酶 $Q_{10}$ 缺乏症 7 型

| 主诉 | 吸吮弱,少哭、多睡、反应低下 1 天。 |
|---|---|
| 现病史 | 女,2 天,$G_4P_3$,母孕 37 周 $^{+5}$,因"瘢痕子宫"剖宫产娩出,无胎膜早破,脐带、羊水、胎盘均无异常,出生体重 2 680g,Apgar 评分 1 分钟 9 分(肤色 -1),5 分钟 9 分(肤色 -1),10 分钟 10 分。生后约 12 小时第一次喂奶,完成奶量约 10ml,吸吮慢,期间监测血糖共 3 次(3.9~4.7mmol/L),随后喂养 2 次,约 5ml 奶量,哭闹少,睡眠多,无吐奶及腹胀。有发绀 1 次,监测血氧饱和度下降至 78%,迅速自行回升至正常。无明显呼吸费力,无呕吐及腹胀,无发热,有自主肢体活动,力量弱,未见肢体抖动及抽搐,大小便正常。因患儿反应低下原因不明,转入笔者医院。 |
| 查体 | 神志清,反应低下,哭声弱。心、肺、腹查体未见明显异常。四肢肌力正常、肌张力偏低,肢端暖,毛细血管充盈时间小于 2 秒。原始反射未引出。 |
| 辅助检查 | • 实验室检查:生化、电解质、血糖、血氨无异常,血乳酸一过性升高。<br>• 心脏彩超:心肌增厚性病变。<br>• 头 MRI+MRS(DOL 5 天,PMA 38 周 $^{+3}$):MRS Lac 上升,脑白质髓鞘化未达到足月新生儿水平(图 5-7-1)。<br>• 基因检测:$COQ4$ 基因缺陷,相关疾病为原发性辅酶 $Q_{10}$ 缺乏症 7 型(表 5-7-1)。 |
| 治疗及转归 | • 治疗:抗惊厥及鸡尾酒疗法。<br>• 预后:生后 3 月余死亡。 |

表 5-7-1 患儿 *COQ4* 基因异常，相关疾病为原发性辅酶 $Q_{10}$ 缺乏症 7 型

| 基因 | 染色体位置 | 转录本 | | 核苷酸与氨基酸改变 | 患儿 | 父 | 母 | 相关疾病（OMIM 号），遗传方式 |
|---|---|---|---|---|---|---|---|---|
| *COQ4* | chr9：131088128 | NM_016035.5 | Exon4 | c.370G>A（p.G124S） | 杂合 | 野生型 | 杂合 | 原发性辅酶 $Q_{10}$ 缺乏症 7 型（612898），AR |

原发性辅酶 $Q_{10}$ 缺乏症是一组临床表现和遗传学高度异质性的综合征，呈常染色体隐性遗传。辅酶 $Q_{10}$ 是细胞膜的脂溶性成分，作为线粒体呼吸链的电子载体，在细胞的氧化磷酸化过程中发挥重要作用。辅酶 $Q_{10}$ 可清除氧自由基，减少氧化应激反应，被认为是一种脂溶性抗氧化剂。辅酶 Q 基因缺陷可导致原发性辅酶 $Q_{10}$ 缺乏。

原发性辅酶 $Q_{10}$ 缺乏症可在各年龄段发病，但最常见于儿童。临床表现多样，可累及神经、肾脏、心脏、视听力等多器官系统。临床表现为六类主要疾病：脑肌病、癫痫和共济失调；婴儿脑病、心肌病和肾衰竭；小脑综合征（共济失调、小脑萎缩）；Leigh 综合征；孤立的肌病；类固醇抵抗性肾病综合征。

**病例特点：**

喂养困难、少哭、多睡、反应低下，肌张力低下。生化无明显异常。心脏彩超示心肌增厚性病变；颅 MRI+MRS：Lac 上升。

**脑电图特点：**

- 睡眠 - 觉醒周期：无→紊乱→无。
- 背景活动：双侧半球尖形 θ 波活动→暴发 - 抑制，无正常生理波活动。背景活动特征随着治疗发生变化。
- 发作：初期主要为局灶性发作及电发作，发作起始部位多灶，发作频繁，但未达到持续状态（图 5-7-2~ 图 5-7-9）。

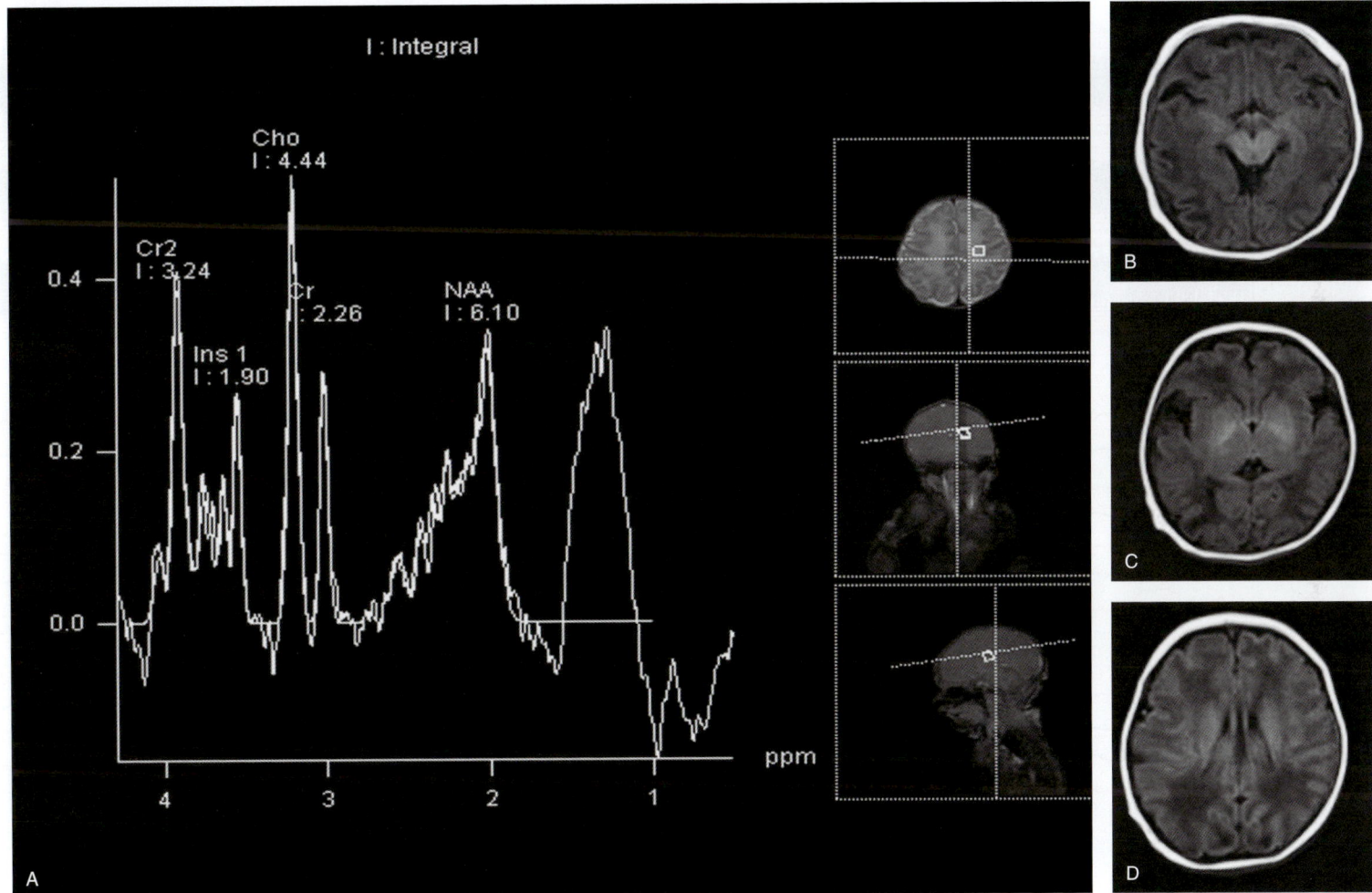

图 5-7-1　头 MRI+MRS（DOL 5 天,PMA 38 周 ^{+3}）

A. MRS：双侧顶叶、扣带回感兴趣区域 NAA 峰及 NAA/Cr 比值下降,Lac 峰上升,Cho/Cr 比值升高；B~D. T$_1$WI 平扫,脑白质髓鞘化未达到足月新生儿水平。

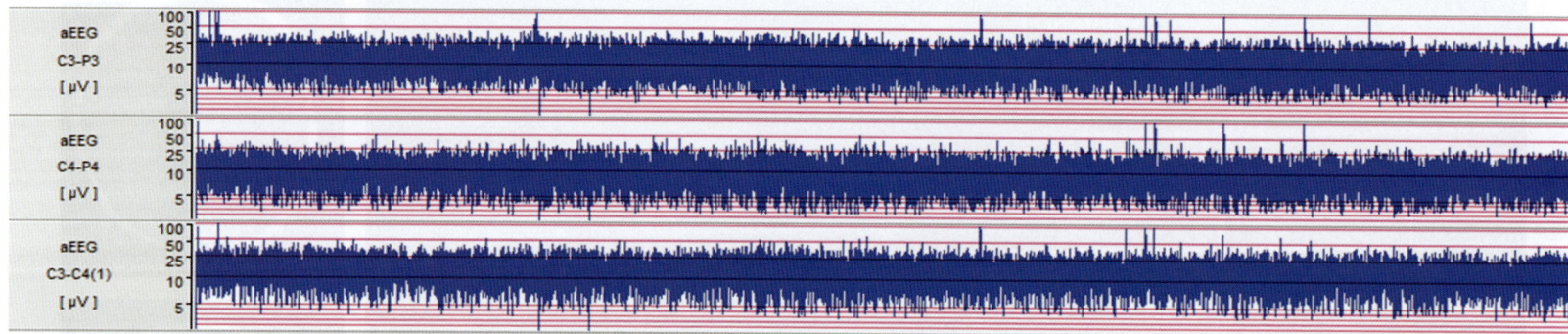

A

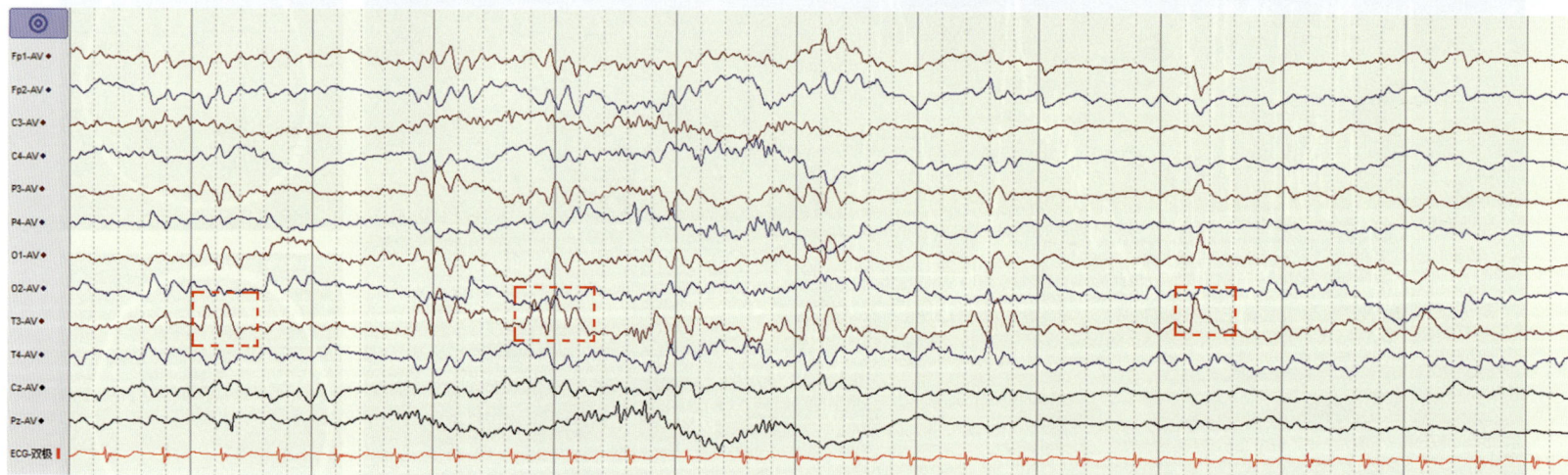

B

图 5-7-2　DOL 2 天,PMA 38 周,背景活动

A. aEEG 未见明确睡眠 - 觉醒周期,电压大致正常,未见明显缺口改变,对称性可；B. 原始 EEG 背景活动,双侧半球尖形 θ 波(红色虚框)活动增多,未见胎龄相适生理波活动。

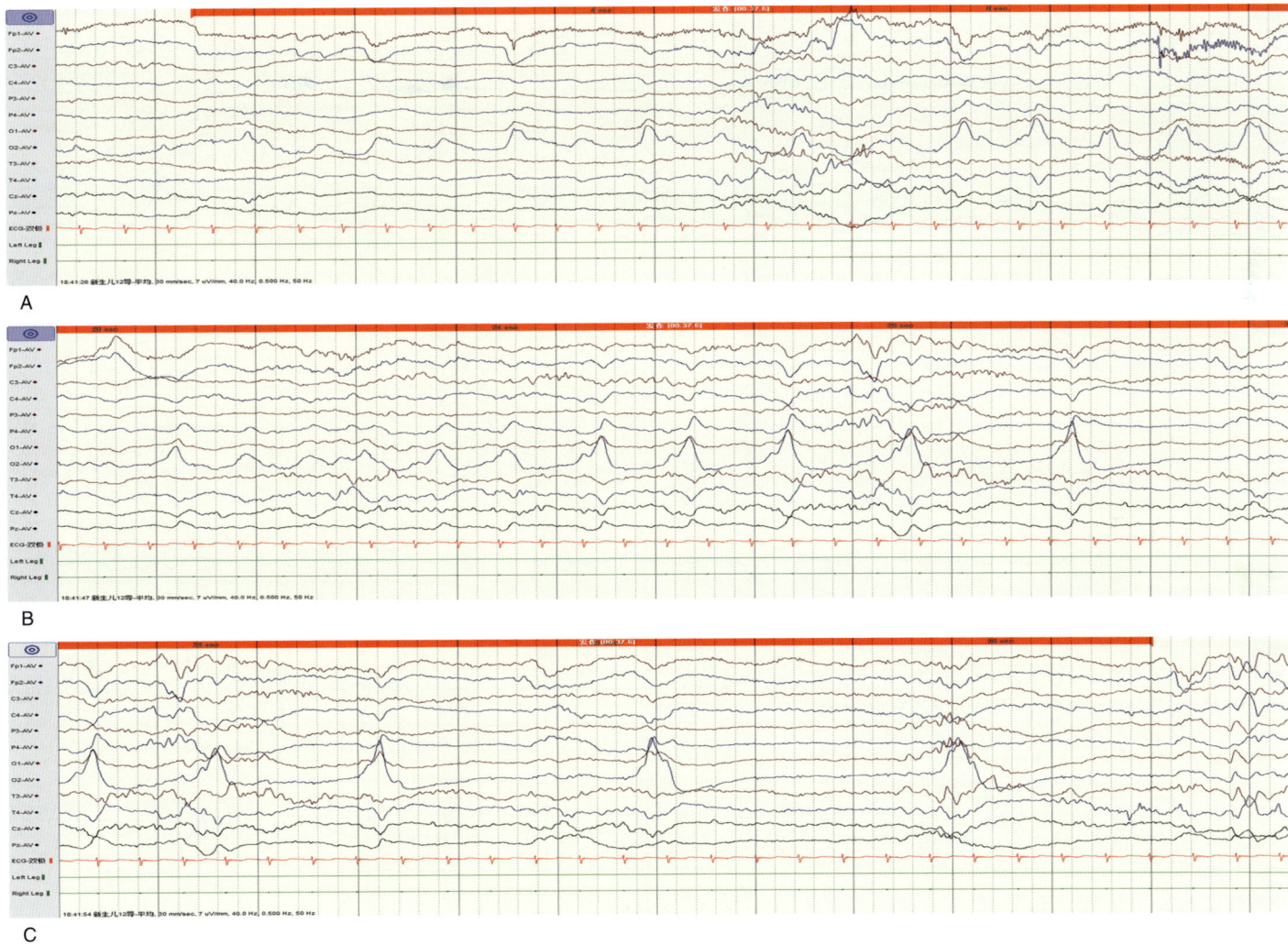

图 5-7-3　DOL 2 天,PMA 38 周,aEEG 未发现缺口改变,但原始 EEG 发现多灶起始的短暂电发作

A~C.右侧枕区起始的电发作,右侧枕区起始低波幅尖波 →频率逐渐变慢,波幅逐渐升高 →恢复背景,同期未见临床动作,未见肌电反应。

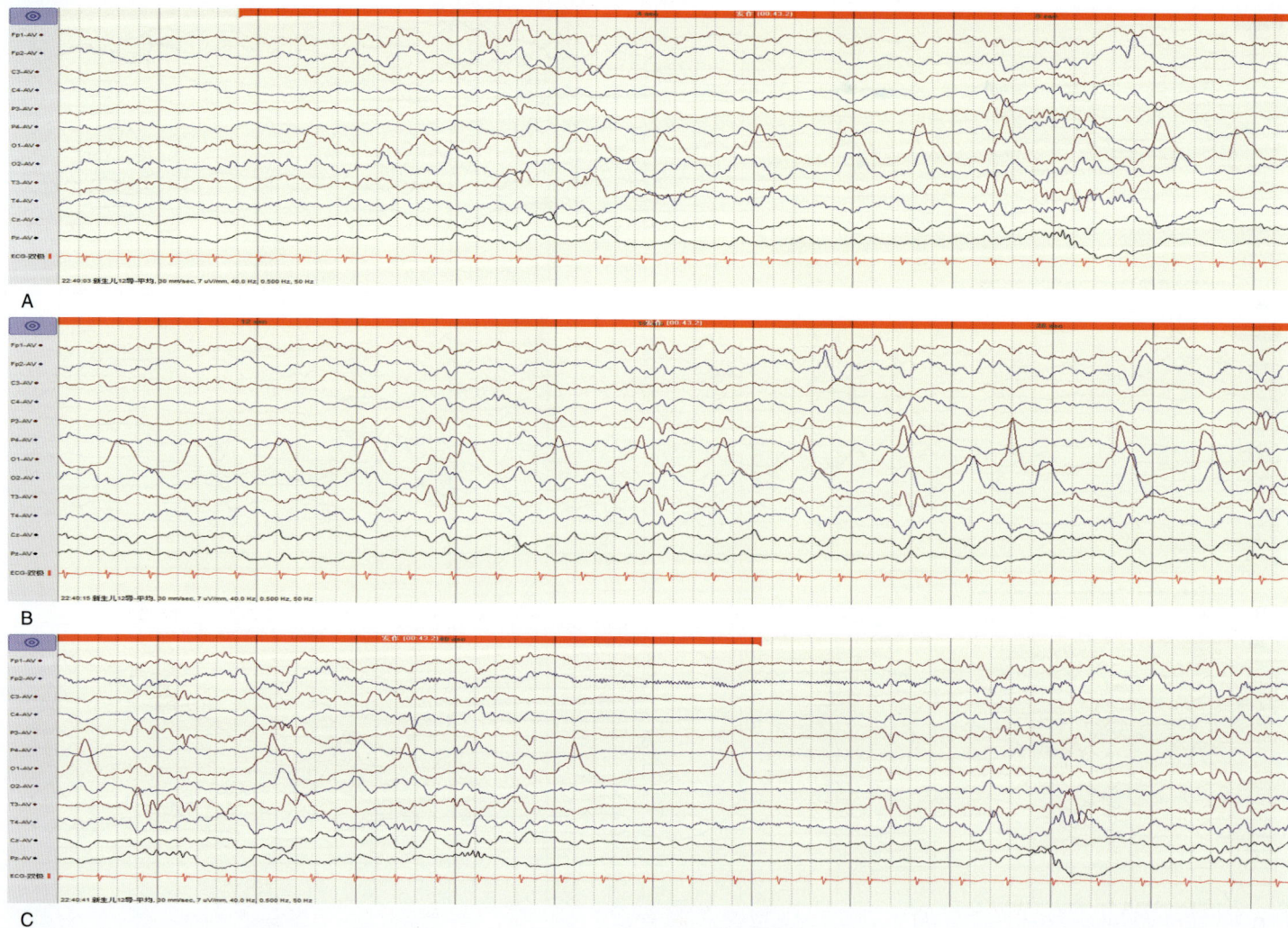

图 5-7-4  左枕区起始的电发作

A~C. 左枕区起始低波幅尖波 →频率逐渐变慢,波幅逐渐升高,尖形 δ 波节律性发放 →恢复背景,同期未见临床动作,未见肌电反应。

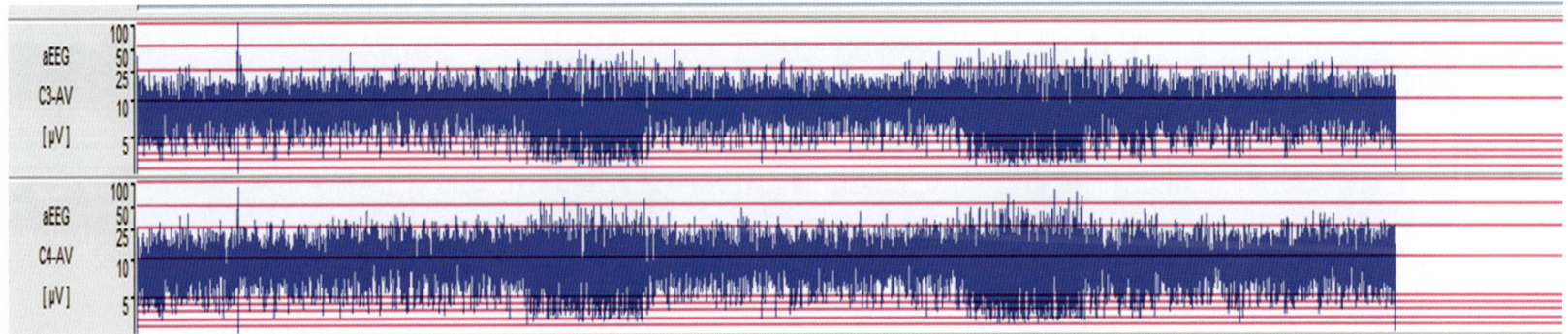

A

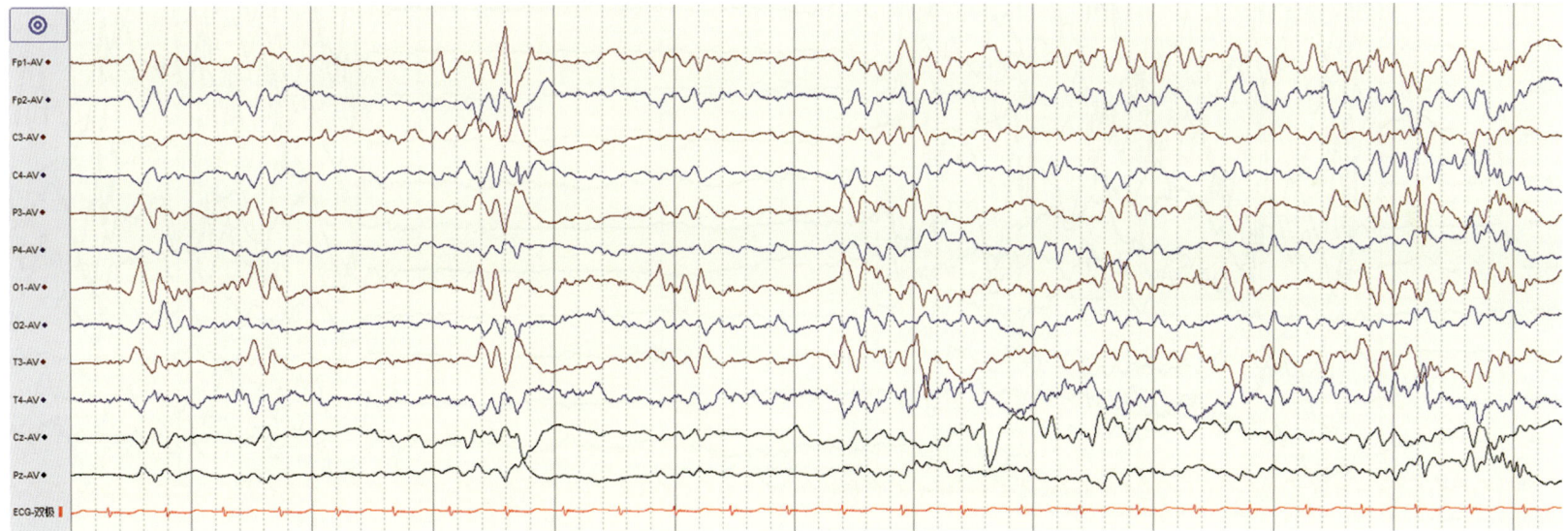

B

图5-7-5　DOL 3天,PMA 38周[+1],监测前6小时用苯巴比妥20mg/kg,背景活动

A. aEEG可见两个宽带期,睡眠-觉醒周期变化不符合相应胎龄,未见缺口改变,对称性可;B. 双侧半球弥漫性中-高波幅尖形θ波活动为主,双半球间不完全同步发放。

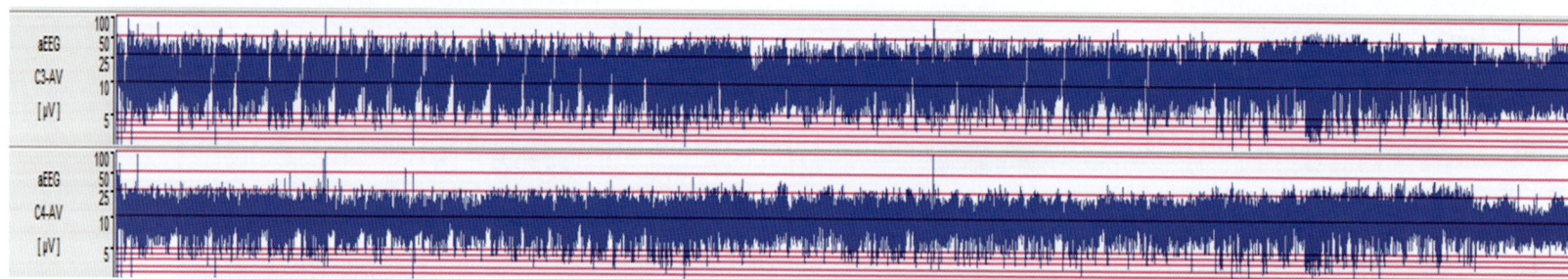

A

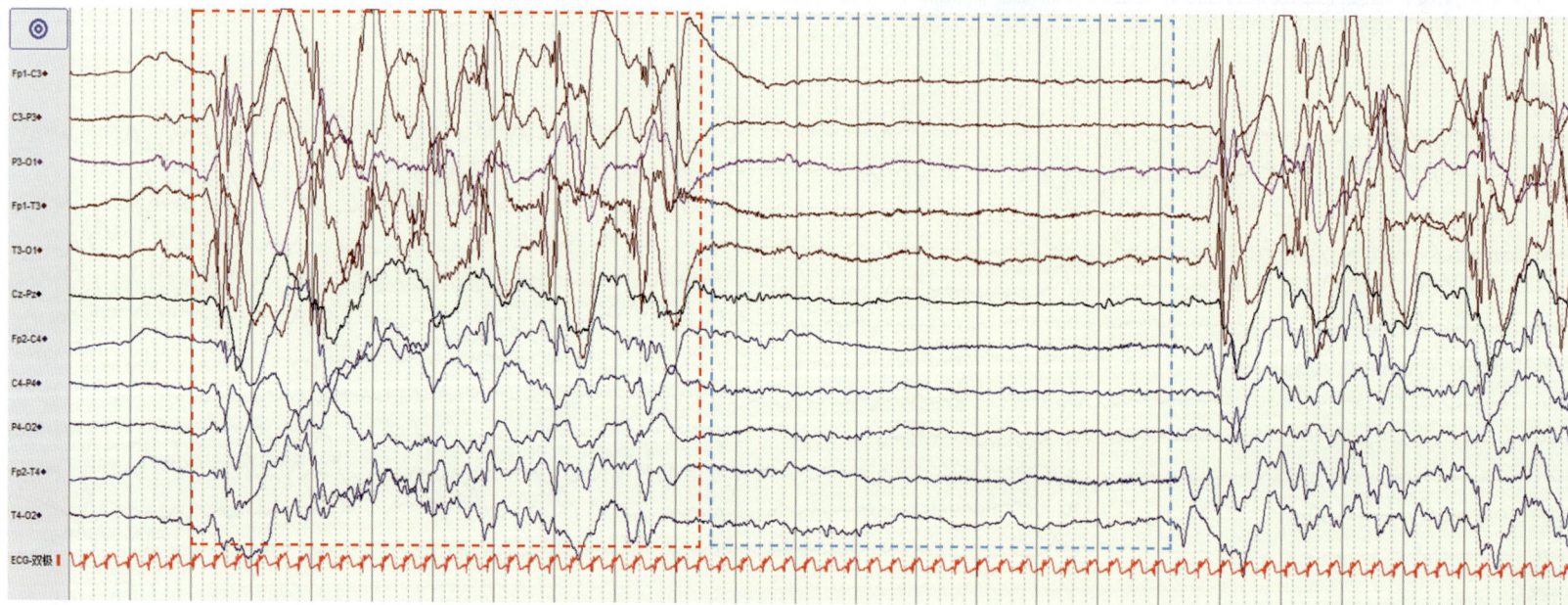

B

图 5-7-6　DOL 32 天,PMA 42 周 [+2],背景活动

A. aEEG 未见明显睡眠 - 觉醒周期,连续性下降,较多缺口改变,双侧上边界不对称,左侧上边界达 50μV,右侧 25μV 左右;B. 暴发 - 抑制背景,暴发段双半球高波幅不规则尖波、慢波混合活动,双半球间波幅及波形不对称(红色虚线框处为暴发段,蓝色虚线框为抑制段)(走纸速度 20mm/s)。

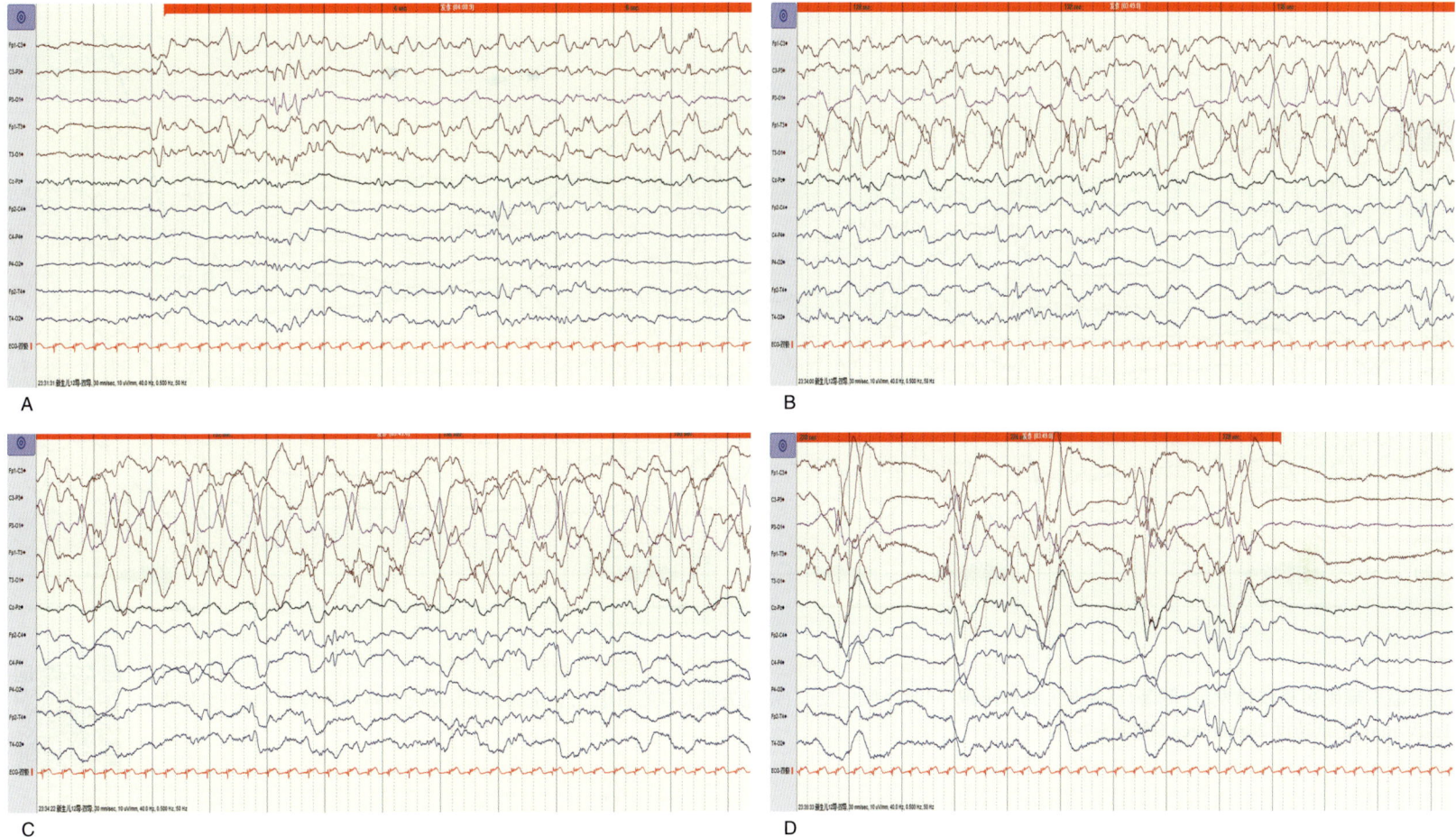

图 5-7-7　DOL 32 天,PMA 42 周 $^{+2}$,频繁电 - 临床发作,多种发作形式

A~D. 一次额、颞区起始的局灶性发作,EEG 表现为左侧额、颞区起始的尖形慢波节律→扩散至左侧顶、中央、枕区尖形慢波,频率减慢、波幅升高→ 左侧各导为主极高波幅慢波、尖形慢波类周期发放,持续 5 分钟左右,间隔 10~15 分钟反复发作;同期患儿双眼向右凝视,四肢强直,右侧肢体节律性抖动(此次发作期 EEG 为非连续记录)。

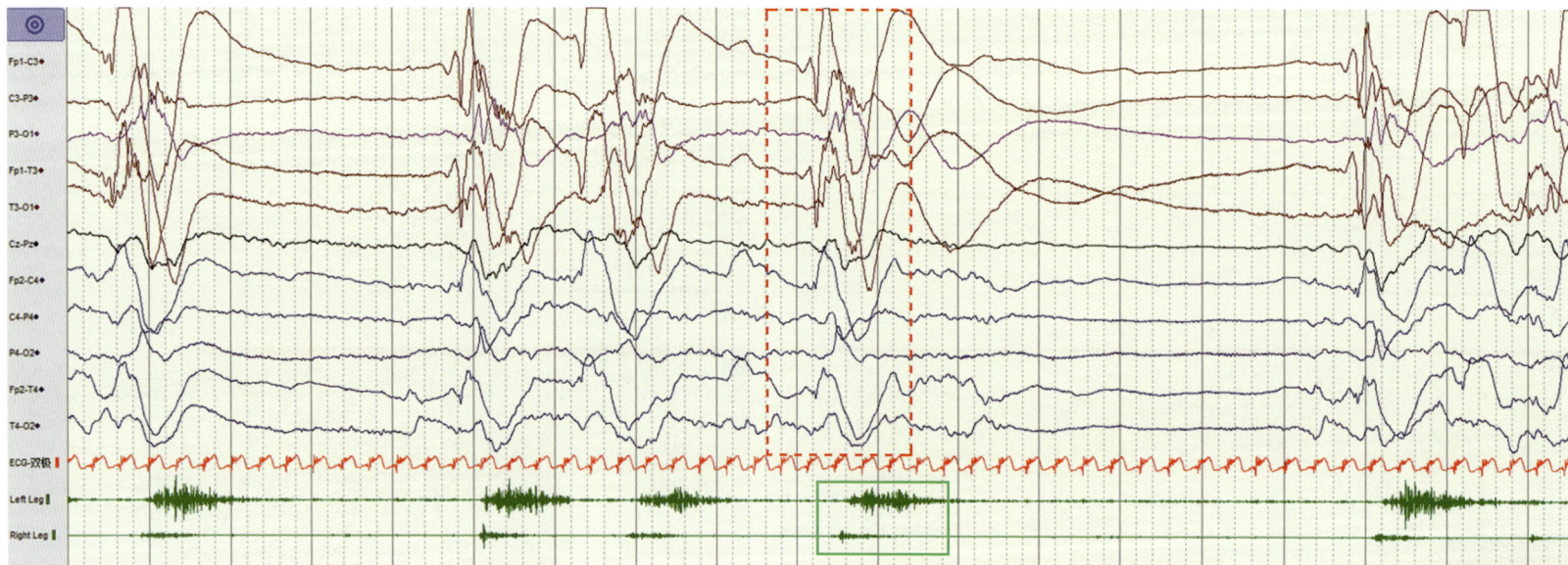

图 5-7-8　DOL 32 天,PMA 42 周$^{+2}$,频繁多种类型电 - 临床发作,癫痫性痉挛发作

高波幅不规则多相波暴发,左侧著(红框处),成串出现,同时伴肌电反应(绿色方框),右侧肌电先于左侧,患儿表现为癫痫性痉挛动作(灵敏度 15μV/mm,走纸速度 20mm/sec)(视频 5-7-1)。

视频 5-7-1

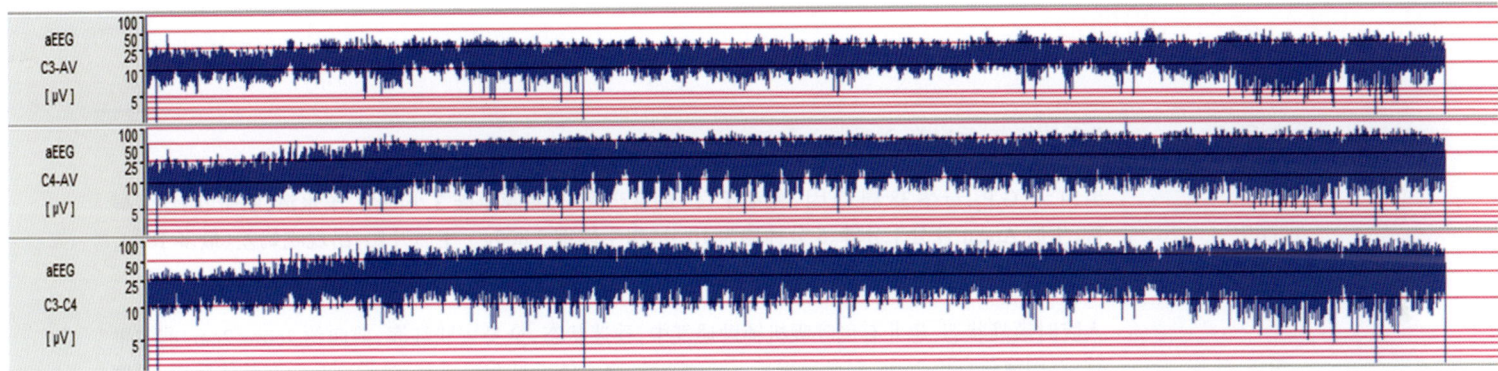

A

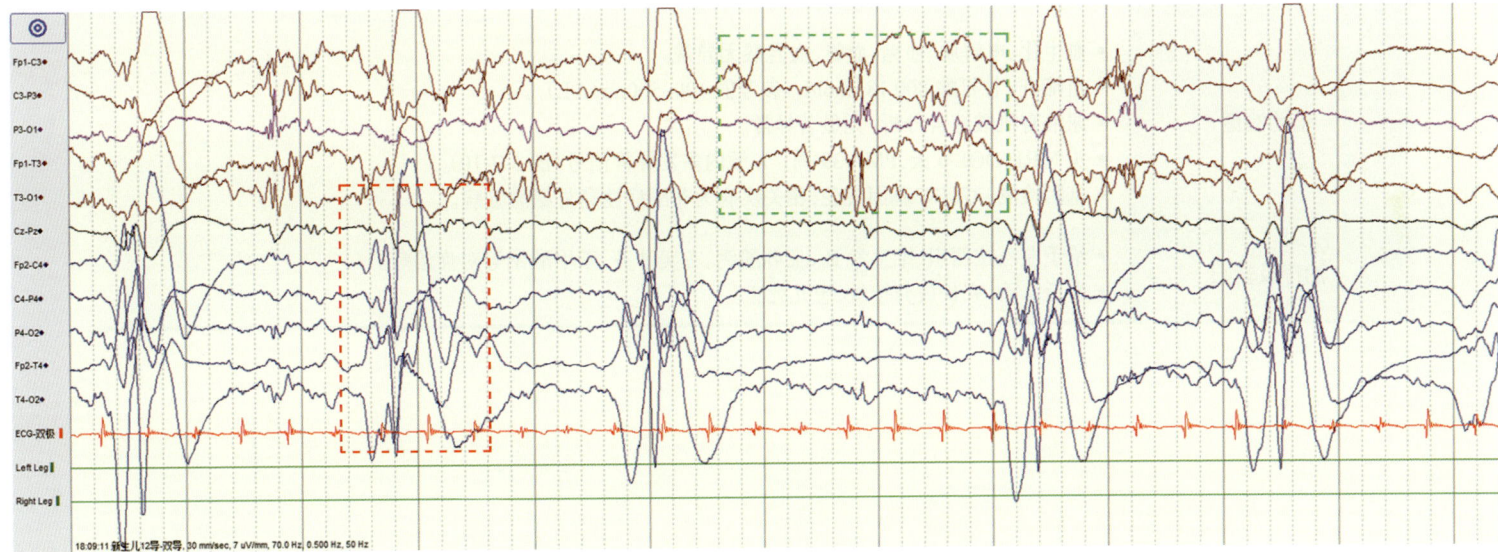

B

图 5-7-9　DOL 50 天,PMA 44 周 [+6],应用咪达唑仑、左乙拉西坦、托吡酯抗惊厥发作

A. aEEG 睡眠 - 觉醒周期无,左右半球带宽和电压不对称,仍见较多缺口;B. 原始 EEG 背景活动:右侧半球大量极高波幅不规则尖慢波(红色虚框)类周期样发放,右侧额区为著,左侧较多快波发放(绿色虚框)。

## 病例 2　非酮性高甘氨酸血症

| 主诉 | 生后吃奶差,反应差,呼吸弱 3 天。 |
|---|---|
| 现病史 | 男,4 天,$G_3P_2$,母孕 38 周$^{+4}$,因"瘢痕子宫"剖宫产娩出,胎膜早破 3 小时余,羊水清,脐带、胎盘无异常,生后 Apgar 评分 1 分钟、5 分钟均为 10 分,出生体重 2 800g。生后开奶,出现吃奶差(最多 10ml,3 小时一次)、呼吸弱。 |
| 查体 | 入院时镇静状态,患儿有创呼吸机辅助通气中,昏迷状态,全身皮肤红润,前囟约 2cm×2cm,前囟平软,双侧瞳孔直径 2mm,对光反射稍迟钝,心、肺、腹查体未见明显异常,触觉刺激后有肢体反应,幅度小,未见自主肢体活动,肌张力低下,仰卧位呈青蛙状。 |
| 辅助检查 | • 血生化、电解质、血糖、血氨、血乳酸无异常。<br>• 血筛查:甘氨酸 800.18μmol/L(参考值 100~500μmol/L)。<br>• 尿液有机酸综合分析:无显著异常。<br>• 头 MRI(DOL 6 天,PMA 39 周$^{+3}$):颅内多发异常信号(图 5-7-10)。<br>• 基因检测:*GLDC* 基因突变,相关疾病为非酮症性高甘氨酸脑病。 |
| 治疗及转归 | • 给予左乙拉西坦、维生素 $B_6$、亚叶酸钙、右美沙芬、苯甲酸钠等对症治疗。<br>• 生后 9 天,家长放弃抢救,患儿死亡。 |

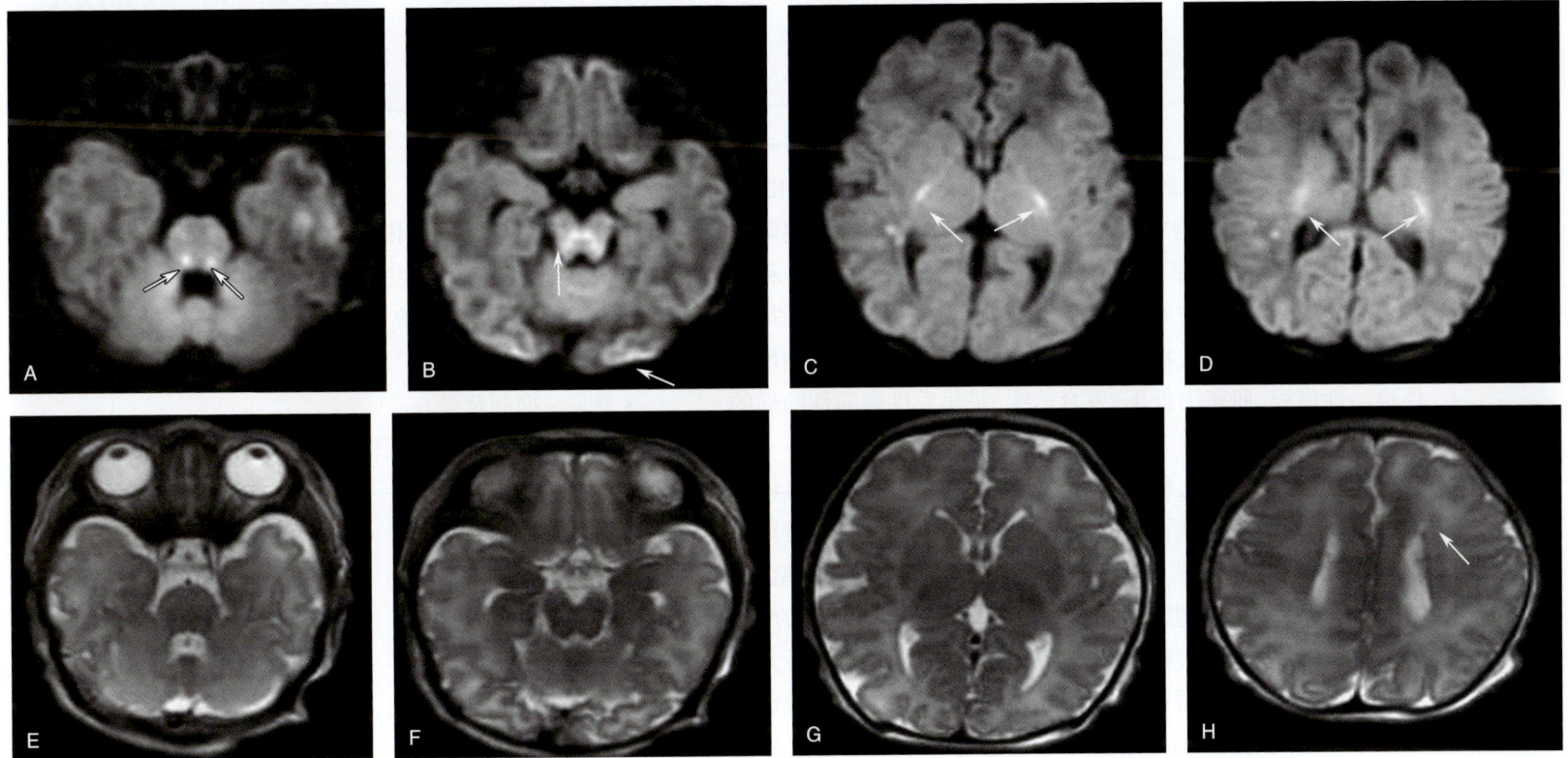

图 5-7-10　头 MRI（DOL 6 天,PMA 39 周 +3）

双侧大脑脑白质含水量偏高,额部脑回较少,皮层菲薄,双侧内囊后肢未见 $T_1WI$ 高信号影;双侧侧脑室旁可见多发点片状异常 $T_1WI$、FLAIR 及 DWI 高信号
A~D. DWI 枕叶皮层、双侧内囊、脑桥背侧信号增高(箭头所示);E~H. 左侧侧脑室前角旁见囊状脑脊液样信号(白色箭头处)。

表 5-7-2 *GLDC* 基因突变,相关疾病为甘氨酸脑病

| 基因 | 染色体位置 | 转录本 | 核苷酸与氨基酸改变 | 患儿 | 父 | 母 | 相关疾病(OMIM 号),遗传方式 |
|---|---|---|---|---|---|---|---|
| *GLDC* | chr9:6553366 | NM_000170 Exon20 | c.2457+2T>A (splicing) | 杂合 | 野生型 | 杂合 | 甘氨酸脑病 (605899),AR |

非酮性高甘氨酸血症(nonketotic hyperglycinemia,NKH),也称作甘氨酸脑病,为常染色体隐性遗传,是由甘氨酸裂解酶系统缺陷使甘氨酸堆积,直接导致中枢神经系统受累的一种疾病。NKH 致病基因中 *GLDC* 基因突变所致占 80%(表 5-7-2)。本病的临床表现不一,特征性表现为血和脑脊液中甘氨酸增高伴难治性癫痫、肌张力低下、发育迟缓,是早发性癫痫性脑病的重要病因。

NKH 分为新生儿型和迟发型。新生儿型较为多见(84%),足月新生儿通常在生后的 6 小时至 8 天即有症状,典型表现有进行性无力、喂养困难、肌张力减低、肌阵挛、偏身颤搐、窒息、嗜睡和昏迷。大多数患儿几周内死亡,幸存者病情进展为严重的精神运动发育迟缓、难治性癫痫。迟发型在新生儿期可无症状和体征,新生儿期后可出现不同程度的神经系统症状,也可在童年和成人期出现症状。其中最常见的一种为婴儿型,患儿在出生 6 个月后出现生长迟缓和癫痫,进而发展为智障、运动和行为问题。

**病例特点:**
- 昏迷,反应差,喂养困难,肌张力低下。
- 头颅 MRI:颅内多发异常信号。
- 血筛查:甘氨酸增高。

**脑电图特点:**
- 暴发 - 抑制背景。
- 多灶起源的电发作(图 5-7-11~ 图 5-7-14)。

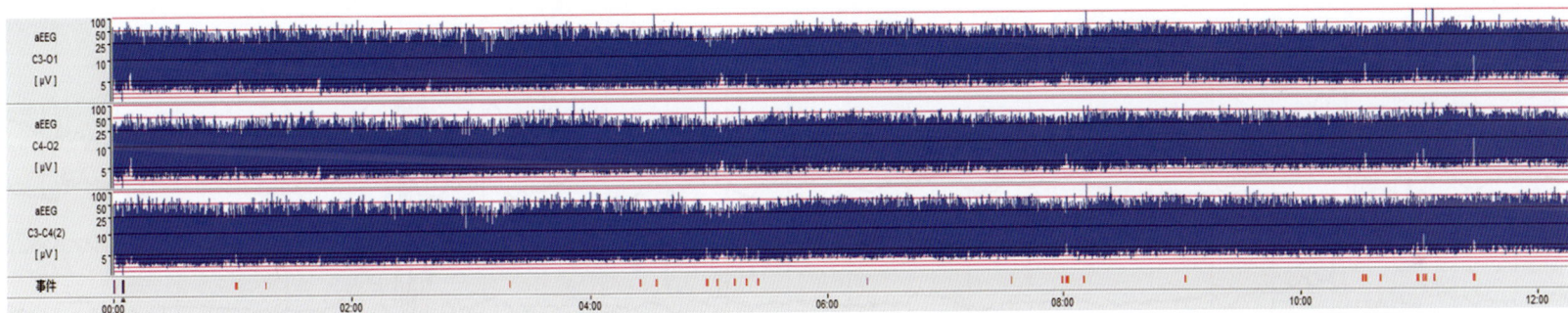

图 5-7-11　DOL 3 天,PMA 39 周,未用镇静药物

aEEG 暴发 - 抑制背景,睡眠 - 觉醒周期无,电压异常增高,上边界达 50μV,有多个细小缺口改变,经原始 EEG 证实为电发作或电 - 临床发作。

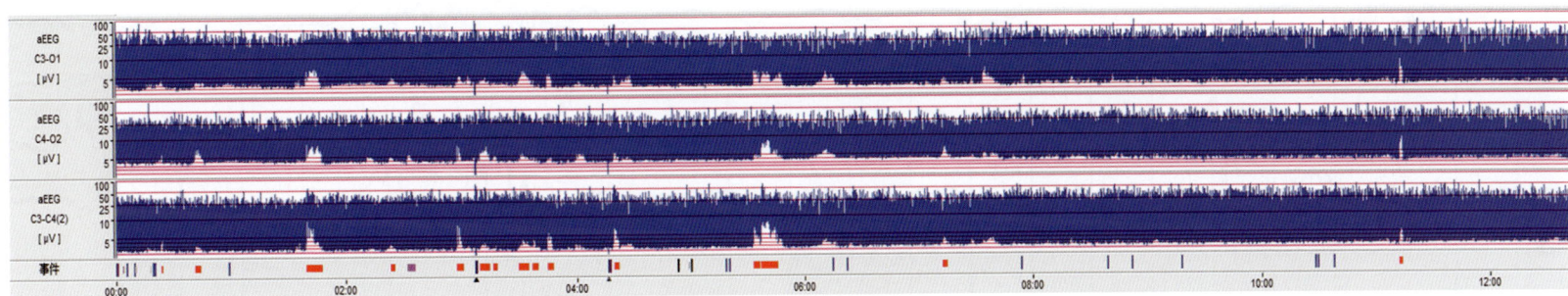

图 5-7-12　DOL 8 天,PMA 39 周 [+5],左乙拉西坦 5mg/kg,q.12h,治疗中

aEEG 与 5 天前比较无明显变化,有多个大小不一的缺口,经原始 EEG 证实为电发作或电 - 临床发作。

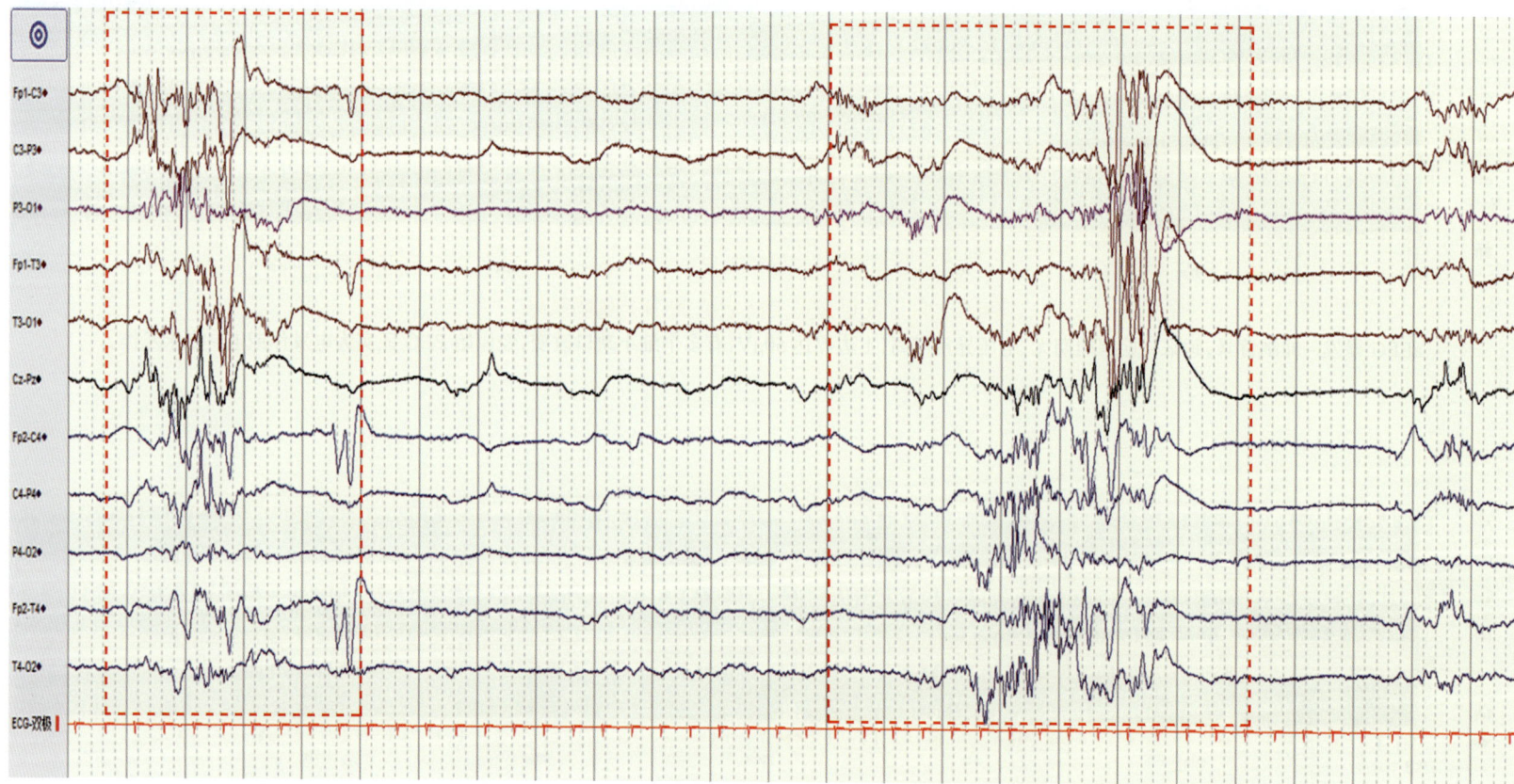

图 5-7-13  DOL 8 天,PMA 39 周 $^{+5}$,原始脑电暴发 - 抑制

暴发段极高波幅多相尖波、快波、紊乱波混合快波发放(红框处),双半球间波幅及波形对称性差(走纸速度 15mm/s)。

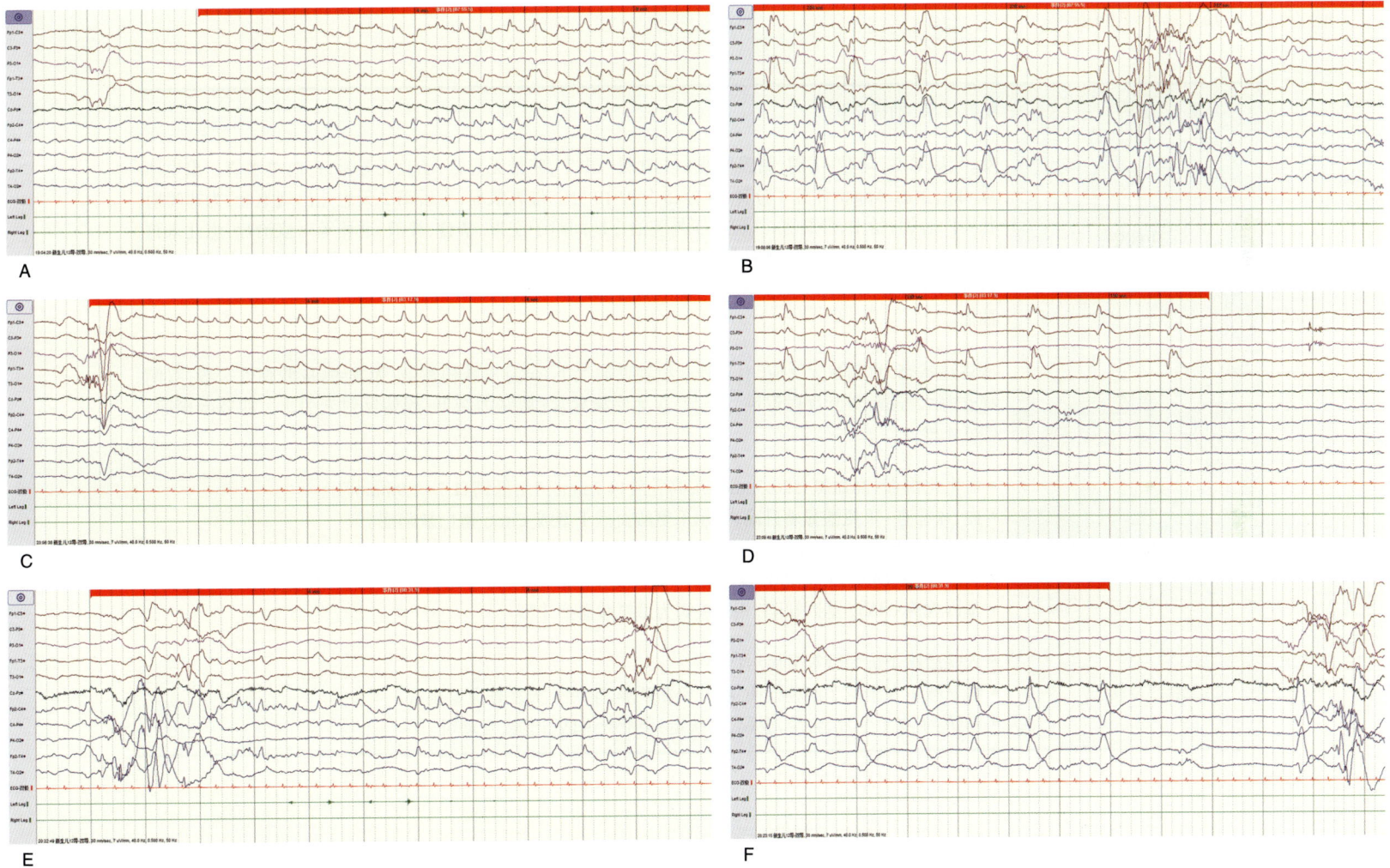

图 5-7-14　监测期间频繁多部位起源的电发作 / 电 - 临床发作

A、B. 双侧额区起始；C、D. 左侧额区起始；E、F. 右侧额、中央区起始。

## 病例 3　瓜氨酸血症

| 主诉 | 呕吐 2 天,抽搐 2 次。 |
|---|---|
| 现病史 | 女,4 天,G<sub>2</sub>P<sub>2</sub>,母孕 41 周,胎膜早破 8 小时顺产出生,脐带无异常,胎盘无异常,产时羊水清。出生体重 4kg,生后 Apgar 评分 1 分钟 10 分,5 分钟 10 分。母乳喂养,生后第 2 天患儿出现呕吐,为非喷射状胃内容物,量中,伴腹胀,气促。于外院治疗期间给予洗胃、禁食、补液、通便等对症治疗,患儿未再呕吐,生后第 3 天患儿出现抽搐,表现为双眼紧闭,四肢强直抖动。立即给予苯巴比妥镇静,发作持续约 4 分钟后逐渐缓解。间隔 1 小时后再发抽搐 1 次,表现同前,再次给予苯巴比妥镇静后未再抽搐。 |
| 查体 | 深昏迷状态,对刺激无反应,有创呼吸机辅助通气下,全身皮肤稍黄染,无发绀,皮肤弹性一般,双侧瞳孔等大等圆,对光反射迟钝,心、肺、腹无明显异常;肌张力减低,原始反射未引出。四肢末梢凉,CRT 4 秒。 |
| 辅助检查 | • 血生化检查:高血氨(526.6μmo/L),高乳酸(4.7mmol/L),低钙(1.7~ 1.9mmol/L)。<br>• 血、尿筛查:瓜氨酸显著升高,提示瓜氨酸血症 I 型或 Citrin 蛋白缺陷症。<br>• 心脏超声检查:心肌增厚性病变。<br>• 头颅 MRI(DOL 14 天,PMA 43 周):颅内多发异常信号影,符合高氨血症所致脑部改变(图 5-7-15)。<br>• 基因检测:*ASS1* 基因缺陷,相关疾病为瓜氨酸血症 I 型。 |
| 治疗及转归 | • 入院后给予抗惊厥等对症治疗。<br>• 精氨酸 + 左卡尼丁改善代谢,特殊奶粉喂养,生后 8 天复查血氨正常。<br>• 随访:1 岁 1 个月,会坐,会爬,可扶走,会咿呀说话,逗笑,互动可。 |

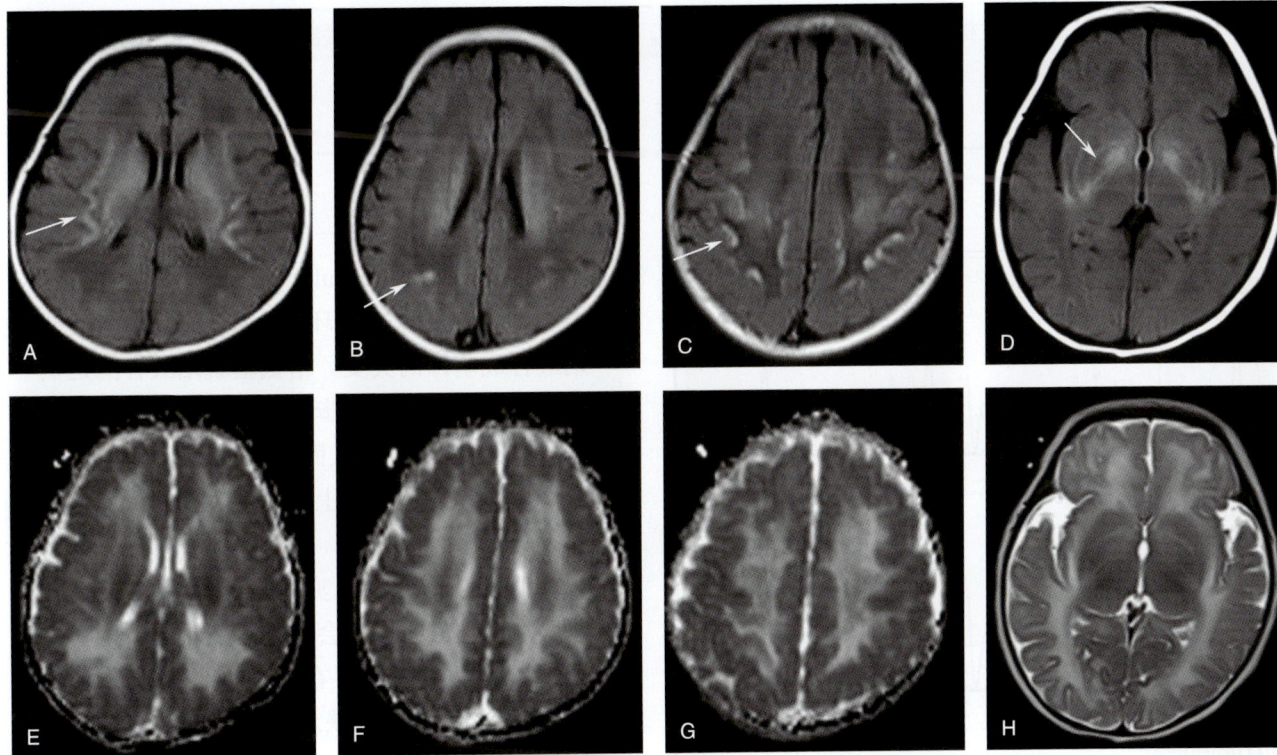

**图 5-7-15　头 MRI（DOL 14 天，PMA 43 周）**

双脑叶病变以灰白质交界区为主，双侧额顶枕颞叶、岛叶、基底节区均可见多发条片状异常信号，FLAIR 均呈高信号（箭头所示），ADC 呈低信号；各脑室及脑池未见扩大。中线结构无移位。脑干和小脑半球未见明显异常。颅内多发异常信号影，结合病史，符合高氨血症所致脑部改变。脑白质髓鞘化符合足月新生儿 1 个月水平。A~D. Flair 序列；E~G. ADC 序列；H. T₂WI。

**病例特点：**

1. 生后第 2 天即出现明显临床症状，并有惊厥发作，反应差。

2. 血氨升高，头 MRI 检查提示高氨血症所致影像学改变。

3. 早期 EEG 是过度活跃状态，出现电发作持续状态。

4. 随着血氨恢复正常，EEG 背景活动趋于正常。

表5-7-3 患儿 *ASS1* 基因杂合突变, *ASS1* 基因编码蛋白为琥珀酸精氨酸合酶, 相关疾病瓜氨酸血症

| 基因 | 染色体位置 | 转录本 | 核苷酸与氨基酸改变 | 患儿 | 父 | 母 | 相关疾病 (OMIM 号),遗传方式 |
|---|---|---|---|---|---|---|---|
| *ASS1* | chr9: 133370370 | NM_000050.4 Exon20 | c.1087C>T (p.R363W) | 杂合 | 杂合 | 杂合 | 瓜氨酸血症 (603470),AR |

ASS1基因 chr9: 133355191 NM_000050.4c.773+4A>C,

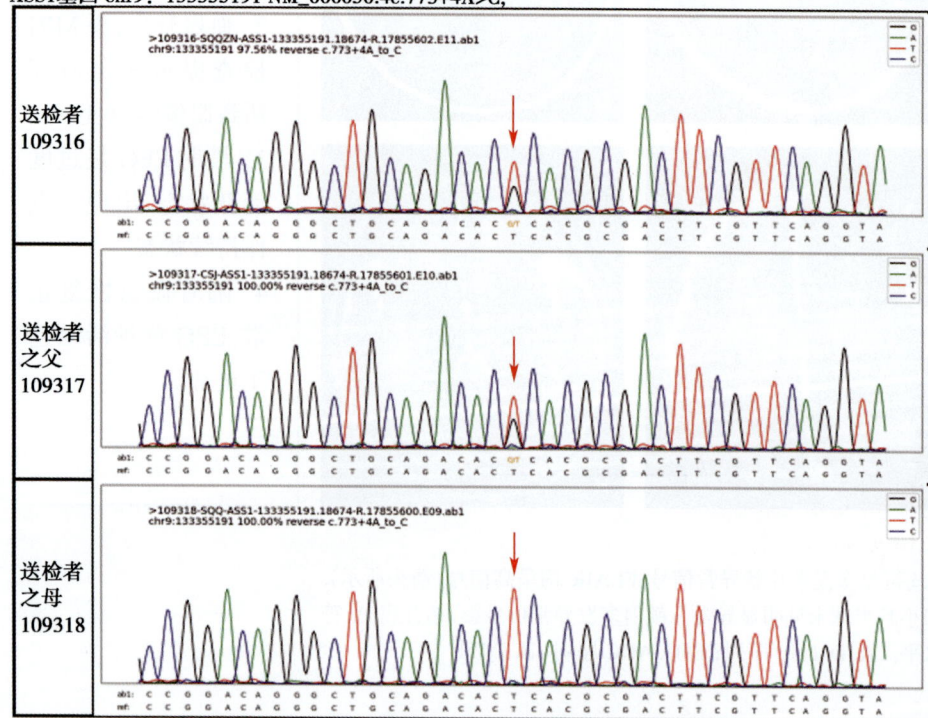

图 5-7-16 *ASS1* 基因变异,Sanger 测序验证结果

瓜氨酸血症(citrullinemia)是一种常染色体隐性遗传的尿素循环代谢障碍,是精氨基琥珀酸合成基因的突变。精氨基琥珀酸合酶是负责尿素循环中的一个步骤。这个基因的突变会减弱此种酶的活动,从而使尿素循环瓦解,而令血液内的瓜氨酸水平上升(表5-7-3,图 5-7-16~图 5-7-21)。

瓜氨酸血症 1 型,亦称为典型瓜氨酸血症,一般在出生后数日便会发现。患儿在出生后表现正常,但当氨的水平在身体内不断上升时,婴儿会显得无力、食欲缺乏、呕吐、癫痫发作及昏迷等。

瓜氨酸血症 2 型,一般会在成年时出现相关症状,主要影响神经系统。特征包括有精神错乱、异常的行径、癫痫及昏迷。

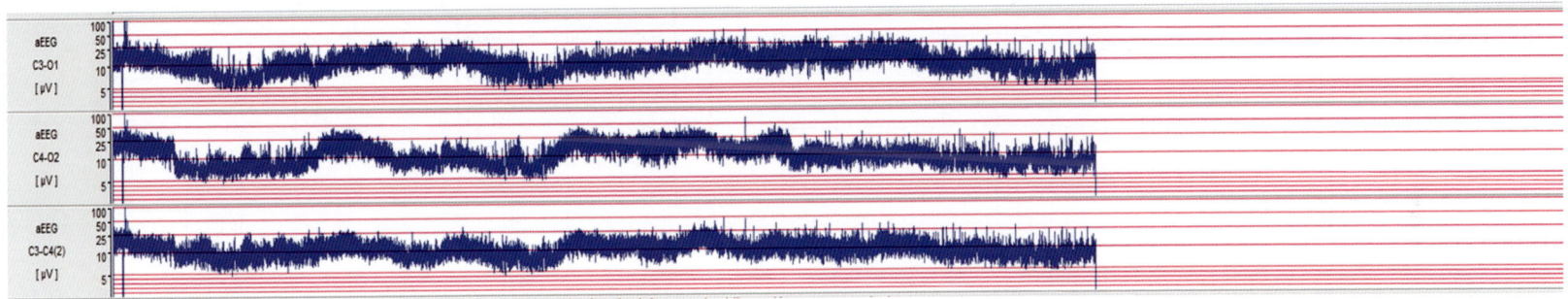

图 5-7-17 DOL5 天，PMA 41 周 +5，血氨 396.9μmol/L，深昏迷状态，腹膜透析中，监测前 24 小时苯巴比妥 20mg/kg

aEEG 为呈波浪样改变，无睡眠 - 觉醒周期，有缺口（趋势图上抬高部分）改变。左、右侧缺口位置不对称，缺口处原始脑电图证实为电发作持续状态。

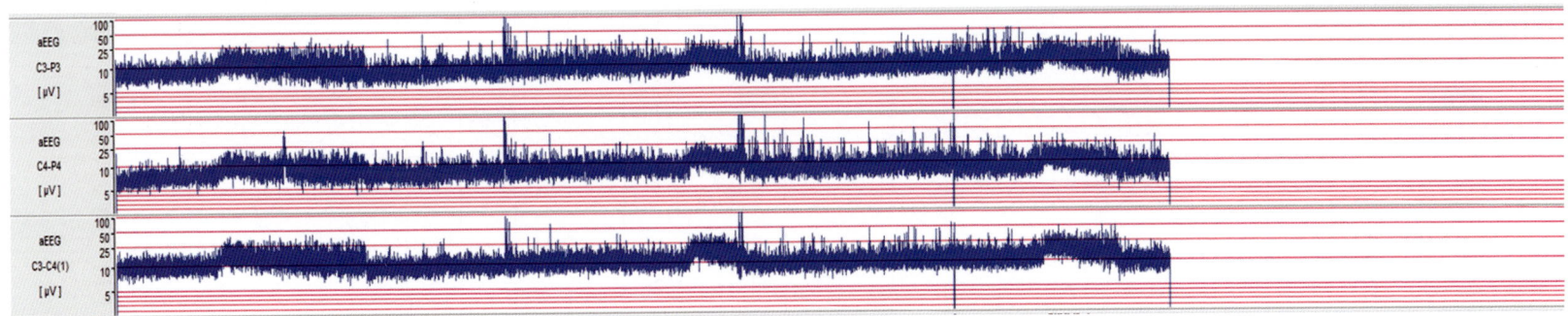

图 5-7-18 DOL11 天，PMA 42 周 +4，血氨和乳酸正常

aEEG 出现正常睡眠 - 觉醒周期，电压正常，未见缺口改变。

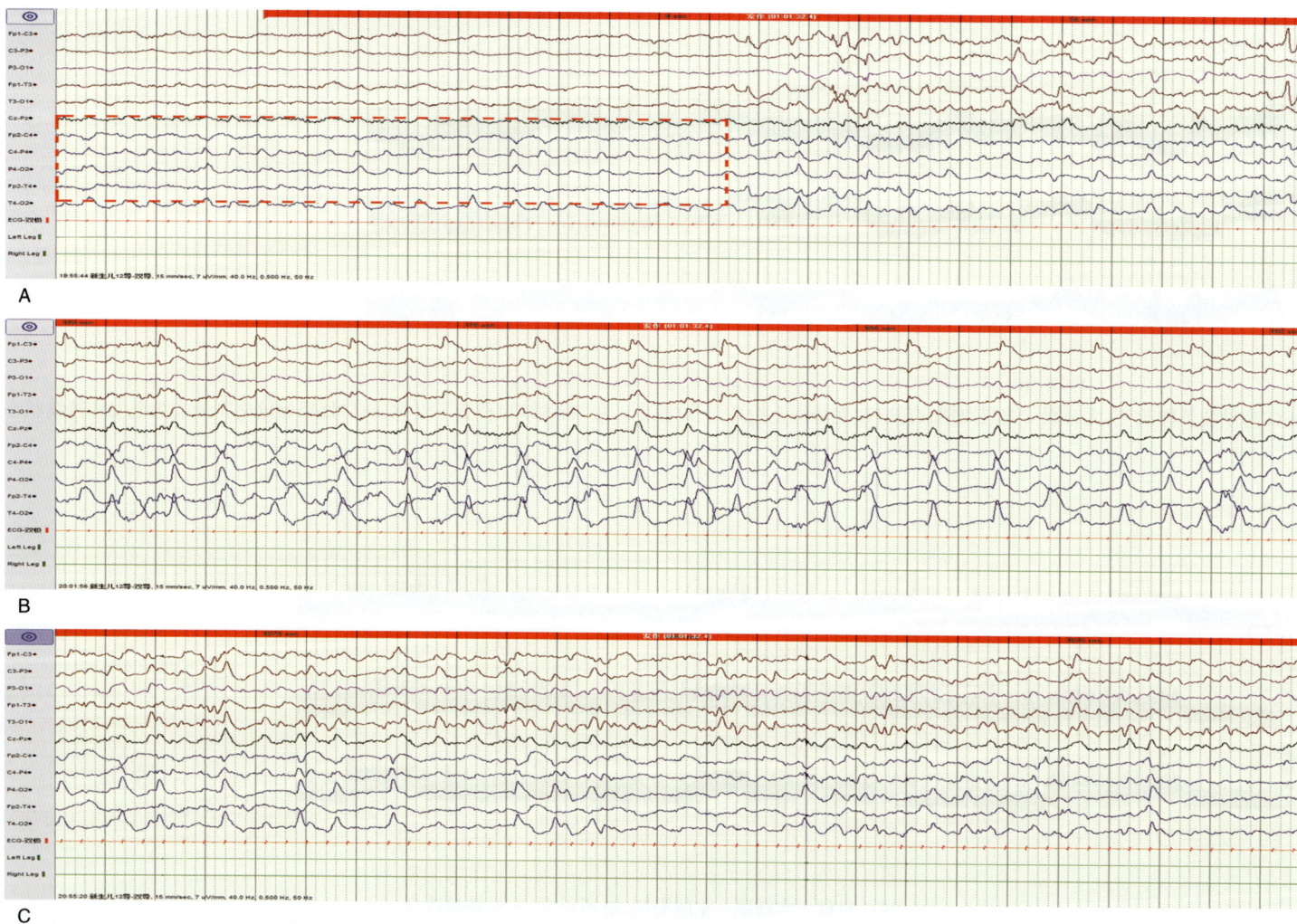

图 5-7-19　DOL 5 天,PMA 41 周$^{+5}$,一次电发作变化

A~C. 右侧中央区(红框处)起始尖波类周期样发放,波及右侧半球各导,波形波幅略有变化,未见肌电反应(非连续记录,走纸速度 15mm/s)。

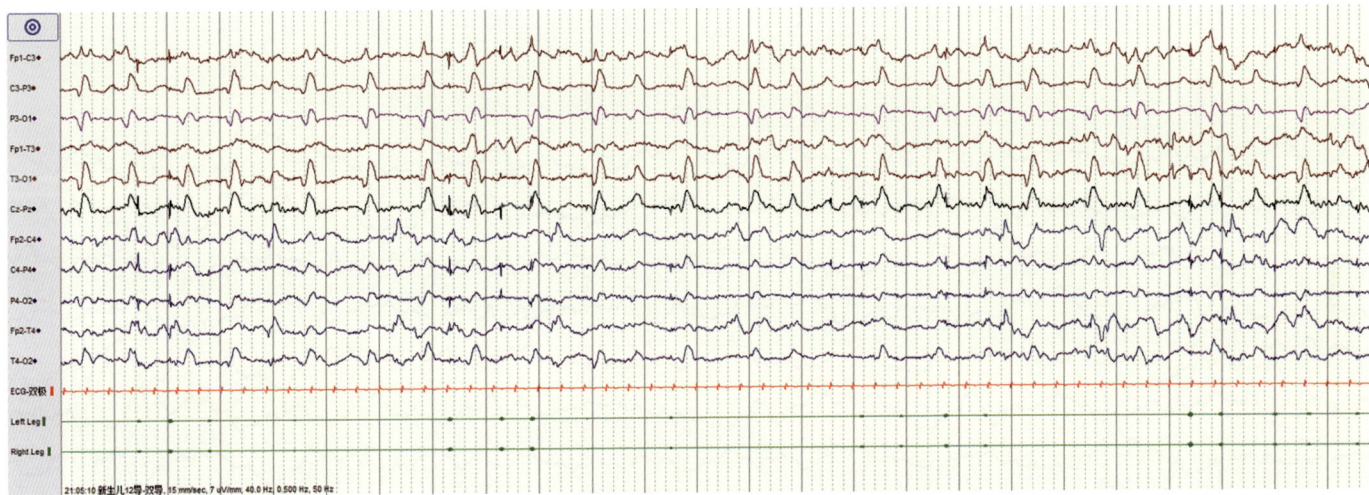

A

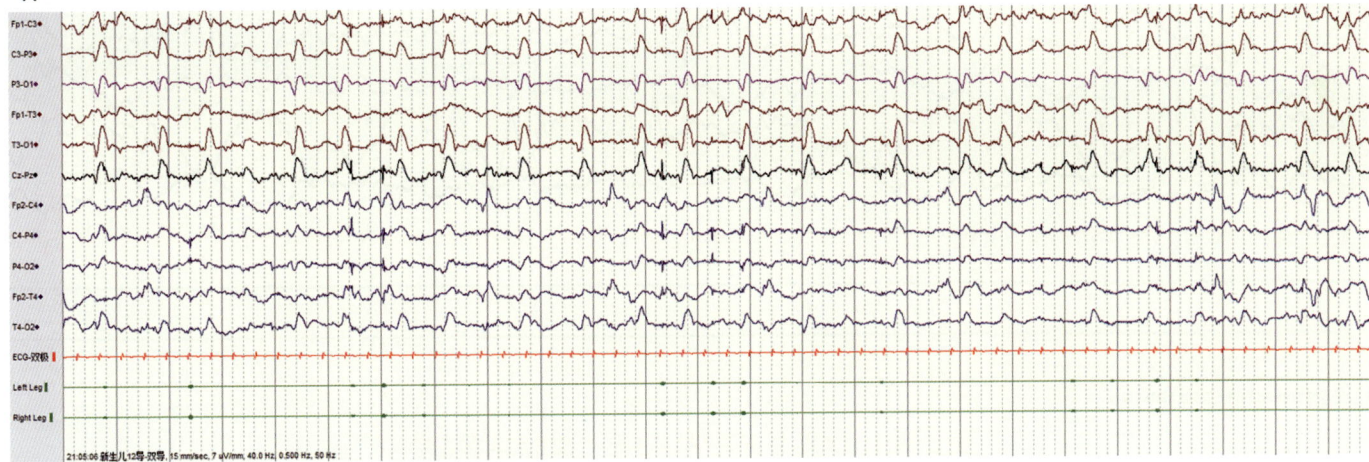

B

图 5-7-20 DOL 5 天,PMA 41 周 ⁺⁵,左半球为主的周期性放电

左侧半球为主尖形 θ 波周期性或类周期性放电,持续数分钟,波形波幅略有变化,未见肌电反应(非连续记录,走纸速度 15mm/s)。

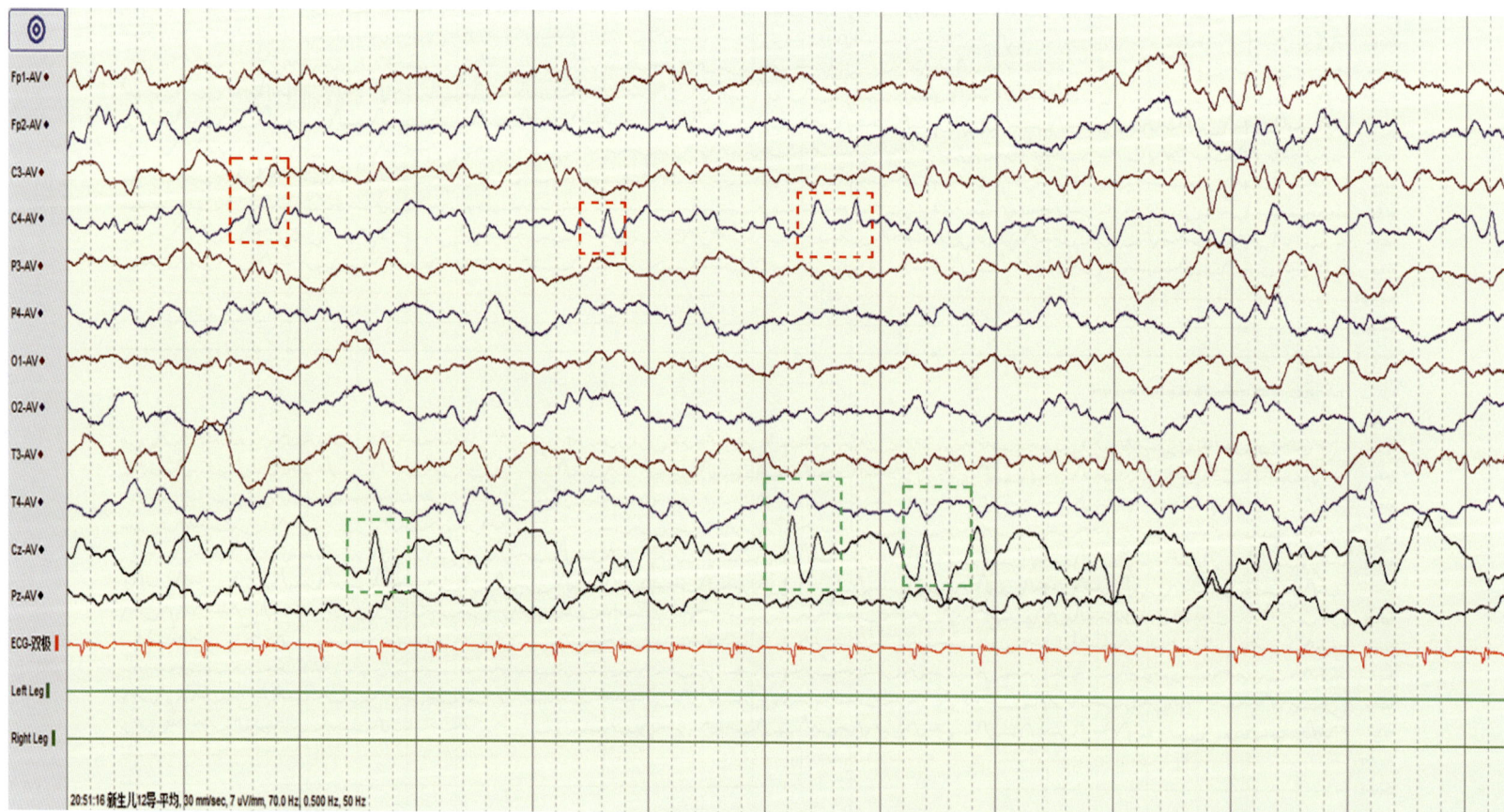

图 5-7-21　DOL 11 天,PMA 42 周 $^{+4}$,血氨和乳酸正常

EEG 为连续图形,背景活动为弥漫性混合波活动,右侧中央(红色虚框处)及中央中线少量低 - 中波幅尖波(绿色虚框处)散发。

## 病例 4　鸟氨酸氨甲酰基转移酶缺乏症

| 主诉 | 间断抽搐 1 天余,意识障碍半天。 |
|---|---|
| 现病史 | 男,2 天,$G_3P_2$,母孕 39 周,顺产出生,出生体重 3 600g,脐带真结,胎盘、羊水无异常。生后 Apgar 评分 10-10-10 分。生后 1 天无明显诱因于睡眠中出现左上肢抽动,未给予特殊处理。入院前半天无明显诱因突然出现尖叫及左上肢肢体抖动,下肢肢体末端发绀,伴吐沫,面色苍白,意识不清,持续时间不详。患儿反应低下,无发热,无烦躁、激惹,无呕吐、腹胀等,血氨 1 971μmol/L,血钾 9.24mmol/L,收入院。 |
| 查体 | 深昏迷状态,有创呼吸机辅助通气,全身皮肤苍黄,足底发绀,右侧肘窝处可见紫色瘀斑。双侧瞳孔等大等圆,直径约 1.5mm,对光反射消失。心、腹查体无明显异常,四肢肌张力下降。原始反射未引出。 |
| 助查检查 | • 血生化检查:葡萄糖 1.2mmol/L,氨 2 610μmol/L,乳酸 10.4mmol/L,钾 9.13mmol/L。<br>• 头颅 MRI(DOL 7 天,PMA 40 周):双侧多处异常信号,不除外代谢性脑病(图 5-7-22)。<br>• 心脏超声检查:心肌声像异常,请结合临床除外遗传代谢病。<br>• 血、尿筛查:瓜氨酸水平降低,提示鸟氨酸氨甲酰转移酶缺乏症。<br>• 基因检测:*OTC* 基因缺陷,鸟氨酸氨甲酰基转移酶缺乏症(表 5-7-4)。 |
| 治疗及转归 | • 入院后给予 CRRT 血液滤过治疗,降氨、纠正电解质紊乱及对症支持治疗。<br>• 血氨逐渐下降,意识好转。但停 CRRT,血氨再次上升。<br>• 生后 11 天,家长放弃抢救,患儿死亡。 |

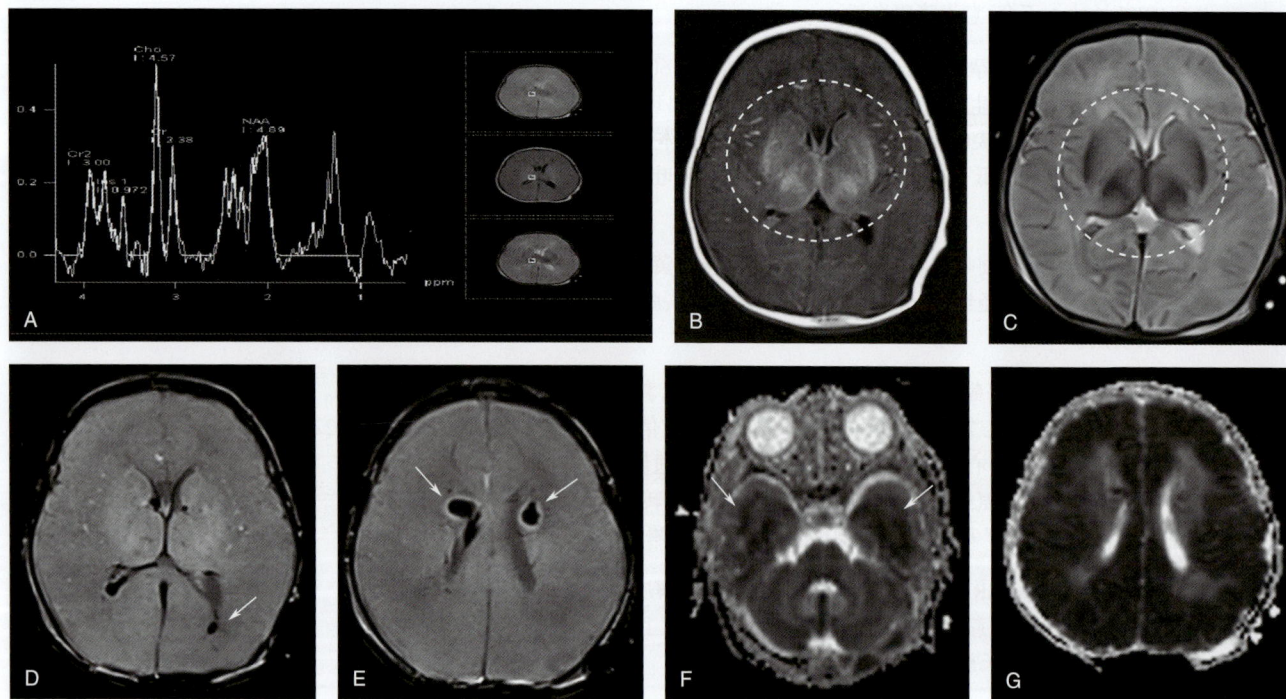

图 5-7-22 头颅 MRI(DOL 7 天,PMA 40 周)

A. MRS 序列:双侧丘脑及脑脊液感兴趣区域 Cho 升高、NAA 明显降低、Cho/Cr 升高、NAA/Cr 比值降低,可见 Lip 峰及乳酸峰出现;B、C. 显示丘脑、尾状核、壳核 $T_1WI$ 高信号,$T_2WI$ 低信号(圆圈处);D、E. 为 SWI 序列,可见脑室、侧脑室旁出血(白色箭头处);F、G. ADC 图,双侧颞叶、双侧大脑半球低信号,水肿表现。

病例特点:

1. 出生不久出现惊厥发作,反应低下,血氨明显升高。

2. 头 MRI 检查提示代谢性脑病。

3. EEG 背景活动电压抑制,生理波活动明显减少,呈现电发作持续状态。

表 5-7-4　患儿 *OTC* 基因杂合突变,相关疾病鸟氨酸氨甲酰转移酶缺乏症

| 基因 | 染色体位置 | 转录本 | 核苷酸与氨基酸改变 | 患儿 | 父 | 母 | 相关疾病(OMIM 号),遗传方式 |
|---|---|---|---|---|---|---|---|
| *OTC* | chrX：38226591 | NM_000531.6 Exon2 | c.125T>A (p.L42H) | 半合 | 野生型 | 杂合 | 鸟氨酸氨甲酰基转移酶缺乏症(300461),XL |

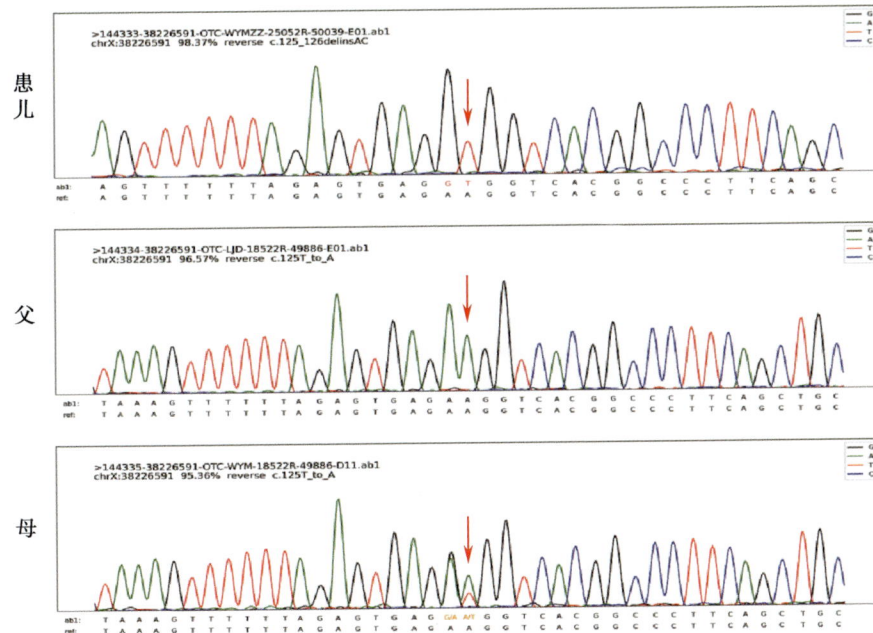

图 5-7-23　*OTC* 基因突变,Sanger 测序验证结果

鸟氨酸氨甲酰基转移酶缺乏症(ornithine transcarbamylase deficiency,OTC deficiency,OTCD) 也 称 作 OTC 缺乏症,是最常见的尿素循环障碍疾病,为 X 连锁隐性遗传;是由于鸟氨酸氨甲酰基转移酶(ornithine transcarbamylase,OTC) 基因突变后造成该酶活性下降或消失,鸟氨酸和氨甲酰基磷酸生成瓜氨酸受阻,导致血液中的氨浓度异常。

OTC 缺乏症常于新生儿期发病,病情凶险,多表现为生后数天内出现并迅速进展的代谢性脑病。患儿出生时可无异常,数天内开始出现易激惹、喂养困难、呼吸急促和昏睡等表现,并迅速发展为痉挛、昏迷和呼吸衰竭,若不及时治疗,常在 1 周内死亡,幸存者多遗留严重的智力损害。部分患儿表现为迟发型,多于婴幼儿期起病,症状相对较轻,临床表现多样,如肝大、反复发作的癫痫、生长发育障碍及行为异常等;儿童和成人期发病者常表现为慢性神经系统损伤,以各种行为异常、精神错乱、烦躁易怒和发作性呕吐为特征(图 5-7-23~ 图 5-7-26)。

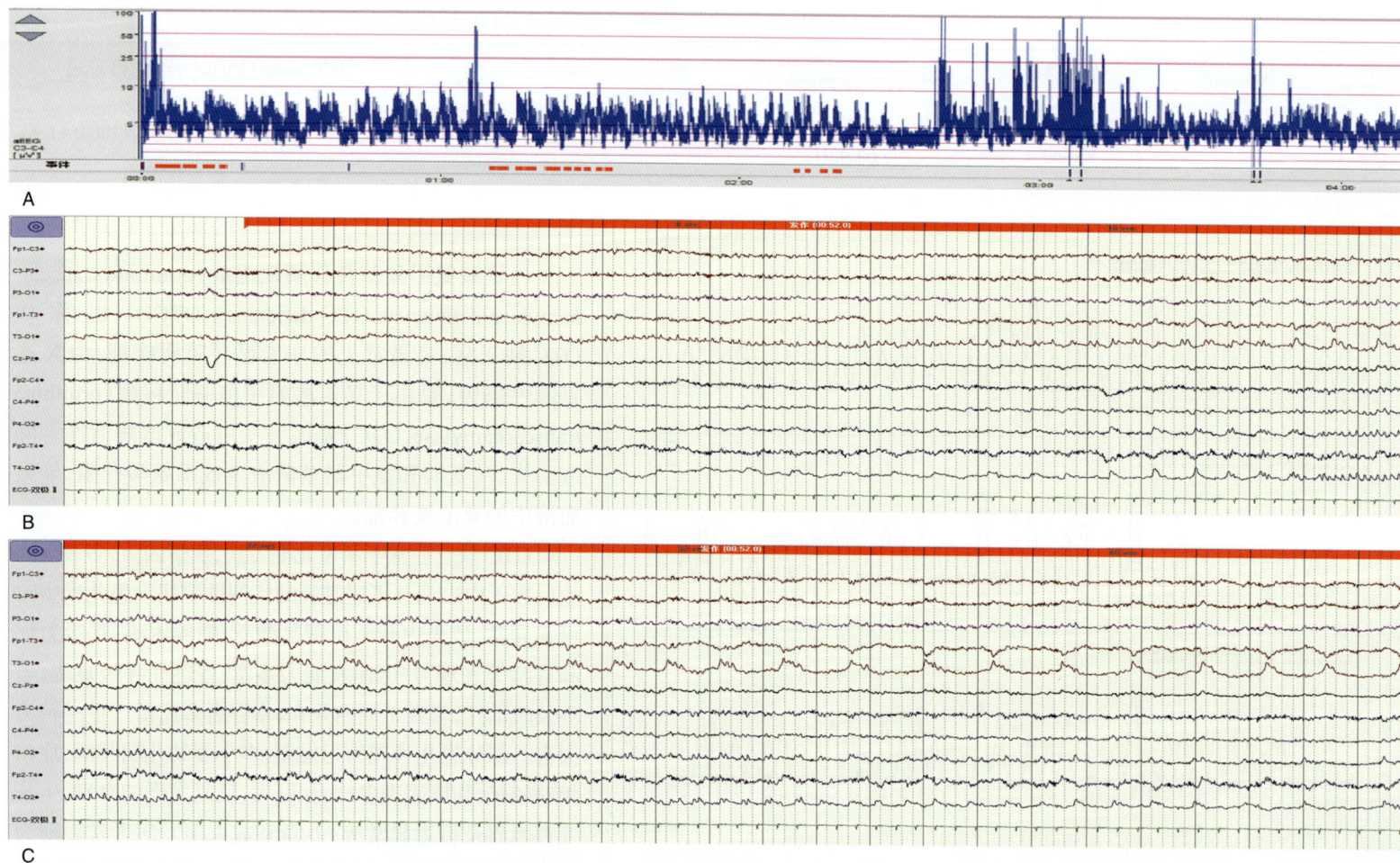

**图 5-7-24    DOL 3 天,PMA 39 周$^{+3}$,电发作**

A. aEEG 电压低,较多缺口出现(证实为电发作持续状态),无睡眠 - 觉醒周期;B、C. 缺口处原始脑电图,右侧或左侧或双侧中央、枕、颞区起始快波→低幅尖波节律→慢波上复合快节律,波幅升高,频率减慢→恢复背景,可泛化或游走至对侧,每次持续 1~2 分钟,此起彼伏;无明显临床动作,同期未见发作期肌电反应(非连续完整记录,走纸速度 20mm/s)。

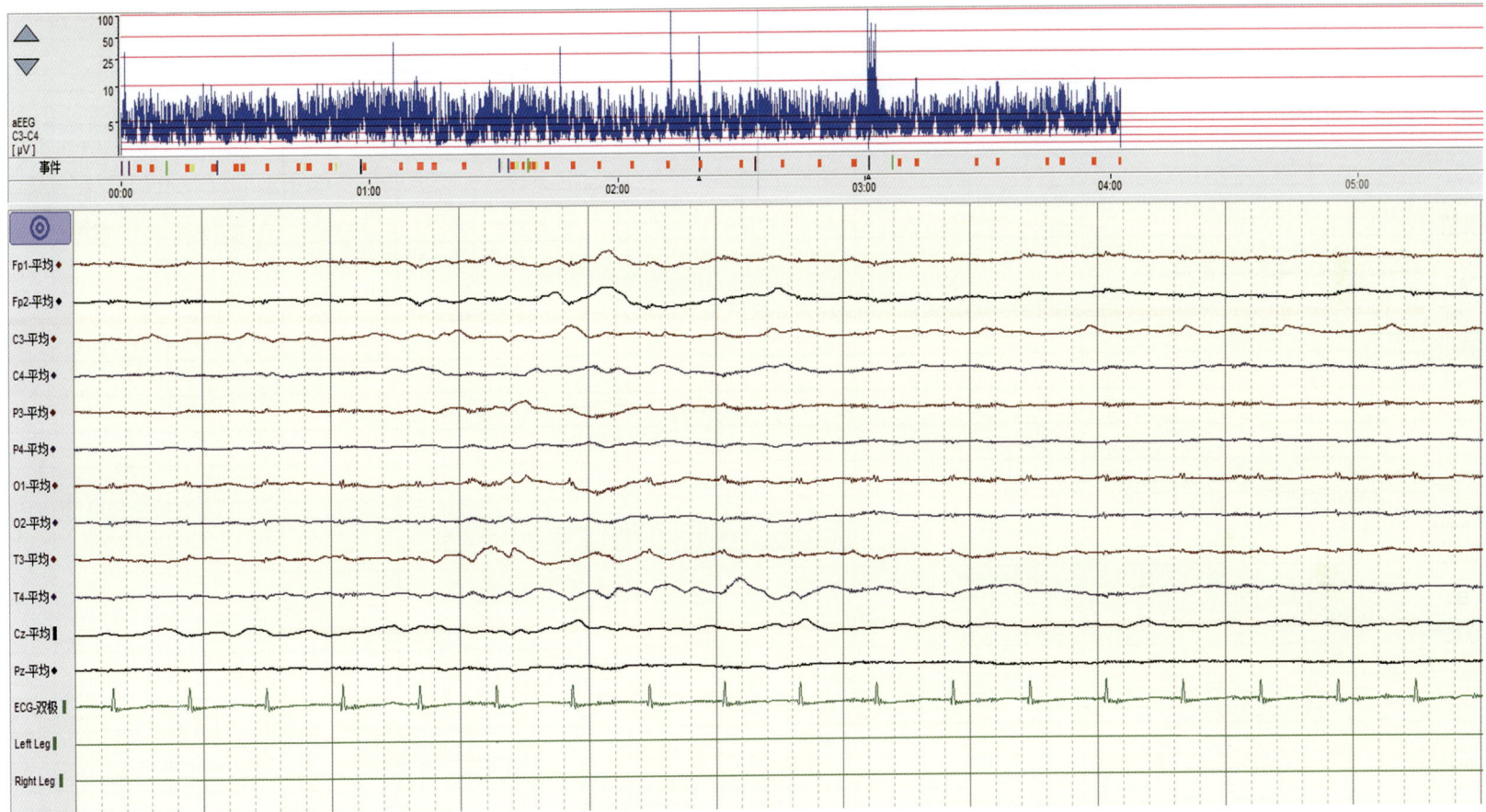

图 5-7-25　DOL 7 天,PMA 40 周

背景活动 aEEG 未见睡眠 - 觉醒周期,低电压,仍有较多缺口改变。原始 EEG 背景活动弥漫性电压低平,少量低波幅 θ、δ 波活动,无正常生理波活动。

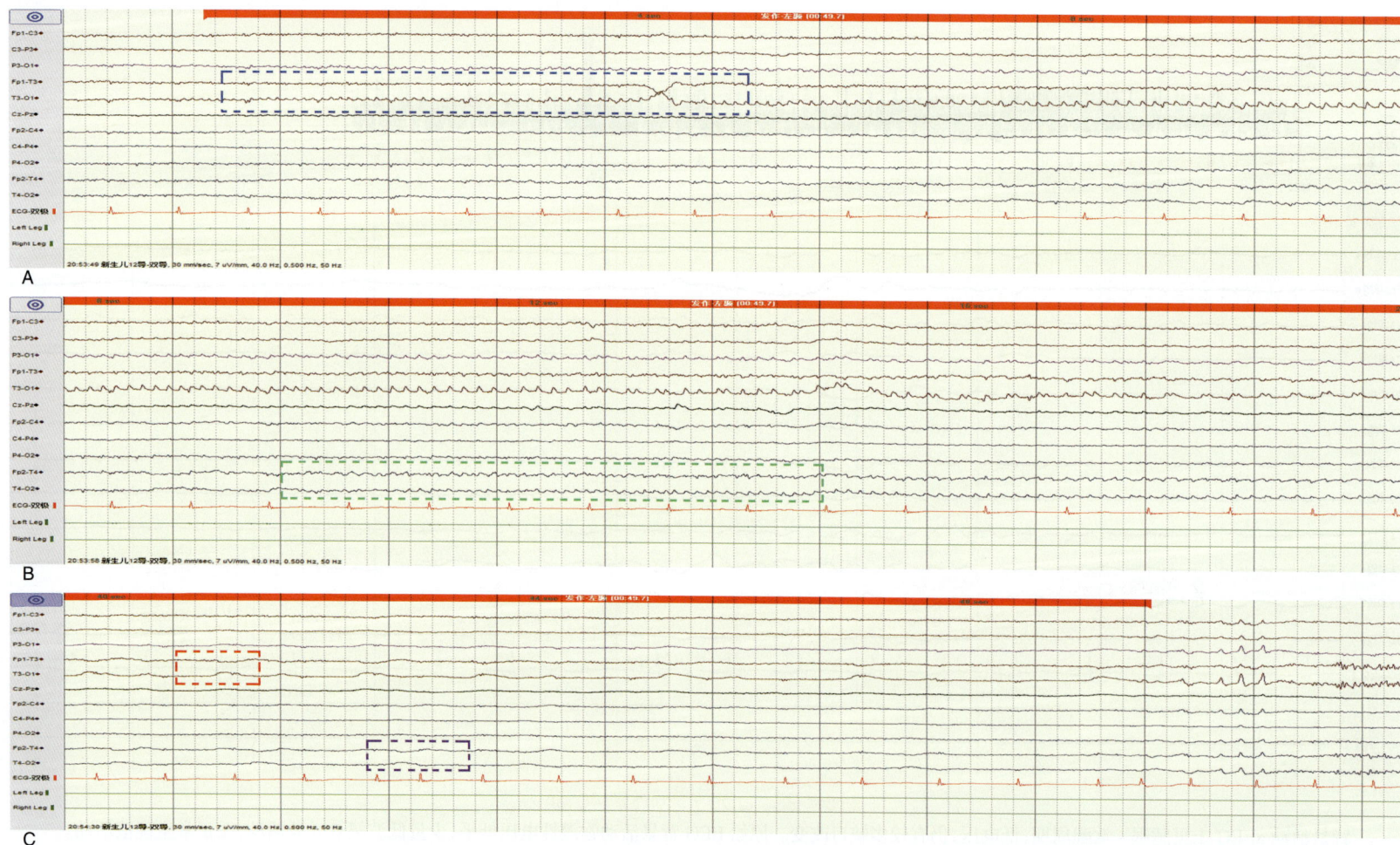

图 5-7-26　DOL 7 天，PMA 40 周，aEEG 缺口处一次游走性电发作

A. 左侧颞区起始的低幅快波（蓝色虚框）；B. 右侧颞区（绿色虚框）逐渐出现低波幅快波，波形、波幅快速发生演变，同时左侧颞区放电逐渐缓慢；C. 左侧额、颞区低波幅慢波类周期性发放（红色虚框），同时右侧额颞区亦有不同波形、不同间隔的低波幅慢波类周期性发放（紫色虚框）。

## 病例 5　甲基丙二酸血(尿)症 -1

| 主诉 | 呼吸困难、拒乳 3 天,加重 14 小时。 |
|---|---|
| 现病史 | 男,6 天,$G_2P_1$,母孕 38 周 $^{+6}$,因臀位于外院剖宫产娩出,生后无窒息,羊水清,脐带及胎盘未见异常,出生体重 3 100g。生后第 4 天,患儿出现呼吸困难,表现为呼吸深大,同时出现进乳差,吮吸 2~3 次即停。14 小时前患儿呼吸困难加重,于外院行气管插管呼吸机辅助通气,监测血氨 1 589μmol/L,转入笔者医院。患儿生后 5~6 小时开奶,每次 15ml 左右,间隔 2~3 小时 1 次,生后 24 小时内排胎便,尿量可。患儿母亲孕期妊娠期糖尿病,否认肝炎、结核等传染病及遗传病史。 |
| 查体 | 未吸氧下血氧饱和度 88%,昏迷,状态反应极差,对刺激无反应,周身皮肤欠红润,前囟平坦,张力稍高,大小约 2cm×2cm,瞳孔等大正圆,直径约 1.5mm,对光反射略迟钝,颈软,四肢肌张力减低,肢端温,CRT <3 秒,原始反射未引出。 |
| 辅助检查 | • 头 MRI 平扫 +DWI(DOL 6 天,PMA 39 周 $^{+5}$):脑实质信号不均,多发弥散高信号影(图 5-7-28)。<br>• 入院后血氨:935μmol/L。<br>• 基因检测:检测到 *MUT* 基因的 2 个变异,关联疾病为甲基丙二酸尿症(表 5-7-5,图 5-7-27)。 |
| 治疗及转归 | • 入院后给予改善代谢治疗,患儿血氨逐渐下降至 334μmol/L,建议透析治疗,家属拒绝。<br>• 入院后患儿间断抽搐,给予苯巴比妥、咪达唑仑等镇静抗惊厥治疗。<br>• 入院第 3 天,患儿病情加重,放弃治疗。 |

表 5-7-5    *MUT* 基因的 2 个变异,关联疾病为甲基丙二酸尿症,由于甲基丙二酰辅酶 A 变位酶缺陷导致

| 基因 | 染色体位置 | 核酸改变 | 先证者(患儿) | 父 | 母 | 相关疾病(OMIM 号),遗传方式 |
|---|---|---|---|---|---|---|
| *MUT* | chr6:49399440-49399569<br>chr6:49421467 | loss1(EXON:13)<br>c.914(exon5)T>C | 杂合缺失<br>杂合 | 杂合缺失<br>野生型 | 野生型<br>杂合 | 甲基丙二酸尿症,由于甲基丙二酰辅酶 A 变位酶缺陷导致(OMIM:251000),AR |

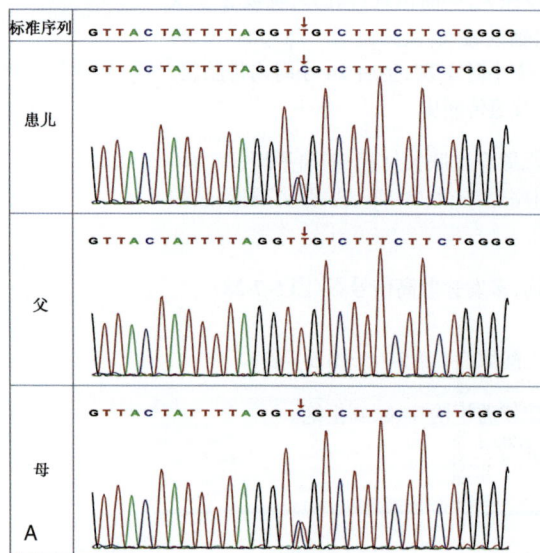

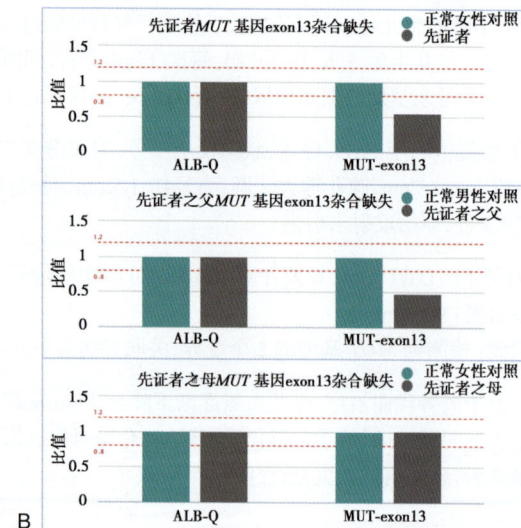

图 5-7-27    *MUT* 基因突变,Sanger 测序验证结果

甲基丙二酸尿症(methylmalonic aciduria,MMA)又称甲基丙二酸血症,是先天有机酸代谢异常中最常见的病种。MMA 属常染色体隐性遗传,是由于甲基丙二酰辅酶 A 至琥珀酰辅酶 A 的代谢障碍,导致体内甲基丙二酰辅酶 A、甲基丙二酸、丙酸等有机酸蓄积,造成一系列神经系统损害。

临床主要表现为早期起病,严重的间歇性酮酸中毒,血和尿中甲基丙二酸增多。根据甲基丙二酸辅酶 A 变位酶缺陷分为完全缺失 Mut0 型和部分却失 Mut1 型,其中最严重的是 Mut0 型。

Mut0 型患儿起病最早,80% 在生后数小时至 1 周内发病,类似急性脑病样症状,如拒乳、呕吐、脱水、昏迷、惊厥、酸中毒、酮尿、低血糖,早期死亡率极高,预后不良。

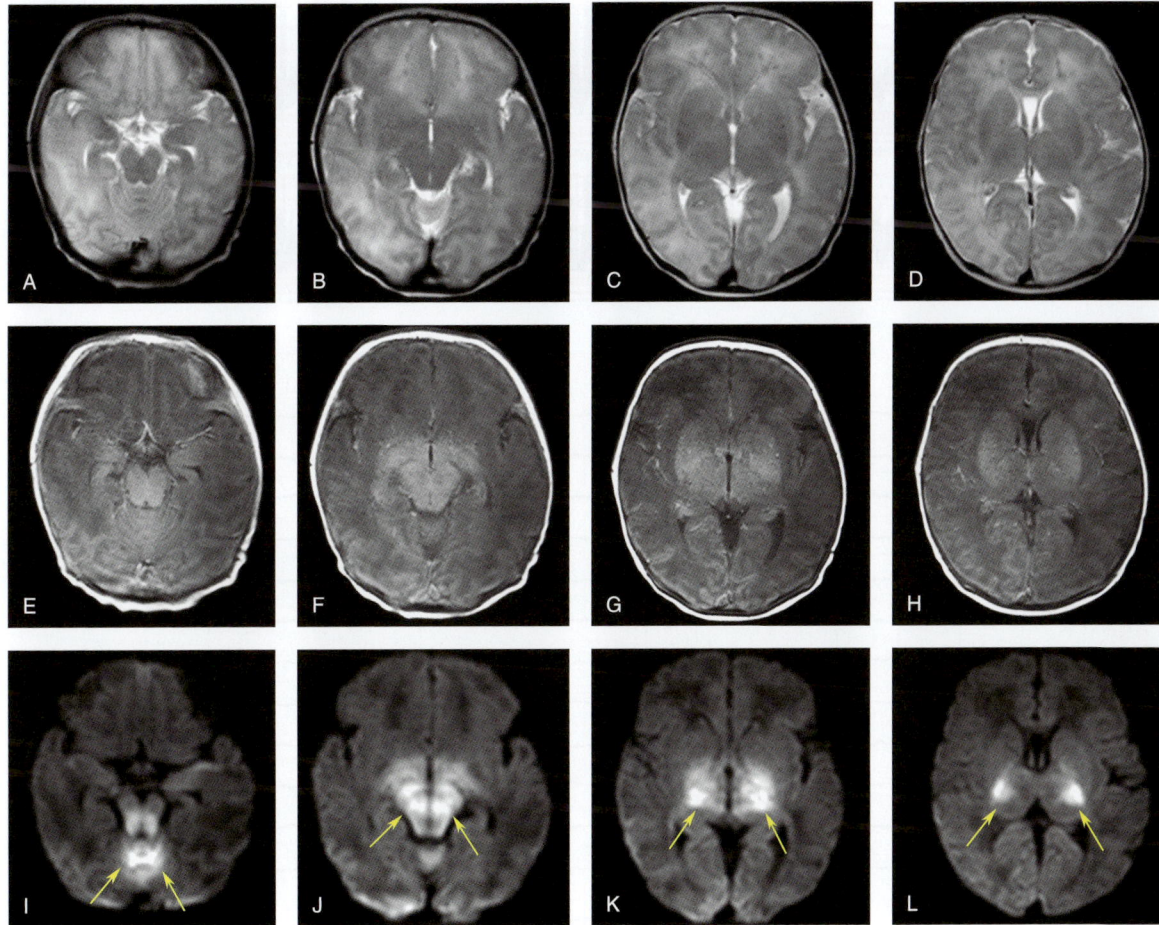

图 5-7-28　头 MR 平扫 +DWI（DOL 6 天,PMA 39 周$^{+5}$）

脑实质信号不均,多发弥散高信号影:桥脑、小脑齿状核、基底节丘脑明显细胞毒性水肿(箭头所指处)。A~D. $T_2WI$;
E~H. $T_1WI$; I~L. DWI。

**病例特点:**

- 患儿生后 4 天突然起病,出现呼吸困难伴拒乳,昏迷,血氨明显增高,基因检测提示甲基丙二酸血症。

**脑电图特点:**

- 首次 VEEG 为低电压背景上少量低波幅电活动,无正常生理波,无变化性及反应性。
- 第 2 天复查 VEEG 可见频繁电 - 临床发作 / 电发作,多灶起始,部分发作持续时间达 5~7 分钟。
- 应用镇静药后发作停止,电抑制持续时间长达 40 分钟,之后出现少量暴发段活动,转为过度不连续图形(图 5-7-29 ~ 图 5-7-36)。

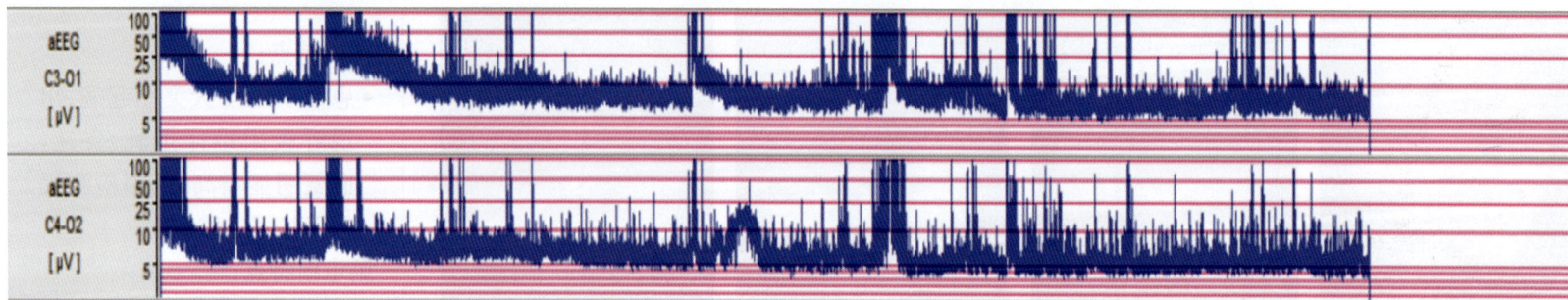

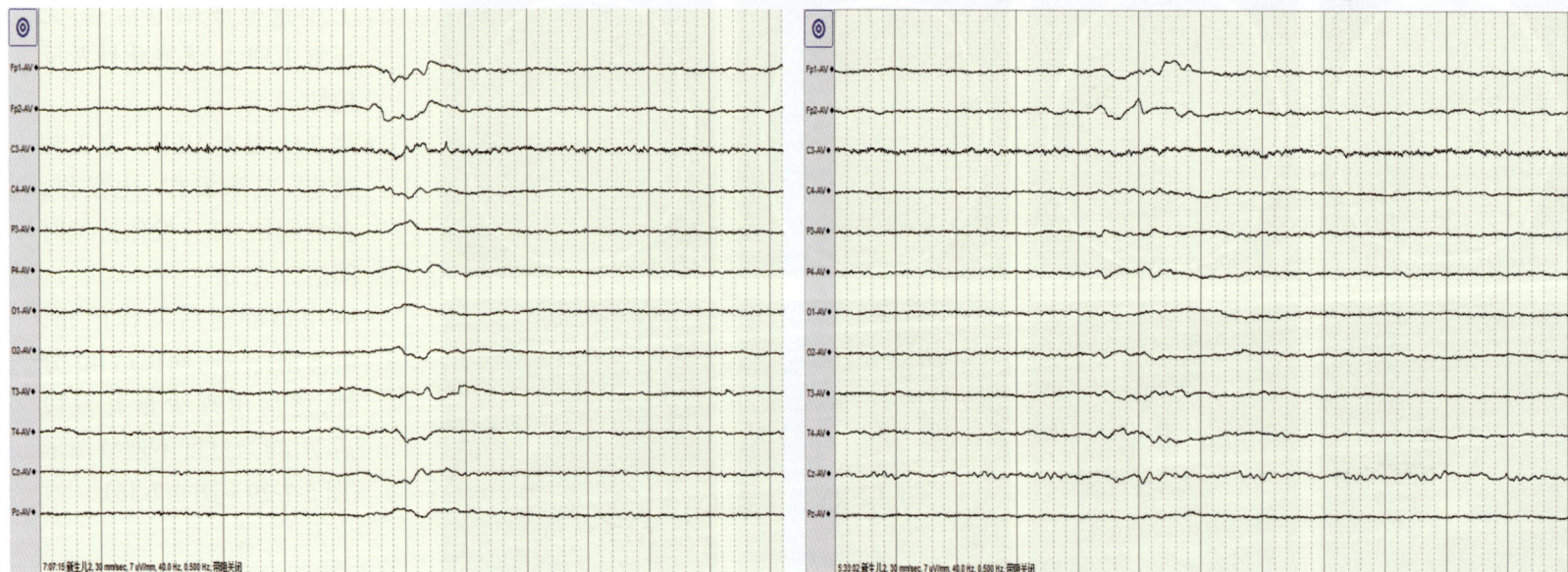

图 5-7-29　DOL 6 天,PMA 39 周 ^{+5},低电压背景

A. aEEG:持续低电压,无睡眠觉醒周期变化,无发作(图中缺口为伪差所致); B、C. EEG:抑制性低电压,仅少量低波幅电活动,无生理波活动,无变化性及反应性。

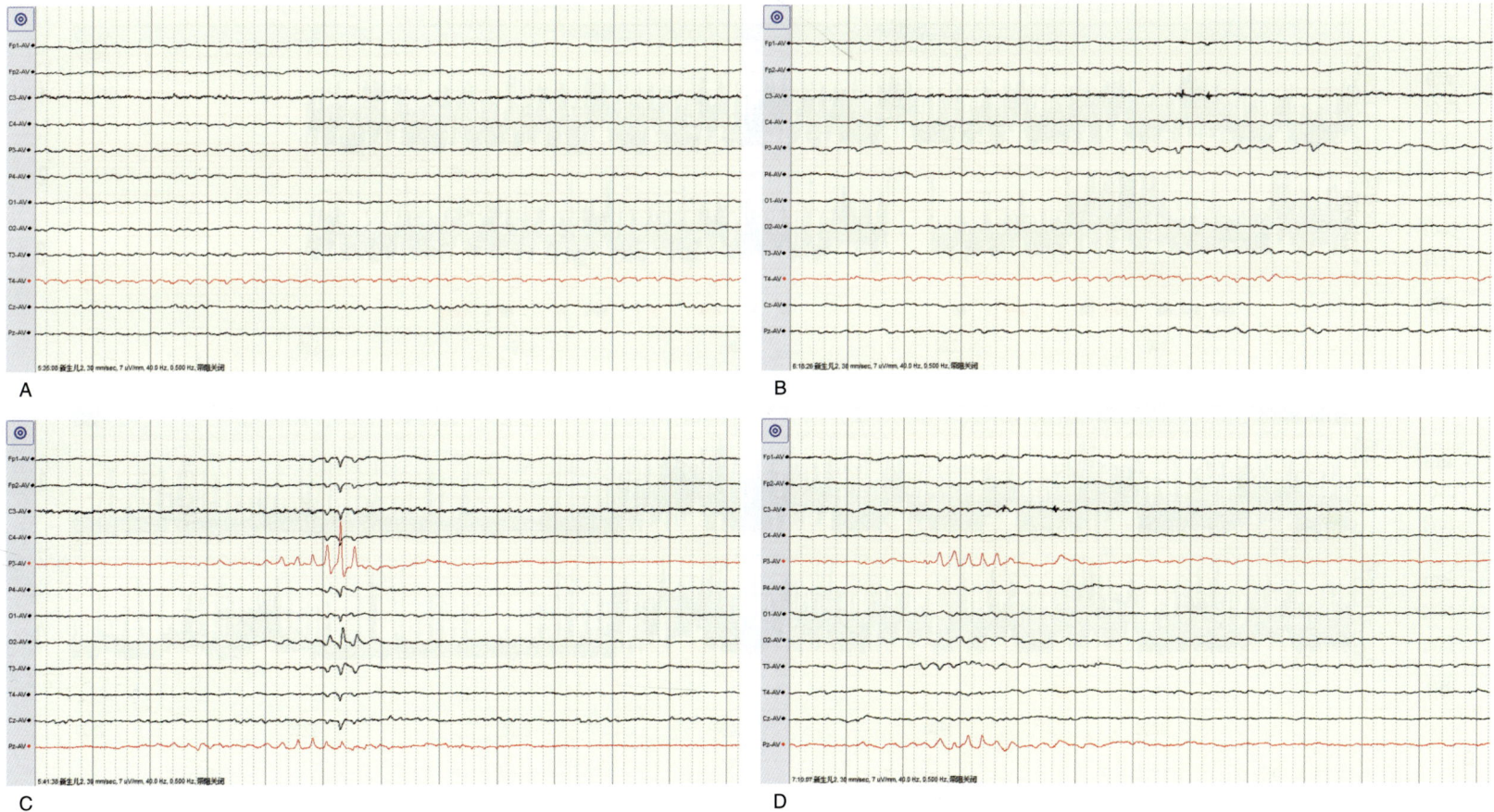

**图 5-7-30　DOL 6 天,PMA 39 周$^{+5}$,异常波**

A、B. 右颞区低波幅正相尖波周期性 / 节律性发放(红色导联所示); C、D. 左顶区、顶中线区尖形 θ 波短阵活动(红色导联所示)。

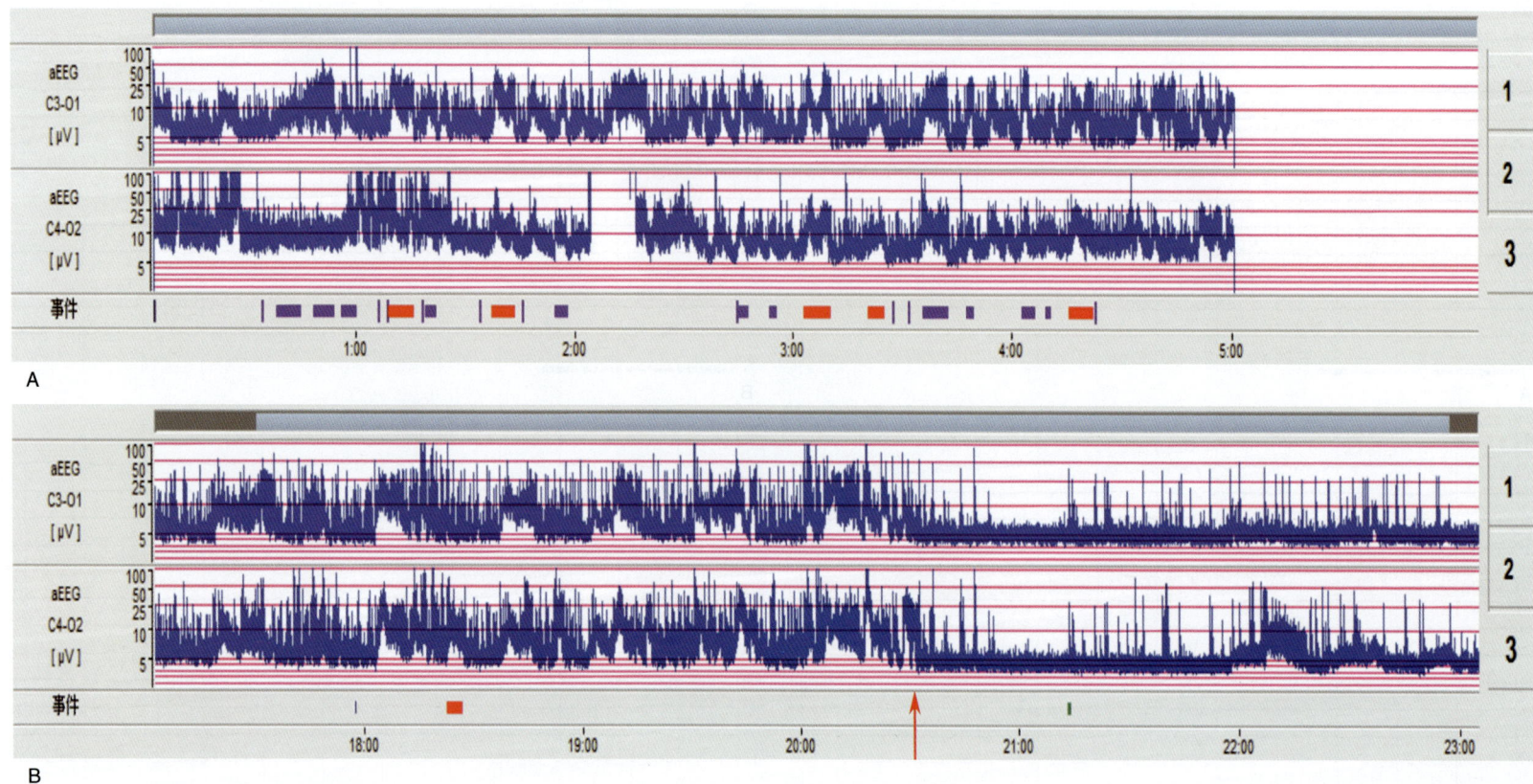

图 5-7-31　DOL 7 天,PMA 39 周 $^{+6}$,出现惊厥持续状态

第 2 天复查,频繁惊厥发作,多灶起始,左右半球间游走或各自独立发作。A. aEEG 出现大量大小不一缺口改变,经原始 EEG 证实为发作,达惊厥持续状态;B. 应用咪达唑仑(红色箭头处)后,电压明显抑制,持续约 2.5 小时,监测后期电压缓慢增高,无明显缺口改变。

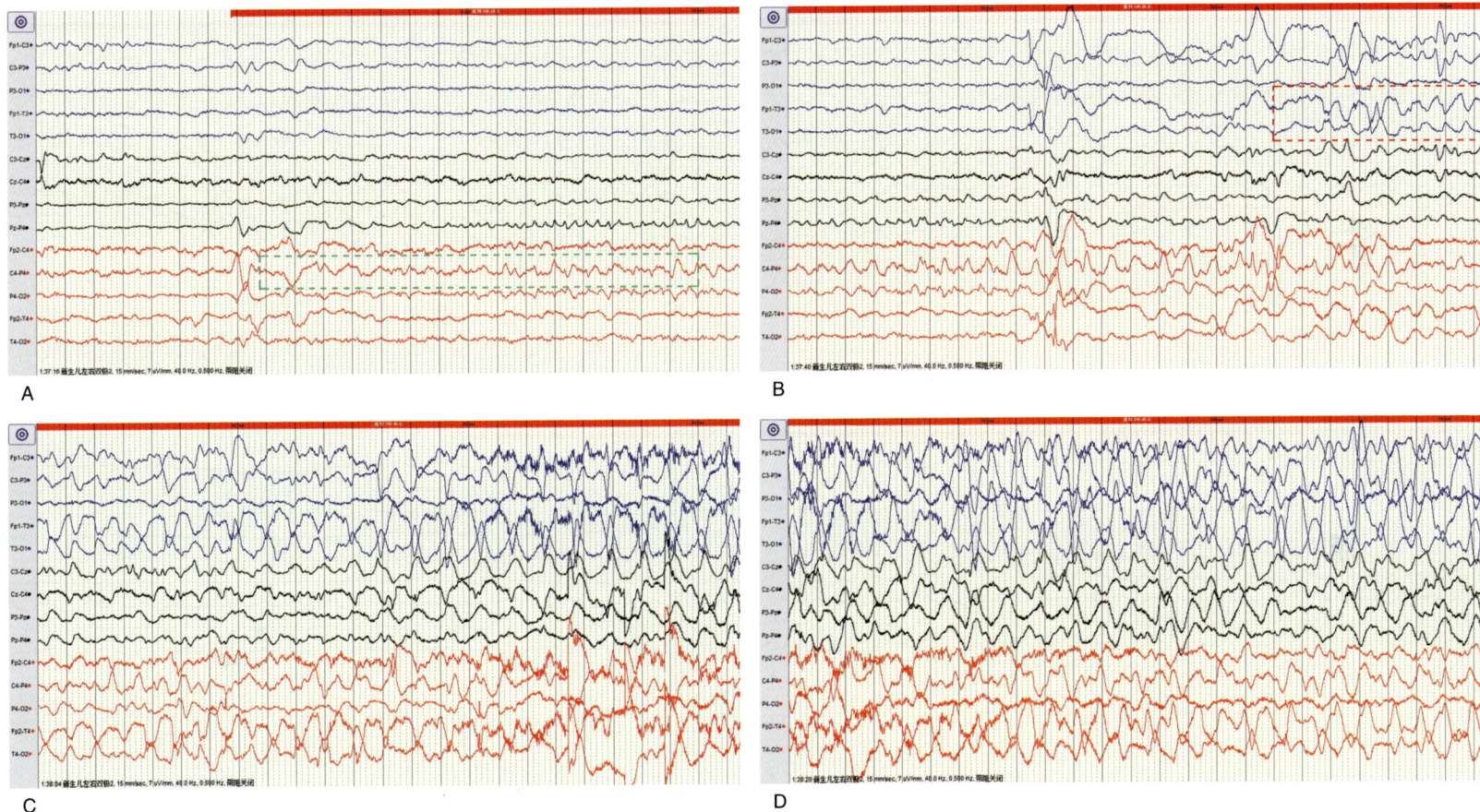

图 5-7-32　DOL 7 天,PMA 39 周 $^{+6}$,发作期

其中一次双半球非同步起始的惊厥发作。A. 右中央、顶区低波幅不规则波活动(绿色虚框处); B. 左颞区独立起始不规则慢波活动,波幅渐高(红色虚框处); C、D. 双半球各自独立非同步电演变(非完整连续记录,走纸速度 15mm/s,接下一页)。

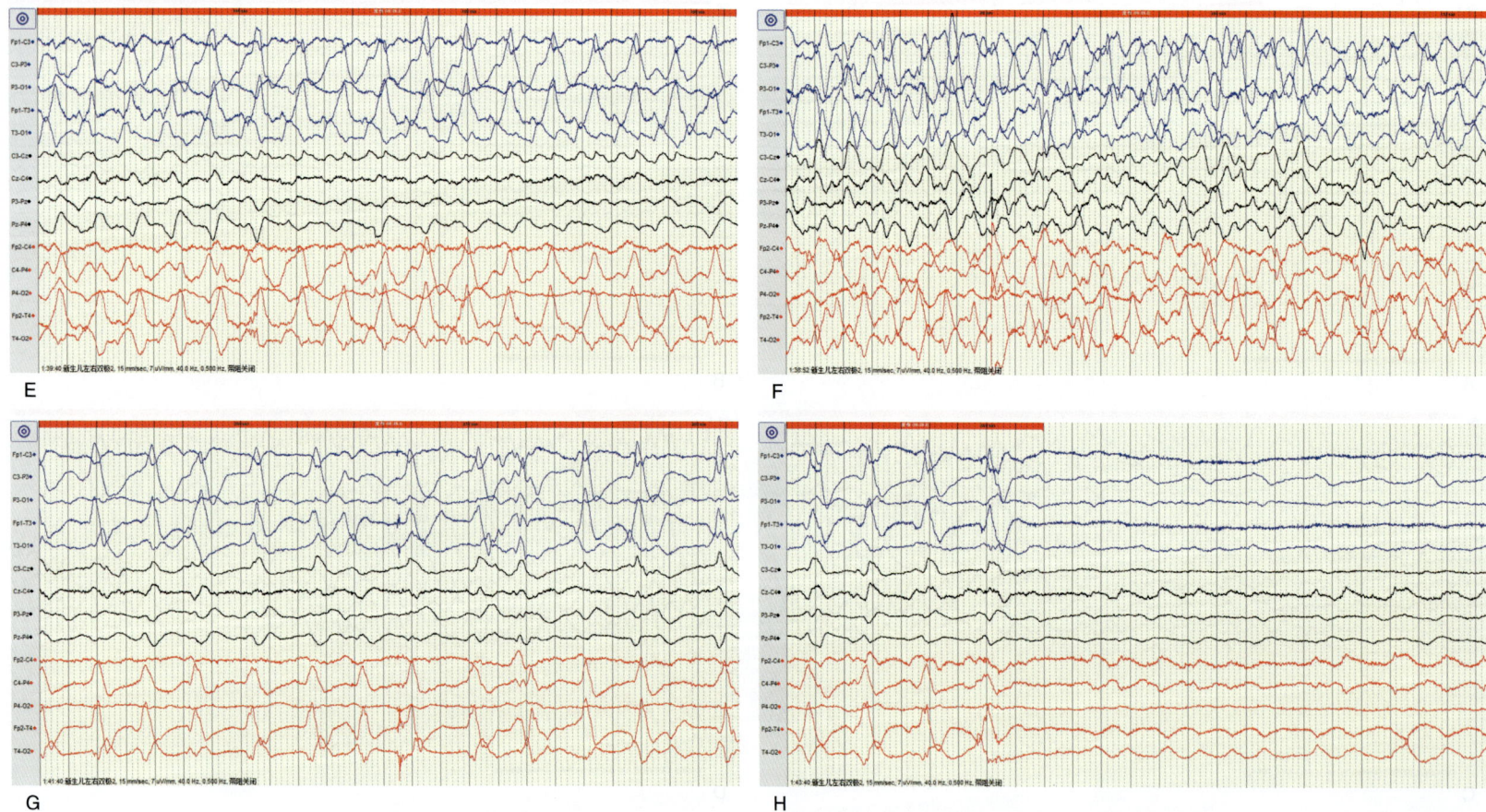

图 5-7-33　DOL 7 天,PMA 39 周 $^{+6}$,发作期

E~H. 接上一页,E~H 双半球高波幅尖形慢波节律趋于同步,最后同时结束(非完整连续记录,走纸速度 15mm/s)。

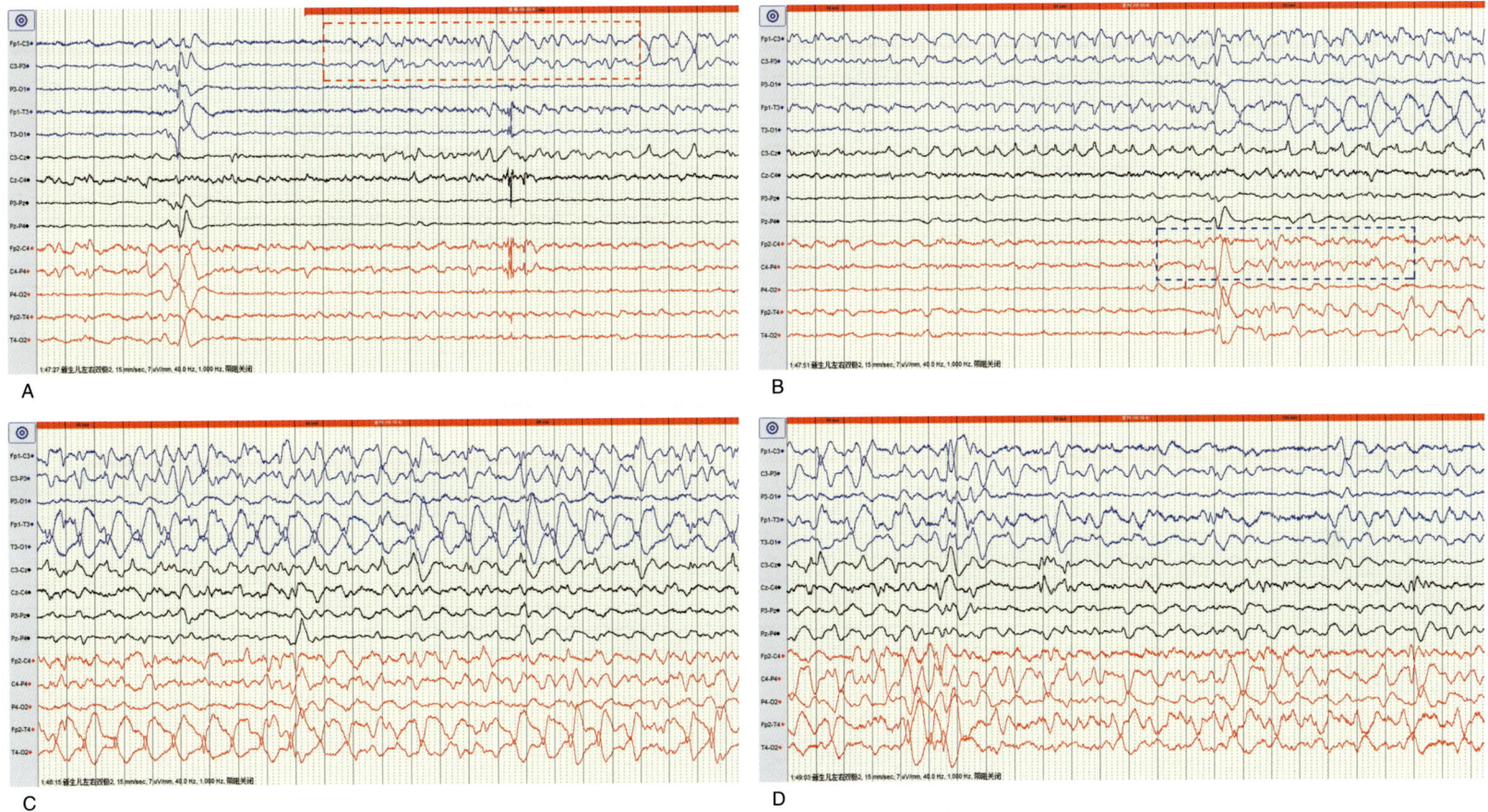

图 5-7-34　DOL 7 天,PMA 39 周 [+6],另一次发作期

A~H. 双侧中央区分别前后各自独立起始的发作(红色和蓝色虚框),左右半球脑电各自独立演变,有时发作期间患儿出现双下肢节律性上抬动作(接下一页,非完整连续记录,走纸速度 15mm/s)。

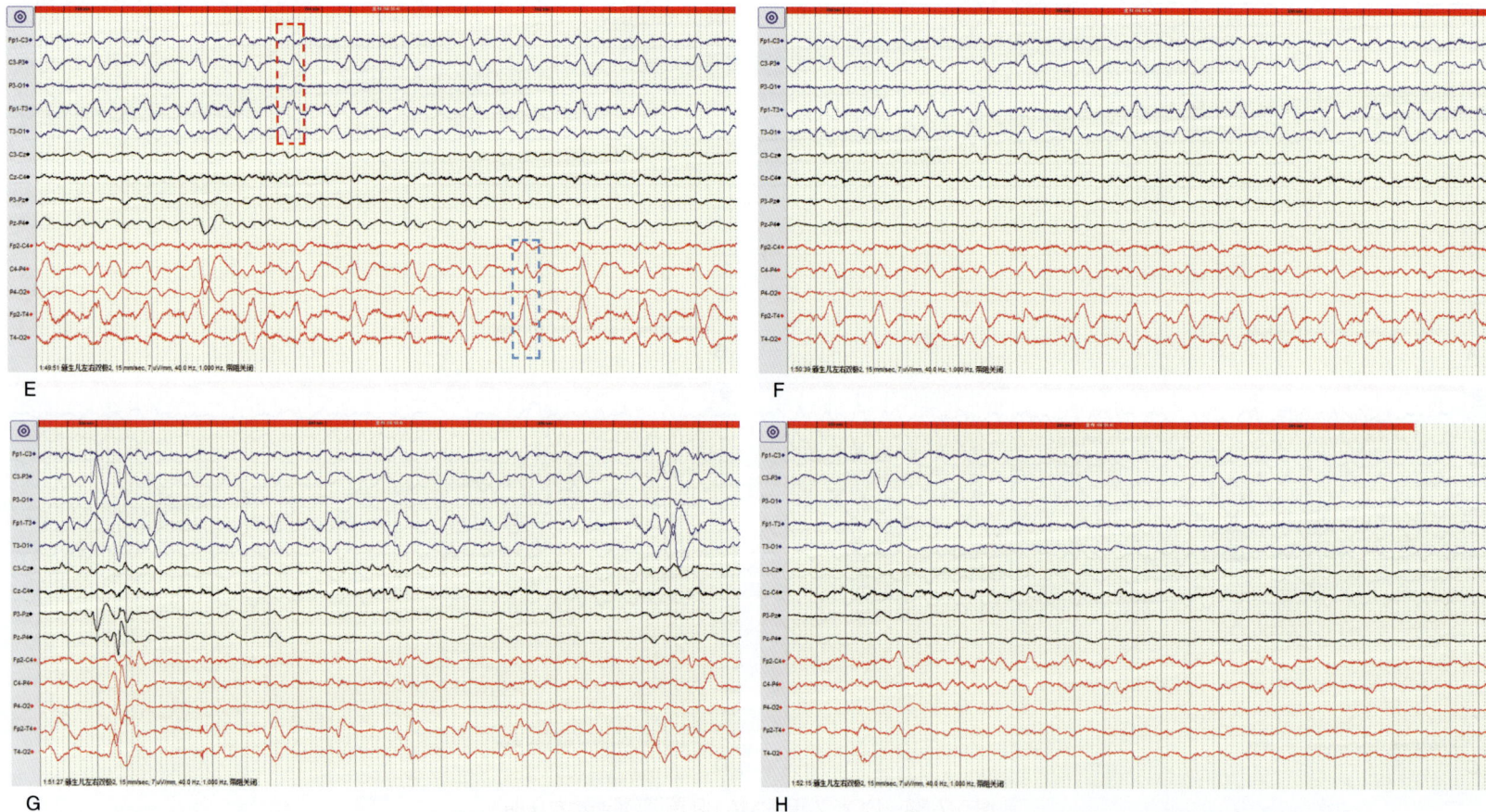

E

F

G

H

图 5-7-35　DOL 7 天,PMA 39 周 $^{+6}$,另一次发作期

接上一页,E~H. 发作后期双半球各自独立、不同波形、不同发放间隔的尖波周期性发放(红色虚框和蓝色虚框)(非完整连续记录,走纸速度 15mm/s)。

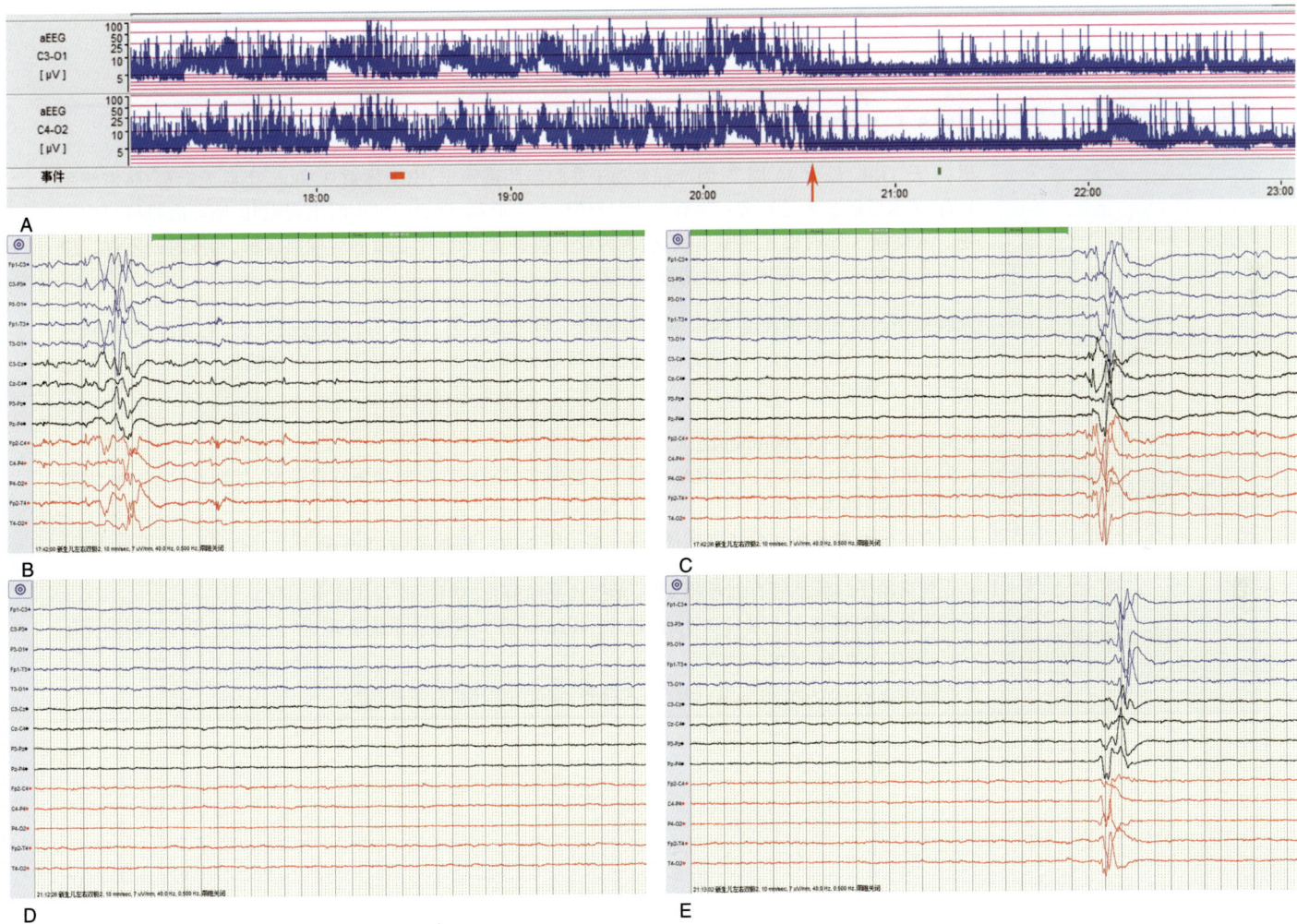

图 5-7-36　DOL 7 天,PMA 39 周 $^{+6}$,应用咪达唑仑前后背景活动

A. 应用咪达唑仑后(红色箭头处),aEEG 立刻呈抑制性低电压,发作停止,同期原始 EEG 脑电活动几乎消失;B、C. 应用咪达唑仑前背景活动,暴发段为不规则慢波活动,无正常生理波,IBI 持续时间明显延长;D、E. 应用咪达唑仑后持续抑制性低电压,约 40 分钟后逐渐出现少量相对的短暂的暴发段活动(走纸速度 10mm/s)。

## 病例 6　甲基丙二酸血（尿）症 -2

| 主诉 | 呕吐 5 天,伴惊厥 1 次。 |
|---|---|
| 现病史 | 男,5 天,$G_1P_1$,母孕 40 周 $^{+2}$,因产程发动于外院经阴道娩出,出生体重 3 300g,生后无窒息,脐带绕颈 1 周,羊水及胎盘未见异常。生后 2 小时开奶,人工喂养,进奶后半小时出现呕吐,呕吐咖啡样胃内容物。入院前 3 小时患儿抽搐 1 次,表现为双上肢抖动,苯巴比妥镇静后抽搐缓解,持续时间不详。患儿病来无发热,无呼吸困难,胎便排出正常。 |
| 查体 | 未吸氧下经皮血氧饱和度 84%,体重 2 850g。状态反应差,压眶有轻微皱眉反应,毛发黄,周身肤色苍黄。呼吸不规则,自主呼吸差,双肺听诊呼吸音粗,未闻及干湿啰音。四肢肌张力低下,原始反射未引出,双侧巴氏征阳性,克氏征、布氏征阴性。余未见阳性体征。 |
| 辅助检查 | • 生后 5 天血氨: 1 360μmol/L。<br>• 头 MRI+DWI(DOL 7 天,PMA 41 周 $^{+2}$): 脑内多发对称性弥散受限异常信号,代谢性脑病? 蛛网膜下腔出血(图 5-7-37)。<br>• 尿有机酸及氨基酸和酰基肉碱谱分析: 提示甲基丙二酸血症(表 5-7-6)。 |
| 治疗及转归 | • 入院后给予气管插管有创呼吸支持、苯巴比妥镇静止、禁食、改善代谢等治疗。<br>• 每天监测血氨逐渐下降(1 360μmol/L → 482μmol/L),但神经系统表现进行性加重,昏迷,刺激无反应,瞳孔不等大,对光反应消失。<br>• 入院第 8 天,患儿病情危重,治疗后无改善,拒绝基因检测,放弃治疗。 |

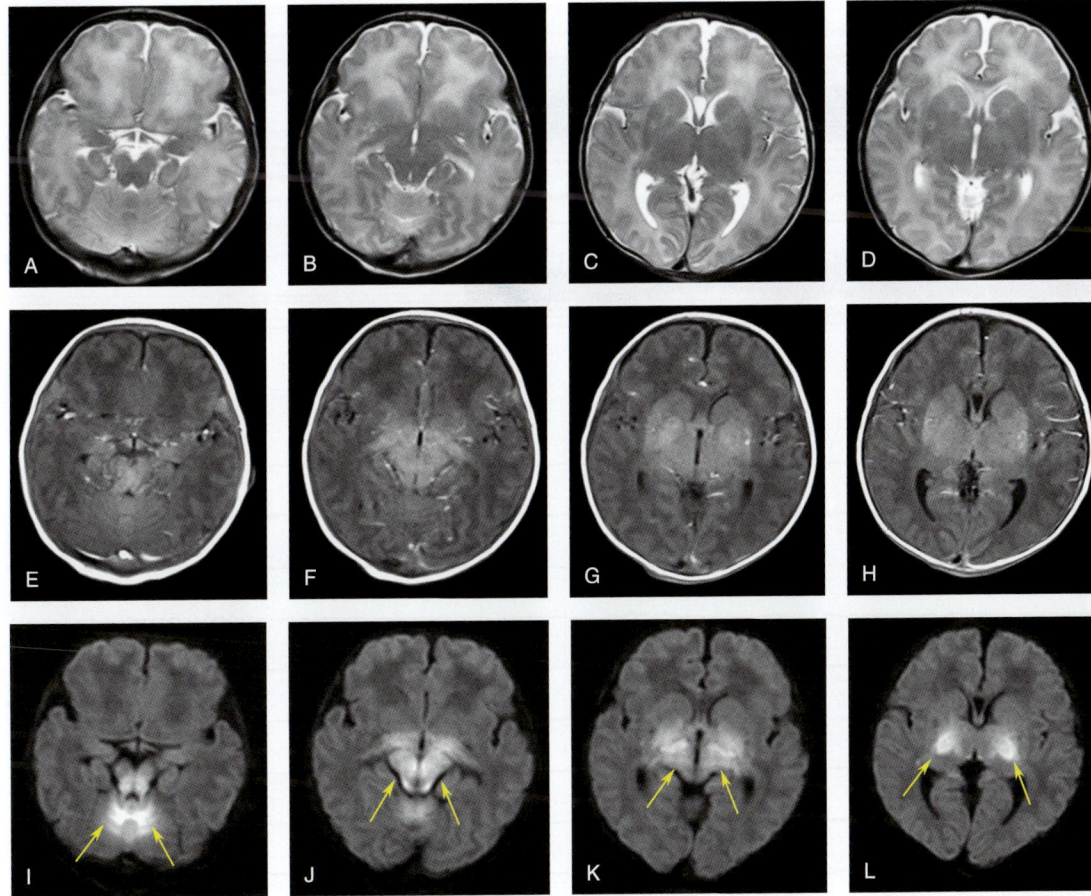

表 5-7-6　血清酰基肉碱谱分析及尿有机酸分析

| 标本 | 项目 | 结果 |
|---|---|---|
| 血清 | 丙酰基肉碱（C3） | 7.05μmol/L ↑ |
| 尿液 | 3- 羟基丙酸 -2 | 62.67mmol/mol Cre ↑ |
| | 甲基丙二酸酸 | 1 472.9mmol/mol Cre ↑ |

**病例特点：**
- 患儿起病后病情进行性加重，积极治疗无明显缓解。
- 动态监测 VEEG 背景活动持续抑制性低电压，无生理波活动，
- 出现频繁的周期性放电及电发作（图 5-7-38~ 图 5-7-41）。

图 5-7-37　头部 MR 平扫 +DWI（DOL 7 天,PMA 41 周 [+2]）

脑内多发对称性弥散受限异常信号：可见小脑齿状核,桥脑及丘脑细胞毒性水肿明显（箭头所指处）,代谢性脑病？蛛网膜下腔出血。A~D. $T_2WI$；E~H. $T_1WI$；I~L. DWI。

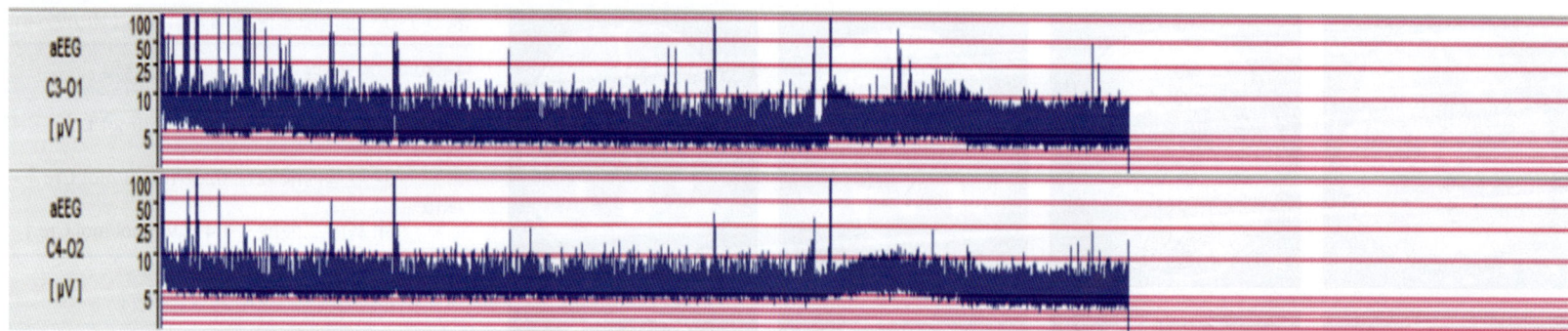

A

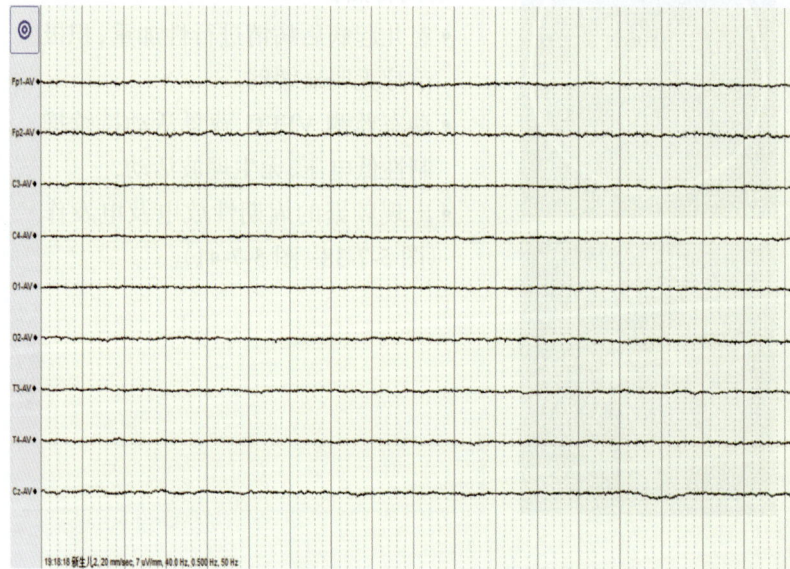

B

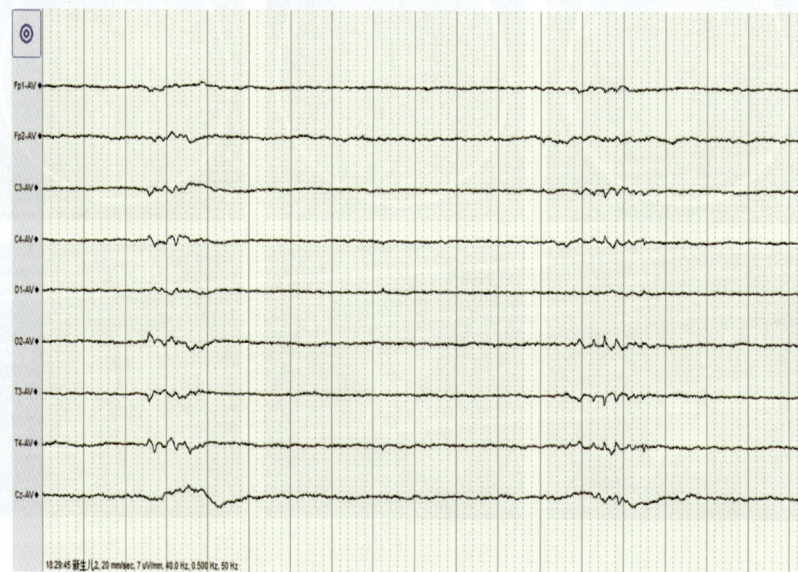

C

图 5-7-38　DOL 5 天,PMA 41 周,低电压背景

A. aEEG:持续低电压,无睡眠 - 觉醒周期;B、C. EEG:抑制性低电压背景上少量不规则电活动,无生理波活动,无变化性及反应性(走纸速度 20mm/s)。

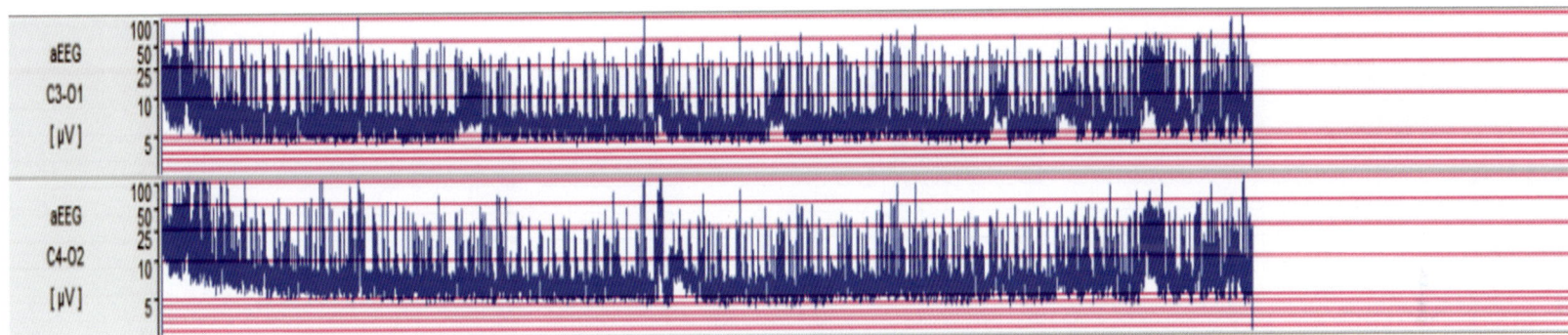

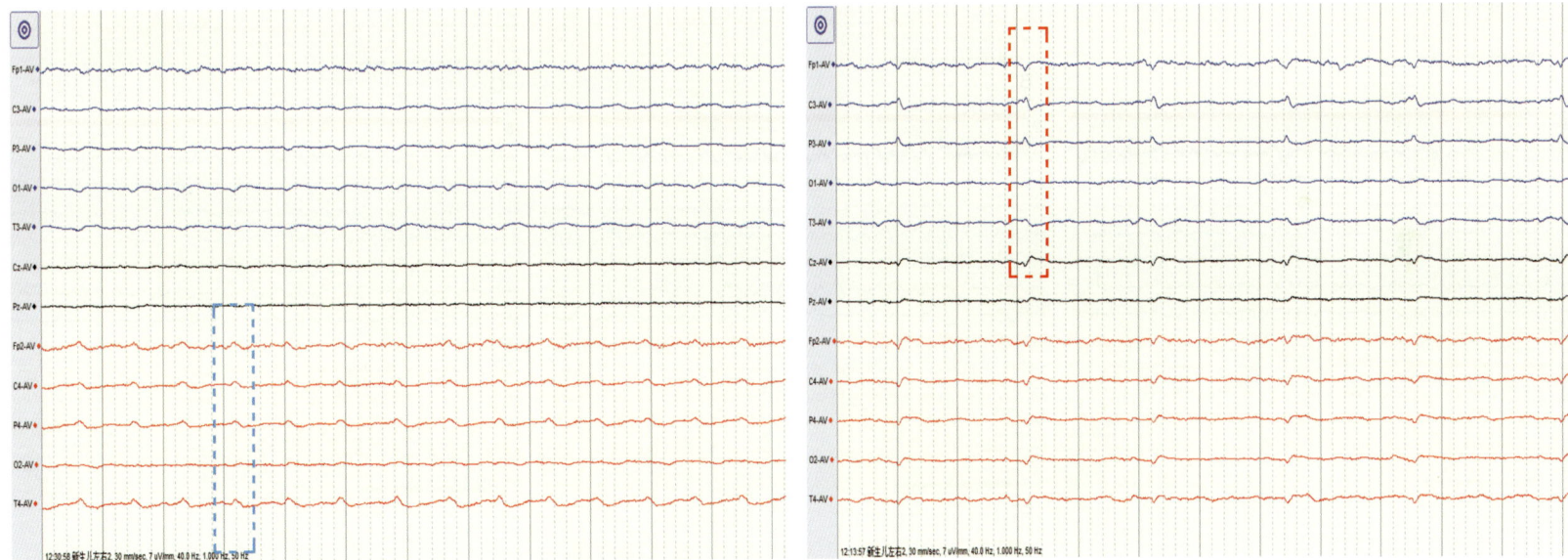

图 5-7-39　DOL 8 天,PMA 41 周 $^{+3}$,周期性放电

A. aEEG:持续低电压,无睡眠 - 觉醒周期,多个细小缺口经原始脑电证实均为周期性放电及电发作;B. 右侧中央、顶、颞区为主的低波幅负相尖波周期性发放(蓝色虚框);C. 左侧中央、顶、颞区为主的负相或双相尖波周期性发放(红色虚框)。

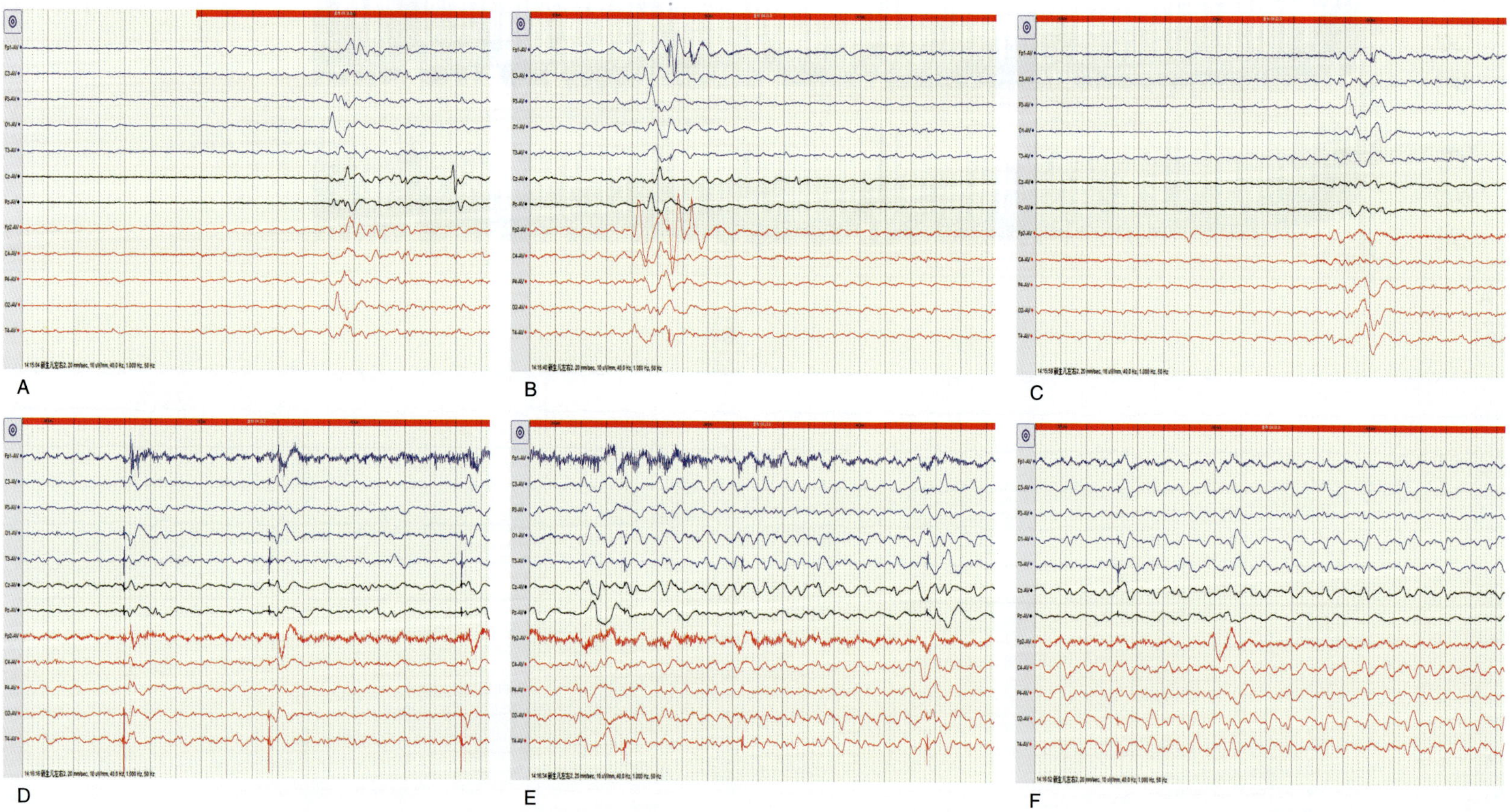

图 5-7-40 DOL 8 天,PMA 41 周 +3,发作期

A~F. 左中央起始的电发作,逐渐扩散至双侧半球,双侧放电各自独立,后期趋于同步。接下一页(走纸速度 20mm/s,灵敏度 10μV/mm)。

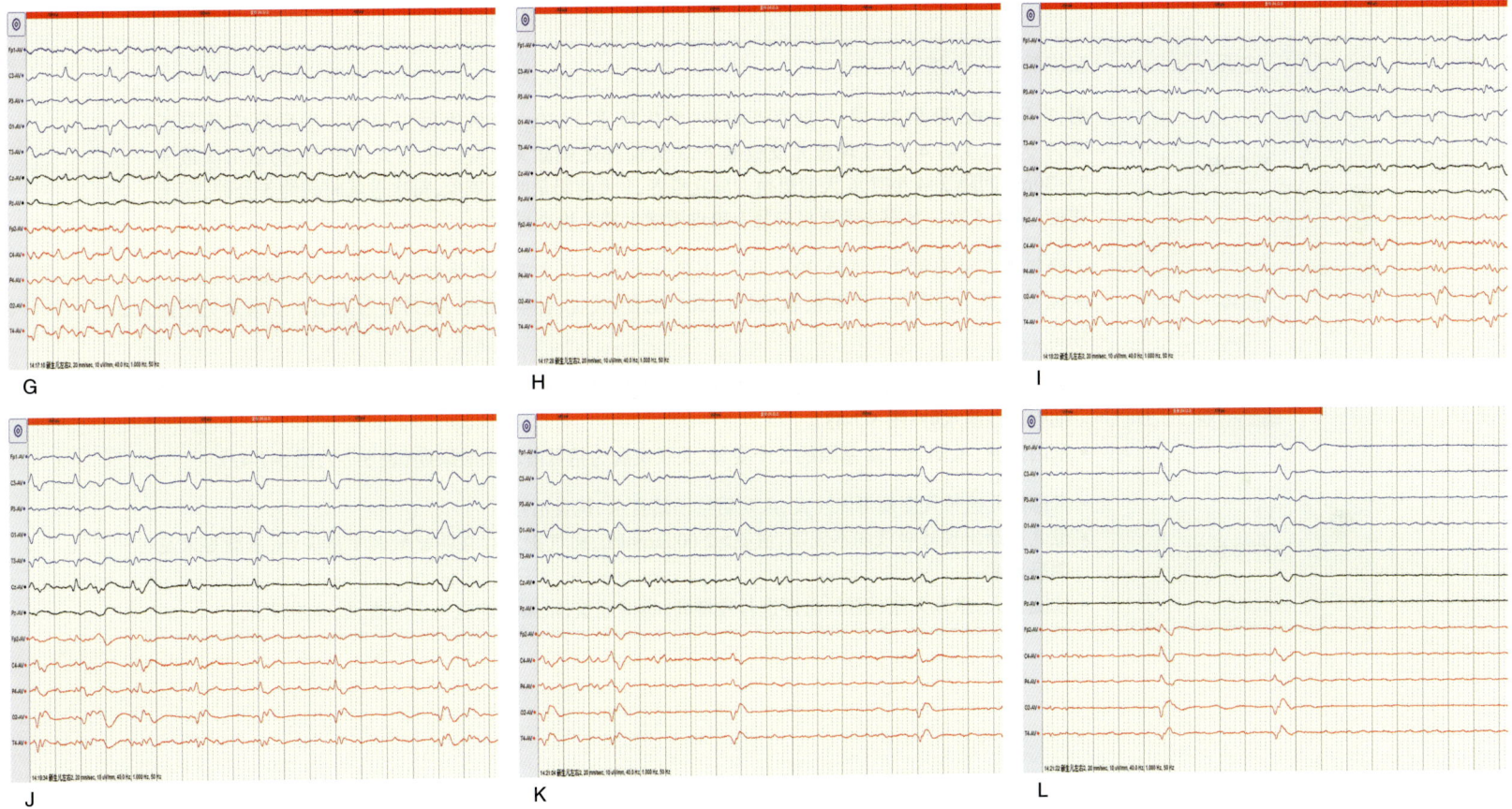

图 5-7-41　DOL 8 天,PMA 41 周 $^{+3}$,发作期

接上一页,G~L. 左中央起始的电发作,逐渐扩散至双侧半球,双侧放电各自独立,后期趋于同步(走纸速度 20mm/s,灵敏度 10μV/mm)。

## 病例 7　精氨酰琥珀酸尿症

| 主诉 | 反应低下 7 天,拒乳 1 天。 |
|---|---|
| 现病史 | 男,7 天,G$_1$P$_1$,母孕 38 周$^{+1}$,剖宫产娩出,出生体重 3 030g,否认生后窒息史。生后反应状态正常,7 天前(生后 4 天)发现患儿反应低下,3 天前弹足刺激无反应。生后人工喂养,奶量每次最多 25~30ml,间隔 3~4 小时,6 天前更换为母乳喂养,1 天前奶量明显减少,每次进乳时间约 5 分钟;每天排便、尿 4~5 次。足跟血筛查报告肾上腺皮质增生相关检查异常。 |
| 查体 | 未吸氧下血氧饱和度可维持 90%,昏迷,压眶无反应。自主呼吸略浅慢不规则,双肺听诊呼吸音清,未闻及明显干湿啰音。四肢松软,腘角 150°,觅食、吸吮、吞咽、拥抱、握持反射未引出。余未见阳性体征。 |
| 辅助检查 | • 头部 MRI 平扫 +DWI(DOL 12 天,PMA 39 周$^{+6}$):双侧大脑半球、基底节区、左侧脑室后角旁多发细胞毒性脑水肿(图 5-7-43)。<br>• 基因监测:检测到 *ASL* 基因的 2 个变异,关联疾病为精氨酰琥珀酸尿症(表 5-7-7,图 5-7-42)。 |
| 治疗及转归 | • 考虑患儿遗传代谢病可能性大,入院后给予禁食水、抗炎治疗。<br>• 患儿逐渐出现呼吸浅弱不规则,血氨>2 000μmol/L,血气提示存在明显酸碱平衡失调,血糖等未见明显异常。<br>• 住院 2 天,患儿无尿,肌酐、血钾进行性增高,病情危重,家属拒绝进一步检查,放弃治疗。 |

表 5-7-7　*ASL* 基因的 2 个变异,关联疾病为精氨酰琥珀酸尿症

| 基因 | 染色体位置 | 核酸改变 | 先证者(患儿) | 父 | 母 | 姐姐 | 相关疾病(OMIM 号),遗传方式 |
|------|-----------|----------|--------------|-----|-----|------|---------------------------|
| *ASL* | chr7:65547924<br>chr7:65541025-65558563 | c.348+1(IVS5)G>T<br>loss1(EXON:2-17)<br>(all) | 纯合<br>杂合缺失 | 杂合<br>野生型 | 野生型<br>杂合缺失 | 野生型<br>野生型 | 精氨酰琥珀酸尿症<br>(OMIM:207900),AR |

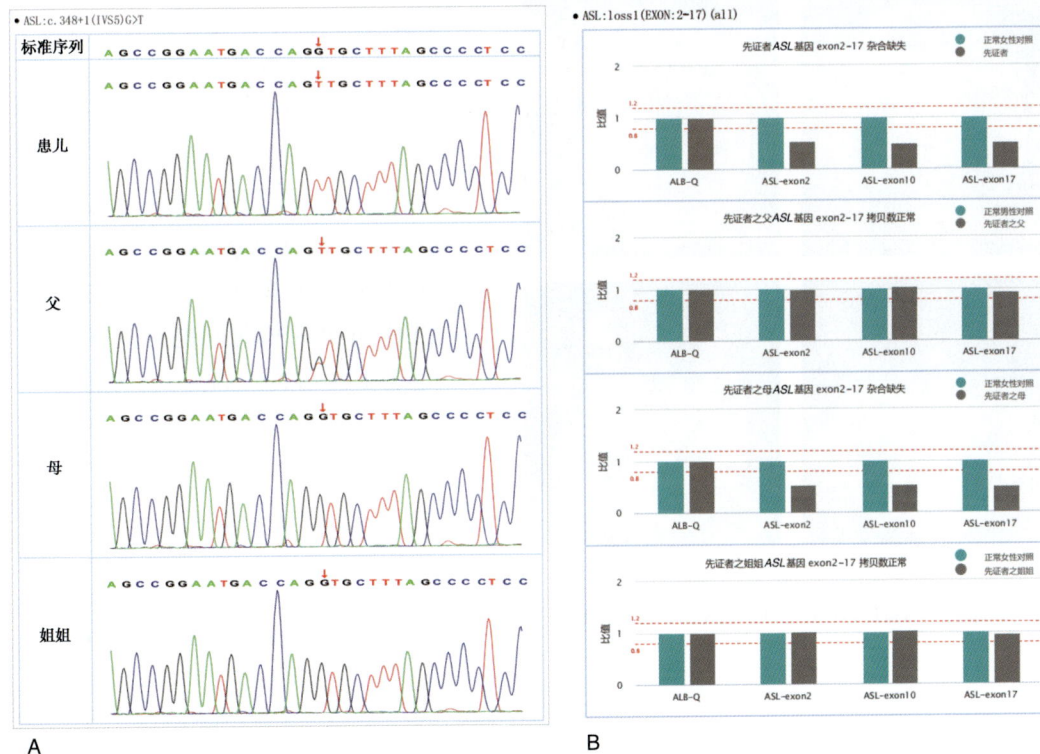

A

B

图 5-7-42　*ASL* 基因突变,Sanger 测序验证结果

　　精氨酰琥珀酸尿症(argininosuccinic aciduria,ASA)是因精氨酰琥珀酸裂解酶基因突变导致的一种以高氨血症为主要表现的常染色体隐性遗传病。本病根据酶缺陷程度和临床表现,可分为新生儿期发病型及迟发型两种类型。

　　1. 新生儿期发病型　往往病情较严重,生后数天就发生高氨血症,常表现为呼吸急促导致中枢性呼吸性碱中毒、低体温、呕吐、抽搐、嗜睡等。

　　2. 迟发型　可表现为急性感染导致偶发的高氨血症或认知功能障碍,行为异常,学习能力低下,生长迟缓,肝脏肿大或肝硬化等,但不一定有高氨血症表现。部分患儿毛发干枯,粗而脆,容易断,在显微镜下可见发干小结,类似结节性脆发症,是 ASA 的独特表现。

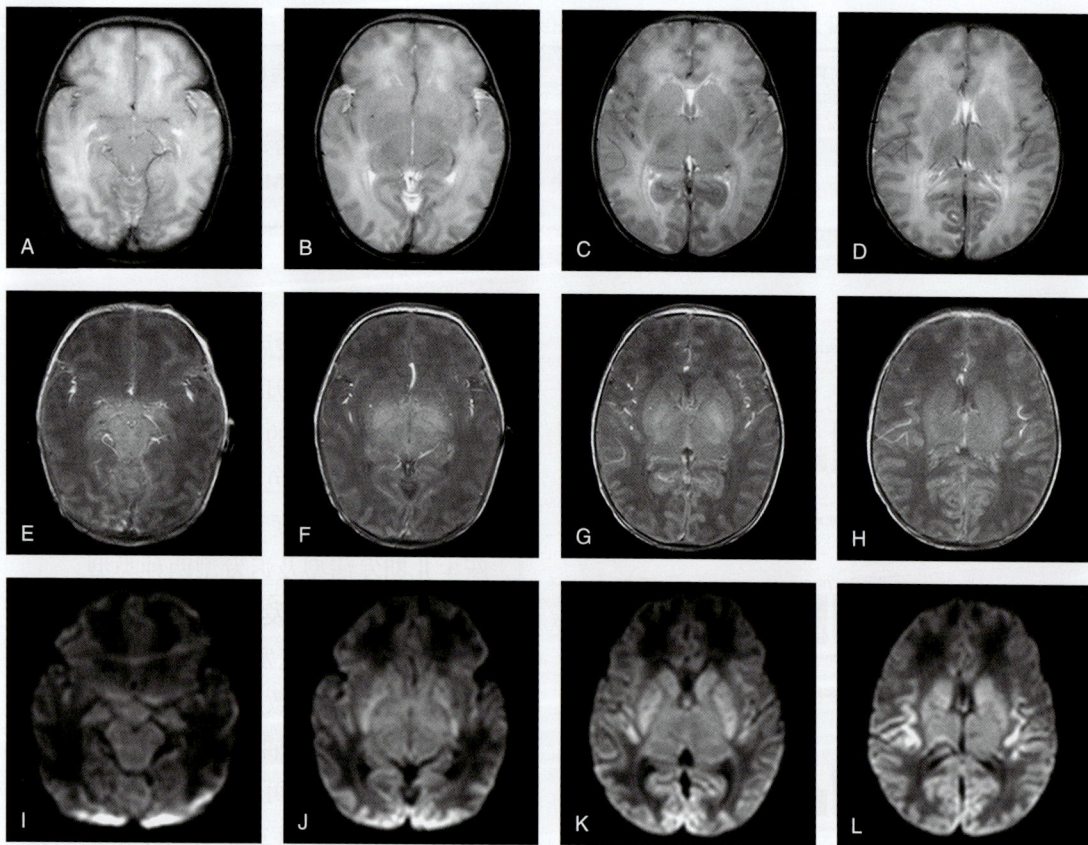

**病例特点：**

　　患儿生后 4 天出现反应低下，奶量减少。昏迷，呼吸不规则，血氨明显升高，酸碱代谢紊乱，症状进行性加重。

**脑电图特点：**

- EEG 以持续不连续性脑电模式为主，无正常生理特征。
- 双半球多灶性正相或负相尖波发放、多灶性周期性放电。
- 频繁电 - 临床发作 / 电发作，甚至达到惊厥持续状态。
- 用药及护理操作等外界刺激后 EEG 可出现长时间电抑制，最长超过 1 小时，提示患儿脑功能差，预后不良（图 5-7-44～图 5-7-49）。

图 5-7-43　头部 MR 平扫 +DWI（DOL 12 天,PMA 39 周 [+6]）

双侧大脑半球、基底节区、左侧脑室后角旁多发细胞毒性脑水肿。A～D. $T_2WI$；E～H. $T_1WI$；I～L. DWI。

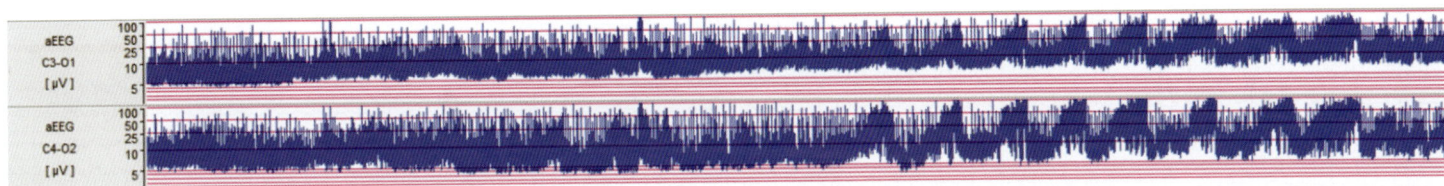

A

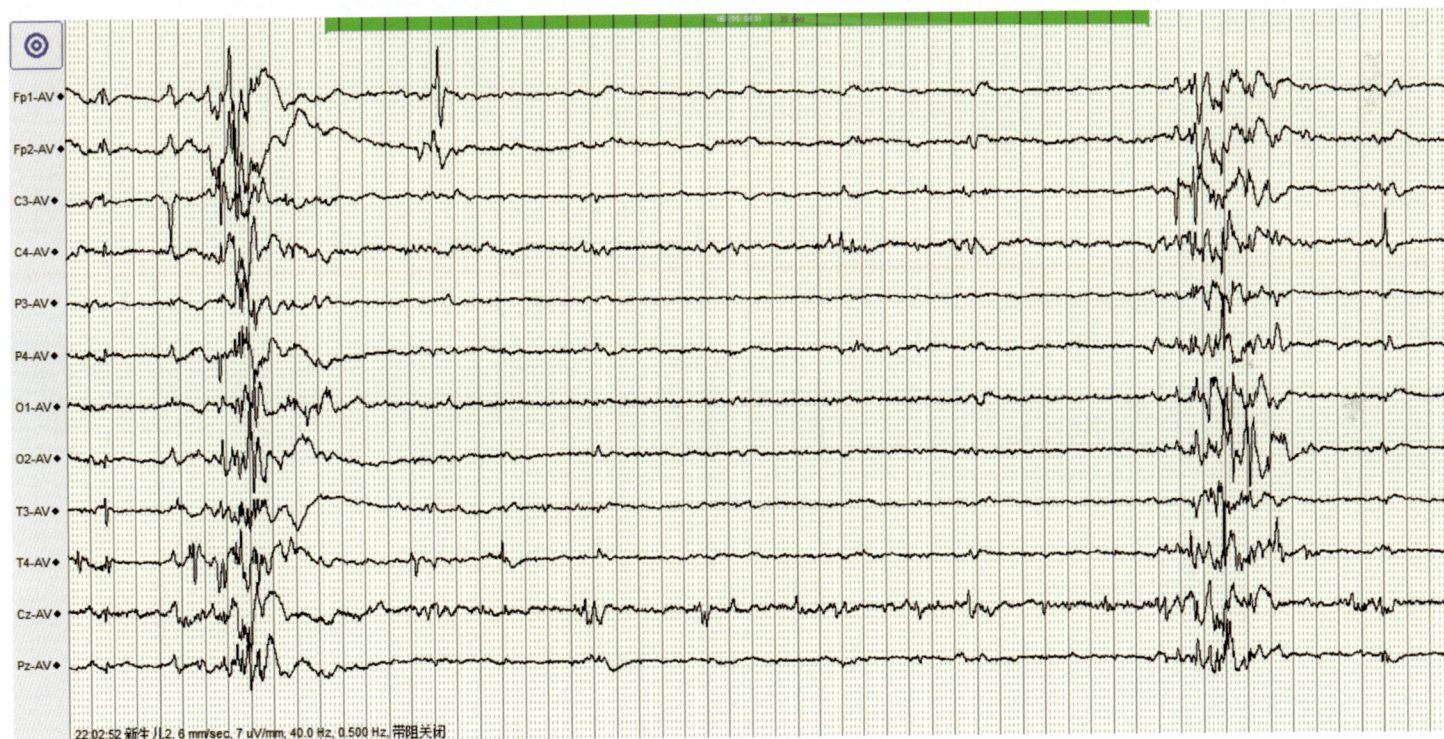

B

**图 5-7-44　DOL 11 天, PMA 39 周$^{+5}$, 不连续背景活动, 惊厥持续状态**

A. aEEG 带宽较宽, 无睡眠 - 觉醒周期, 发作次数逐渐增多, 持续时间逐渐延长, 进展为惊厥持续状态; B. 发作间期背景活动以不连续脑电模式为主, 暴发段由高波幅不规则尖波、棘波等紊乱波构成, 无生理波活动, IBI 持续时间 30~60 秒, 部分超过 1 分钟 (走纸速度 6mm/s)。

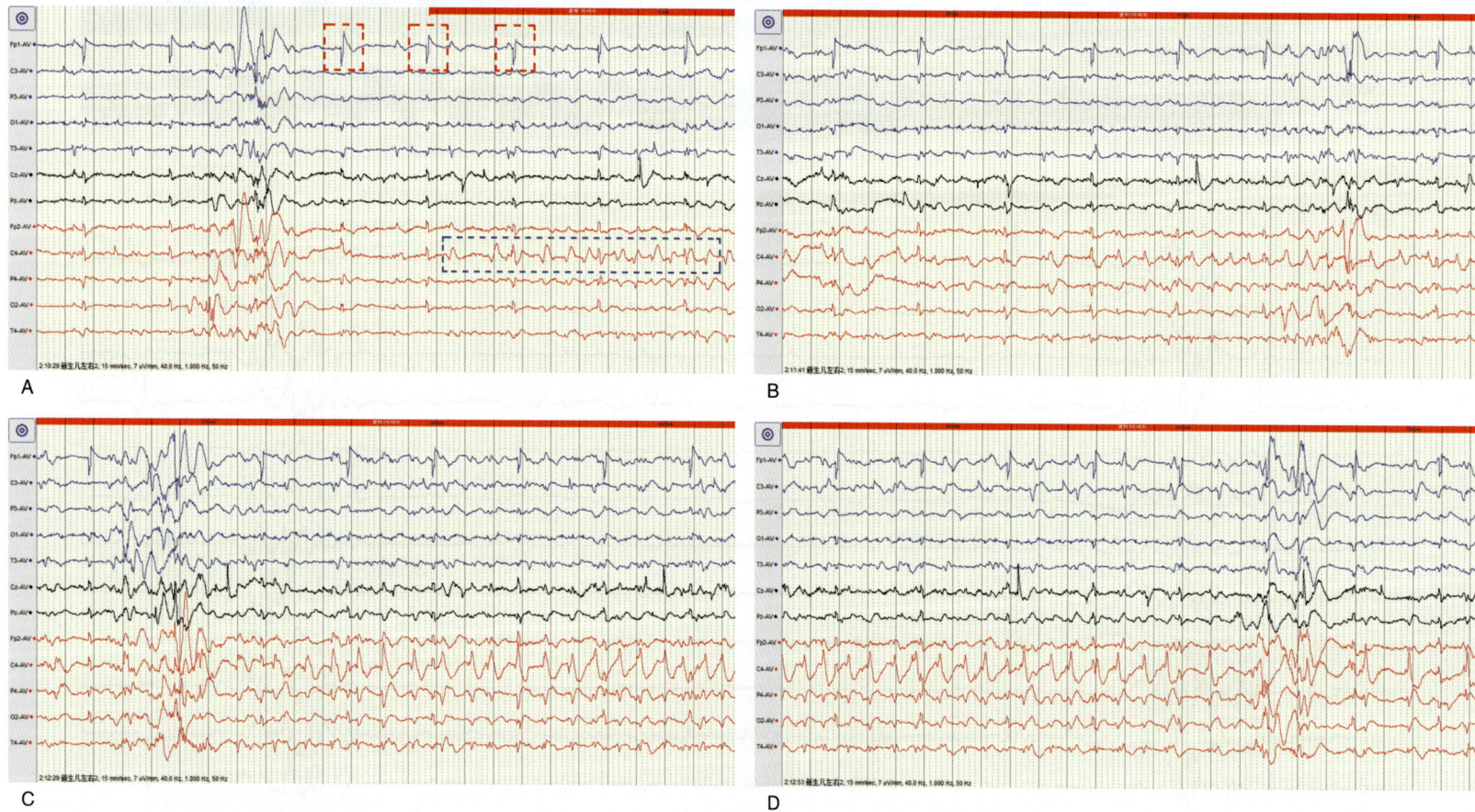

**图 5-7-45　DOL 12 天,PMA 39 周 ⁺⁶,发作期**

A~D. 右中央区起始的发作(蓝色虚框),不规则低波幅负相或双相尖波活动→波幅逐渐增高,呈尖波节律性发放［注:Fp1 导联规律出现的形态刻板的正负双相尖波样波形为伪差(红色虚框),非周期性放电］(走纸速度 15mm/s),接下一页

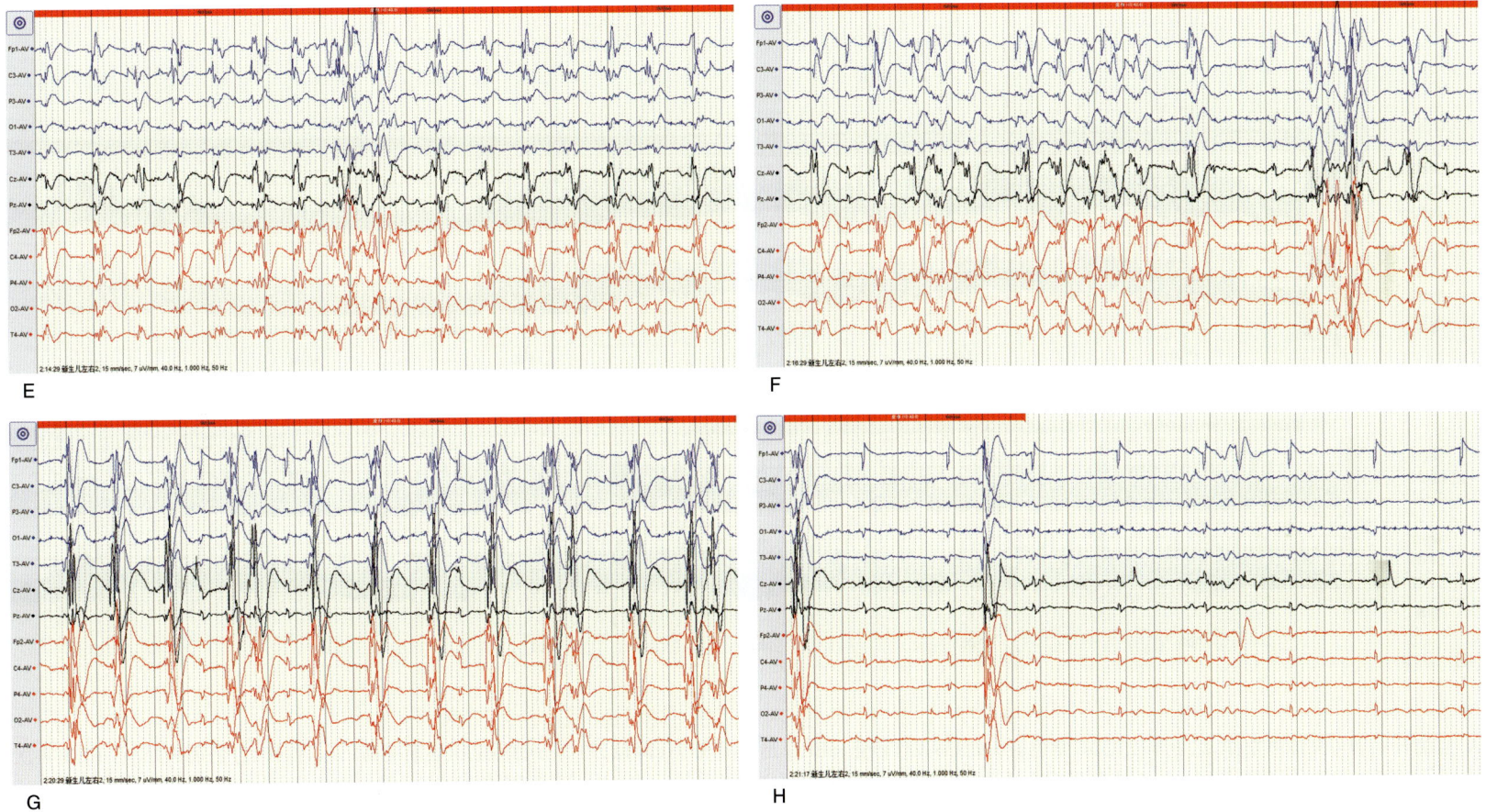

图 5-7-46　DOL 12 天,PMA 39 周 $^{+6}$,发作期

接上一页,E~H.扩散至双侧半球,以 Rolandic 区为著。发作初期患儿无明显临床表现,后期出现四肢阵挛动作,右侧为著(走纸速度 15mm/s)。

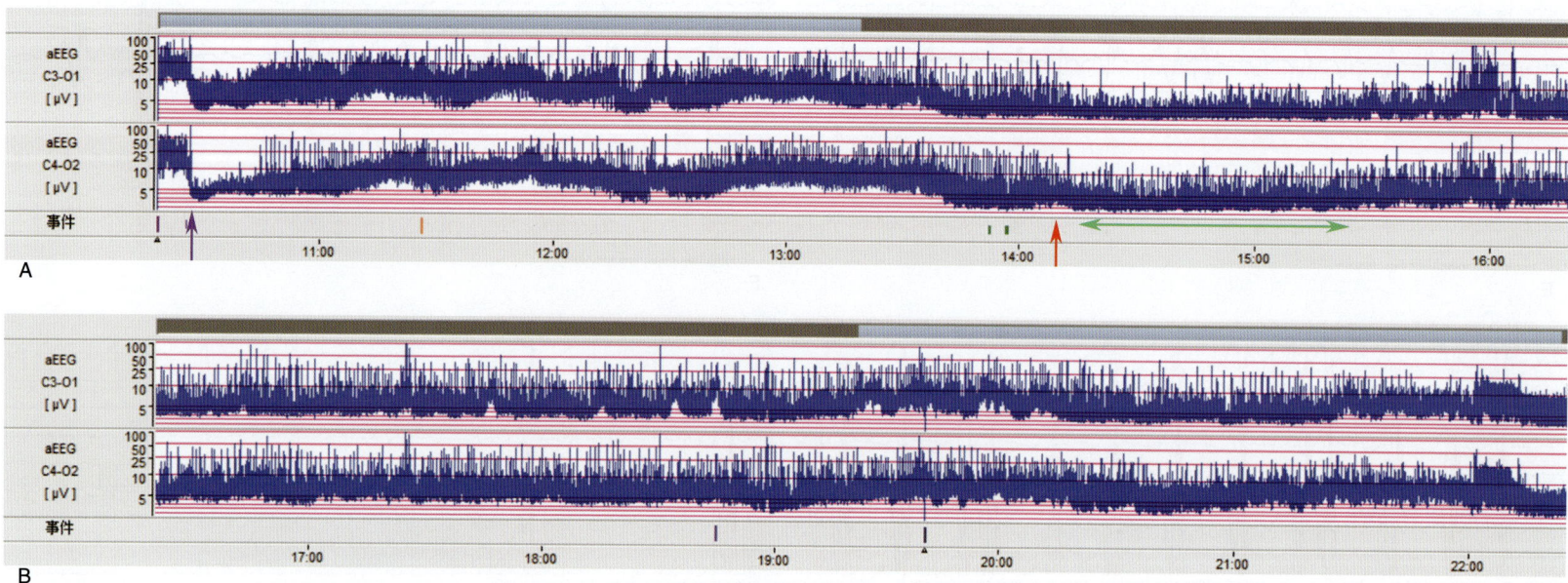

图 5-7-47　DOL 12 天,PMA 39 周 $^{+6}$,连续记录 12 小时 aEEG

A. 监测开始即可见惊厥发作,给予苯巴比妥(紫色箭头处)后发作停止,aEEG 迅速出现电压降低,约 5 分钟后电压逐渐提高;采血操作(红色箭头处)后 EEG 再次出现长时间电抑制(绿色箭头区),约 1 小时后脑电活动逐渐增多,恢复电抑制之前的背景活动。B. aEEG 整体出现多个缺口改变,原始 EEG 证实为频繁多灶性周期性放电及电发作,以 Rolandic 区为主。

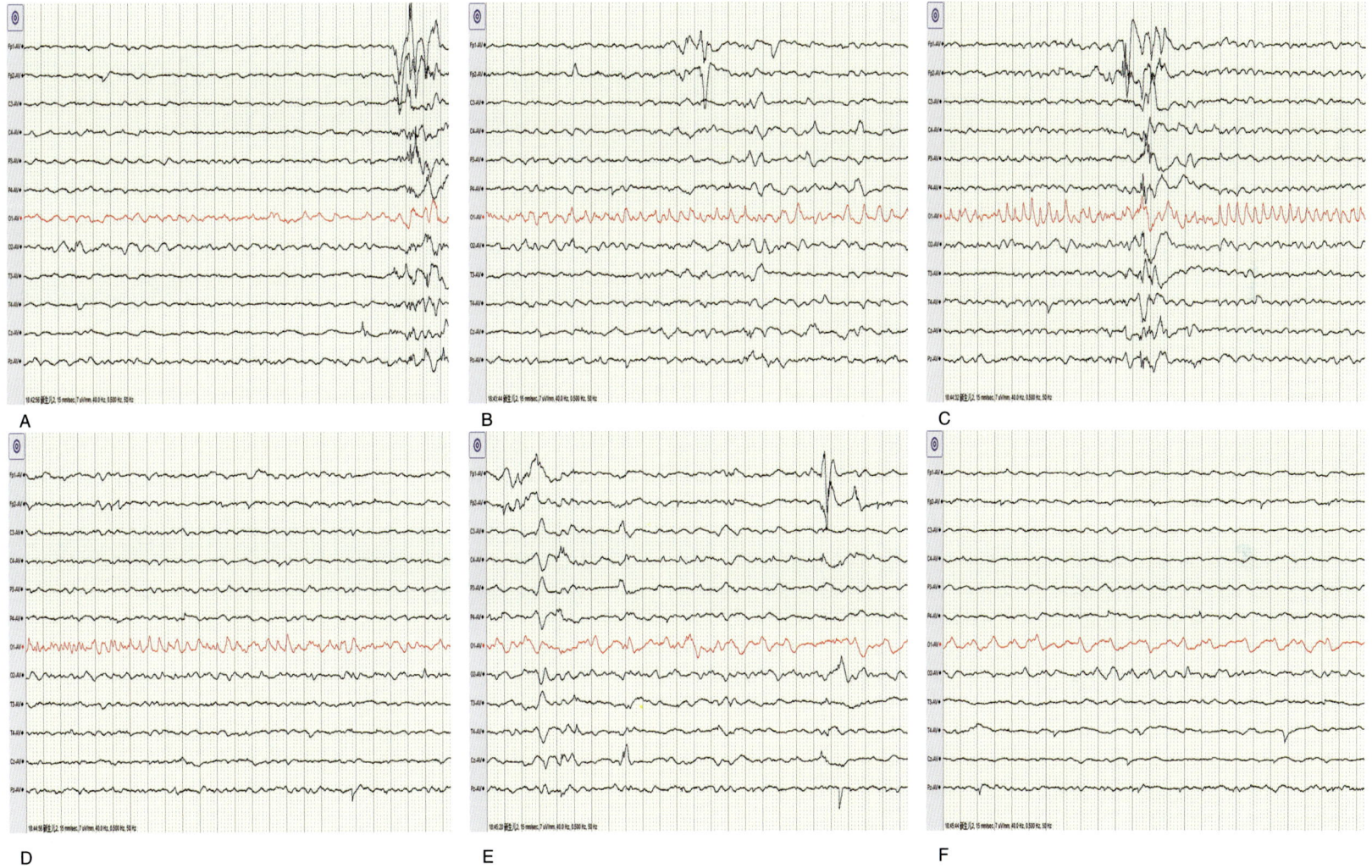

图 5-7-48　DOL 12 天,PMA 39 周 [+6],异常电活动

A~F. 背景活动大致同前,仍可见多灶性正相或负相尖波发放;左枕区局灶性电演变(图中红色导联)(走纸速度 15mm/s)。

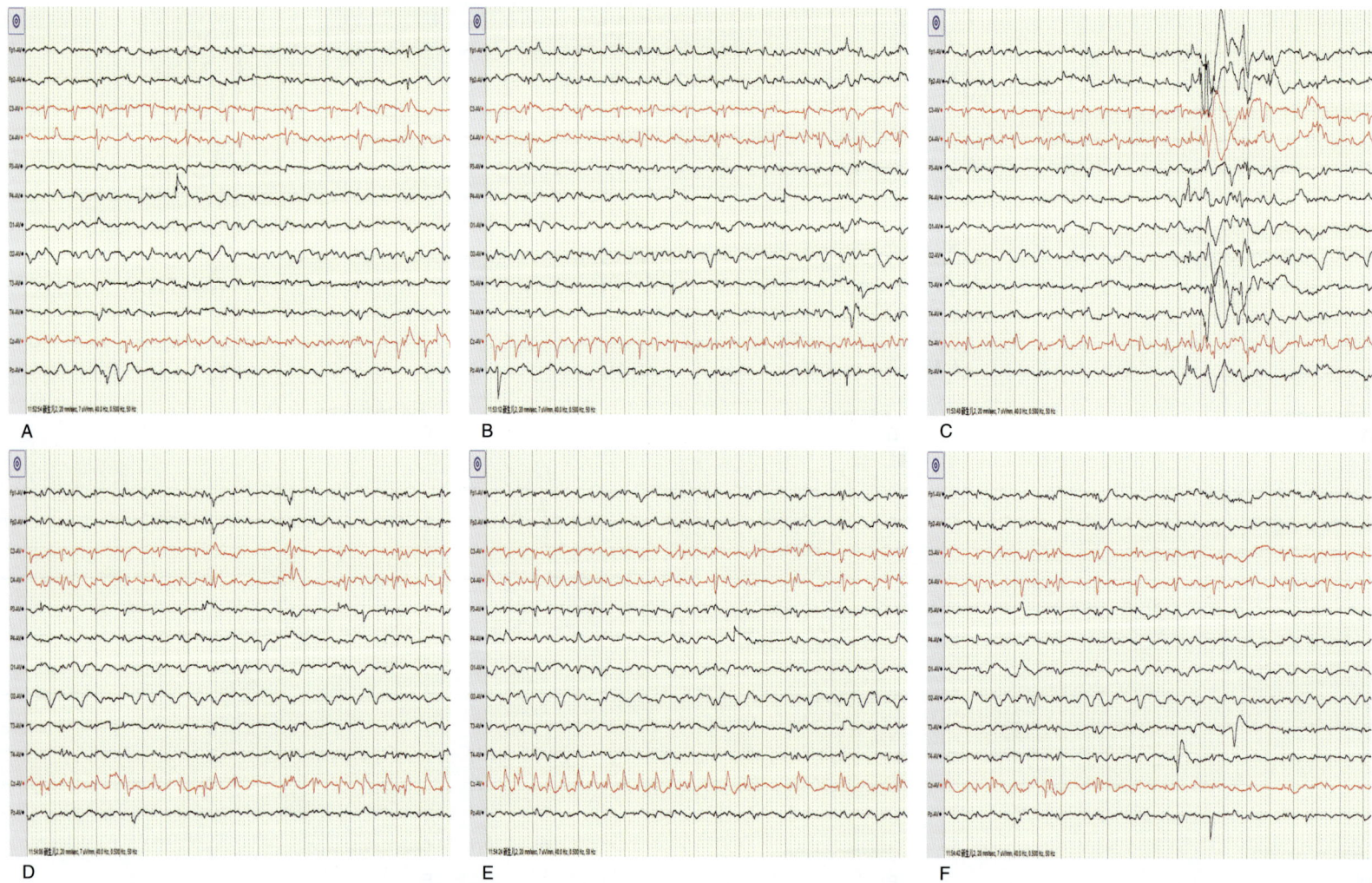

图 5-7-49  DOL 12 天,PMA 39 周 $^{+6}$,异常电活动

A~F. Rolandic 区(C3、C4、Cz,图中红色导联)独立性电演变；右枕区近持续不规则混合波活动,有时波及左枕区(走纸速度 20mm/s)。

## 病例 8　枫糖尿症

| 主诉 | 呛奶,吃奶差 1 周。 |
|---|---|
| 现病史 | 男,8 天,$G_6P_1$,母孕 36 周$^{+6}$,因宫缩发动于外院产科剖宫产娩出,出生体重 2 200g,羊水、脐带及胎盘未见异常,Apgar 评分不详,生后无呼吸费力,无呻吟吐沫。母乳喂养,每次 20~30ml,每天 10 次,自述喂养耐受,无呛奶、吐奶。1 周前患儿进奶后呛奶,奶量减少,每次约 10ml,于当地医院治疗效果不佳,转入笔者医院。 |
| 查体 | 生命体征平稳,神志清,反应较差,弹足 3 次哭声无力,张口受限,双眼睑不能闭合,双眼凝视,呼吸不规则,周身皮肤松弛,弹性差,散在花纹,前囟平坦,约 4cm×4cm,张力不高,颅缝开大,面容异常。余未见阳性体征。 |
| 辅助检查 | • 头部 MRI 平扫 +DWI(DOL 20 天,PMA 39 周$^{+5}$):脑白质普遍呈长 $T_1$、长 $T_2$ 改变,DWI 序列呈低信号,双侧半卵圆中心、侧脑室旁、基底节区、脑干、小脑 DWI 高信号,ADC 图呈低信号(图 5-7-51)。<br>• 入院前末梢血糖:1.8mmol/l; 血气:pH 7.25,$PCO_2$ 26mmHg,$PO_2$ 92mmHg,BE −13mmol/L。<br>• 入院时末梢血糖:2.4mmol/L; 血气:pH 7.42,$PCO_2$ 29.8mmHg,$PO_2$ 63.3mmHg,BE −3.72mmol/L,血氨 69.3μmol/L。<br>• 基因检测:*BCKDHA* 基因 2 个杂合变异,关联疾病为枫糖尿症(表 5-7-8,图 5-7-50)。 |
| 治疗及转归 | • 给予禁食水、静脉营养等对症治疗,患儿状态较前好转,哭声较前响亮,肢体活动增多。<br>• 放弃治疗,出院。 |

表 5-7-8　*BCKDHA* 基因的 2 个杂合变异,关联疾病为枫糖尿症

| 基因 | 染色体位置 | 核酸改变 | 先证者<br>(患儿) | 父 | 母 | 相关疾病(OMIM 号),遗传方式 |
|---|---|---|---|---|---|---|
| *BCKDHA* | chr19: 41930455-41930457<br>chr19: 41928944 | c.1280(exon9)_c.1282(exon9)delTGG<br>p.R346H(p.Arg346His)(NM_000709) | 杂合<br>杂合 | 野生型<br>杂合 | 杂合<br>野生型 | 枫糖尿症(OMIM: 248600),AR |

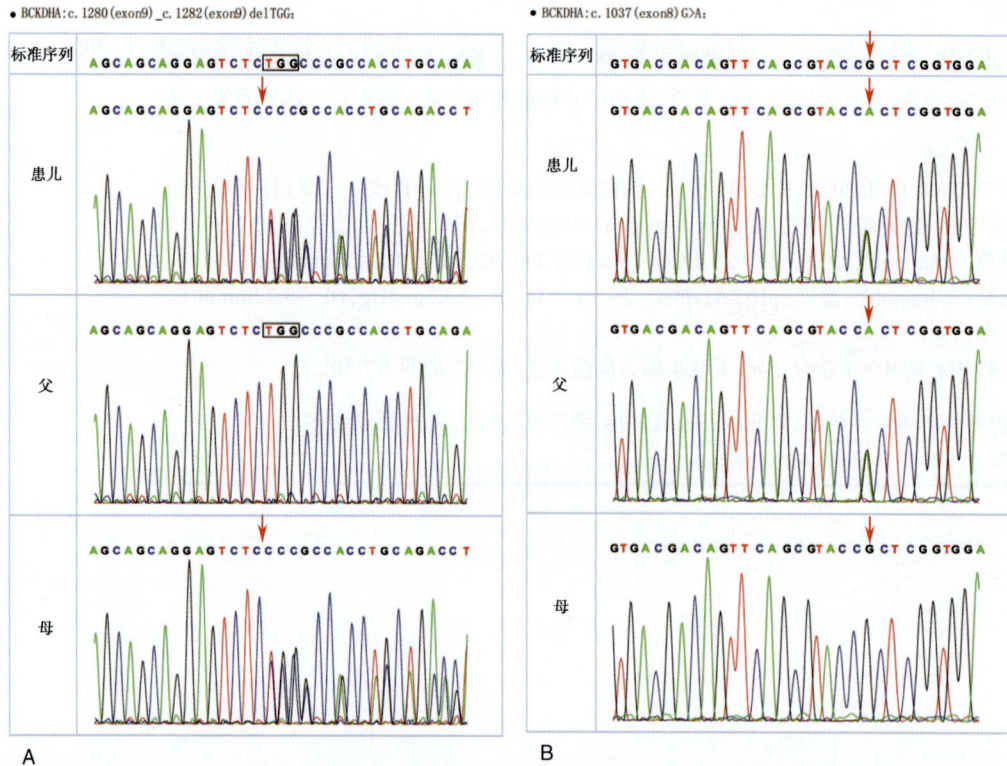

图 5-7-50　*BCKDHA* 基因突变,Sanger 测序验证结果

枫糖尿症(maple syrupurine disease, MSUD)为常染色体隐性遗传病,是由于分支酮酸脱羧酶的先天性缺陷,致使分支氨基酸分解代谢受阻,因患儿尿液中排出大量 α- 酮 -β- 甲基戊酸,带有枫糖浆的香甜气味而得名。

典型枫糖尿症出生时状况良好,一般从生后第 4~7 天逐渐呈现嗜睡或烦躁、哺乳困难、体重下降等症状;肌张力减低和增高交替出现,常见去大脑样痉挛性瘫痪、惊厥和昏迷等,同时呼吸变浅,间断出现发绀现象。患儿尿液有枫糖浆味;部分患儿可伴有低血糖、酮症酸中毒、前囟饱满等。多数患儿于生后数月内死于反复发作的代谢紊乱或神经功能障碍,少数存活者亦都有智能落后、痉挛性瘫痪、皮质盲等神经系统损害。

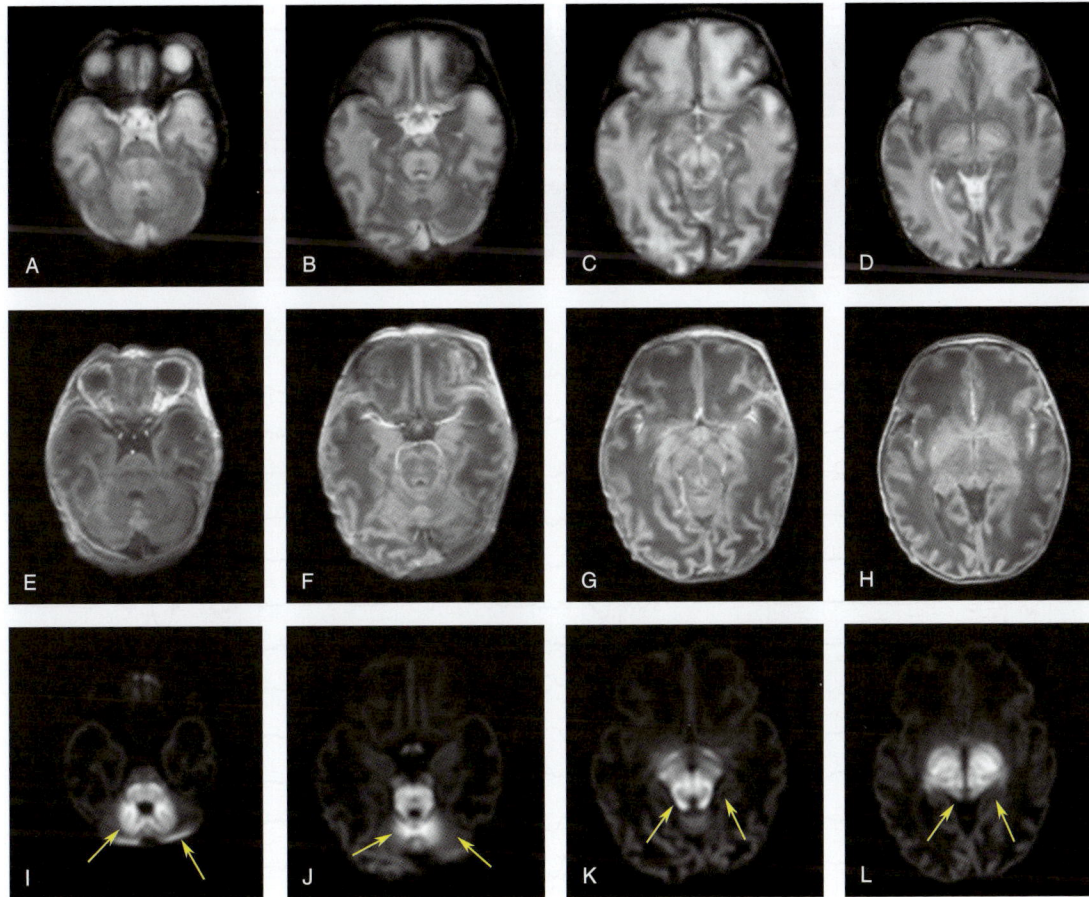

图 5-7-51 头部 MRI 平扫 +DWI(DOL 20 天,PMA 39 周 $^{+5}$)

$T_1WI/T_2WI$ 显示广泛白质受累,特别是在双侧半卵圆中心、侧脑室旁、基底节区、脑干、小脑区域,DWI 上述区域显示显著高信号,ADC 图呈低信号(箭头所指处)。A~D. $T_2WI$; E~H. $T_1WI$; I~L. DWI。

**病例特点:**

　　患儿临床症状及头部 MRI 检查结果高度提示代谢性脑病。

　　EEG 以连续性明显下降(连续图形占比明显减少,IBI 持续时间延长,电压明显减低)及弥漫性快波活动明显增多为主,生理波活动减少(图 5-7-52~ 图 5-7-53)。

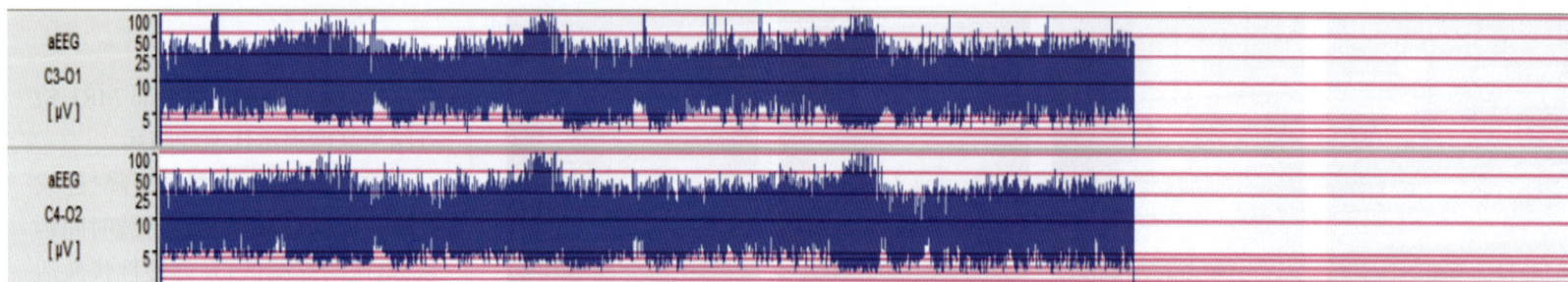

A

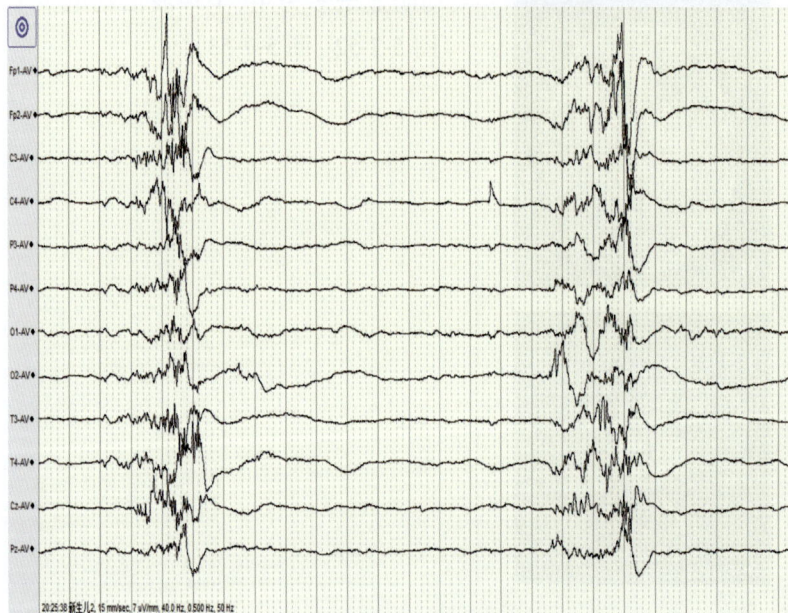

B

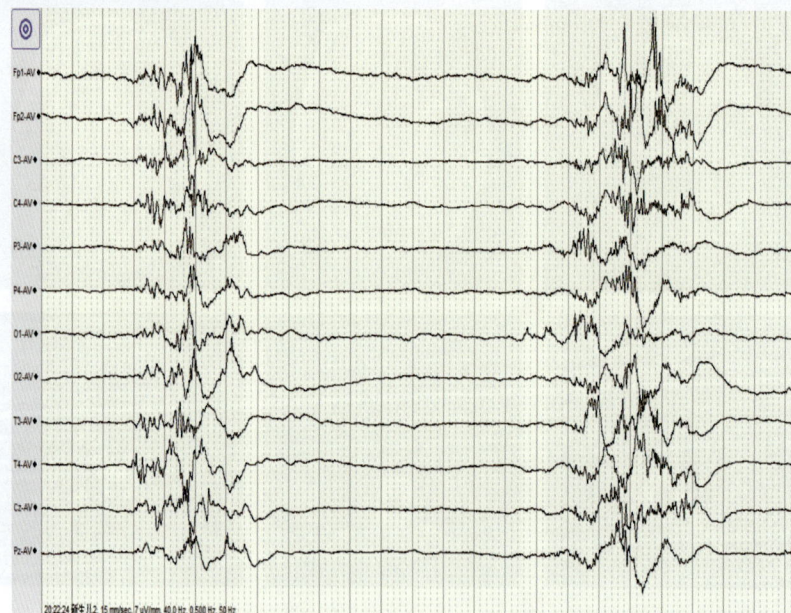

C

图 5-7-52　DOL 20 天,PMA 39 周 +5,EEG 连续性明显下降

A. aEEG：带宽明显增宽,上边界达 50μV,睡眠 - 觉醒周期紊乱,宽窄带比例失衡,缺口改变处,经原始 EEG 证实为伪差,非电发作或电 - 临床发作；

B、C. EEG：脑电活动连续性明显下降(以持续 TD 图形为主,仅见少量连续图形)；暴发段快波活动明显增多,波形高尖,呈棘波样,IBI 持续时间延长,电压明显减低；同步性、对称性正常(走纸速度 15mm/s)。

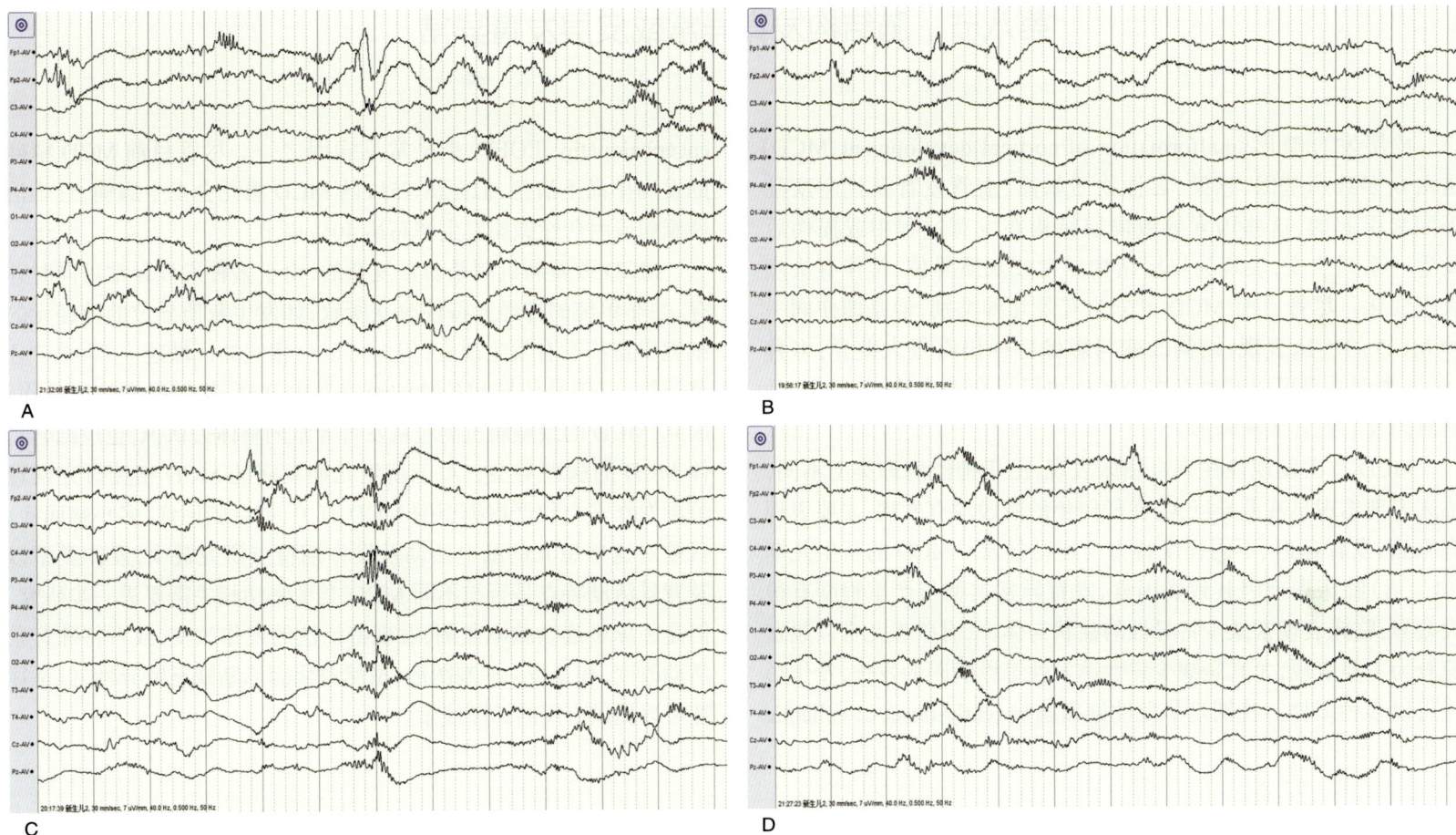

图 5-7-53　DOL 20 天,PMA 39 周 $^{+5}$,弥漫性大量低波幅快波活动

A~D. EEG 可见少量连续图形,胎龄相适标志性生理波(前头部非节律性慢波、额区一过性尖波)可见;双半球弥漫性低波幅 δ 波及大量低波幅快波,快波有时波形高尖,呈棘波样。

(门丽娜　陈淑媛　黄为民)

# 第八节　脑结构发育异常或皮层发育异常

皮层发育畸形（malformation of cortical development，MCD）是由众多致病基因、感染、毒性物质暴露、血管发育及代谢紊乱等因素引起的，这些因素导致皮层结构在发育过程中或损伤后发生一系列改变，表现为皮层结构异常或灰质异位，常伴有头颅大小变化。尽管目前 MCD 可分为有限几种类别，但是即使同一种 MCD 的临床表现、结构改变与影像特征仍有很大差异，多种 MCD 类型表现可以同时存在，MCD 也可以合并皮肤、颅面部、骨骼肌肉及心血管多种畸形。

MCD 首次发现往往来自临床表现，由于神经病理类型不同，临床表现出现早晚差异巨大，在任何年龄阶段均有发现，主要表现有癫痫、发育延迟、不同程度智力与运动异常。MCD 的新生儿期（出生后）临床表现因其致病因素、发育异常类型与严重程度有很大差异，临床表现常缺少特异性的症状与体征，有些患儿常以频发惊厥为主要表现，尤其是缺少急性诱发性惊厥病因的发作，发作形式可以多种多样。特别是早发性癫痫脑病（early-onset of epileptic encephalopathy，EOEE）也是常见病因之一。尽管目前 MCD 精确的发病率尚不清楚，但至少 75% 的 MCD 患儿会发生癫痫，且难治性癫痫或耐药性癫痫发生率高达 40% 以上。

MCD 致癫痫机制是非常复杂的，由于多种发育异常可同时并存，并非单纯的神经元特性改变所致，如发生灰质异位的神经元的细胞学特征没有发生改变，但却可以与相应的区域建立"异常"环路连接，电信号传导和扩散的通路发生改变，从而引发惊厥发作。因此，MCD 的致癫痫机制应从发育异常的整体去认识，也应结合具体 MCD 的病理类型。对于新生儿期发病的 MCD 相关研究发现惊厥发作多与较严重类型的 MCD 有关，如巨脑回症、多小脑回症。目前对这些患儿的脑电活动及发作期特点研究甚少，发作类型以及背景活动特点是否与不同 MCD 类型密切相关需要进一步研究。但是临床中连续脑电监测，发现特征性的发作改变，或者特殊背景活动改变，如暴发 - 抑制图形，虽然对病因诊断缺乏特异性，但是往往可以提供有用的诊断线索。

## 病例 1　左侧巨脑回畸形，不规则极高波幅尖波，局灶性发作

| 主诉 | 间断抽搐 6 天。 |
|---|---|
| 现病史 | 男，6 天，G₂P₂，母孕 36 周 ⁺⁶，外院经阴道娩出，生后 Apgar 评分不详，羊水清、脐带、胎盘未见异常，出生体重 3 300g。患儿 6 天前（出生后 8 小时）无明显诱因出现抽搐，表现为双手握拳，双眼紧闭，四肢强直，头偏向一侧，持续约 2 秒至 1 分钟，每天发作 2~4 次。发作过程患儿无青紫，无吐沫，无尖叫，无呼吸暂停。于外院应用维生素 B₆、苯巴比妥抗惊厥治疗后抽搐减轻。病来患儿无发热，无拒乳，无吐泻，进乳可。家族无癫痫病史。 |
| 查体 | 无明显阳性体征。 |
| 辅助检查 | 头 MRI（DOL 7 天，PMA 37 周 ⁺⁶）：左顶、枕、颞区巨脑回（图 5-8-1）。 |
| 治疗及转归 | • 在院期间给予多种抗惊厥药物联合应用，发作控制不良，发作表现多样。<br>• 出院后仍有发作，发育落后，2 岁时不会说话，不能扶站。<br>• 2.5 岁时行癫痫外科治疗，口服两种抗发作药物，发作明显减少，智力运动有进步。 |

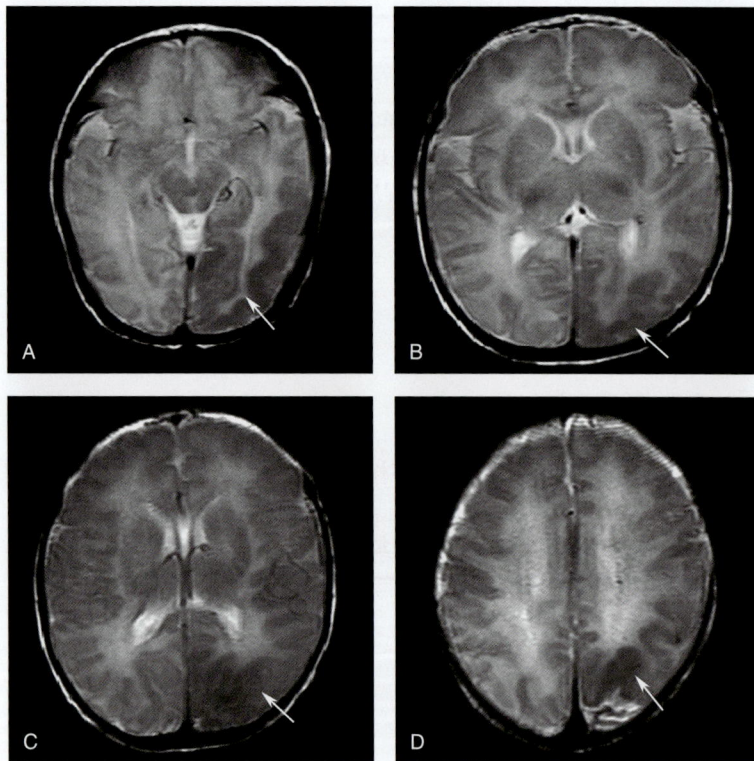

图 5-8-1 DOL 7 天,PMA 37 周 ⁺⁶,头 MRI 示左侧巨脑回畸形

受累区域皮层增厚,脑沟变浅,双侧半球皮层显著不对称,左枕颞区巨脑回畸形(白色箭头所示)(A~D. T₂WI)。

**病例特点:**

**aEEG:**

- 带宽:左右侧带宽不对称,患侧带宽增宽。

- 边界:上边界增高,多>50μV,甚至超过 100μV。

- SWC:患侧 SWC 多数不明显,略可分辨上边界或下边界的浮动变化。

**原始 EEG:**

- 患侧显示异常高大尖波或尖形 δ 波,波幅可达 500~1 000μV,连续发放或类周期性发放。

- 电发作或电 - 临床发作多数从病变部位起始,发作类型多样,发作频率不同(图 5-8-2~ 图 5-8-5)。

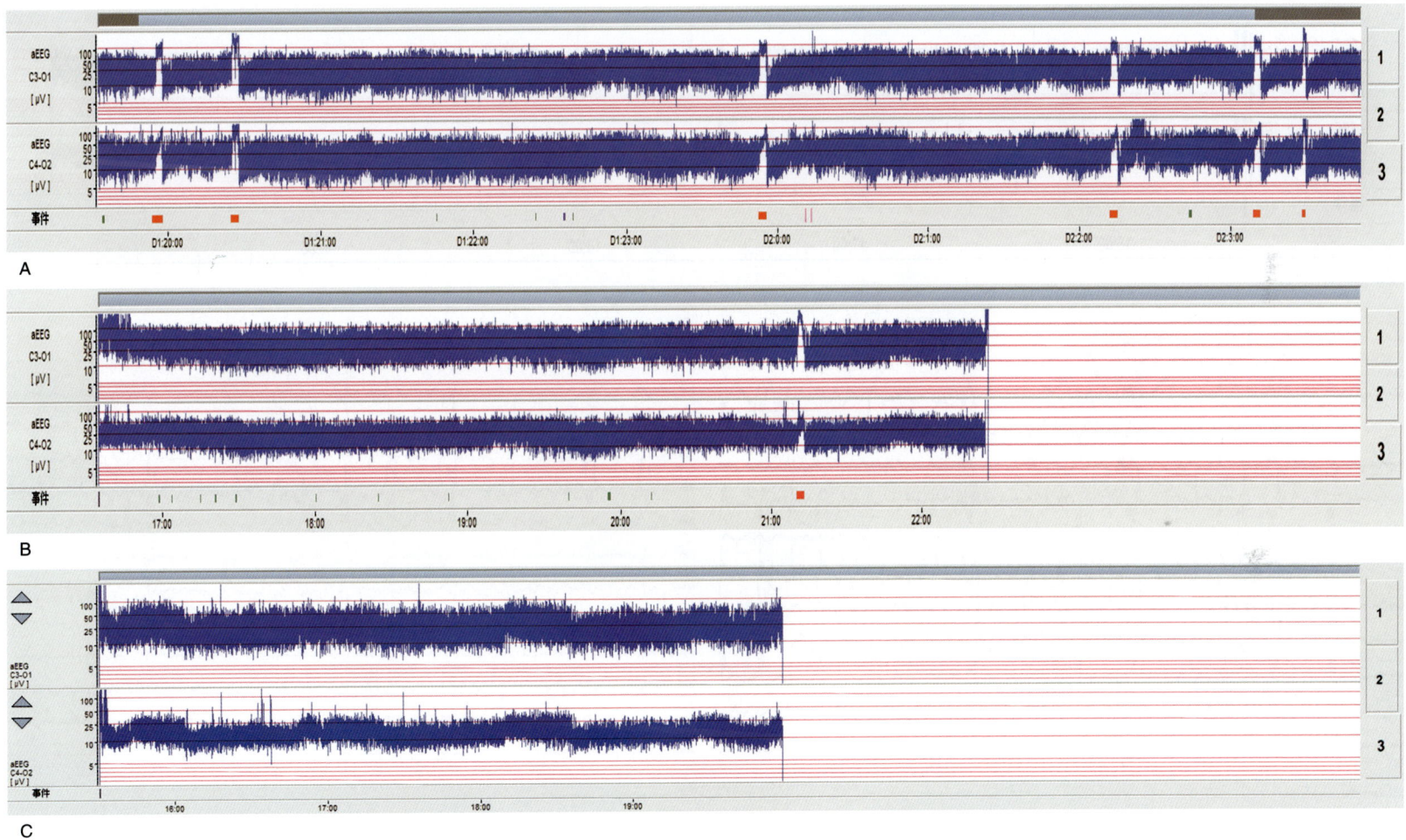

图 5-8-2　PMA 37 周 [+5]~40 周,多次脑电监测,惊厥发作变化过程

aEEG 中缺口处经 vEEG 证实,均为电 - 临床发作。给予抗惊厥药物治疗后,发作次数逐渐减少。A. DOL 6 天,PMA 37 周 [+5];B. DOL 8 天,PMA 38 周;C. DOL 22 天,PMA 40 周。

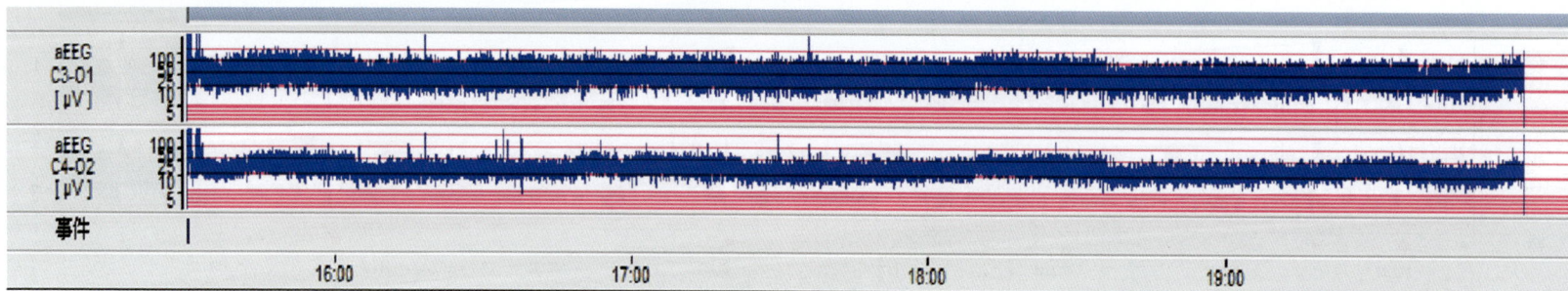

A

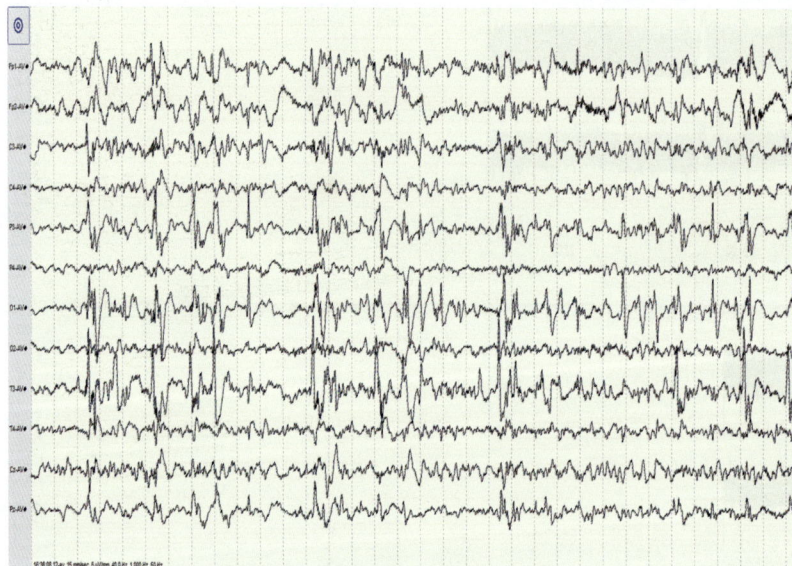

B

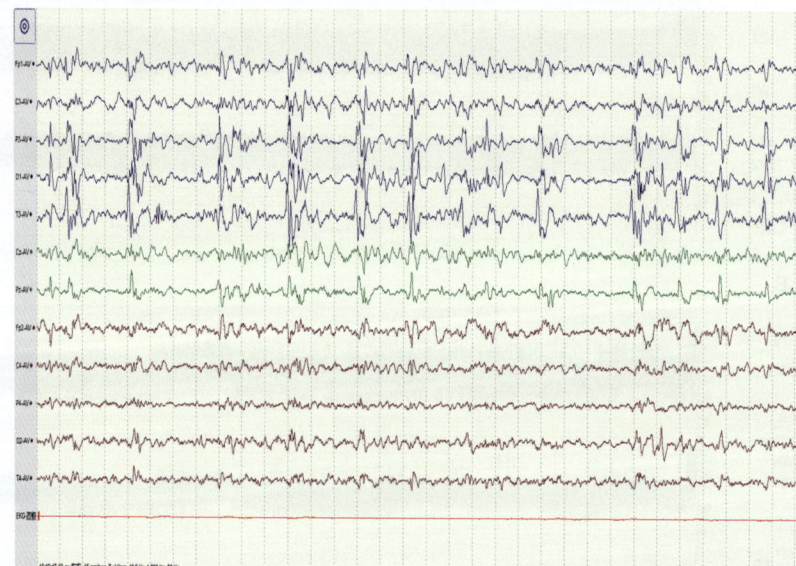

C

图 5-8-3　DOL 9 天,PMA 38 周 $^{+1}$,背景活动不对称,患侧异常波活动

A. aEEG 两侧带宽及电压不对称,左侧带宽较右侧增宽,双侧电压下边界正常,左侧上边界增高(>50μV)。可以区分醒睡变化,无明确睡眠 - 觉醒周期;B. 左半球多种形态不规则棘波、尖波发放,左侧顶、枕、颞导联多见;C. 左顶、枕、颞区不规则尖波、棘波相对突出,并呈类周期性发放(走纸速度 15mm/s)。

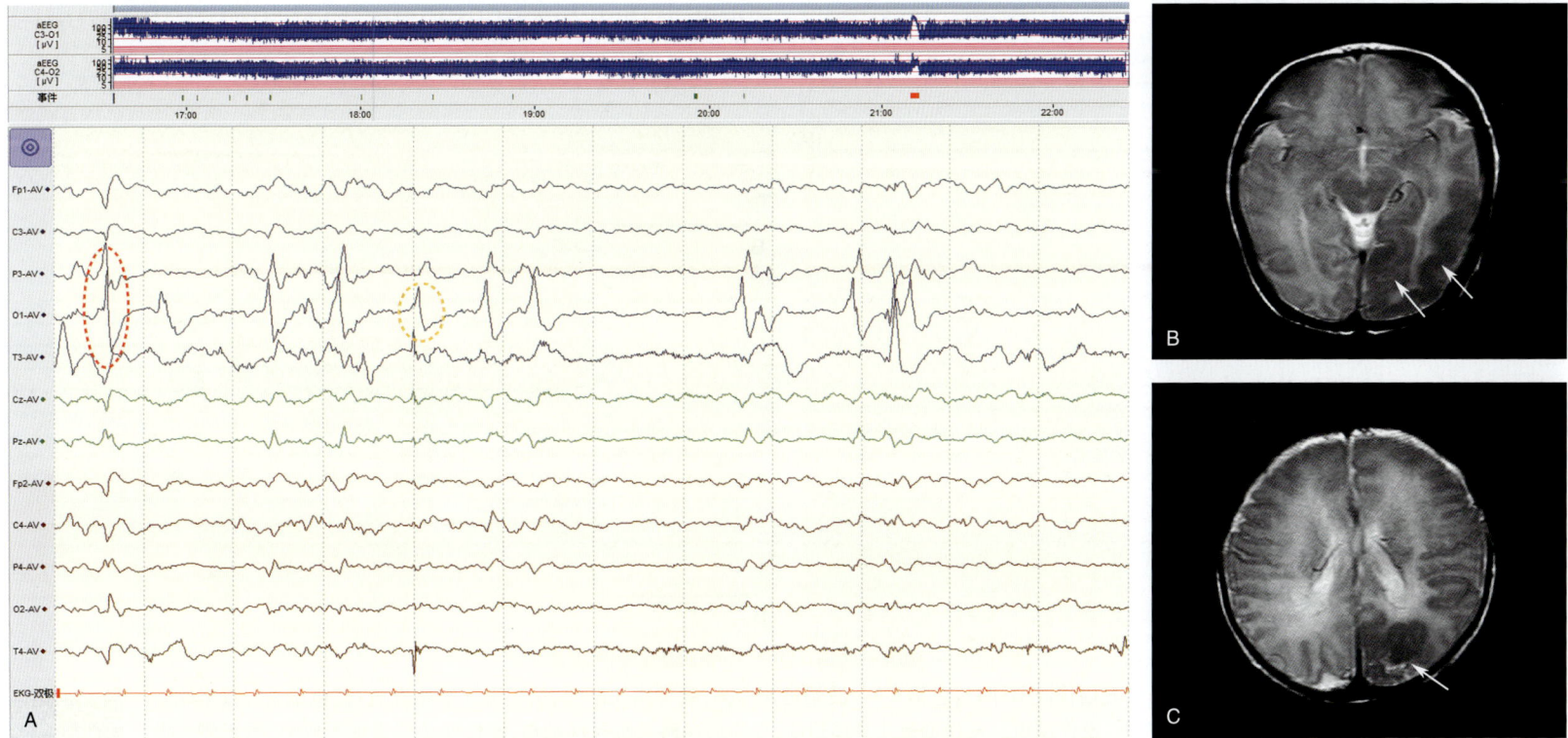

图 5-8-4　DOL 10 天，PMA 38 周$^{+2}$，发作间期异常放电

A. 左顶、枕、颞区持续高波幅不规则尖波、棘波非同步阵发，尖波波幅可达 100~450μV（红色虚框波幅 420μV，黄色虚框波幅 125μV，灵敏度 10.0μV/mm）；
B、C. MRI 左颞、顶、枕区皮层结构异常，尖波和棘波出现部位及侧别与 MRI 显示巨脑回（白色箭头所示）部位一致。

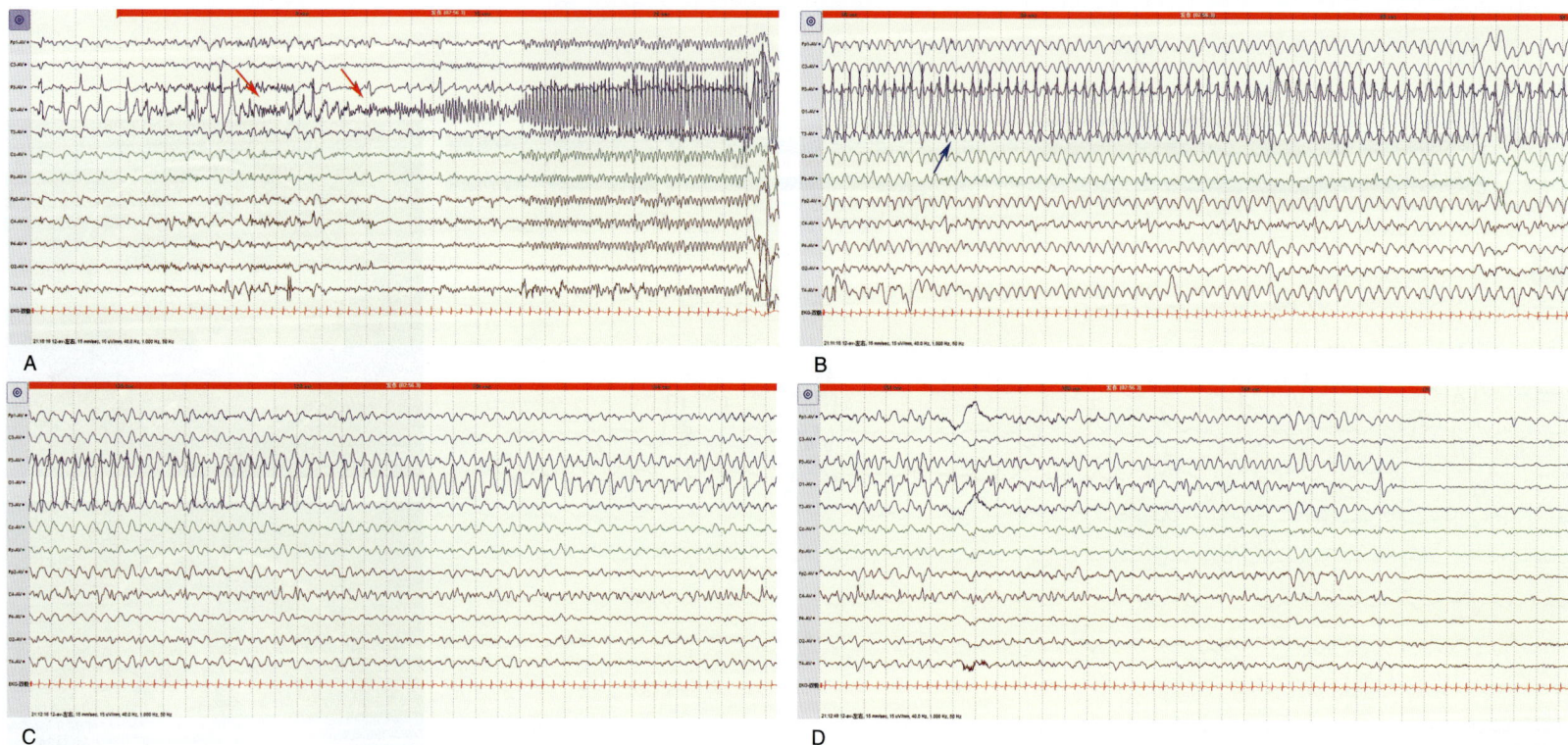

图 5-8-5    其中一次电 - 临床发作连续脑电图演变

A、B. 左枕区高波幅非节律性无规则尖波→低波幅快波节律(红色箭头)→波幅迅速增高,频率由快渐慢,呈尖形 δ 节律发放(蓝色箭头),双半球其余脑区慢波活动增多;C、D. δ 波波幅逐渐降低,发作结束。发作期患儿身体扭动,发作后期略有吮吸样动作,发作期动作表现不典型,属不能分类的发作类型(此次发作期非完整连续记录,视频 5-8-1)(走纸速度 15mm/s)。

视频 5-8-1

## 病例 2　左侧巨脑回畸形，暴发 - 抑制背景，多种发作形式

| 主诉 | 间断抽搐 9 天。 |
|---|---|
| 现病史 | 女，19 天，$G_1P_1$，母孕 39 周$^{+1}$，19 天前于外院择期剖宫产娩出，出生体重 3 600g。羊水、脐带及胎盘无异常，Apgar 评分不详，否认生后窒息史，生后自行吃奶好，现人工喂养每次 90ml，每天 7 次，二便正常。生后第 10 天发现熟睡中无明显诱因出现频繁点头、眨眼，一侧下肢抖动（具体侧别不详），每天发作 7~8 次，每次持续 10~30 秒，自行缓解，就诊于当地医院，完善脑电图监测呈电惊厥发作，给予苯巴比妥饱和量及维持量治疗 8 天，抽搐发作未完全控制。患儿发病以来精神状态可，体温平稳，无发热，无呕吐、腹泻。 |
| 查体 | 无明显阳性体征。 |
| 辅助检查 | 头部 MRI（DOL 20 天，PMA 42 周）：左颞顶枕叶交界区巨脑回畸形（图 5-8-6）。 |
| 治疗及转归 | • 入院后频繁出现惊厥发作。<br>• 咪达唑仑持续泵入状态下仍有电 - 临床发作，发作控制差，出院。 |

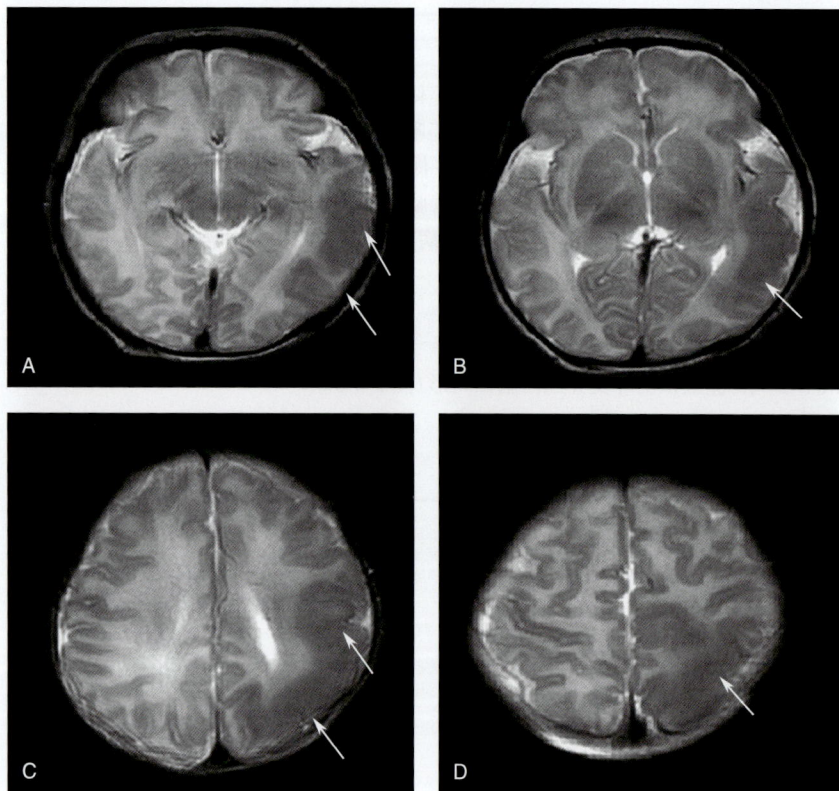

图 5-8-6　头 MRI(DOL 20 天,PMA 42 周)

左侧巨脑回畸形。左顶枕颞交界区皮层增厚,巨脑回畸形(白色箭头所示)
(A~D. $T_2WI$)。

**病例特点:**

**aEEG:**

- 带宽:左右侧带宽不对称,患侧带宽增宽。
- 边界:上边界增高,左侧上边界 50~100μV。
- SWC:不明显,有时略可分辨上边界或下边界的浮动变化。

**原始 EEG:**

- 暴发 - 抑制背景活动。
- 左侧半球波幅明显增高,左侧异常高大尖波或尖慢波。
- 多种形式电发作 / 电 - 临床发作:全身癫痫性痉挛发作和强直痉挛发作、单个肢体成串痉挛发作、不能分类发作(图 5-8-7~图 5-8-13)。

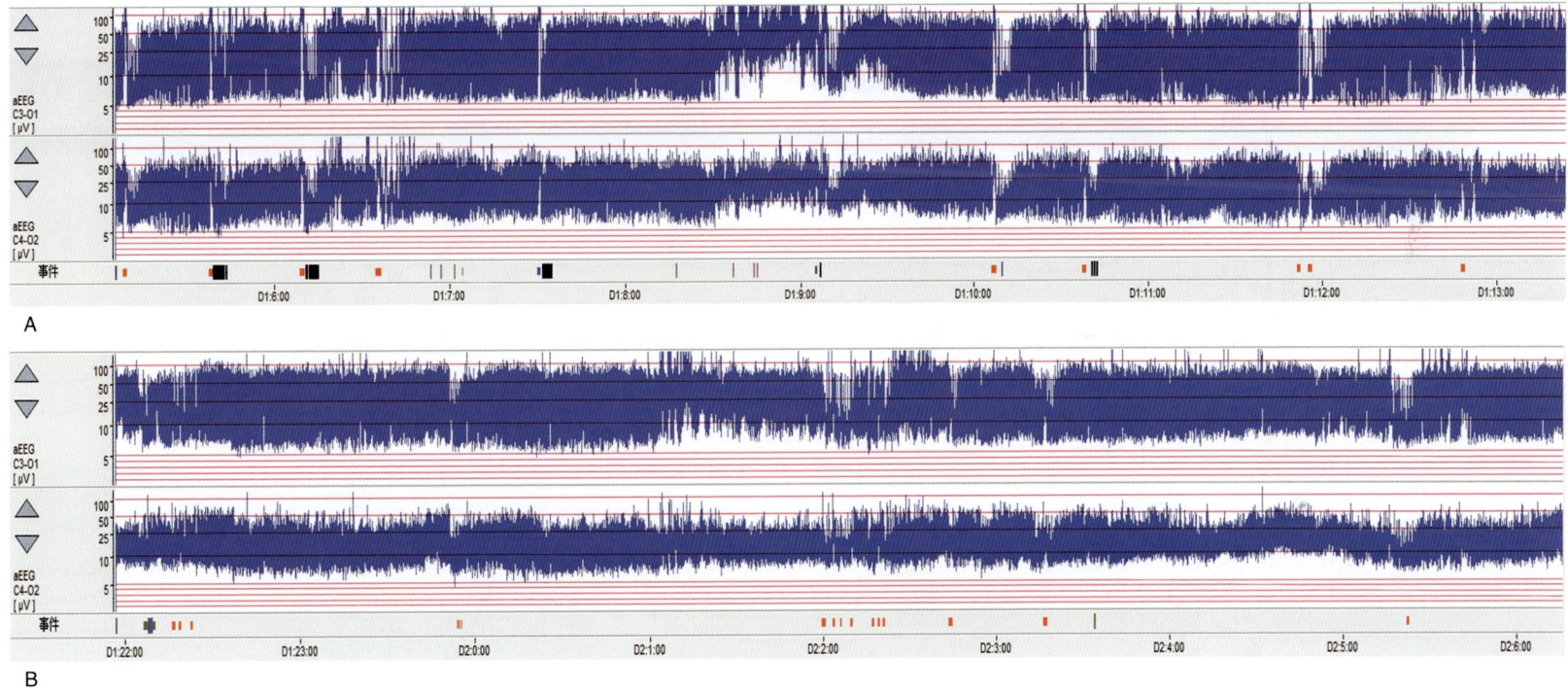

图 5-8-7 在院期间多次 vEEG 动态监测,此处选取其中两次不同日龄 aEEG

aEEG 显示无正常 SWC,两侧带宽不对称,左侧明显宽于右侧。双侧电压明显增高,但左侧上边界电压增高明显,达 50~100μV,右侧上边界 25~50μV。多量大小不一缺口改变,同步 vEEG 证实为电 - 临床发作。A. DOL 20 天,PMA 42 周;B. DOL 24 天,PMA 42 周$^{+4}$。

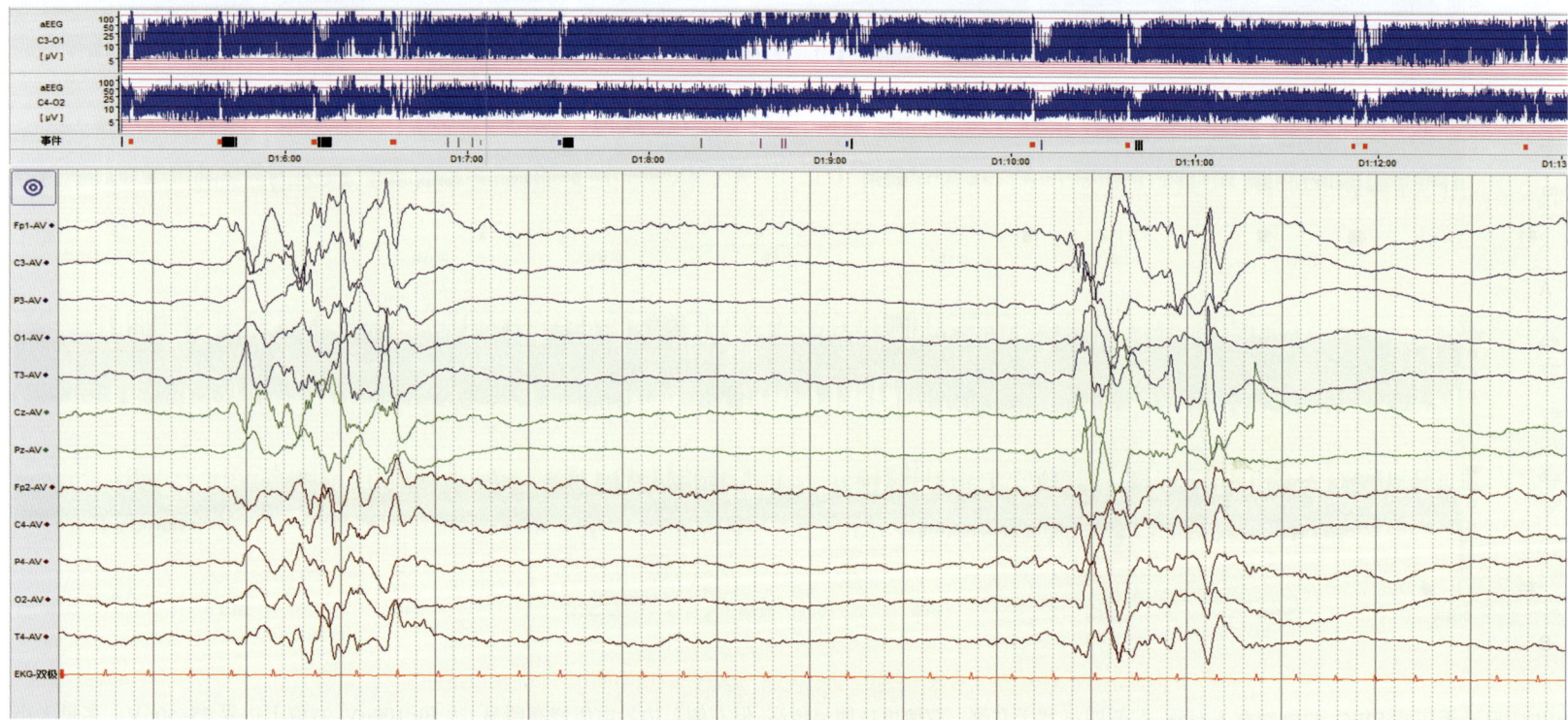

**图 5-8-8　DOL 20 天,PMA 42 周,背景为暴发 - 抑制图形**

暴发段由高波幅不规则尖波快波构成,无正常生理波活动,IBI 持续 3~10 秒左右,左侧半球波幅明显高于右侧(灵敏度 10μV/mm)。

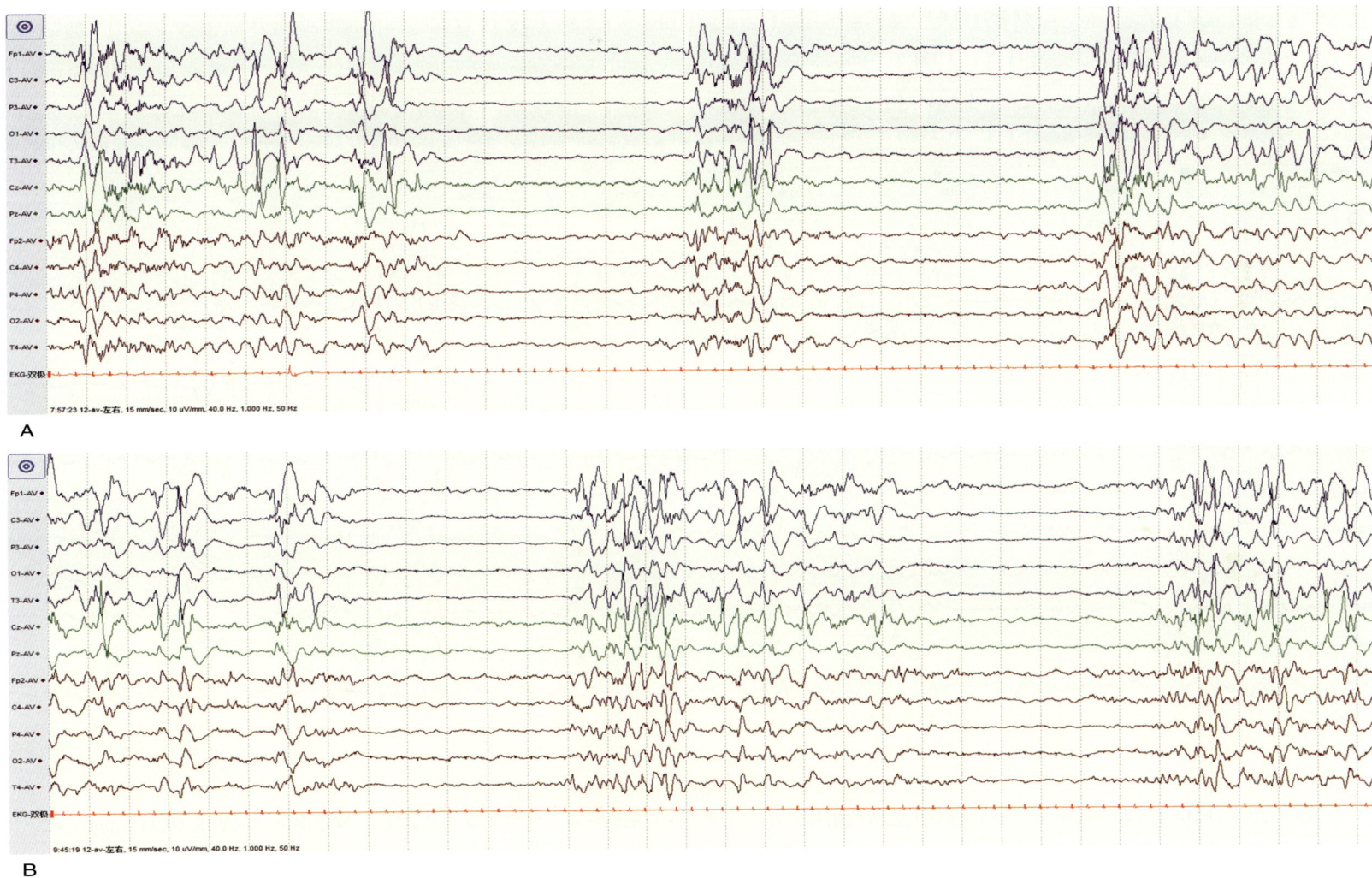

图 5-8-9　DOL 20 天,PMA 42 周,双侧半球波幅和电活动特征明显不对称

A、B. 发作间期原始 EEG 背景持续为暴发 - 抑制图形,双侧半球波幅明显不对称,左侧半球波幅较对侧明显高(灵敏度 10μV/mm,走纸速度 15mm/s)。

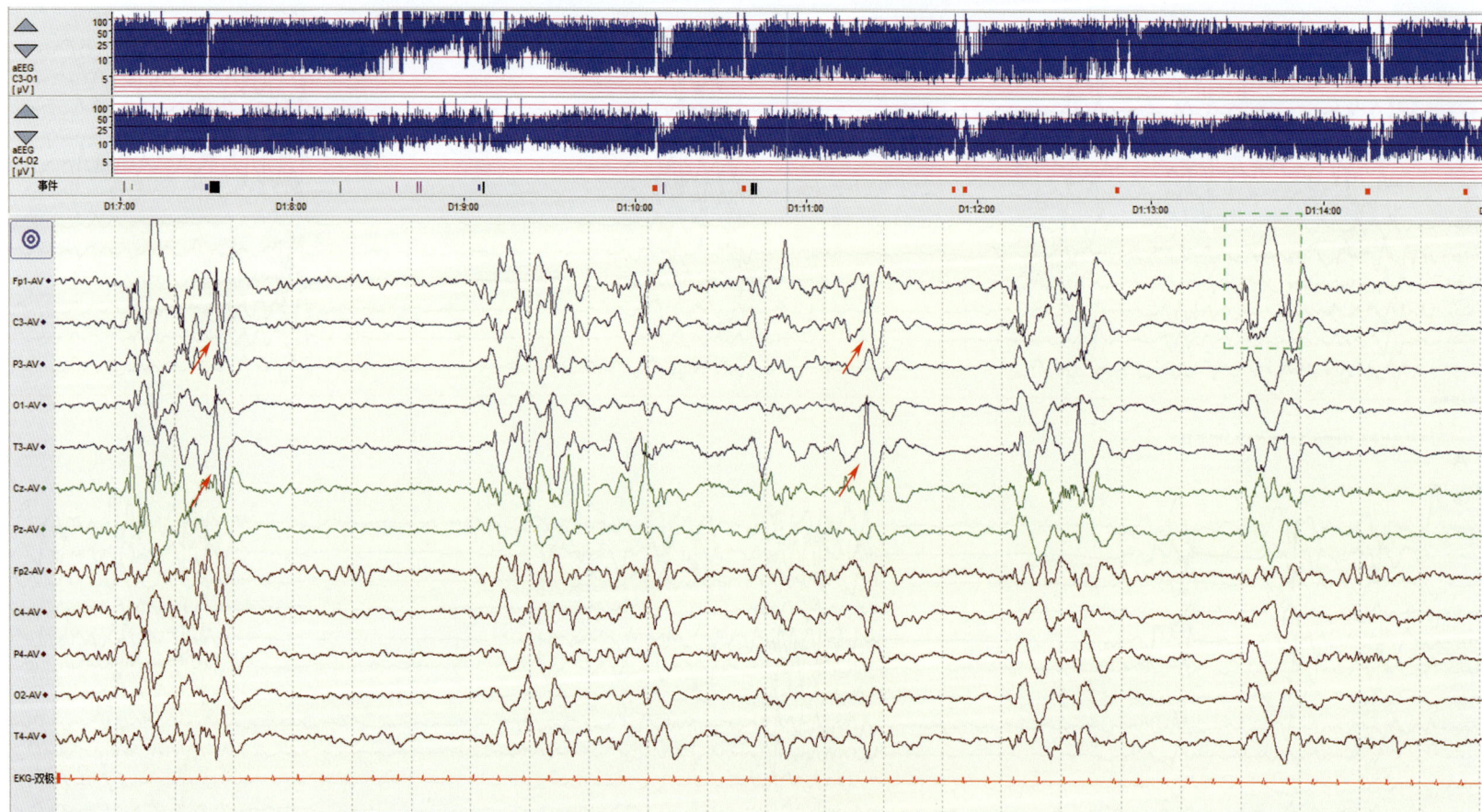

图 5-8-10  左侧高大畸形尖波或尖形慢波

DOL 20 天,PMA 42 周,左侧中央、颞区高波幅尖波活动相对突出(红色箭头),左侧额区高大畸形尖波或尖形慢波(绿色虚框)(灵敏度 10.0μV/mm)。

视频 5-8-2

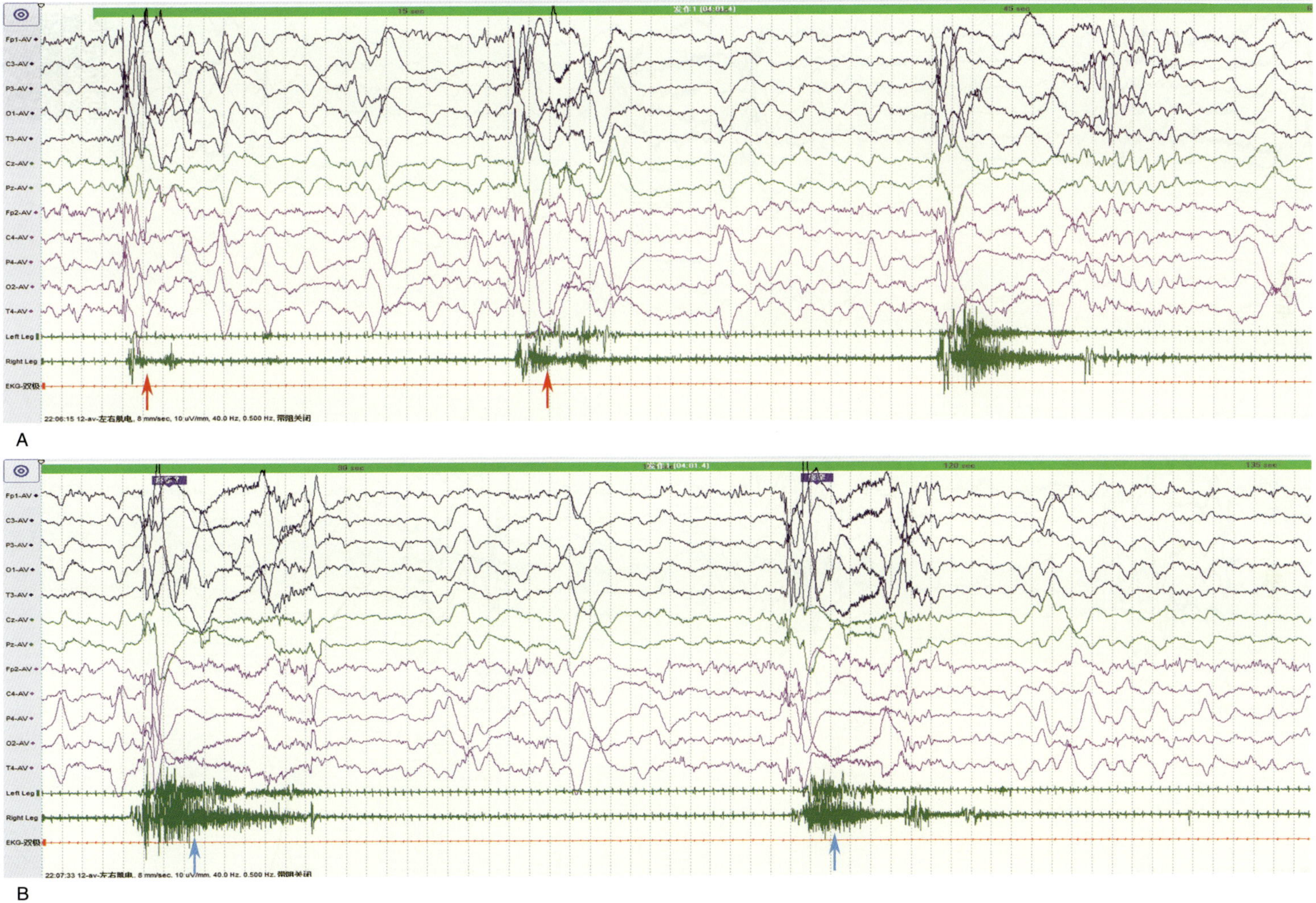


图 5-8-11　DOL 24 天，PMA 42 周 $^{+4}$，癫痫性痉挛和强直痉挛发作

A. 癫痫性痉挛发作（红色箭头）；B. 强直性痉挛发作（蓝色箭头），成串发作（视频 5-8-2）（灵敏度 10μV/mm，走纸速度 8mm/s）。

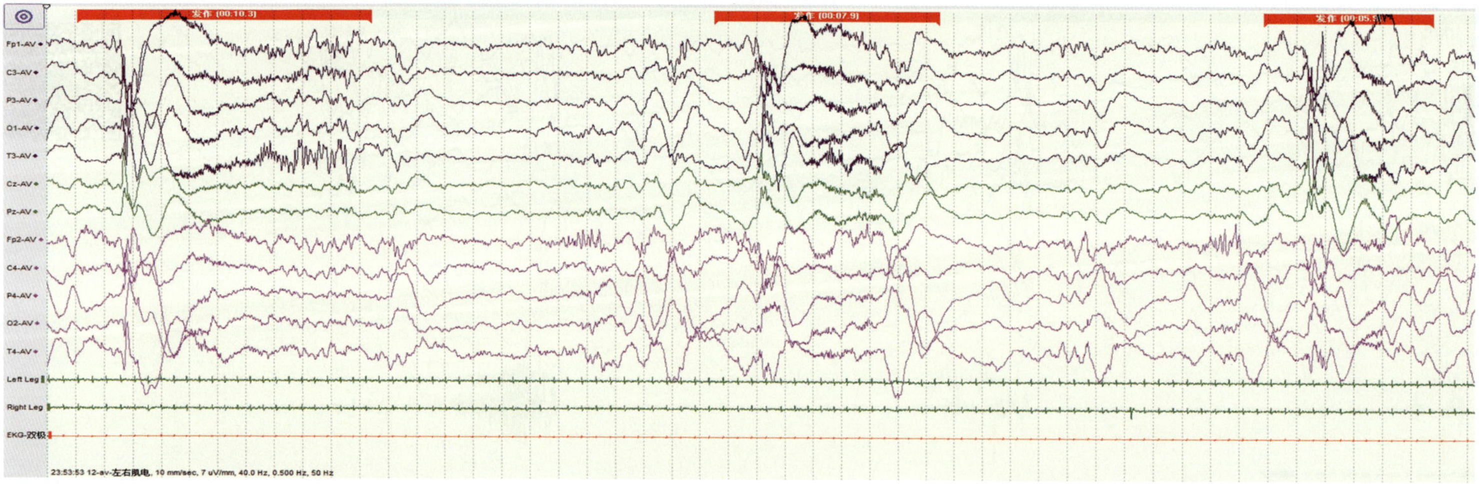


A

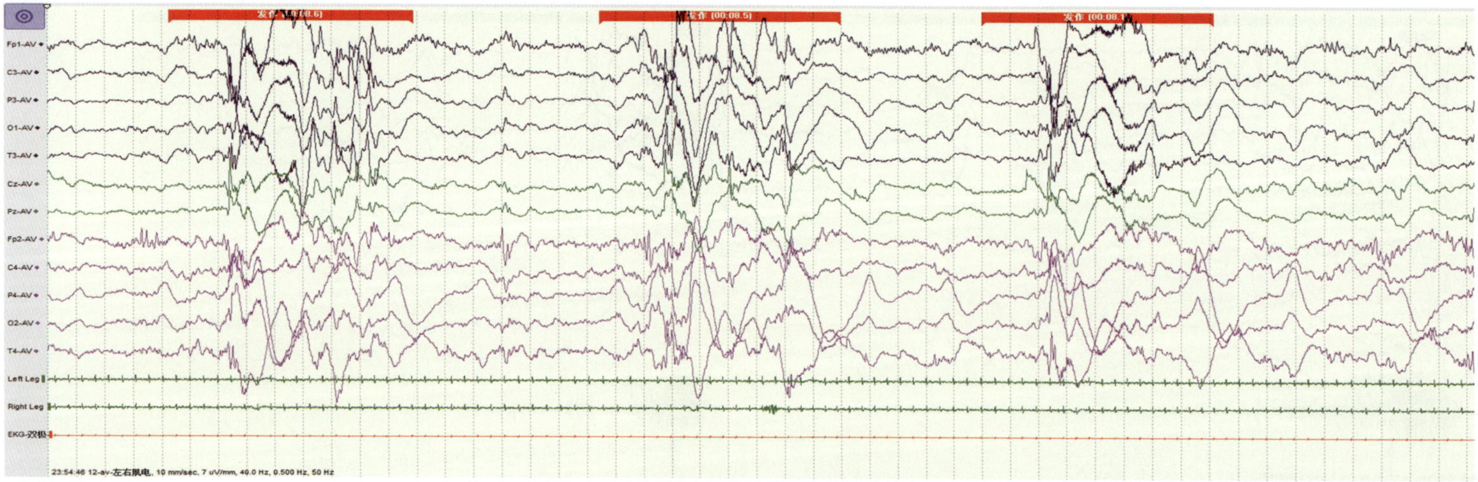


B

视频 5-8-3

图 5-8-12　DOL 24 天，PMA 42 周 $^{+4}$，部分性癫痫性痉挛发作

A、B. 右下肢轻微抖动，动作刻板，成串发作，同期 EEG 为广泛性高波幅不规则慢波暴发，左半球相对为著（视频 5-8-3）（走纸速度 10mm/s）。

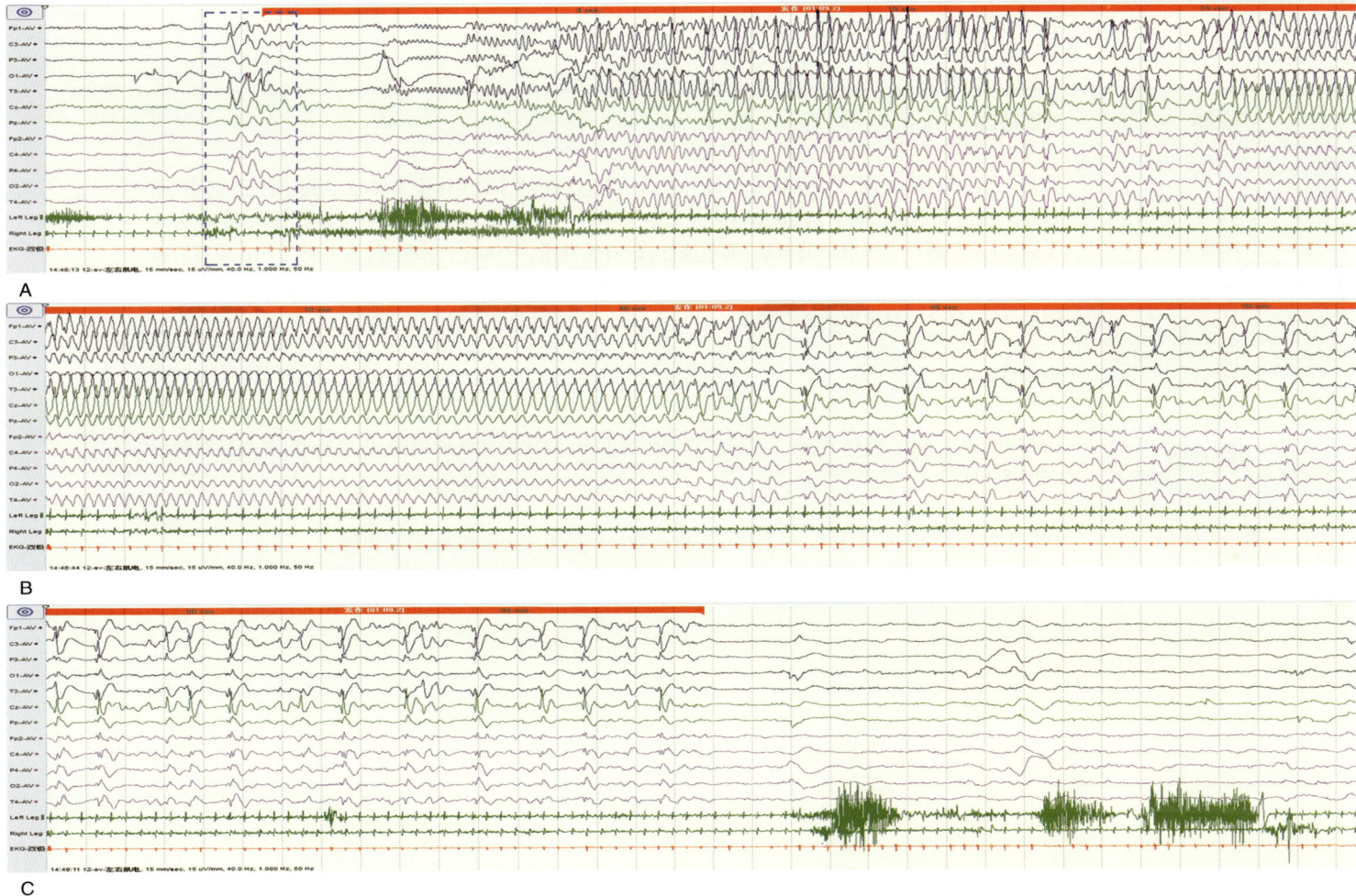

视频 5-8-4

图 5-8-13　DOL 20 天,PMA 42 周,序贯性发作,不对称强直姿势→运动停止发作

A~C. EEG 高波幅尖波暴发(蓝色虚框)→左侧额、中央、顶、颞区起始 8~9Hz 低波幅 α 节律→双半球 4~5Hz 尖形 θ 节律,左额、中央、颞区为著→尖慢波类周期性发放→发作结束,恢复背景活动(视频 5-8-4)(走纸速度 15mm/s)。

## 病例 3　双侧多小脑回畸形,多灶低波幅异常波,发作频率低

| 主诉 | 间断抽搐 5 天。 |
|---|---|
| 现病史 | 男,5 天,$G_2P_1$,孕 40 周 $^{+2}$,外院阴式分娩失败后转剖宫产出生,出生体重 3 000g,Apgar 评分、脐带、胎盘及羊水情况不详。生后第 20 小时患儿无明显诱因出现抽搐,不伴发热,每天发作数次,表现为双手握拳,左上肢及左下肢屈曲抖动,面色涨红,口唇无发绀,无双眼上翻凝视,无尖叫,约 10 余秒后自行缓解。间断给予苯巴比妥镇静 5 天,青霉素静脉滴注 4 天,抽搐无明显好转。期间完善腰穿未见明显异常,血及脑脊液细菌培养阴性。 |
| 查体 | 无明显阳性体征。 |
| 辅助检查 | 头 MRI(DOL 6 天,PMA 41 周 $^{+1}$):提示双侧侧裂上部、额顶颞叶脑回细密,皮层略厚,多小脑回畸形(图 5-8-14)。 |
| 治疗及转归 | 在院期间每天均有惊厥发作,经多种抗惊厥药物治疗仍无法完全控制发作,出院。 |

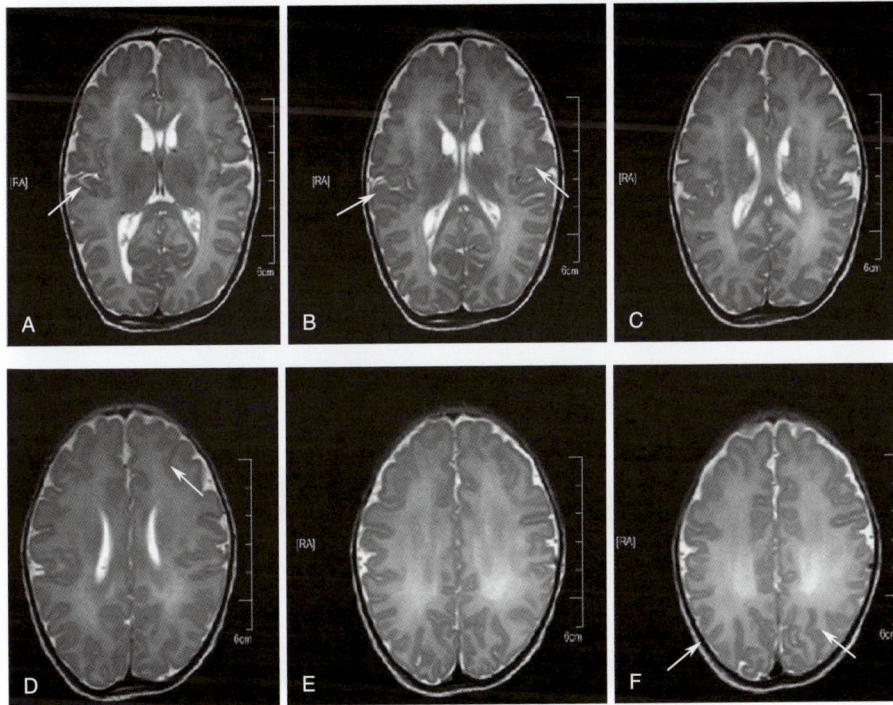

图 5-8-14 头 MRI：双侧多小脑回畸形
双侧侧裂上部、额、顶、颞叶脑回细密，皮层略厚，多小脑回畸形（白色箭头所示）（A~F. T₂WI）。

**病例特点：**

1. EEG 背景活动改变相对轻微，生理波活动大致正常，仅睡眠 - 觉醒周期异常。

2. 双侧半球出现多灶、多形性异常波，但出现少、波幅低，有时可混迹于相对高波幅的背景活动中，不容易识别。

3. 发作频率低，发作表现无特异性，且发作期 EEG 演变双侧半球均可波及（左侧 60%，右侧 40%）。

4. 虽然患儿于住院治疗期间积极抗惊厥治疗，且出院后多药联合治疗，仍每天均有发作。

5. 结合影像学提示为双侧多小脑回畸形，可以解释异常波活动部位及电发作 / 电临床发作的规律（图 5-8-15~ 图 5-8-19）。

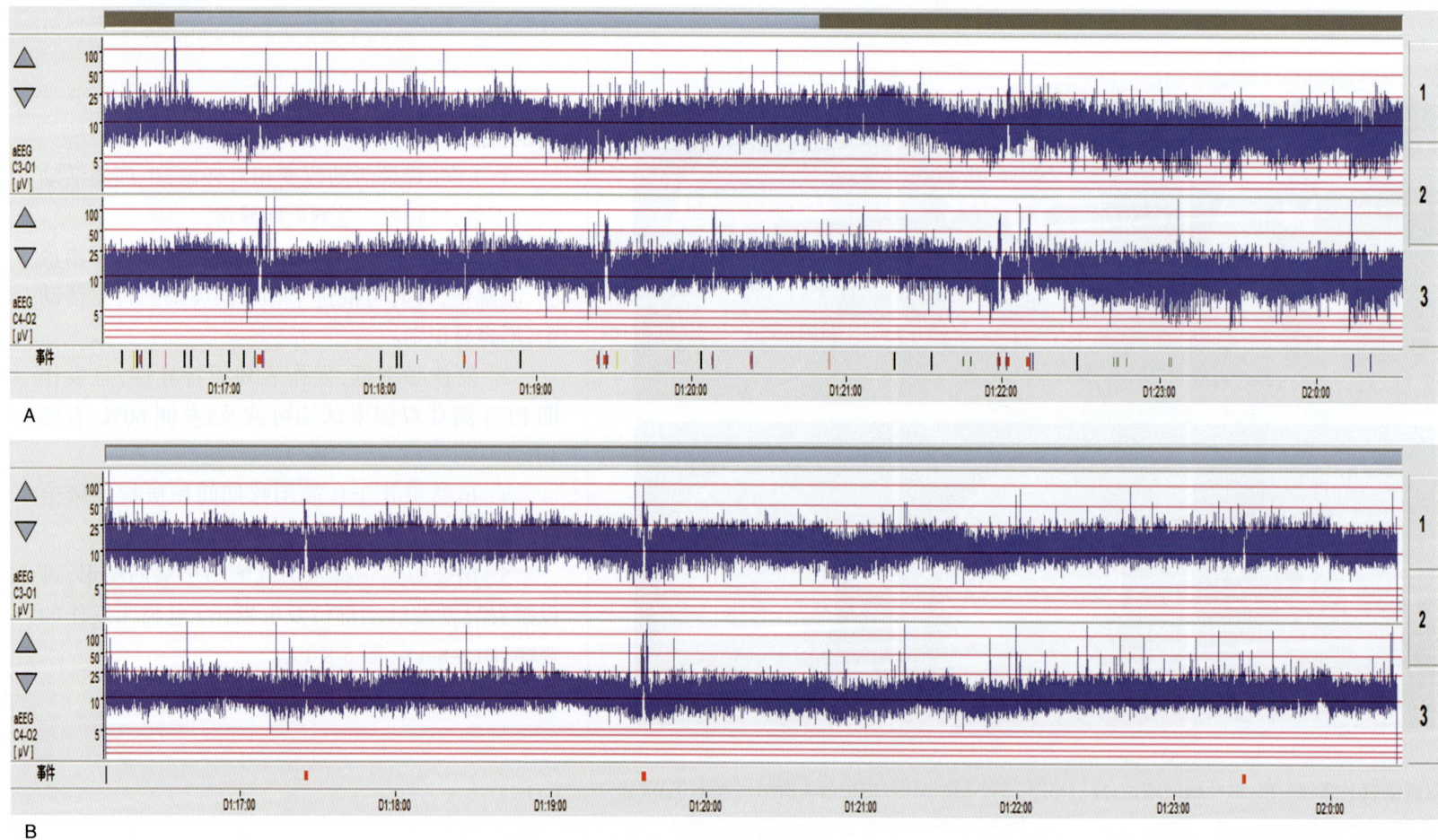

图 5-8-15 在院期间多次监测,其中不同日龄 aEEG 表现相似

A、B. 睡眠 - 觉醒周期变化存在,但睡眠 - 觉醒周期不符合相应胎龄。上下边界电压在正常范围。每次监测均有缺口样改变,同步 vEEG 监测证实为电发作 / 电 - 临床发作。发作频率为 4 小时 1~2 次。

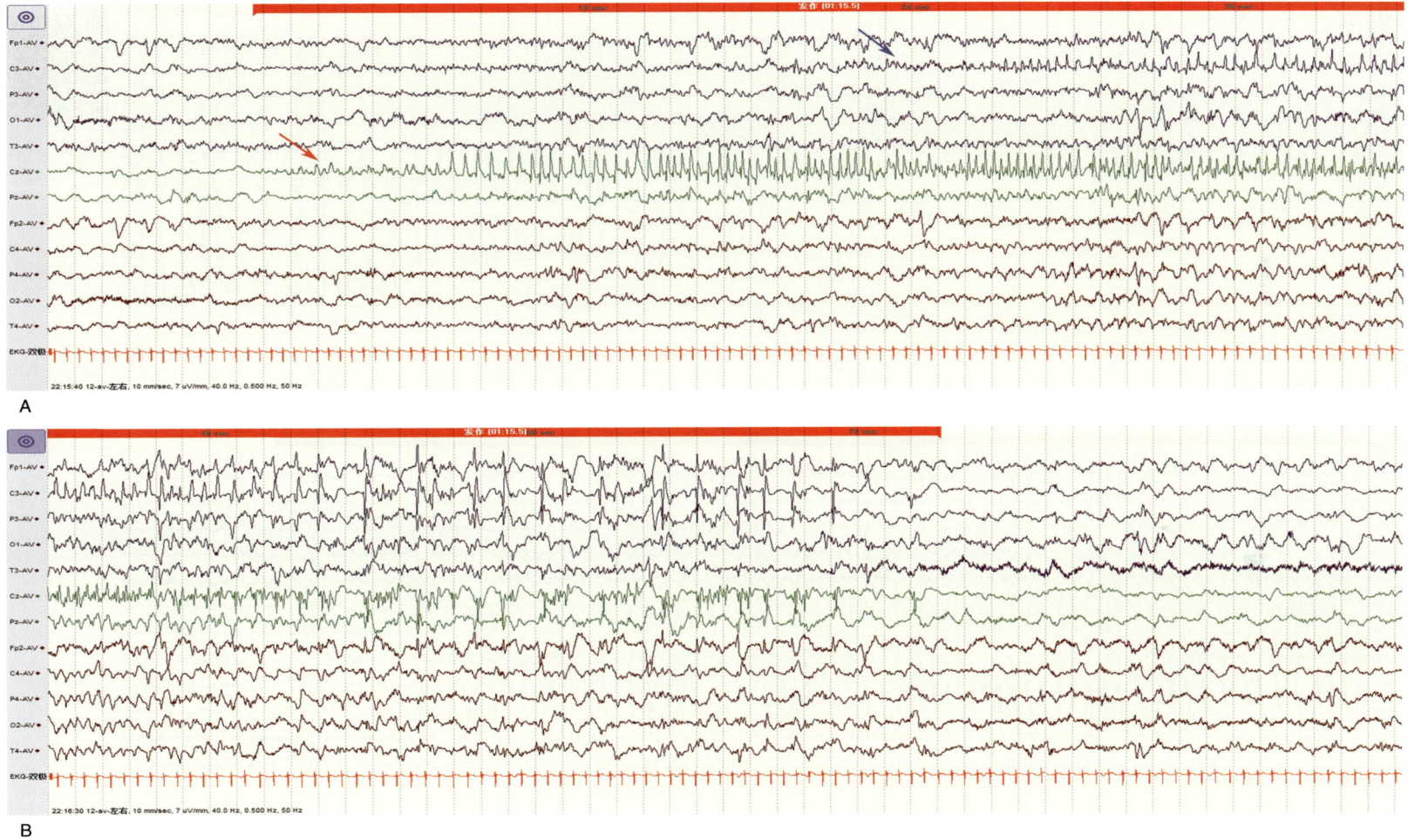

图 5-8-16　一次电发作

A. Cz 导联起始低波幅快波(红色箭头),波幅快速增高,呈棘波节律→ 向左中央区扩散(蓝色箭头); B. 波及左侧半球→放电突然停止,发作结束,共持续 76 秒,同期未见患儿明显动作表现(走纸速度 10mm/s)。

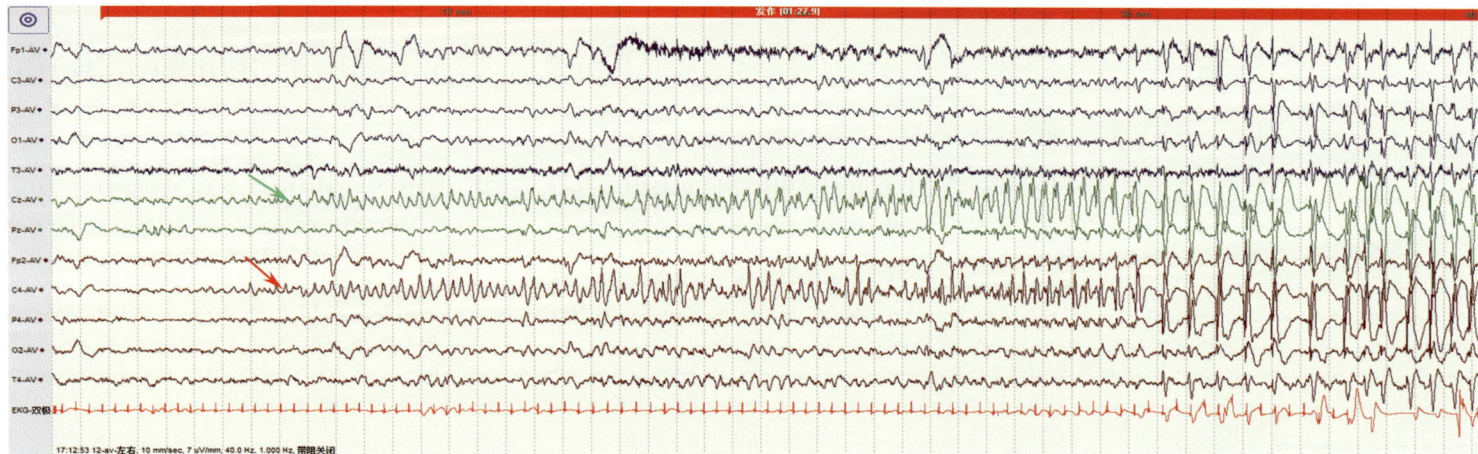

A

视频 5-8-5

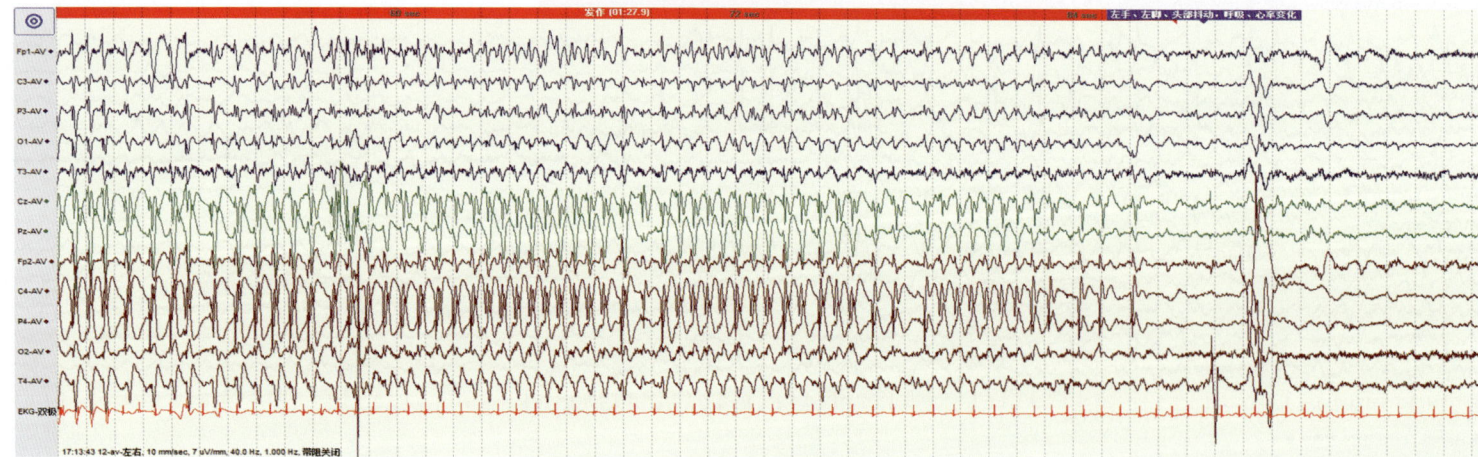

B

图 5-8-17　一次电 - 临床发作,阵挛发作为主

A、B. Cz 导联(绿色箭头)和 C4 导联(红色箭头)起始,波幅迅速升高→ 高波幅棘慢波节律性发放,右侧半球电演变相对突出,同期患儿左手、左脚脚趾出现节律性抖动样动作,之后头颈部节律性抖动(视频 5-8-5)(走纸速度 10mm/s)。

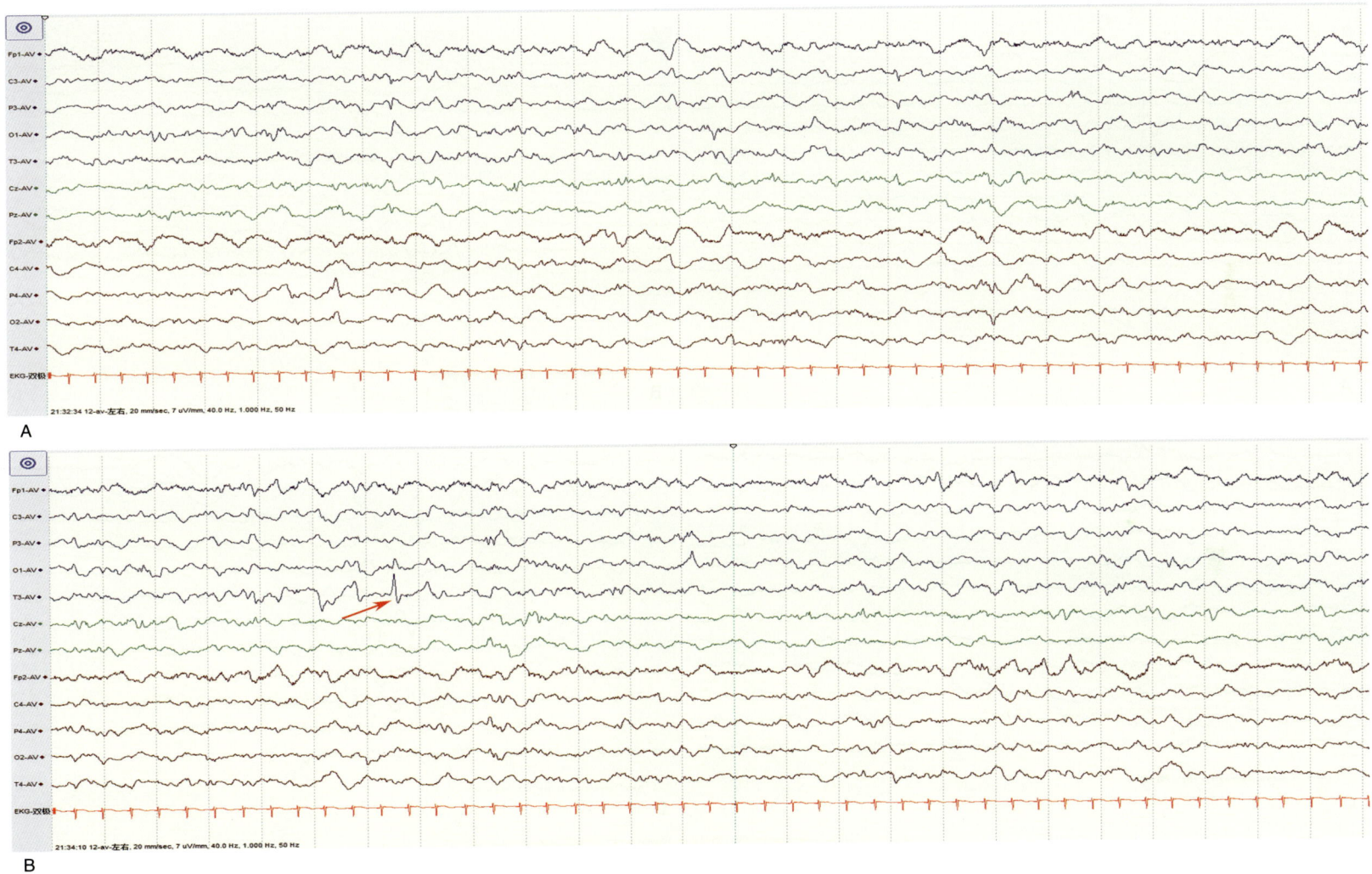

图 5-8-18　发作间期背景脑电活动

A. 双半球弥漫性低 - 中波幅混合波活动,左右半球大致同步对称,胎龄相适生理波可见; B. 左颞区出现低波幅棘波(红色箭头)。

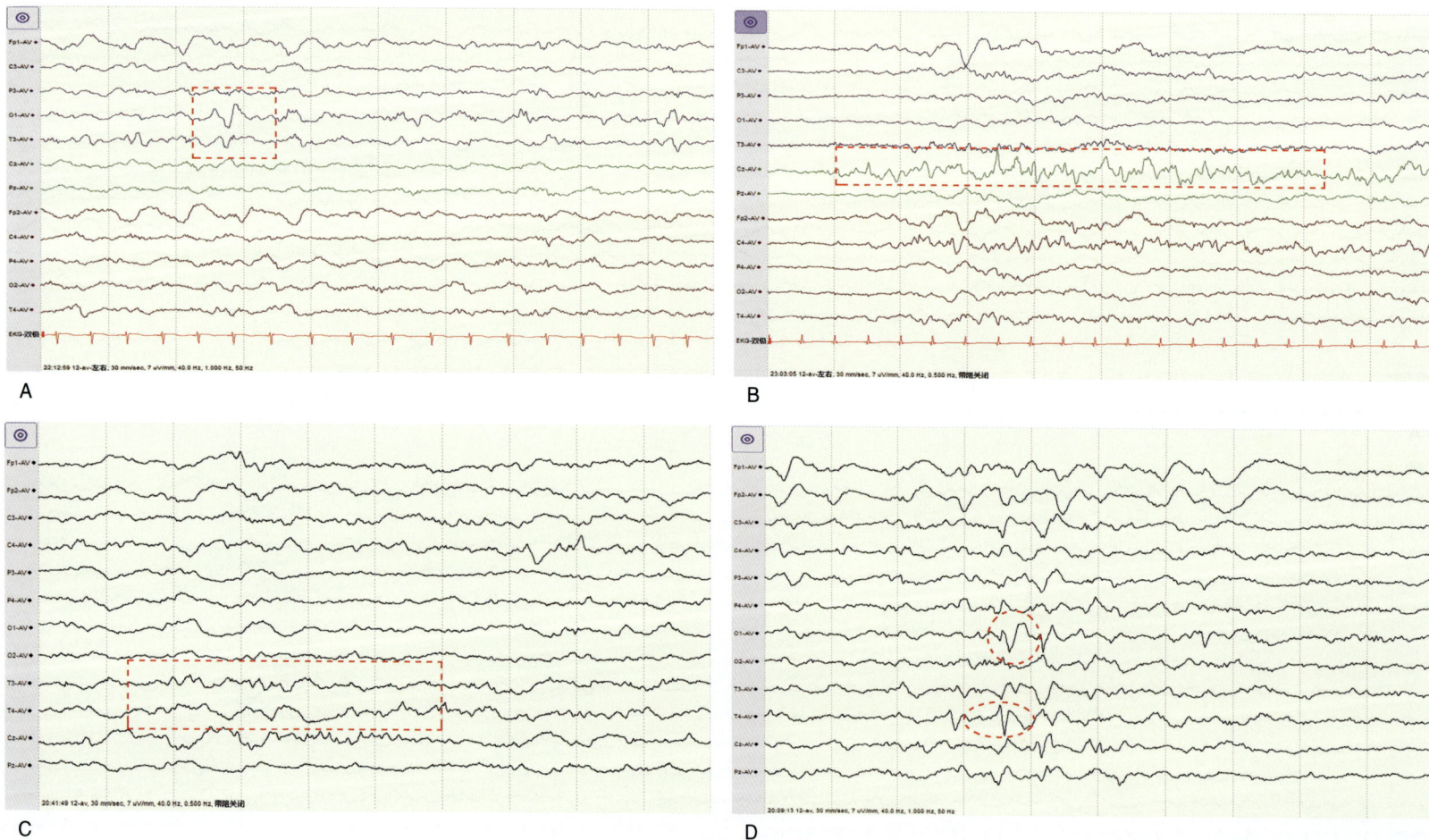

图 5-8-19 不同部位、不同波形的不典型异常波活动

该患儿双侧半球多灶不典型异常紊乱波活动,异常波活动相对少且波幅偏低,有时不易识别。A. 左枕、颞不规则多相波复合少量快波(红色虚线框);B. Cz 尖形不规则紊乱波(红色虚线框);C. 双颞多形性不规则慢波(红色虚框);D. 左枕、右颞分别双相尖波(红色虚圈)。

## 病例 4　右侧半球多小脑回畸形，暴发 - 抑制背景，多种发作形式

| | |
|---|---|
| 主诉 | 间断抽搐 3 天。 |
| 现病史 | 男，6 天，$G_2P_1$，母孕 38 周$^{+4}$，于外院产科经阴道娩出，出生体重 3 900g，羊水及胎盘情况不详，脐带绕颈 1 周，Apgar 评分不详。患儿于生后第 3 天出现抽搐，表现为双手握拳，双上肢抖动，持续 30~40 秒自行缓解，每天 1~6 次。 |
| 查体 | 无明显阳性体征。 |
| 辅助检查 | 头 MRI（DOL 6 天，PMA 39 周$^{+3}$）：右侧大脑半球皮层增厚，脑回增多，符合多小脑回畸形（图 5-8-20）。 |
| 治疗及转归 | • 在院期间多种抗发作药物联合应用，发作控制差。<br>• 出院后服用多种抗发作药物，发作仍频繁，发作形式多样，有时呈部分性发作持续状态。<br>• 2 岁时，发育严重落后，不能翻身，不能独坐。<br>• 2.5 岁时，经癫痫外科手术治疗及口服抗发作药物联合治疗，发作明显减少。康复治疗中，发育有进步。 |

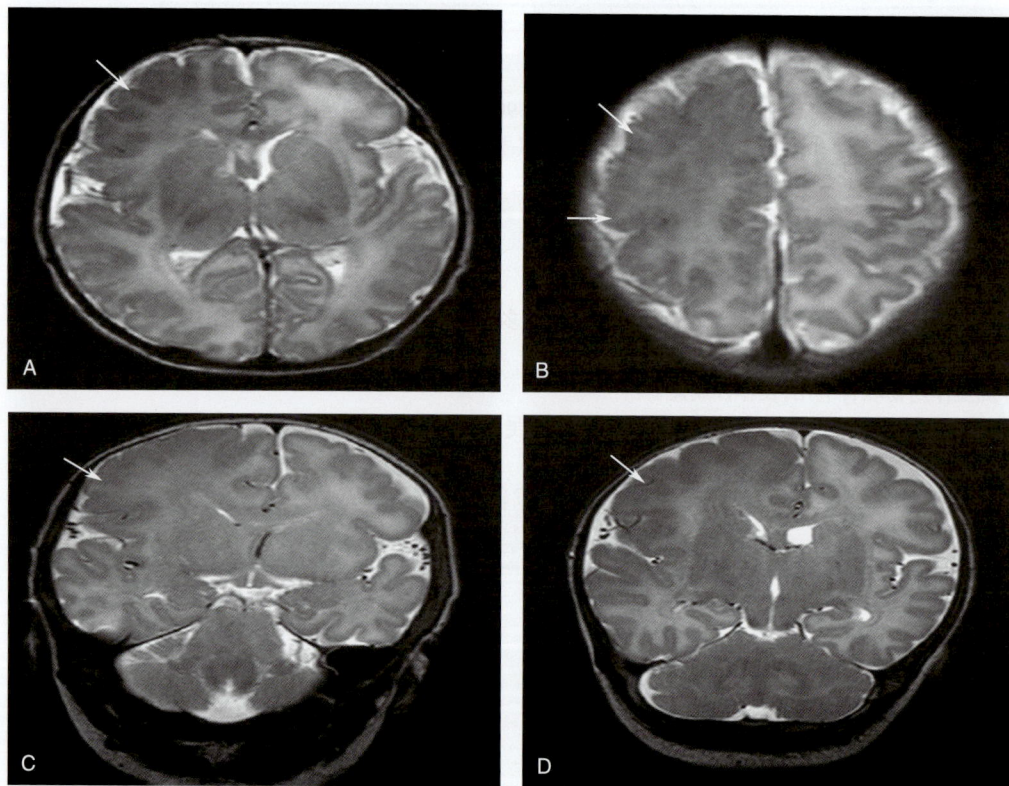

图 5-8-20 头 MRI(DOL 6 天,PMA 39 周 <sup>+3</sup>): 右侧多小脑回畸形

右侧大脑半球皮层增厚,脑回增多,符合多小脑回畸形(白色箭头所示)。A~D. T<sub>2</sub>WI。

**病例特点:**

- 双半球电压异常增高,右侧为著,aEEG 上边界达 100μV。
- 原始 EEG 为暴发 - 抑制,无正常生理波活动,无正常睡眠 - 觉醒周期,多次监测背景活动无明显差异。
- 多种形式惊厥发作:阵挛发作、强直痉挛发作、癫痫性痉挛发作及右手手指部分性痉挛发作。
- 药物难以控制,多种药物联合治疗仍无法控制发作(图 5-8-21~ 图 5-8-28)。

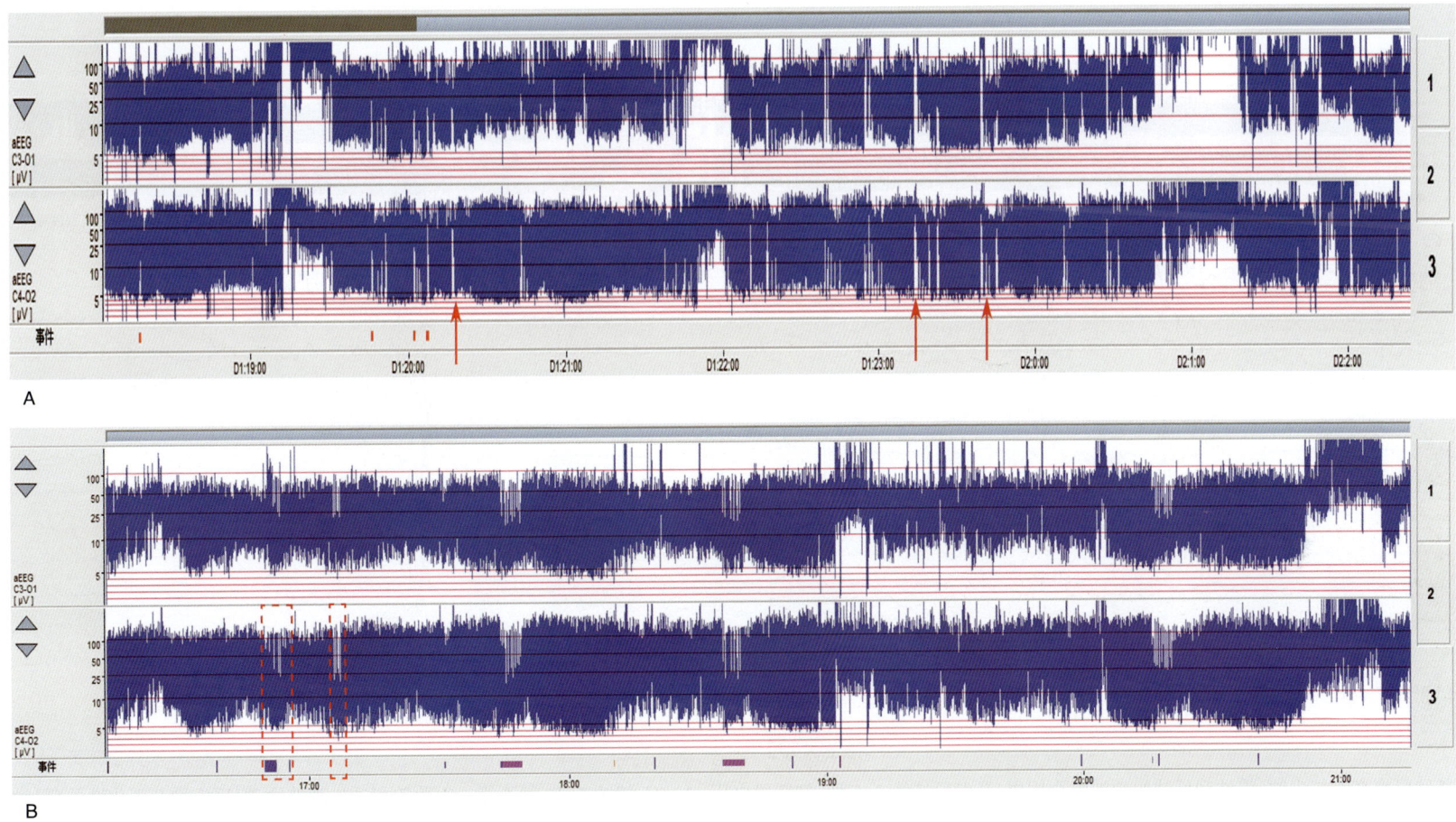

**A**

**B**

图 5-8-21　患儿在院期间多次 vEEG 监测，此处选取两次不同日龄时 aEEG

A. 有睡眠 - 觉醒周期变化，但 SWC 紊乱，不符合相应胎龄，多量细窄缺口改变（红色箭头处），同步 vEEG 证实为电 - 临床发作；B. 双侧电压异常增高，左侧上边界电压 50μV 以上，右侧上边界 100μV 左右，多次下凹形缺口改变（红色虚框处），同步 vEEG 证实为不同形式电 - 临床发作。

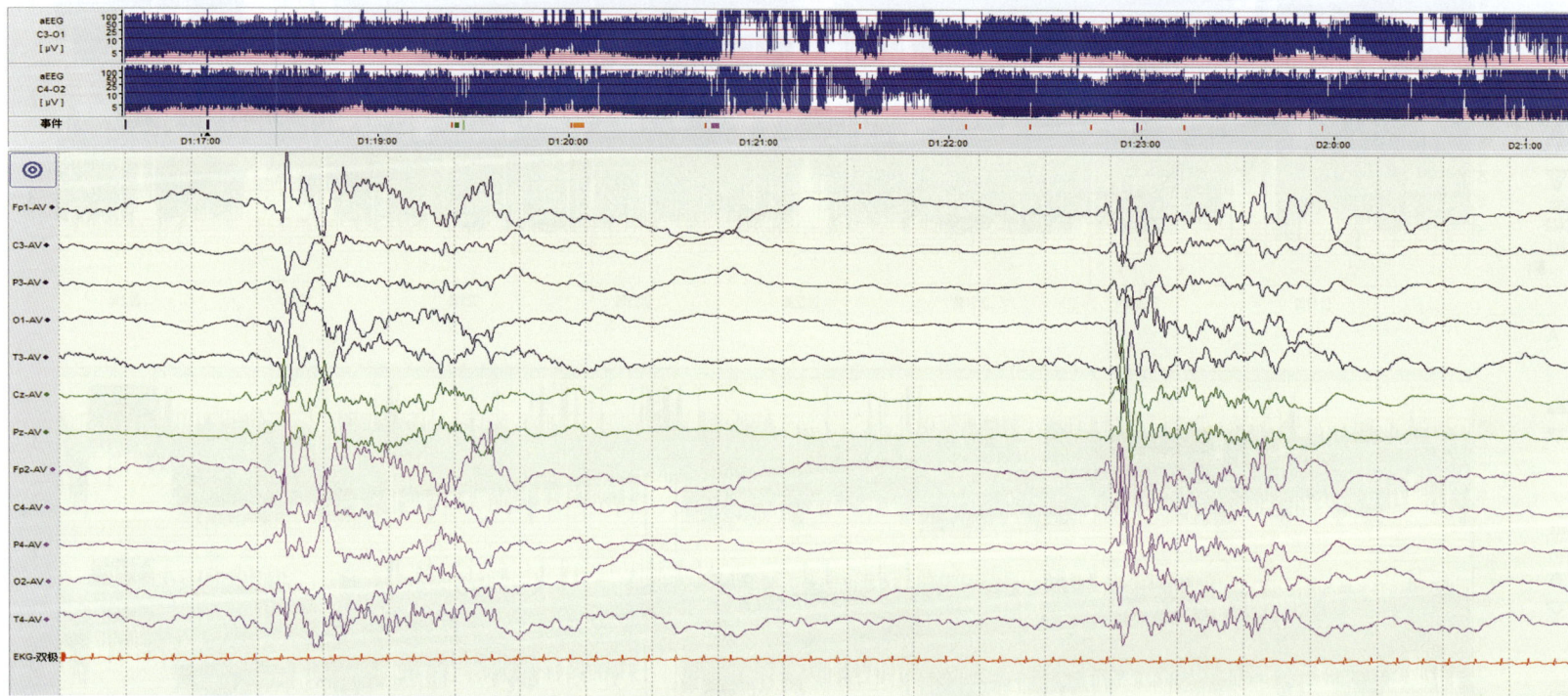

图 5-8-22　暴发 - 抑制背景

暴发段由高波幅尖波、慢波和低波幅快波混合构成,暴发段持续 3~5 秒;抑制段电压<10μV,持续 5~15 秒不等。无胎龄相适生理波活动,反应性及变化性差(灵敏度 7μV/mm,走纸速度 20mm/s)。

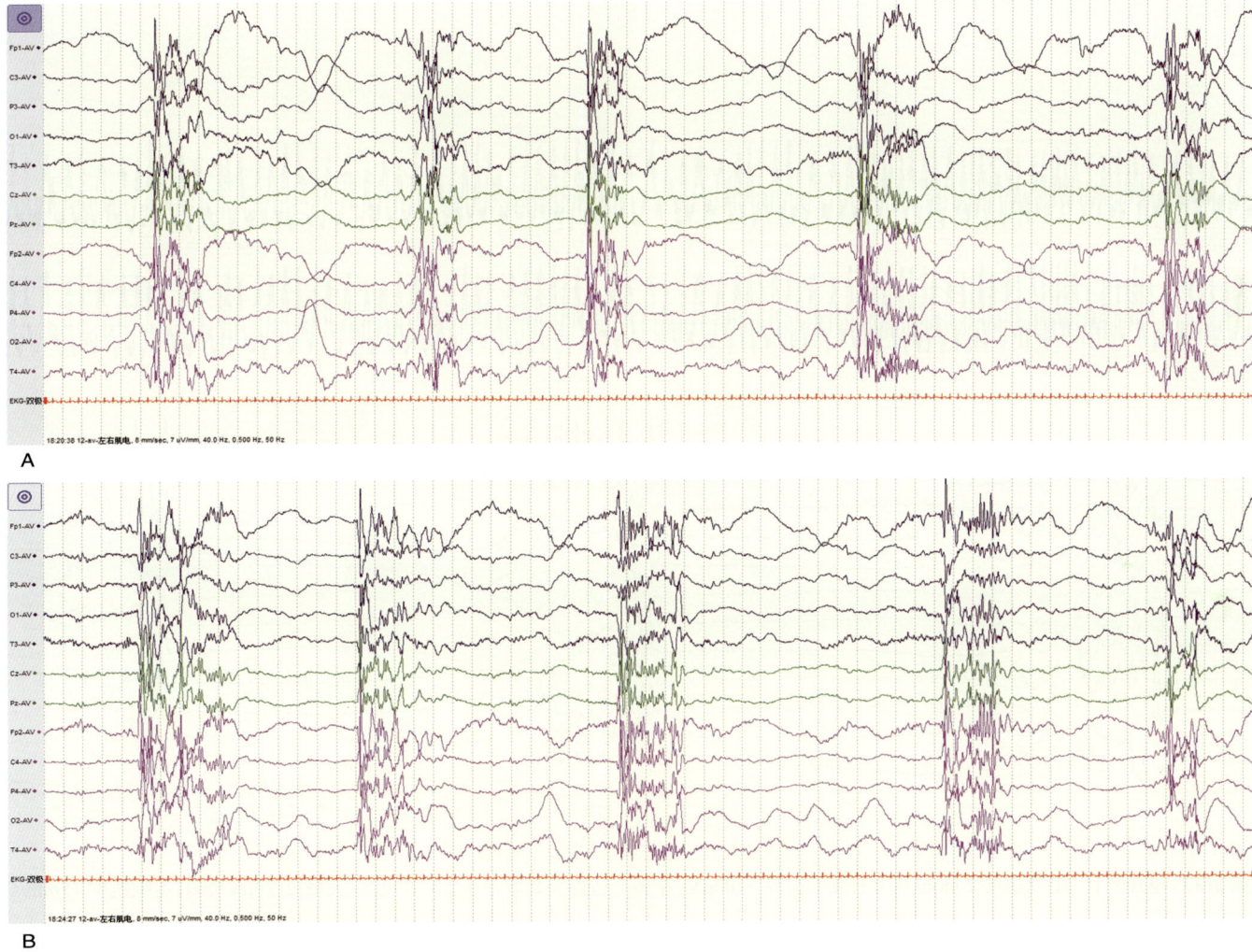

**图 5-8-23　暴发 - 抑制背景**

A、B. 暴发段波形构成复杂, 每组暴发段持续 3~5 秒左右, IBI 持续 5~15 秒左右 (灵敏度 10μV/mm, 走纸速度 6mm/s)。

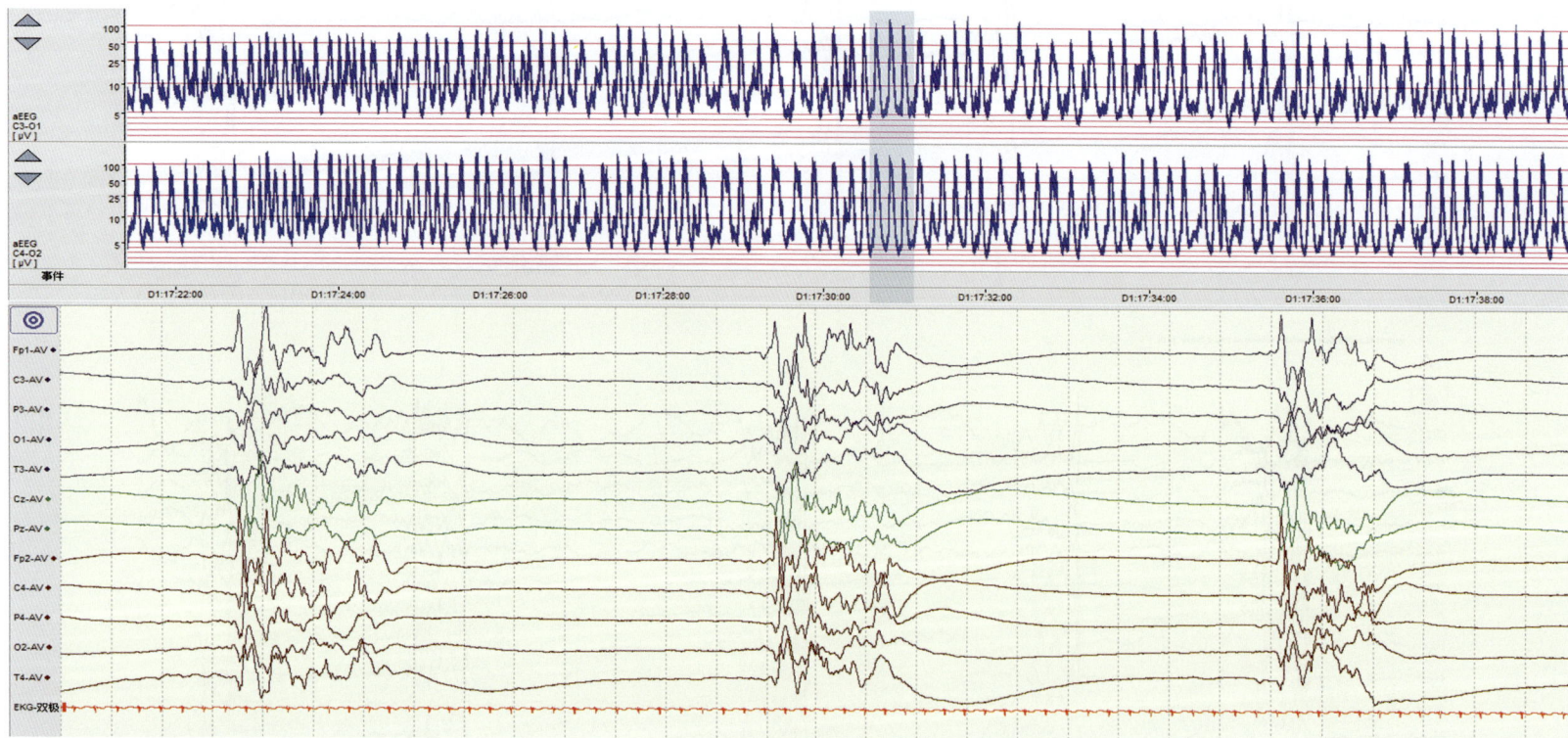

图 5-8-24　左右半球波幅不对称

双侧 aEEG 电压对比（走纸速度 20min/ 屏），右侧上边界 >100μV，左侧上边界多数波动于 50~100μV（灵敏度 20μV/mm，走纸速度 15mm/s）。

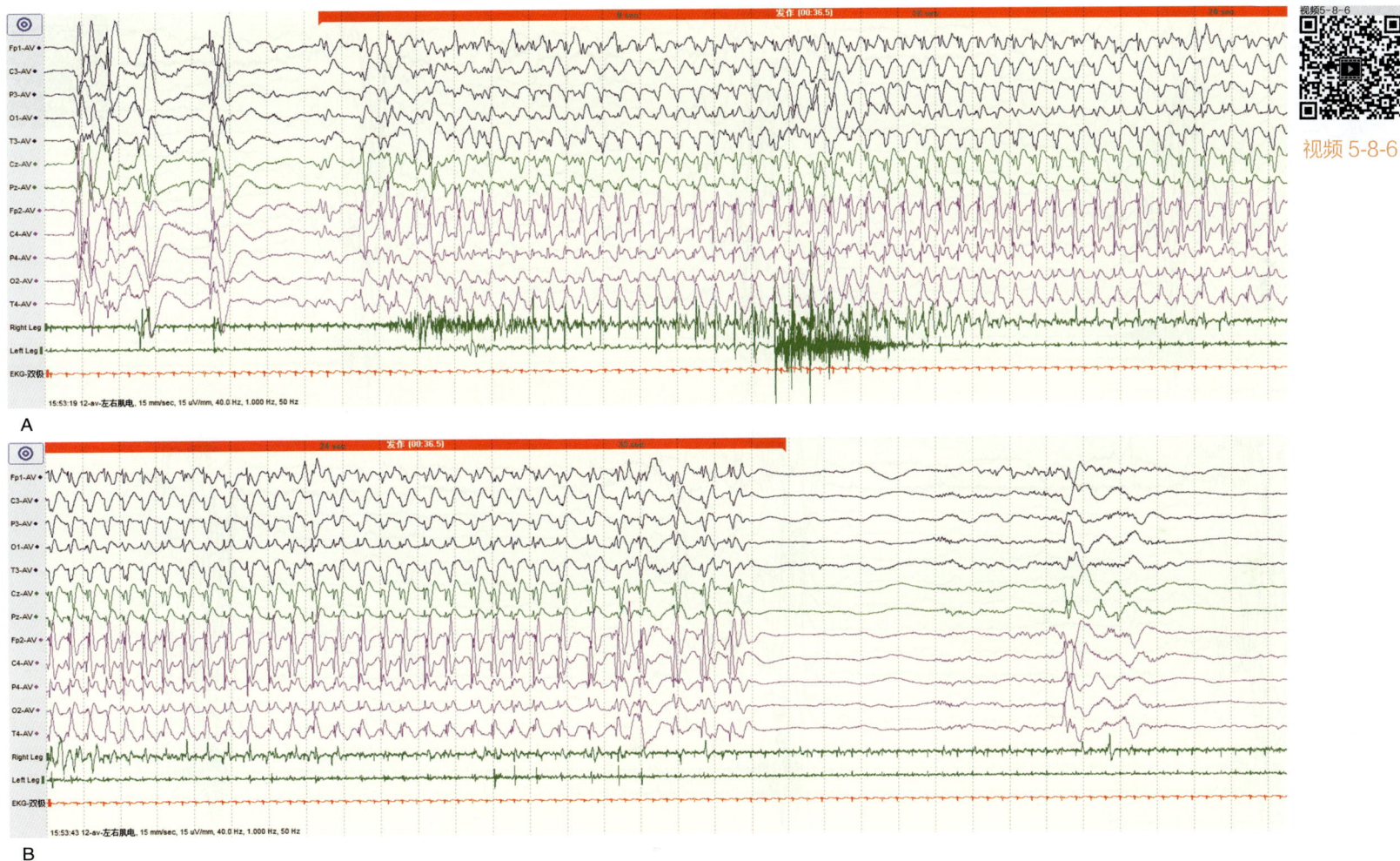

图 5-8-25　一次阵挛发作

A、B. 发作起始双半球突然电压降低 1 秒→右侧半球棘波节律快速、剧烈演变→发作突然停止，双半球电压抑制 5 秒左右，逐渐出现低波幅脑电活动（视频 5-8-6）（灵敏度 15μV/mm，走纸速度 15mm/s）。

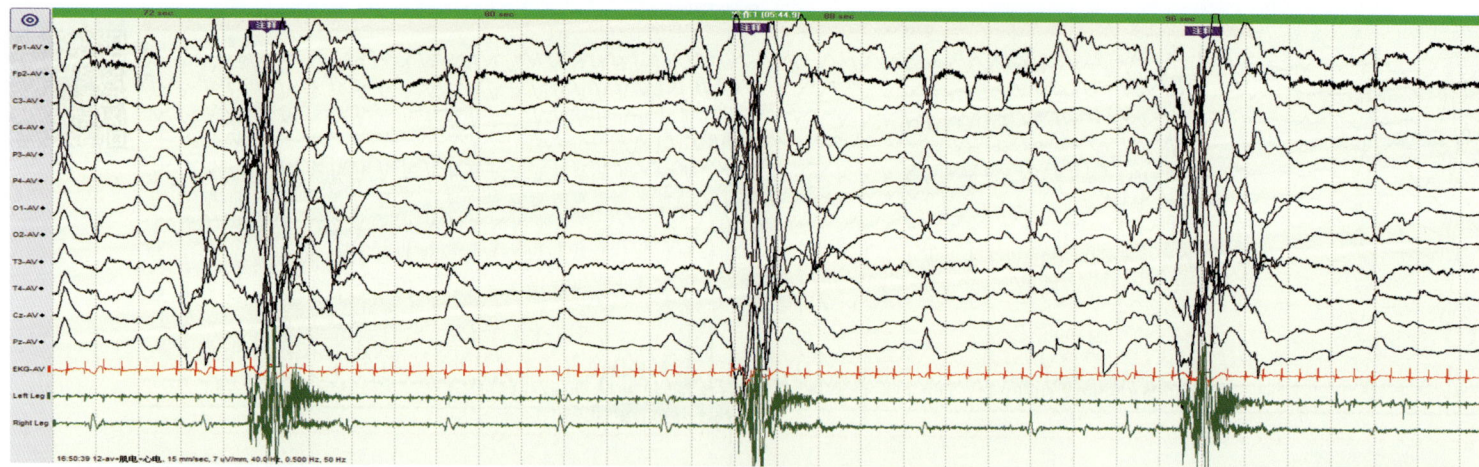

视频 5-8-7

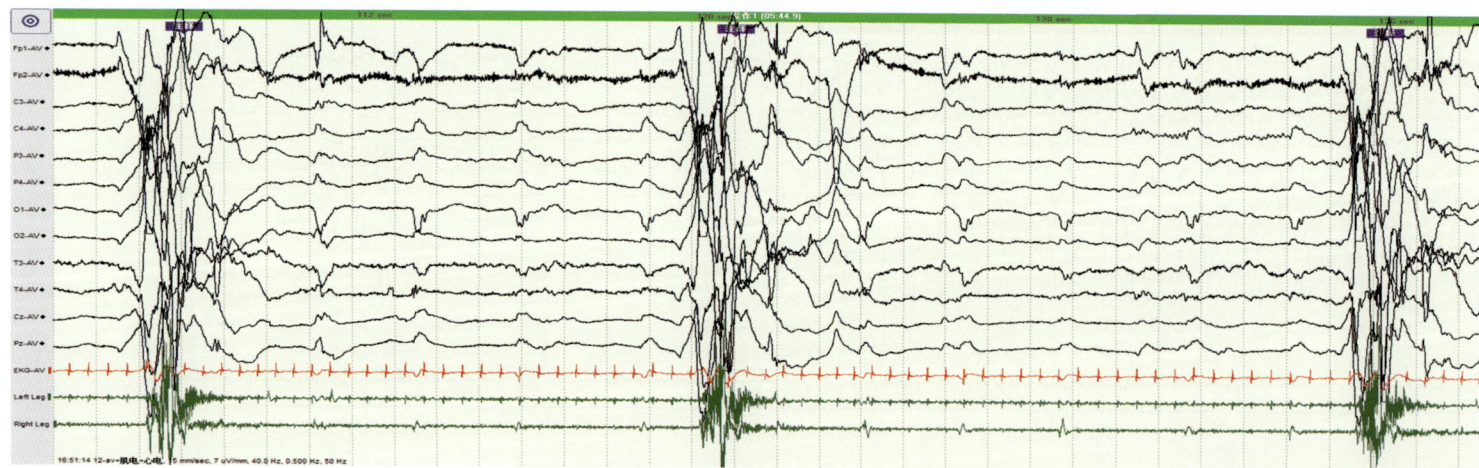

图 5-8-26　成串癫痫性痉挛发作

A、B. 癫痫性痉挛发作时,脑电改变相似,高波幅不规则尖波、慢波暴发 3~5 秒,同期肌电暴发 1~2 秒(绿色导联),间隔十余秒反复成串发作(视频 5-8-7)(灵敏度 7μV/mm,走纸速度 15mm/s)。

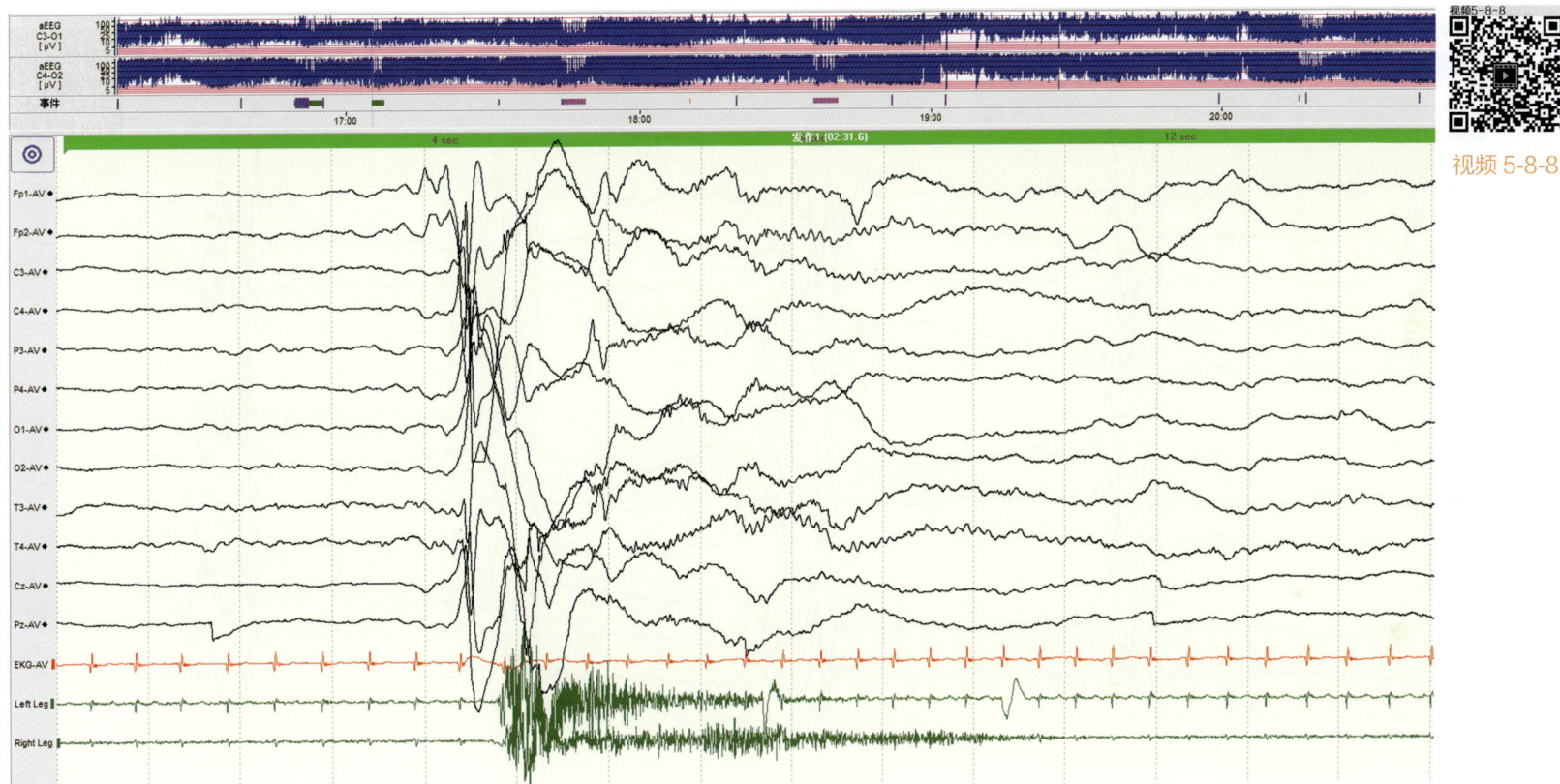

图 5-8-27　一次强直痉挛发作

脑电活动为高波幅尖形慢波突然暴发,之后复合低波幅快波节律;同期肌电暴发,暴发持续约 5 秒(视频 5-8-8)(灵敏度 7μV/mm,走纸速度 30mm/s)。

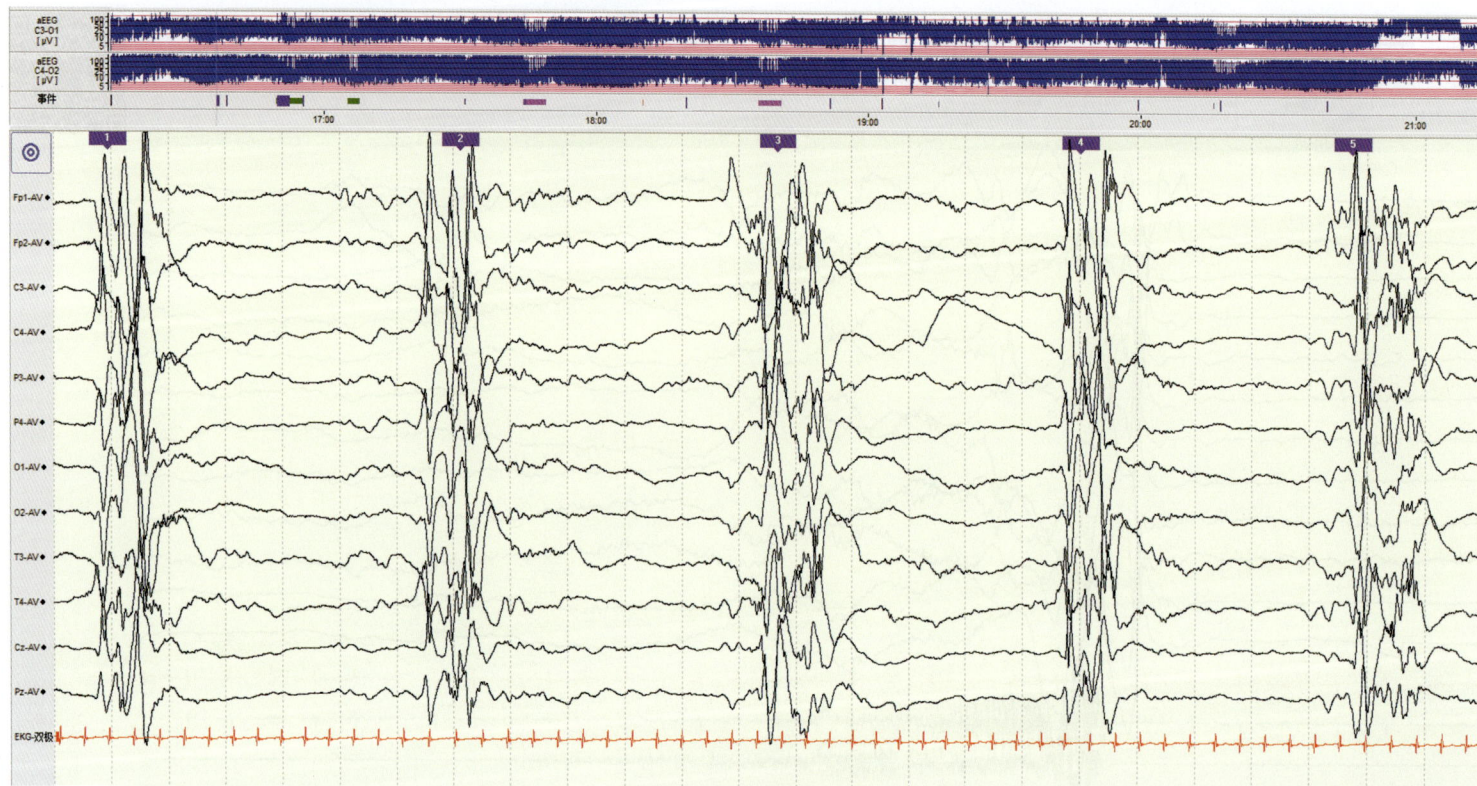

视频 5-8-9

图 5-8-28　局灶性痉挛发作

左手手指部分性痉挛发作,因发作表现轻微,局限于远端手指,贴于双侧三角肌的肌电导联未见明显肌电暴发改变(视频 5-8-9)(灵敏度 7μV/mm,走纸速度 20mm/s)。

（方秀英　毛　健　王英杰）

# 第九节　常见早产儿脑损伤脑电图

近年来,虽然 GA 24~27 周的超早早产儿的存活率逐年增加,但是神经发育障碍的发生率仍高达 20% 以上,轻度的发育异常则高达 50% 以上。早产儿脑损伤与多种因素(如产前、产时及产后因素)密切相关,且损伤类型表现出明显的成熟依赖性特征。如超早早产儿易罹患生发基质 - 脑室内出血、重度脑室内出血与脑室周围出血性梗死;而晚期早产儿易罹患脑白质损伤,同时也是发生急性缺氧缺血的高危人群。

早产儿脑损伤发生的急性期脑电活动改变包括:背景活动连续性的下降(如连续图形比例的下降,IBI 延长等)(表 5-9-1)、频率的变化(如快波频带的衰减)、电压 / 波幅的降低(表 5-9-2)、睡眠 - 觉醒周期变化的消失、惊厥发作等;慢性期脑电图活动改变包括:发育成熟度延迟(图 5-9-1)、异常紊乱波形(畸形 δ 波、畸形 δ 刷、正相或负相尖波等),以及双半球间脑电活动的不对称、不同步等。过去日本学者为了评估脑损伤严重程度,曾将脑损伤急性期脑电活动仅从连续性及电压两个维度改变的程度分为 I ~ V 度(表 5-9-3),而慢性期仅根据是否存在 Rolandic 区正相尖波分为轻度和重度(表

5-9-4)。但经过对数千例不同程度脑损伤的早产儿的脑电图动态观察发现,不管是急性期还是慢性期脑电活动,电压、连续性、脑电活动频率及波形、睡眠 - 觉醒周期等多个维度都会出现相应的改变,而且各维度发生的异常改变并不一定均等,如电压轻度降低、IBI 正常、睡眠 - 觉醒周期完全消失等。因此判断早产儿脑电活动异常的严重程度需对脑电背景活动各维度进行全面综合评估。而对早产儿的连续动态 EEG 监测发现,慢性期的脑电活动也是每天都有动态改变的,体现了早产儿脑损伤后修复与发育的阶段性成果。在对重度早产儿脑病长期随访中发现,这些患儿是脑瘫、发育落后、癫痫,特别是婴儿痉挛症(发生时间多在 PMA 3~6 个月)的高危人群。而动态 EEG 复查是早期发现癫痫的重要监测手段。但是否某一时间点 EEG 提示为中重度异常预示着将来不良的预后,尚无权威性的研究结果。

本章基于早产儿脑病最常见的病理损伤类型,结合临床及影像学检查,列举不同类型脑损伤后动态的脑电活动变化过程,以及脑电发育成熟和远期预后的系列动态脑电监测记录。

表 5-9-1　早产儿脑电活动连续性下降的诊断标准

| PMA(周) | 暴发间隔(秒) | 连续图形所占的比例(%) |
| --- | --- | --- |
| <30 | 最长 IBI>90；平均 IBI>60 | <10 |
| 30~33 | 最长 IBI>60；平均 IBI>40 | <30 |

表 5-9-2　早产儿脑电活动电压降低的诊断标准

| PMA(周) | 轻度降低(μV) | 中度降低(μV) | 重度降低(μV) |
| --- | --- | --- | --- |
| <30 | <200 | 20~50,部分 50~100 | <20 |
| 30~33 | <150 | 20~50,部分 50~100 | <20 |
| 34~36 | <100 | 20~50,部分 50~100 | <20 |

表 5-9-3　早产儿脑损伤急性期改变分度标准

| Ⅰ度 | IBI 延长,伴或不伴有快波活动(θ/α/β 波)衰减 |
| --- | --- |
| Ⅱ度 | 轻度电压降低 |
| Ⅲ度 | 连续性下降 |
| Ⅳ度 | 缺乏连续性,仅可见 δ 波活动,中度电压降低 |
| Ⅴ度 | 重度电压减低或电压平坦 |

表 5-9-4　早产儿脑损伤慢性期改变分度标准

| 轻度 | 间断出现紊乱波形且无 Rolandic 区正相尖波 |
| --- | --- |
| 重度 | 持续出现紊乱波形且有 Rolandic 区正相尖波 |

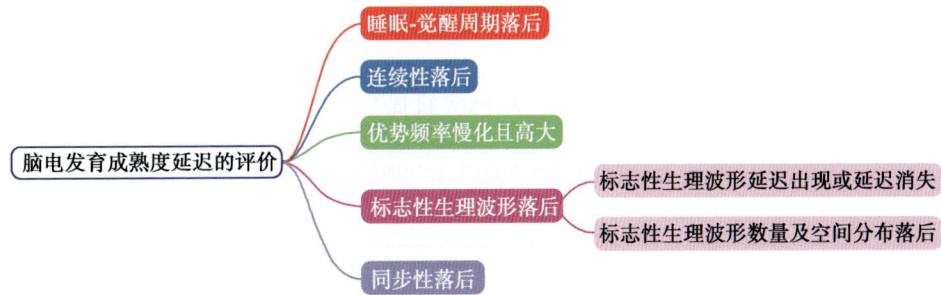

图 5-9-1 新生儿脑电发育成熟度延迟的评价

## 病例 1　重度贫血,无脑损伤

| 主诉 | 早产,呼吸费力 30 分钟。 |
|---|---|
| 现病史 | 男,日龄 30 分钟,GA 32 周 $^{+2}$,辅助生殖受孕,单绒双羊,因孕母 HELLP 综合征剖宫产娩出,Apgar 评分 6 分 -8 分,生后呼吸困难,给予机械通气治疗,因 "早产,呼吸费力" 收入院。 |
| 入院查体 | 神志清楚,反应差,弹足 3 次有肢体回缩,呼吸费力,三凹征阳性,四肢肌张力减弱,腘角 130°,觅食、吸吮、吞咽、拥抱、握持反射未引出。 |
| 辅助检查 | • 入院血气分析: pH 7.24,Lac 7.5mmol/L,Hb 4.2g/dl。<br>• 头 MRI+DWI+SWI(DOL 15 天,PMA 34 周 $^{+3}$): 未见确切异常(图 5-9-2)。 |
| 治疗及转归 | • 治疗: 间断输血纠正贫血,改善循环,有创通气 + 无创通气呼吸支持治疗。<br>• 转归: 痊愈出院。 |

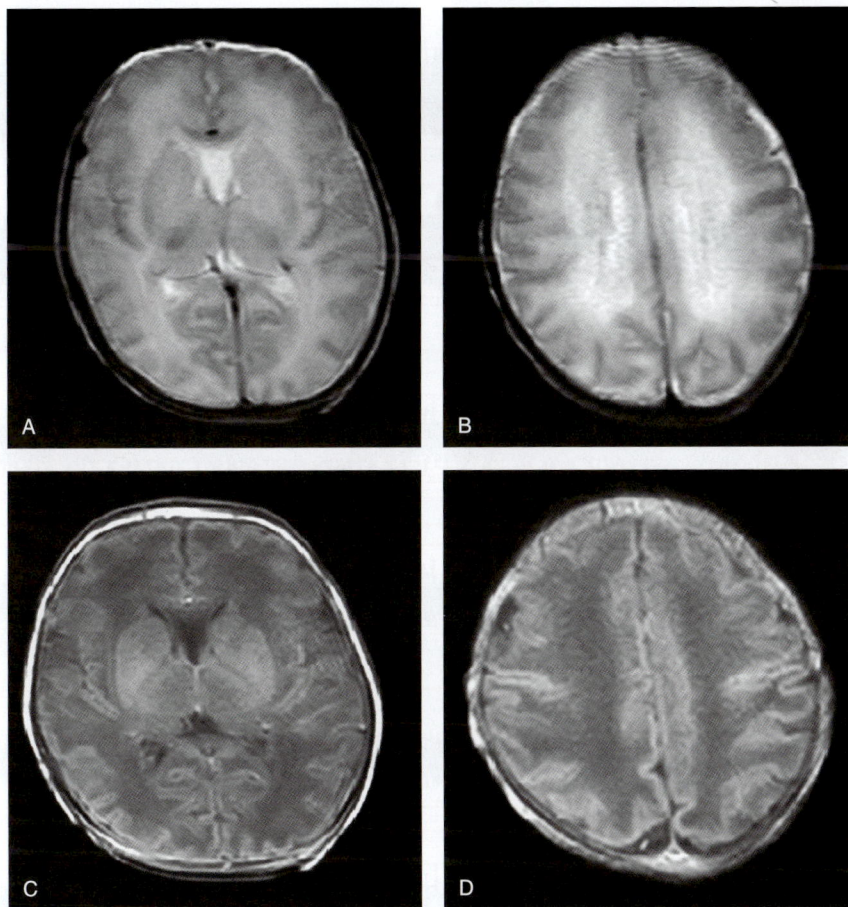

图 5-9-2　头 MRI+DWI+SWI（DOL 15 天，PMA 34 周$^{+3}$）
透明隔间腔，脑实质未见确切异常，灰白质分辨良好，皮层发育与胎龄相符（A、B. T$_2$WI；C、D. T$_1$WI）。

病例特点：

1. 任何影响脑组织供血供氧的因素都可以影响脑电生理活动，急性期改变有连续性下降、电压降低、生理波形减少、睡眠 - 觉醒周期消失等。

2. 随着基础疾病的恢复或异常生理状态的及时纠正，脑电活动逐渐恢复正常，连续性、电压、生理波形及睡眠 - 觉醒周期均恢复正常，脑电活动发育成熟度大致符合 PMA（图 5-9-3~ 图 5-9-6）。

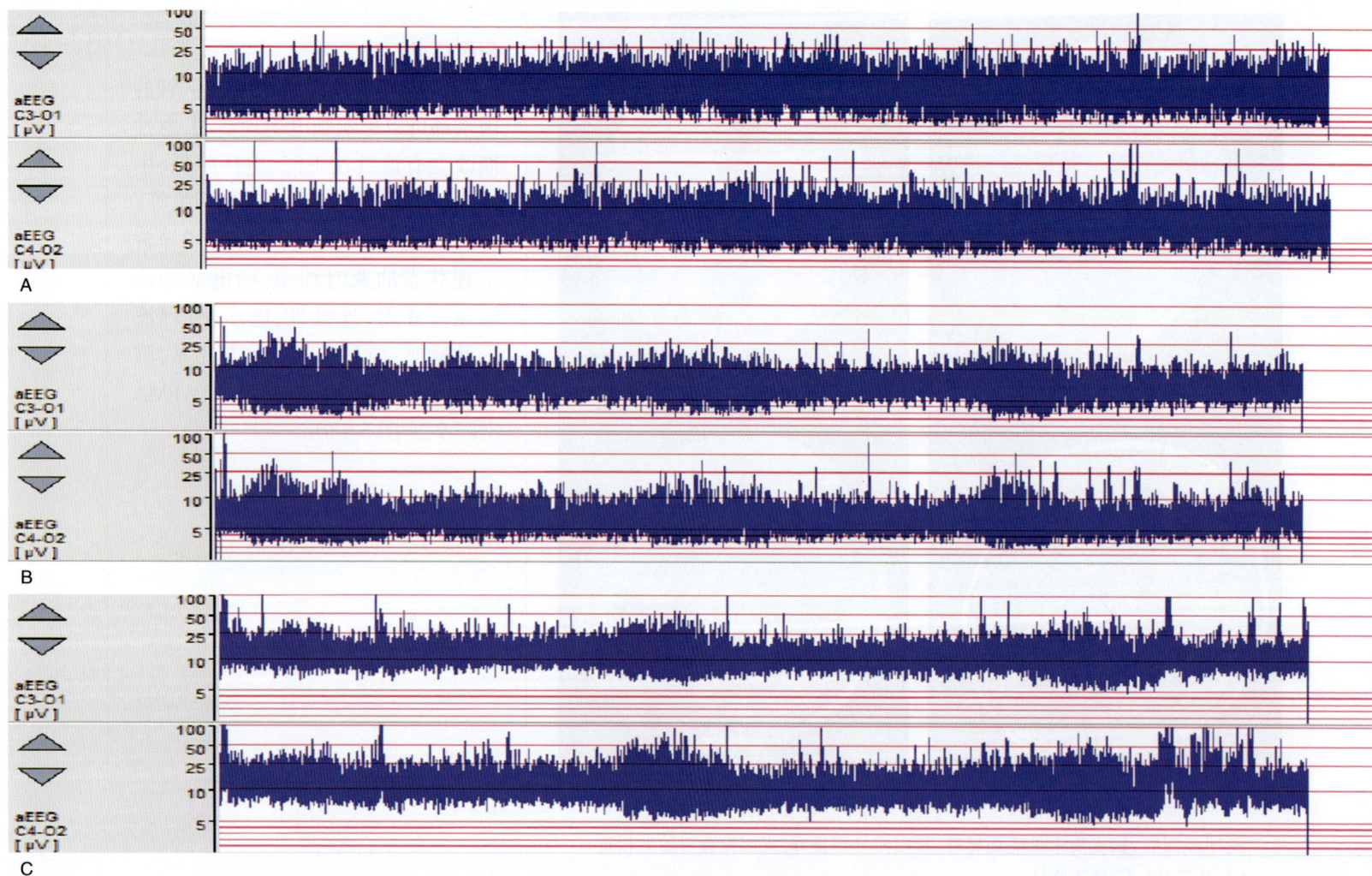

图 5-9-3　多次脑电监测,aEEG 趋势图的变化

在院期间多次脑电监测,aEEG 电压逐渐恢复正常,睡眠 - 觉醒周期明确建立。A. 生后 15~20 小时,PMA 32 周 $^{+2}$; B. DOL 7 天,PMA 33 周 $^{+2}$; C. DOL 16 天,PMA 34 周 $^{+4}$。

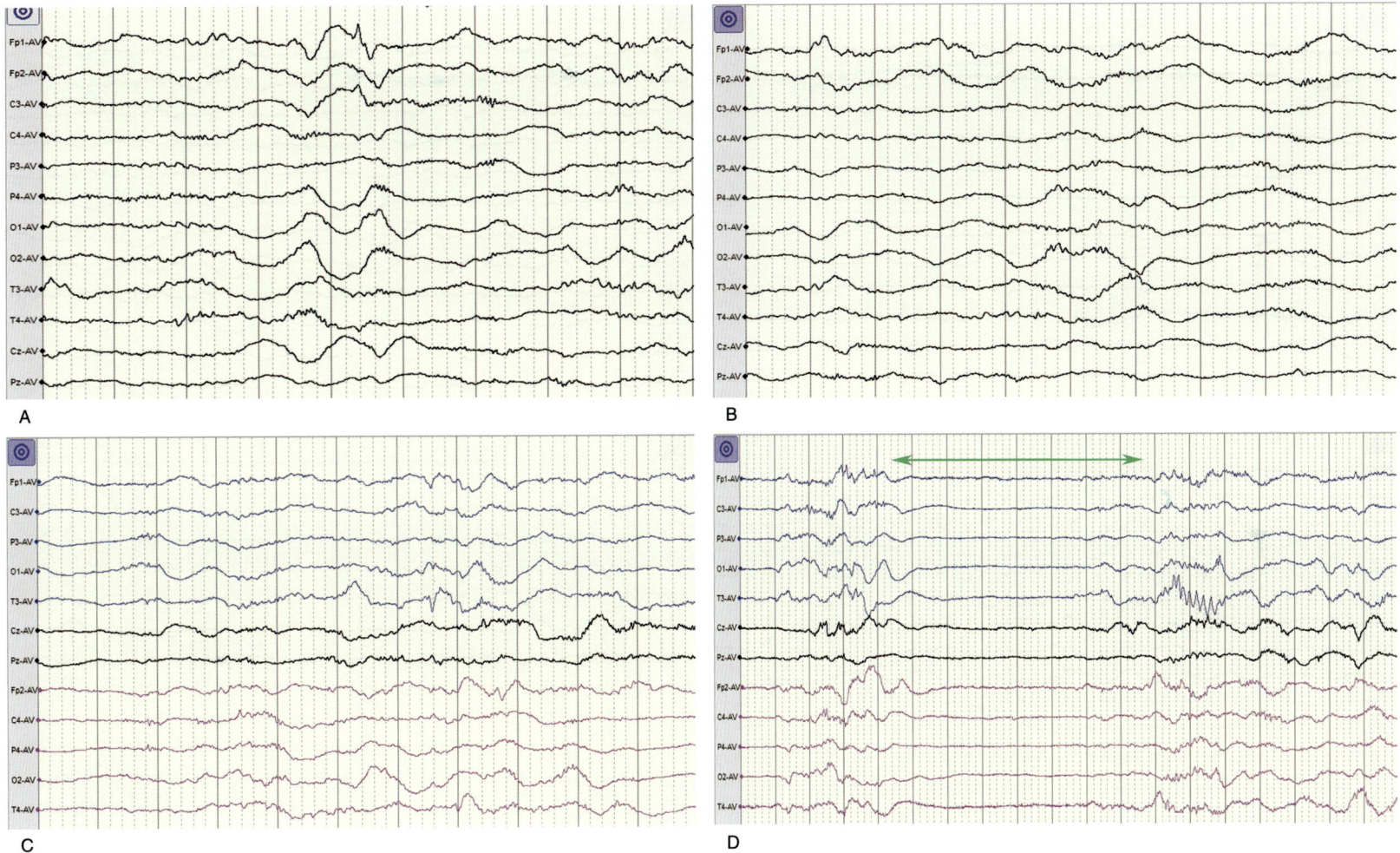

图 5-9-4 生后 15 小时，PMA 32 周 $^{+2}$，背景活动轻度异常

轻度低电压（δ 波波幅多＜100μV），连续性下降（AS 期连续图形比例减少，QS 期 IBI 多在 20 秒内），胎龄相适的生理波形减少（如 δ 波、δ 刷），睡眠 - 觉醒周期尚不明确，反应性及变化性差。A. AS 期；B. AS 期；C. QS 期，暴发段；D. QS 期，IBI 7 秒（如图绿色箭头所示）（走纸速度 20mm/s）。

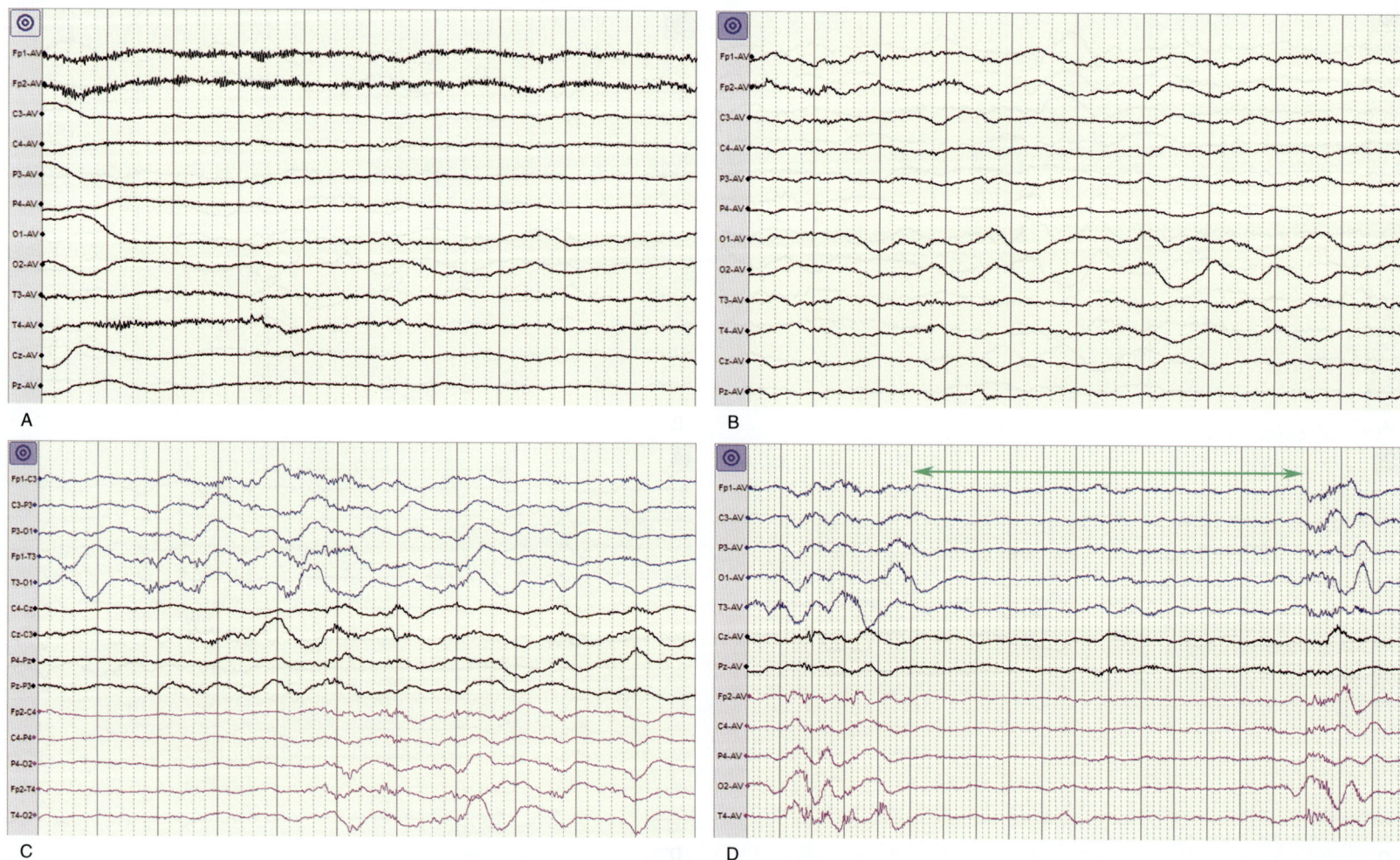

图 5-9-5　DOL 7 天,PMA 33 周 $^{+2}$,背景活动轻度异常

连续性及睡眠 - 觉醒周期恢复正常,符合 PMA 33 周脑电活动特征,但轻度低电压(δ 波波幅多<100μV),胎龄相适的生理波形减少(如 δ 波、δ 刷)。A. 清醒期;B. AS 期;C. QS 期,暴发段(左右双极纵联显示);D. QS 期,IBI 12 秒(如图绿色箭头所示),走纸速度 15mm/s。

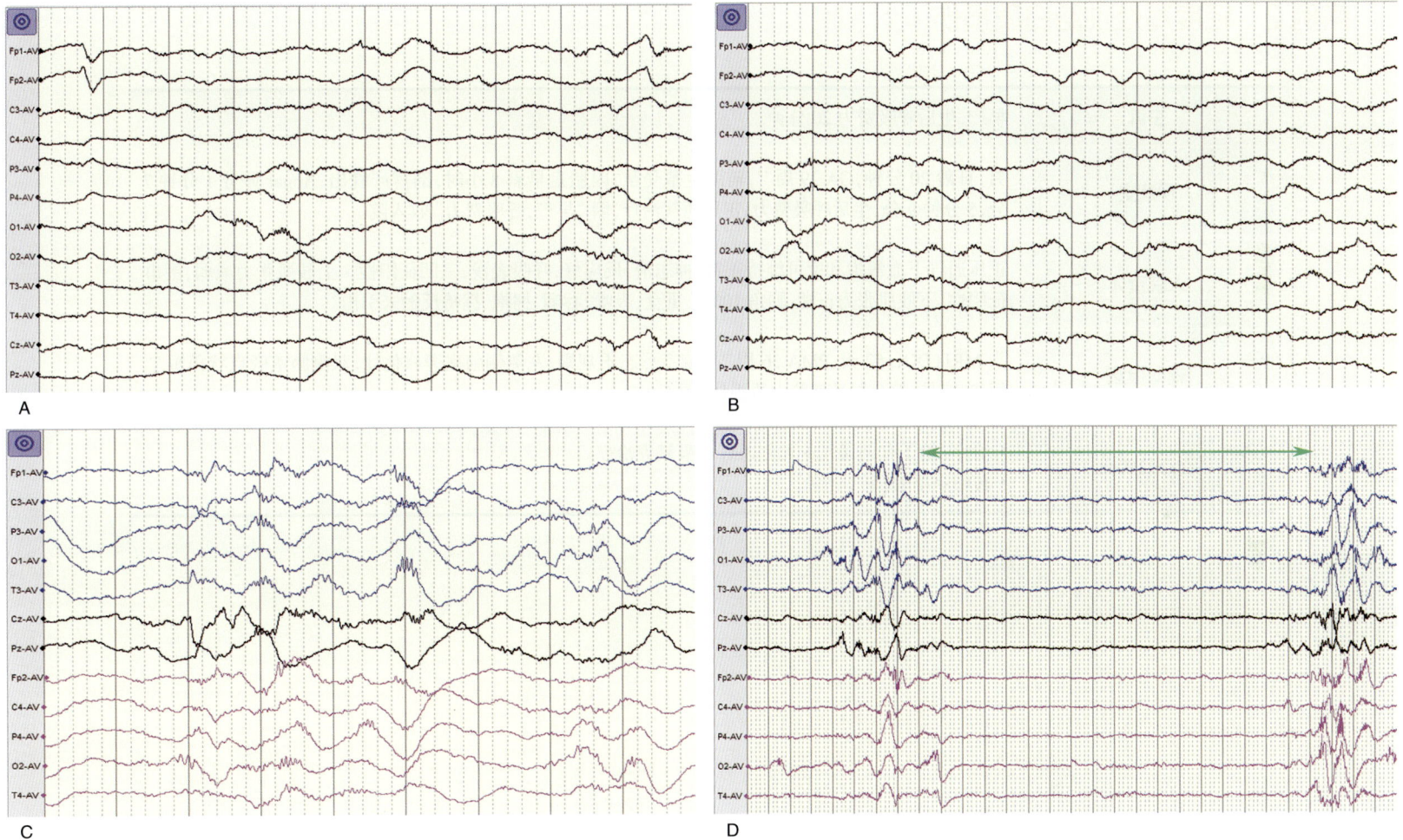

图 5-9-6　DOL 16 天，PMA 34 周 +4，背景活动正常

连续性、电压、睡眠 - 觉醒周期及胎龄相适的生理波形均恢复正常，符合 PMA 34 周脑电活动特征。A. 清醒期；B. AS 期；C. QS 期，暴发段；D. QS 期，IBI 15 秒（如图绿色箭头所示）（走纸速度 10mm/s）。

## 病例 2    轻度局灶性脑白质损伤

| 主诉 | 早产,生后呼吸费力 20 分钟。 |
|---|---|
| 现病史 | 男,日龄 20 分钟,GA 29 周 $^{+3}$,辅助生殖受孕,因胎盘早剥 8 小时,剖宫产娩出,Apgar 评分 1 分钟 7 分,5 分钟 9 分,生后呼吸费力,正压通气治疗,因"早产,呼吸费力"收入院。 |
| 入院查体 | 正压通气下血氧饱和度可维持正常,神志清,反应好,呼吸表浅,三凹征阳性。上肢肌张力减弱,围巾征阴性,下肢肌张力正常,腘角 100°。觅食、吸吮、吞咽、拥抱、握持反射未引出。 |
| 辅助检查 | 头 MRI(DOL 52 天,PMA 36 周 $^{+6}$):脑室形态不规则、左侧侧脑室旁软化灶,双侧脑室旁点状稍短 $T_1$ 短 $T_2$ 信号,符合局灶性脑白质损伤(图 5-9-7)。 |
| 治疗及转归 | • 治疗:给予有创通气 + 无创通气 + 吸氧等治疗。<br>• 转归:病情好转,出院。 |

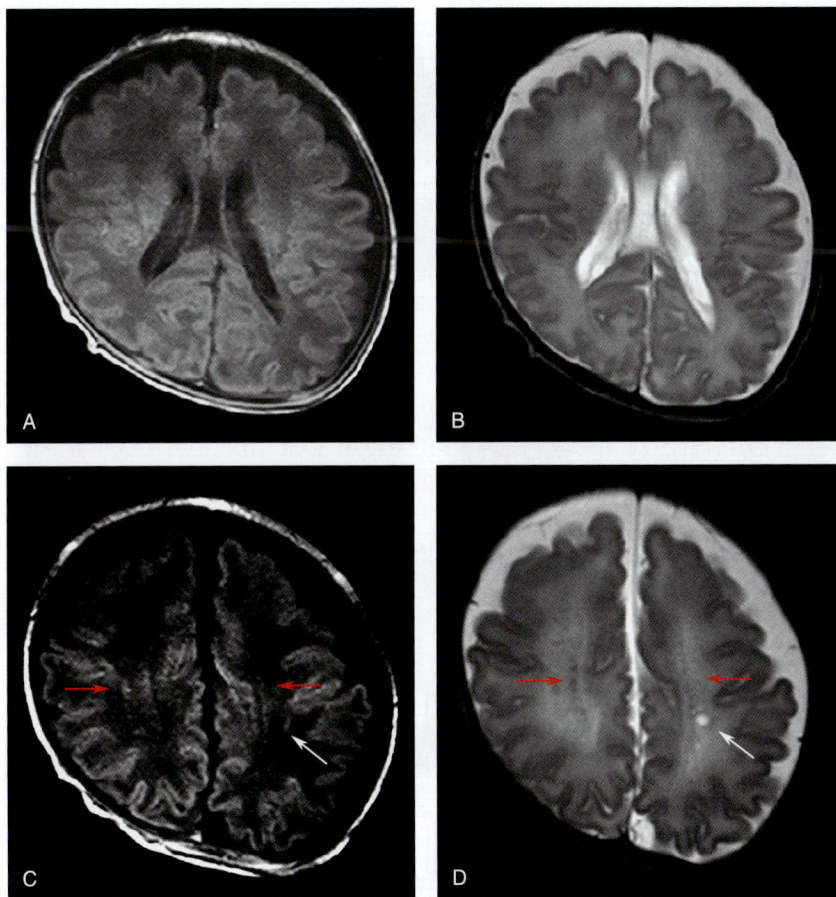

图 5-9-7　头 MRI(DOL 52 天,PMA 36 周$^{+6}$)

灰白质分辨良好,脑室形态不规则,左侧侧脑室旁软化灶(白色箭头所示),双侧脑室旁点状稍短 $T_1$ 短 $T_2$ 信号(红色箭头所示),符合局灶性脑白质损伤(A、C. $T_1$WI; B、D. $T_2$WI)。

**病例特点:**

1. 局灶性脑白质损伤后,脑电活动的急性期改变除了连续性下降,电压降低,生理波形少以外,还有局灶性不对称,主要表现为病变部位生理波形明显减少或缺乏,波幅相对低。

2. 进入慢性期,连续性、电压、醒睡周期均恢复正常,局灶的不对称仍存在,还出现了多灶性的尖波、紊乱波等(图 5-9-8~ 图 5-9-11)。

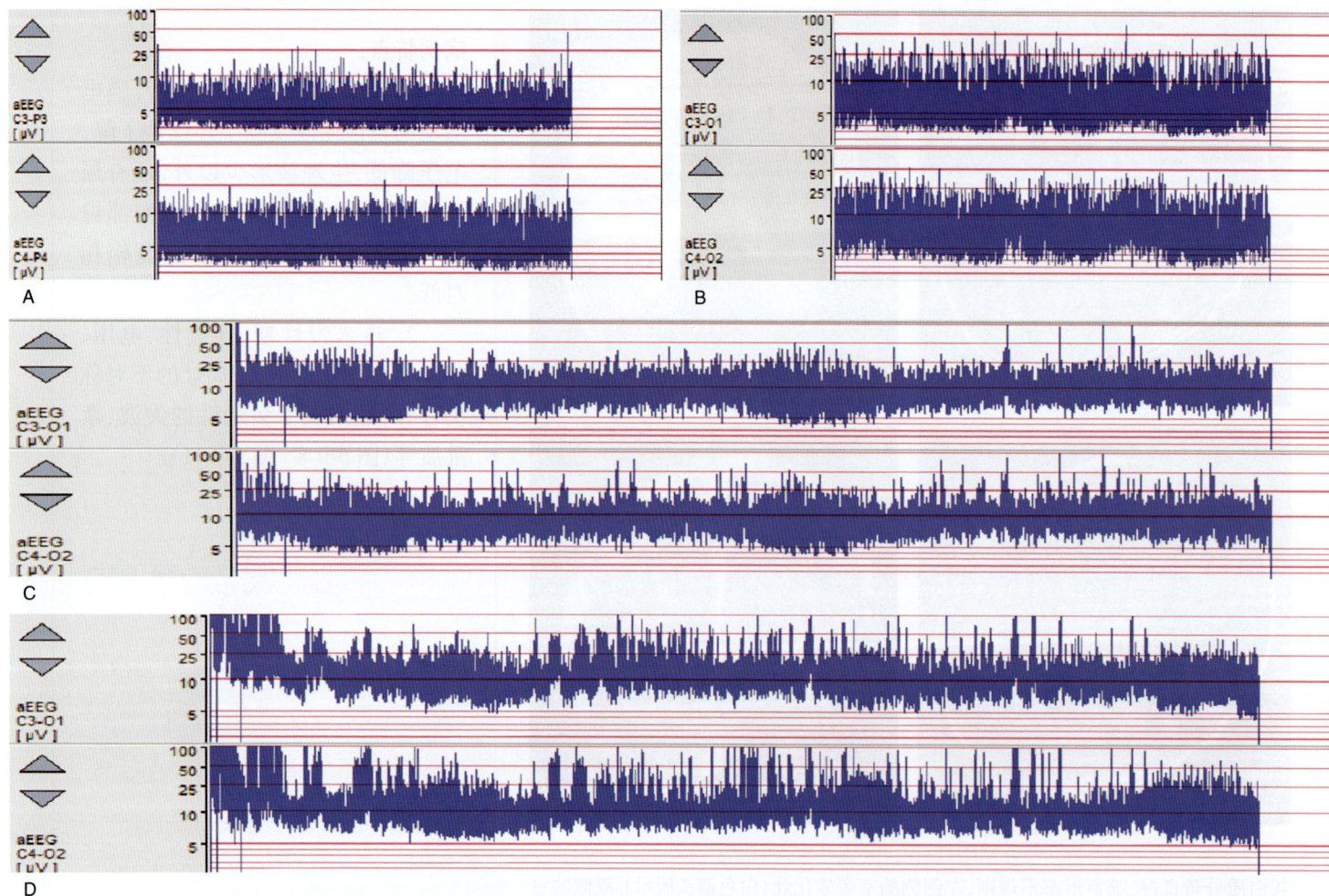

图 5-9-8　多次脑电监测,aEEG 趋势图的变化

在院期间多次脑电监测,aEEG 电压逐渐恢复正常,睡眠 - 觉醒周期明确建立。A~B. 生后 12~20 小时,PMA 29 周$^{+3}$; C. DOL 28 天,PMA 33 周$^{+3}$; D. DOL 48 天,PMA 36 周$^{+2}$。

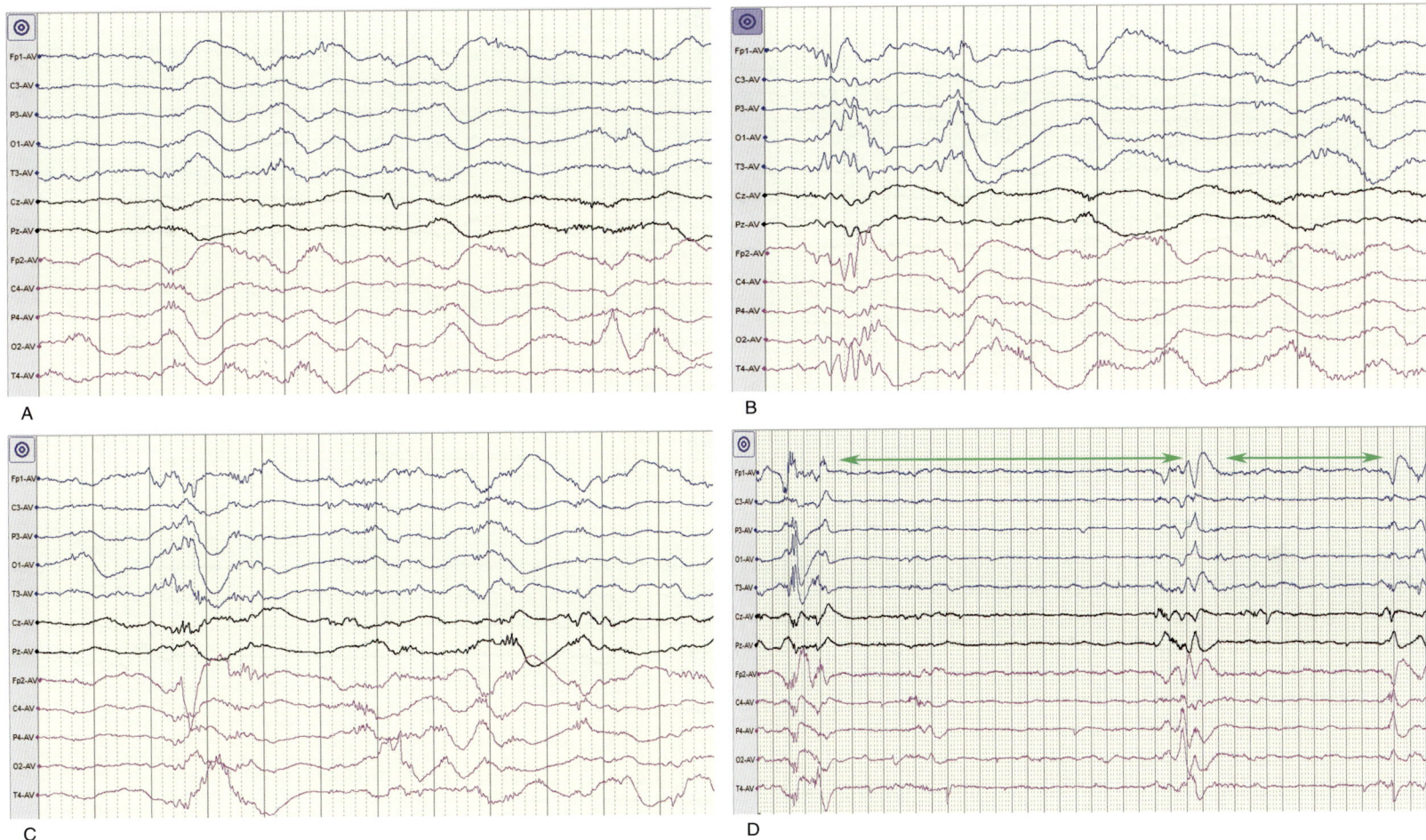

图 5-9-9　生后 12 小时,PMA 29 周 $^{+3}$,背景活动轻度异常

轻度低电压（δ 波波幅多<200μV）,连续性下降（AS 期连续图形比例减少,QS 期非连续图形占比相对多,平均 IBI 20 秒左右）,胎龄相适的生理波形偏少（如 δ 波、δ 刷、颞区 θ 暴发）,局灶不对称（左中央、顶区生理波明显减少,波幅相对低）。A. AS 期；B. AS 期；C. QS 期,暴发段；D. QS 期,IBI 分别为 32 秒和 10 秒（绿色箭头所示）（走纸速度 10mm/s）。

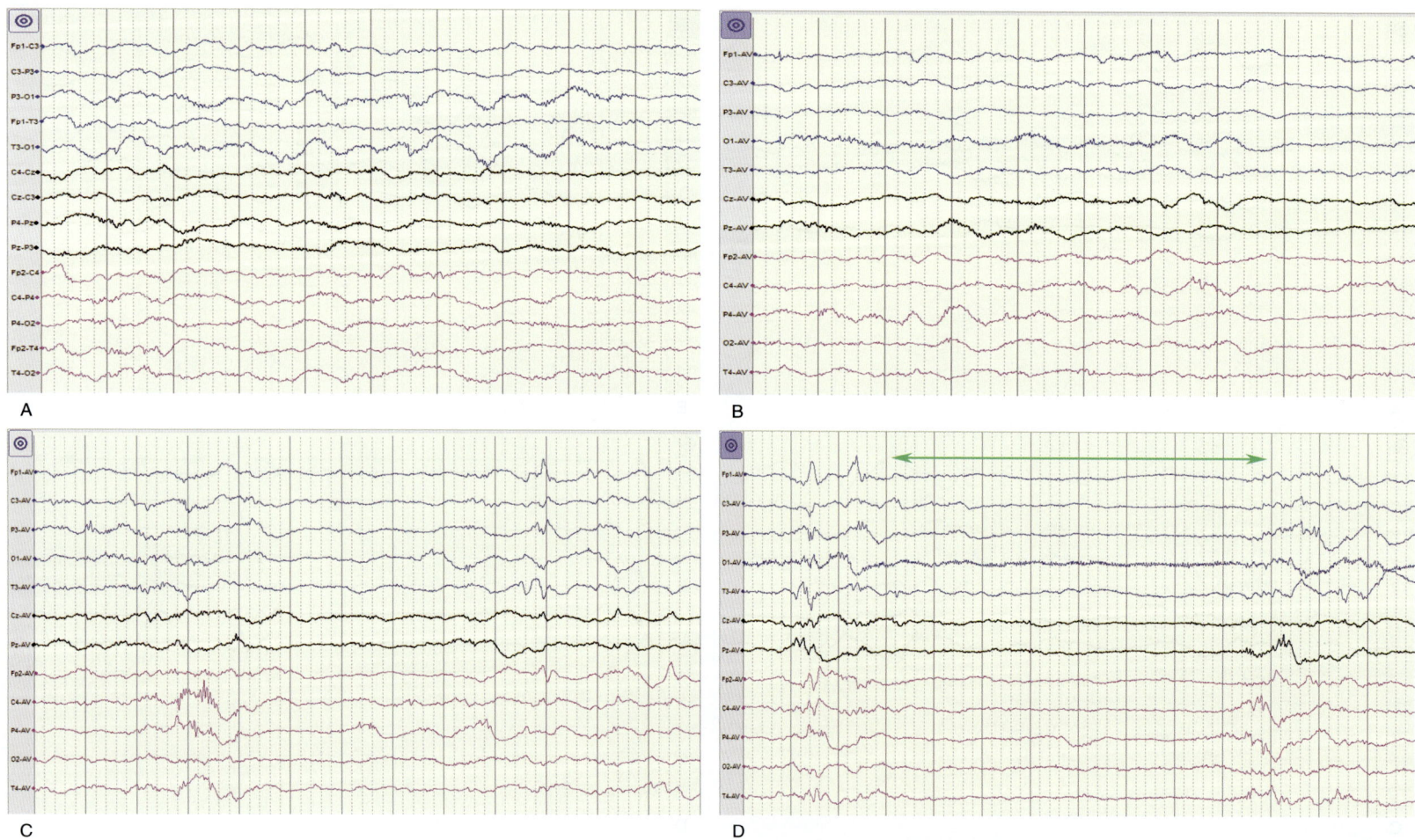

图 5-9-10　DOL 48 天，PMA 36 周$^{+2}$，背景活动轻度异常

背景活动逐渐改善，连续性及电压恢复正常，睡眠 - 觉醒周期建立，符合 PMA 36 周脑电活动特征。局灶性不对称仍存在，左中央、顶、颞区生理波形减少，波幅相对低。QS 期暴发段为主的胎龄相适的生理波形减少或缺乏，代之以紊乱波形。A. AS 期，双极纵联；B. AS 期，左右平均导联；C. QS 期，暴发段；D. QS 期，IBI<10 秒（绿色箭头所示）。

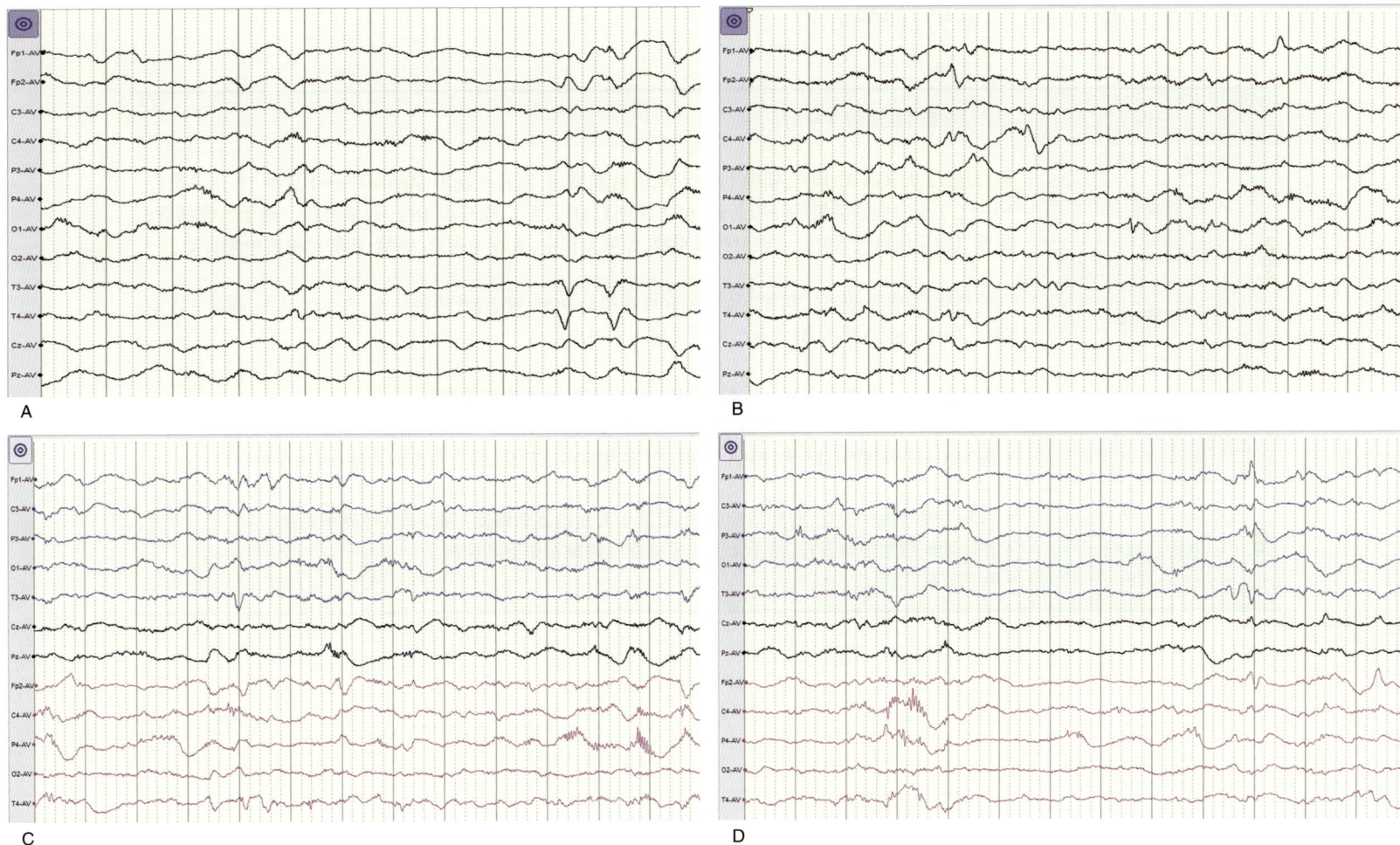

图 5-9-11 DOL 48 天,PMA 36 周 $^{+2}$,背景活动轻度异常

背景活动中少量低波幅多灶多种形态紊乱波,aEEG 大致正常。脑电背景活动异常程度与影像学提示脑损伤严重程度大致相符。

## 病例 3　重度脑白质损伤，脑室旁白质软化

| 主诉 | 早产，频繁呼吸暂停 7 小时。 |
|---|---|
| 现病史 | 男，日龄 2 天，GA 32 周 [+1]，辅助生殖受孕，因宫缩发动，剖宫产娩出，Apgar 评分 1 分钟 10 分，5 分钟 10 分。7 小时前因频繁的呼吸暂停，给予无创 CAPA 通气、咖啡因治疗，效果欠佳。给予气管插管，复苏气囊正压通气入院。入院时呼吸平稳，惊厥发作中，表现为青紫、咂嘴、四肢对称或单侧抖动。 |
| 入院查体 | 气管插管、复苏气囊正压通气下血氧饱和度可维持 95%，神志清，嗜睡状态，自主活动少，弹足 6 次有皱眉，四肢肌张力增高，腘角 80°，原始反射均未引出。 |
| 辅助检查 | • 实验室检查：血清 $Na^+$ 116mmol/L，血钙、血糖正常，无其他离子紊乱。<br>• 头 MRI+DWI（DOL 4 天，PMA 32 周 [+5]）：急性弥漫性脑白质损伤，且有脑干受累（图 5-9-12）。<br>• 头 MRI+DWI（DOL 15 天，PMA 34 周 [+2]）：多发脑白质软化，符合重度白质损伤（图 5-9-13）。 |
| 治疗及转归 | • 入院后发现低钠血症，对症治疗后，生后第 4 天血钠逐渐恢复正常，无其他离子紊乱。<br>• 在院期间频繁惊厥发作，给予苯巴比妥镇静后惊厥发作逐渐控制。<br>• 病情好转出院。 |

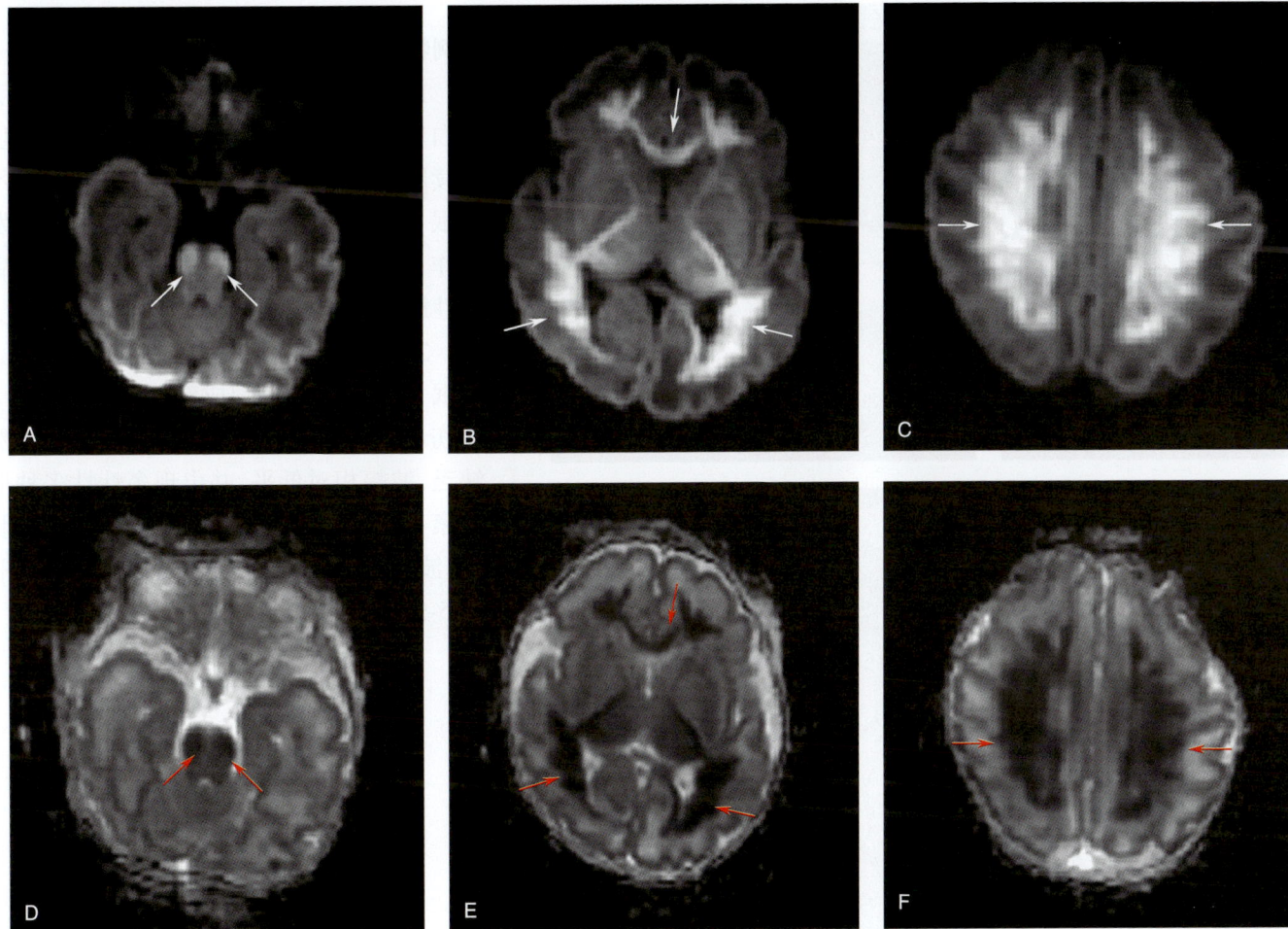

图 5-9-12　头 MRI+DWI(DOL 4 天,PMA 32 周 $^{+5}$)

双侧半卵圆中心、侧脑室旁、基底节区、胼胝体、脑干多发广泛细胞毒性水肿,即 DWI 高信号(白色箭头所示),ADC 对应部分低信号改变(红色箭头所示)(A~C. DWI; D~F. ADC-map)。

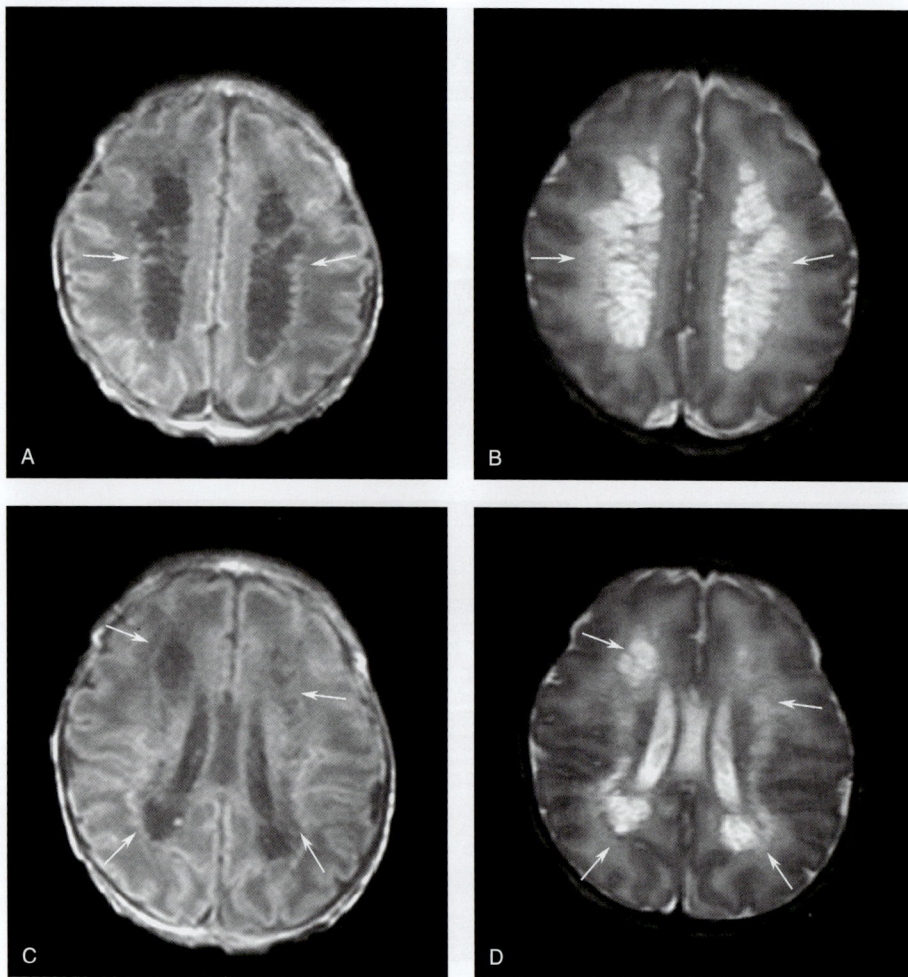

**图 5-9-13　头 MRI(DOL 15 天,PMA 34 周$^{+2}$)**
双侧半卵圆中心、侧脑室前后脚旁多发囊性短 $T_1$ 短 $T_2$ 信号改变(白色箭头所示),符合重度脑白质损伤,脑室周围白质软化(A、C. $T_1$WI; B、D. $T_2$WI)。

**病例特点:**

1. 本例为重度脑白质损伤,后期发展为脑室周围白质软化,急性期脑电活动连续性明显下降(无连续图形)、胎龄相适的生理波形明显减少或缺乏、睡眠 - 觉醒周期消失、多种形式电 - 临床发作或电发作(多局限于双侧 Rolandic 区,发作前后多伴周期性放电)。

2. 虽然进入慢性期脑电活动的电压、连续性、睡眠 - 觉醒周期、发育成熟度均符合相应 PMA,但损伤严重的部位胎龄相适的生理波形仍然减少或缺乏,波幅相对低平,并出现多灶性多种形式的异常紊乱波活动。随着发育成熟,紊乱波形数量渐少,波幅降低,逐渐融合于背景活动中(图 5-9-14~图 5-9-21)。

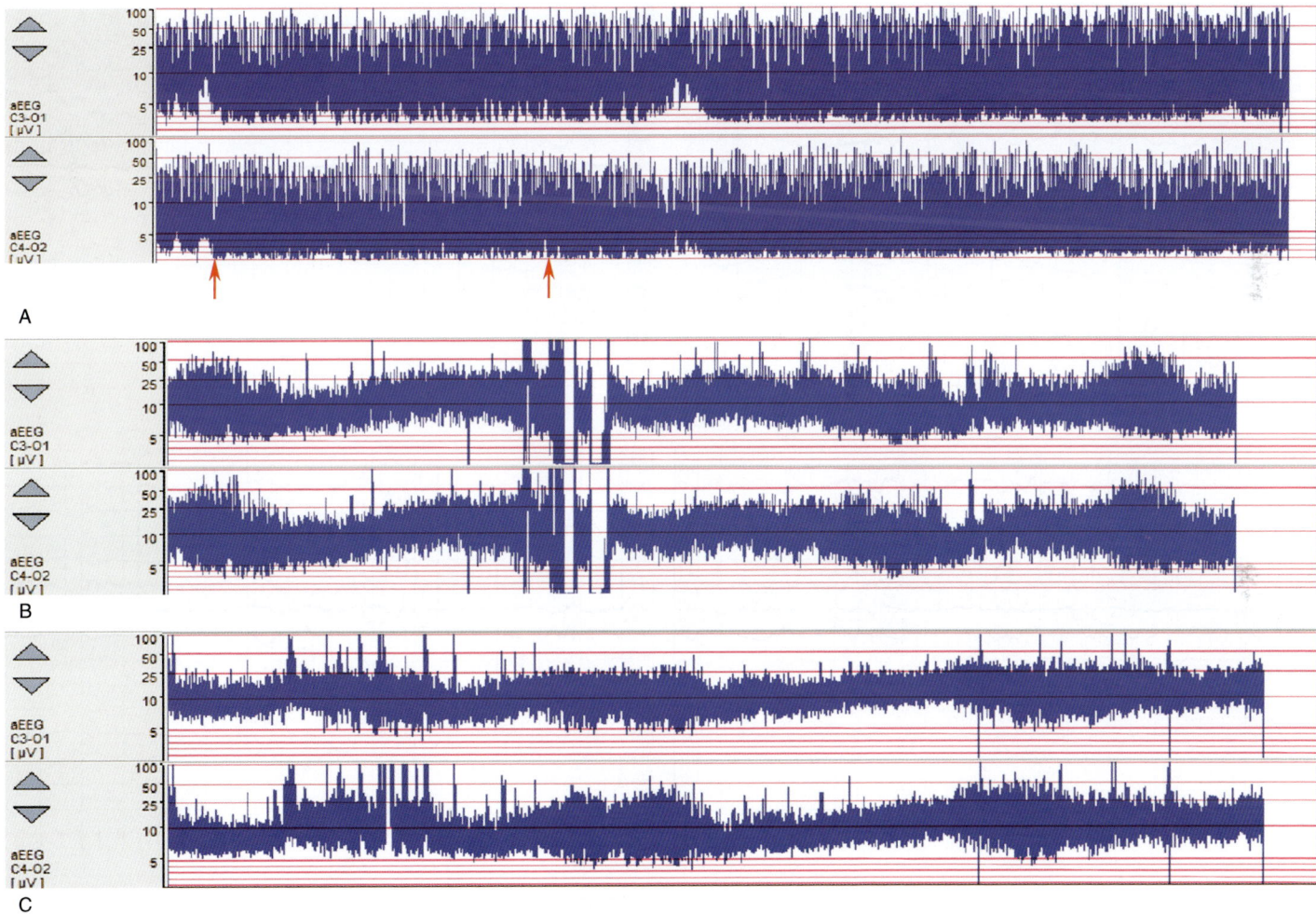

图 5-9-14　多次脑电监测，aEEG 趋势图的变化

在院期间多次脑电监测，aEEG 电压逐渐恢复正常，睡眠 - 觉醒周期逐渐建立，惊厥完全控制。A. DOL 2 天，PMA 32 周[+3]，大量细小的缺口改变，红色箭头处为应用苯巴比妥的时间点；B. DOL 10 天，PMA 33 周[+4]；C. DOL 25 天，PMA 35 周[+5]。

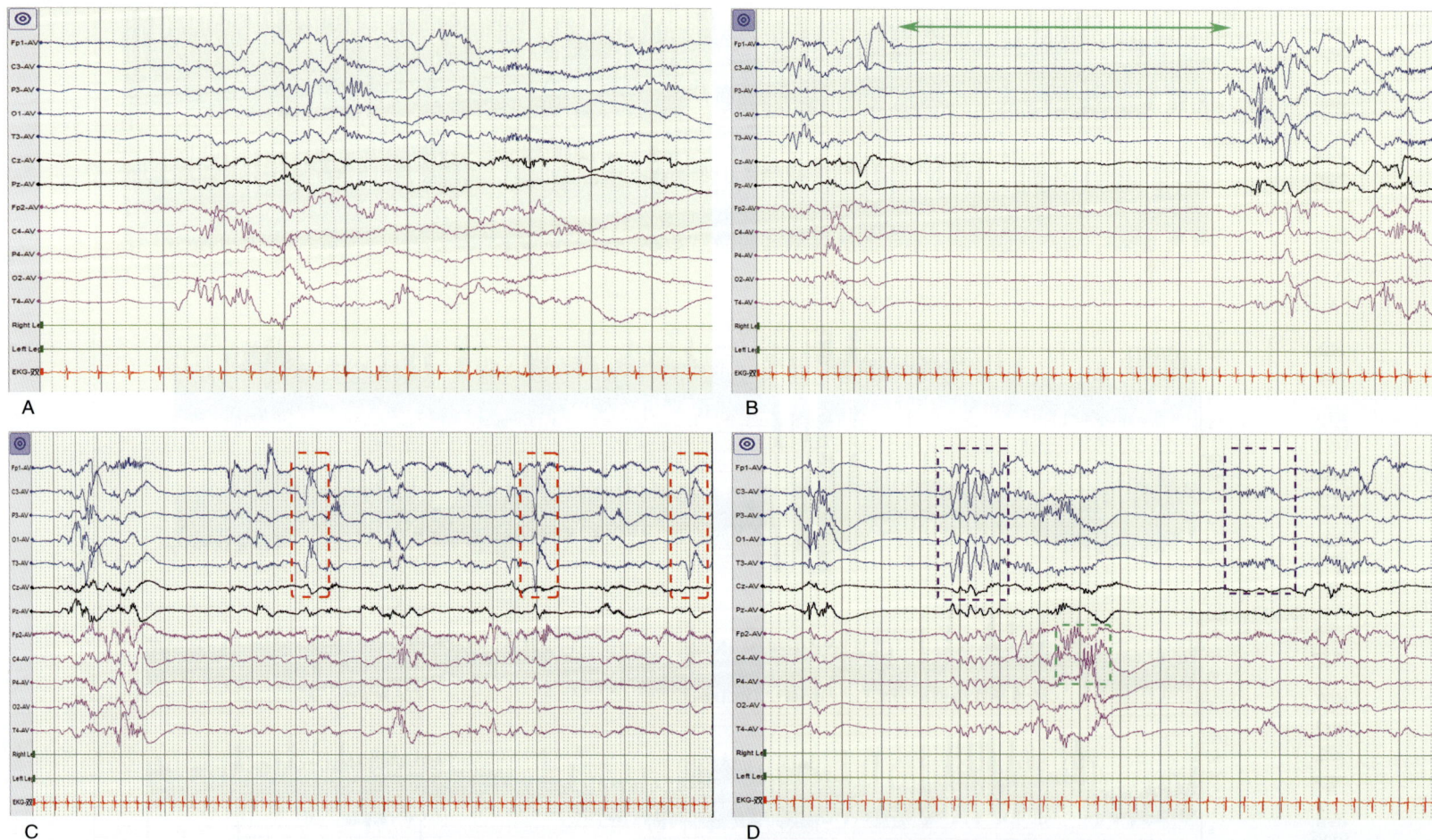

图 5-9-15　DOL 2 天,PMA 32 周$^{+3}$,应用苯巴比妥前背景活动中度异常

A. 胎龄相适的生理波形明显减少或缺乏,双半球快波成分尤为突出,暴发段快波出现率相对高;B. 无连续图形,持续 TD 图形,IBI 2~39 秒不等(走纸速度 20mm/s);
C. 异常波:左中央、颞区正相尖波(红色虚线框所示)、尖慢波(有时伴切迹或复合快波成分)散发或类周期性发放(走纸速度 15mm/s);D. 异常波:尖形 θ 节律、快波节律短暂阵发(紫色虚框所示),多灶性畸形 δ 刷等紊乱波形非同步发放(绿色虚框所示)(走纸速度 20mm/s)。

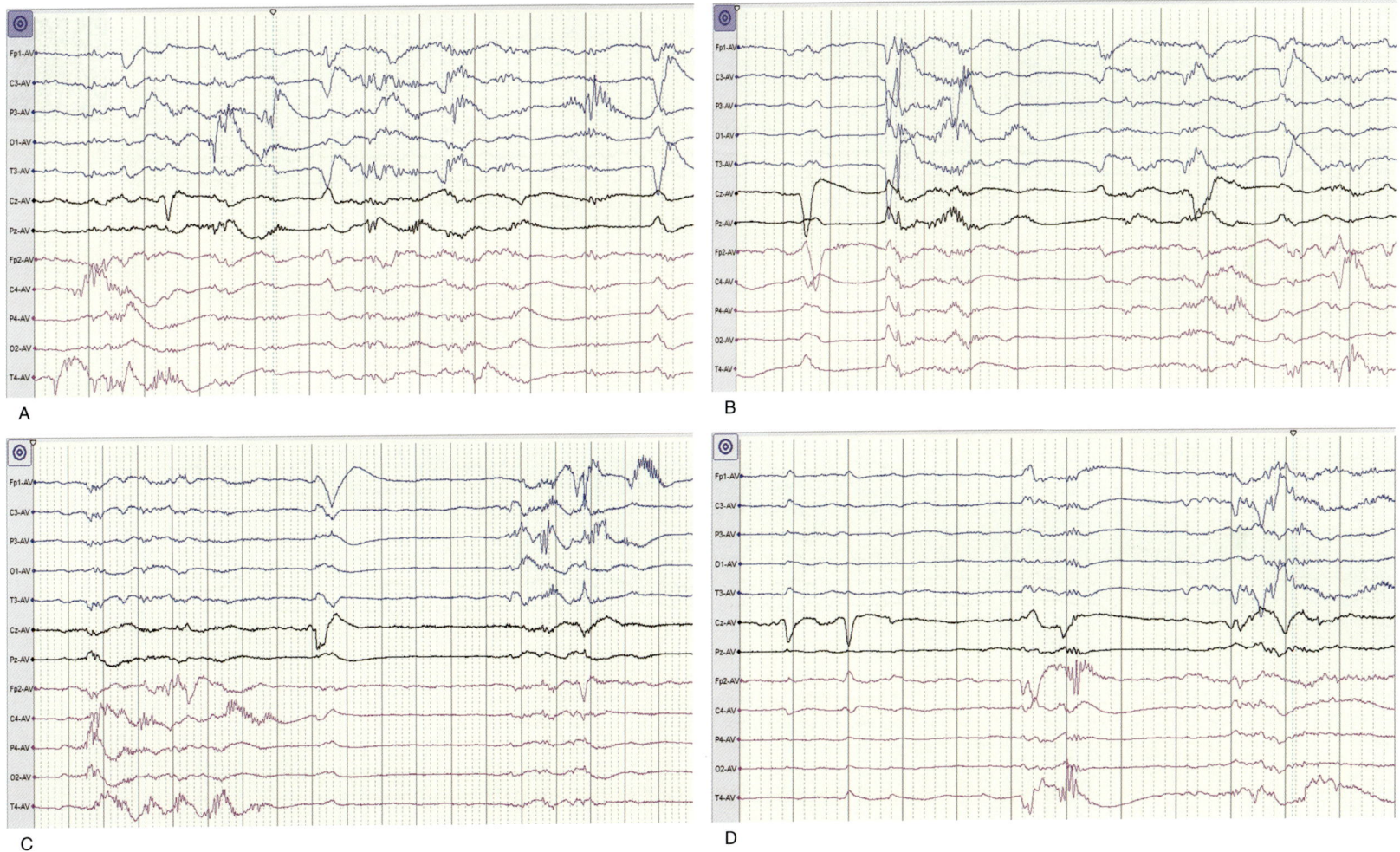

图 5-9-16　DOL 2 天,PMA 32 周 $^{+3}$,应用苯巴比妥后的背景活动的变化特征

连续性进一步下降,暴发段持续时间缩短,波形减少,波幅降低,IBI 时间延长。A、B. 周期性放电及多灶性异常紊乱波形仍大量存在,快波活动相对减少;C. 双半球同步性差,不同步比例增高(走纸速度 20mm/s);D. 双半球对称性差,生理波活动减少,低波幅多形紊乱波活动为主。

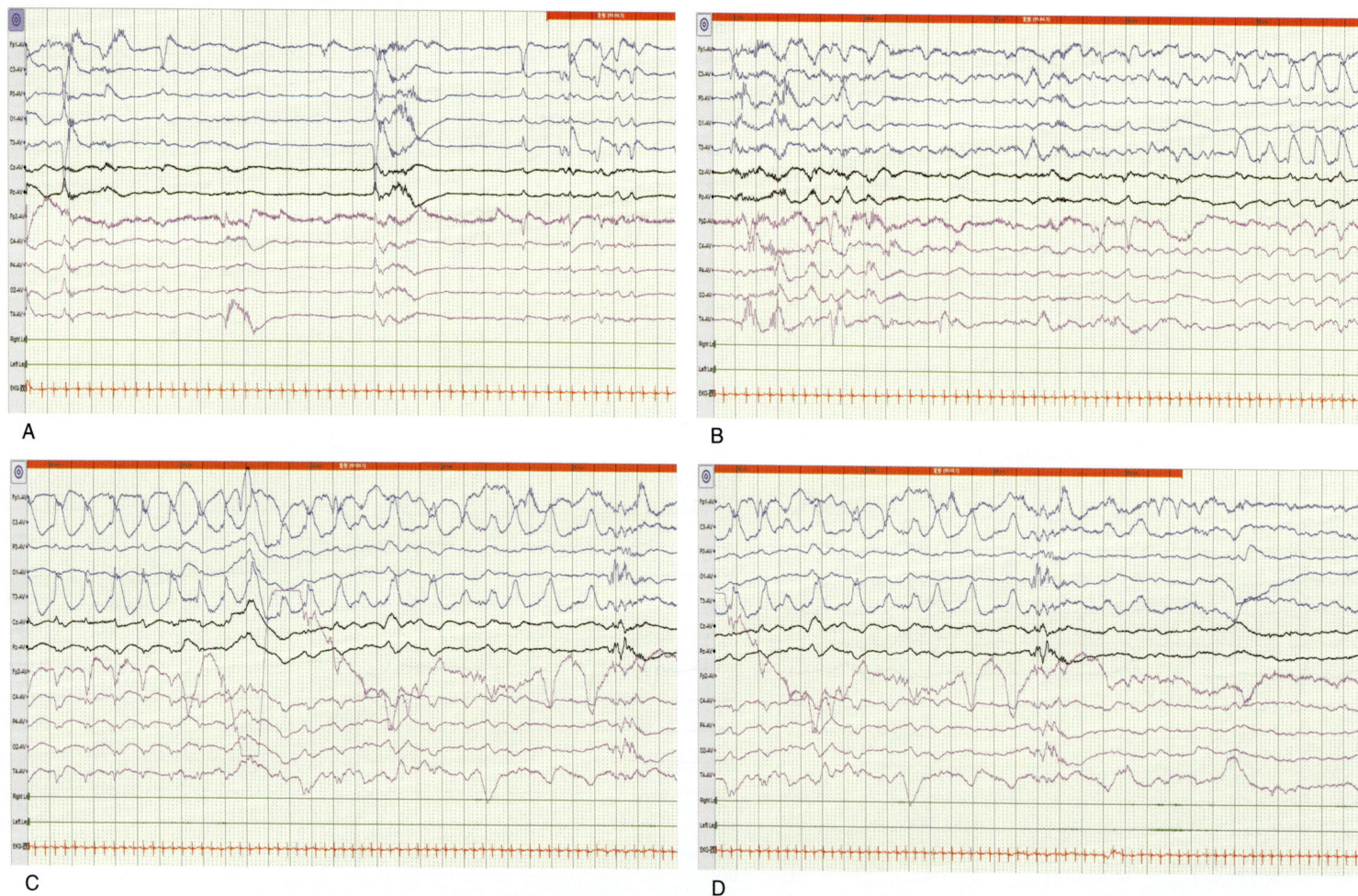

图 5-9-17　DOL 2 天,PMA 32 周 $^{+3}$,电 - 临床发作

其中一次电 - 临床发作,肢体非节律性非对称性抖动或挥动,为不能分类的发作类型。A~D. 电演变起始于左中央、颞区,发作整个过程亦局限于左中央、颞区(走纸速度 20mm/s)(视频 5-9-1)。

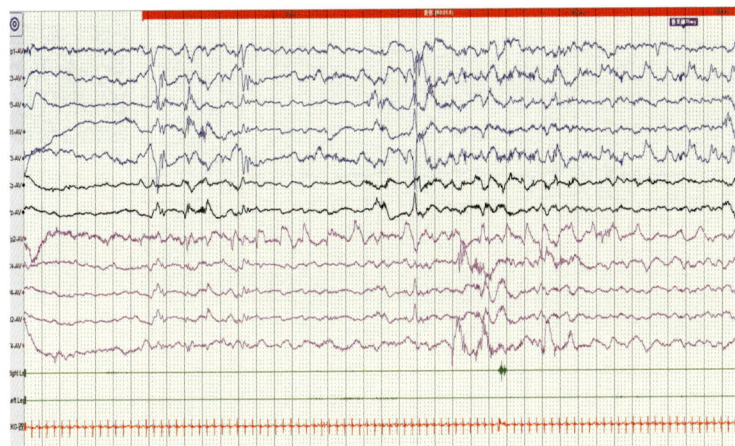

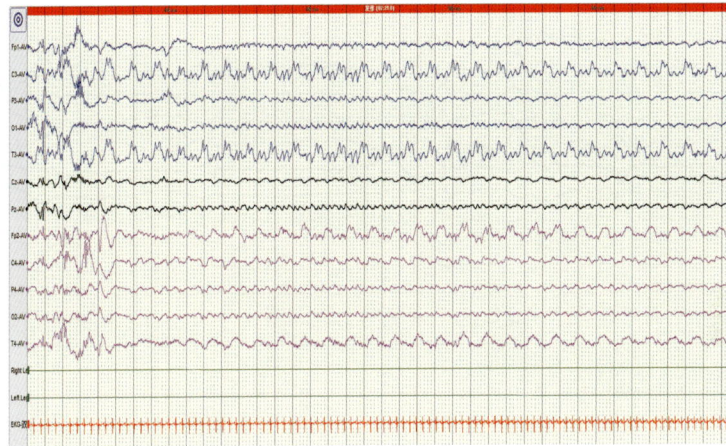

A

B

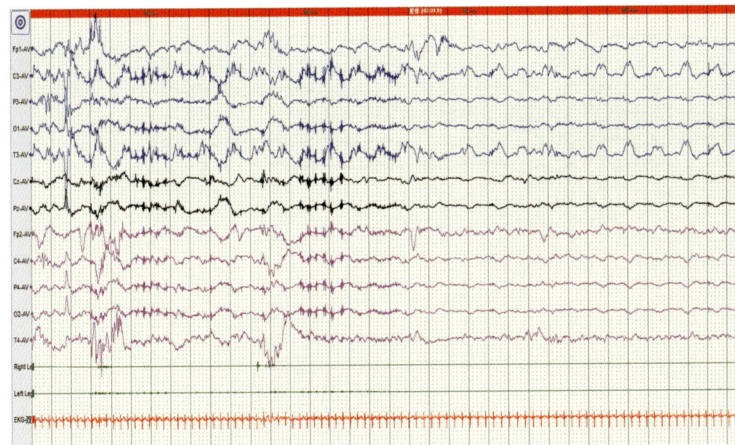

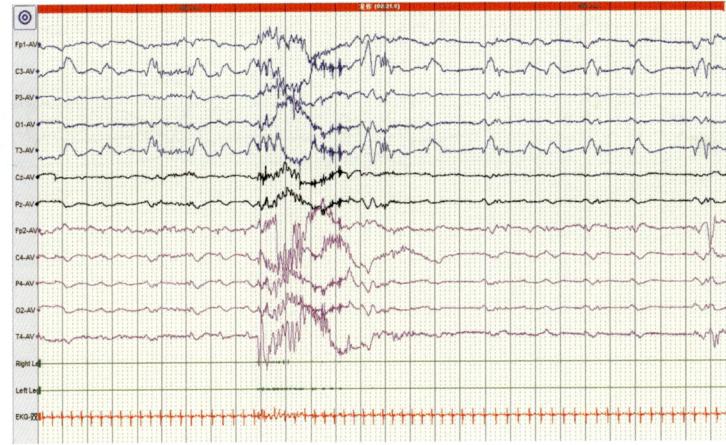

C

D

**图 5-9-18　DOL 2 天,PMA 32 周 $^{+3}$,电 - 临床发作**

另一次电 - 临床发作,患儿无明显动作,呼吸暂停,刺激无明显反应。A~D.电演变局限于左中央、颞区,发作后存在长达 33 秒的电压抑制。发作前后均可见左中央、颞区的周期性放电(走纸速度 15mm/s)(视频 5-9-2)。

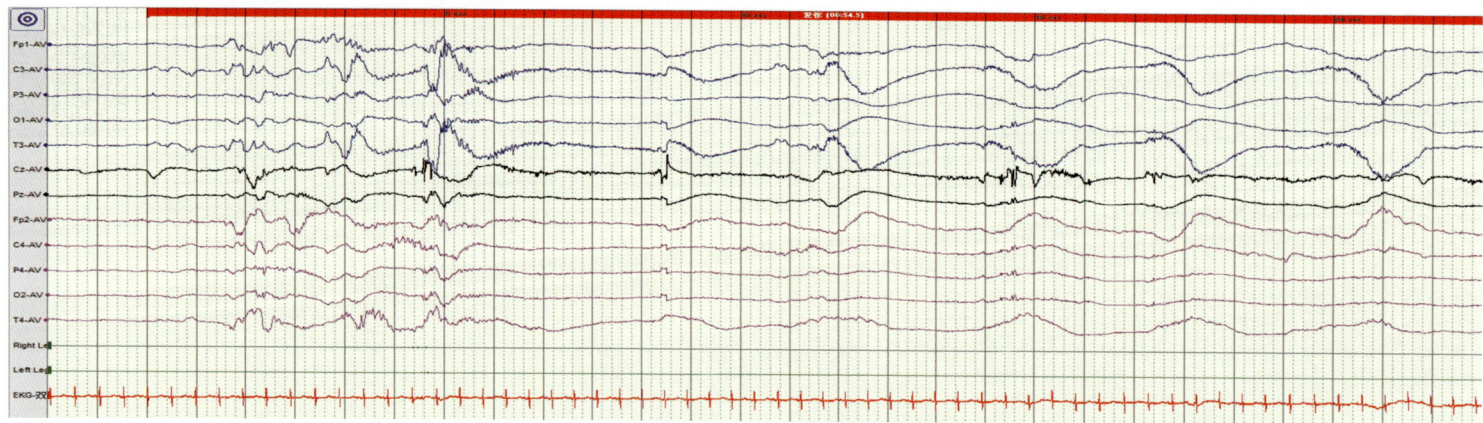

视频 5-9-3

A

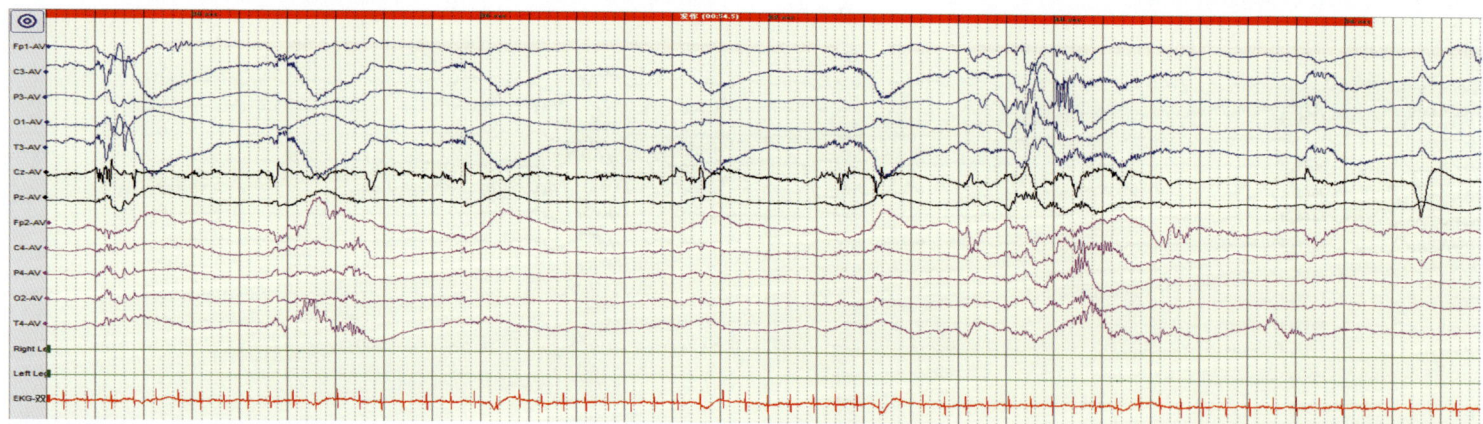

B

图 5-9-19 DOL 2 天,PMA 32 周$^{+3}$,刻板异常动作,非惊厥发作

患儿出现可疑的发作性动作,动作相似刻板,动作间隔相对规律。A、B. 双半球弥漫性脑电活动抑制,左中央、颞区缓慢高波幅不规则 δ 波类周期性发放。与同步录像对照,患儿动作发生与不规则 δ 波出现一致,脑电活动未见明确演变,判断此类可疑的发作性动作表现为非惊厥发作(走纸速度 20mm/s)(视频 5-9-3)。

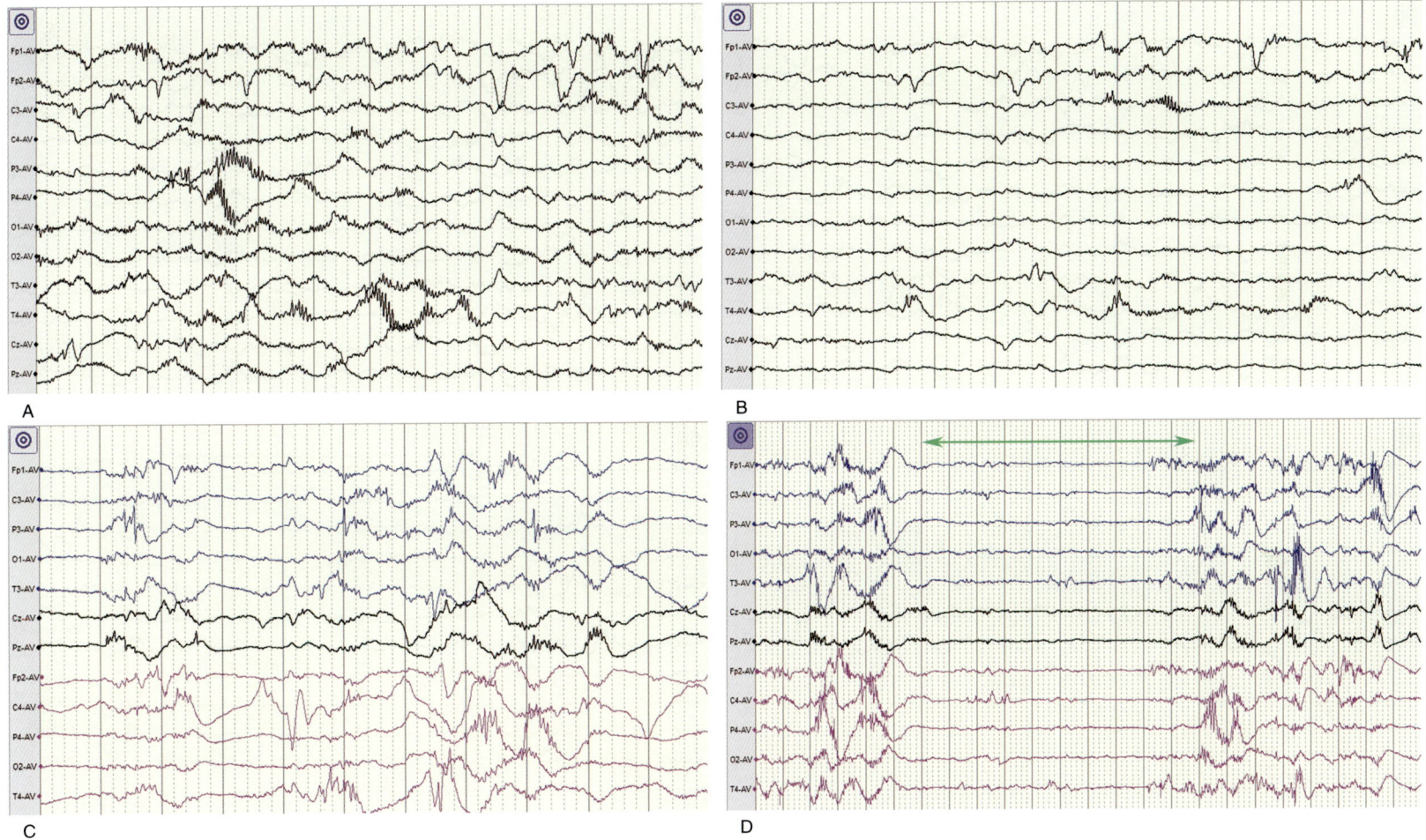

A

B

C

D

**图 5-9-20　DOL 10 天,PMA 33 周 +4,背景活动逐渐改善**

电压及连续性恢复正常,睡眠 - 觉醒周期建立,符合 PMA 33 周脑电活动特征,对称性及同步性基本恢复正常。胎龄相适的生理波形偏少,QS 期暴发段生理波减少明显。多灶性多种形态的紊乱波形发放(正相 / 负相尖波、尖慢波、畸形 δ 波、δ 刷等)。A. AS 期;B. AS 期;C. QS 期;D. QS 期,IBI 9 秒(绿色箭头所示)(走纸速度 15mm/s)。

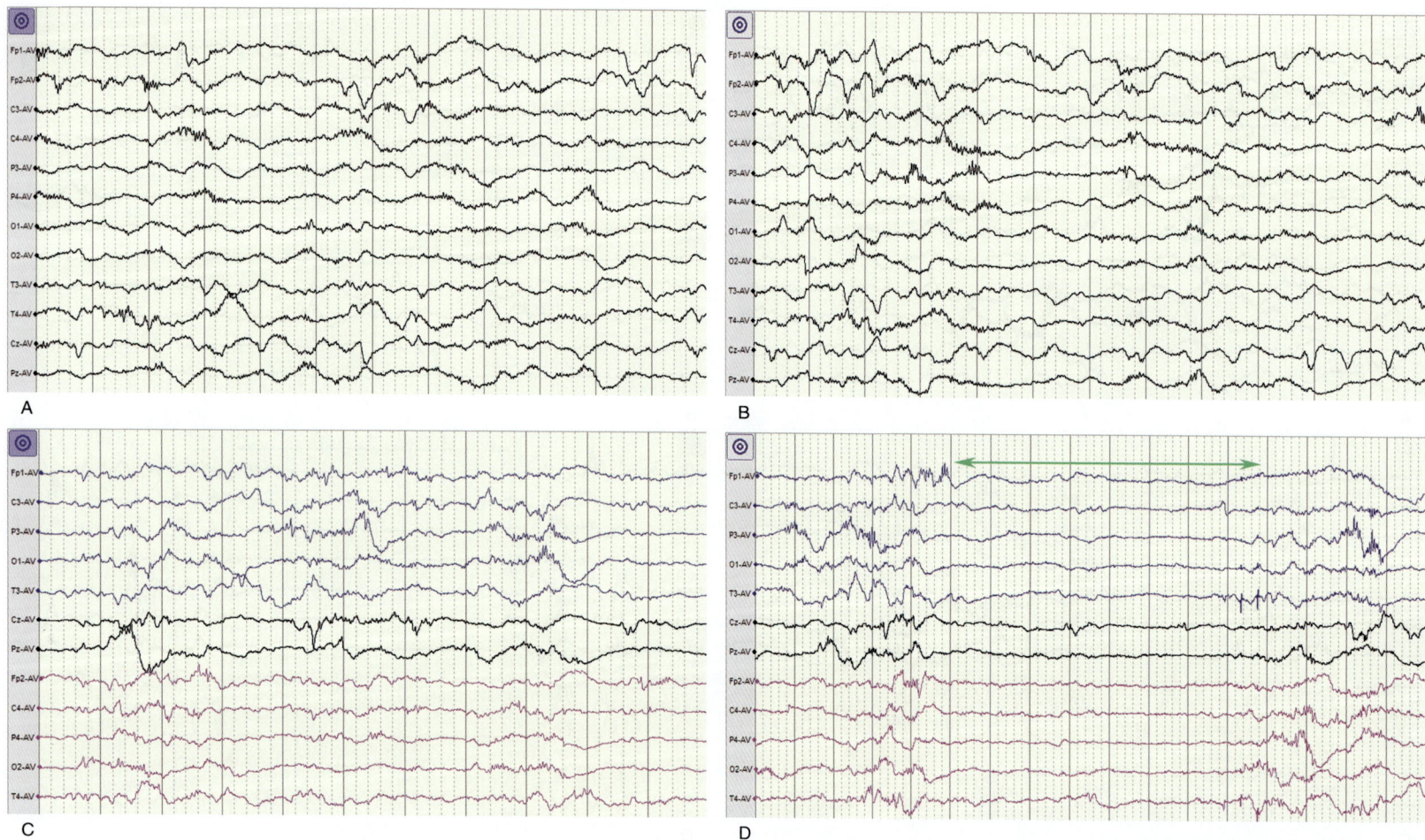

**图 5-9-21　DOL 25 天, PMA 35 周 +5, 背景活动改善**

脑电背景活动较 DOL 10 天时有改善: 电压、连续性、对称性及同步性均正常, 睡眠 - 觉醒周期明确, 符合 PMA 35 周脑电活动特征。但胎龄相适的生理波形明显减少或缺乏, 以中央、顶、枕及中线区明显。多灶性正相 / 负相尖波、尖慢波、畸形 δ 波、δ 刷等紊乱波形数量减少, 波幅降低, 逐渐融合于背景活动中。A. AS 期; B. AS 期; C. QS 期; D. QS 期, IBI 9 秒 (绿色箭头所示) (走纸速度 20mm/s)。

## 病例 4　Ⅱ级颅内出血

| 主诉 | 早产,呼吸费力 10 分钟。 |
|---|---|
| 现病史 | 男,日龄 10 分钟,GA 27 周,因宫颈机能不全、宫缩发动足先露,经产道娩出,Apgar 评分 1 分钟 5 分,5 分钟 7 分,患儿生后呼吸费力,给予气管插管、面罩正压通气。 |
| 入院查体 | 气管插管、复苏气囊正压通气下血氧饱和度可维持 94%,神志清,反应一般,周身皮肤红润呈胶冻状,双下肢多处瘀紫,双肺听诊呼吸音减弱,三凹征阳性。四肢肌张力减弱,腘角 120°,觅食、吸吮、吞咽、拥抱、握持反射未引出。 |
| 辅助检查 | 头 MRI+SWI(DOL 79 天,PMA 38 周 ⁺²):早产儿脑改变,左侧脑室管膜下、双侧脑室后角少量出血(图 5-9-22)。 |
| 治疗及转归 | • 入院后给予有创 + 无创 + 吸氧、气管内补充 PS 等呼吸支持,以及抗感染等治疗。<br>• 转归:病情好转,出院。 |

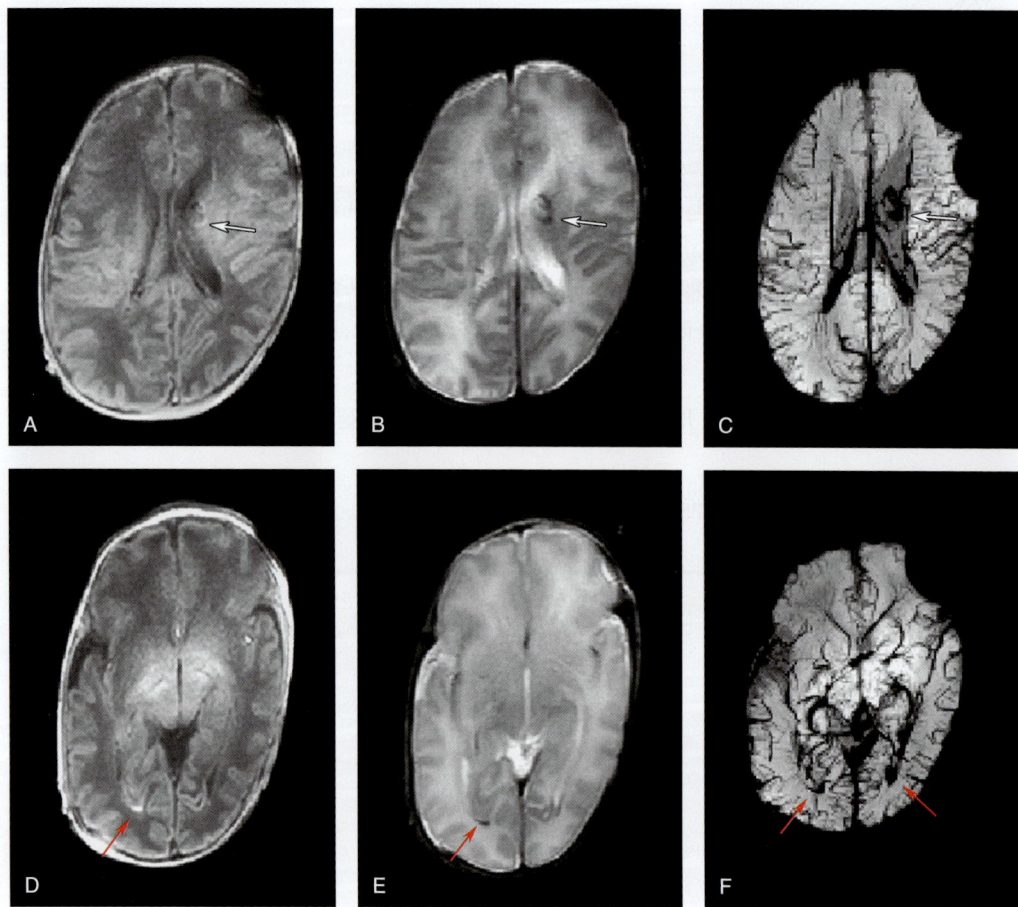

图 5-9-22　头 MRI+SWI（DOL 79 天，PMA 38 周 $^{+2}$）
左侧脑室管膜下（白色箭头所示）、双侧脑室后角少量积血（红色箭头所示），SWI 显示为低信号
（A、D. T$_1$WI；B、E. T$_2$WI；C、F. SWI）。

**病例特点：**

1. 本病例生后 1 周左右脑电图连续性、电压、睡眠 - 觉醒周期、胎龄相适的生理波形符合 PMA 28 周脑电活动特征，说明脑损伤程度相对轻。

2. 少量后头部为主的多灶性异常紊乱波形，异常波出现的部位与脑室后角积血及多灶的微出血有一定的相关性。

3. 经多次慢性期的脑电随访，发育成熟度始终符合相应 PMA，异常波形出现的部位更局限，数量逐渐减少，说明脑损伤的程度相对轻，预后相对好（图 5-9-23~图 5-9-27）。

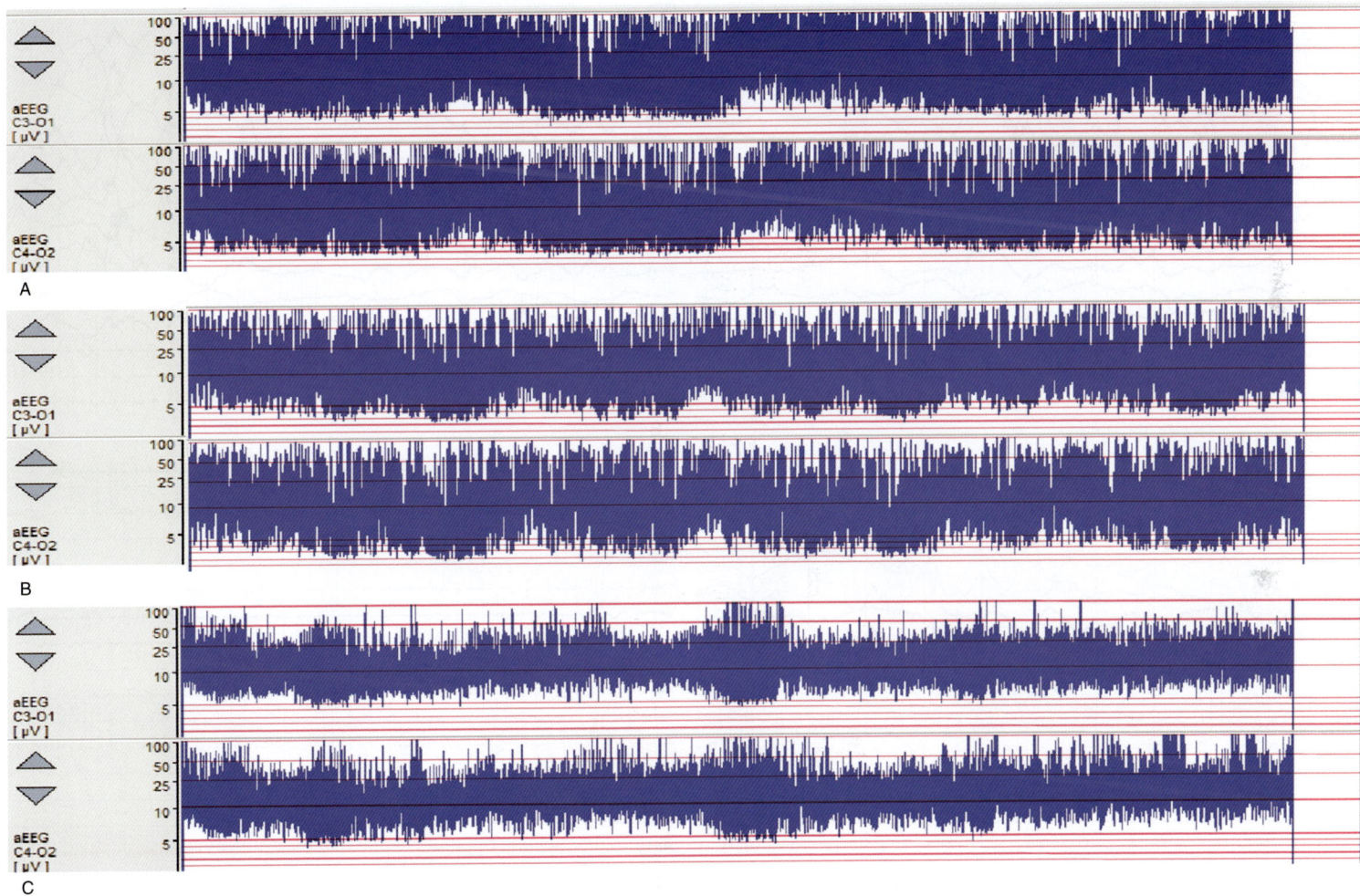

图 5-9-23　多次脑电监测，aEEG 趋势图的变化

在院期间多次脑电监测，aEEG 电压、连续性及睡眠 - 觉醒周期基本符合相应 PMA。A. DOL 8 天，PMA 28 周[+1]；B. DOL 16 天，PMA 29 周[+2]；C. DOL 52 天，PMA 34 周[+3]。

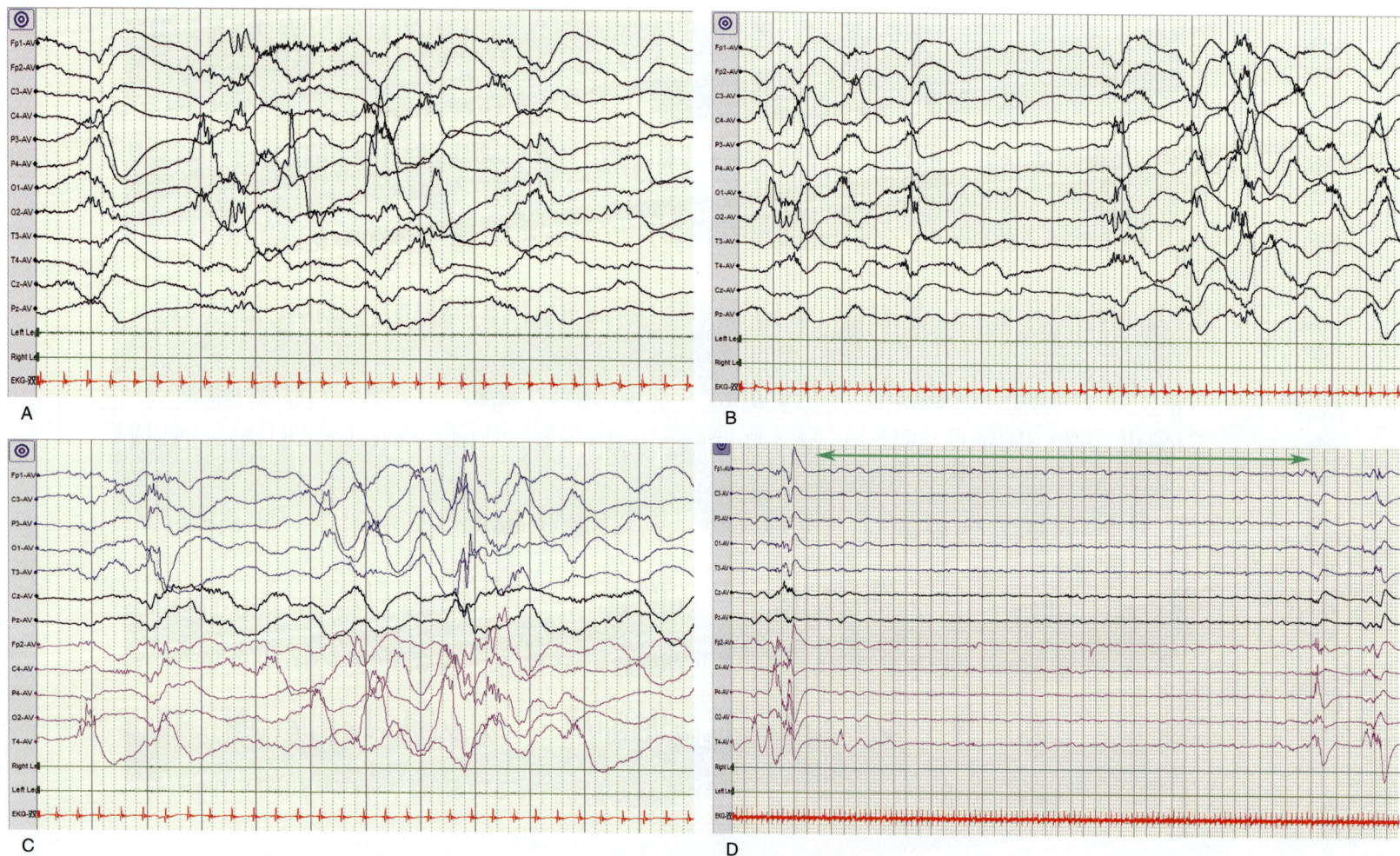

图 5-9-24　DOL 8 天,PMA 28 周 [+1],脑电活动成熟度正常

连续性、电压、睡眠 - 觉醒周期及胎龄相适的生理波形均符合 PMA 28 周脑电活动特征。A. AS 期；B. AS 期(走纸速度 20mm/s)；C. QS 期,暴发段；D. QS 期,IBI 为 40 秒(绿色箭头所示),IBI 多在 30 秒以内(走纸速度 10mm/s,灵敏度 15μV/mm)。

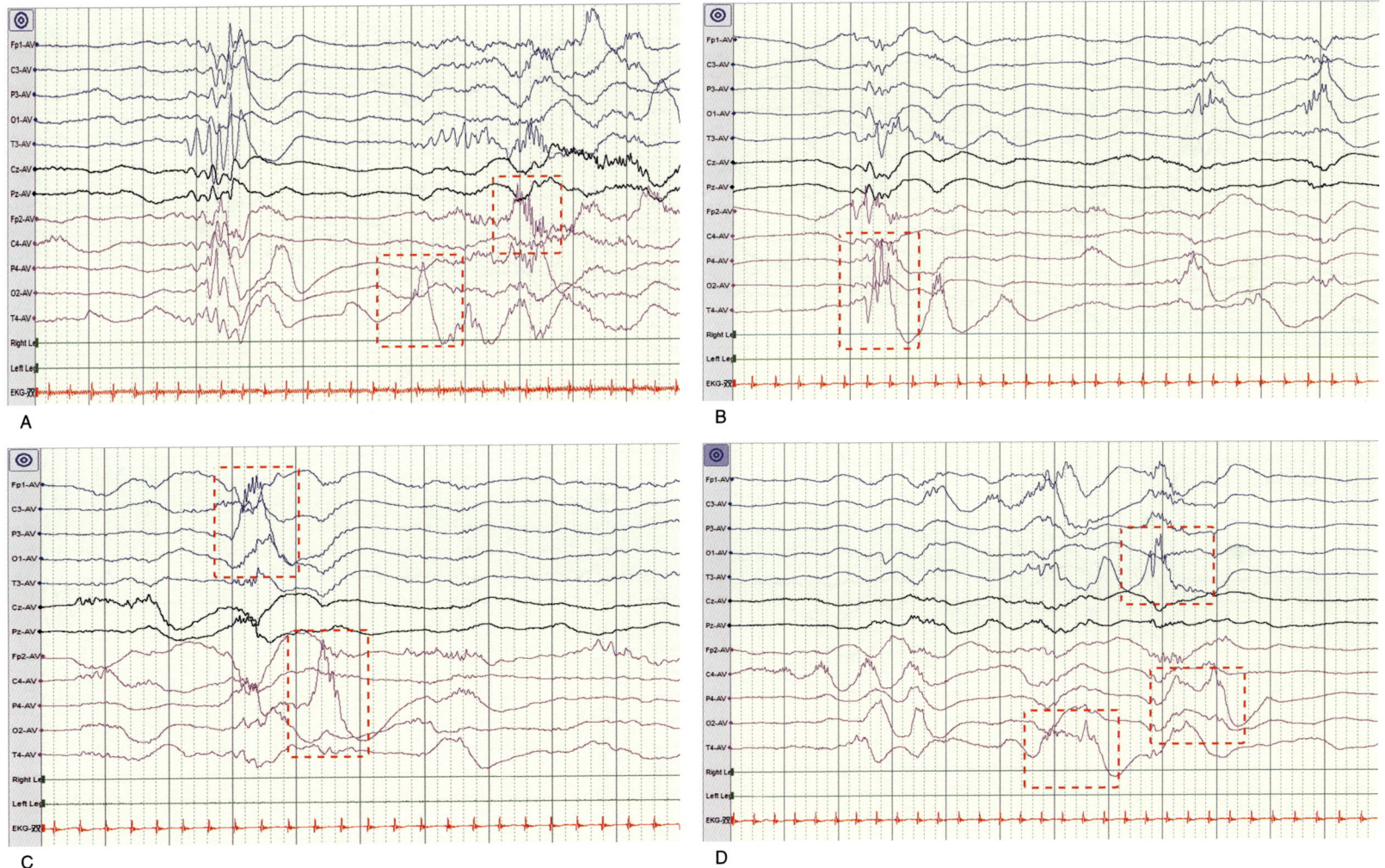

图 5-9-25　DOL 8 天,PMA 28 周[+1],背景活动中异常波

A~D. 后头部为主的各种异常宽大(波幅多大于 500μV,个别高达 800μV)的畸形 δ 波、畸形 δ 刷非同步发放,以枕区相对多见(红色虚框所示)(灵敏度 15μV/mm)。

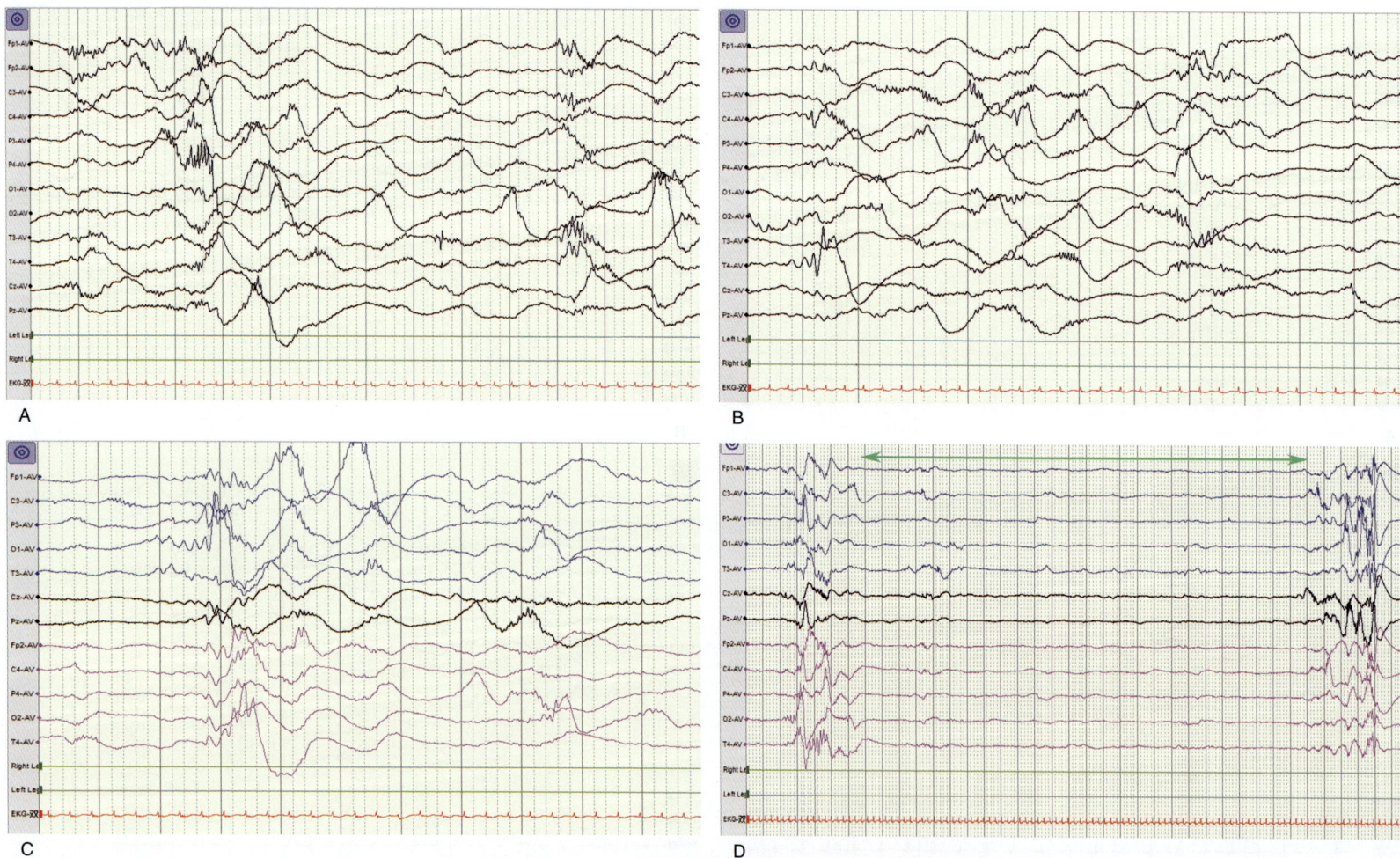

图 5-9-26　DOL 16 天，PMA 29 周 $^{+2}$，背景活动轻度异常

脑电活动发育成熟度符合 PMA 29 周脑电活动，后头部为主的少量多灶性异常宽大的畸形 δ 波、畸形 δ 刷非同步发放，以枕区相对多见，较之前波幅降低，数量减少。A. AS 期；B. AS 期；C. QS 期，暴发段；D. QS 期，IBI 为 25 秒（绿色箭头所示）（走纸速度 10mm/s，灵敏度 10μV/mm）。

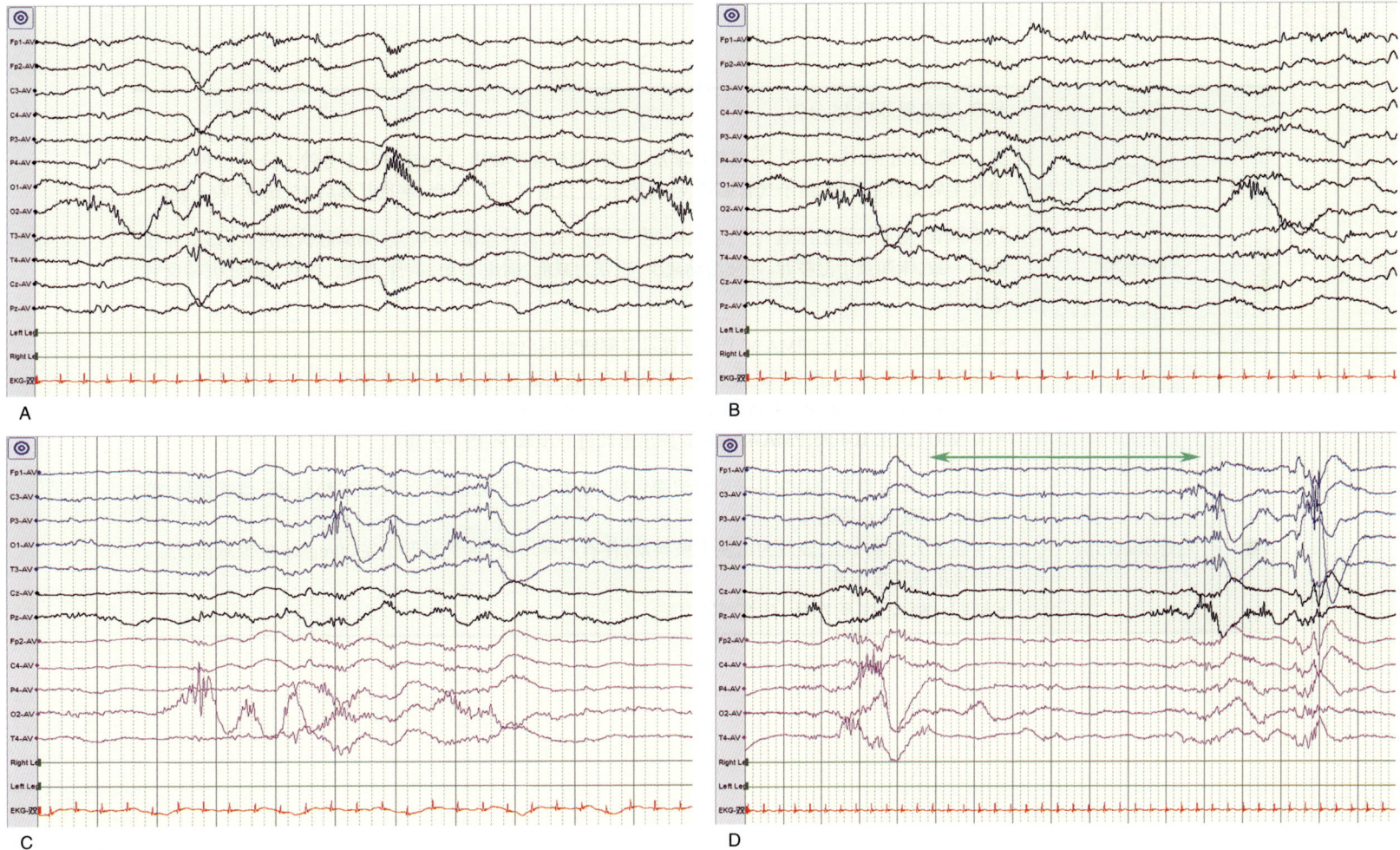

图 5-9-27　DOL 52 天, PMA 34 周 [+3], 背景活动改善

背景活动较 DOL 16 天时改善：脑电活动发育成熟度符合 PMA 34 周脑电特征。仍有少量多灶性畸形 δ 波、畸形 δ 刷非同步发放, AS 期多局限于枕区, QS 期相对多灶分布。A. AS 期；B. AS 期；C. QS 期, 暴发段；D. QS 期, IBI 为 8 秒 (绿色箭头所示)(走纸速度 20mm/s)。

## 病例 5　Ⅳ级颅内出血

| 主诉 | 早产,窒息复苏后 15 分钟。 |
|---|---|
| 现病史 | 男,日龄 15 分钟,GA 30 周 [+2],因其母羊水过多择期剖宫产娩出,Apgar 评分 1 分钟 5 分,5 分钟 9 分,患儿生后无自主呼吸,给予气管插管、心外按压、正压通气,因"早产,窒息复苏后 15 分钟"收入院。 |
| 入院查体 | 气管插管、复苏气囊正压通气下血氧饱和度可维持 92%,神志清,反应差,胸廓起伏适度,听诊双肺呼吸音一致,未闻及干湿啰音,四肢活动减少,肌张力减低,腘角 170°,觅食、吸吮、吞咽、拥抱、握持反射未引出。 |
| 辅助检查 | • 头颅超声(DOL 3 天,PMA 30 周 [+5]):提示双侧脑室内出血。<br>• 头 MRI(DOL 6 天,PMA 31 周 [+1]):左枕叶出血,双侧脑室内出血(图 5-9-28)。<br>• 头 MRI(DOL 41 天,PMA 36 周):颅内出血较前减少(图 5-9-29)。<br>• 头 MRI(DOL 104 天,PMA 45 周 [+1]):原出血灶进一步减少(图 5-9-30)。 |
| 治疗及转归 | • 治疗:入院后诊断为新生儿呼吸窘迫综合征,给予有创 + 无创通气、气管内补充 PS、改善循环、抗感染、纠酸补液等治疗。<br>• 生后 3 天惊厥 1 次,表现为右侧上肢抖动,伴有心率增快,给予苯巴比妥 20mg/kg 抗惊厥治疗后,未再出现临床惊厥。<br>• 转归:继续治疗至 70 天,病情好转出院。 |

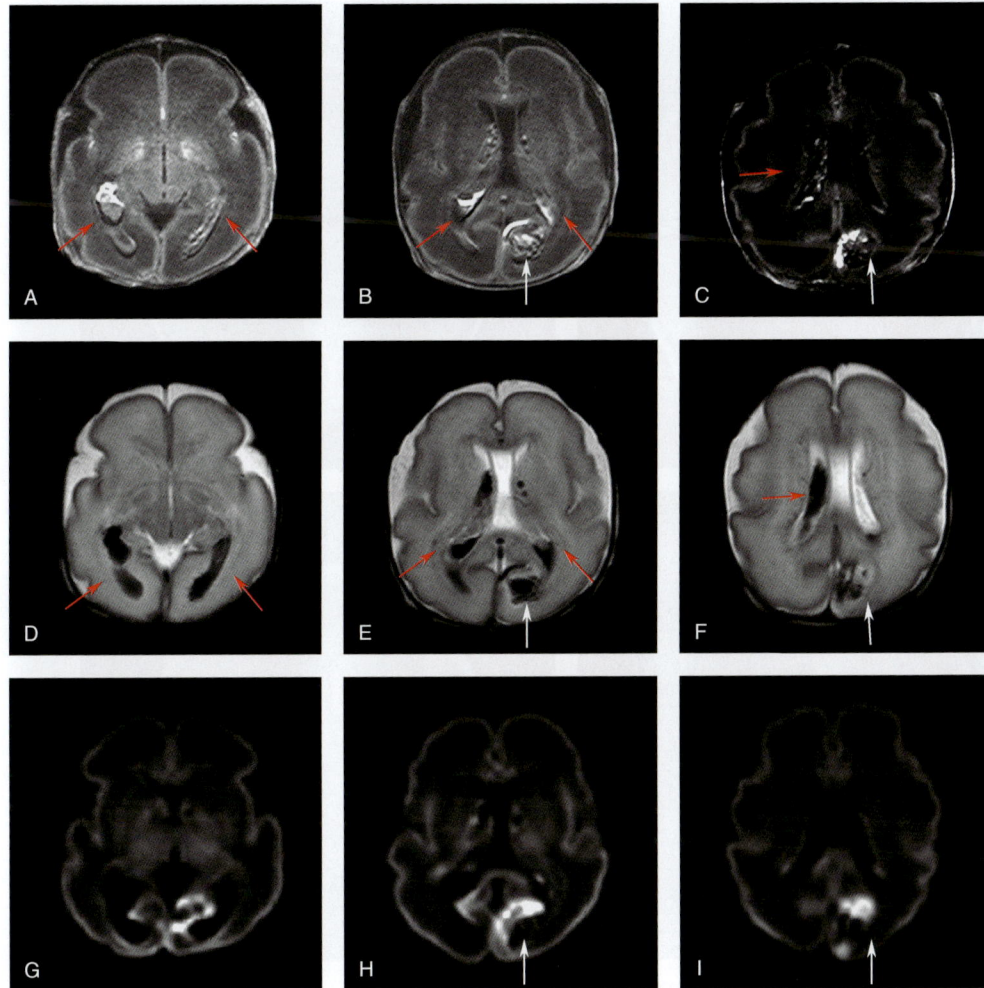

图 5-9-28 头 MRI+DWI(DOL 6天,PMA 31周 $^{+1}$)

左枕叶出血(白色箭头所示),双侧脑室内出血(红色箭头所示)(A~C. T$_1$WI; D~F. T$_2$WI; G~I. DWI)。

**病例特点:**

1. 本病例为Ⅳ级颅内出血,急性期以脑功能一过性抑制为主,表现为持续 TD 图形,电压降低,胎龄相适的生理波形的减少(特别是快波成分衰减明显),脑电活动的反应性及变化性差。

2. 进入慢性期脑功能逐渐恢复,脑电活动数量及生理波形基本恢复,但发育成熟度落后大约 3 周左右,随着颅内出血逐渐吸收,损伤逐渐修复,最终发育成熟度追赶至正常水平。

3. 连续动态的脑电监测对于早产儿脑病的预后判断价值更大(图 5-9-31~ 图 5-9-36)。

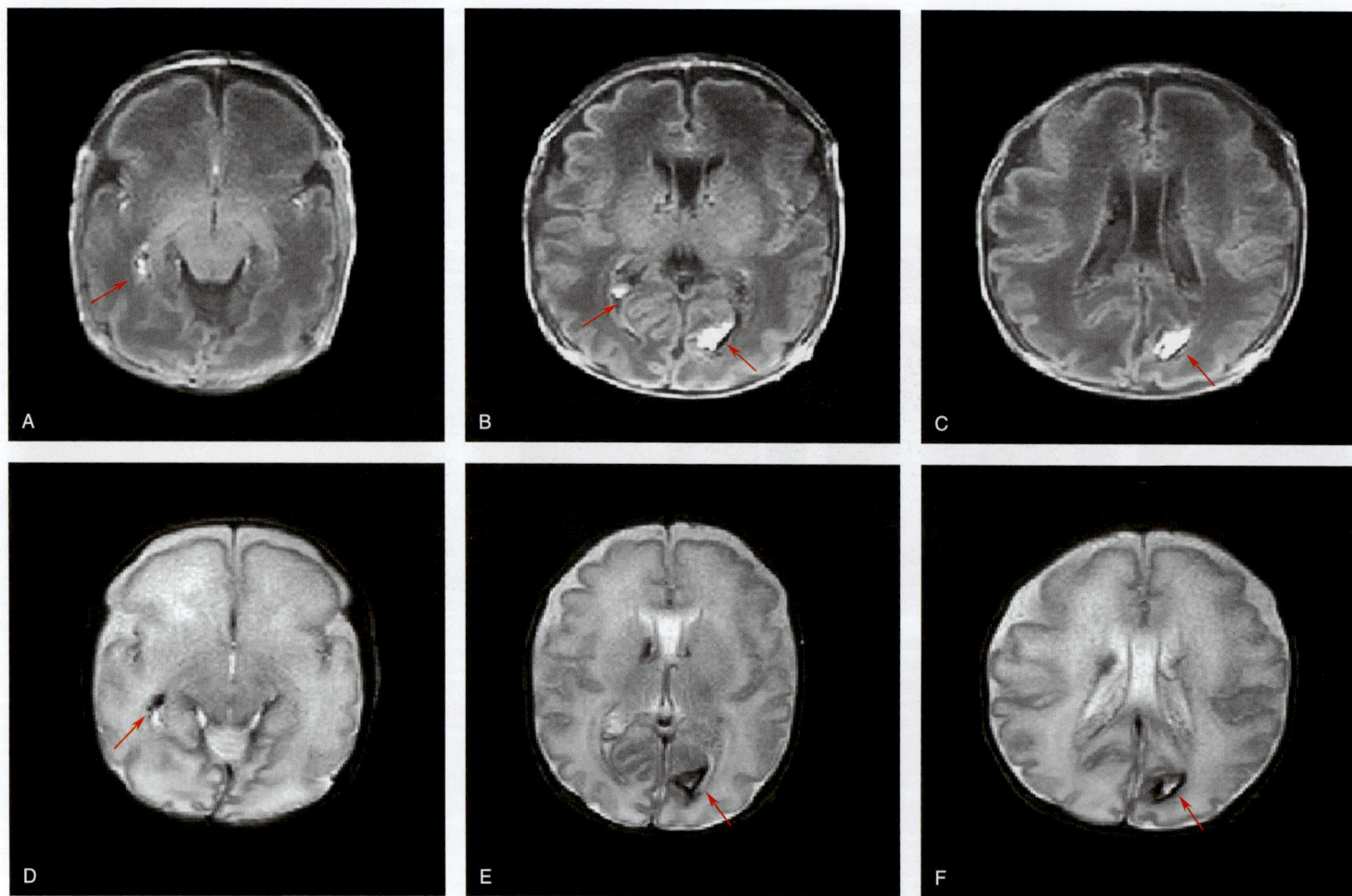

图5-9-29　头MRI(DOL 41天,PMA 36周)
左枕叶及双侧脑室内出血较前减少(A~C. $T_1$WI; D~F. $T_2$WI)。

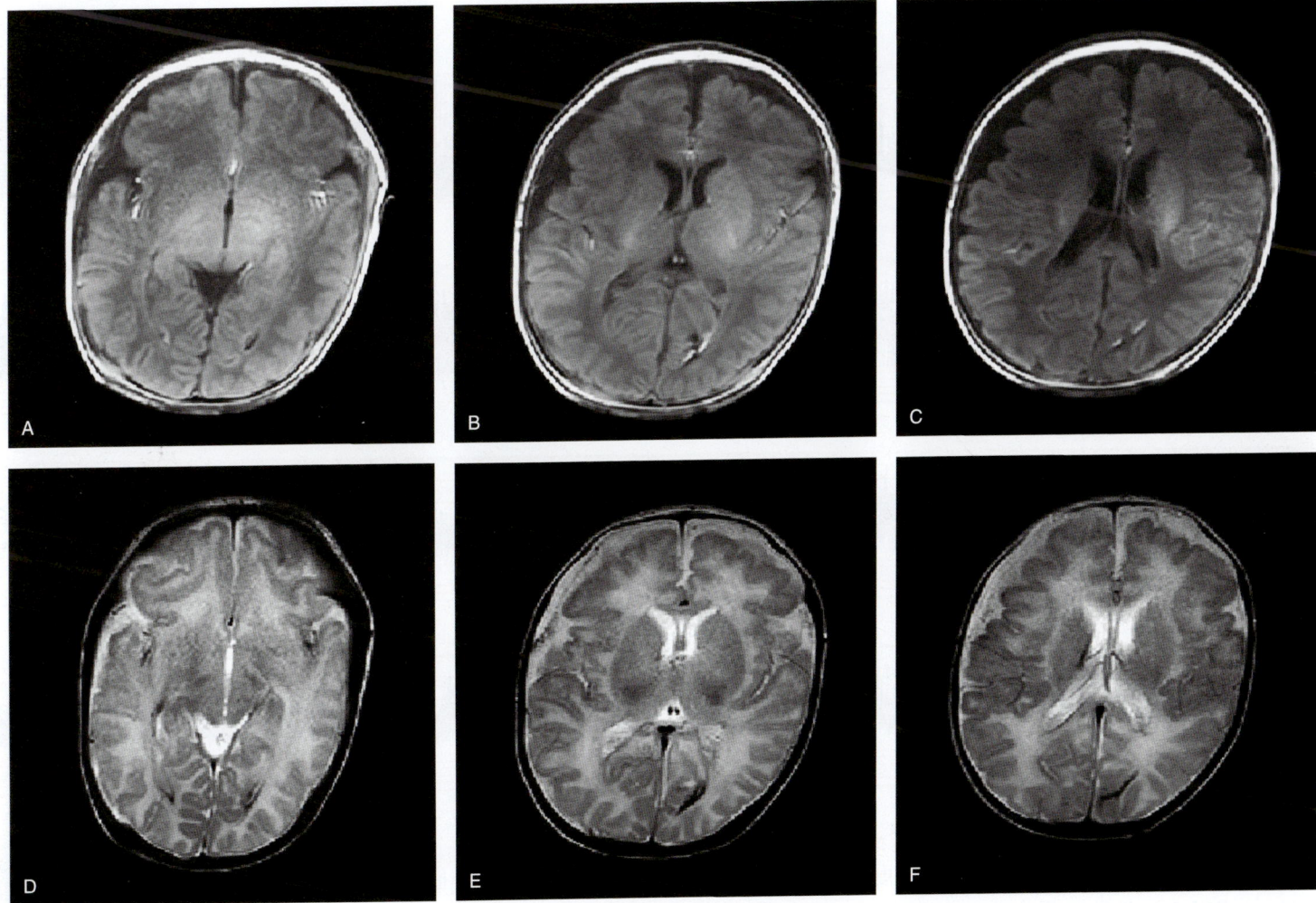

图 5-9-30　头 MRI（DOL 104 天,PMA 45 周 $^{+1}$）

原出血灶较之前进一步减少（A~C. $T_1WI$；D~F. $T_2WI$）。

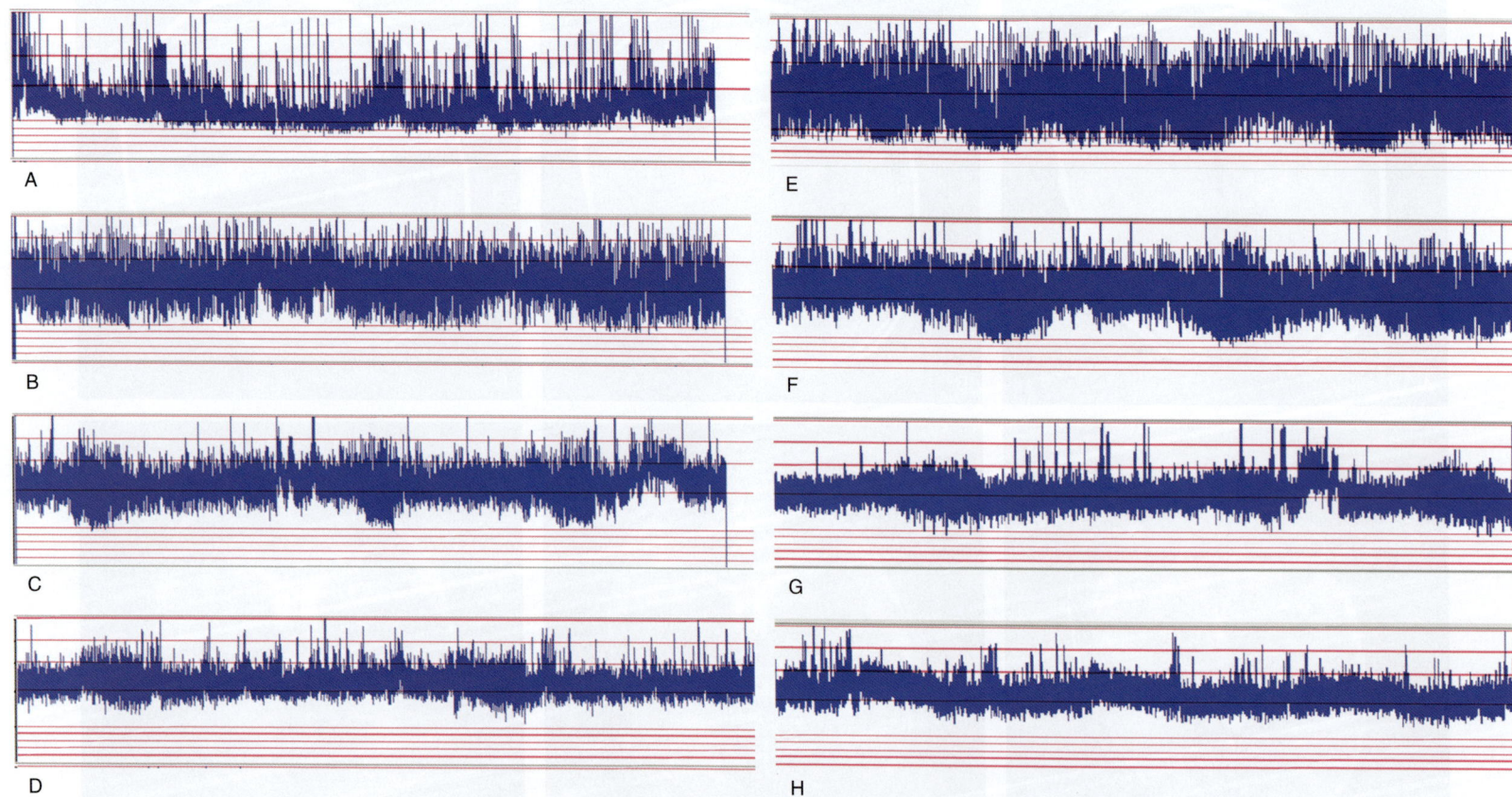

图 5-9-31　多次脑电监测，aEEG 趋势图的变化

在院期间多次脑电监测，aEEG 从电压降低，睡眠 - 觉醒周期未建立→电压恢复，出现明确的睡眠 - 觉醒周期，但落后于相应 PMA →背景活动及睡眠 - 觉醒周期接近相应 PMA。A. DOL 3 天，PMA 30 周 $^{+5}$；B. DOL 20 天，PMA 33 周 $^{+1}$；C. DOL 58 天，PMA 38 周 $^{+4}$；D. DOL 94 天，PMA 43 周 $^{+3}$；E~H. 相应 PMA 的正常对照图。

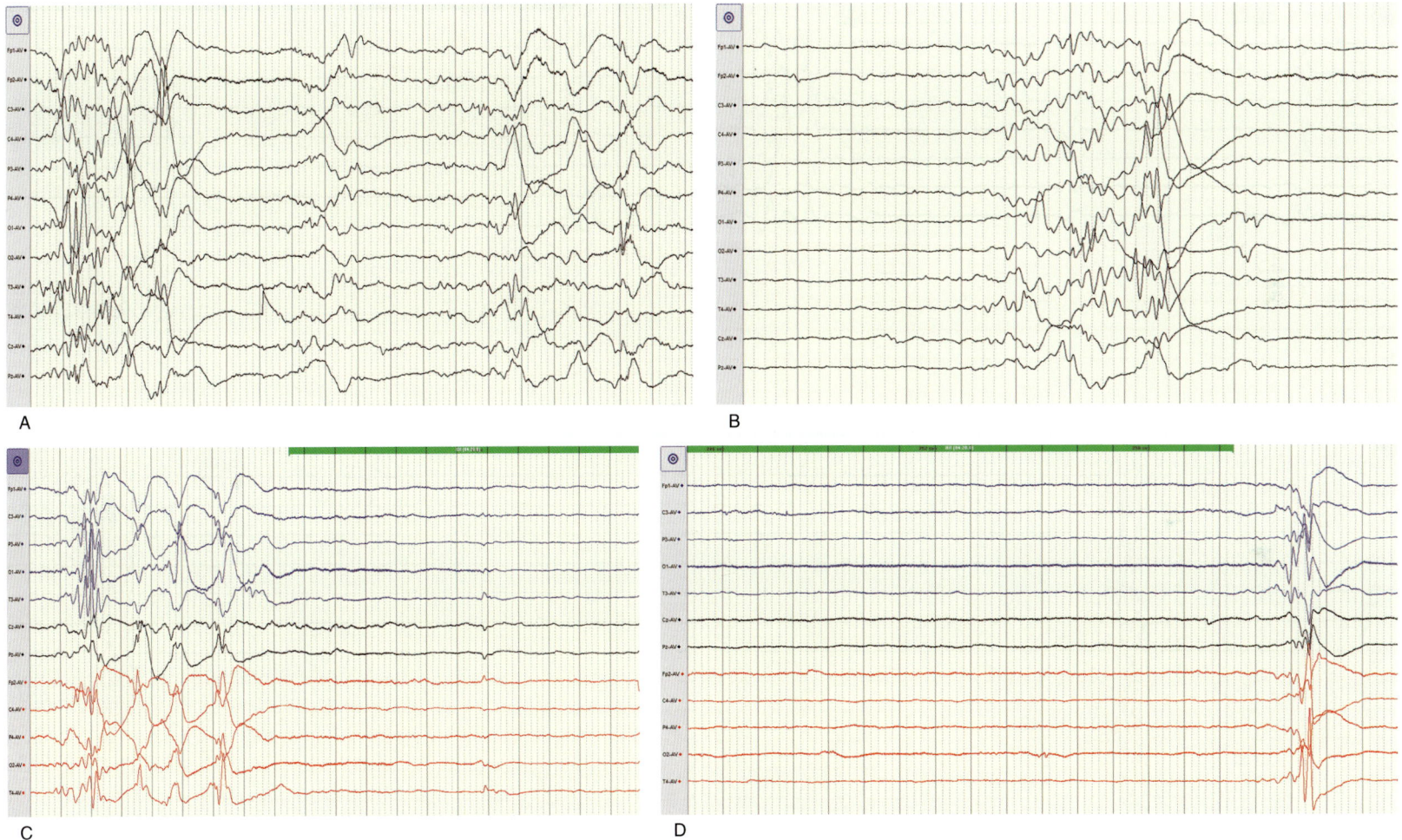

图 5-9-32　DOL 3 天,PMA 30 周 $^{+5}$,背景活动中度至重度异常

背景活动连续性明显降低,无连续图形,最长 IBI 长达 4 分 30 秒;整体电压降低,脑电活动数量明显减少,胎龄相适的生理波形 δ 波、δ 刷明显减少或缺乏,快波衰减明显;脑电活动反应性及变化性差。A. 走纸速度 20mm/s;B. 走纸速度 30mm/s;C、D. 灵敏度 100μV/cm,走纸速度 20mm/s。

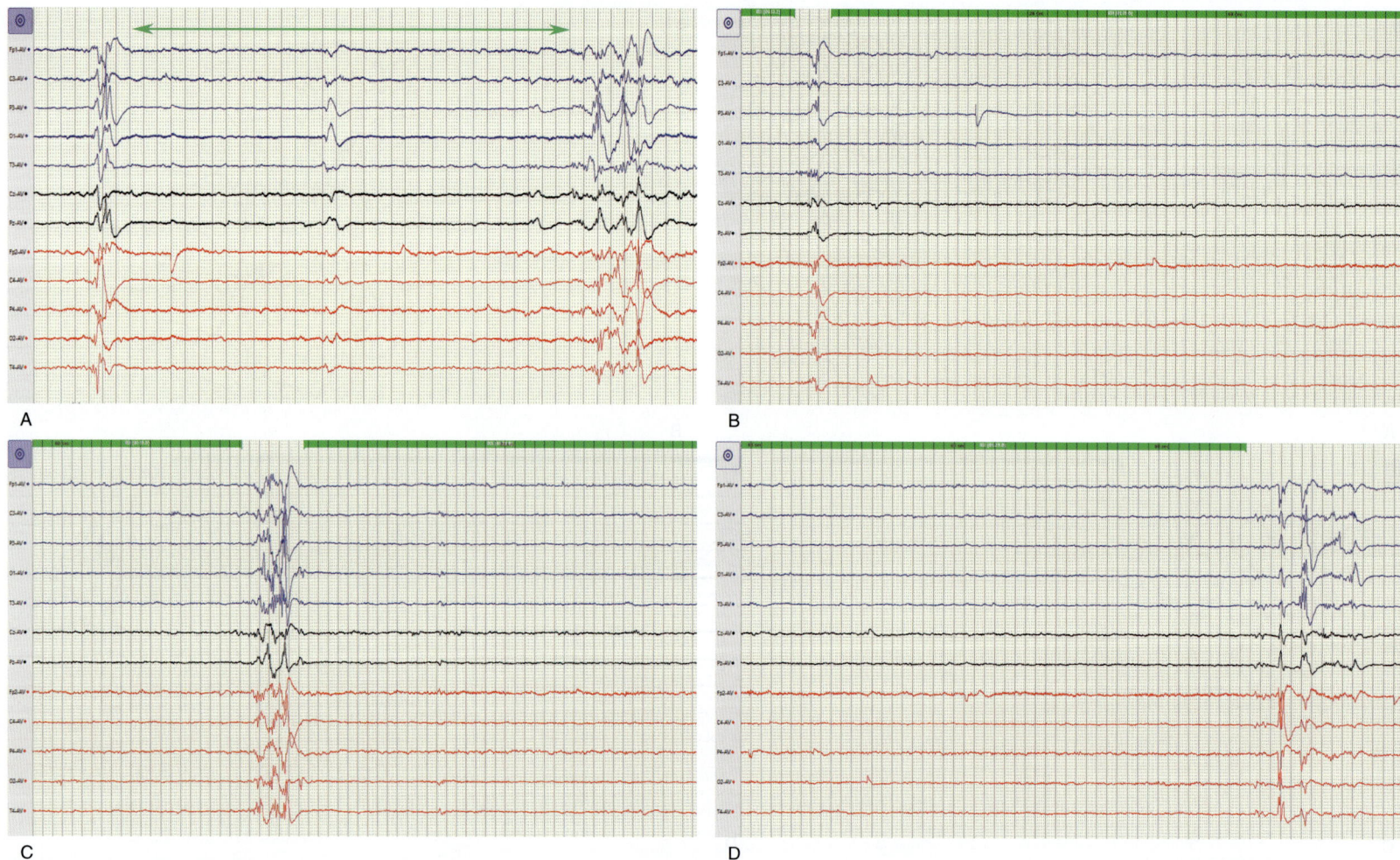

图 5-9-33　DOL 3 天,PMA 30 周 $^{+5}$,背景活动连续性明显下降

背景活动无连续图形,暴发段持续时间短,IBI 明显延长。A. IBI 32 秒(绿色箭头所示)(走纸速度 8mm/s);B~D. 为连续的 3 张图,平均 IBI 多在 1 分 30 秒左右(绿色条形所示)(走纸速度 6mm/s,灵敏度 100μV/cm)。

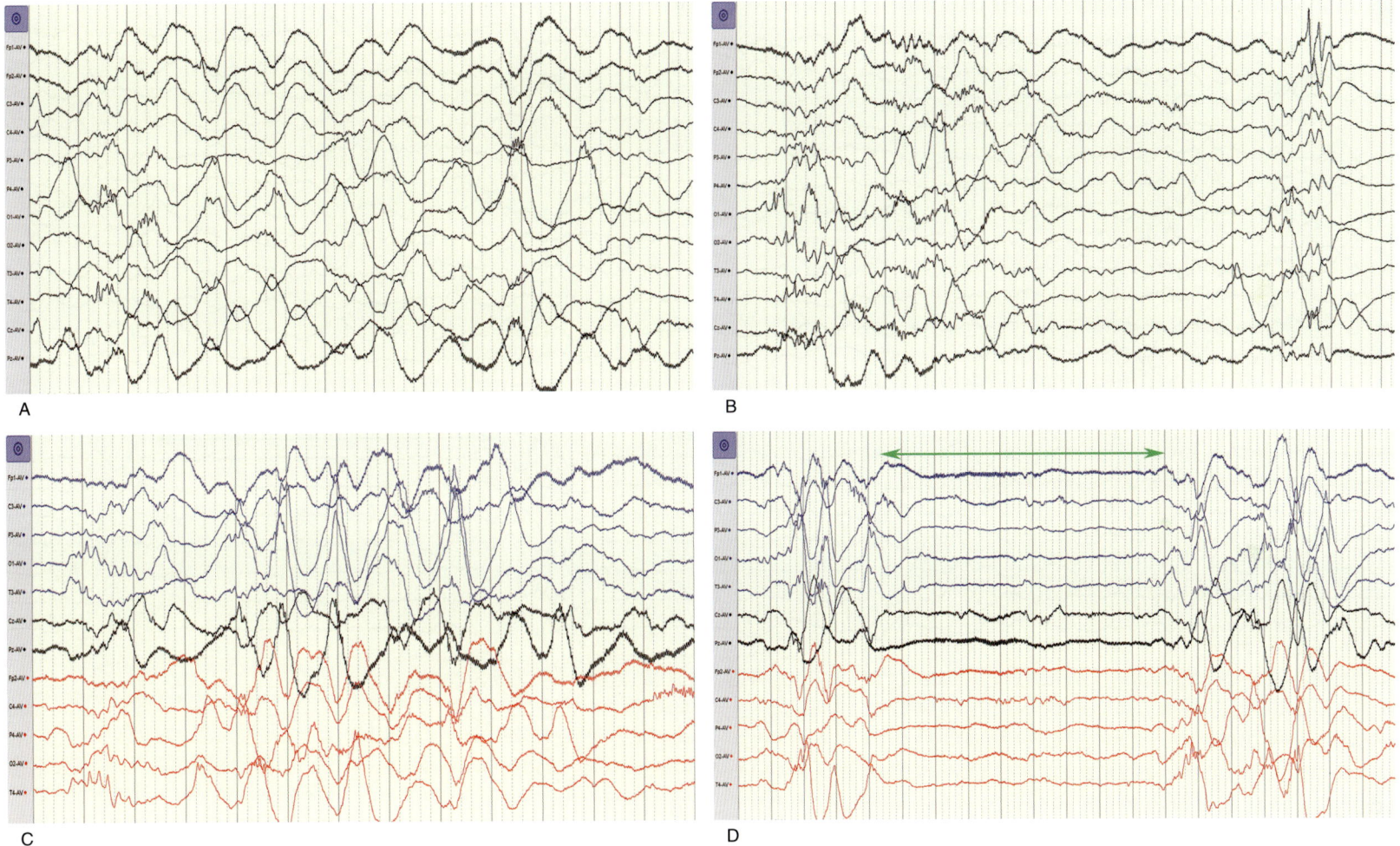

**图 5-9-34　DOL 20 天，PMA 33 周 [+1]，脑电发育成熟度落后**

脑电发育成熟度相当于 PMA 30 周左右：连续图形占比相对低，胎龄相适的生理波形落后（δ 波频率相对慢，波幅高大；额区、枕区 θ 暴发未消失；颞区 θ 暴发大量存在，δ 刷数量相对少），睡眠 - 觉醒周期变化落后相应胎龄。A、B. 连续图形；C. QS 期暴发段；D. QS 期，IBI 8 秒（绿色箭头所示）（走纸速度 20mm/s）。

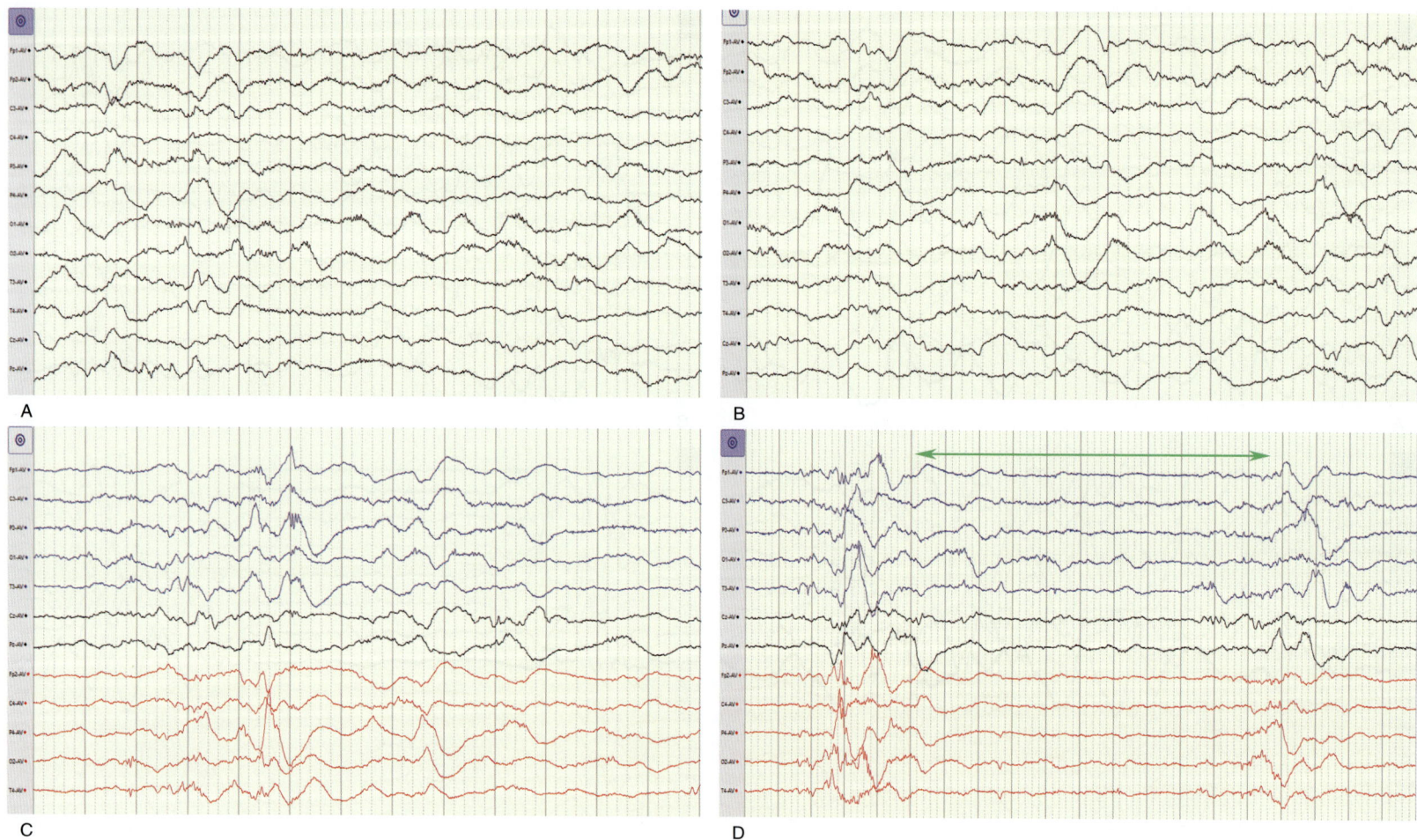

**图 5-9-35　DOL 58 天,PMA 38 周 $^{+4}$,脑电发育成熟度落后**

脑电发育成熟度相当于 PMA 34~35 周:睡眠 - 觉醒周期变化落后,胎龄相适的生理波形落后(AS 期顶枕颞区 δ 节律、δ 刷节律持续存在且突出于背景),QS 期胎龄相适的生理波形减少,IBI 多数 6~10 秒。后头部为主的少量畸形 δ 波、畸形 δ 刷等紊乱波发放。A、B. 连续图形;C、D. QS 期,IBI 6 秒(绿色箭头所示)(走纸速度 20mm/s)。

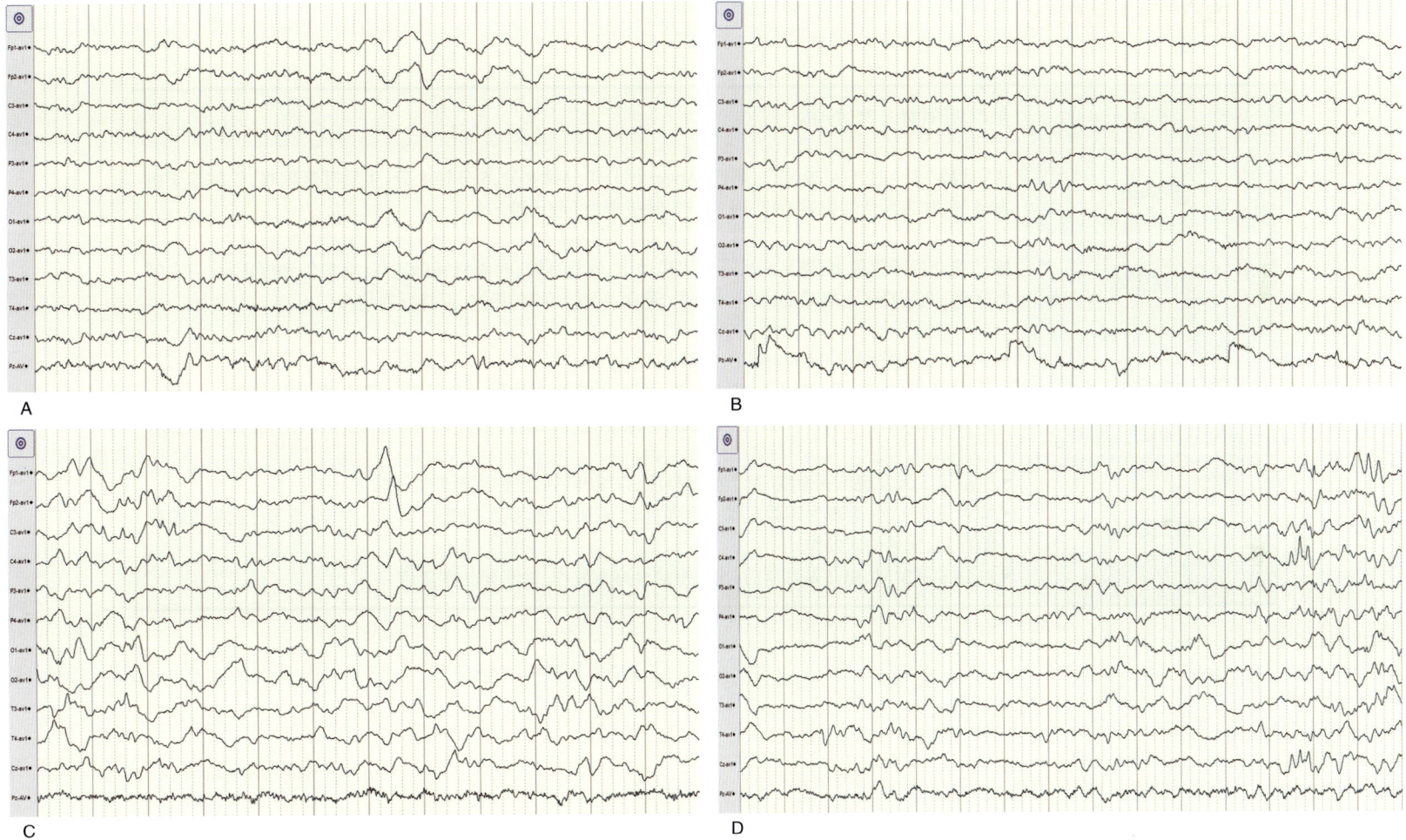

图 5-9-36　DOL 94 天,PMA 43 周$^{+3}$,临床状态及脑电活动恢复正常

临床状态良好,神经系统查体未见明确异常。1 周后复查头 MRI 示原出血灶较前减少。脑电活动连续性、睡眠 - 觉醒周期、胎龄相适的生理波形大致正常,接近相应 PMA。A. AS1 期; B. AS2 期; C. QS1 期; D. QS2 期。

## 病例 6　脑室旁白质软化

| 主诉 | 早产,呼吸费力 35 小时。 |
|---|---|
| 现病史 | 男,日龄 35 小时,GA 29 周 $^{+2}$,顺产,Apgar 评分 1 分钟 8 分,5 分钟 8 分,生后呼吸困难,外院给予机械通气、肺表面活性物质治疗,因"早产,呼吸费力"收入院。 |
| 入院查体 | 咪达唑仑持续镇静中,弹足 3 次有啼哭样动作,气管插管,呼吸机辅助通气,血氧饱和度正常,自主呼吸平稳,四肢肌张力略减低,腘角 160°。觅食、吸吮、吞咽、拥抱、握持反射均未引出。 |
| 辅助检查 | • 生后 5 天血钙最低 0.44mmol/L,PTH 104.1pg/ml。<br>• 头 MRI(DOL 34 天,PMA 34 周 $^{+1}$):提示脑室周围白质软化,右侧脑室少量积血(图 5-9-37)。<br>• 头 MRI(DOL 5 个月,PMA 2 个月):提示双侧脑室旁白质软化基本同前,胼胝体发育不良(图 5-9-38)。 |
| 治疗及转归 | • 生后第 5 天发现低钙血症,给予静脉推注、口服补钙后血钙逐渐恢复正常。<br>• 惊厥发作 1 次,表现为四肢肌张力增强抖动,双脚踇趾内收,持续约 2~3 分钟,给予苯巴比妥抗惊厥治疗后,未见临床发作。<br>• PMA 6 月龄时,患儿发育落后,出现癫痫性痉挛发作,诊断婴儿痉挛症。 |

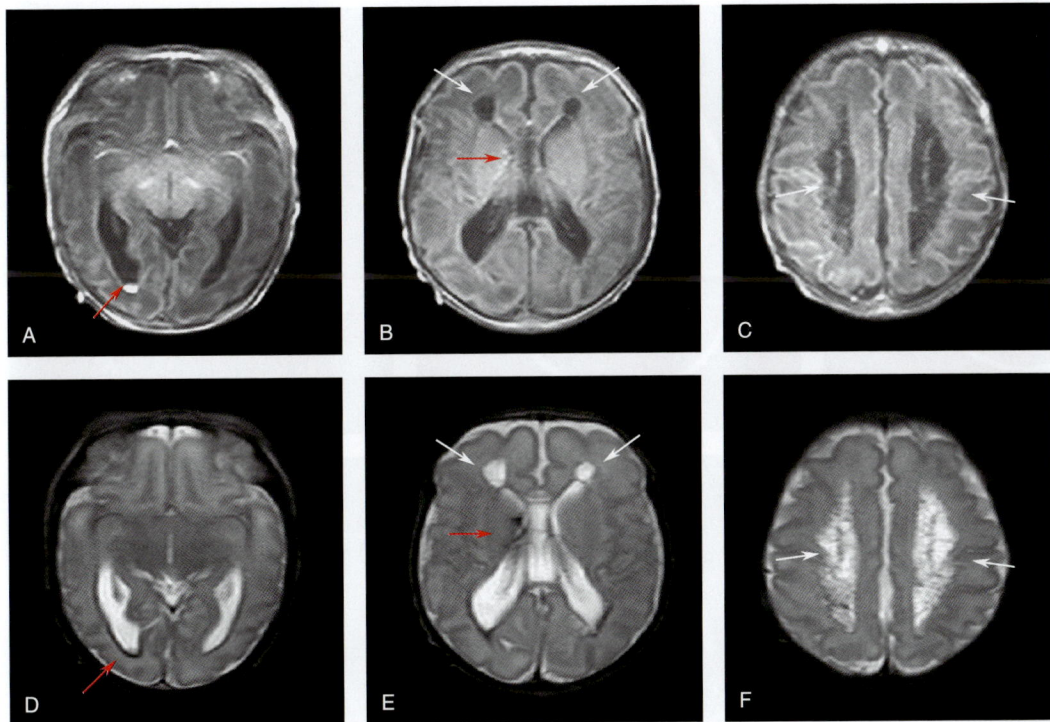

图 5-9-37　头 MRI（DOL 34 天，PMA 34 周 $^{+1}$）

脑室形态明显不规则扩张，白质容积显著减少，可见广泛白质软化，累及双侧脑室旁及半卵圆中心（白色箭头所示）；右侧脑室后角及尾状核临近侧脑室区可见少量出血（红色箭头所示）；广泛软化区域邻近侧脑室，应注意广泛髓静脉受累所致白质损伤（A~C. T$_1$WI；D~F. T$_2$WI）。

**病例特点：**

1. 患儿出生 6 天时以脑电图连续性明显下降，生理波形明显减少或缺乏，电压降低，睡眠 - 觉醒周期消失及多灶性异常紊乱波形改变为主，呈脑损伤后亚急性期改变；经过 2~3 周出现频繁电发作及大量周期性放电，呈脑损伤后急性期改变，提示可能出现再次的脑损伤。

2. 患儿婴儿期出现明显的发育落后、脑电图背景活动呈高度失律改变和典型的癫痫性痉挛发作，符合婴儿痉挛症（West Syndrome）的诊断。

3. 新生儿期脑损伤程度严重，脑电发育成熟度持续落后，且出现频繁的电 - 临床发作，都预示着远期预后不良，发展成癫痫的风险相对高（图 5-9-39~ 图 5-9-47）。

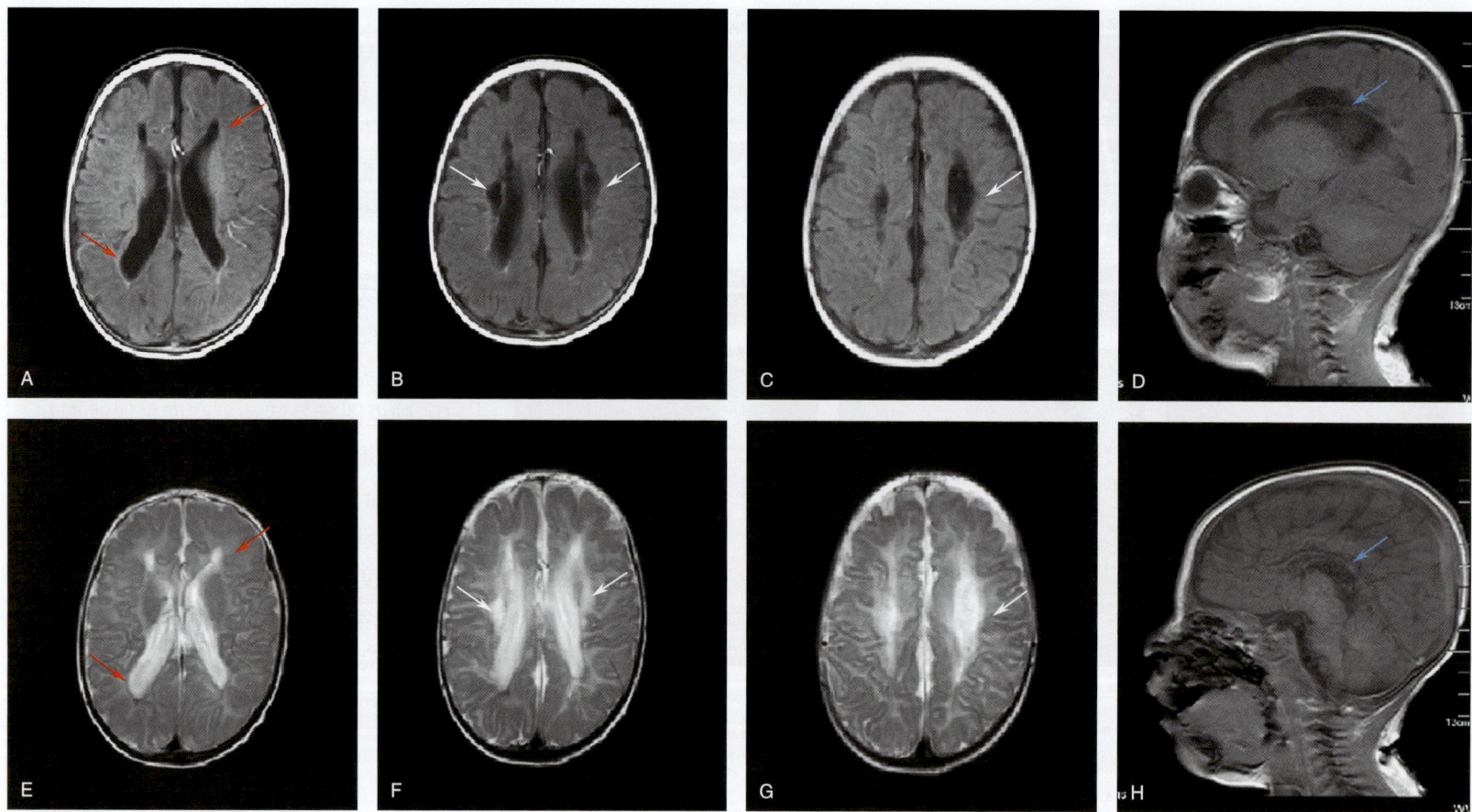

**图 5-9-38　头 MRI(DOL 5 个月,PMA 2 个月)**

脑室形态不规则(红色箭头),双侧脑室旁白质软化,脑室周围白质容积显著减少(白色箭头),胼胝体发育不良(蓝色箭头)(A~C. 横断面 T$_1$WI;E~G. 横断面 T$_2$WI; D、H. 矢状位 T$_1$WI)。

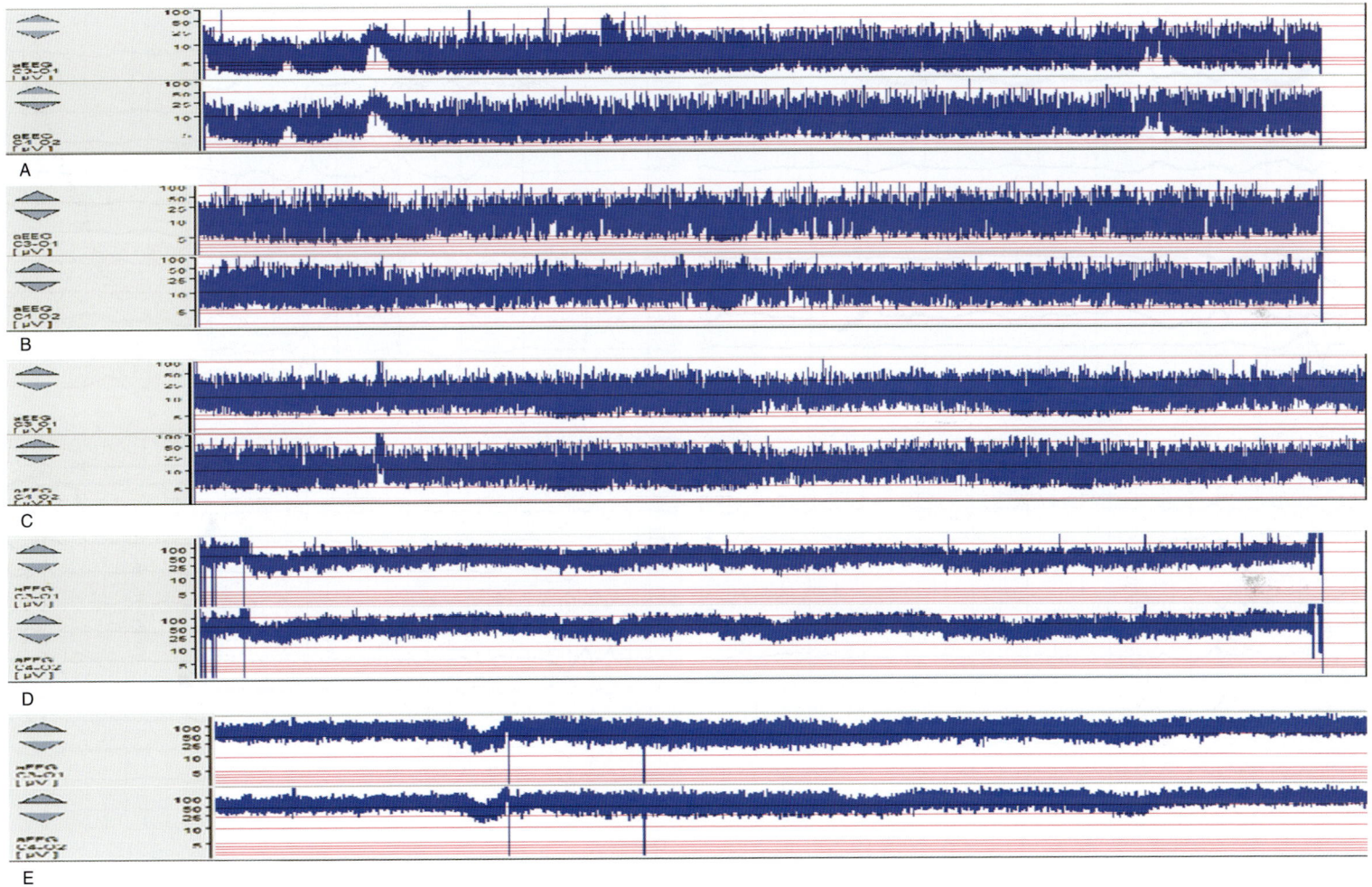

图 5-9-39　多次脑电监测，aEEG 趋势图的变化

多次脑电监测，aEEG 连续性、电压、睡眠 - 觉醒周期均有不同程度的变化。A. DOL 6 天，PMA 30 周 [+1]；B. DOL 22 天，PMA 32 周 [+3]；C. DOL 31 天，PMA 33 周 [+5]；D. DOL 6 个月，PMA 3 个月；E. DOL 9 个月，PMA 6 个月。

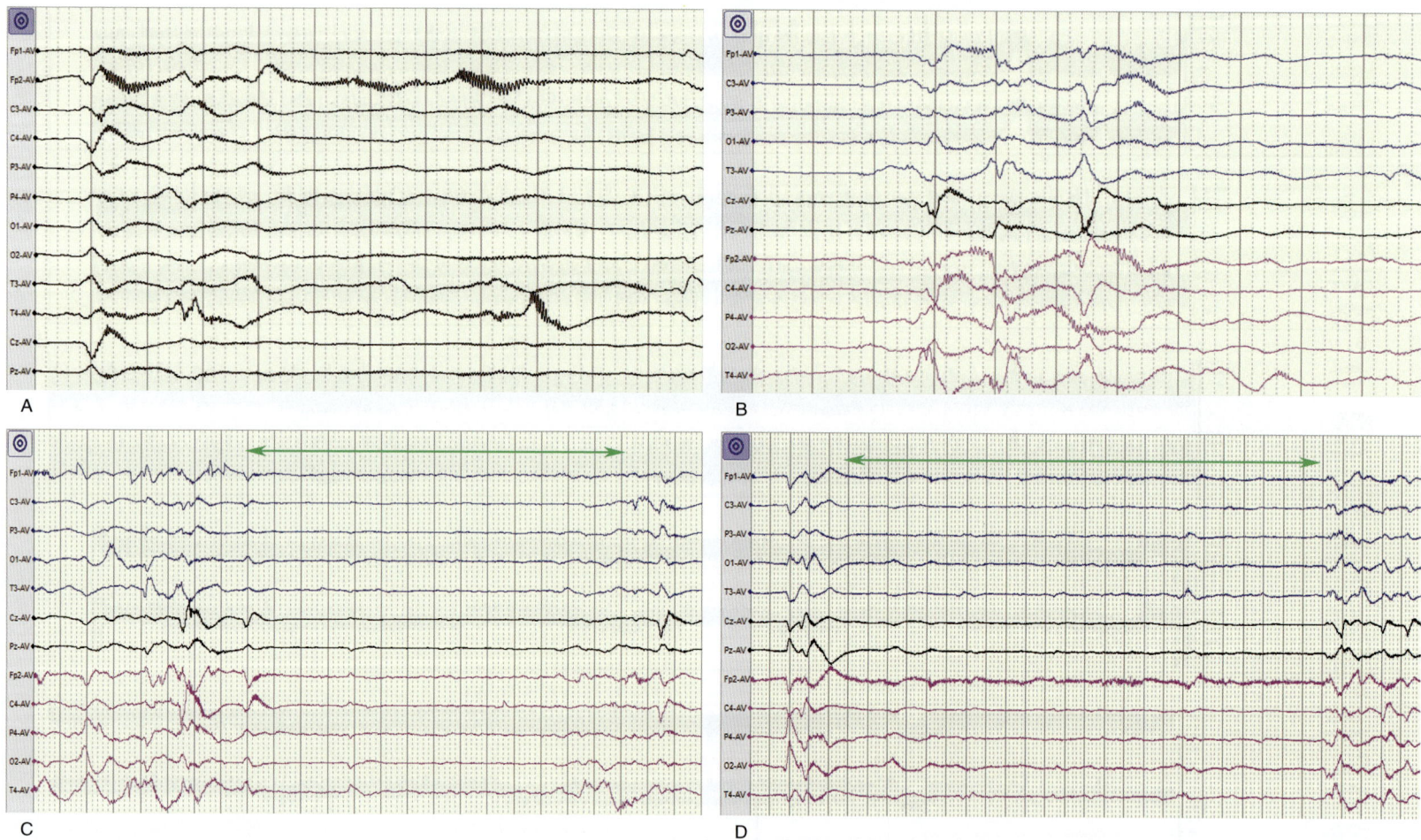

图 5-9-40　DOL 6 天, PMA 30 周 $^{+1}$, 背景活动中度至重度异常, 多灶多种形态的紊乱波

连续性明显下降(持续 TD 图形, IBI 2-26 秒); 轻度低电压(生理性 δ 活动波幅多小于 150μV); 胎龄相适的生理波形明显减少或缺乏; 睡眠 - 觉醒周期不存在, 脑电活动反应性及变化性差。A、B. 多灶正相尖波、尖慢波、畸形 δ 刷、快节律等多形态紊乱波非同步发放, 以 Rolandic 区正相尖波(绿色箭头所示)为著; C. IBI 为 13 秒(走纸速度为 15mm/s); D. 双半球脑电活动大致同步对称, IBI 为 24 秒(绿色箭头所示)(走纸速度 10mm/s)。

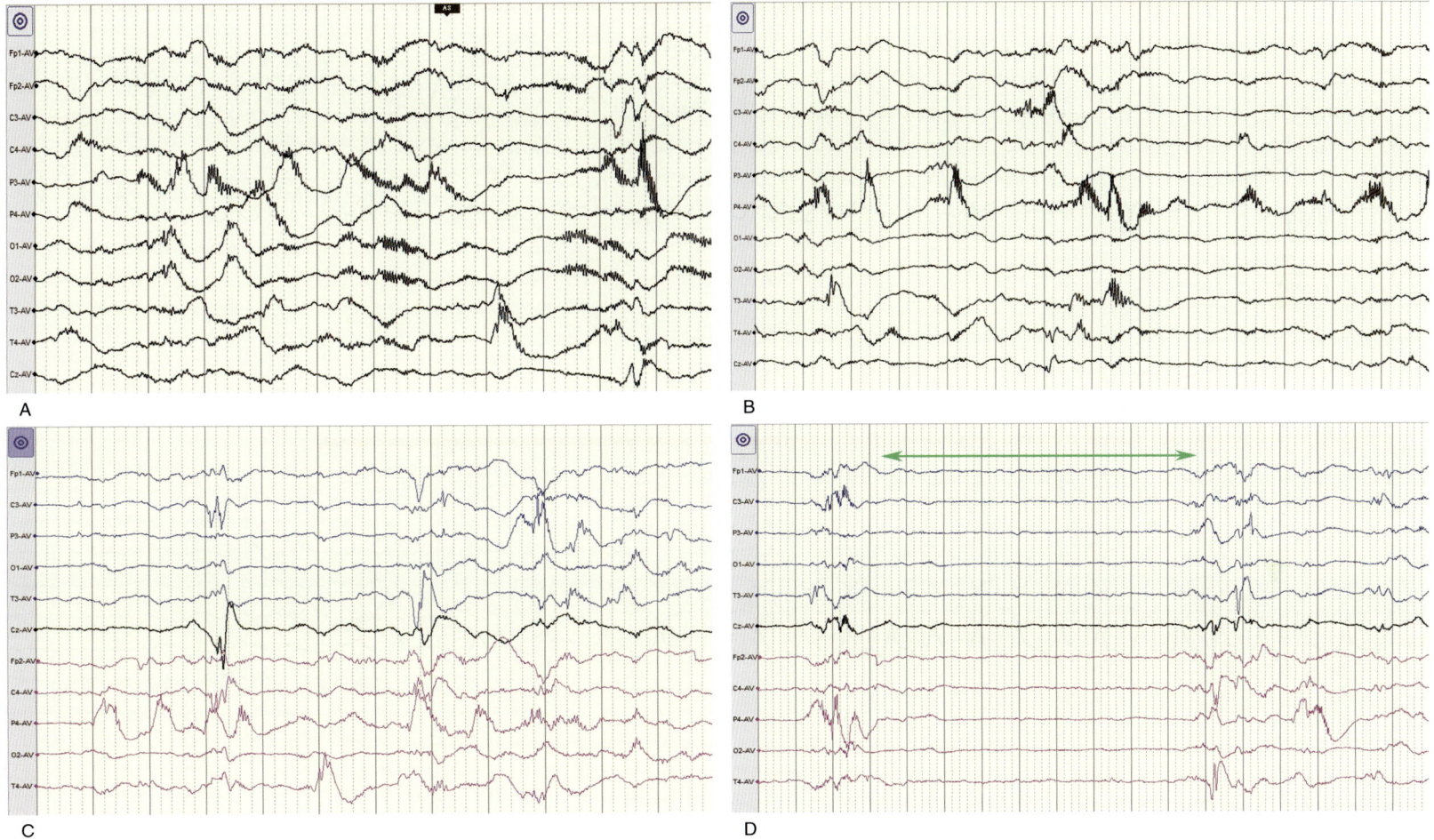

图 5-9-41　DOL 22 天,PMA 32 周 $^{+2}$,紊乱波较前增多

连续性及电压基本恢复正常(IBI 多小于 10 秒)。高尖快波活动突出,多数复合于尖形 δ 波,畸形 δ 波、畸形 δ 刷较前增多,以 QS 期暴发段显著;睡眠 - 觉醒周期未明确建立,脑电活动反应性及变化性差;多灶多种形态的紊乱波非同步发放,Rolandic 区正相尖波较前减少。A、B. 相对连续图形;C. TD 图形的暴发段;D. TD 图形,IBI 为 8 秒(绿色箭头所示)(走纸速度为 20mm/s)。

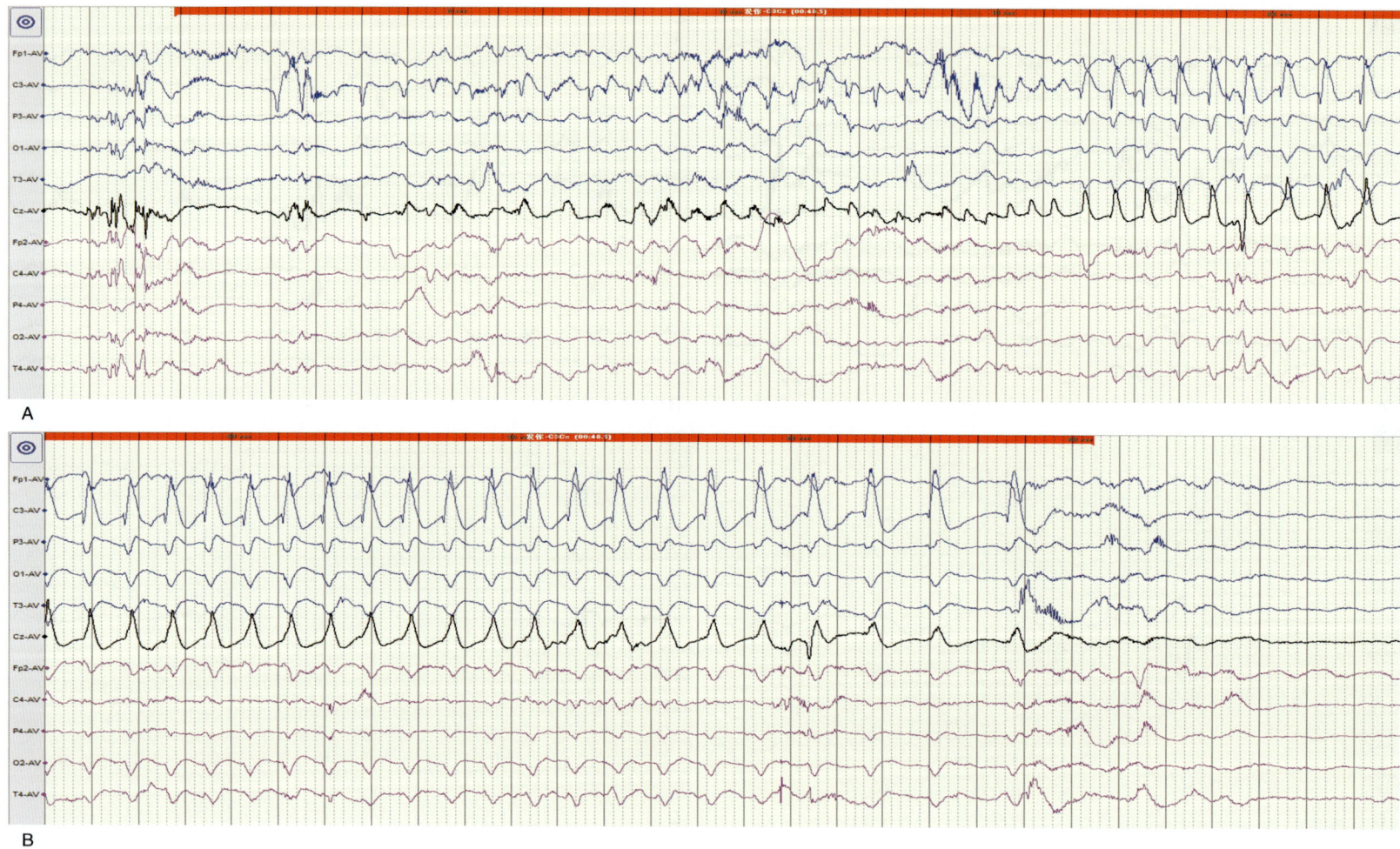

图 5-9-42　DOL 22 天, PMA 32 周$^{+2}$, 电发作

监测到多次电发作, 无明显临床症状: A、B. 其中一次电发作, 电演变局限于左中央、中央中线区, 波形、波幅、频率发生快速的变化, 电发作持续约 1 分钟(走纸速度为 20mm/s)。

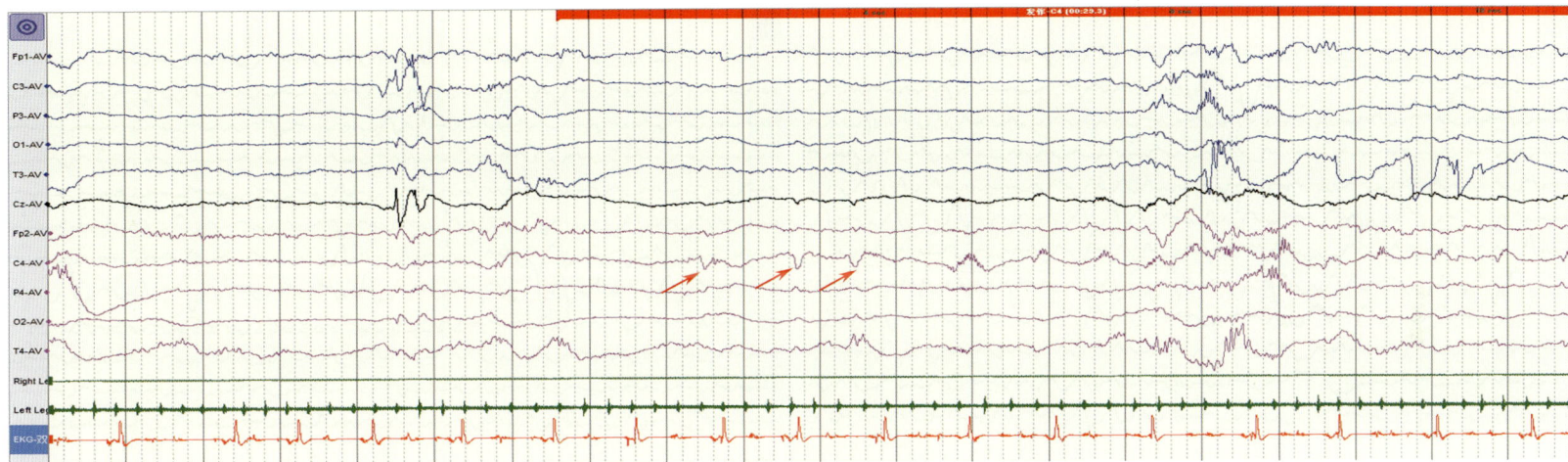

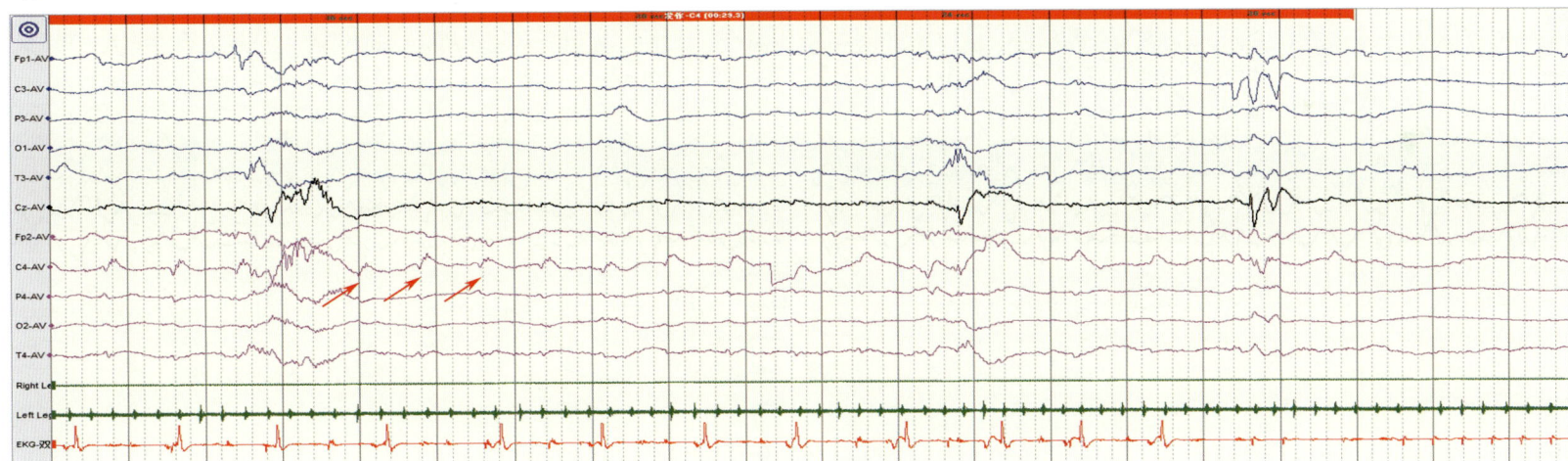

**图 5-9-43 DOL 22 天,PMA 32 周 ⁺² ,类周期性放电**

监测到多种波形的类周期性或周期性放电,同期无明显临床症状:A、B. 其中一次低波幅正相尖波的类周期性放电(红色箭头),局限于右侧中央区。

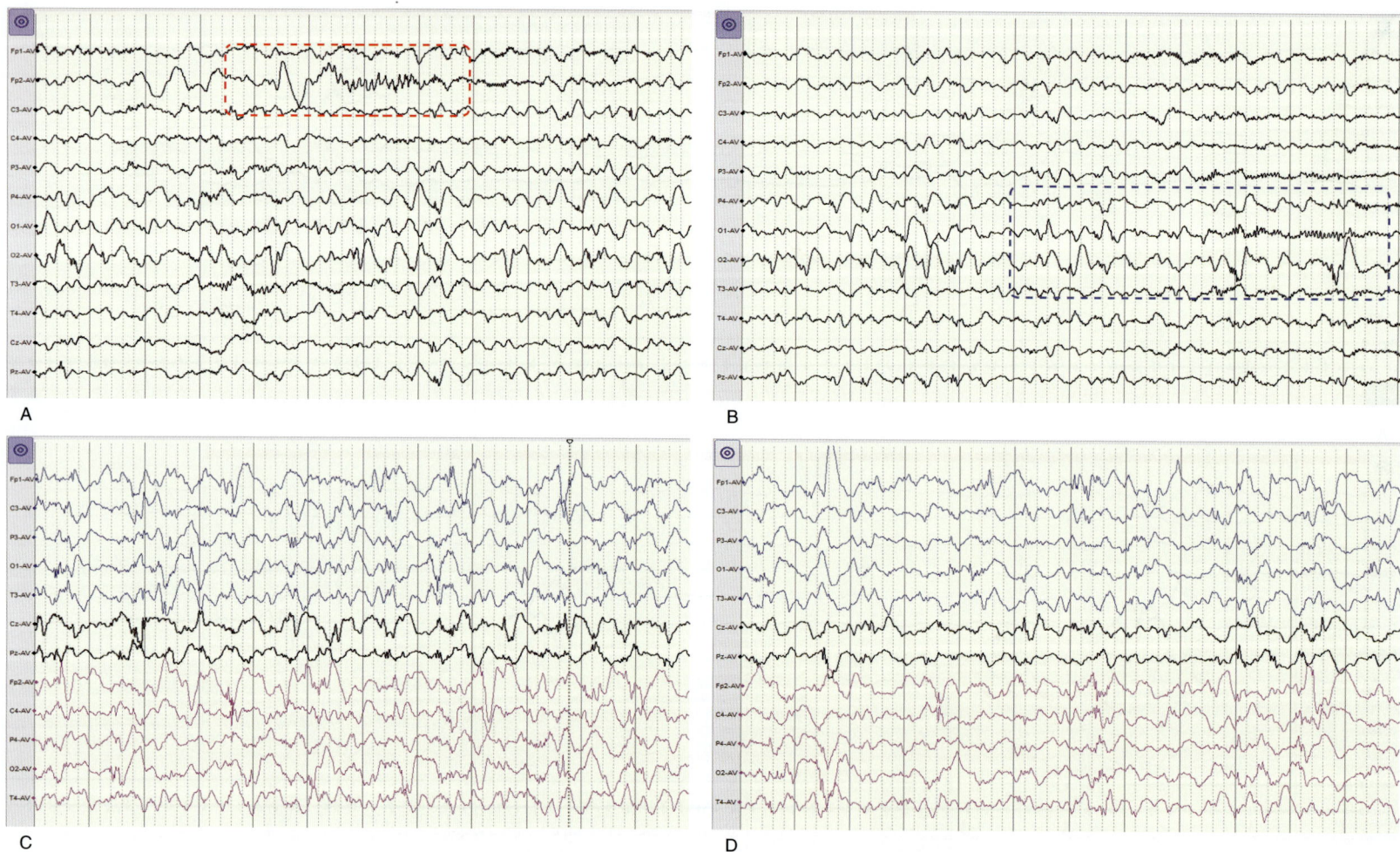

**图 5-9-44 生后 6 个月,PMA 3 个月,睡眠期呈高度失律改变**

清醒及睡眠期无正常标志性生理波活动。A、B. 清醒期,未见明确的枕区优势节律,可见多灶性多种形式的异常波形(红色和蓝色虚框),以后头部为著;C、D. 睡眠期,未见标志性生理睡眠波(如睡眠纺锤波),睡眠期弥漫性高波幅不规则慢波夹杂多灶低波幅棘波或尖波非同步活动,呈高度失律改变。

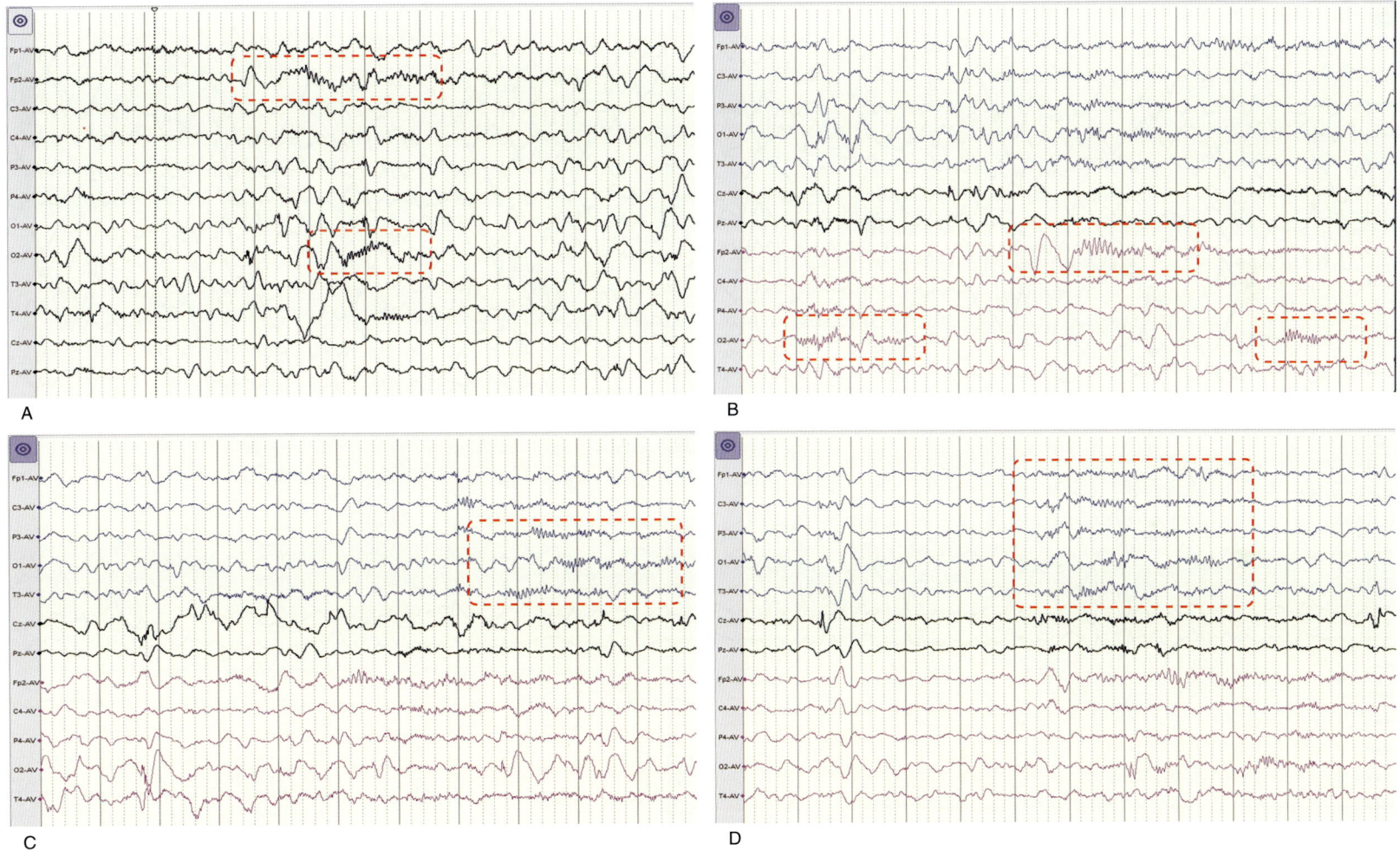

图 5-9-45　生后 6 个月，PMA 3 个月，异常快波节律

清醒及睡眠期多灶低波幅快波节律发放（红色虚框），持续 0.5~2.5 秒。A~B. 右额区、右侧后头部为主的低波幅快波节律阵发 0.5~2.5 秒；C~D. 左侧半球低波幅快波节律。

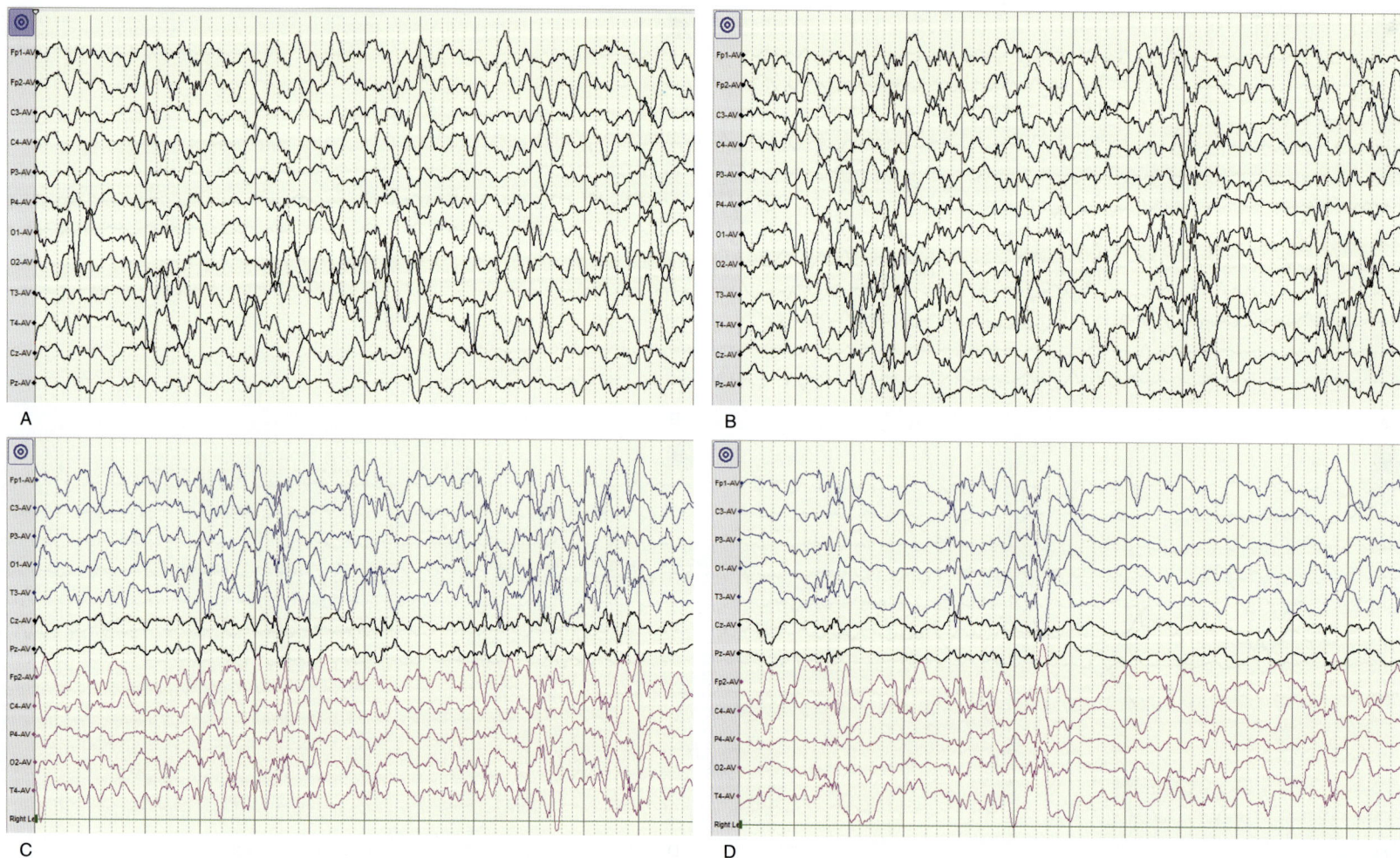

图 5-9-46　出生后 9 个月,PMA 6 个月,高度失律

清醒期及睡眠期均无正常生理波活动,未见清醒期枕区优势律及睡眠期标志性生理睡眠波,双半球广泛性不规则慢波夹杂多灶棘波或尖波非同步非节律活动,整体背景呈高度失律改变。A、B. 清醒期;C、D. 睡眠期。

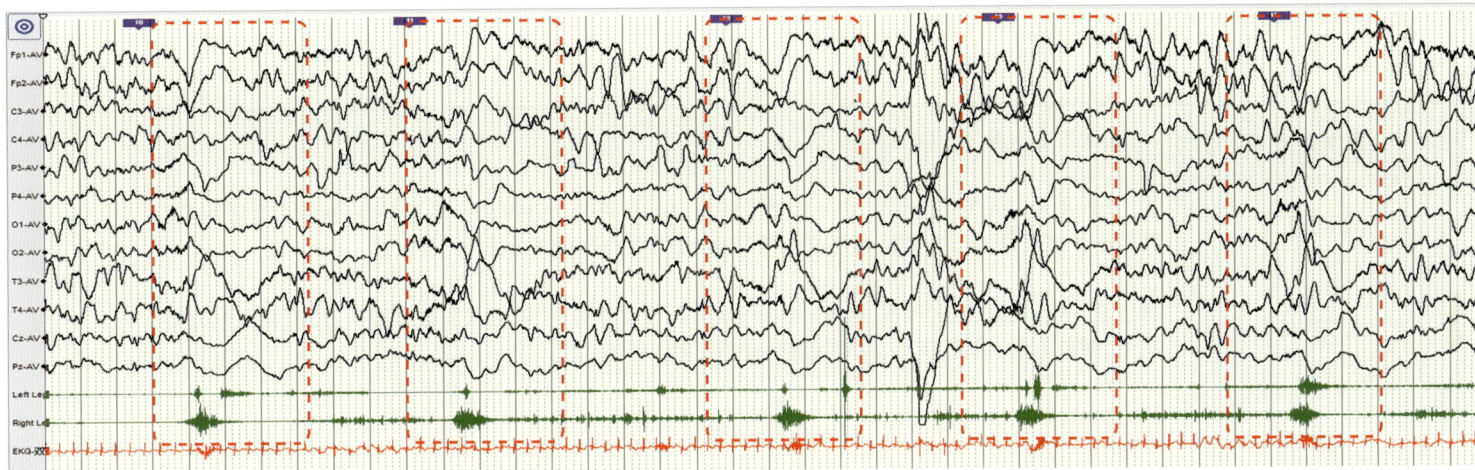

A

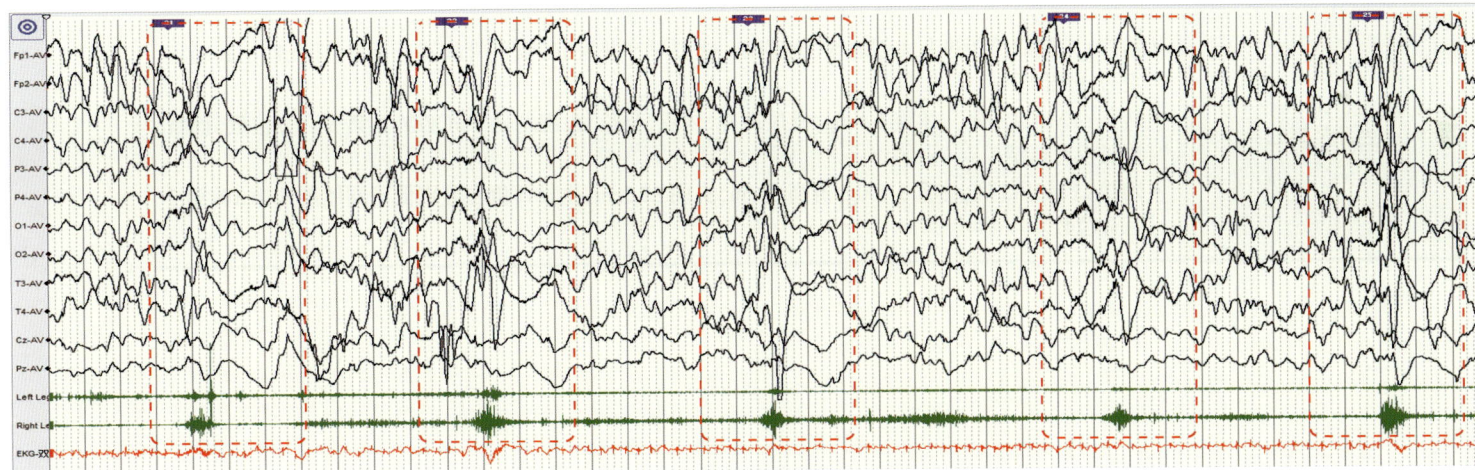

B

**图 5-9-47　生后 9 个月, PMA 6 个月, 成串的癫痫性痉挛发作**

监测到成串的癫痫性痉挛发作, EEG 出现宽大畸形慢波, 同时伴肌电短暂暴发, 间隔十秒左右反复发作(红色虚框), 走纸速度 15mm/s(视频 5-9-4)。

## 病例 7　生长发育受限，脑电发育成熟度持续落后

| 主诉 | 早产，低出生体重，生后 4 天。 |
|---|---|
| 现病史 | 男，日龄 4 天，GA 34 周，顺产，出生体重 1 580g，Apgar 评分 1 分钟 9 分，5 分钟 9 分，生后呼吸困难，外院给予吸氧、抗凝、抗感染、呼吸兴奋剂等治疗，因"早产，低出生体重"收入院。 |
| 入院查体 | 神志清，反应良好，呼吸稍促，轻度三凹征，双肺听诊呼吸音粗，未闻及明显干湿啰音，四肢肌张力略减低，腘角 120°，觅食、吸吮、吞咽、拥抱、握持反射未引出。 |
| 辅助检查 | • 头 MRI（DOL 51 天，PMA 41 周[+2]）：发育成熟延迟，TMS 评分 12 分，DWI 左侧脑室旁局灶性高信号（图 5-9-48）。<br>• 头 MRI（DOL 93 天，PMA 47 周[+2]）：成熟延迟，TMS 评分 16 分（图 5-9-49）。 |
| 治疗及转归 | • 治疗：入院后给予患儿无创通气、抗感染。主要早产并发症：支气管肺发育不良、坏死性小肠结肠炎（Bell Ⅱ）。<br>• 转归：PMA 41 周[+6]，体重 2 400g，反应良好，体重、身长、头围均低于同胎龄儿第 3 百分位数，诊断生长发育迟缓。<br>• 随访：PMA 45 周，体重 3 700g，身高 51cm，头围 32.5cm，生长评价在分别低于同胎龄儿第 10、第 3 百分位数。 |

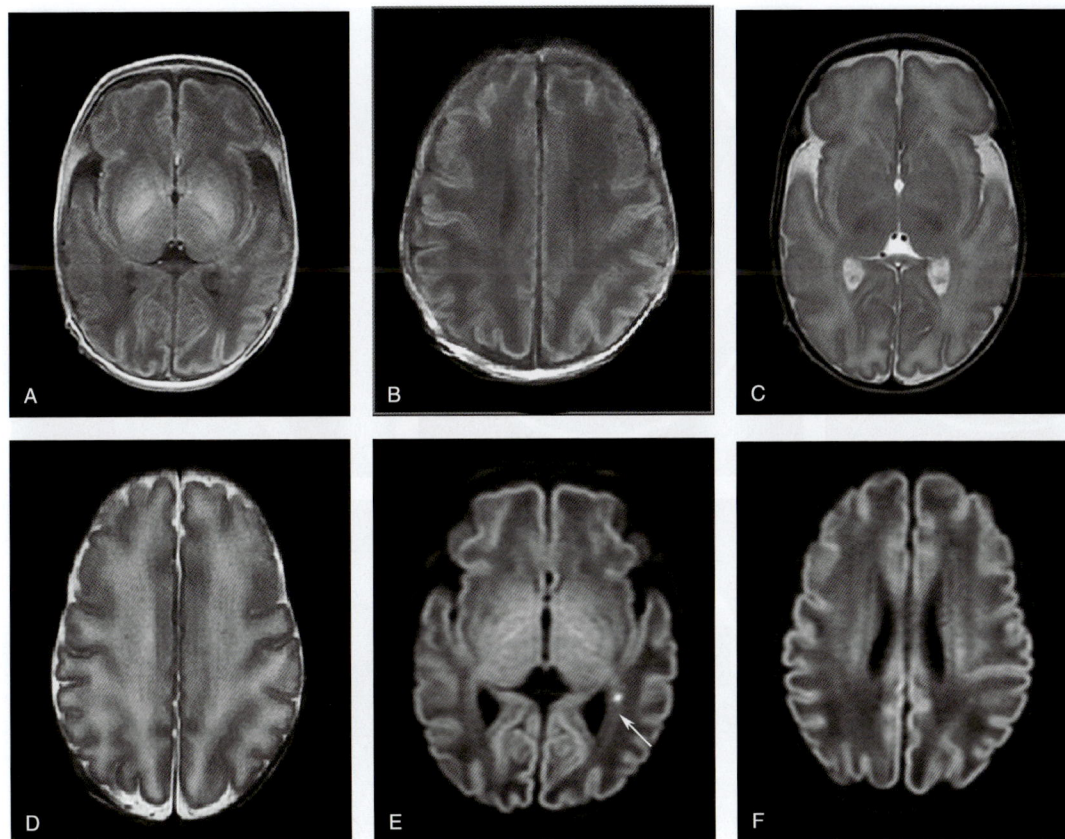

图 5-9-48　头 MRI+DWI(DOL 51 天,PMA 41 周$^{+2}$)

左侧侧脑室旁 DWI 局灶信号增高(白色箭头所示),未见脑室形态异常及内囊后肢髓鞘化,皮层发育显著延迟,TMS=12 分(M2,C3,GM4,B3),相当于 PMA 36~38 周水平(A、B. T$_1$WI；C、D. T$_2$WI；E、F. DWI)。

**病例特点:**

1. 该患儿存在宫内外生长发育受限,新生儿期多次脑电图监测,虽有缓慢的脑电活动发育的进步,但脑电成熟度持续落后于相应 PMA 5~7 周。与影像学检查所示脑结构发育成熟落后判断相符。

2. 脑电成熟延迟是一种常见的异常新生儿脑电图模式,是脑损伤后脑电活动异常的表现形式之一。即使有些患儿临床及影像学检查均无提示中枢神经系统结构损伤的证据时,也可能出现一过性或持续性脑电成熟延迟。

3. 持续存在的脑电成熟延迟提示预后可能不佳,但不可过早下定论。后期的治疗、康复及自然生长发育都会影响脑电成熟的进程(图 5-9-50~图 5-9-54)。

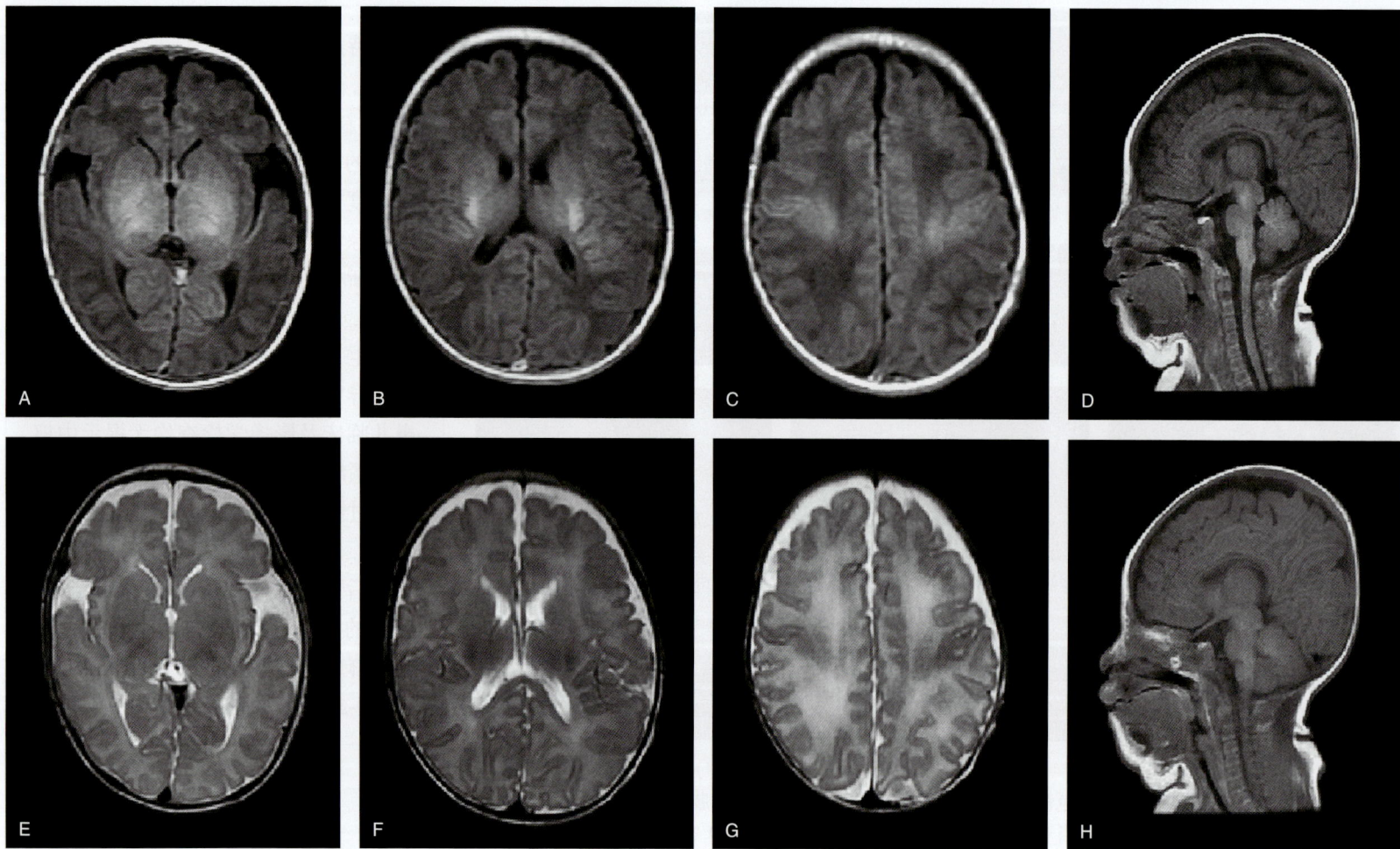

**图 5-9-49　头 MRI(DOL 93 天,PMA 47 周 $^{+2}$)**

分辨良好,内囊后肢可见髓鞘化,但未见视放射髓鞘化,外侧裂仍没有闭合,岛叶发育显著延迟 TSM=16 分(M4,C4,GM4,B4),相当于 40~43 周左右新生儿(A~C. T1FLAIR;E~G. T$_2$WI;D、H. T$_1$WI 矢状位)。

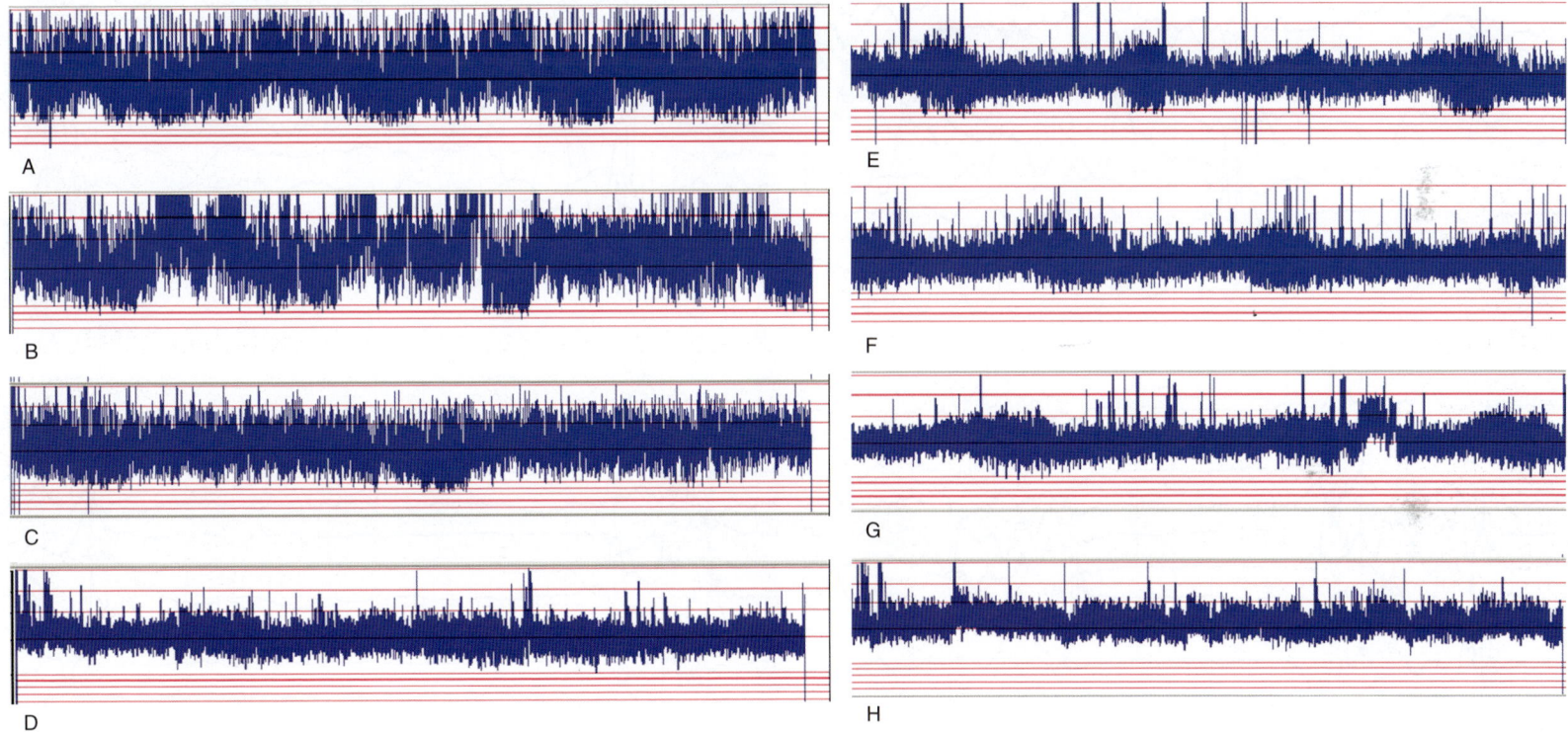

图 5-9-50　多次脑电监测，aEEG 趋势图的变化

多次脑电监测，aEEG 睡眠 - 觉醒周期明显落后于相应 PMA，且动态随访 EEG，脑电发育成熟度也没有追赶至正常水平，持续落后 4 周左右。A. DOL 8 天，PMA 35 周$^{+1}$；B. DOL 20 天，PMA 36 周$^{+6}$；C. DOL 37 天，PMA 39 周$^{+2}$；D. DOL 93 天，PMA 47 周$^{+2}$；E~H. 相应 PMA 的正常对照图。

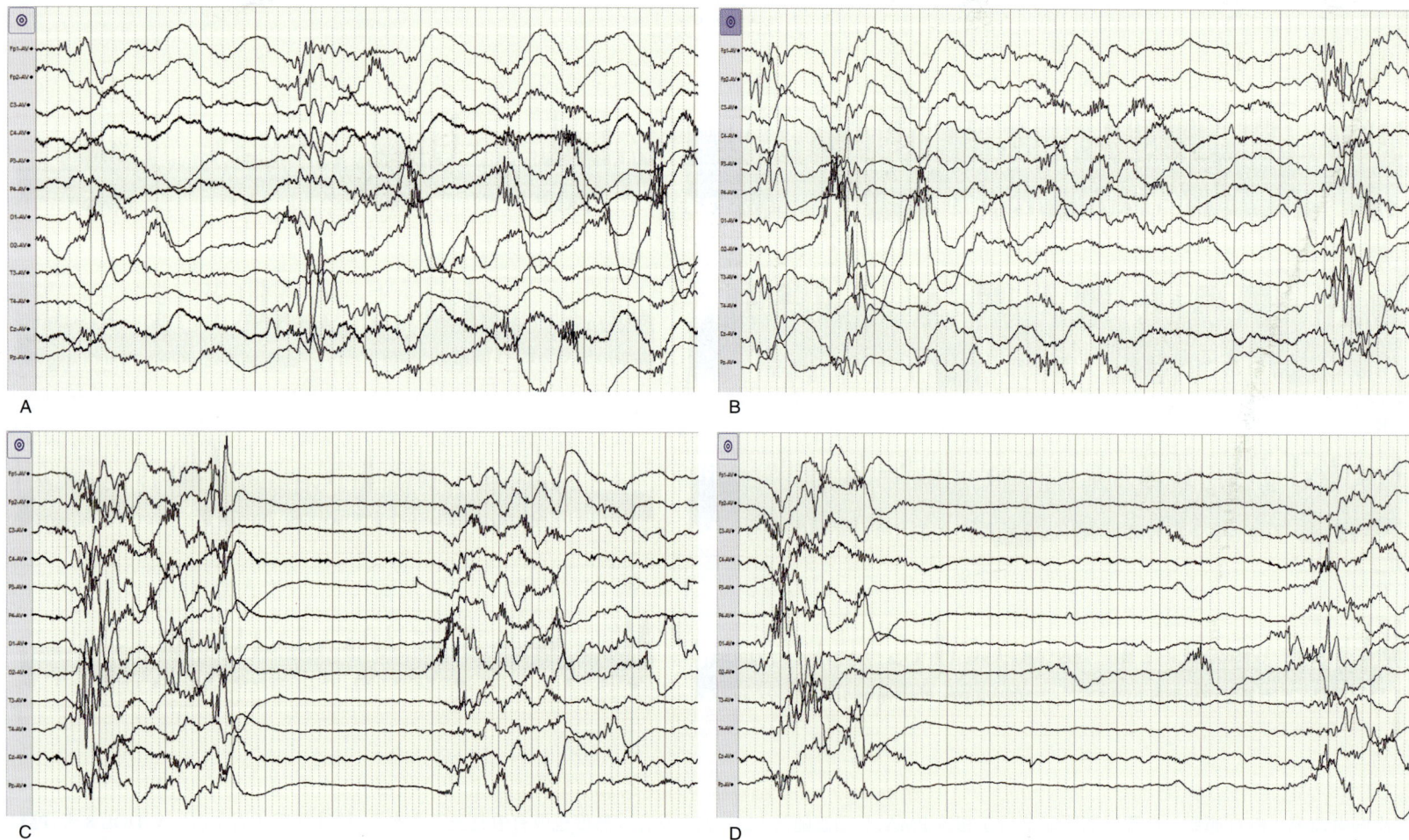

图 5-9-51　DOL 8 天,PMA 35 周 $^{+1}$,脑电发育成熟度相当于 30 周左右

脑电发育成熟度落后:① aEEG 示睡眠 - 觉醒周期落后于相应 PMA;②连续性下降(连续图形占比减少,IBI 多在 10~15 秒内);③胎龄相适的生理波形落后(宽大 δ 波、δ 刷且弥漫分布,枕区 δ 刷节律占优势,额枕颞区 θ 暴发大量存在);④多数 QS 暴发段胎龄相适的生理波形减少或缺乏,波幅相对低,暴发段持续时间短。A、B. AS 期;C、D. QS 期;C. 走纸速度 20mm/s。

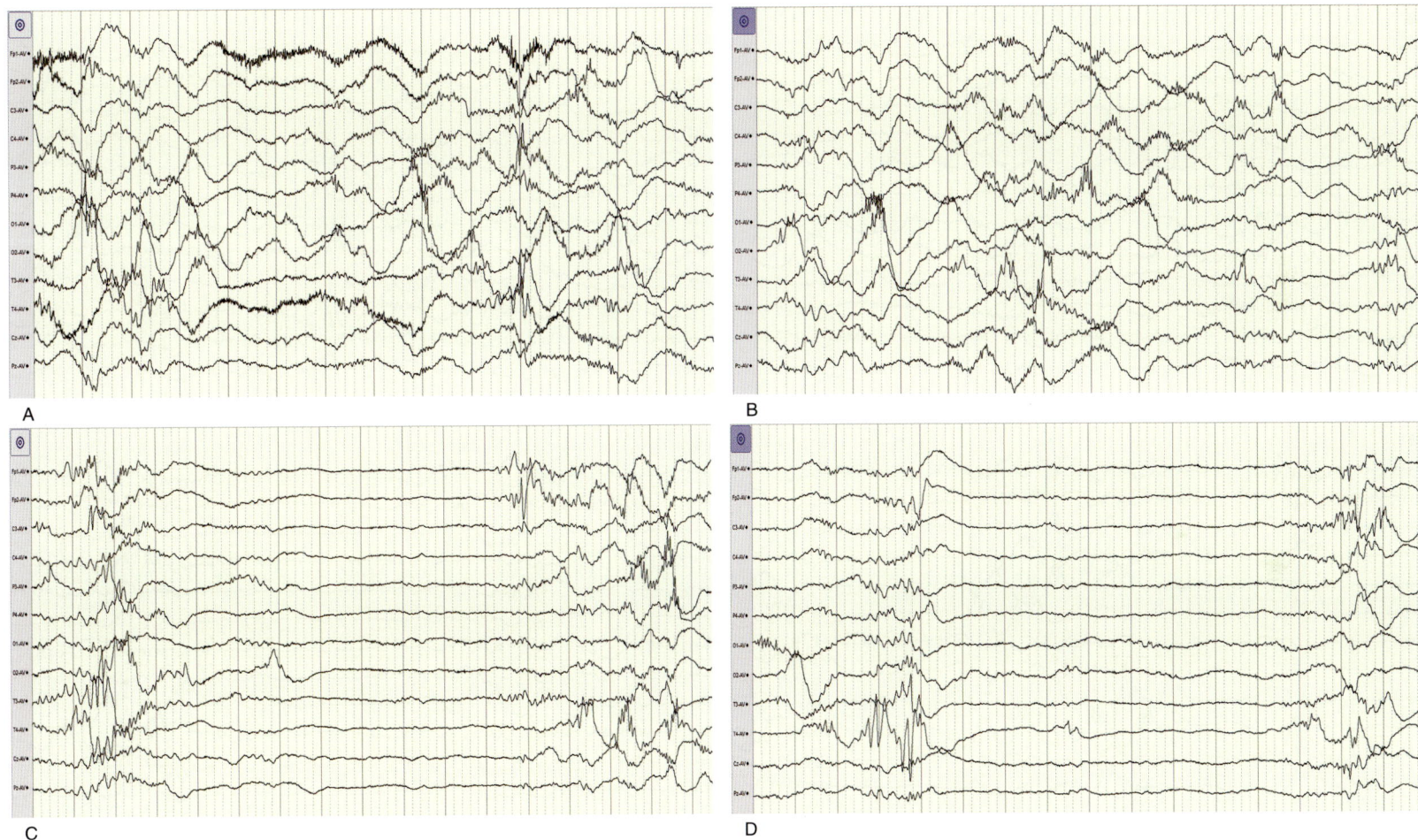

图 5-9-52　DOL 20 天,PMA 36 周 +6,脑电发育成熟度相当于 31 周左右

① aEEG 示睡眠 - 觉醒周期落后于相应 PMA；②连续性下降(连续图形占比减少,IBI 轻度延长,多在 10~12 秒内)；③胎龄相适的生理波形落后(宽大 δ 波、δ 刷且弥漫分布,枕区 δ 刷节律占优势,额枕颞区 θ 暴发少量存在),落后的标志性生理波的数量较前减少；④多数 QS 暴发段胎龄相适的生理波数量减少或缺乏,波幅相对低,暴发段持续时间短。A、B. AS 期；C、D. QS 期。

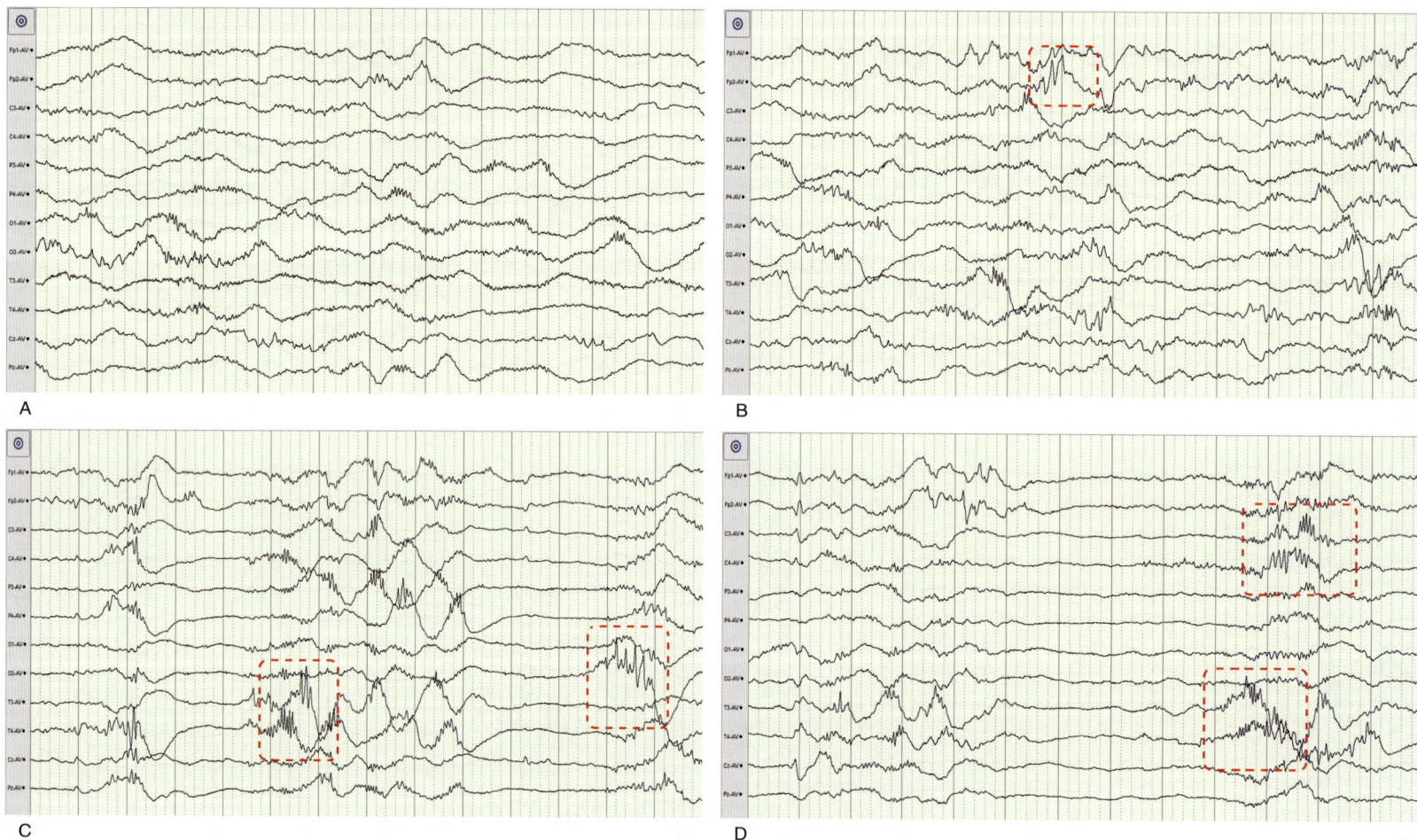

图 5-9-53　DOL 37 天,PMA 39 周 $^{+2}$,脑电发育成熟度相当于 32 周左右

① aEEG 示睡眠-觉醒周期落后于相应 PMA;②连续性下降(QS 期为 TD 图形,IBI 多在 10 秒内);③胎龄相适的生理波形落后(δ 波、δ 刷仍大量存在,枕区 δ 刷占优势,未见额区一过性尖波和前头部非节律性慢波);④多数 QS 期暴发段胎龄相适的生理波数量减少或缺乏,波幅相对低,暴发段持续时间短;⑤少量多灶性异常 α/β 节律、尖形 θ 波及 θ 节律夹杂于背景活动中,有时复合于 δ 波之上,构成异常 δ 刷(红色虚线框所示)。A、B. AS 期;C、D. QS 期。

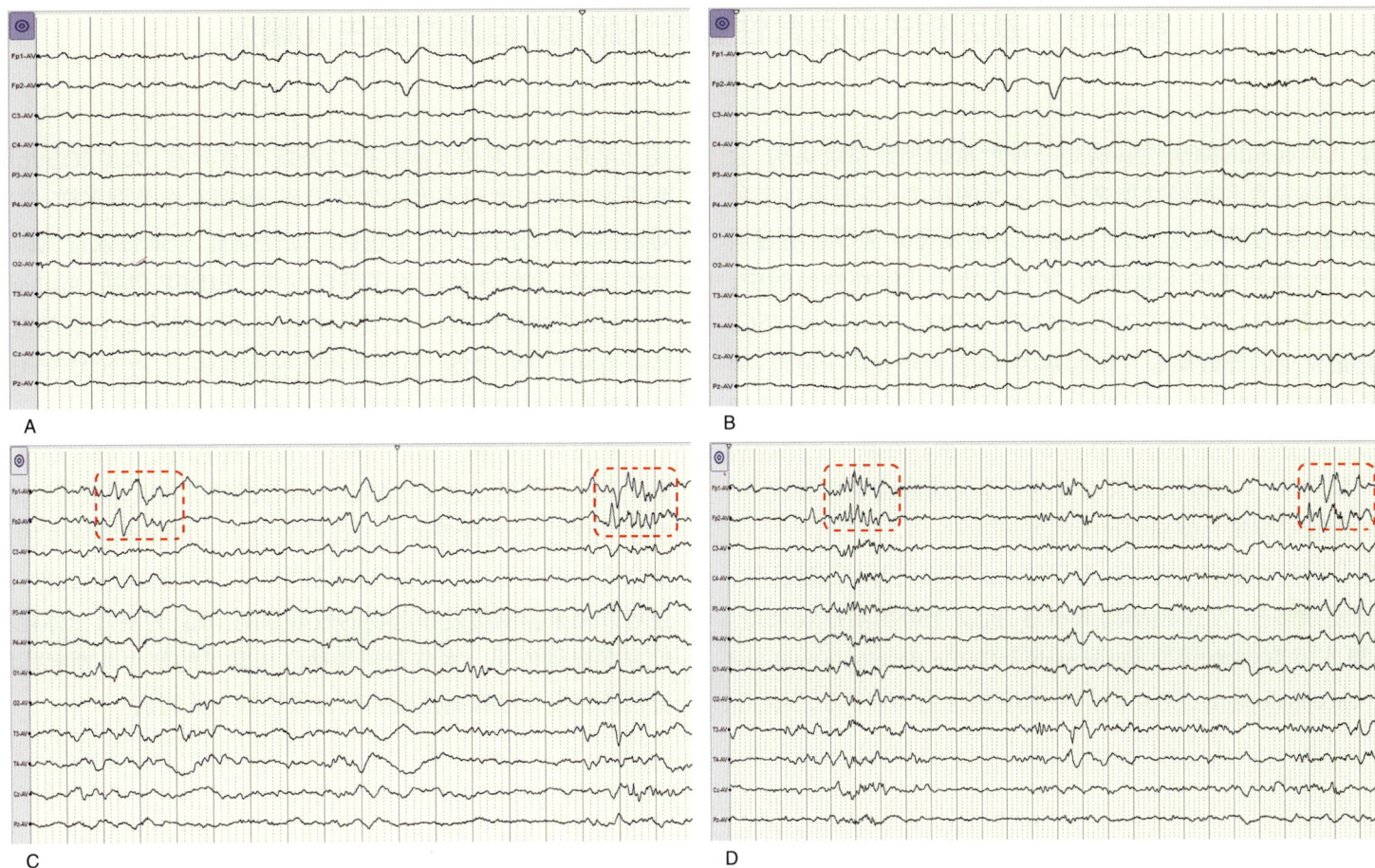

图 5-9-54　DOL 93 天，PMA 47 周 $^{+2}$，脑电发育成熟度相当于 40 周左右

①aEEG 示睡眠 - 觉醒周期落后于相应 PMA；②连续性下降（QS 期仍存在大量 TA 图形，IBI 2~5 秒）；③胎龄相适的生理波形落后（额区一过性尖波、前头部非节律性慢波仍存在）；④背景活动中 θ 频带、α/β 频带活动增多，额区尖波、尖形 θ 波散发或连续发放（红色虚框所示）。A、B. AS 期；C、D. QS 期，D 走纸速度 20mm/s。

（田艺丽　毛　健　王英杰）

# 第十节　基因相关的发育性癫痫性脑病 / 自限性新生儿癫痫

新生儿期起病的癫痫性脑病是一种严重的神经系统疾病，会对新生儿的脑发育和神经功能造成永久性的损害；可能源自多种病因，包括遗传、基因突变、先天代谢和结构发育异常等。随着遗传学与分子诊断技术的不断进步，发现在新生儿癫痫性脑病中，*KCNQ2*、*SCN2A*、*SLC2A1*、*STXBP1*、*KCNT1*、*GDLC*、*CDKL5* 和 *TSC2* 等基因是最常见的导致癫痫发作的基因，覆盖神经元离子通道、神经递质合成释放、膜受体、转运蛋白、细胞代谢，以及神经元前体细胞增殖、迁移、分化、突触发生和修剪等多个方面。在新生儿期起病的癫痫性脑病中，不同基因异常引发的新生儿癫痫在临床表现、对抗发作药物的反应等方面都有很大的差异。

新生儿癫痫性脑病通常在出生后数天至数周内开始出现症状，临床表现复杂多样，发作频率高低不等，抗发作药物治疗效果差。早发性婴儿发育性癫痫性脑病（early-infantile developmental and epileptic encephalopathy，EIDEE）的发病率估计为 10/10 万，发生于婴儿早期（0~3 月龄），常有神经系统严重异常，大多数患儿随着病程进展出现中度到重度的发育障碍，癫痫发作类型多样，常为药物难治性。主要的发作类型包括局灶性强直、全面性强直、肌阵挛、局灶性阵挛、癫痫性痉挛和序贯性发作。EIDEE 包括 Ohtahara 综合征（大田原综合征）和早期肌阵挛脑病，因这两个综合征的电 - 临床特征有相当大的重叠，而且有相似的潜在病因，故 2022 年 ILAE 疾病分类和定义特别工作组将其统一命名为 EIDEE。

在发育性癫痫性脑病诊断中，视频脑电图是一种非常重要的诊断工具。脑电活动通常会显示各种各样的异常放电或背景活动，如暴发 - 抑制、弥漫性慢波或多灶性放电等。这些异常放电的波形可能会提示癫痫发作的存在和脑功能异常的严重程度。此外，脑电图还可以用来监测抗发作药物的效果和副作用，为制订个体化精准治疗方案提供依据。本节介绍几种临床常见的新生儿期起病的基因异常所致发育性癫痫性脑病和自限性新生儿癫痫。

## 病例 1　*KCNQ2* 基因突变，发育性癫痫性脑病 -1

| 主诉 | 间断抽搐 12 天。 |
|---|---|
| 现病史 | 男，20 天，$G_1P_2$，孕 34 周 $^{+4}$，异卵双胎之小，因另一胎胎心增快、胎膜早破 8 小时剖宫产，出生体重 2 700g，Apgar 评分 1 分钟 7 分，5 分钟 10 分。生后第 8 天出现抽搐，表现为咂嘴，四肢强直，双拳紧握，口周青紫伴血氧饱和度下降，每天 1~2 次，每次持续 5 秒左右，可自行缓解，给予苯巴比妥镇静治疗，因抽搐频繁入院。家族史：爷爷、大伯有癫痫发作病史。 |
| 查体 | 未见明显阳性体征。 |
| 辅助检查 | • 头颅 MRI（DOL 24 天，PMA 38 周）：未见异常（图 5-10-2）。<br>• 血、尿筛查：血糖、钙、血氨、乳酸等无异常。<br>• 基因检测：*KCNQ2* 基因变异（表 5-10-1，图 5-10-1）；双胎之大者未见明显基因异常。 |
| 治疗及转归 | • 在院治疗：给予苯巴比妥、左乙拉西坦、奥卡西平等药物，惊厥发作控制不佳。<br>• 出院后：多种抗发作药物口服，逐渐转变为癫痫性痉挛发作及局灶性发作。<br>• 2 岁智力运动发育严重落后，不能抬头、翻身、独坐，不会说话，不认人。<br>• 5 岁智力发育严重落后，不能独坐、走路，不会说话，四肢肌张力明显增高。 |

1. *KCNQ2* 基因位于染色体 20q11.3，主要功能为编码钾离子通道蛋白。钾离子通道选择性允许钾离子通过，在维持神经元膜电位、调节兴奋性，尤其在动作电位复极后期起重要作用。

2. *KCNQ2* 基因变异导致的发育性癫痫性脑病，癫痫起病早，大多在出生后 1 周内起病。发作形式主要是强直发作伴有局灶性发作和自主神经功能障碍。使用多种抗发作药治疗控制不佳。到婴儿期，发作形式发生改变，出现癫痫性痉挛发作或其他发作表现。大多数患儿发展为中至重度精神运动发育障碍。

3. 新生儿期脑电图背景常显示为暴发 - 抑制或多灶性放电，无正常生理波活动；到婴儿期背景活动转变为高度失律或不同程度多灶放电。

表 5-10-1　患儿 *KCNQ2* 基因变异,关联疾病为早发性婴儿癫痫性脑病 7 型

| 基因 | 染色体位置 | 核酸改变 | 氨基酸改变(变体号) | 患儿 | 父 | 母 | 相关疾病(OMIM 号),遗传方式 |
|---|---|---|---|---|---|---|---|
| *KCNQ2* | chr20：62076029 | c.673(exon4)G>T | p.V225F(NM_172107) | 杂合 | 野生型 | 野生型 | 早发性婴儿癫痫性脑病 7 型(613720),AD；良性家族性新生惊厥 1 型(121200),AD |

NCBI参照序列

CTGCTGGGCTCTGTGGTCTATGCCCACAGC

患儿序列

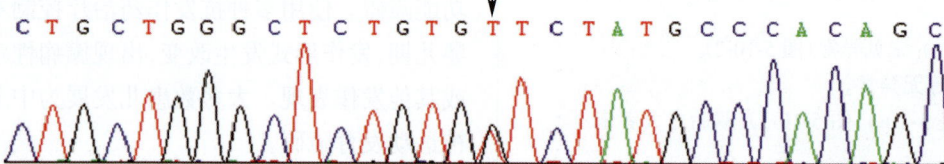

CTGCTGGGCTCTGTGTTCTATGCCCACAGC

患儿之父序列

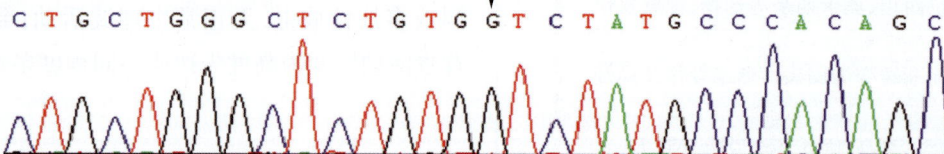

CTGCTGGGCTCTGTGGTCTATGCCCACAGC

患儿之母序列

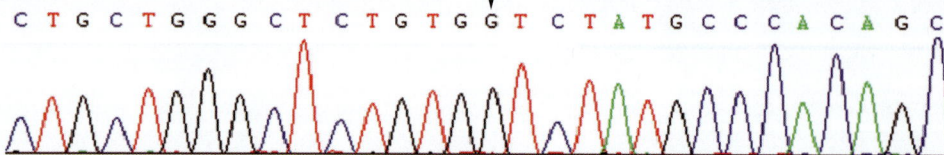

CTGCTGGGCTCTGTGGTCTATGCCCACAGC

**早发性婴儿癫痫性脑病 7 型**
　　通常由 *KCNQ2* 基因发生致病的杂合变异所致,多数为新生变异,常染色体显性遗传。临床特征为婴儿期顽固性癫痫、癫痫性脑病,智力运动发育迟缓,精神障碍,肌张力减退。

图 5-10-1　*KCNQ2* 基因变异,Sanger 测序验证结果

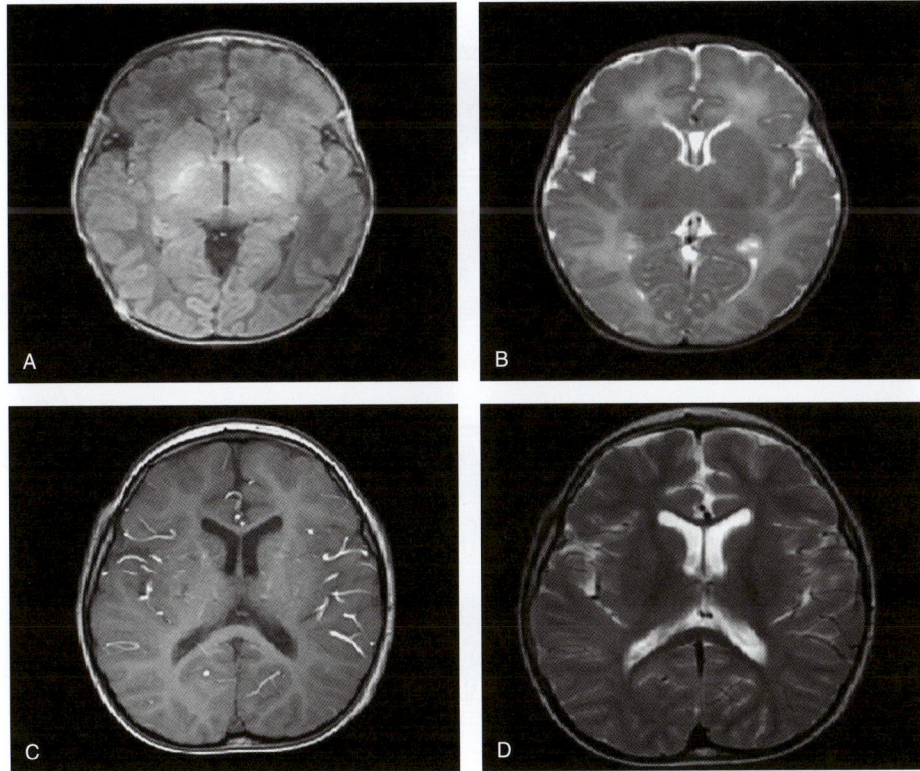

图 5-10-2　新生儿期和儿童期 MRI

A、B. DOL 24 天，PMA 38 周，头 MRI 未见明显异常，符合新生儿脑改变；C、D. 5 岁，头 MRI 未见明显异常。A. $T_1WI$；B. $T_2WI$；C. $T_1WI$；D. $T_2WI$。

**病例特点：**

新生儿起病，惊厥发作为主要临床表现，发作频繁。药物难治，多种药物联合仍不能完全控制发作。预后差，发育严重落后。

**脑电图特点：**

1. aEEG：呈异常高电压，上边界达 100μV，无正常睡眠 - 觉醒周期，发作频繁。

2. 原始 EEG：背景为暴发 - 抑制图形，无正常生理波活动；婴儿期逐渐转变为高度失律背景活动；儿童期大量多灶棘波、尖波非同步发放，无正常符合年龄的生理波活动。

3. 发作特点：新生儿期以不对称强直发作为主，婴儿期转变为癫痫性痉挛发作及局灶性发作。2 岁以后多表现为各种异常姿势或动作，同期 EEG 未见电发作或电 - 临床发作（图 5-10-3～ 图 5-10-10）。

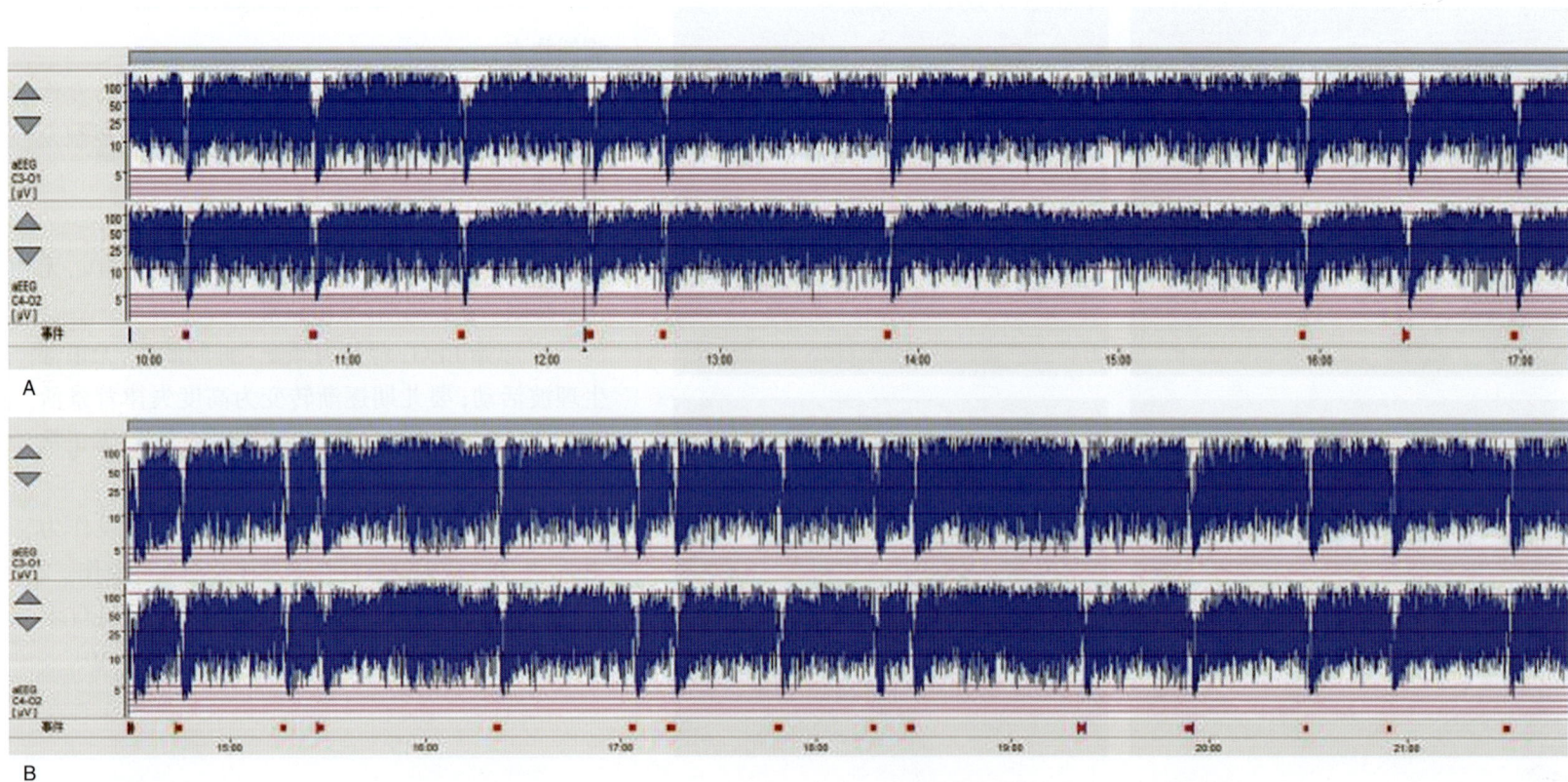

图 5-10-3　不同胎龄的 2 次脑电监测

A. PMA 37 周 [+3]；B. PMA 39 周 [+5]；A~B. aEEG 均未见睡眠 - 觉醒周期，异常高电压，上边界达 100μV，左右侧电压及带宽大致对称，频繁下凹样缺口改变，同步 vEEG 证实为电 - 临床发作。

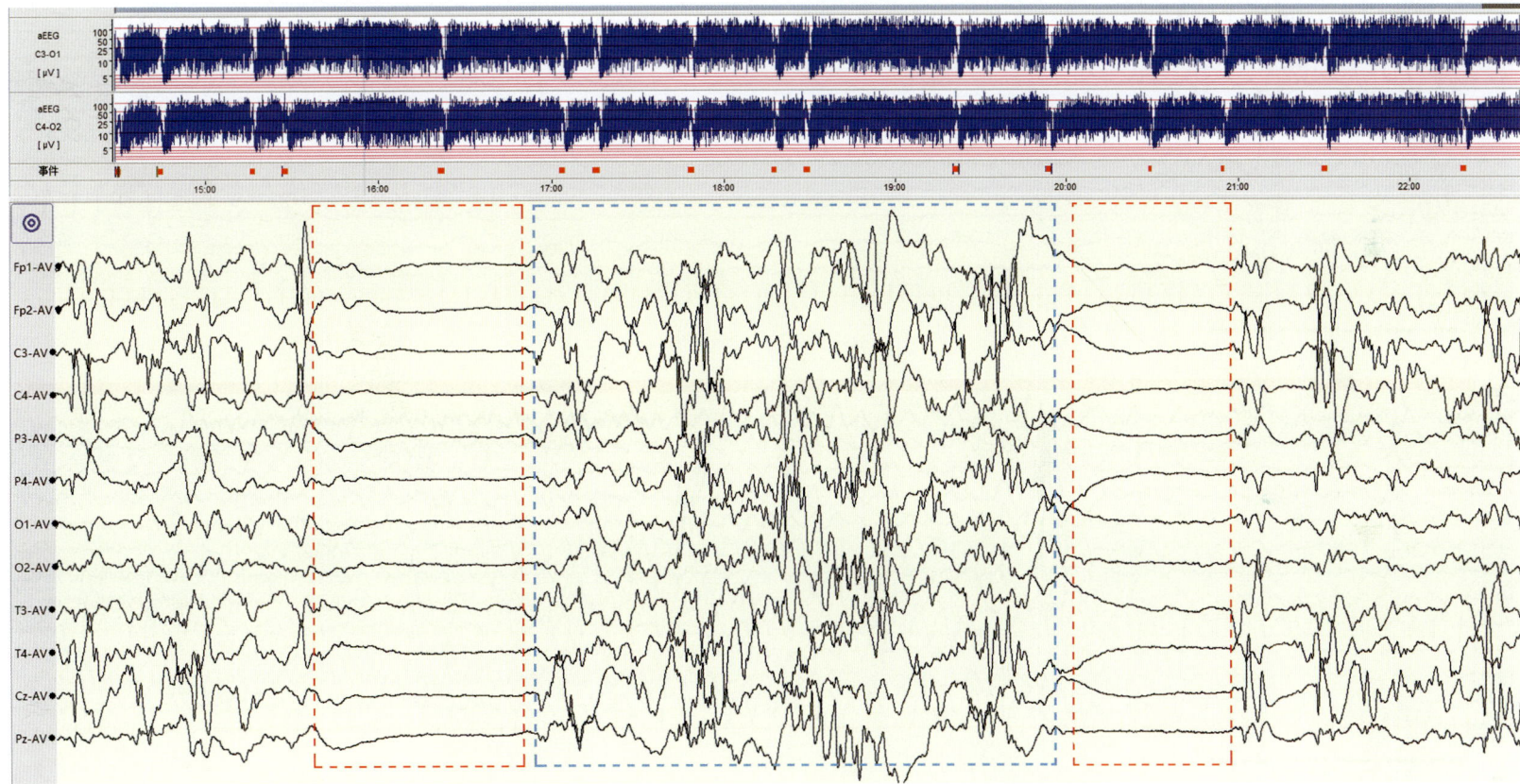

图 5-10-4　DOL 22 天,PMA 37 周 $^{+5}$,原始 EEG 为暴发 - 抑制背景

暴发段(蓝色虚框)由高波幅不规则尖波、棘波和慢波构成,持续 3~10 秒不等;抑制段(红色虚框)持续 2~6 秒,电压<5μV。无胎龄相适生理波活动,无明显变化性及反应性。

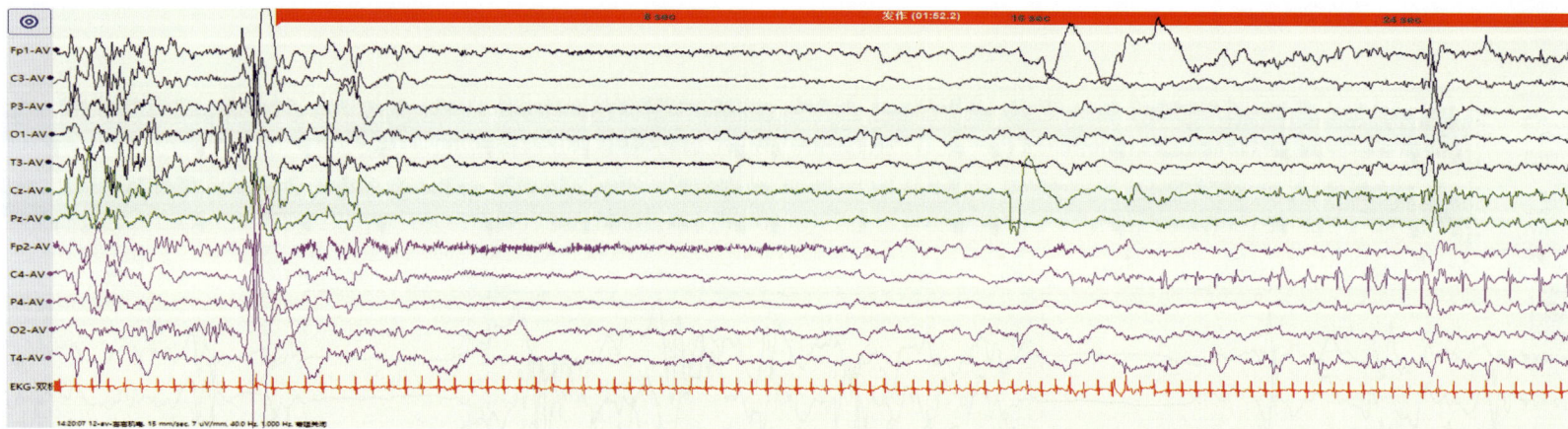

A

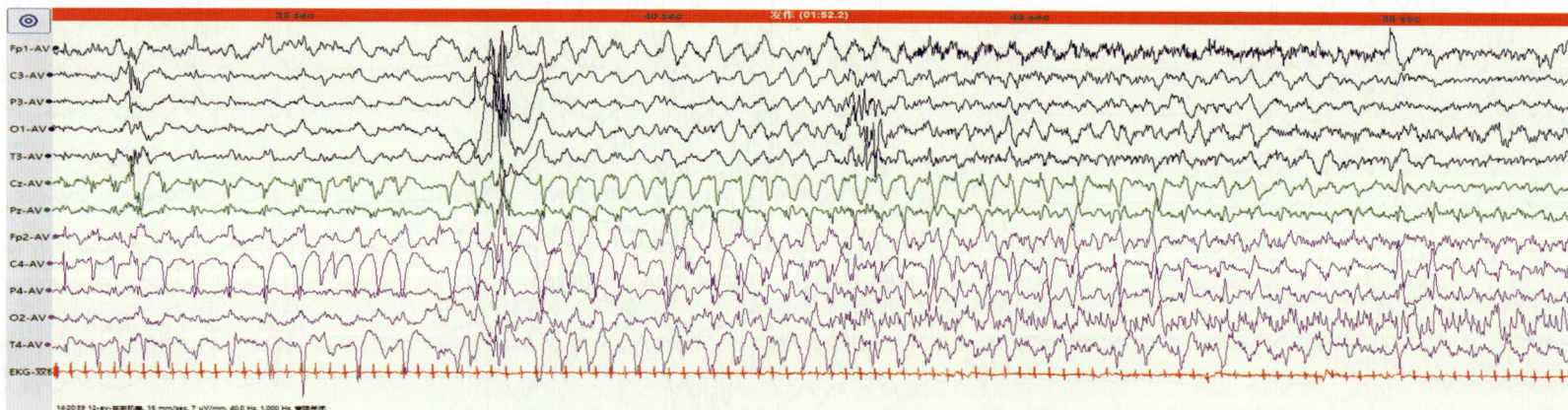

B

图 5-10-5　不对称强直发作

每次发作时以肢体及躯干强直姿势突出,且在一次发作事件中往往从一侧逐渐转换至对侧的强直姿势。A~D. 为一次不对称强直发作,从一侧逐渐转向另一侧,同时伴呼吸节律异常,面色发红(走纸速度 15mm/s,接下页)。

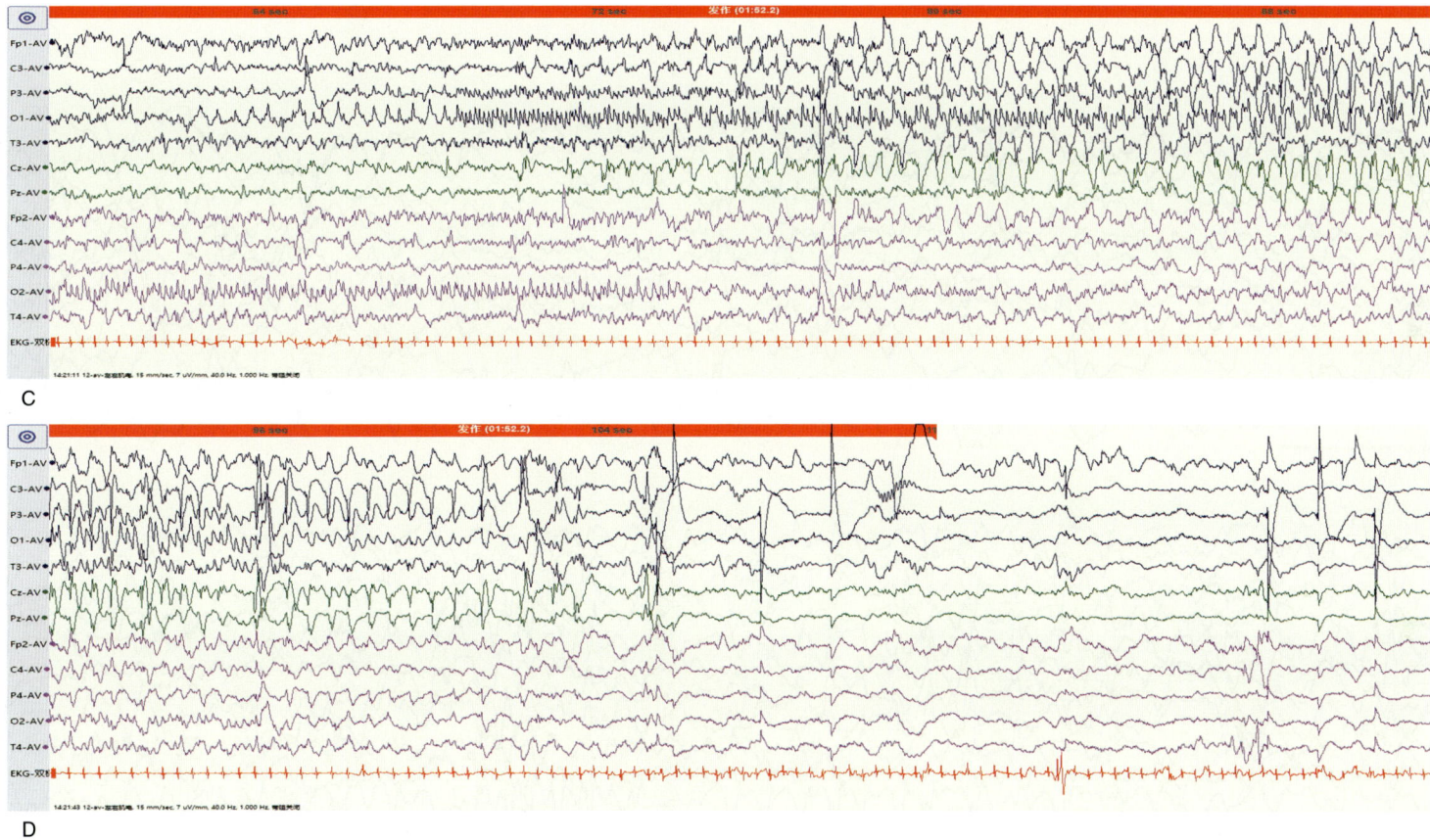

C

D

图 5-10-6　不对称强直发作

接上页（视频 5-10-1）。

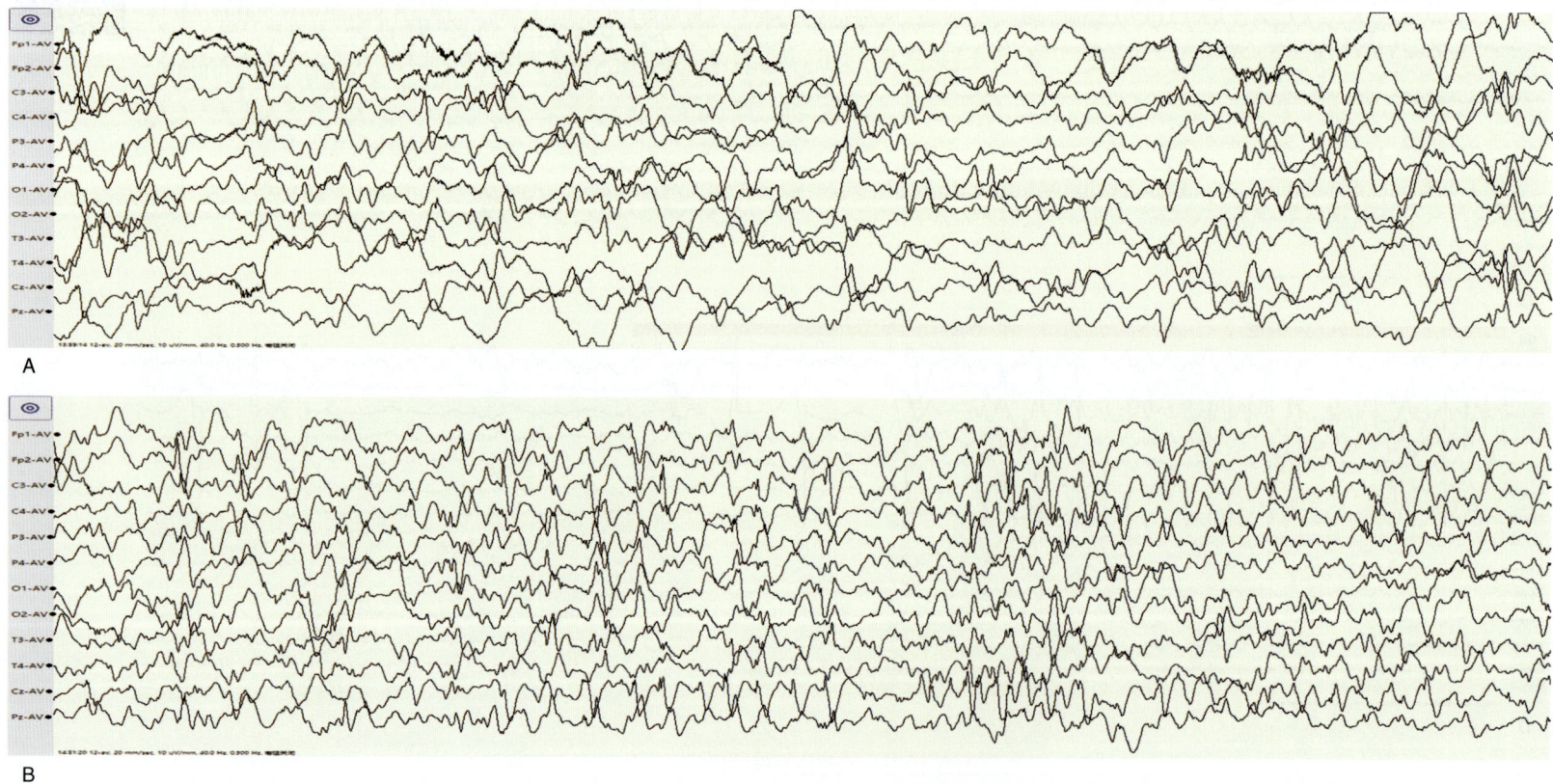

图 5-10-7 3 个月,发育落后,背景为高度失律

患儿应用多种抗发作药物,每日仍有多次发作。A. 清醒期; B. 睡眠期,清醒及睡眠期均为高度失律背景,清醒及睡眠期标志性生理波未见(灵敏度 15μV/mm)。

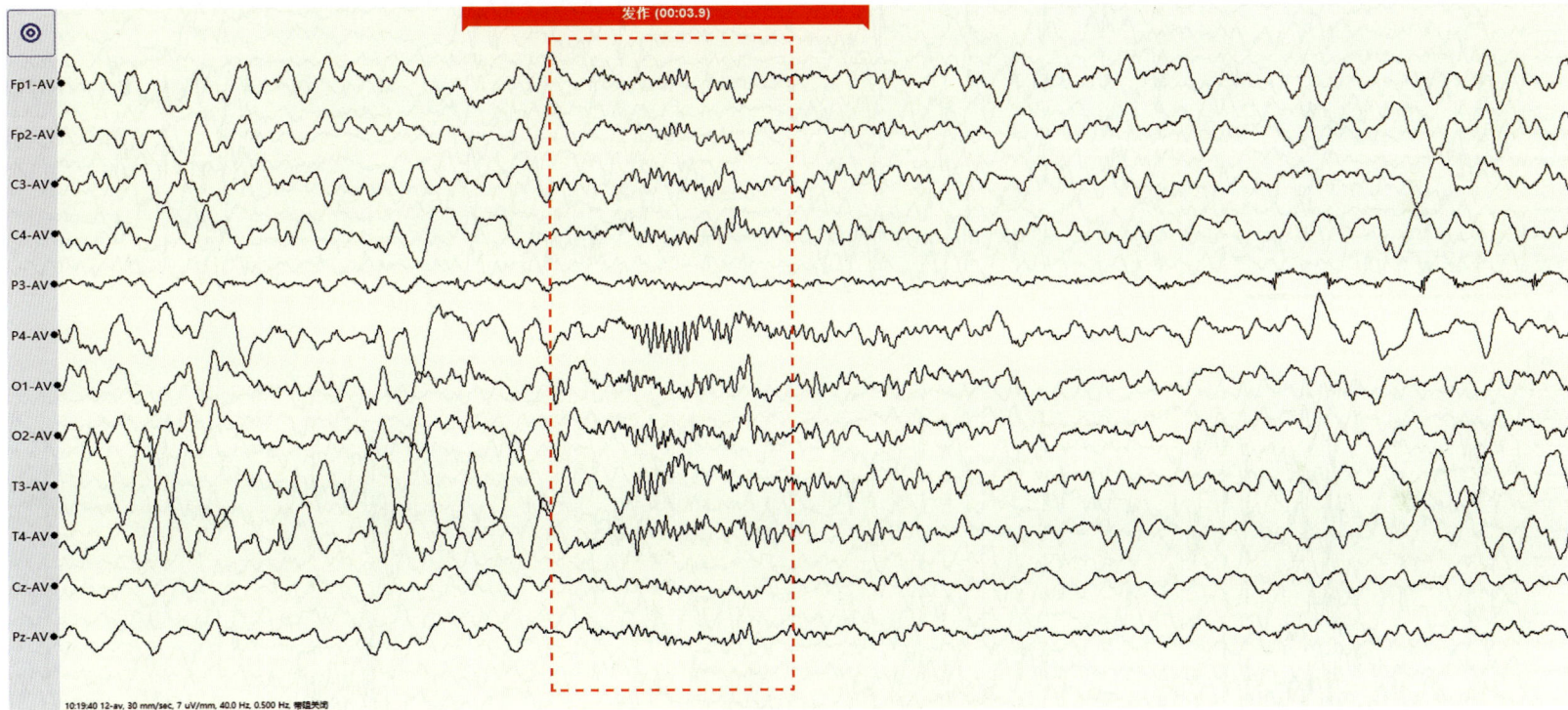

图 5-10-8 7个月,发育落后,高度失律,出现癫痫性痉挛发作

背景活动为高度失律,患儿应用多种抗发作药物,每日仍有多次发作,发作形式改变。间断出现成串或孤立的癫痫性痉挛发作,患儿表现为眼球快速转动或斜视一下,同期 EEG 为弥漫性电压降低,低波幅快波节律发放 1~2 秒(红色虚框处)(走纸速度 20mm/s)。

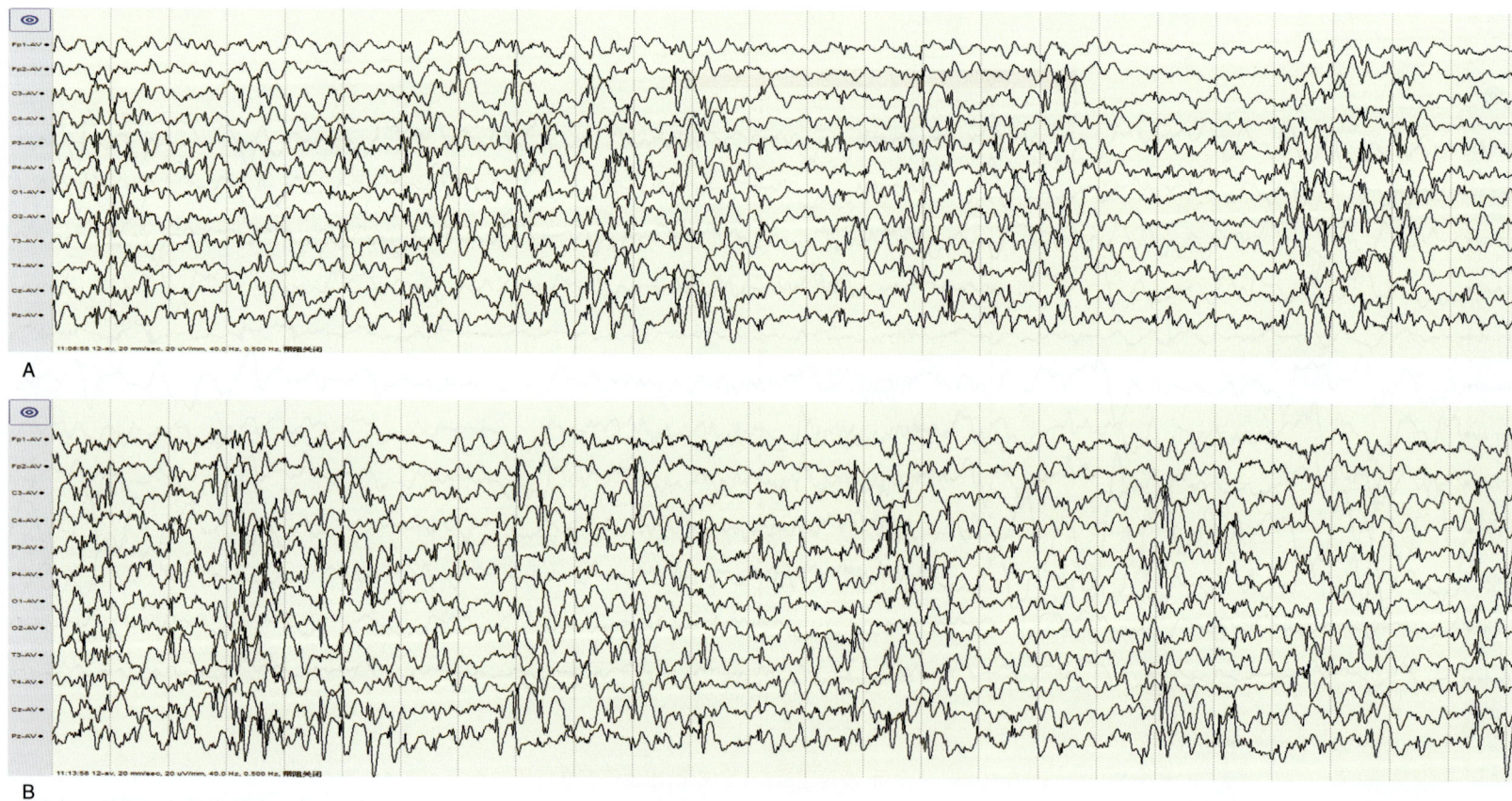

图 5-10-9    2 岁,智力运动发育严重落后

局灶性发作及癫痫性痉挛发作停止,出现各种不自主动作,同期未见发作期脑电图改变。A、B. 清醒及睡眠期大量多灶高波幅棘慢波或多棘慢波非同步非节律性发放,清醒及睡眠期标志性生理波未见(灵敏度 20μV/mm)。

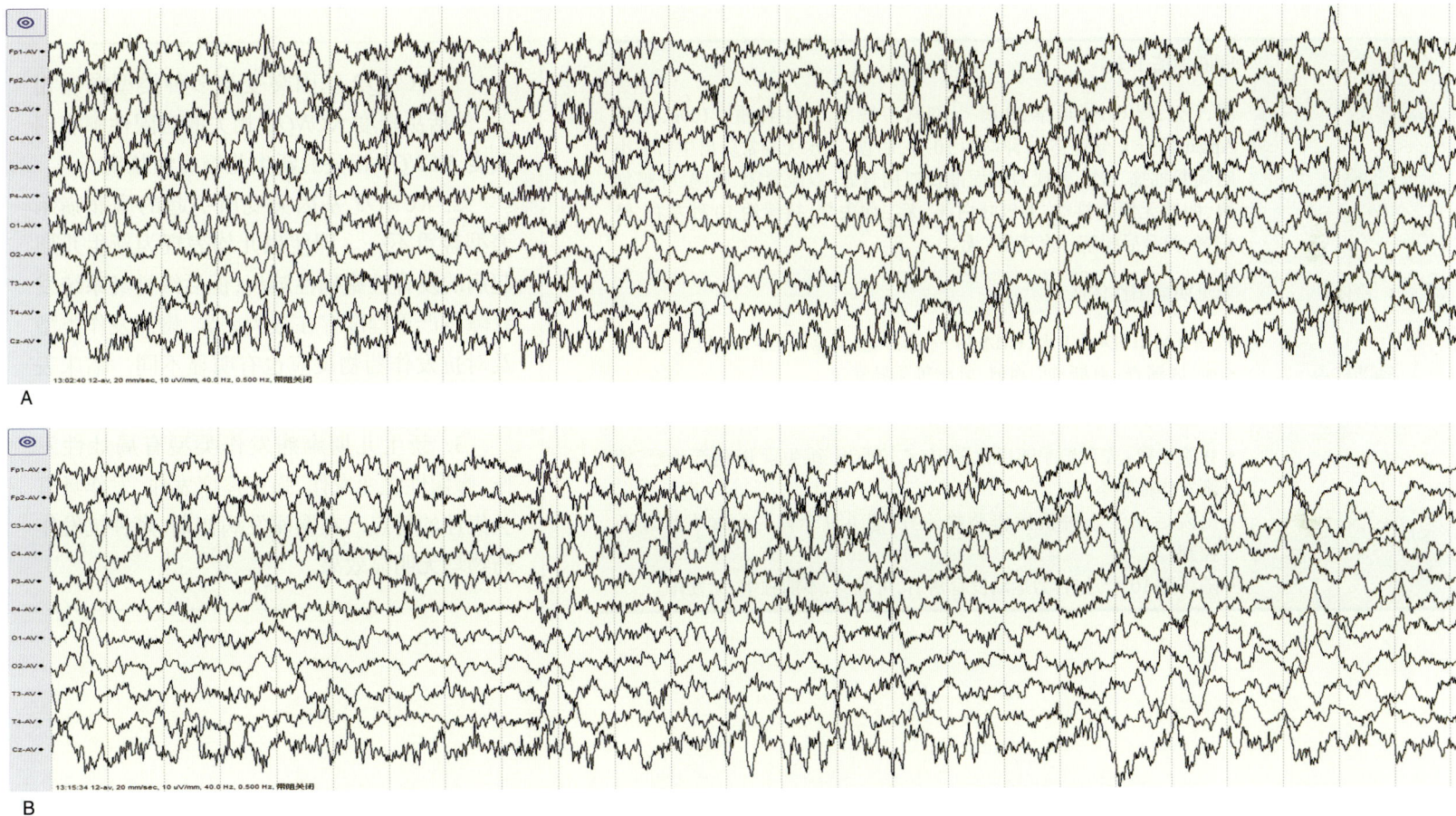

图 5-10-10　5岁,智力运动发育严重落后

各种不自主动作,同期未见发作期脑电图改变。清醒及睡眠期高波幅慢波复合快波活动,清醒及睡眠期标志性生理波未见(灵敏度 20μV/mm)。

## 病例 2　*KCNQ2* 基因突变,发育性癫痫性脑病 -2

| 主诉 | 间断抽搐 1 天。 |
|---|---|
| 现病史 | 男,1 天,母 $G_1P_1$,母孕 39 周 $^{+5}$,剖宫产娩出,出生体重 4 100g,生后 Apgar 评分 1 分钟、5 分钟均为 10 分,胎盘、羊水无异常。出生后 8 小时间断抽搐 3 次,表现为颜面部及口周青紫、双眼紧闭、喉鸣、呼吸加快、四肢无僵直抖动、无口吐白沫、无二便失禁,持续约 10 秒左右,经拍背、弹足后缓解。家族史:无。 |
| 查体 | 未见明显阳性体征。 |
| 辅助检查 | • 头颅 MRI(DOL 1 天,PMA 39 周 $^{+6}$):未见异常(图 5-10-11)。<br>• 血、尿筛查:血糖、钙、血氨、乳酸等无异常。<br>• 基因检测:*KCNQ2* 基因变异(表 5-10-2)。 |
| 治疗及转归 | • 在院治疗:先后给予苯巴比妥、左乙拉西坦、维生素 B$_6$ 等药治疗,惊厥发作控制不佳。<br>• 出院后给予多种抗发作药物治疗,患儿 9 个月时癫痫发作逐渐控制。<br>• 随访至 10 个月,智力运动发育落后,可翻身,不能独坐,无发作。 |

1. *KCNQ2* 基因突变与多种类型癫痫相关,包括从轻度 *KCNQ2* 相关的自限性癫痫到重度 *KCNQ2* 相关的新生儿癫痫性脑病。

2. *KCNQ2* 基因突变所引起的癫痫临床表型轻重不一。即使患儿均表现为新生儿期起病的发育性癫痫性脑病,但后续神经系统发育障碍严重程度存在很大差异,癫痫发作类型及对抗发作药物反应也有明显不同。临床表型与基因突变类型和突变位置存在相关性。

3. 新生儿期癫痫发作类型有局灶性发作、癫痫性痉挛发作、强直痉挛发作,发作具有丛集性的特点。在癫痫发病初期,多种抗发作药物均无明显效果。

表 5-10-2　患儿 *KCNQ2* 基因突变,关联疾病为早发性婴儿癫痫性脑病 7 型

| 基因 | 染色体位置 | 核酸改变 | 氨基酸改变 | 患儿 | 父 | 母 | 相关疾病(OMIM 号),遗传方式 |
|---|---|---|---|---|---|---|---|
| *KCNQ2* | chr20: 62076059 | NM_172107.2: c.643G>A | P. Gly215Arg | 杂合 | 杂合 | 野生型 | 良性家族性新生儿惊厥 1 型(121200),AD<br>早发性婴儿癫痫性脑病 7 型(613720),AD |

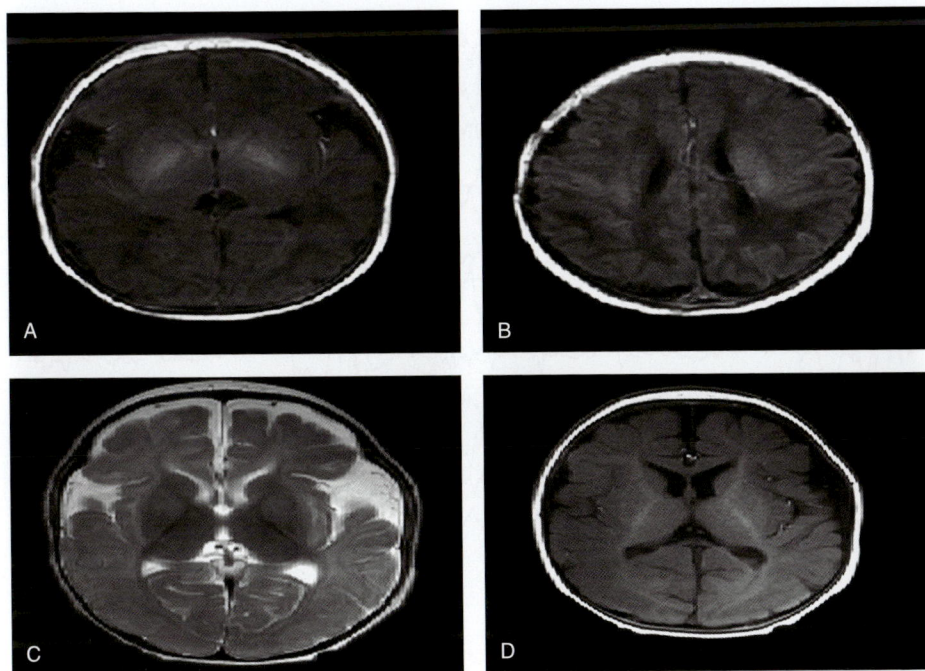

图 5-10-11　新生儿期和婴儿期头 MRI

A、B. DOL 1 天,PMA 39 周 ⁺⁶,头 MRI 未见明显异常,符合新生儿脑改变;C、D. 5 个月,头 MRI 符合小婴儿脑改变。A、B. $T_1WI$; C. $T_2WI$; D. $T_1WI$。

**病例特点:**

　　出生后 8 小时即开始出现惊厥发作,惊厥发作频繁,动作刻板,多种抗发作药物联合应用仍不能完全控制发作。之后癫痫发作逐渐停止,发育落后。

**脑电图特点:**

　　1. aEEG:呈异常高电压,上边界>50μV,无正常睡眠 - 觉醒周期,发作频繁。

　　2. 原始 EEG:背景为暴发 - 抑制图形或暴发 - 衰减图形,无正常生理波活动;婴儿期转变为高度失律,之后逐渐转为正常。

　　3. 发作特点:新生儿期发作频率较高,为电发作及电 - 临床发作,发作表现以强直发作为主。婴儿期发作逐渐减少至完全控制(图 5-10-12~图 5-10-18)。

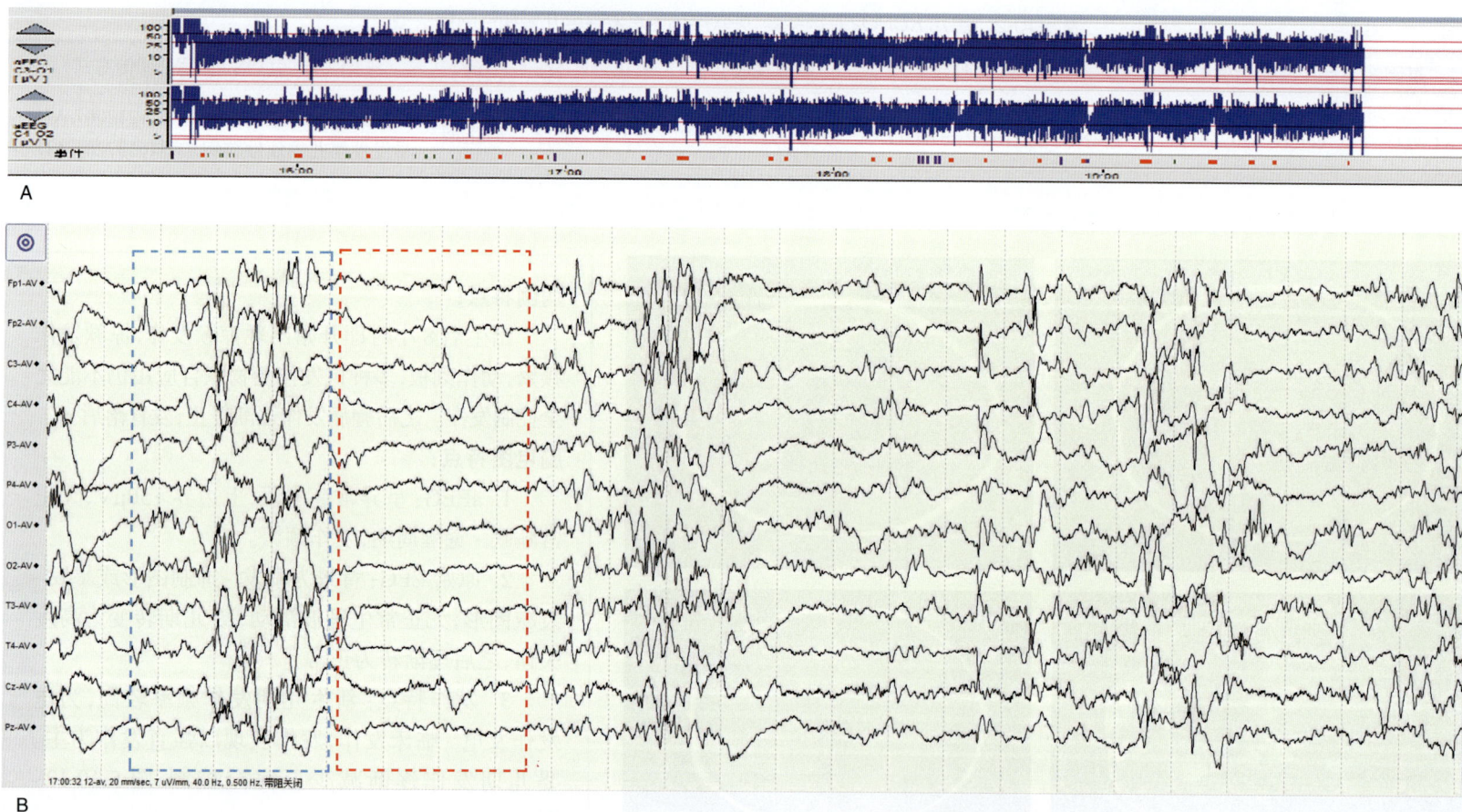

图 5-10-12　DOL 1 天 ~17 天, PMA 39 周$^{+6}$~42 周$^{+1}$, 背景活动为暴发 - 抑制或暴发 - 衰减

A. aEEG 电压增高, 上边界达 50μV, 无明确睡眠 - 觉醒周期, 大量大小不等缺口, 经原始 EEG 证实为电 - 临床发作; B. 原始 EEG 暴发段 (蓝色虚框) 由高波幅不规则尖波、棘波和慢波构成, 持续 2~8 秒不等; 抑制段 (红色虚框) 持续 2~6 秒, 电压 5~25μV。无正常生理波活动, 变化性及反应性差。

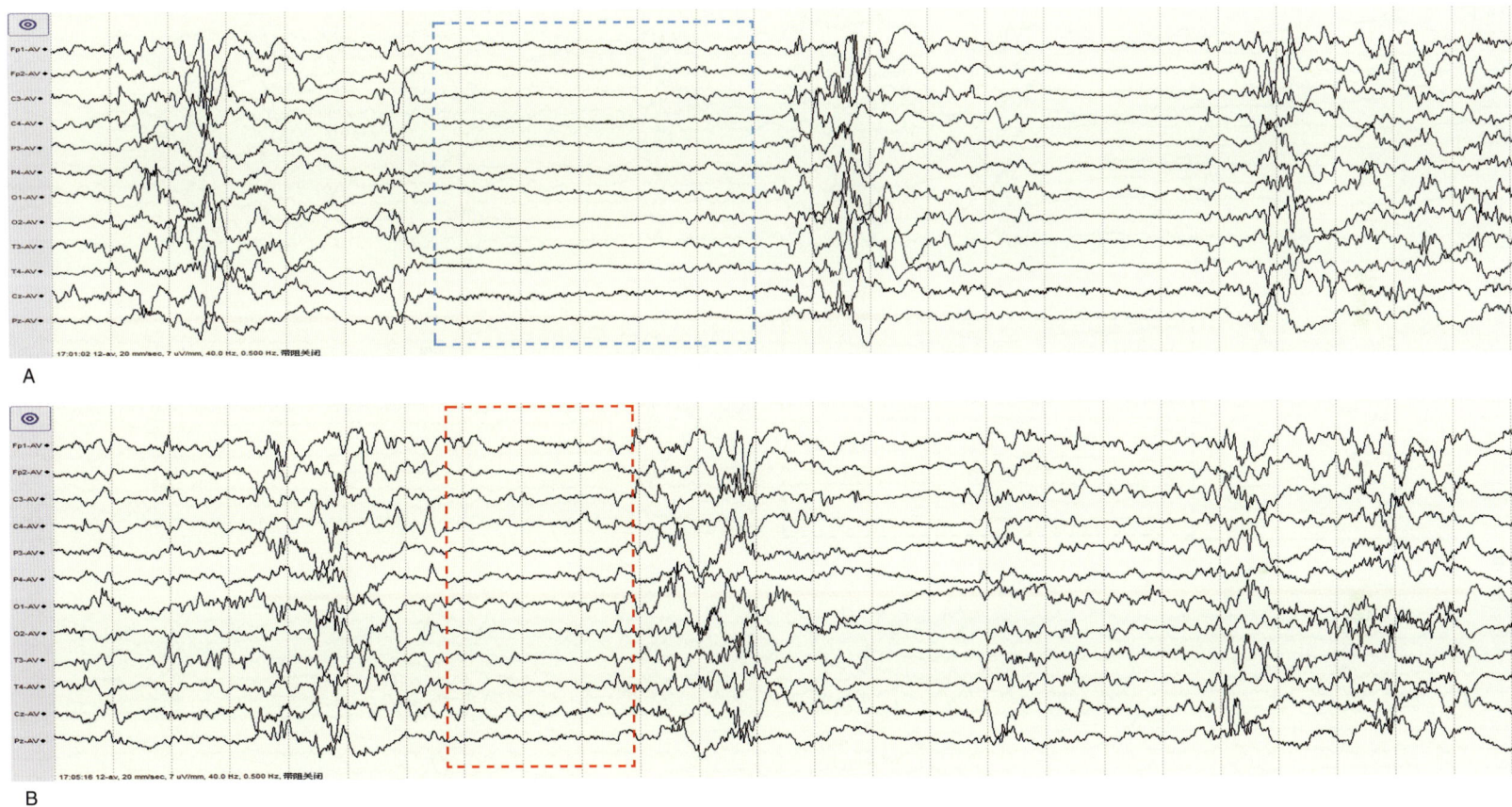

图 5-10-13　暴发 - 抑制图形和暴发 - 衰减图形

抑制段电压不同。A. 暴发 - 抑制图形，抑制段电压<5μV（蓝色虚框）；B. 暴发 - 衰减图形，抑制段电压 5~25μV（红色虚框）（走纸速度 20mm/s）。

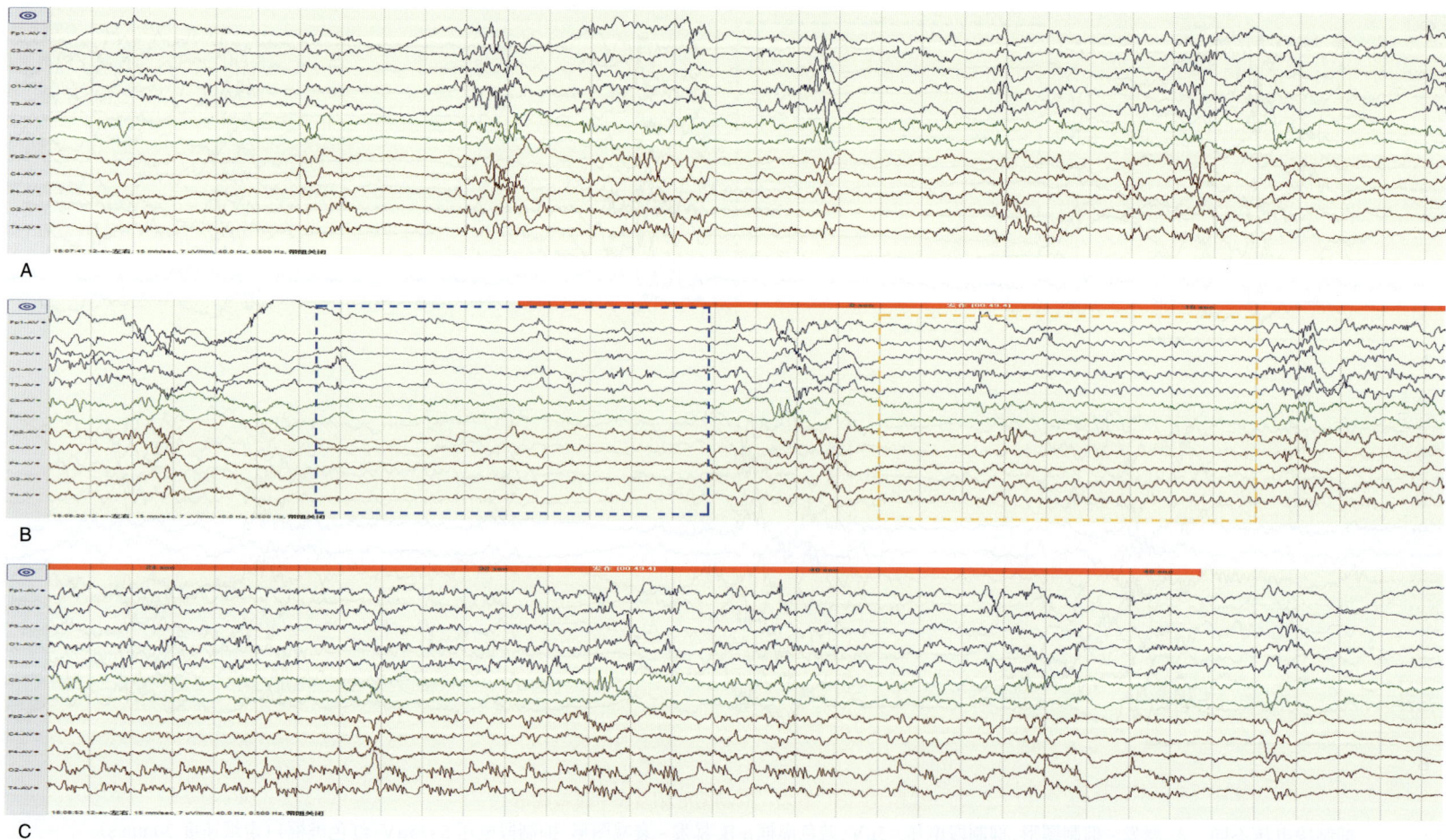

图 5-10-14　监测中频繁电发作或电 - 临床发作

此处为其中一次电发作。A. 发作前背景活动,暴发 - 衰减图形；B. 双半球弥漫性电压抑制(蓝色虚框),之后双侧枕、颞区出现 4~5Hz θ 节律(黄色虚框)；C. 快波活动频率增快,左侧半球相对明显,电发作持续 1 分钟左右,逐渐恢复背景活动(走纸速度 15mm/s)。

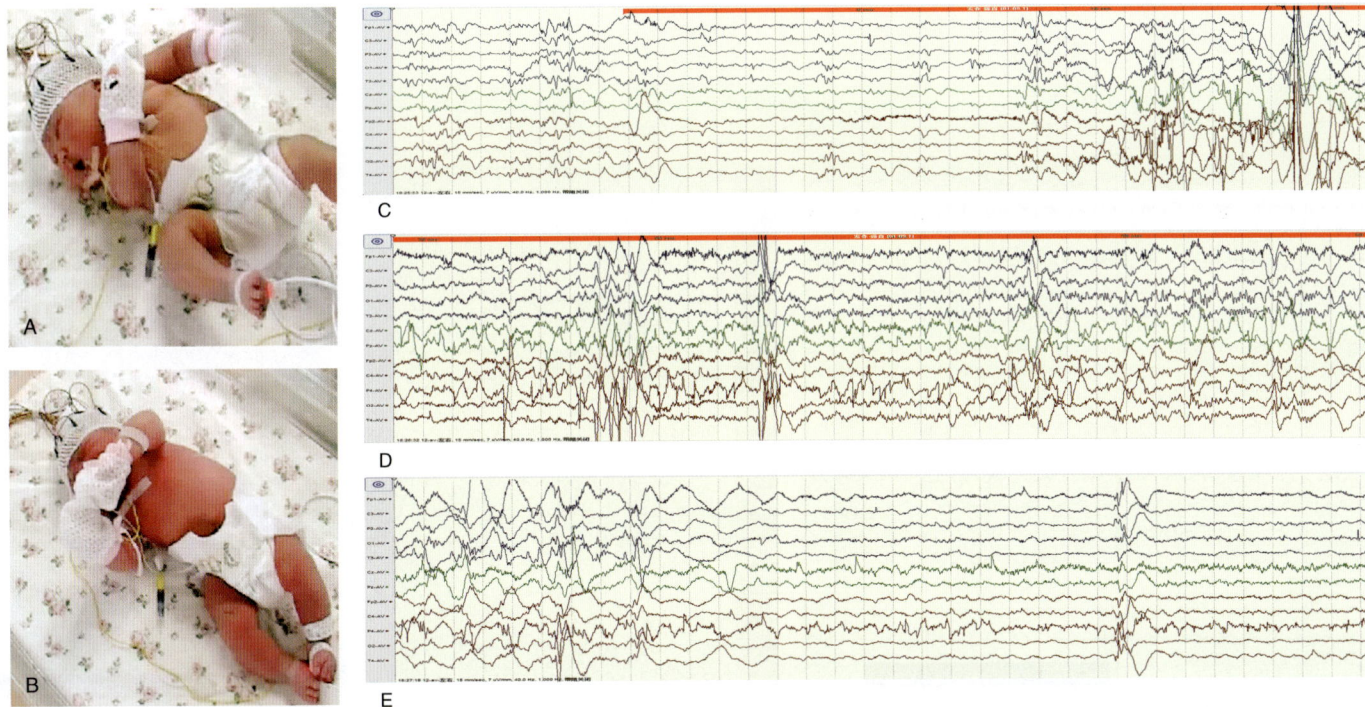

视频5-10-2

视频 5-10-2

图 5-10-15　电 - 临床发作多为强直发作

从不对称强直姿势(A)快速转变为对称强直姿势(B),并持续至发作结束,C~E 为其中一次电 - 临床发作。C. 暴发 - 抑制背景活动→双半球弥漫性电压衰减→大幅度动作伪迹;D. 左侧枕、颞区出现 4~5Hz θ 节律,并快速扩散至双半球,左侧半球相对明显;E. 电 - 临床发作持续 1 分钟左右后,双半球弥漫性电压抑制持续数十秒,之后逐渐恢复背景活动(此次发作期非完整连续记录,走纸速度 15mm/s)(视频 5-10-2)。

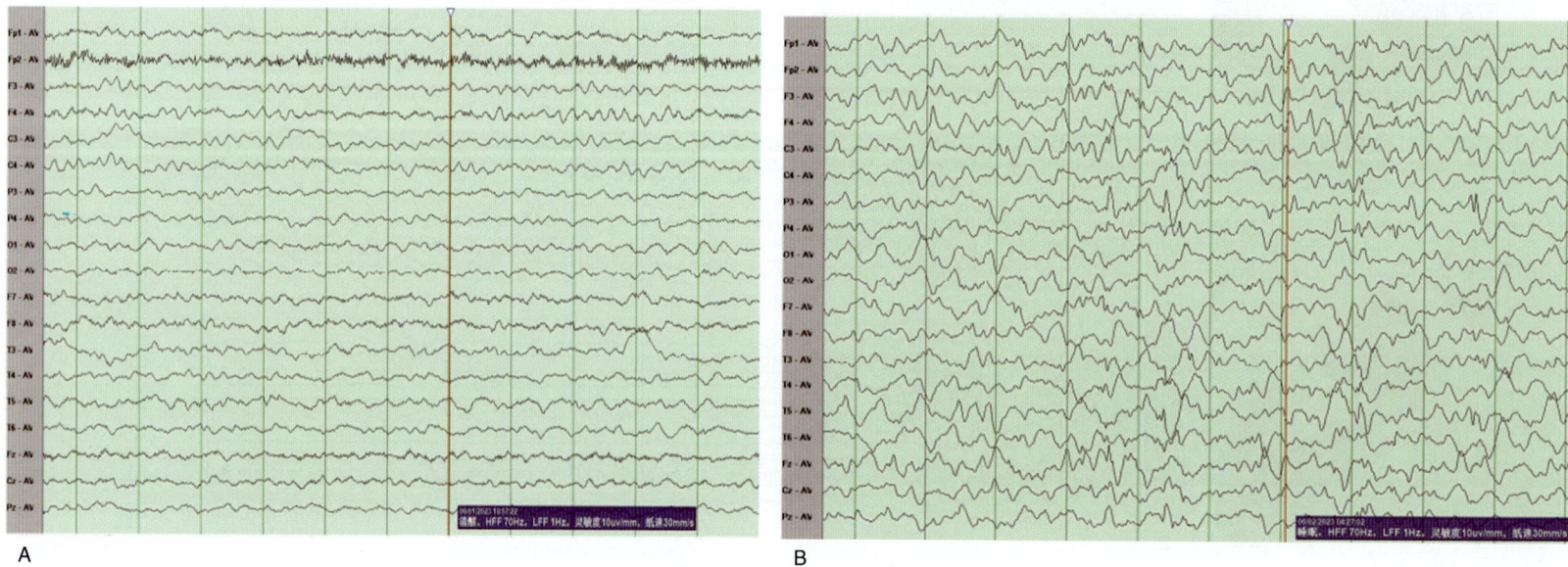

**图 5-10-16　3 个月时,发育落后,无发作**

患儿 3 个月时发育落后,不能抬头,不会翻身,多种抗发作药联合治疗,平时无明显临床发作。EEG 未监测到电发作或电 - 临床发作。A. 清醒期背景活动,未见后头部优势节律;B. 睡眠期脑电活动,出现高度失律趋势,多灶棘波或尖波非同步发放,未见明确睡眠期标志性生理波(灵敏度 10μV/mm)。

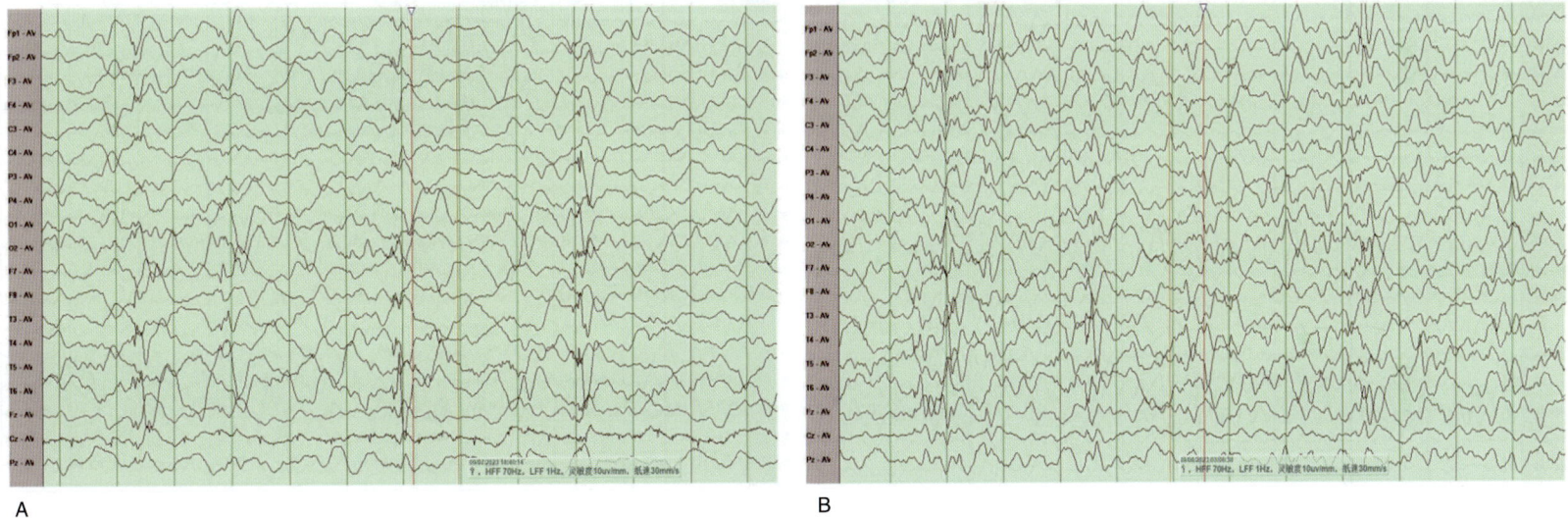

A
B

**图 5-10-17　6 个月时,发育落后,出现临床发作**

EEG 背景为高度失律,癫痫发作多为局灶性发作。A. 清醒期背景活动,未见后头部优势节律;B. 睡眠期脑电活动,未见明确睡眠期标志性生理波。

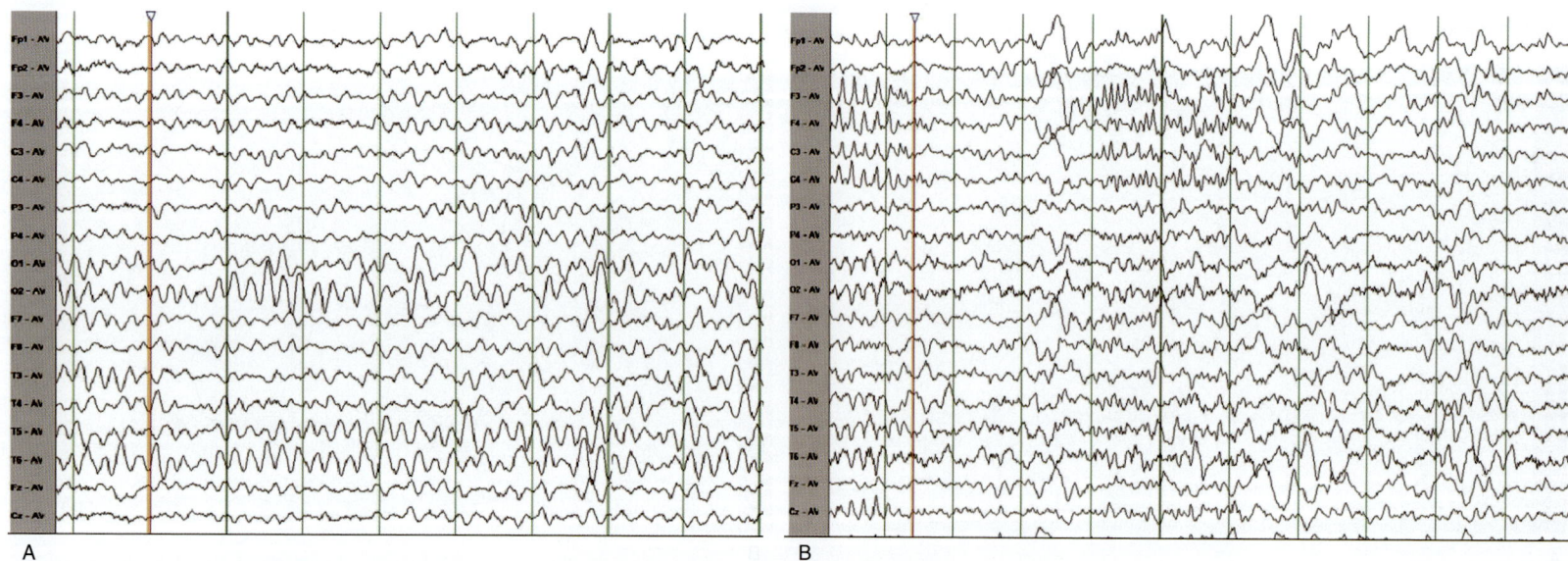

图 5-10-18    10 个月,发育有进步,无典型临床发作

可翻身,不能独坐。EEG 背景明显改善,EEG 背景活动大致符合相应月龄,未见明显异常放电,多种抗发作药治疗,无典型临床发作。A. 清醒期背景活动,后头部 4~5Hz 中波幅 θ 节律及稍多量 δ 波;B. 睡眠期脑电活动,睡眠期标志性生理波同步或交替出现。

# 病例3　*KCNQ2* 基因突变，自限性新生儿癫痫

| 主诉 | 生后间断抽搐7天。 |
|---|---|
| 现病史 | 男，8天，$G_1P_1$，母孕40周 +1，出生体重4 400g，羊水、脐带、胎盘未见明显异常，Apgar评分不详。生后约20小时出现抽搐，表现为头后仰，双上肢僵硬伸直，持续约1分钟自行缓解。于外院住院治疗5天，仍每天间断发作，发作表现为眨眼、咂嘴、双手握拳、四肢僵直抖动，持续1~3分钟后自行缓解。家族史：爷爷幼年时有癫痫发作病史。 |
| 查体 | 未见明显阳性体征。 |
| 辅助检查 | • 头颅MRI（DOL 8天，PMA 41周 +1）：未见异常（图5-10-20）。<br>• 血、尿筛查：血糖、血钙、血氨、乳酸等无异常。<br>• 基因检测：*KCNQ2* 基因变异（表5-10-3，图5-10-19）。 |
| 治疗及转归 | • 在院治疗：先后给予苯巴比妥、维生素 $B_6$、左乙拉西坦等药物治疗，发作渐少，DOL 22天后再无发作。<br>• 出院后：口服左乙拉西坦，至患儿4个月时，患儿无发作，家属自行停药。<br>• 4岁时于睡眠中出现一次发作，定期观察及复查EEG，未给予抗发作药物治疗。<br>• 随访至6岁，智力运动发育正常，无发作。 |

*KCNQ2* 相关自限性新生儿-婴儿癫痫以常染色体显性遗传方式遗传，特点是在出生后2~8天开始出现癫痫发作。以局灶性发作或局灶性继发全面性发作为主要发作形式，呈丛集性发作。发作时间通常很短暂，一般持续1~2分钟，极少数情况下会发展为癫痫持续状态。大多数患儿癫痫发作可在数周或数月后自发缓解，通常在1岁前停止发作。少数患儿在儿童期可能再次癫痫发作。

*KCNQ2* 相关自限性新生儿-婴儿癫痫发作间期EEG背景正常或轻度异常，正常生理波活动存在。患儿多数预后良好，神经、运动发育通常正常。

表 5-10-3  患儿 *KCNQ2* 基因突变,关联疾病为良性家族性新生儿惊厥 1 型

| 基因 | 染色体位置 | 核酸改变 | 氨基酸改变(变体号) | 患儿 | 父 | 母 | 相关疾病(OMIM 号),遗传方式 |
|---|---|---|---|---|---|---|---|
| *KCNQ2* | chr20:62046439 | c.1342(exon 13)C>T | p.Arg448Stop,425(NM_172107) | 杂合 | 杂合 | 野生型 | 良性家族性新生儿惊厥 1 型(121200),AD |

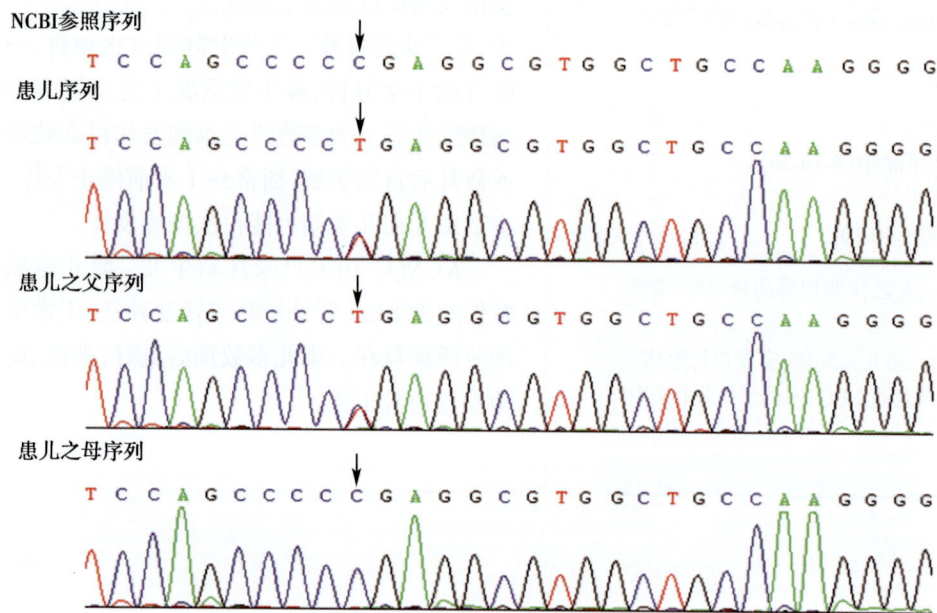

NCBI参照序列

患儿序列

患儿之父序列

患儿之母序列

图 5-10-19  *KCNQ2* 基因变异的 Sanger 测序验证结果

**良性家族性新生儿惊厥 1 型**

多为 *KCNQ2*、*KCNQ3* 和 *SCN2A* 基因变异所致,多数有家族遗传史,为常染色体显性遗传病。一般于出生 5 天左右出现惊厥发作,在新生儿期有短暂的丛集性发作,常在数月内发作逐渐消失,预后良好。

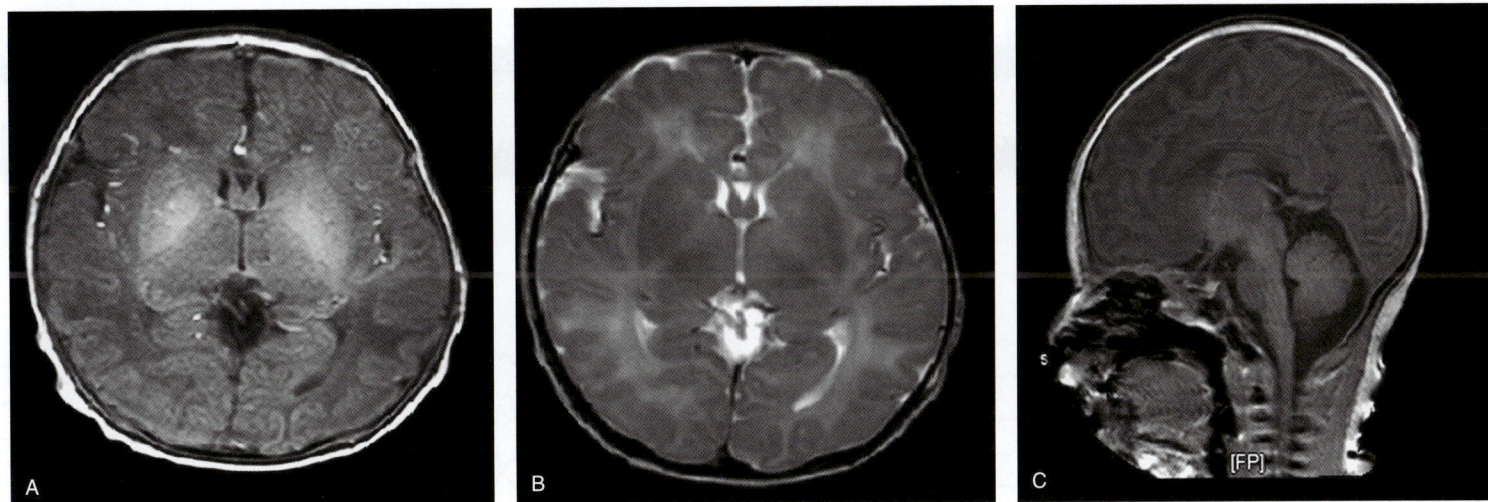

图 5-10-20　新生儿期头 MRI（DOL 8 天,PMA 41 周 $^{+1}$）
未见明显异常,符合新生儿脑改变。A. 横断面 $T_1WI$；B. $T_2WI$；C. 矢状位 $T_1WI$。

**病例特点：**

出生后 24 小时内开始出现惊厥发作,惊厥发作相对少,生后 22 天后再无发作。停用抗发作药物后亦无发作。智力运动发育正常。

**脑电图特点：**

1. aEEG：电压正常,睡眠 - 觉醒周期大致正常。

2. 原始 EEG：新生儿期背景轻度异常,胎龄相适生理波活动存在；婴儿期及儿童期脑电背景正常。

3. 发作特点：发作频率低,发作表现以序贯性发作为主,其中包括强直发作成分。儿童期仅于睡眠中出现一次癫痫发作,未用抗发作药物治疗,亦无发作（图 5-10-21~ 图 5-10-26）。

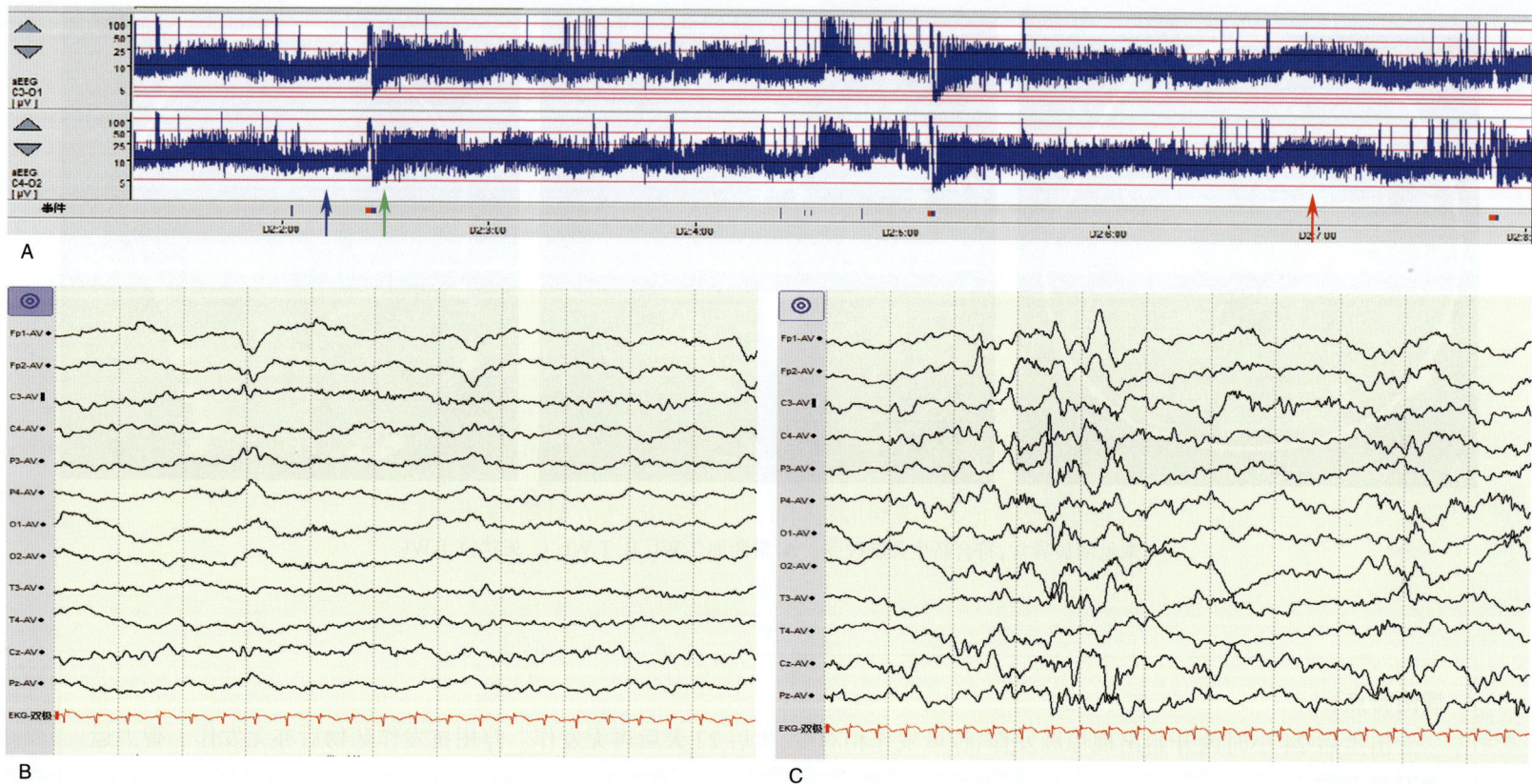

图 5-10-21　DOL 7 天,PMA 41 周 ⁺¹,背景活动

A. aEEG 双半球电压大致正常,睡眠 - 觉醒周期大致正常,出现三次缺口。原始 EEG 证实均为电 - 临床发作,期间给予一次苯巴比妥 20mg/kg 注射(绿色箭头),约 3 个小时后再次出现电 - 临床发作,绿色箭头后宽带期明显增多,为苯巴比妥药物作用所致;B. AS 及清醒期背景活动(aEEG 蓝色箭头处原始 EEG),大致正常,符合相应胎龄;C. QS 期(aEEG 红色箭头处原始 EEG)以 TA 图形及连续图形为主,暴发段为高波幅混合波,波形高尖。

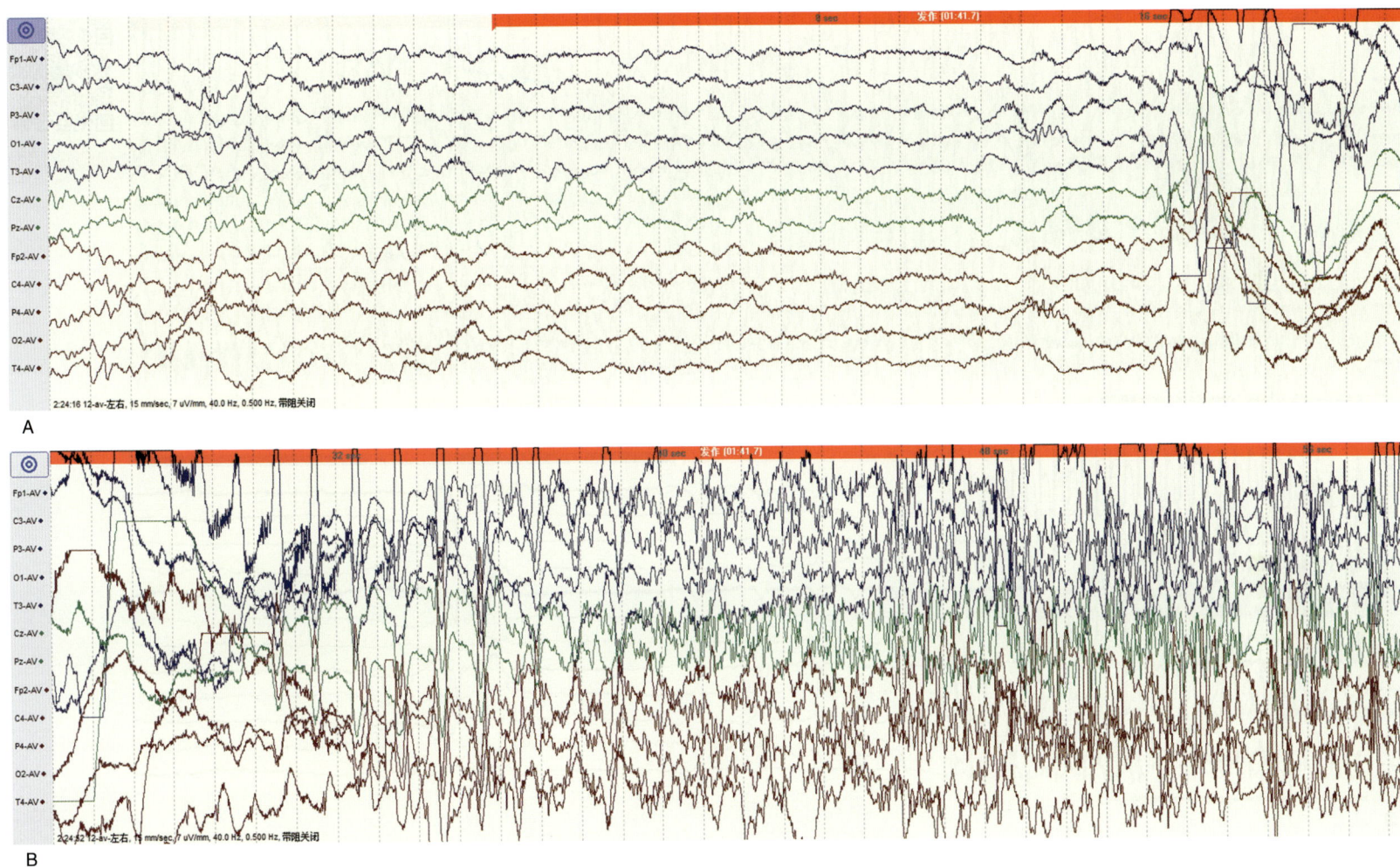

图 5-10-22　电 - 临床发作，序贯性发作

患儿表现为强直→不对称不同步阵挛→口咽部自动症，持续 80 秒左右。A. 发作起始，双半球弥漫性电压降低→大幅度动作伪迹；B. 发作中，双半球大量高波幅棘波或尖波，并复合动作伪迹（走纸速度 15mm/s，接下页）。

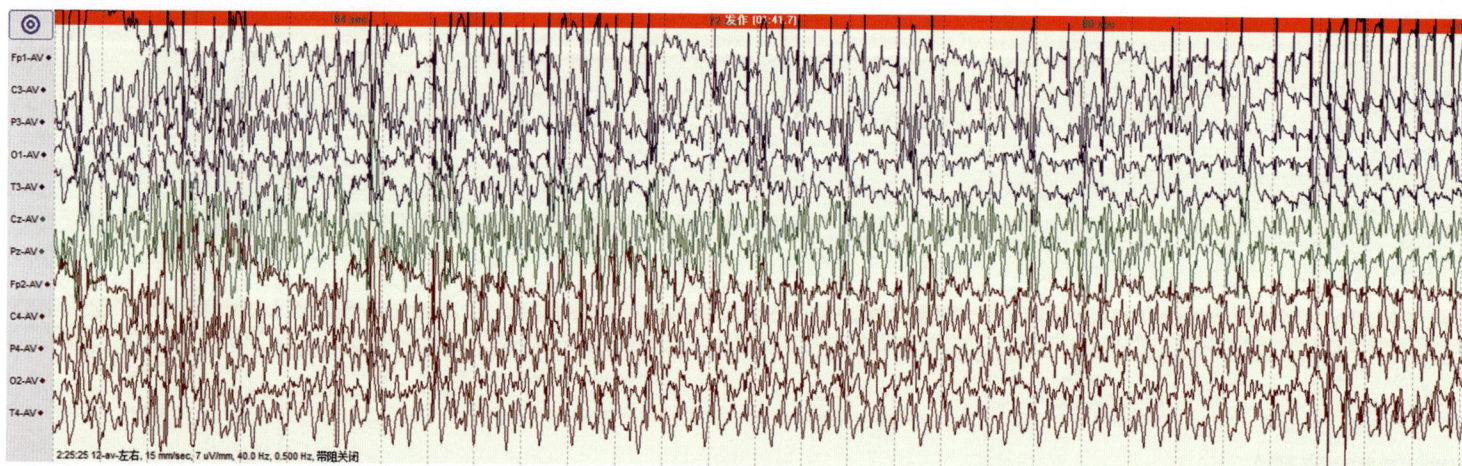

视频 5-10-3

C

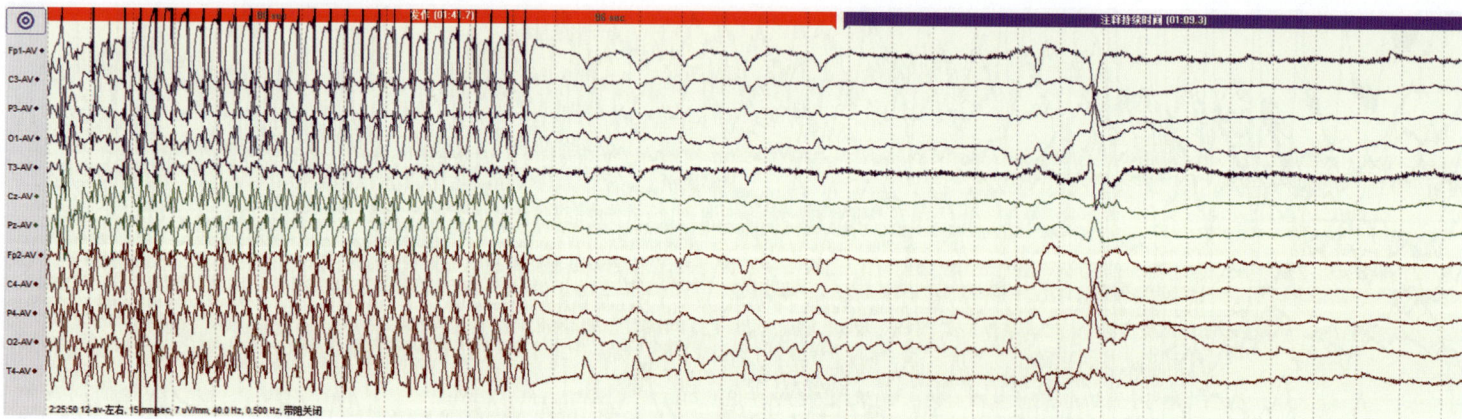

D

**图 5-10-23　电 - 临床发作,序贯性发作(接上页)**

C. 发作期间,双半球大量棘波或尖波发放,双半球非同步非对称性发放→ 尖慢波节律性发放;D. 发作结尾,尖慢波节律性发放→ 电压突然降低,负相或正相尖波周期性发放数秒→发作结束→双半球弥漫性电压抑制持续约 1 分钟→ 电压及脑电活动逐渐恢复(走纸速度 15mm/s)(视频 5-10-3)。

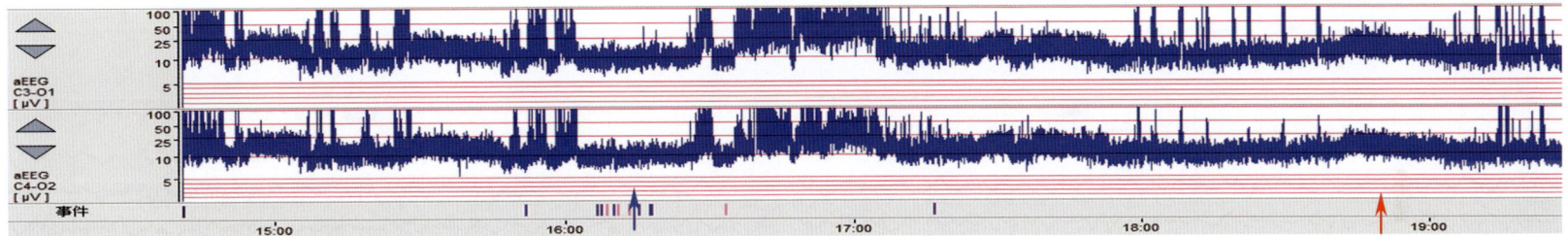

A

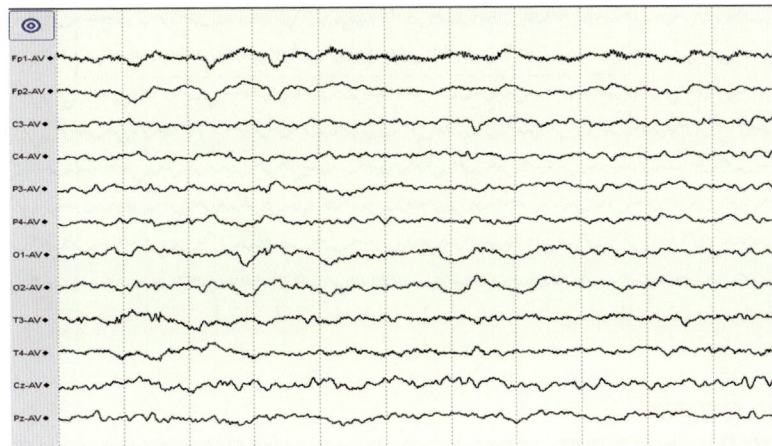

B

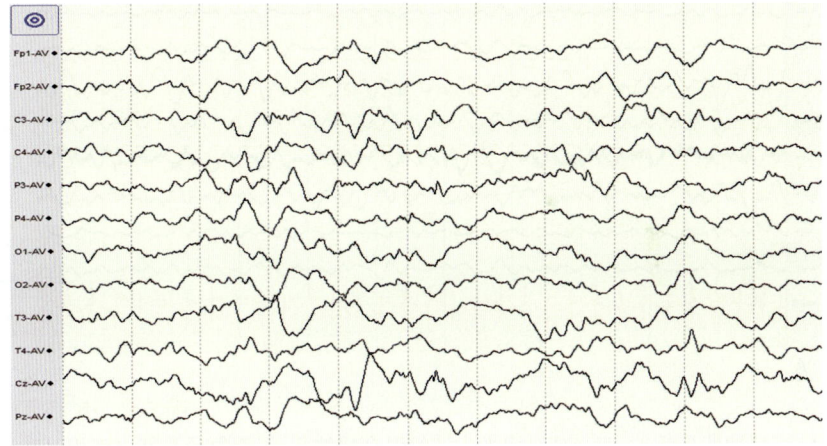

C

**图 5-10-24　DOL 24 天,PMA 43 周 $^{+4}$,背景活动**

A. aEEG 双半球电压大致正常,睡眠 - 觉醒周期变化符合相应胎龄;B. AS 及清醒期背景活动(aEEG 蓝色箭头处原始 EEG),大致正常,符合相应胎龄;C. QS 期(aEEG 红色箭头处原始 EEG)以连续图形为主,弥漫性高波幅混合波活动,部分波形略显高尖。

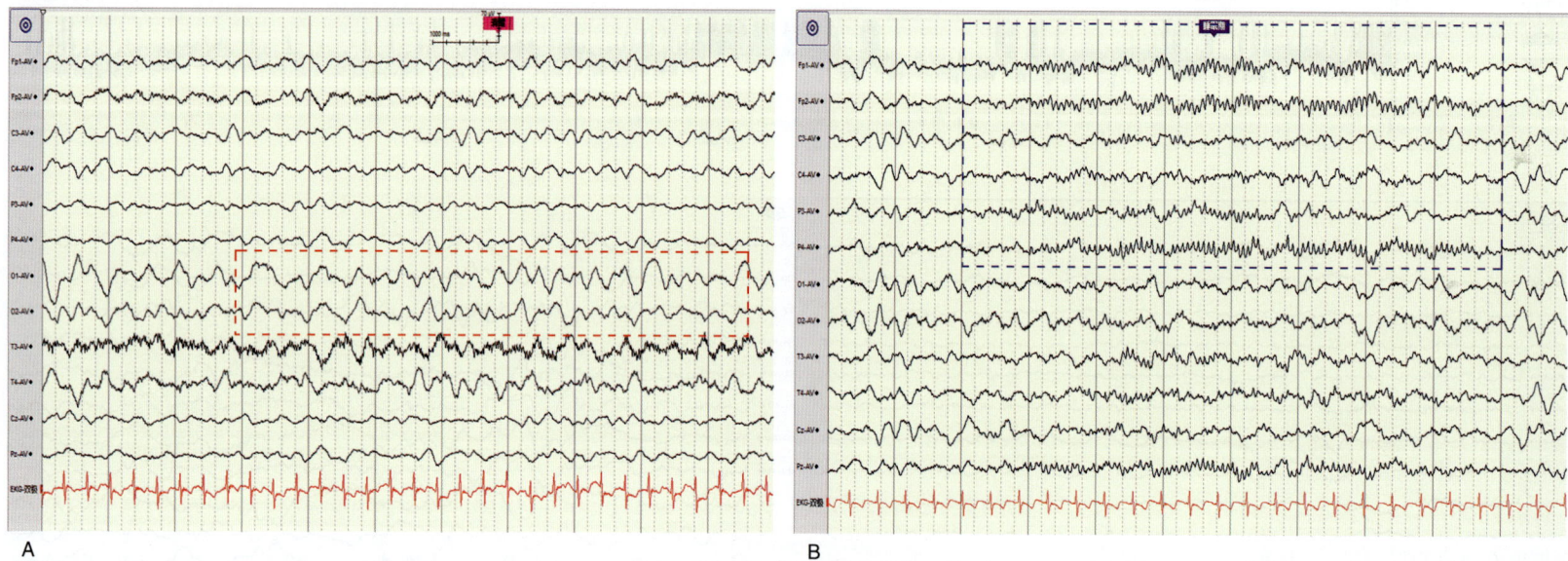

图 5-10-25　3 个月时,背景活动

A. 清醒期背景活动,双半球弥漫性中波幅混合慢波活动,双侧后头部出现相对高波幅优势活动(红色虚框),符合相应月龄;B. 睡眠期,睡眠纺锤波(蓝色虚框)同步或交替出现,睡眠周期正常。

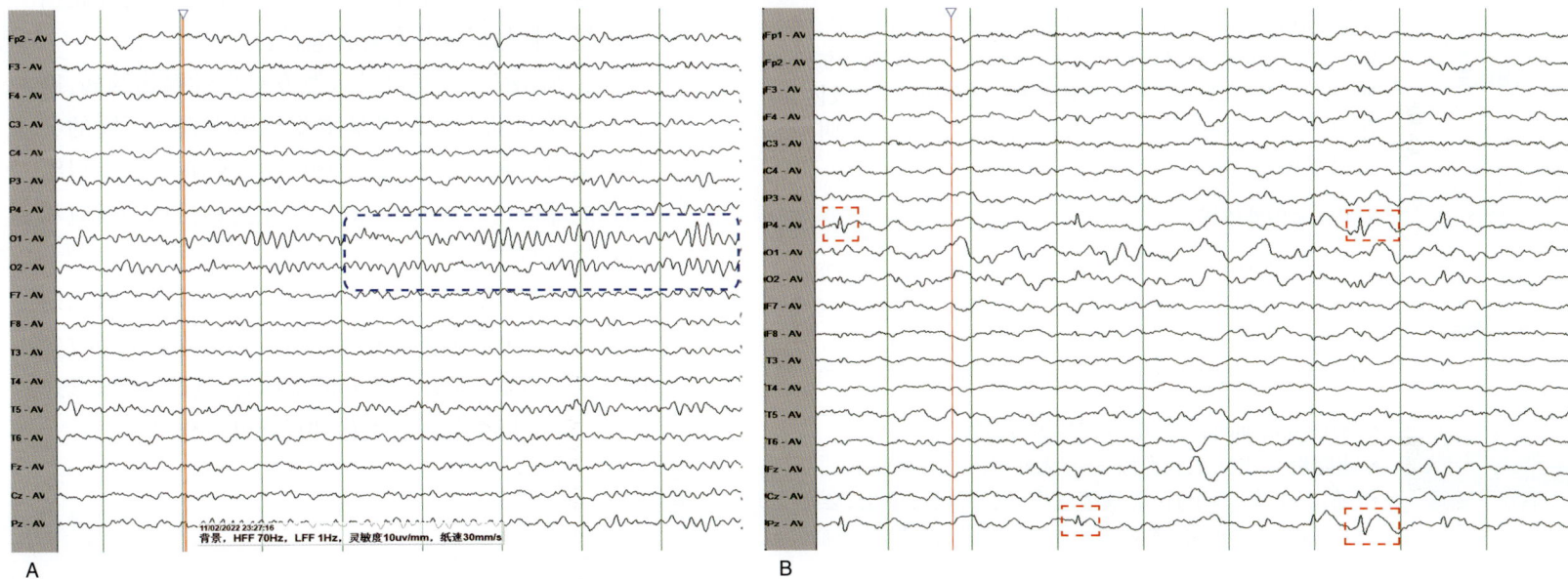

图 5-10-26　4 岁时，背景活动

患儿 4 岁时于睡眠期出现一次发作，第二天 EEG 监测清醒期背景节律符合年龄，睡眠各期标志性生理波同步或交替出现。A. 清醒期背景活动，双侧枕区 8Hz 中波幅 α 节律（蓝色虚框），调节调幅可；B. 清醒及睡眠期右顶和顶中线区少量低波幅棘波或棘慢波散发（红色虚框）。

## 病例 4    *STXBP1* 基因突变,发育性癫痫性脑病

| 主诉 | 间断肢体抖动 7 天。 |
|---|---|
| 现病史 | 女,9 天,G<sub>2</sub>P<sub>1</sub>,胎龄 38 周 <sup>+3</sup>,出生史及母孕史无异常。生后第 3 天出现四肢抖动,表现为强直抖动、双眼凝视,自行缓解。生后第 6 天再次出现四肢抖动,共 8 次,表现同前,每次持续约 30~90 秒,可自行缓解,发作后患儿精神转差。病程中无发热及体温不升,无气促,无喷射性呕吐,无腹胀、腹泻,无发绀,无尖叫,无激惹,无嗜睡等现象。 |
| 查体 | 未见明显阳性体征。 |
| 辅助检查 | • 头颅 MRI(DOL 11 天,PMA 40 周):未见异常(图 5-10-28)。<br>• 血糖、血钙、血氨、乳酸等无异常,血液串联质谱及尿筛查未见异常。<br>• 基因检测:*STXBP1* 基因杂合突变(表 5-10-4,图 5-10-27)。 |
| 治疗及转归 | • 治疗:住院期间服用苯巴比妥后未再抽搐。<br>• 出院后:口服左乙拉西坦,一直无抽搐,6 个月左右停药。<br>• 随访:1 岁 10 个月,无抽搐发作,发育落后:会坐、会爬、不会独立走,可逗笑,无意识发出"爸爸妈妈"声音,不能完成简单指令。 |

1. *STXBP1* 基因位于 9q34.11,有 20 个外显子,编码突触融合蛋白结合蛋白 -1,主要作用于整合膜蛋白受体复合物的形成及突触囊泡融合。

2. *STXBP1* 突变可导致散发早发性癫痫脑病,癫痫和精神运动发育迟滞是主要临床表现。不同的突变表型也有较大的临床异质性,主要体现为发育迟缓和智能障碍的严重程度、对抗发作药物治疗的反应和 EEG 特征的差异。

3. *STXBP1* 基因突变脑病患者约 90% 于婴儿期起病,其中 50% 于新生儿期发病。脑电背景活动改变从暴发 - 抑制、高度失律至正常均有。癫痫发作形式多样,癫痫性痉挛、强直发作和局灶性发作最多见。

表 5-10-4　患儿 *STXBP1* 基因突变,关联疾病为发育性和癫痫性脑病 4 型

| 基因 | 染色体位置 | 核酸改变 | 氨基酸改变(变体号) | 患儿 | 父 | 母 | 相关疾病(OMIM 号),遗传方式 |
|---|---|---|---|---|---|---|---|
| *STXBP1* | chr9:130413901 | c.59_62del | p.K20Rfs*16(NM_003165) | 杂合 | 野生型 | 野生型 | 发育性和癫痫性脑病 4 型(602926),AD |

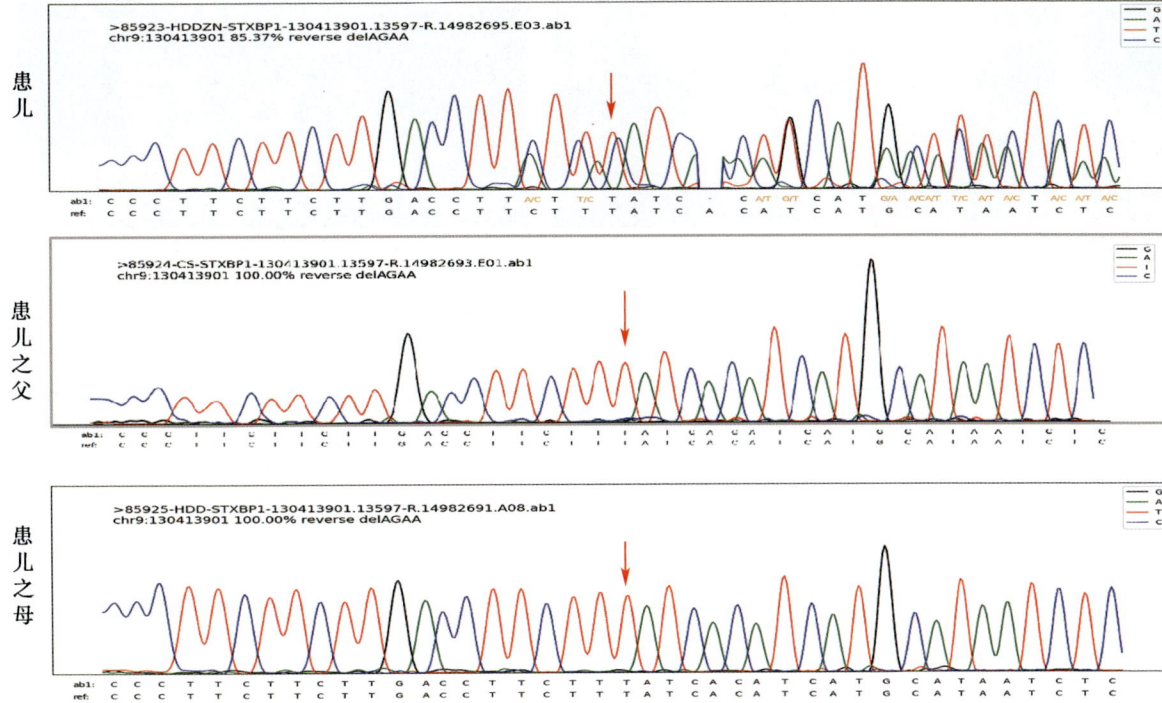

**发育性和癫痫性脑病 4 型**

　　*STXBP1* 基因突变导致新生儿或婴儿期癫痫发作,频繁的强直发作或癫痫性痉挛,严重的精神发育迟缓。

图 5-10-27　*STXBP1* 基因变异的 Sanger 测序验证结果

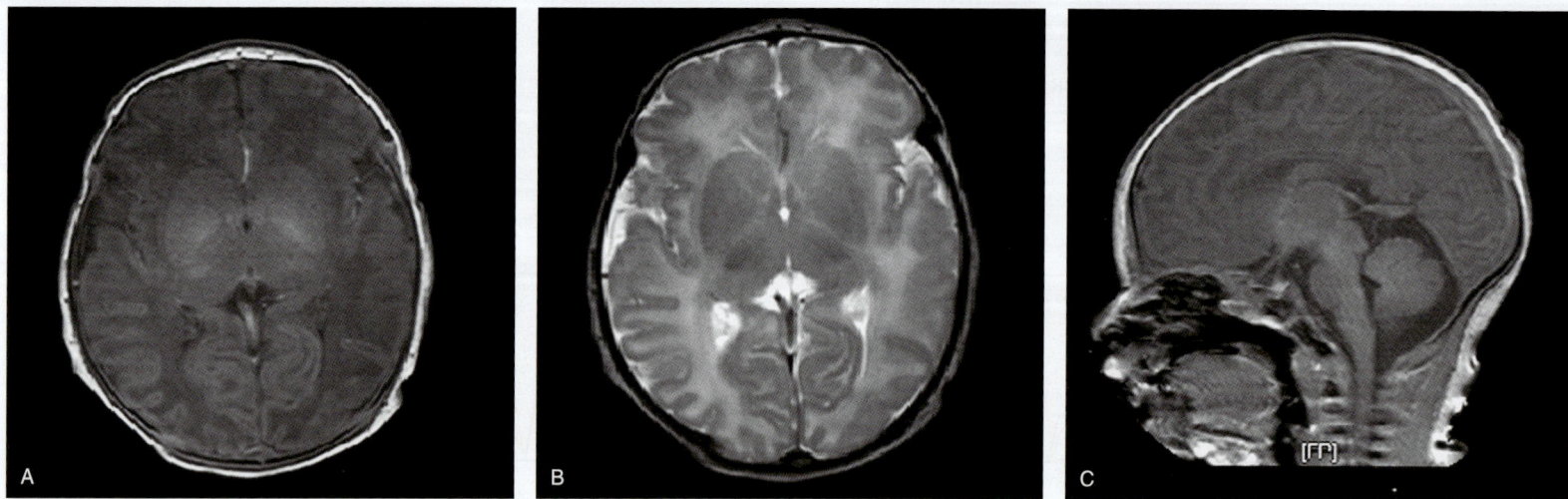

图 5-10-28    头 MRI（DOL 11 天，PMA 40 周）
未见明显异常，符合新生儿脑改变。A. 横断面 $T_1WI$；B. $T_2WI$；C. 矢状位 $T_1WI$。

**病例特点：**
    新生儿期起病，以惊厥发作为主要表现，短期内惊厥发作控制良好，发育落后。
**脑电图特点：**
    1. aEEG：电压正常，睡眠 - 觉醒周期大致正常。
    2. 背景活动：胎龄相适生理波活动可见，多灶尖波非同步非节律性发放，无暴发 - 抑制图形。婴儿期未出现高度失律改变，脑电背景活动逐渐正常。
    3. 发作特点：发作频率低，序贯性发作为主，其中包括强直发作成分（图 5-10-29~ 图 5-10-32）。

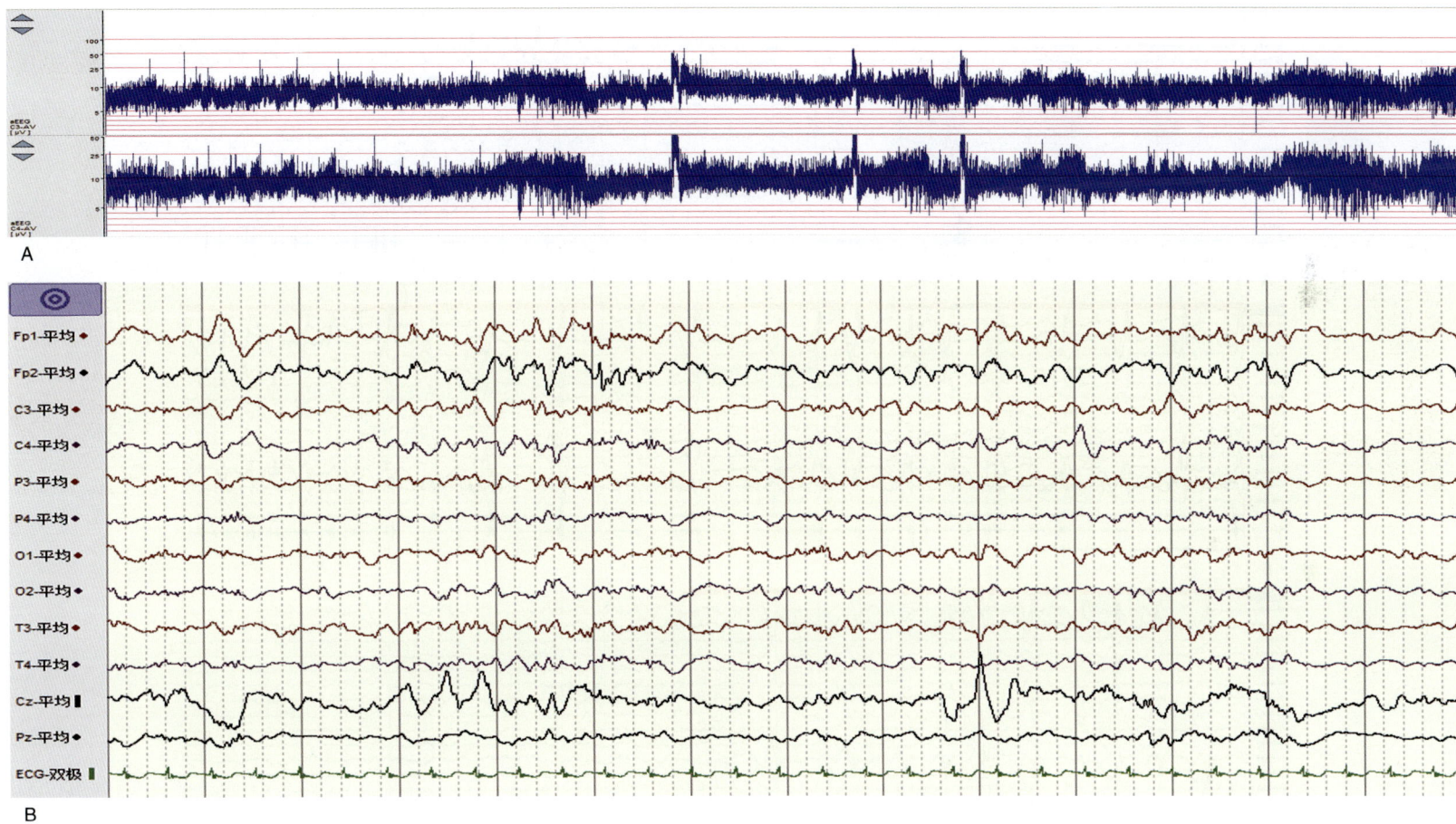

图 5-10-29　DOL 9 天,PMA 39 周 $^{+5}$,背景活动

A. aEEG 双半球电压大致正常,睡眠 - 觉醒周期大致正常,左右对称性可,有三个缺口改变,经原始 EEG 证实为电 - 临床发作;B. 原始 EEG 发作间期,C4 和 Cz 导联不规则尖波阵发。

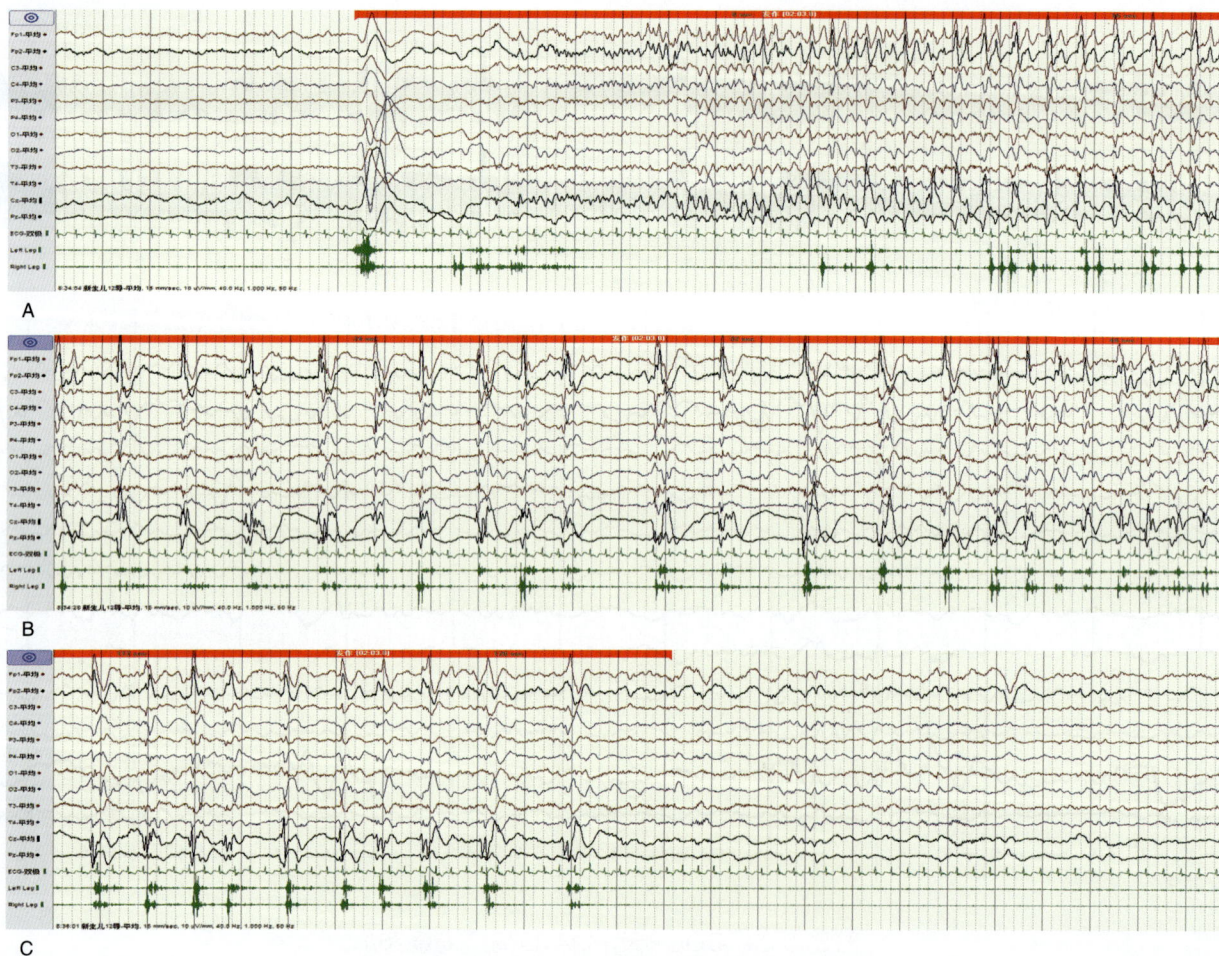

图 5-10-30　DOL 9 天,PMA 39 周 [+5],监测到 3 次电 - 临床发作

均为局灶性发作,持续 25 秒 ~2 分钟不等。A~C. 发作期 EEG 改变,全导高波幅慢波,同时体肌电暴发 0.5 秒→全导电压抑制 2~3 秒,肌电暴发,患儿双眼凝视,肢体僵直→全导 7~9Hz 快波节律 2~3 秒→双侧额区及中央中线区为主高波幅 4~5Hz 负相尖形 θ 节律→全导尖慢波类周期样发放,同时伴肌电爆发,患儿肢体节律性抖动→发作结束,恢复背景。

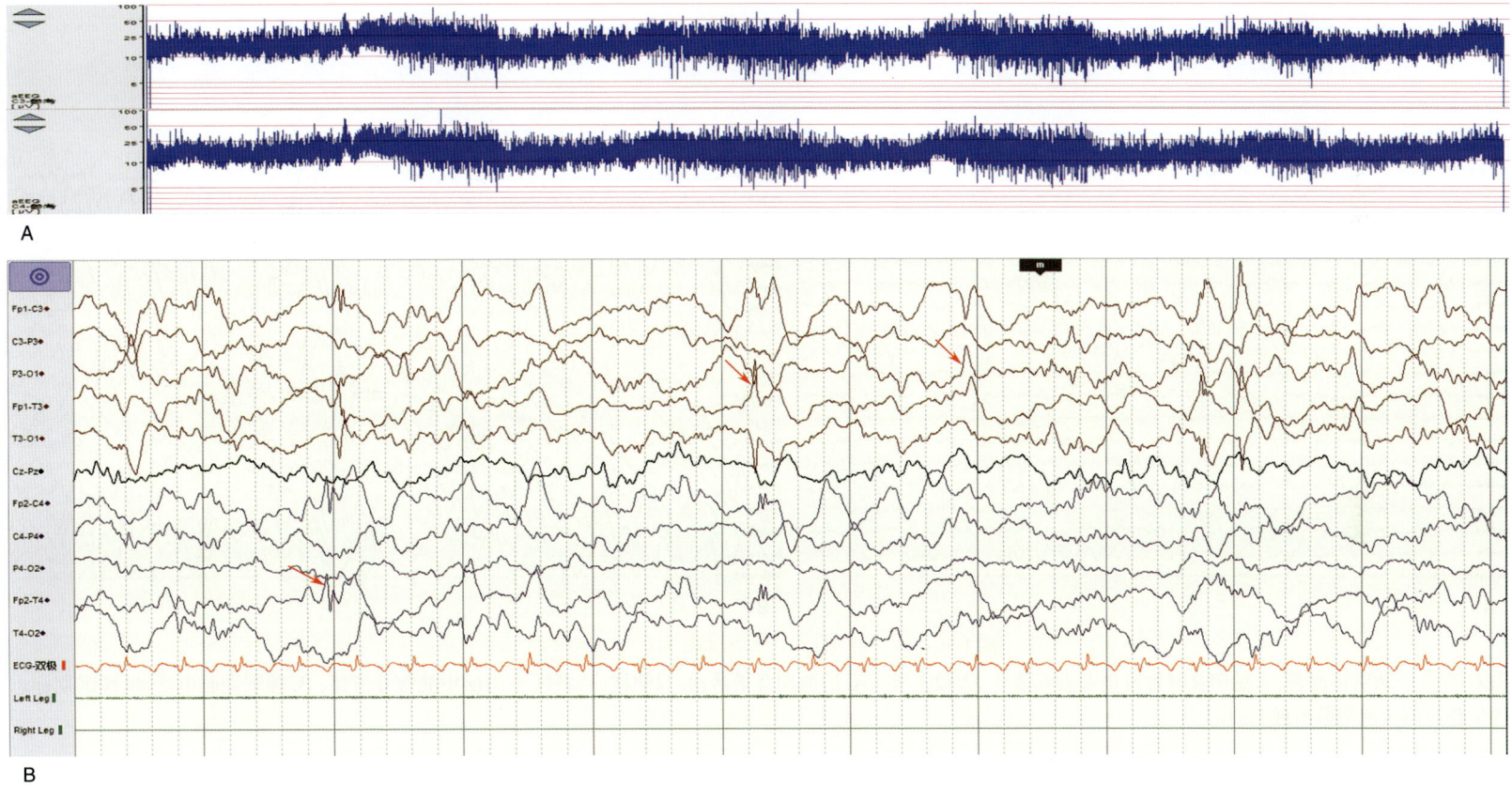

图 5-10-31　DOL 12 天,PMA 40 周$^{+1}$,背景活动

A. aEEG 睡眠 - 觉醒周期正常,对称性可,未见明显缺口; B. 原始 EEG 多灶性尖波、棘波(红色箭头处)发放。

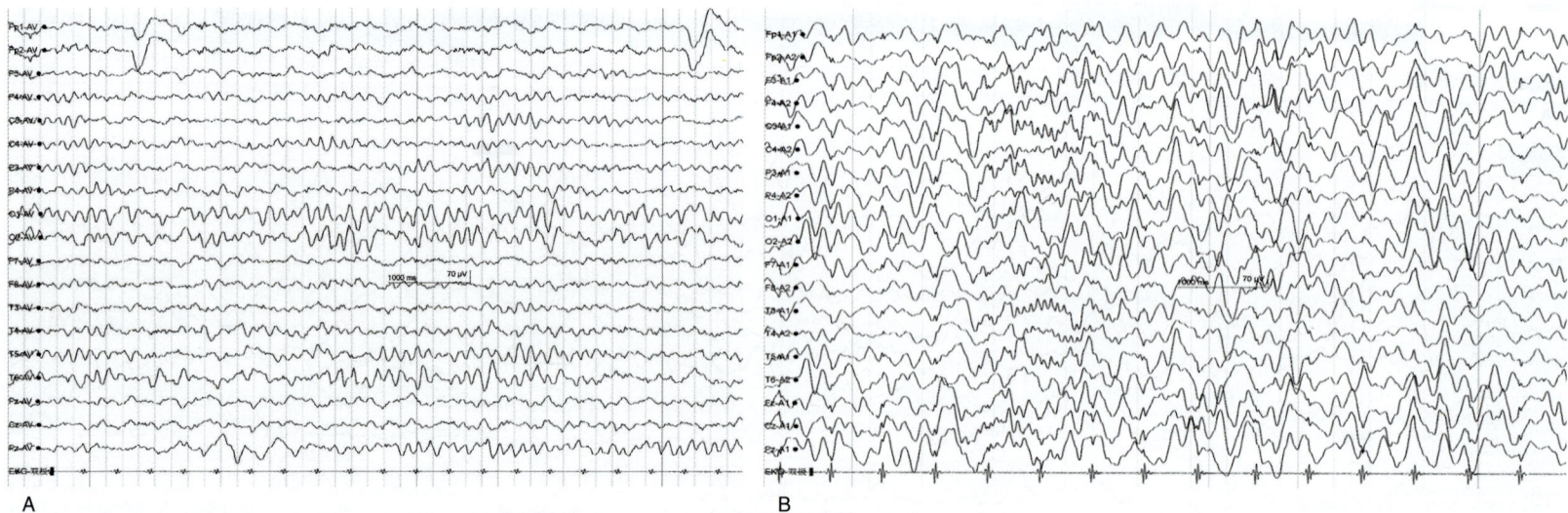

图 5-10-32　11 个月时,发育落后,EEG 背景活动

EEG 背景活动明显改善,未见明显异常放电及癫痫发作,大致正常。A. 清醒期背景活动,双侧枕、后颞区 5~7Hz 中波幅 θ 节律;B. 睡眠期脑电活动,睡眠期标志性生理波同步或交替出现。

## 病例 5　*SCN2A* 基因突变，发育性癫痫性脑病

| 主诉 | 反复抽搐 2 天。 |
|---|---|
| 现病史 | 男，3 天，$G_1P_1$，孕 38 周 $^{+6}$，出生史及母孕史无异常。脐带、胎盘无异常，Apgar 评分 1 分钟 9 分，5 分钟、10 分钟均为 10 分，无窒息缺氧史。生后 1 天患儿无明显诱因出现抽搐，抽搐表现复杂多样，表现为双手握拳、四肢抖动、躯体强直、口唇轻度发绀、双眼或单眼眨动、头部向左侧摇动，持续约数十秒，可自行缓解，每天发作十余次。患儿无发热、尖叫，无激惹、嗜睡，无气促、呼吸困难，无呕吐，无腹胀、腹泻等。 |
| 查体 | 未见明显阳性体征。 |
| 辅助检查 | • 头颅 MRI（DOL 3 天，PMA 39 周 $^{+2}$）：未见异常（图 5-10-34）。<br>• 血糖、血钙、血氨、乳酸等无异常，血液串联质谱及尿筛查未见异常。<br>• 基因检测：*SCN2A* 基因新发变异（表 5-10-5，图 5-10-33）。 |
| 治疗及转归 | • 治疗：先后给予苯巴比妥、左乙拉西坦、卡马西平、氨己烯酸等治疗，6 个月后无发作。<br>• 随访：2 岁 7 个月，全面发育落后：不会抬头，不会翻身，可逗笑，不会发声，不认人。 |

1. *SCN2A* 基因位于染色体 2q24.3，编码钠离子通道 Nav1.2，主要在兴奋性神经元表达。在早期发育的有髓神经纤维的神经元轴突起始段和郎飞结表达，对神经元胞体及树突的发育起到重要的促进作用。

2. *SCN2A* 基因突变引起的神经系统疾病表型分为三大类：①自限性（家族性）新生儿 - 婴儿癫痫，为新生儿 / 婴儿期发作性癫痫，在婴儿晚期或幼儿期发作消失，患儿有正常的认知发育，为常染色体显性遗传；②发育性癫痫性脑病，以严重的癫痫发作为主要特征，婴儿或儿童早期发病，伴有神经发育障碍；③智力缺陷和 / 或自闭症，不出现或晚出现癫痫发作。

3. *SCN2A* 基因突变相关自限性癫痫患者脑电图大多正常，癫痫性脑病者可见局灶性放电或多灶性放电，亦可见高度失律、暴发 - 抑制等。

表5-10-5  患儿 *SCN2A* 基因突变,关联疾病为早期婴儿型癫痫性脑病11型

| 基因 | 染色体位置 | 核酸改变 | 氨基酸改变(变体号) | 患儿 | 父 | 母 | 相关疾病(OMIM号),遗传方式 |
|---|---|---|---|---|---|---|---|
| *SCN2A* | chr2:166210777 | c.2995G>A | p.E999K(NM_00104042) | 杂合 | 野生型 | 野生型 | 早期婴儿型癫痫性脑病11型/良性家族性婴儿痉挛3型(182390),AD |

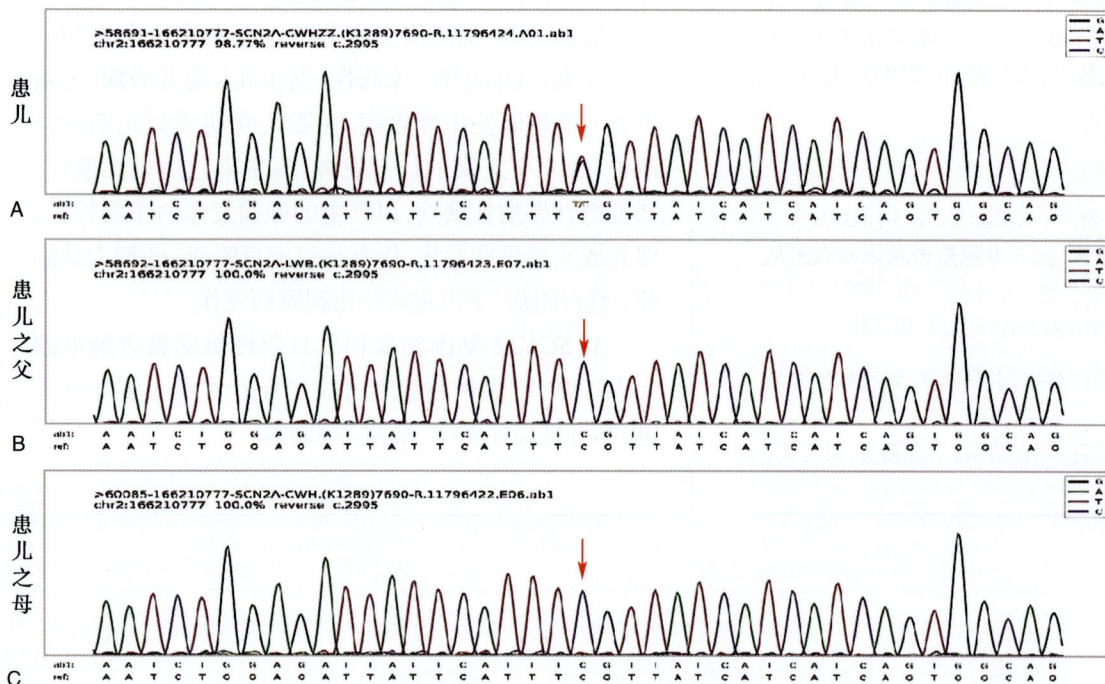

### 早期婴儿型癫痫性脑病11型

*SCN2A* 基因突变导致的顽固性癫痫发作伴神经系统发育延迟和持久性精神障碍,患儿可发展为 West 综合征。其特征为成簇性强直性痉挛发作、精神运动发育停滞、脑电图显示高度失律。

图 5-10-33  *SCN2A* 基因变异的 Sanger 测序验证结果

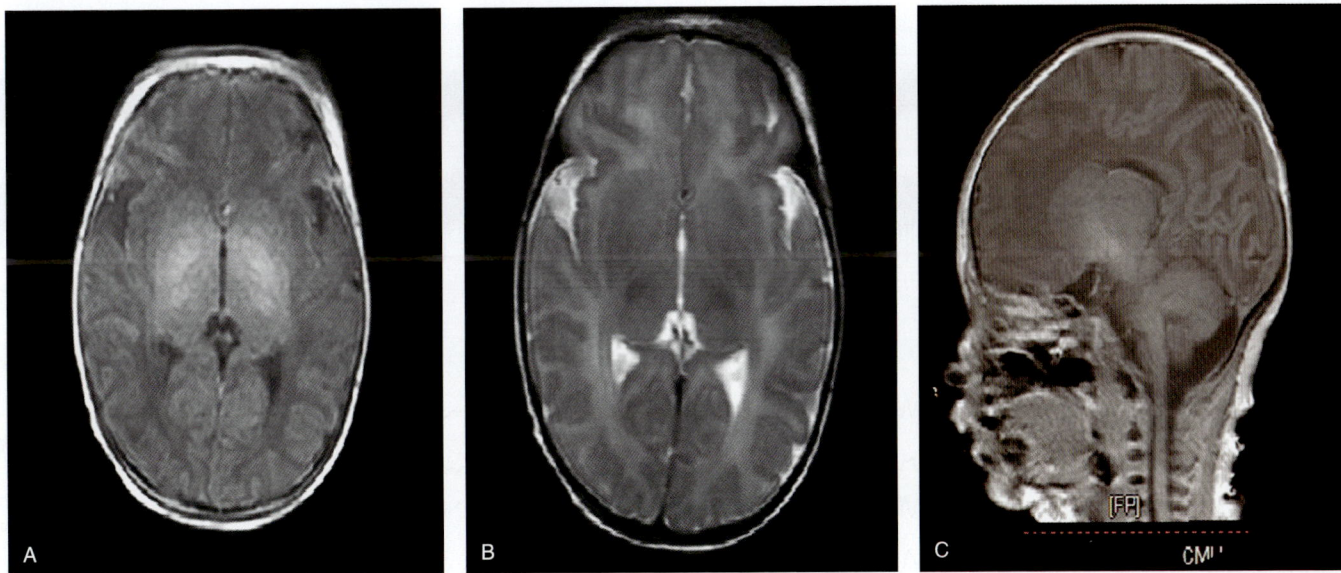

图 5-10-34　头 MRI(DOL 3天,PMA 39 周$^{+2}$)

未见明显异常,符合新生儿脑改变。A. $T_1$WI; B. $T_2$WI; C. $T_1$WI。

**病例特点:**

新生儿期起病,惊厥发作为主要表现,多种抗发作药物联合应用,发作控制,但智力运动发育落后。

**脑电图特点:**

1. aEEG:异常高电压,上边界 50~100μV,无睡眠 - 觉醒周期,频繁下凹样缺口改变。

2. 原始 EEG:为高度失律及暴发 - 抑制背景活动,无正常生理波活动。幼儿期脑电成熟度落后。

3. 发作特点:发作频率高,局灶性发作、癫痫性痉挛发作,发作起始部位呈多灶性,发作期电演变从一侧半球游走至对侧半球(图 5-10-35~ 图 5-10-40)。

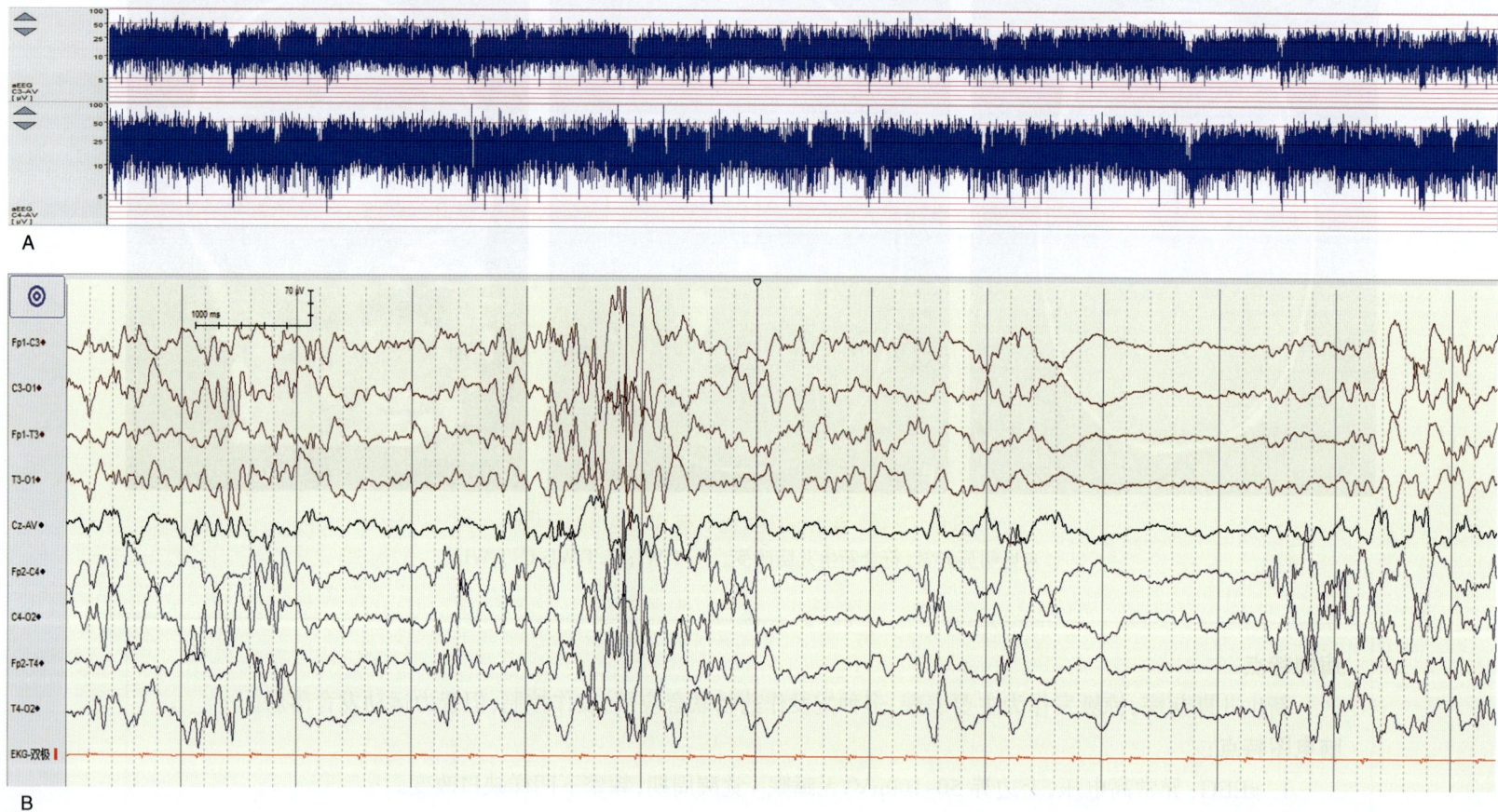

图 5-10-35　DOL 3 天,PMA 39 周 $^{+2}$,背景活动

A. aEEG 异常高电压,上边界达 50μV,睡眠 - 觉醒周期不存在,频繁下凹样缺口,经原始 EEG 证实为电 - 临床发作;B. 原始 EEG 背景为高度失律及暴发 - 抑制图形。

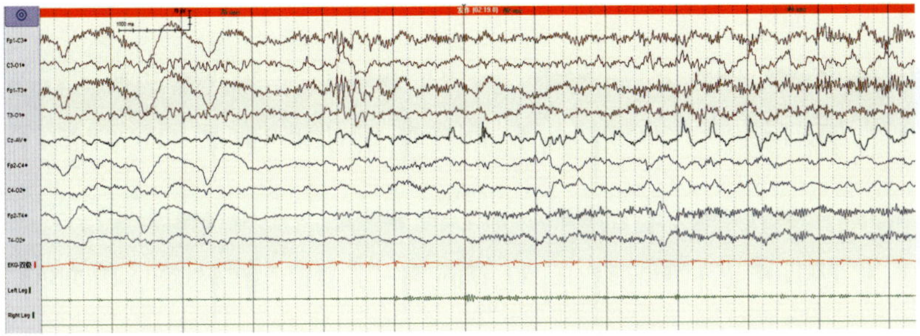

**图 5-10-36 DOL 3 天,PMA 39 周[+2],频繁电 - 临床发作**

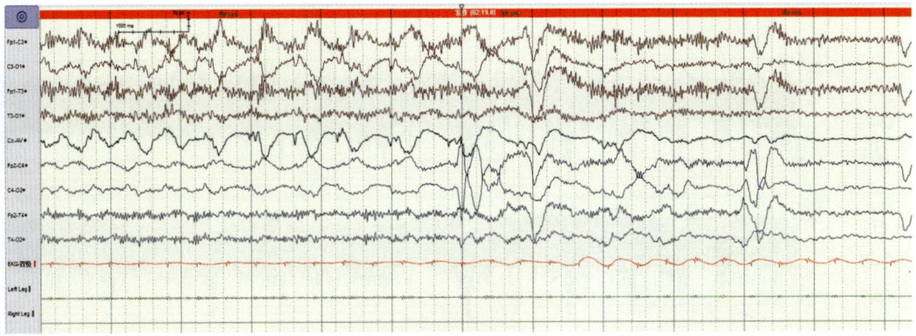

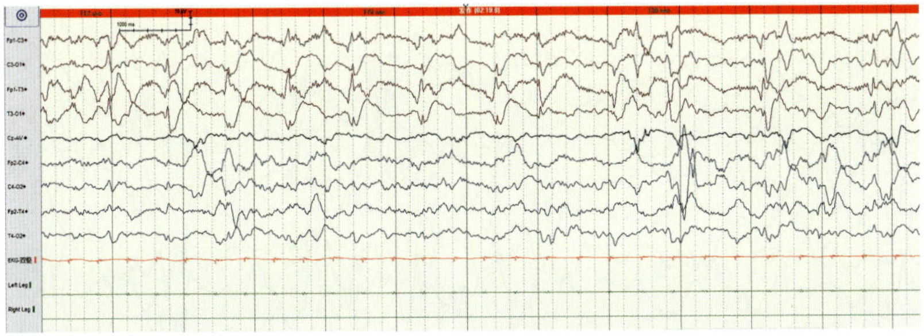

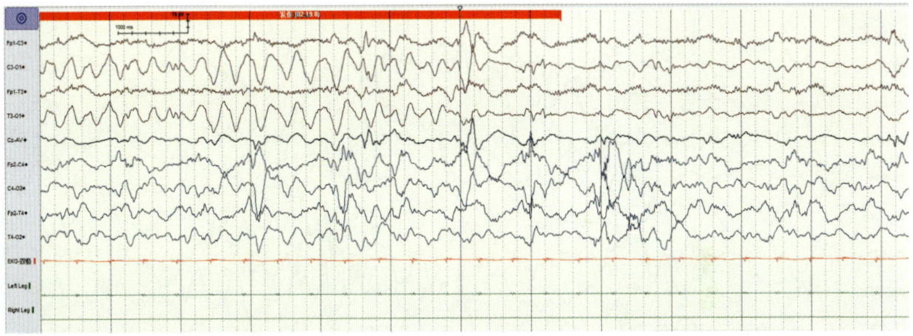

发作起始部位多灶,多以中央或后头部起始,左右交替,尖波或慢波节律起始。A~D 为其中一次电 - 临床发作:同期 EEG 表现为先以左侧半球为主的多形性高波幅尖波或慢波活动,逐渐游走至右侧半球,持续 30 秒至 2 分钟。发作表现为头部向右偏转,阵挛动作,吸吮及肢体强直动作(此次发作期非完整连续记录)。

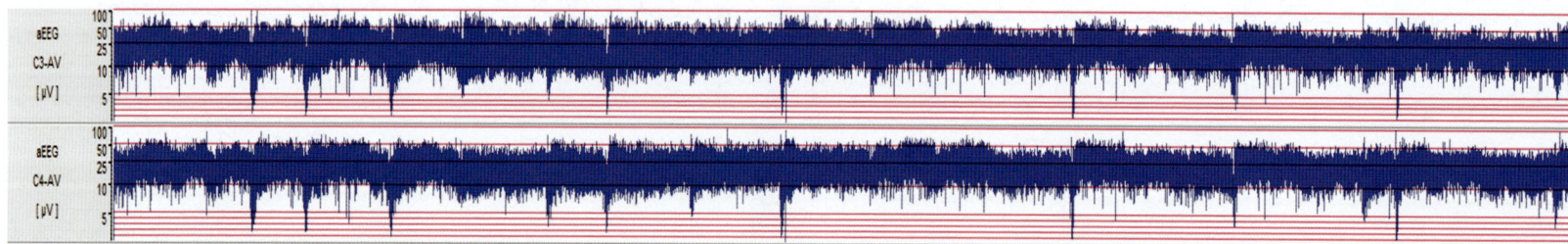

A

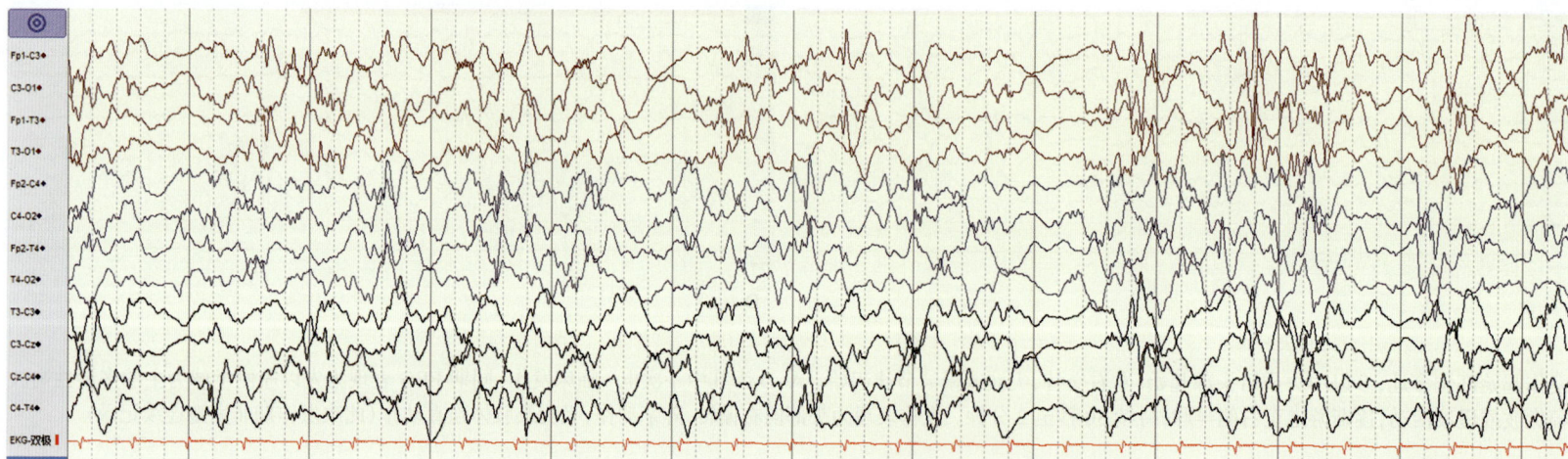

B

图 5-10-37    DOL 21 天,PMA 41 周 $^{+6}$,背景活动

A. aEEG 未见睡眠 - 觉醒周期,异常高电压,对称性可,频繁下凹样缺口;B. 原始 EEG 为高度失律,无正常生理波活动。

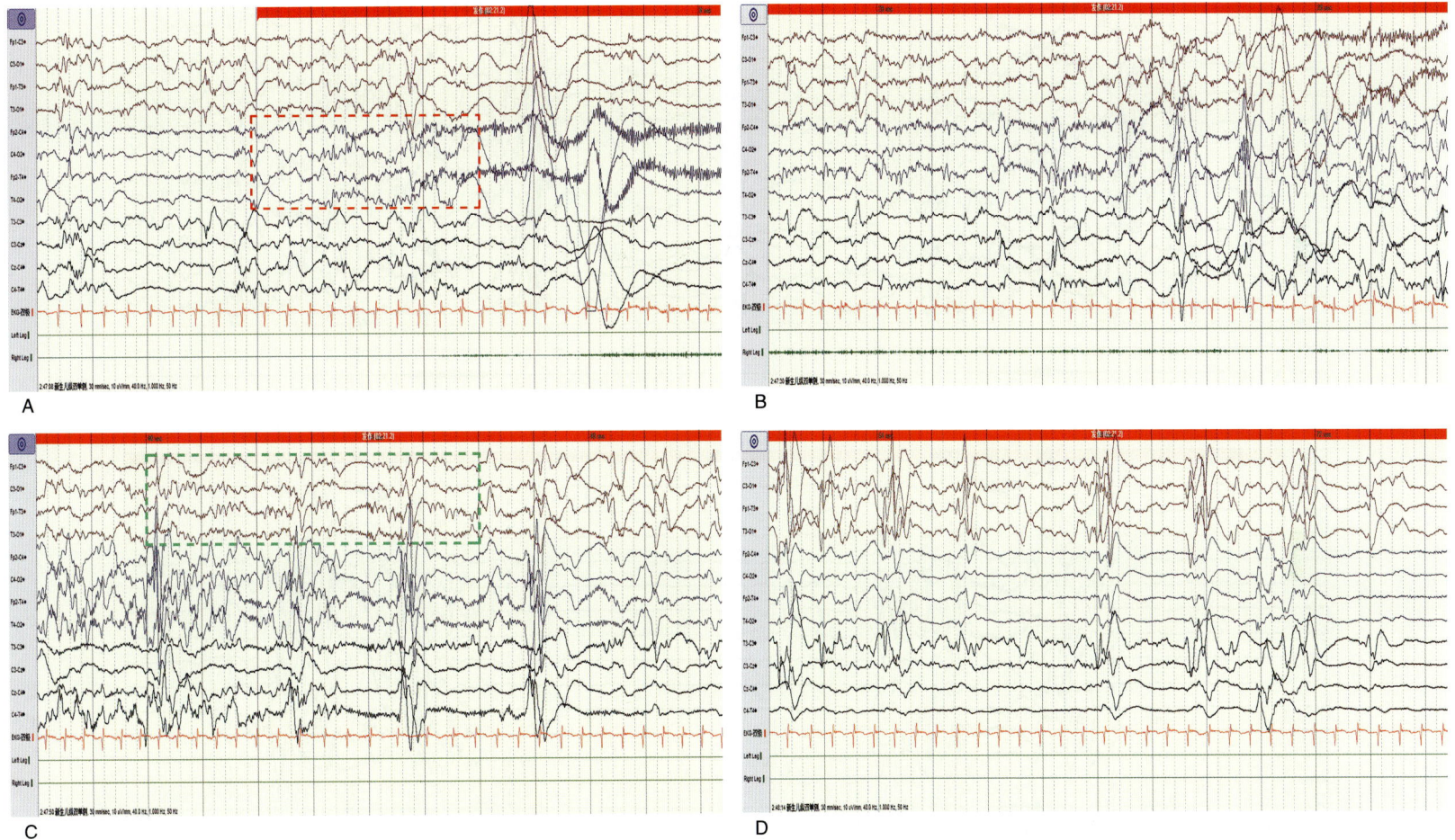

图 5-10-38　DOL 21 天,PMA 41 周 $^{+6}$,频繁电 - 临床发作

监测到 12 次局灶性游走性发作。A~D. 为其中一次电 - 临床发作,右侧中央颞区(红色虚框)起始→左侧中央枕颞区(绿色虚框)之间相互游走(此次发作期非完整连续记录)。

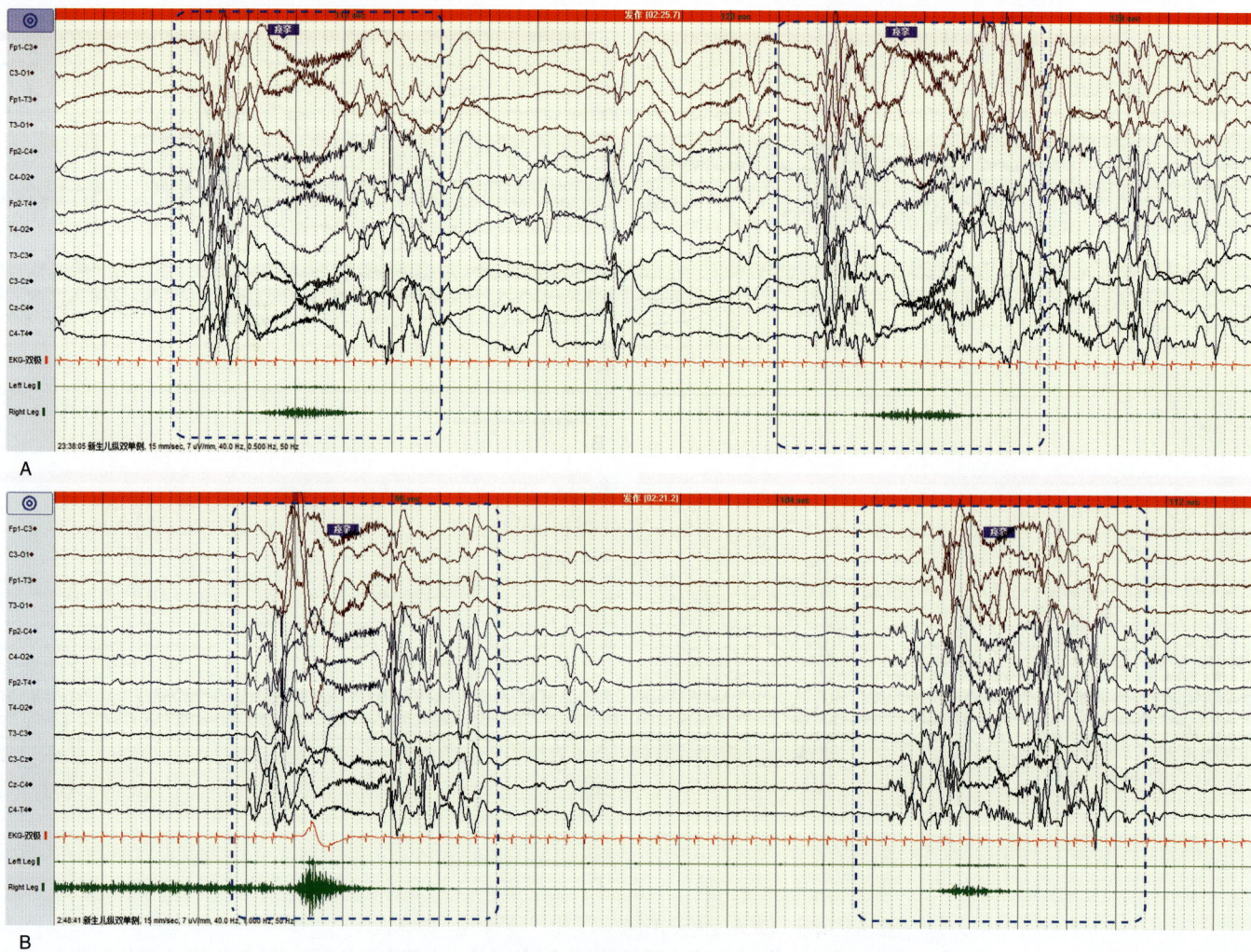

图 5-10-39　DOL 21 天,PMA 41 周 +6,癫痫性痉挛发作

A、B. 游走性发作之后,大部分跟随 2~5 次癫痫性痉挛发作(蓝色虚框处)(走纸速度 15mm/s)。

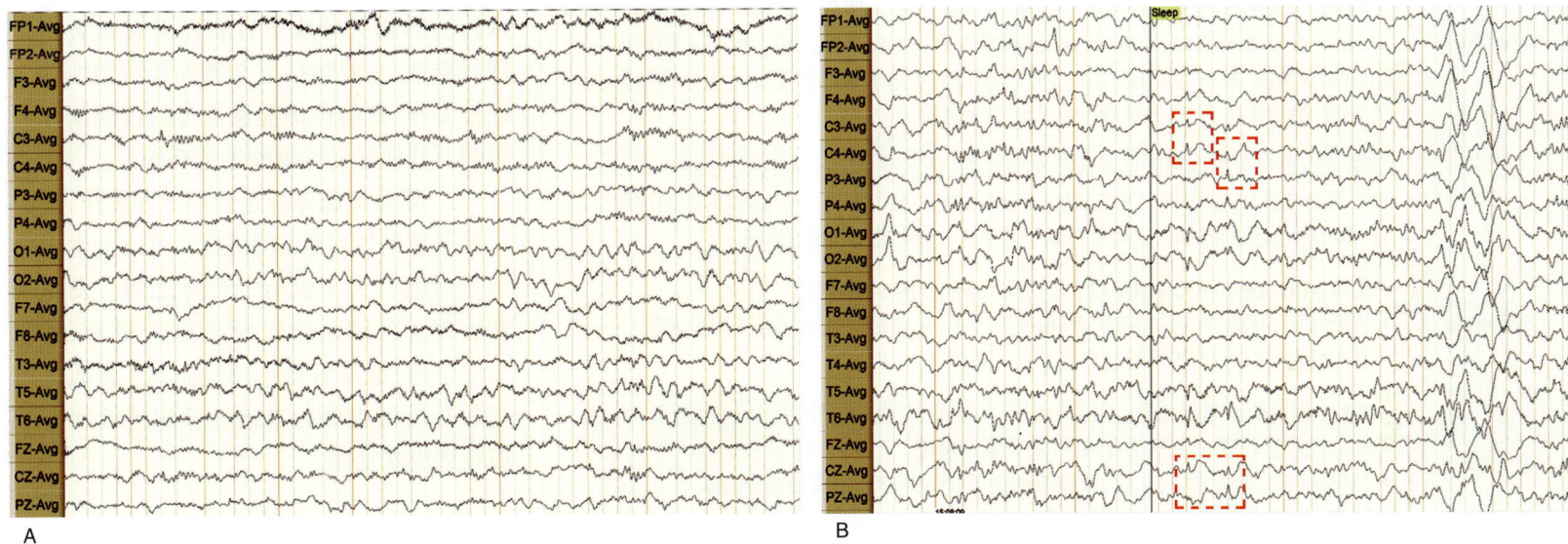

图 5-10-40　1 岁 7 个月时,发育明显落后,EEG 背景活动落后于相应年龄

A. 清醒期背景活动,双侧枕区优势活动以 4~6 Hz θ 波活动为主; B. 睡眠各期标志性生理波存在,睡眠周期明确,中央、顶及中线区少量低波幅棘波散放(红色虚框)。

## 病例 6　*KCNT1* 基因突变，发育性癫痫性脑病

| 主诉 | 早产，呼吸费力 10 分钟。 |
|---|---|
| 现病史 | 男，10 分钟，$G_4P_2$，母孕 32 周$^{+4}$，因脐带扭转、可疑胎儿宫内窘迫剖宫产娩出。出生体重 1 850g，羊水多，脐带及胎盘未见异常，Apgar 评分 1 分钟 7 分，5 分钟 8 分，生后出现呼吸费力、呻吟、吐沫，需面罩正压通气给氧下入院。患儿入院后即出现频繁抽搐，表现为眨眼、咂嘴、四肢抖动，反复给予苯巴比妥及咪达唑仑镇静无好转，给予维生素 $B_6$ 静脉滴注临床症状无缓解。 |
| 查体 | 面罩正压给氧血氧饱和度可维持在 90% 左右，神志清，反应一般，弹足 3 次哭声一般。周身皮肤较苍白，前囟平坦，约 1.5cm × 1.5cm，张力不高。胸廓对称，三凹征阳性，双肺听诊呼吸音减弱，未闻及明显干湿啰音。余未见明显阳性体征。 |
| 辅助检查 | • 头颅 MRI（DOL 6 天，PMA 33 周$^{+3}$）：未见异常（图 5-10-42）。<br>• 感染指标、肝功、肾功、心肌酶谱、血浆氨及血、尿遗传代谢病筛查无明显异常。<br>• 基因检测：*KCNT1* 基因新发突变（表 5-10-6，图 5-10-41）。 |
| 治疗及转归 | • 治疗：先后给予苯巴比妥、左乙拉西坦、托吡酯、丙戊酸治疗，发作不能控制。多种抗发作药物联合生酮饮食治疗，发作频率降低。<br>• PMA 41 周，神清，反应一般，四肢活动少、肌张力减低，偶有抽搐，出院。<br>• 随访：1 岁时，智力运动发育严重落后。 |

1. *KCNT1* 基因定位于染色体 9q34.3，基因编码钠离子门控钾离子通道。*KCNT1* 基因变异相关癫痫患者表型具有显著临床异质性，主要包括婴儿癫痫伴游走性局灶性发作、常染色体显性遗传的夜间额叶癫痫及其他早发性癫痫性脑病等。

2. 婴儿癫痫伴游走性局灶性发作，是一种严重的发育性癫痫脑病，可以发生于出生后第一天至生后七个月之间。发作期表现为各种运动症状，部位不固定，常呈游走性；或伴有自主神经症状。在数日至数月后可进展为难治性癫痫持续状态或频繁成簇发作。

表 5-10-6 患儿 *KCNT1* 基因突变,关联疾病为早发性婴儿癫痫性脑病 14 型

| 基因 | 染色体位置 | 核酸改变 | 氨基酸改变(变体号) | 患儿 | 父 | 母 | 相关疾病(OMIM 号),遗传方式 |
|---|---|---|---|---|---|---|---|
| *KCNT1* | chr9:138656907 | c.1066(exon12)C>T | p.Arg356Trp(NM_020822) | 杂合 | 野生型 | 野生型 | 夜发性额叶癫痫 5 型(615005),AD;早发性婴儿癫痫性脑病 14 型(614959),AD |

● KCNT1:c.1066(exon12)C>T:

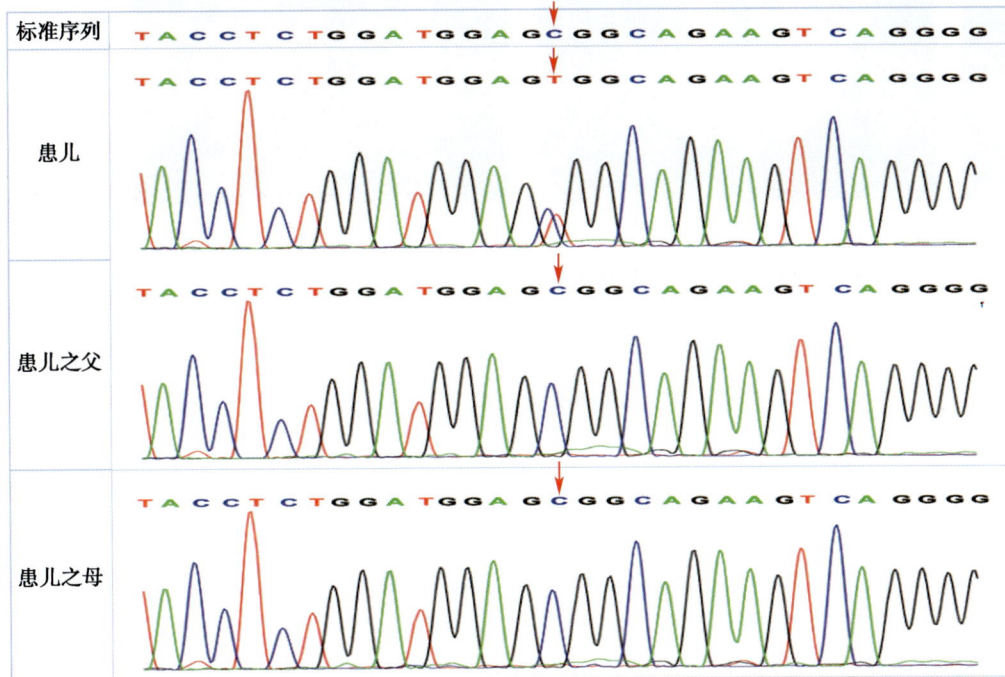

图 5-10-41 *KCNT1* 基因变异的 Sanger 测序验证结果

**早发性婴儿癫痫性脑病 14 型**

*KCNT1* 基因突变导致的严重的婴儿癫痫性脑病,兼有耐药性癫痫和发育迟缓。临床特征:小头畸形,眼神交流差,肌张力减退,发育倒退,四肢瘫,胼胝体发育不全,脑皮层萎缩,胶质增生,中枢神经系统神经元缺失,癫痫性痉挛发作,阵挛,癫痫持续状态,癫痫性脑病。

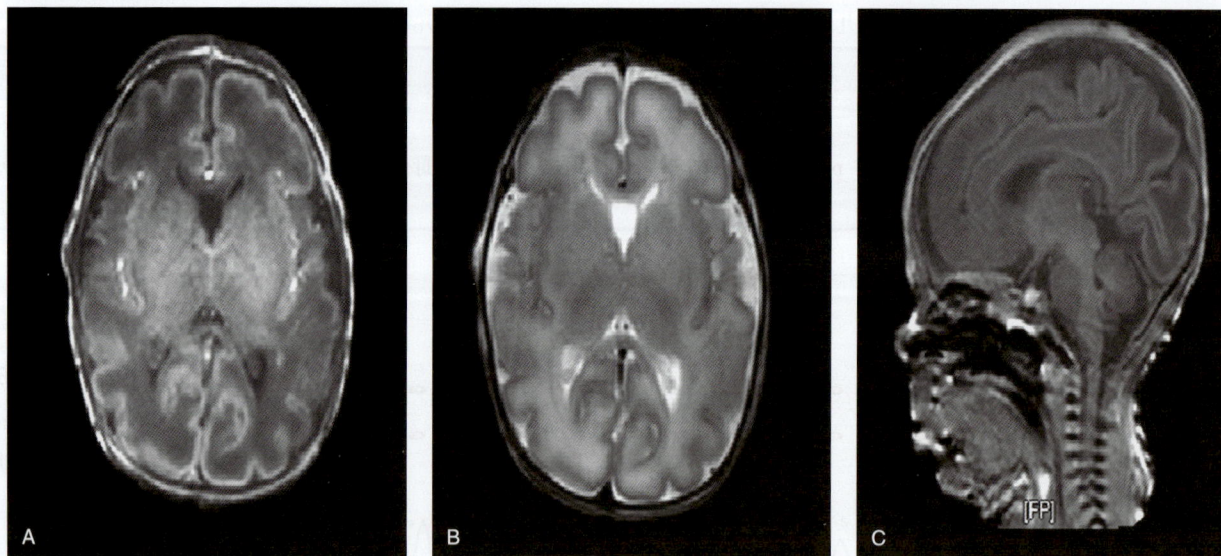

图 5-10-42　头 MRI（DOL 6 天，PMA 33 周 $^{+3}$）

未见明显异常，符合早产儿脑改变。A. T$_1$WI；B. T$_2$WI；C. T$_1$WI。

**病例特点：**

新生儿期起病，惊厥发作为主要表现，达惊厥持续状态。多种抗发作药物联合应用，发作控制，但智力运动发育落后。

**脑电图特点：**

1. aEEG：异常高电压，上边界 50~100μV，无睡眠 - 觉醒周期，频繁下凹样缺口改变。

2. 原始 EEG：为高度失律及暴发 - 抑制背景活动，无正常生理波活动。幼儿期脑电成熟度落后。

3. 发作特点：表现为各种运动症状，局灶性发作、癫痫性痉挛发作，或伴有自主神经症状。发作起始部位多灶，发作期电演变从一侧半球游走至对侧半球，或双半球各自独立非同步性电演变。发作频率高，联合用药发作控制差，进展为难治性癫痫持续状态（图 5-10-43~ 图 5-10-51）。

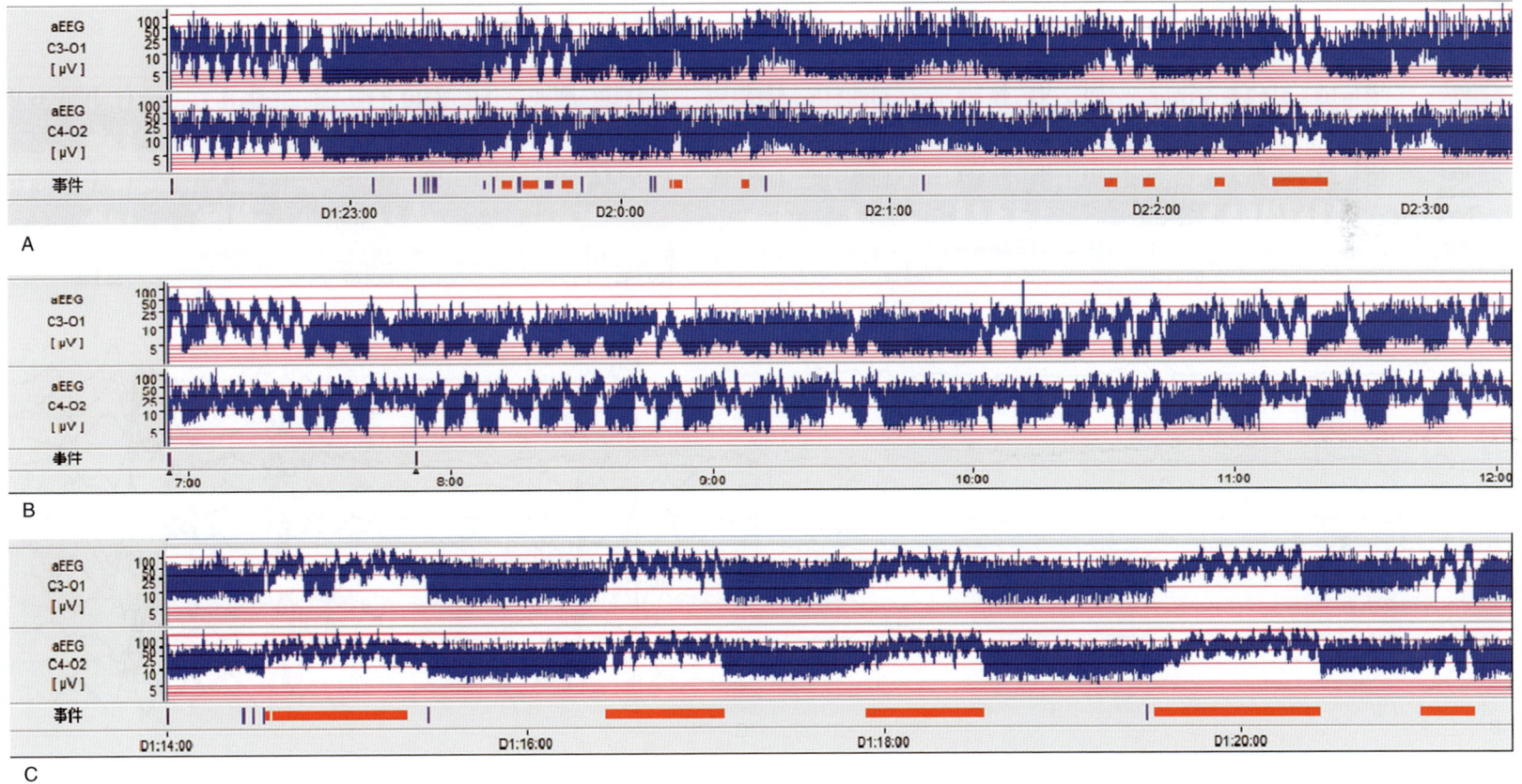

图 5-10-43　不同胎龄发作情况，aEEG 出现不同大小和形态的缺口改变

aEEG 缺口处经原始 EEG 证实为电发作或电 - 临床发作。A. DOL 6~18 小时，PMA 32 周 ⁺⁴，连续数次发作或孤立单次发作；B. DOL 31 天，PMA 37 周 ⁺¹，双侧半球发作频率及程度不完全一致，在左右侧 aEEG 频带上缺口位置及大小不一致；C. DOL 57 天，PMA 40 周 ⁺⁵，丛集性发作，每簇发作时长及发作间隔时长相似，呈规律波浪样缺口改变。

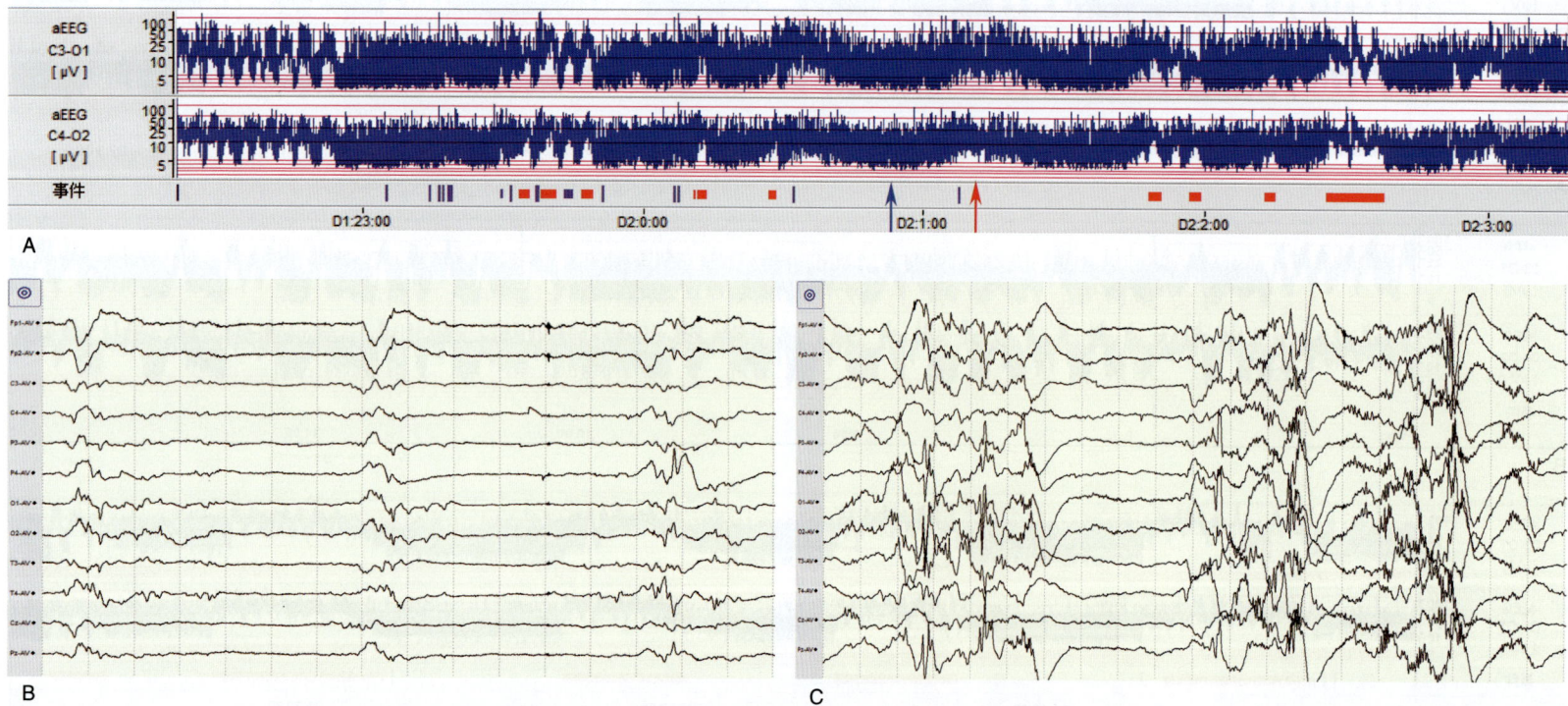

图 5-10-44　DOL 8~24 小时,PMA 32 周 ⁺⁴,背景活动

A. aEEG 未见明确睡眠 - 觉醒周期变化,双侧电压及带宽大致对称,多个大小不等缺口改变,经原始 EEG 证实为电发作或电 - 临床发作;B. aEEG 相对低电压段(蓝色箭头处)原始 EEG,低波幅不规则 θ 波和 δ 波间断阵发;C. aEEG 相对高电压段(红色箭头处)原始 EEG,暴发段高波幅 δ 波复合高尖快波或尖波。

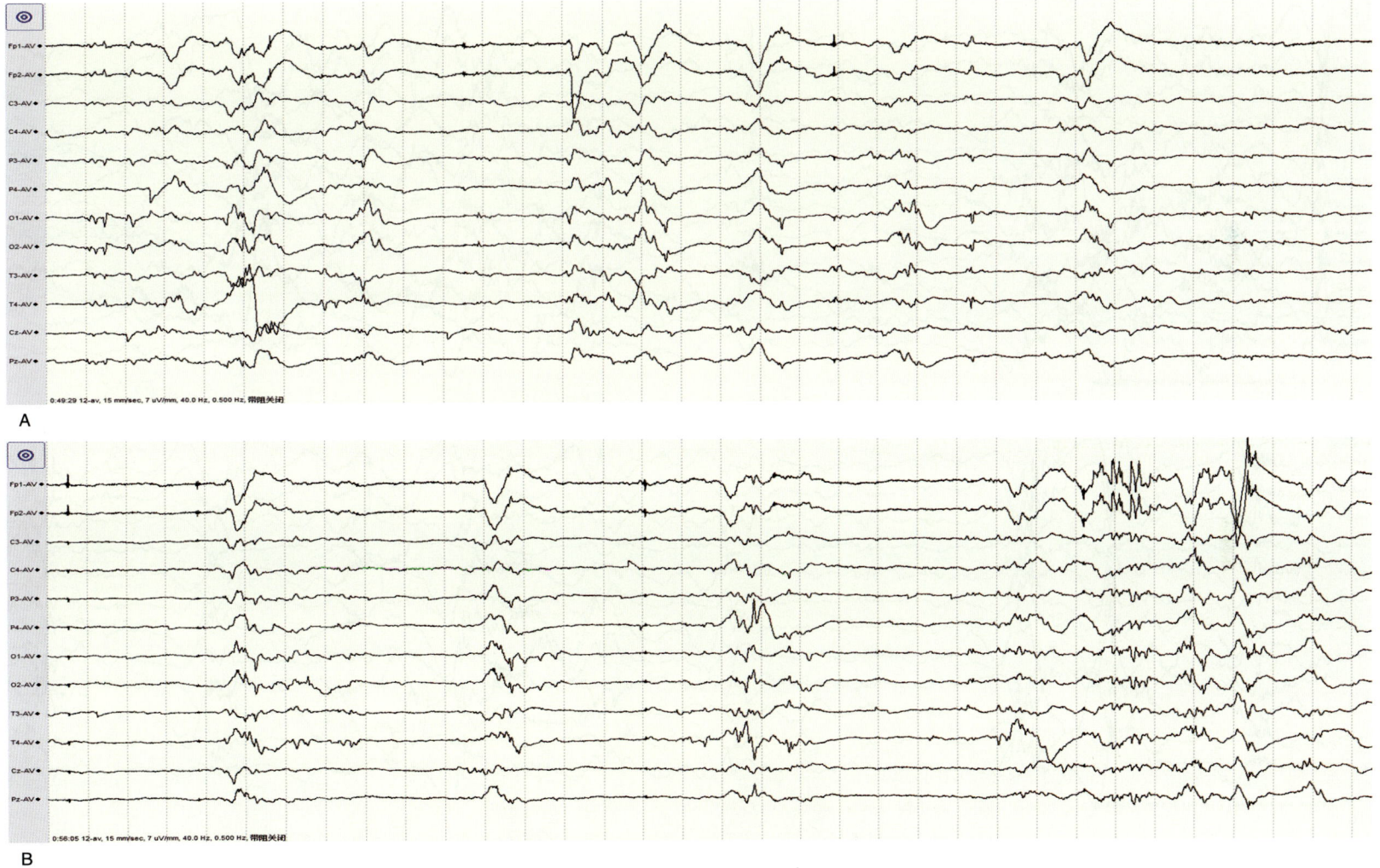

A

B

图 5-10-45　DOL 8~24 小时，PMA 32 周 +4，aEEG 相对低电压段原始 EEG

A~B. TD 图形，暴发段为低波幅不规则混合波短暂活动，IBI 多持续 5~25 秒，无正常生理波活动（走纸速度 15mm/s）。

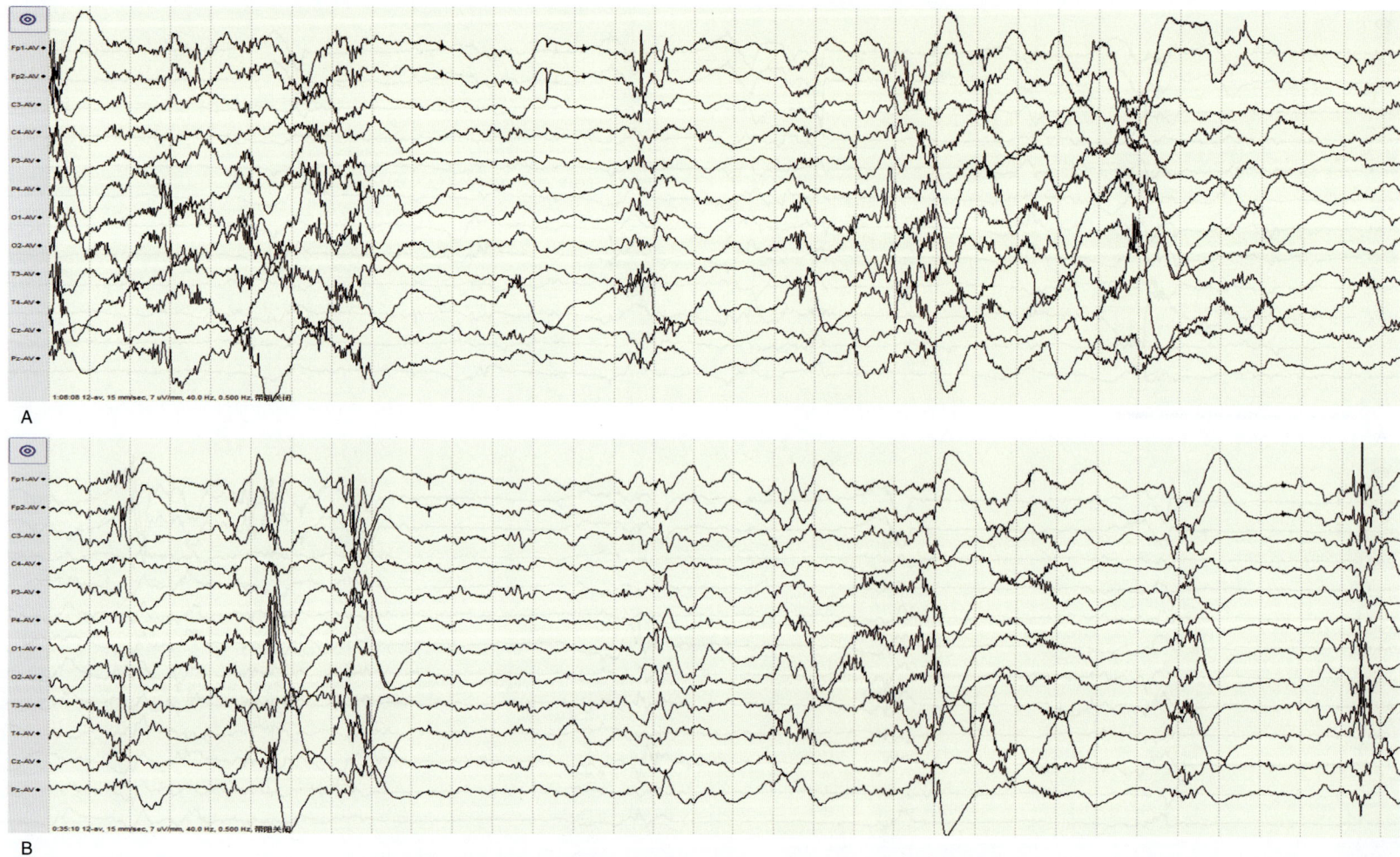

图 5-10-46　DOL 8~24 小时,PMA 32 周 $^{+4}$,aEEG 相对高电压段原始 EEG

A、B. TD 图形或 TA 图形为主,短时程连续图形持续十余秒,暴发段为高波幅不规则慢波、高尖快波、尖波混合活动,IBI 多持续 3~12 秒,无正常生理波活动(走纸速度 15mm/s)。

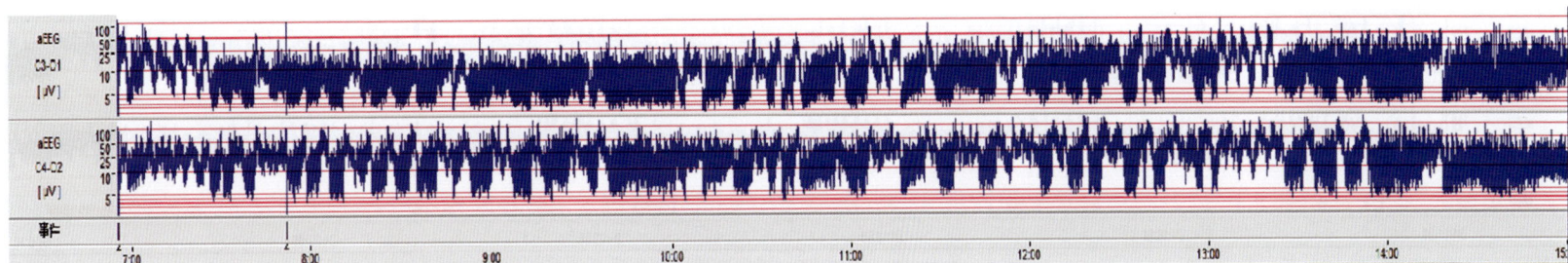

A

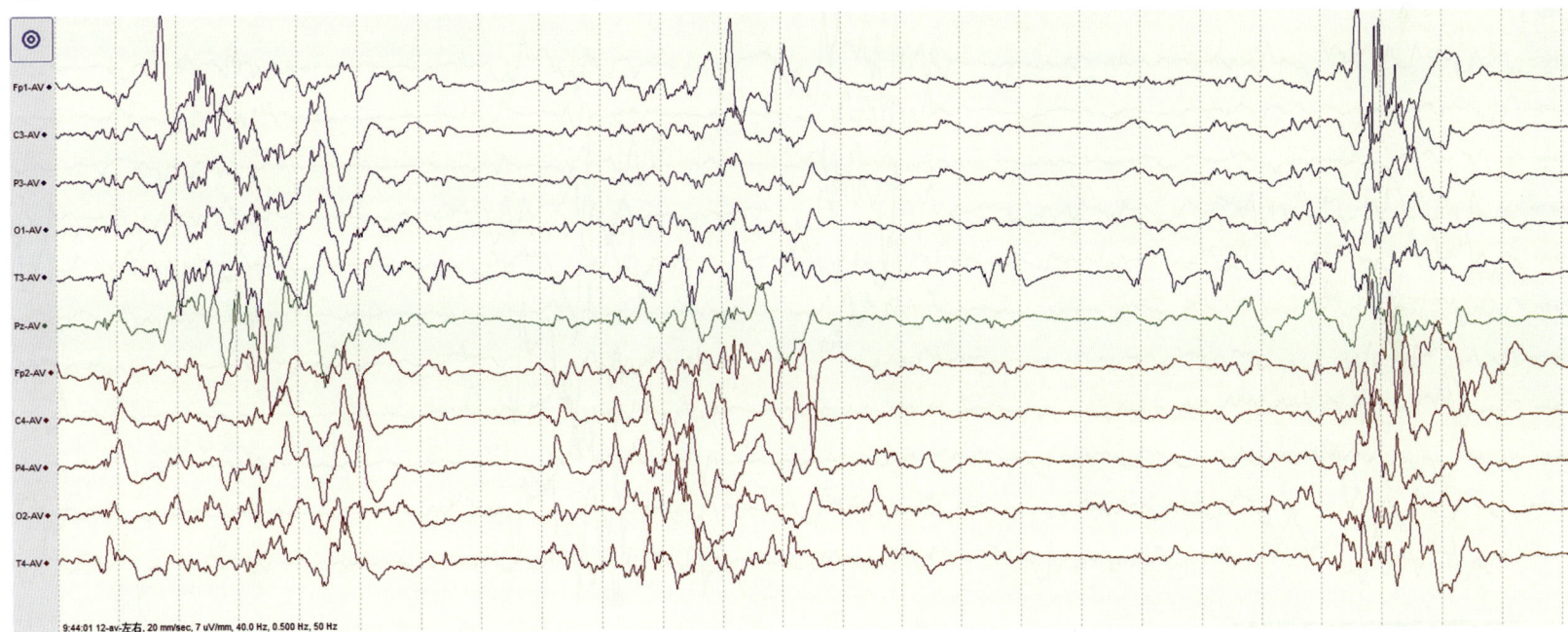

B

图 5-10-47　DOL 32 天,PMA 37 周 +1,背景活动

A. aEEG 双半球缺口改变不同,未见明确睡眠 - 觉醒周期变化,上边界电压 20~50μV;B. 发作间期原始 EEG 背景活动,暴发 - 抑制或暴发 - 衰减图形,暴发段为高波幅尖波、慢波、高尖快波混合活动,双半球大致同步暴发,双半球间脑电活动对称性差,IBI 持续 3~10 秒不等,未见正常生理波活动。

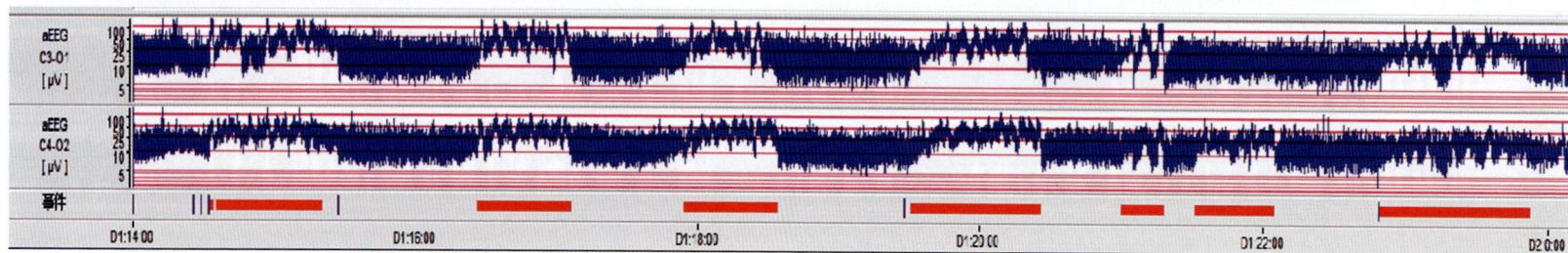

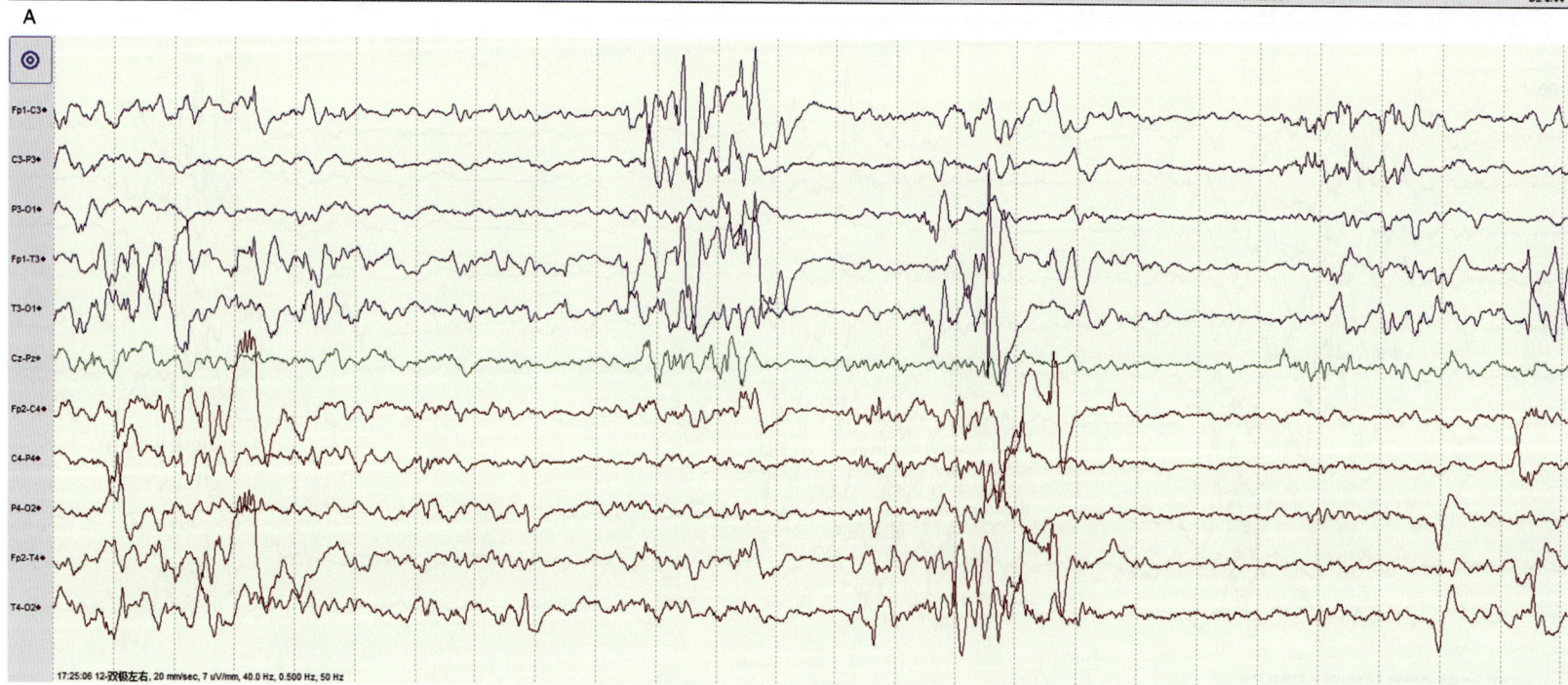

**图 5-10-48　DOL 57 天,PMA 40 周 $^{+5}$,背景活动**

A. aEEG 出现波浪样缺口改变,经原始 EEG 证实 90% 以上为电发作。双侧大致对称,上边界 50μV 左右,未见明确睡眠 - 觉醒周期；B. 发作间期原始 EEG 背景活动,暴发段为不规则高波幅尖波、慢波、快波混合活动,双半球暴发段同步性及对称性差,IBI 持续 1~6 秒不等,未见正常生理波活动。

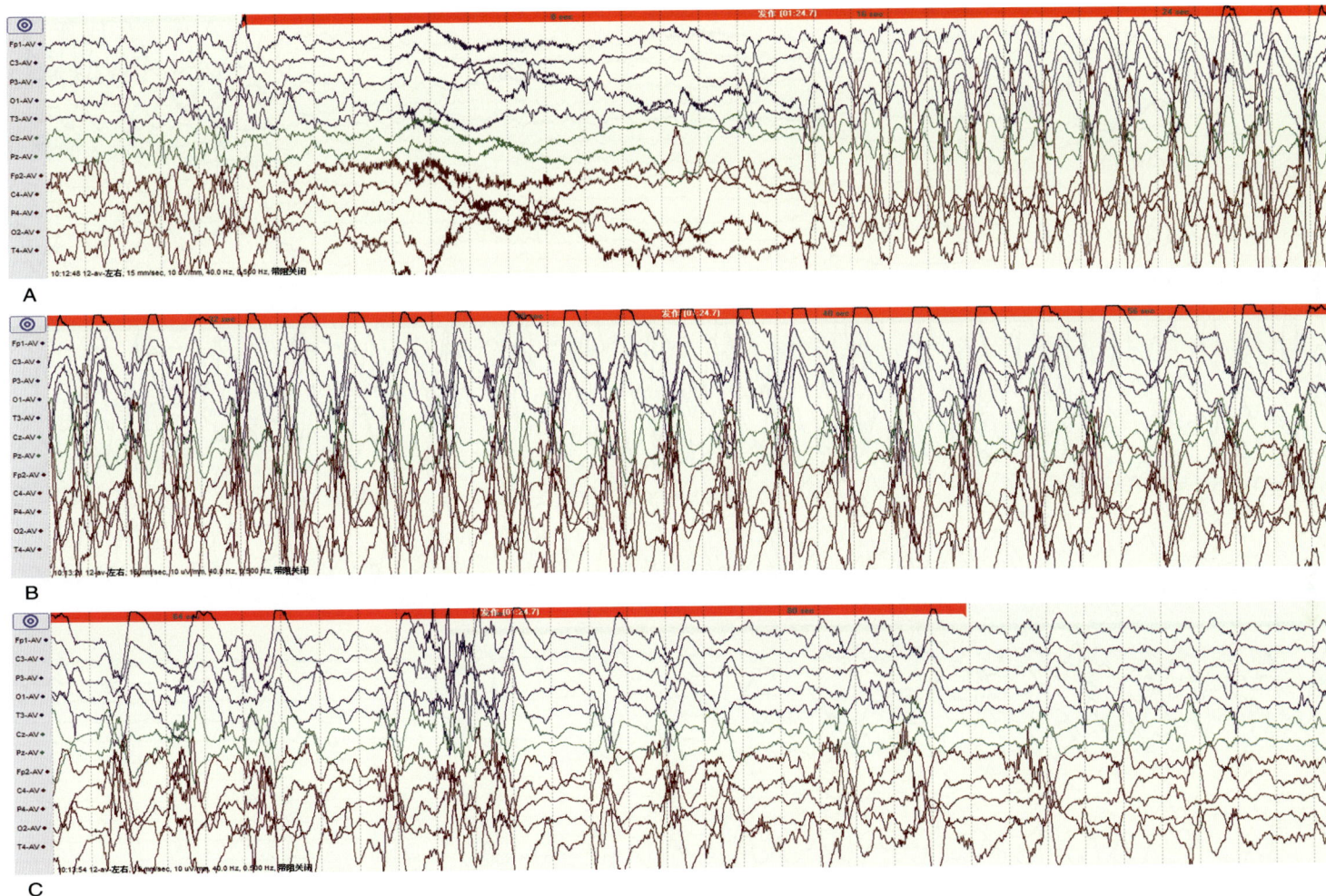

视频 5-10-4

图 5-10-49　DOL 1 天,PMA 32 周$^{+5}$,频繁电 - 发作或电 - 临床发作,呈持续状态

A~C. 一次电 - 临床发作,患儿表现为四肢无规律活动,或四肢非同步非对称性短暂抖动。电演变持续时间较长,但上述临床动作持续仅几秒,且动作相对轻微,非特异性发作期表现(走纸速度 15mm/s)(视频 5-10-4)。

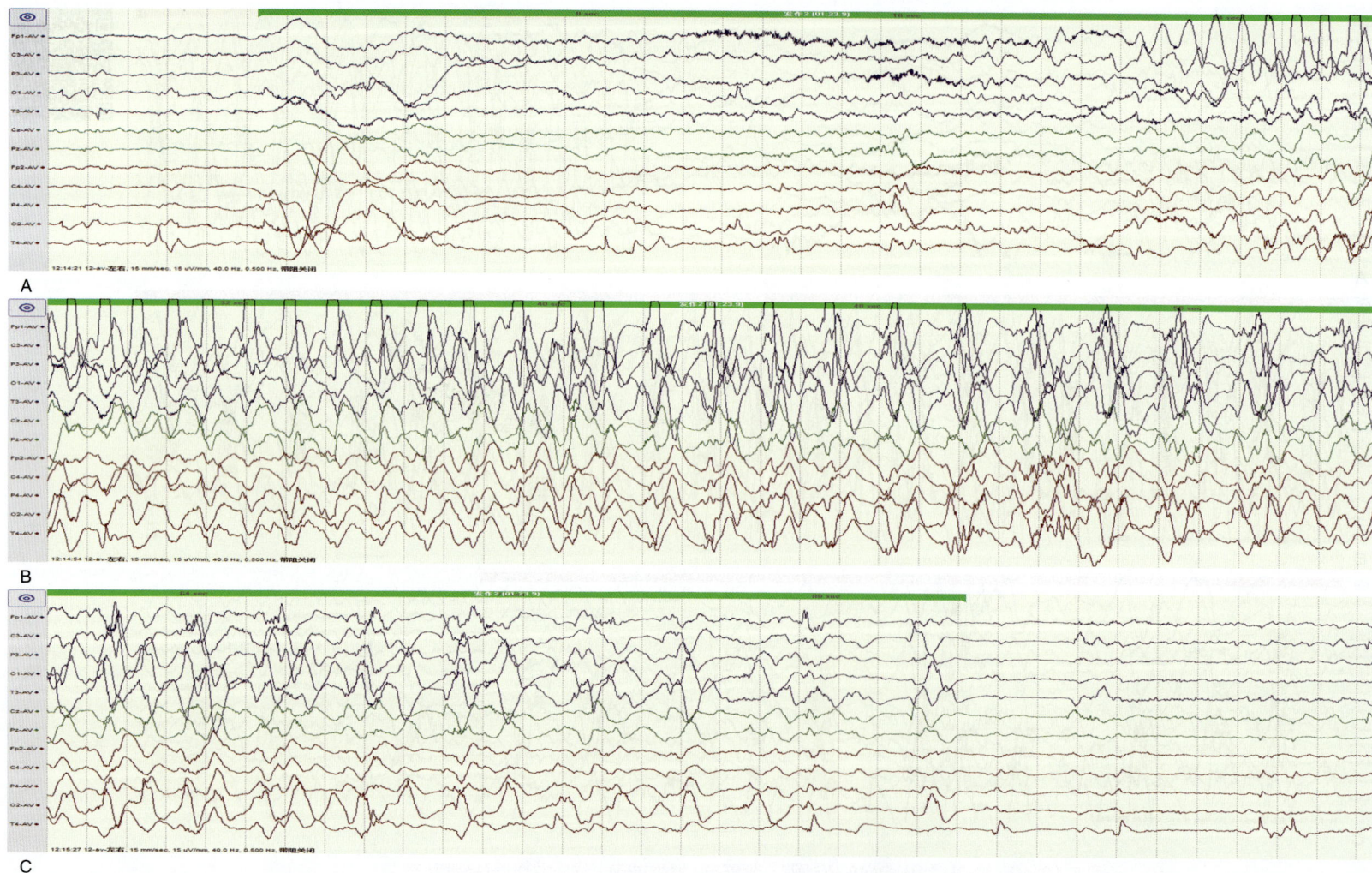

**图 5-10-50　DOL 1 天，PMA 32 周 [+5]，其中一次电发作**

A~C. 以左侧半球电演变为主，持续 1.5 分钟（走纸速度 15mm/s，灵敏度 15μV/mm）。

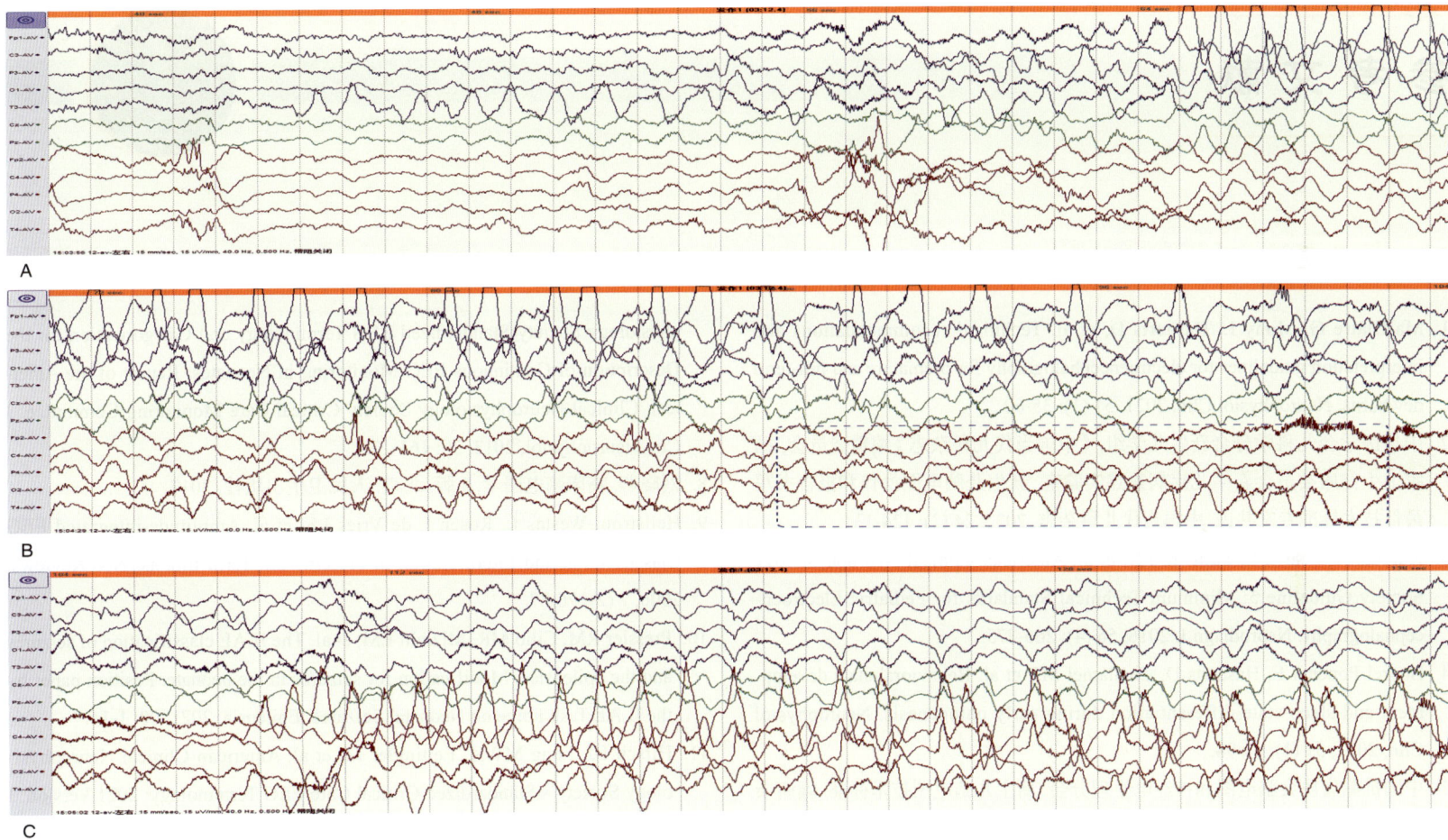

图 5-10-51　发作期电演变形式多样

以一侧半球为主,或从一侧半球游走至对侧半球,或逐渐扩散至双半球。发作时间数十秒至数十分钟不等。A~C. 左侧半球电演变逐渐游走至右侧半球,之后以右侧半球为主的电演变。

（方秀英　门丽娜）

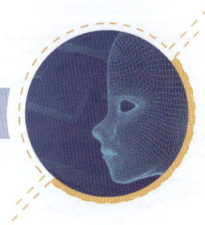

1. Malfilâtre G, Mony L, Hasaerts D, et al. Technical recommendations and interpretation guidelines for electroencephalography for premature and full-term newborns. Neurophysiol Clin, 2021, 51 (1): 35-60.

2. 中华医学会儿科学分会新生儿学组,《中国当代儿科杂志》编辑委员会, 国家卫生健康委员会新生儿疾病重点实验室. 新生儿脑电图操作和报告书写最低技术标准专家共识. 中国当代儿科杂志, 2022, 24 (2): 124-131.

3. Kuratani J, Pearl PL, Sullivan LR, et al. American Clinical Neurophysiology Society Guideline 5: Minimum Technical Standards for Pediatric Electroencephalography. Neurodiagn J, 2016, 56 (4): 266-275.

4. Bourel-Ponchel E, Hasaerts D, Challamel MJ, et al. Behavioral-state development and sleep-state differentiation during early ontogenesis. Neurophysiol Clin, 2021, 51 (1): 89-98.

5. 中国抗癫痫协会脑电图和神经电生理分会. 新生儿脑电图技术标准. 癫痫杂志, 2022, 8 (1): 33-37.

6. André M, Lamblin MD, d'Allest AM, et al. Electroencephalography in premature and full-term infants. Developmental features and glossary. Neurophysiol Clin, 2010, 40 (2): 59-124.

7. Tammy NT, Courtney JW, Shellhaas RA, et al. American Clinical Neuro-physiology Society Standardized EEG Terminology and Categorization for the Description of Continuous EEG Monitoring in Neonates: Report of the American Clinical Neurophysiology Society Critical Care Monitoring Committee. J Clin Neurophysiol, 2013, 30: 161-173.

8. 刘晓燕. 临床脑电图学. 2 版. 北京: 人民卫生出版社, 2017.

9. Hellstrom-Westas L, Rosen I, de Vries LS, et al. Amplitude-integrated EEG Classification and Interpretation in Preterm and Term Infants. Neo Reviews, 2006, 7 (2): 76-87.

10. Pressler RM, Cilio MR, Mizrahi EM, et al. The ILAE classification of seizures and the epilepsies: Modification for seizures in the neonate. Position paper by the ILAE Task Force on Neonatal Seizures. Epilepsia, 2021, 00: 1-14.

11. Hirsch LJ, Fong MWK, Leitingler M, et al. American Clinical Neurophysiology Society's Standardized Critical Care EEG Terminology: 2021 Version. J Clin Neurophysiol, 2021, 38: 1-29.

12. Bourel-Ponchel E, Hasaerts D, Challamel MJ, et al. Behavioral-state development and sleep-state differentiation during early ontogenesis. Neurophysiol Clin, 2021, 51 (1): 89-98.

13. NKane N, Acharya J, Beniczky S, et al. A revised glossary of terms most

commonly used by clinical electroencephalographers and updated proposal for the report format of the EEG findings. Revision 2017. Clinical Neurophysiology Practice, 2017, 2: 170-185.

14. Whitehead K, Pressler R, Fabrizi L. Characteristics and clinical significance of delta brushes in the EEG of premature infants. Clinical Neurophysiology Practice, 2017, 2: 12-18.

15. Bourel-Ponchel E, Gueden S, Hasaerts D, et al. Normal EEG during the neonatal period: maturational aspects from premature to full-term newborns. Neurophysiol Clin, 2021, 51 (1): 61-88.

16. Shellhaas RA, Chang T, Tsuchida T, et al. The American Clinical Neurophysiology Society's Guideline on Continuous Electroencephalography Monitoring in Neonates. J Clin Neurophysiol, 2011, 28 (6): 611-617.

17. Tsuchida TN, Wusthoff CJ, Shellhaas RA, et al. American clinical neurophysiology society standardized EEG terminology and categorization for the description of continuous EEG monitoring in neonates: report of the American Clinical Neurophysiology Society critical care monitoring committee. J Clin Neurophysiol, 2013, 30 (2): 161-173.

18. Bourel-Ponchel E, Gueden S, Hasaerts D, et al. Normal EEG during the neonatal period: maturational aspects from premature to full-term newborns. Neurophysiol Clin, 2021, 51 (1): 61-88.

19. Wallois F, Routier L, Heberlé C, et al. Back to basics: the neuronal substrates and mechanisms that underlie the electroencephalogram in premature neonates. Neurophysiol Clin, 2021, 51 (1): 5-33.

20. Bourel-Ponchel E, Hasaerts D, Challamel MJ, et al. Behavioral-state development and sleep-state differentiation during early ontogenesis. Neurophysiol Clin, 2021, 51 (1): 89-98.

21. Hunt RW, Liley HG, Wagh D, et al. Effect of Treatment of Clinical Seizures vs Electrographic Seizures in Full-Term and Near-Term Neonates: A Randomized Clinical Trial. JAMA Netw Open, 2021, 4 (12): e2139604.

22. Kane N, Acharya J, Benickzy S, et al. A revised glossary of terms most commonly used by clinical electroencephalographers and updated proposal for the report format of the EEG findings. Clin Neurophysiol Pract, 2017, 2: 170-185.

23. Hirsch LJ, Fong M, Leitinger M, et al. American Clinical Neurophysiology Society's Standardized Critical Care EEG Terminology: 2021 Version. J Clin Neurophysiol, 2021, 38 (1): 1-29.

24. Janáčková S, Boyd S, Yozawitz E, et al. Electroencephalographic characteristics of epileptic seizures in preterm neonates. Clin Neurophysiol, 2016, 127 (8): 2721-2727.

25. Pellegrin S, Munoz FM, Padula M, et al. Neonatal seizures: Case definition & guidelines for data collection, analysis, and presentation of immunization safety data. Vaccine. 2019, 37 (52): 7596-7609.

26. Pressler RM, Cilio MR, Mizrahi EM, et al. The ILAE classification of seizures and the epilepsies: Modification for seizures in the neonate. Position paper by the ILAE Task Force on Neonatal Seizures. Epilepsia, 2021, 62 (3): 615-628.

27. Weeke LC, Boylan GB, Pressler RM, et al. Role of EEG background activity, seizure burden and MRI in predicting neurodevelopmental outcome in full-term infants with hypoxic-ischaemic encephalopathy in the era of therapeutic hypothermia. Eur J Paediatr Neurol, 2016, 20 (6): 855-864.

28. Awal MA, Lai MM, Azemi G, et al. EEG background features that predict outcome in term neonates with hypoxic ischaemic encephalopathy: A structured review. Clinical Neurophysiology, 2016, 127 (1): 285-296.

29. Bobba PS, Malhotra A, Sheth KN, et al. Brain injury patterns in hypoxic ischemic encephalopathy of term neonates. Neuroimaging, 2023, 33 (1): 79-84.

30. Abend NS, Mani R, Tschuda TN, et al. EEG Monitoring during Therapeutic Hypothermia in Neonates, Children, and Adults. American Journal of Electroneurodiagnostic Technology, 2015, 51 (3): 141-164.

31. Koskela T, Kendall GS, Memon S, et al. Prognostic value of neonatal EEG following therapeutic hypothermia in survivors of hypoxic-ischemic encephalopathy. Clinical Neurophysiology, 2021, 132 (9): 2091-2100.

32. Natarajan N, Benedetti G, Perez FA, et al. Association between early EEG background and outcomes in infants with mild HIE undergoing therapeutic hypothermia. Pediatr Neurol, 2022, 134: 52-58.

33. 方秀英, 田艺丽, 陈淑媛, 等. 应用于新生儿缺氧缺血性脑病的脑电背景分析新方法. 中国当代儿科杂志, 2023, 25 (2): 128-134.

34. Herzberg EM, Machie M, Glass HC, et al. Seizure Severity and treatment response in newborn infants with seizures attributed to intracranial hemorrhage. J Pediatr, 2022, 242: 121-128. e1.

35. 邵肖梅, 周文浩. 胎儿及新生儿脑损伤. 2 版. 上海: 上海科技教育出版社, 2017.

36. Brouwer AJ, Groenendaal F, Koopman C, et al. Intracranial hemorrhage in full-term newborns: a hospital-based cohort study. Neuroradiology, 2010, 52 (6): 567-576.

37. Sandoval Karamian AG, Yang QZ, Tam LT, et al. Intracranial hemorrhage in term and late-preterm neonates: an institutional perspective. AJNR Am J Neuroradiol, 2022, 43 (10): 1494-1499.

38. Hellström-Westas Lena, Rosén Ingmar. Electroencephalography and brain damage in preterm infants. Early Hum Dev, 2005, 81: 255-261.

39. Aso K, Abdab-Barmada M, Scher MS. EEG and the neuropathology in premature neonates with intraventricular hemorrhage. J Clin Neurophysiol, 1993, 10: 304-313.

40. Hellström-Westas L, Klette H, Thorngren-Jerneck K, et al. Early prediction of outcome with aEEG in preterm infants with large intraventricular hemorrhages. Neuropediatrics, 2001, 32: 319-324.

41. Kidokoro H, Okumura A, Hayakawa F, et al. Chronologic changes in neonatal EEG findings in periventricular leukomalacia. Pediatrics, 2009, 124 (3): 468-475.

42. Dunbar M, Kirton A. Perinatal stroke: mechanisms, management, and outcomes of early cerebrovascular brain injury. Lancet Child Adolesc Health, 2018, 2 (9): 666-676.

43. Farhadi R, Alaee A, Alipour Z, et al. Prevalence of stroke in neonates who admitted with seizures in neonatal intensive care Unit. Iran J Child Neurol, 2015, 9 (4): 41-47.

44. van der Aa NE, Benders MJ, Groenendaal F, et al. Neonatal stroke: a review of the current evidence on epidemiology, pathogenesis, diagnostics and therapeutic options. Acta Paediatr, 2014, 103 (4): 356-364.

45. Elgendy MM, Puthuraya S, LoPiccolo C, et al. Neonatal stroke: Clinical characteristics and neurodevelopmental outcomes. Pediatr Neonatol, 2022, 63 (1): 41-47.

46. Sanu O. Distinguishing arterial ischemic stroke from hypoxic-ischemic encephalopathy in the neonate at birth. obstet gynecol, 2017, 129 (2): 388-389.

47. Benders MJ, Groenendaal F, Uiterwaal CS, et al. Perinatal arterial stroke in the preterm infant. Semin Perinatol, 2008, 32 (5): 344-349.

48. Glass HC, Shellhaas RA, Wusthoff CJ, et al. Contemporary profile of seizures

in neonates: a prospective cohort study. J Pediatr, 2016, 174: 98-103. e1.

49. Pisani F, Spagnoli C. Acute symptomatic neonatal seizures in preterm neonates: etiologies and treatments. Semin Fetal Neonatal Med, 2018, 23 (3): 191-196.

50. Rafay MF, Cortez MA, de Veber GA, et al. Predictive value of clinical and EEG features in the diagnosis of stroke and hypoxic ischemic encephalopathy in neonates with seizures. Stroke, 2009, 40 (7): 2402-2407.

51. 巨容, 包蕾, 母得志, 等. 新生儿低血糖临床规范管理专家共识 (2021). 中国当代儿科杂志, 2022, 24 (1): 1-13.

52. Committee on Fetus and Newborn, Adamkin DH. Postnatal glucose homeostasis in late-preterm and term infants. Pediatrics, 2011, 127 (3): 575-579.

53. McKinlay CJD, Alsweiler JM, Anstice NS, et al. Association of Neonatal Glycemia With Neurodevelopmental Outcomes at 4. 5 Years. JAMA Pediatr, 2017, 171 (10): 972-983.

54. Gu MH, Amanda F, Yuan TM. Brain Injury in Neonatal Hypoglycemia: A Hospital-Based Cohort Study. Clin Med Insights Pediatr, 2019, 13: 1179556519867953.

55. Rubio-Agusti I, Felipe-Rucian A, Boix-Alonso H, et al. Electroclinical manifestations in term newborns with neonatal hypoglycemia. Clinical Neurophysiology, 2018, 129 (1): 74-75.

56. Filan PM, Inder TE, Cameron FJ, et al. Neonatal hypoglycemia and occipital cerebral injury. J Pediatr, 2006, 148 (4): 552-555.

57. Javier M, Soraya P, Celia Á, et al. Neonatal hyperbilirubinemia and repercussions on neurodevelopment: A systematic review. Child Care Health Dev, 2024, 50 (1): e13183.

58. Chang H, Zheng J, Ju J, et al. Amplitude-integrated electroencephalography

improves the predictive ability of acute bilirubin encephalopathy. Transl Pediatr, 2021, 10 (3): 647-656.

59. Yuan X, Song J, Gao L, et al. Early Amplitude-Integrated Electroencephalography Predicts Long-Term Outcomes in Term and Near-Term Newborns With Severe Hyperbilirubinemia. Pediatr Neurol, 2019, 98: 68-73.

60. Boskabadi H, Khodashenas E, Bagheri F, et al. Evaluation of hematologic factors and bilirubin following exchange transfusion in neonatal hyperbilirubinemia. Transfus Apher Sci, 2022, 61 (5): 103451.

61. Boskabadi H, Beiraghi Toosi M, Darabi A, et al. Investigation of EEG changes before and after phototherapy in infants with severe hyperbilirubinemia. J Neonatal Perinatal Med, 2022, 15 (4): 821-825.

62. Lee B, Piersante T, Calkins KL. Neonatal Hyperbilirubinemia. Pediatr Ann, 2022, 51 (6): 219-227.

63. Klinger G, Chin CN, Otsubo H, et al. Prognostic value of EEG in neonatal bacterial meningitis. Pediatr Neurol, 2001, 24 (1): 28-31.

64. Watanabe K, Hara K, Hakamada S, et al. The prognostic value of EEG in neonatal meningitis. Clin Electroencephalogr, 1983, 14 (2): 67-77.

65. Sirsi D, Lowden A, Dolce A, et al. EEG and clinical characteristics of neonatal parechovirus encephalitis. Epilepsy Res, 2023, 192: 107143.

66. Ellika S, Desai S. Neonatal Central Nervous System Infection. Journal of Pediatric Neurology, 2017, 15 (5): 201-220.

67. Toth C, Harder S, Yager J. Neonatal herpes encephalitis: a case series and review of clinical presentation. Can J Neurol Sci, 2003, 30 (1): 36-40.

68. Mantle D, Millichap L, Castro-Marrero J, et al. Primary Coenzyme Q10 Deficiency: An Update. Antioxidants (Basel), 2023, 12 (8): 1652.

69. Dhamija R, Mack KJ. A 2-day-old baby girl with encephalopathy and burst

suppression on EEG. Nonketotic hyperglycinemia. Neurology, 2011, 77 (3): 16-19.

70. Dulac O. Epileptic encephalopathy with suppression-bursts and nonketotic hyperglycinemia. Handb Clin Neurol, 2013, 113: 1785-1797.

71. Rosengard J, Duberstein S, Legatt DA. F17. EEG findings and seizure patterns in three infants with type 1 citrullinemia. Clinical Neurophysiology, 2018, 129 (1): 72-73.

72. Yu A, Gao D, Zeng S, et al. Newborn ornithine carbamyltransferase deficiency caused by new OTC gene mutations: a report of two cases and review of the literature on phenotype and genotype. Transl Pediatric, 2023, 12 (10): 1887-1895.

73. Bellieni CV, Ferrari F, De Felice C, et al. EEG in assessing hydroxycobalamin therapy in neonatal methylmalonic aciduria with homocystinuria. Biol Neonate, 2000, 78 (4): 327-330.

74. Erez A. Argininosuccinic aciduria: from a monogenic to a complex disorder. Genet Med, 2013, 15 (4): 251-257.

75. Poothrikovil RP, Thihli K, Futaisi A. EEG Pattern in Neonatal Maple Syrup Urine Disease: Description and Clinical Significance. Neurodiagn J, 2021, 61 (3): 123-131.

76. Subramanian L, Calcagnotto ME, Paredes MF. Cortical Malformations: Lessons in Human Brain Development. Front Cell Neurosci, 2020, 13: 576.

77. Shakhatreh L, Janmohamed M, Baker AA, et al. Interictal and seizure-onset EEG patterns in malformations of cortical development: A systematic review. Neurobiol Dis, 2022, 174: 105863.

78. Millichap JG. Polymicrogyria-Associated Epilepsy. Pediatric Neurology Briefs, 2013, 27 (9): 969-980.

79. Shain C, Ramgopal S, Fallil Z, et al. Polymicrogyria-associated epilepsy: a multicenter phenotypic study from the Epilepsy Phenome/Genome Project. Epilepsia, 2013, 54 (8): 1368-1375.

80. Alhasan M, Mathkour M, Milburn JM. Clinical Images: Postterm Newborn with Lissencephaly Presented with Seizure: Case Report and Review of Literature. Ochsner J, 2015, 15 (2): 127-129.

81. Watanabe K, Hayakawa F, Okumura A. Neonatal EEG: a powerful tool in the assessment of brain damage in preterm infants. Brain Dev, 1999, 21 (6): 361-372.

82. Janáčková S, Boyd S, Yozawitz E, et al. Electroencephalographic characteristics of epileptic seizures in preterm neonates. Clin Neurophysiol, 2016, 127 (8): 2721-2727.

83. Scher MS, Hamid MY, Steppe DA, et al. Ictal and interictal electrographic seizure durations in preterm and term neonates. Epilepsia, 1993, 34 (2): 284-288.

84. Okumura A, Hayakawa F, Kato T, et al. Ictal electroencephalographic findings of neonatal seizures in preterm infants. Brain Dev, 2008, 30 (4): 261-268.

85. Patrizi S, Holmes GL, Orzalesi M, et al. Neonatal seizures: characteristics of EEG ictal activity in preterm and fullterm infants. Brain Dev, 2003, 25 (6): 427-437.

86. Pisani F, Barilli AL, Sisti L, et al. Preterm infants with video-EEG confirmed seizures: outcome at 30 months of age. Brain Dev, 2008, 30 (1): 20-30.

87. Hayakawa F, Okumura A, Kato T, et al. Dysmature EEG pattern in EEGs of preterm infants with cognitive impairment: maturation arrest caused by prolonged mild CNS depression. Brain Dev, 1997, 19 (2): 122-125.

88. Hayakawa F, Okumura A, Kato T, et al. Disorganized patterns: chronic-stage

EEG abnormality of the late neonatal period following severely depressed EEG activities in early preterm infants. Neuropediatrics, 1997, 28 (5): 272-275.

89. Childs AM, Ramenghi LA, Cornette L, et al. Cerebral maturation in premature infants: quantitative assessment using MR imaging. AJNR Am J Neuroradiol, 2001, 22 (8): 1577-1582.

90. Zuberi SM, Wirrell E, Yozawitz E, et al. ILAE classification and definition of epilepsy syndromes with onset in neonates and infants: Position statement by the ILAE Task Force on Nosology and Definitions. Epilepsia, 2022, 63 (6): 1349-1397.

91. Allen NM, Mannion M, Conroy J, et al. The variable phenotypes of KCNQ-related epilepsy. Epilepsia, 2014, 55 (9): 99-105.

92. Kato M, Yamagata T, Kubota M, et al. Clinical spectrum of early onset epileptic encephalopathies caused by KCNQ2 mutation. Epilepsia, 2013, 54 (7): 1282-1287.

93. Kuchenbuch M, Benquet P, Kaminska A, et al. Quantitative analysis and EEG markers of KCNT1 epilepsy of infancy with migrating focal seizures. Epilepsia, 2019, 60 (1): 20-32.

94. Stamberger H, Nikanorova M, Willemsen MH, et al. STXBP1 encephalopathy: A neurodevelopmental disorder including epilepsy. Neurology, 2016, 86 (10): 954-962.

95. Howell KB, McMahon JM, Carvill GL, et al. SCN2A encephalopathy: A major cause of epilepsy of infancy with migrating focal seizures. Neurology, 2015, 85 (11): 958-966.